D1701190

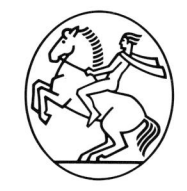

Hans Zwipp

Chirurgie des Fußes

Springer-Verlag Wien New York

Prof. Dr. med. HANS ZWIPP
Direktor der Klinik und Poliklinik für Unfall- und Wiederherstellungschirurgie,
Universitätsklinikum „Carl Gustav Carus" der Technischen Universität Dresden,
Dresden, Bundesrepublik Deutschland

Das Werk ist urheberrechtlich geschützt.
Die dadurch begründeten Rechte, insbesondere die der Übersetzung, des Nachdruckes, der Entnahme von Abbildungen, der Funksendung, der Wiedergabe auf photomechanischem oder ähnlichem Wege und der Speicherung in Datenverarbeitungsanlagen, bleiben, auch bei nur auszugsweiser Verwertung, vorbehalten.

© 1994 Springer-Verlag/Wien
Printed in Germany

Die Wiedergabe von Gebrauchsnamen, Handelsnamen, Warenbezeichnungen usw. in diesem Buch berechtigt auch ohne besondere Kennzeichnung nicht zu der Annahme, daß solche Namen im Sinne der Warenzeichen- und Markenschutz-Gesetzgebung als frei zu betrachten wären und daher von jedermann benutzt werden dürften.
Produkthaftung: Für Angaben über Dosierungsanweisungen und Applikationsformen kann vom Verlag keine Gewähr übernommen werden. Derartige Angaben müssen vom jeweiligen Anwender im Einzelfall anhand anderer Literaturstellen auf ihre Richtigkeit überprüft werden.

Satz: Thomson Press, New Delhi, India
Druck: Konrad Triltsch, D-97070 Würzburg

Gedruckt auf säurefreiem, chlorfrei gebleichtem Papier – TCF

Mit 362 Abbildungen

ISBN 3-211-82411-1 Springer-Verlag Wien New York
ISBN 0-387-82411-1 Springer-Verlag New York Wien

Meiner geliebten Karin
ohne die meine Füße
diese Erde nie berührt hätten

Geleitwort

Mit dieser Monographie hat mein ehemaliger Mitarbeiter, Prof. Hans Zwipp, einen längst überfälligen ersten Schritt zur prinzipienorientierten, systematischen und algorithmenhaften Lehre der Chirurgie des Fußes gesetzt. Im deutschen Schrifttum fehlte seit langem ein neuer chirurgischer Leitfaden für diesen Skelettabschnitt, der anatomisch zwar eine periphere Stellung, dynamisch dagegen eine zentrale Funktion in der Lokomotorik einnimmt. Die Traumatologie des Fußes stellt einen Prüfstein unfallchirurgischer Qualifikation dar und ist für jeden Chirurgen gerade beim Komplex-Trauma des Fußes eine fachliche Herausforderung. Neue diagnostische Verfahren, wie CT, 3D-CT, MR und Sonographie haben in den letzten 15 Jahren ein neues Verständnis der Frakturpathologie sowie der Weichteilschäden gegeben und damit innovative operative Konzepte, speziell in der Fersenbeinchirurgie, erst ermöglicht.

Prinzipienorientierte Diagnostik, z.B. der unterschiedlichen Formen der Sprunggelenksinstabilität, Systematik in der Klassifikation wie der Calcaneus- und der Chopart-Luxationsfrakturen sowie Algorithmen zur Therapie, beispielsweise der chronischen Instabilität des fibularen Bandkomplexes, lassen das Ziel des Autors erkennen, mehr Verständnis und Transparenz in die Vielschichtigkeit fußbezogener Probleme zu geben.

Durch Einbeziehung prospektiv-randomisierter Studien ist auf hohem wissenschaftlichen Niveau auch die Abgrenzung des operativen Vorgehens zum konservativ-funktionellen Konzept, beispielsweise der ubiquitären fibularen Bandläsion und der Achillessehnenruptur, gelungen.

Auch der zweite Teil des Buches, der die rekonstruktiven Maßnahmen angeborener oder erworbener Fußdeformitäten aufzeigt, läßt die anatomie- und damit biomechanik-gerechten Grundsätze der fortschrittlichen Fußchirurgie erkennen.

Bisher weniger beachtete und oft verkannte Syndrome, wie das Sinus-tarsi- und Canalis-tarsi-Syndrom, werden im letzten Teil des Werkes aufschlußreich in die synoptische Darstellung vielfältiger diagnostischer und therapeutischer Fußprobleme miteinbezogen.

Das Buch stellt insgesamt durch seine klare Gliederung in Ätiologie und Pathomechanik, Diagnostik, Klassifikation, Indikation, Therapie, Nachbehandlung, Komplikationen und Prognose einen Ratgeber für jeden traumatologisch tätigen Chirurgen dar, der in Akutsituationen sich rasch Informationen, Ratschläge und Entscheidungshilfen geben lassen will. In diesem Werk spiegeln sich die Erfahrungen wider, die der Autor während seiner langjährigen Tätigkeit an der Unfallchirurgischen Klinik der Medizinischen Hochschule Hannover an einem großen Krankengut erwerben konnte.

Autor und Verlag haben somit eine neue Tür aufgestoßen zum Verständnis der komplexen Anatomie, der damit verknüpften Biomechanik und der daraus abgeleiteten Prinzipien der operativen Wiederherstellung der funktionellen Einheit: Fuß.

Hannover, im März 1994 *Harald Tscherne*

Vorwort

Während Anatomie, Bio- und Pathomechanik anderer funktioneller Einheiten wie beispielsweise des Kniegelenkes in verschiedenen, hervorragenden Monographien in deutscher Sprache dargestellt wurden, ist die funktionelle Einheit Fuß in der synoptischen Betrachtung des oberen Sprunggelenkes bis zu den Zehen bisher wenig beachtet worden.

Ziel des Autors ist es, einen Leitfaden zur Diagnostik, Klassifikation und Therapie in den Prinzipien der Fußchirurgie vorzustellen und neue Betrachtungsweisen zu initiieren. Das heißt, einzelne Sprunggelenks- oder Fußabschnitte können nicht isoliert als solche betrachtet werden, sondern müssen in die komplexen kybernetischen Funktionsabläufe der individuellen Lokomotorik vom Rumpf, über Becken, Knie bis zum push-off der Zehen betrachtet werden. Das Verständnis beispielsweise des sog. „heterokinetischen Kardangelenkes" der Sprunggelenke muß erst gegeben sein, um die Schlüsselfunktion des Sprungbeines zu verstehen, damit dieser essentielle Knochen nicht kurzerhand bei Zertrümmerung enukleiert wird.

Wenngleich die Hand anatomisch dem Fuß ähnelt, so sind die funktionellen Erfordernisse doch grundlegend unterschiedlich. In der rekonstruktiven Chirurgie der Hand kann vieles nicht-anatomisch aussehen und doch gut funktionieren. In der Chirurgie des Fußes dagegen muß jede Maßnahme der Anatomie folgen, um der Biomechanik des Fußes und damit seiner Funktion gerecht zu werden, denn die Füße haben das gesamte Gewicht des Körpers zu tragen.

Die Maxime der Fußchirurgie wurde von keinem anderen als Sigvard Ted Hansen so knapp und klar definiert mit dem Satz: **If it looks normal, it works normal.**

Mein Dank gilt nicht nur ihm für die Vermittlung dieses grundlegenden Leitsatzes, der so einfach und allumfassend zugleich ist. Mein Dank gilt besonders meinem unfallchirurgischen Lehrer, Herrn Prof. Dr. H. Tscherne, der die Bedeutung der Traumatologie des Fusses, gerade beim polytraumatisierten Patienten, sehr früh erkannt und ihr einen hohen Stellenwert in der Versorgung beigemessen hat. Er hat mich in den 16 Jahren gemeinsamer Arbeit nicht nur initial für die Probleme des Fusses neugierig gemacht, mich unterstützt, ermuntert und begeistert, Fehlschläge in der Fußchirurgie zu analysieren, zu korrigieren und neue Wege wie in der Fersenbeinchirurgie gehen zu lassen. Für diese fruchtbare Zeit der Arbeit in geschützten Freiräumen danke ich ihm außerordentlich. Das im vorliegenden Buch analysierte Krankengut stammt ausschließlich aus der Hannoverschen Schule.

Mein Dank gilt im besonderen Maße meiner Frau sowie unseren Kindern, die mich während der Niederschrift dieses Buches vielfach entbehrten, auf Gemeinsamkeiten in der Freizeit verzichteten und mich mit viel Langmut begleiteten.

Frau Trentepohl danke ich für wiederholte Korrekturen des gesamten Manuskriptes, Herrn Sadina, Herrn Wesche und Herrn Beck für die Umsetzung des Fotomaterials, Herrn Richard und seinen Mitarbeitern der Illustrationsabteilung der Medizinischen Hochschule Hannover für die Erstellung von Bildern und Graphiken.

Herrn Privatdozent H. Thermann verdanke ich die Überlassung verschiedener sonographischer Bilder, meinen Doktoranden F. Wolfger, H.-E. v.d. Leyen, F.R. Baumgärtel, M. Samek, N. Wülker, U. Schleyn, D. Riechers, A. Jannsen, F. Gottschalk, Ch. Weist, P. Heinz und H. Freiherr von Rheinbaben der Medizinischen Hochschule Hannover die gemeinsame Erarbeitung verschiedener Daten.

Meiner jetzigen Mitarbeiterin Frau Dr. Schondelmaier danke ich für die Hilfe bei der Erstellung des Stichwortverzeichnisses.

Dem Springer-Verlag Wien sage ich Dank für die Aufforderung, dieses Buch zu schreiben und die Ausdauer bis zur definitiven Realisation dieses Werkes.

Dresden, im März 1994 *Hans Zwipp*

Inhaltsverzeichnis

Abkürzungen xvii
Einleitung 1
1. Historischer Rückblick 3
    Literatur 10
2. Entwicklungsgeschichte, Antomie, Biomechanik 12
  2.1. Phylo- und ontogenetische Aspekte 12
  2.2. Anatomische Besonderheiten 14
    2.2.1. Knochen 14
      2.2.1.1. Oberes Sprunggelenk 14
      2.2.1.2. Tarsus 15
      2.2.1.3. Talus 16
      2.2.1.4. Calcaneus 17
      2.2.1.5. Cuboid 19
      2.2.1.6. Naviculare 20
      2.2.1.7. Cuneiformia 20
      2.2.1.8. Metatarsus 20
      2.2.1.9. Phalangen 21
    2.2.2. Ligamente 21
      2.2.2.1. Tibio-fibulare Syndesmose 21
      2.2.2.2. Mediales Kollateralband 22
      2.2.2.3. Laterales Kollateralband 22
      2.2.2.4. Ligamente des Subtalar- und Chopart-Gelenkes 26
      2.2.2.5. Ligamente des Lisfranc-Gelenkes, des Metatarsus und der Phalangen 28
    2.2.3. Muskeln, Sehnen, Retinacula, Aponeurosen, Fascien und
      Kompartimente des Fußes 29
    2.2.4. Gefäße und Nerven des Fußes 32
  2.3. Biomechanische Prinzipien 35
    2.3.1. Oberes Sprunggelenk 36
    2.3.2. Subtalargelenk 37
    2.3.3. Chopart-Gelenk 37
    2.3.4. Lisfranc-Gelenk 39
    2.3.5. Metatarsal- und Phalangeal-Gelenke 39
    2.3.6. Biomechanischer Hebelarm: Fuß 39
    2.3.7. Schrittzyklus und Podometrie 41
    2.3.8. Chirurgische Relevanz der Anatomie und Biomechanik 42
    2.3.9. Prinzipien der Fußchirurgie 42
    Literatur 43
3. Frakturen, frische (Osteosynthesetechniken) 46
  3.1. Komplexverletzungen 46
    3.1.1. Definition 46
    3.1.2. Therapeutische Ziele 46
    3.1.3. Fehler und Gefahren 47
      3.1.3.1. „Life before limb" 47
      3.1.3.2. „Viel ist manchmal weniger" 47
      3.1.3.3. „Wo primär amputieren?" 47

3.1.4. Amputationen und Exartikulationen ... 47
    3.1.4.1. Phalangeale- und metatarso-phalangeale Amputation ... 47
    3.1.4.2. Transmetatarsale Amputation ... 48
    3.1.4.3. Tarso-metatarsale Exartikulation (Lisfranc) ... 48
    3.1.4.4. Transtarsale Exartikulation (Chopart) ... 49
    3.1.4.5. Transcalcaneare Amputation (Boyd, Pirogoff) ... 49
    3.1.4.6. Perioperative Prinzipien ... 53
    3.1.4.7. Kompartment-Syndrom des Fußes ... 56
    3.1.4.8. Plastische Deckung des Fußes ... 58
    3.1.4.9. Fallbeispiele: Komplextrauma ... 58

3.2. Pilon-Frakturen ... 67
  3.2.1. Historisches ... 67
  3.2.2. Diagnostik ... 67
  3.2.3. Klassifikation ... 67
  3.2.4. Indikation ... 68
  3.2.5. Therapie ... 68
  3.2.6. Nachbehandlung ... 72
  3.2.7. Komplikationen ... 72
  3.2.8. Prognose ... 73

3.3. OSG-Frakturen ... 73
  3.3.1. Historisches ... 73
  3.3.2. Ätiologie und Pathomechanik ... 74
  3.3.3. Diagnostik ... 74
  3.3.4. Klassifikation ... 74
  3.3.5. Indikation ... 75
  3.3.6. Therapie ... 75
  3.3.7. Nachbehandlung ... 83
  3.3.8. Komplikationen ... 84
  3.3.9. Prognose ... 84

3.4. Talus-Frakturen ... 86
  3.4.1. Historisches ... 86
  3.4.2. Ätiologie und Pathogenese ... 86
  3.4.3. Diagnostik ... 88
  3.4.4. Klassifikation ... 89
  3.4.5. Indikation ... 89
  3.4.6. Therapie ... 89
  3.4.7. Nachbehandlung ... 92
  3.4.8. Komplikationen ... 92
  3.4.9. Prognose ... 92

3.5. Calcaneus-Frakturen ... 100
  3.5.1. Historisches ... 100
  3.5.2. Ätiologie und Pathomechanik ... 100
  3.5.3. Diagnostik ... 103
  3.5.4. Klassifikation ... 103
  3.5.5. Indikation ... 104
  3.5.6. Therapie ... 105
  3.5.7. Nachbehandlung ... 117
  3.5.8. Komplikationen ... 118
  3.5.9. Prognose ... 120

3.6. Chopart-Luxationen/Luxationsfrakturen ... 130
  3.6.1. Historisches ... 130
  3.6.2. Ätiologie und Pathogenese ... 131

    3.6.3. Diagnostik 132
    3.6.4. Klassifikation 132
    3.6.5. Indikation 135
    3.6.6. Therapie 137
    3.6.7. Nachbehandlung 139
    3.6.8. Komplikationen 139
    3.6.9. Prognose 139
 3.7. **Lisfranc-Luxationen/Luxationsfrakturen** 147
    3.7.1. Historisches 147
    3.7.2. Ätiologie und Pathogenese 147
    3.7.3. Diagnostik 150
    3.7.4. Klassifikation 152
    3.7.5. Indikation 152
    3.7.6. Therapie 152
    3.7.7. Nachbehandlung 155
    3.7.8. Komplikationen 155
    3.7.9. Prognose 159
 3.8. **Metatarsale-Frakturen** 161
    3.8.1. Basisfrakturen 161
    3.8.2. Schaftfrakturen 163
    3.8.3. Subcapitale Frakturen 165
 3.9. **Phalanx-Luxationen/Frakturen** 167
      Literatur 167

4. *Frakturen – fehlverheilt (Korrektur/Arthrodese)* 171
 4.1. Supramalleolare Korrekturen 171
 4.2. Malleolare OSG-Rekonstruktion 177
 4.3. Arthrodese OSG 188
 4.4. Talus- und Calcaneusrekonstruktion 193
 4.5. Subtalare Arthrodese 198
 4.6. Double-Arthrodese (OSG und Subtalargelenk) 201
 4.7. Arthrodesen des Chopart-Gelenkes 201
 4.8. Triple-Arthrodese 211
 4.9. Lisfranc-Arthrodese 211
      Literatur 215

5. *Rekonstruktion nach Kompartment-Syndrom* 217
 5.1. Historisches 217
 5.2. Definition 217
 5.3. Pathophysiologie 217
 5.4. Operative Techniken am Fuß nach Kompartment-Syndrom 218
    5.4.1. Zehen-Korrekturen 218
    5.4.2. Weichteilrekonstruktion 219
    5.4.3. Triple-Arthrodese 225
      Literatur 228

6. *Rekonstruktion bei primärer/sekundärer Fußdeformität* 229
 6.1. Pes equinus (Spitzfuß) 229
 6.2. Pes equino-varus (Klumpfuß) 231
 6.3. Pes valgo-planus (Knick-Plattfuß) 232
 6.4. Pes cavus (Hohlfuß) 236
 6.5. Metatarsus adductus (C-Fuß) 242
 6.6. Hallux valgus 242
 6.7. Hallux rigidus 247
 6.8. Zehendeformitäten 250

6.9. Andere Vorfußprobleme ... 253
      Literatur ... 257
7. Bandläsionen (akut/chronisch) ... 258
  7.1. Akute ALRI-OSG ... 258
    7.1.1. Historisches ... 258
    7.1.2. Ätiologie und Pathomechanik ... 259
    7.1.3. Diagnostik ... 262
    7.1.4. Klassifikation ... 263
    7.1.5. Indikation ... 264
    7.1.6. Therapie ... 264
    7.1.7. Nachbehandlung ... 267
    7.1.8. Komplikationen ... 269
    7.1.9. Prognose ... 269
  7.2. Akute ALRI-USG ... 269
    7.2.1. Ätiologie und Pathomechanik ... 269
    7.2.2. Diagnostik ... 271
    7.2.3. Therapie ... 274
  7.3. Akute und chronische Instabilität der vorderen Syndesmose ... 275
    7.3.1. Ätiologie und Pathogenese ... 275
    7.3.2. Diagnostik ... 277
    7.3.3. Therapie ... 277
  7.4. Luxatio pedis cum talo ... 278
  7.5. Luxatio pedis sub talo ... 281
    7.5.1. Therapie ... 286
    7.5.2. Prognose ... 289
  7.6. Luxatio tali totalis ... 289
    7.6.1. Therapie ... 289
  7.7. Chronische ALRI-OSG ... 292
    7.7.1. Historisches ... 293
    7.7.2. Ätiologie und Pathomechanik ... 294
    7.7.3. Klassifikation ... 297
    7.7.4. Indikation ... 299
    7.7.5. Therapie ... 299
      7.7.5.1. Ligamentoplastik ... 300
      7.7.5.2. Periostlappenplastik ... 304
      7.7.5.3. Anatomische Peroneus brevis-Plastik ... 305
      7.7.5.4. Modifizierte Evans-Tenodese ... 307
      7.7.5.5. Valgisierende Dwyer-Osteotomie ... 308
    7.7.6. Nachbehandlung ... 308
    7.7.7. Komplikationen ... 308
    7.7.8. Prognose ... 308
  7.8. Chronische ALRI-USG ... 309
    7.8.1. Isolierte Subtalarinstabilität ... 309
    7.8.2. Isolierte Calcaneo-Cuboid-Instabilität ... 311
    7.8.3. Kombinierte Instabilität OSG/USG ... 311
  7.9. Seltene Bandläsionen OSG/Fuß ... 312
    7.9.1. Isolierte Ruptur des Ligamentum deltoideum ... 312
    7.9.2. Ossärer Ausriß des Ligamentum fibulotalare posterius ... 314
    7.9.3. Ossärer Ausriß des Ligamentum bifurcatum ... 314
    7.9.4. Rupturen des Ligamentum neglectum ... 314
      Literatur ... 315

8. Knorpelläsionen ... 319
   8.1. Tibio-fibulare Knorpelläsion ... 319
   8.2. Talare Knorpelläsion ... 319
      8.2.1. Processus fibularis tali ... 319
      8.2.2. Processus posterior tali ... 320
      8.2.3. Caput tali ... 320
      8.2.4. Trochlea tali ... 321
         8.2.4.1. Talar dome ... 321
         Literatur ... 331
9. Sehnenläsionen ... 332
   9.1. Achillessehne (akute Ruptur) ... 333
      9.1.1. Historisches ... 333
      9.1.2. Ätiologie und Pathomechanik ... 333
      9.1.3. Diagnostik ... 335
      9.1.4. Klassifikation ... 335
      9.1.5. Indikation ... 336
      9.1.6. Therapie ... 337
      9.1.7. Nachbehandlung ... 337
      9.1.8. Komplikationen ... 341
      9.1.9. Prognose ... 342
   9.2. Achillessehne (chronische Läsion) ... 342
   9.3. Tibialis posterior-Sehne ... 343
   9.4. Tibialis anterior-Sehne ... 344
   9.5. Peronealsehnen ... 345
      9.5.1. Peronealsehnenimpingement ... 345
      9.5.2. Peronealsehnenluxation ... 345
      9.5.3. Flexor hallucis longus-Sehne ... 349
      Literatur ... 350
10. Syndrome – Impingements – Entrapments – Varia ... 353
   10.1. Sinus tarsi-Syndrom ... 353
      10.1.1. Anatomie und Pathophysiologie ... 354
      10.1.2. Diagnostik ... 354
   10.2. Canalis tarsi-Syndrom ... 357
   10.3. Tarsaltunnel-Syndrom ... 357
      10.3.1. Anatomie und Topographie ... 357
      10.3.2. Ätiologie und Pathogenese ... 358
      10.3.3. Diagnostik ... 358
      10.3.4. Indikation zur Operation ... 359
      10.3.5. Operationstechnik ... 359
   10.4. Sudeck-Syndrom ... 359
      10.4.1. Stadium I ... 359
      10.4.2. Stadium II ... 359
      10.4.3. Stadium III ... 360
      10.4.4. Ätiologie und Pathogenese ... 360
      10.4.5. Therapie ... 362
   10.5. Impingements ... 363
      10.5.1. Intraartikuläres Impingement ... 363
      10.5.2. Periartikuläre Impingements ... 364
      10.5.3. Extraartikuläres Impingement ... 365
   10.6. Entrapments ... 365
      10.6.1. Symptomatologie und Diagnostik ... 365

10.6.2. Behandlung, Komplikationen und Prognose 366
10.7. Tarsale Coalitionen 368
10.8. Exostosen, Ossa externa und Spontannekrosen 370
10.9. Tumore und pathologische Frakturen 379
Literatur 379

Anhang
Scores, Skalen und Punktesysteme 382
    Polytrauma-Schlüssel 382
    Hannover Fraktur-Skala 383
    ALRI-OSG-Score ($\pm$ 100) 384
    Calcaneus-Score ($\pm$ 200) 386
Standard-Röntgen-Projektionen 388

Sachverzeichnis 398

Abkürzungen

ALRI	Antero-Laterale-Rotations-Instabilität
B	Ligamentum bifurcatum
CPM	Continuous passive motion
FC	Ligamentum fibulocalcaneare
FTA	Ligamentum fibulotalare anterius
FTP	Ligamentum fibulotalare posterius
MES-Score	Mangeled extremity severity-Score
MFK	Mittelfußknochen
MT	Metatarsale
Odt	Osteochondrosis dissecans tali
OSG	Oberes Sprunggelenk
PNF	Propriozeptive-Neuromuskuläre-Faszilation
PTS	Polytrauma-Score
QF	Querfinger
TCI	Ligamentum talocalcaneare interosseum
TFA	Ligamentum tibiofibulare anterius
TFI	Ligamentum tibiofibulare interosseum
TFP	Ligamentum tibiofibulare posterius
TFT	Ligamentum tibiofibulare transversale
USG	Unteres Sprunggelenk

Einleitung

Wie viele Bereiche in der Chirurgie hat auch die Traumatologie und rekonstruktive Chirurgie des Fußes innerhalb der letzten 20 Jahre eine Vielzahl, multifaktoriell ausgelöster, bisher unbekannter Probleme und eine schrittweise Einführung neuer operativer Techniken erfahren.

Das eklatanteste Beispiel für diese Entwicklung ist der Folgezustand am Fuß nach erfolgreicher Extremitätenerhaltung im Rahmen einer fraktur- oder luxationsbedingten poplitealen Gefäßverletzung mit Postischämie- und/oder Kompartment-Syndrom. Der Unterschenkel bleibt nach rekonstruktiver Gefäßnaht und/oder Kompartmentspaltung zwar erhalten, verbleibende Nekrosen und ischämie bedingte Kontrakturen der extrinsischen Fußmuskulatur führen – besonders beim wachsenden Skelett – aufgrund der Muskelimbalance konsekutiv zum schweren posttraumatischen Pes equino varus.

Fortschritte in der Plastischen Chirurgie haben in der Traumatologie des Fußes durch die frühe, freie mikrovaskulär-gestielte Lappendeckung innovative Möglichkeiten des erfolgreichen Fußerhaltes geschaffen. Diese komplexen Fußtraumen fordern aber vom Traumatologen ein Höchstmaß an operativer Erfahrung in der exakten Wiederherstellung der Sprunggelenks-, der Rückfuß- oder Fußwurzelanatomie bei heute zunehmend häufigen Serienverletzungen des Fußes.

In der rekonstruktiven Chirurgie des Fußes nach Komplextraumen haben sich durch die Möglichkeit einer freien Lappendeckung geradezu neue Dimensionen wiederherstellender Fußoperationen aufgetan.

Neuerliche bildgebende Verfahren, wie das Computertomogramm, haben uns neue Erkenntnisse komplexer Frakturen, wie z.B. der intraartikulären Fersenbeinbrüche geschenkt und dazu beigetragen, daß innovative operative Wege in der Fersenbeinchirurgie gegangen werden konnten. Das MR gibt uns mehr Aufschluß über das Ausmaß der Weichteilverletzungen und die frakturbedingte Situation der Knochendurchblutung. Die zwischenzeitlich auch am Fuß etablierte Sonographie läßt Knorpel- und Bandläsionen, Sehnenrupturen, Tendovaginitiden, Bursitiden, Gelenkergüsse und Hämatome leicht und nichtinvasiv erkennen.

Nicht zuletzt hat sich auch das Verletzungsspektrum selbst gewandelt. Aufgrund erheblicher Fortschritte in der Frühversorgung Schwerstverletzter durch regional dicht besetzte und hochqualifizierte luft- und erdgebundene Rettungsmittel, sowie Neuerungen in der Intensivmedizin, überleben zunehmend mehr Patienten mit schwerstem Polytrauma. Dadurch wird der Unfallchirurg heute vor begleitende komplexe Fußfrakturen gestellt, die er früher gar nicht sah, allenfalls konservativ anbehandelte, da die Patienten auf dem Transport oder in der initialen Phase der Intensivbehandlung verstarben.

Auch durch Änderung der Knautschzonen am PKW durch die Industrie, durch Gurtbenutzung und neuerdings Airbag-Schutz überleben die Patienten eher Rasanztraumen, sodaß die häufigen begleitenden Fußfrakturen zum Prüfstein unfallchirurgischer Qualität werden. Gerade beim Polytrauma ist die bleibende MdE nach der neuesten Reha-Statistik 90 maßgeblich auf verbliebene Fußprobleme zurückzuführen.

Das Anliegen dieses Buches besteht weniger darin, neue diagnostische, zweckmäßig-konservative und notwendig-operative Möglichkeiten aufzuzeigen, als vielmehr darin, ein neues Denken in der Chirurgie des Fußes zu initiieren. Dies beginnt allein schon damit, den Fuß nicht als abgesonderten peripheren Skelettabschnitt zu betrachten, sondern vielmehr als funktionelle Einheit mit dem oberen Sprunggelenk zusammen als komplexes Organ zu verstehen.

Es ist nicht von ungefähr, daß Hicks 1956 den Fuß als den kompliziertesten Skelettabschnitt apostrophierte. Jedes aktive Eingreifen – so auch jede Operation – in ein komplexes System, kann einen bis dahin noch kompensierten Zustand dekompensieren lassen. Das häufigste und leider auch banalste Beispiel hierfür ist das heute noch geringe Wissen um die Pathophysiologie des Hallux valgus. Das alte chirurgische Denken, daß etwas „herausgeschnitten" werden müsse was schmerzt, ist überholt. Beim häufigen Hallux valgus in 2 Ebenen können Metatarsalgien des 2. und 3. Strahles nicht durch eine

Brandes-Operation günstig beeinflußt werden, schon gar nicht durch die Resektion der Metatarsale-Köpfchen. Es muß vielmehr nach biomechanischem Denken der auch nach dorsal instabile 1. Strahl chirurgisch stabilisiert werden, damit er wieder in die Lage versetzt werden kann, die 2/5 Körperlast zu tragen, die er physiologischerweise auch tragen sollte.

Nicht zuletzt haben sich auch die Bedürfnisse der Patient(inn)en von heute in Richtung des Wunsches zur Restitutio ad intregrum gewandelt. D.h. das Verordnen von orthopädischen Schuhen wird von vielen Betroffenen heute nicht mehr akzeptiert. Viele Fußprobleme, z.B. in der konservativen Behandlung intraartikulärer Fersenbeinbrüche, lassen sich durch Maßnahmen des Orthopädie-Schuhmachers nicht lösen.

So sollte heute auch chirurgischerseits nicht mehr akzeptiert werden, daß ein Patient ohne orthopädischen Schuh gehunfähig ist, so daß er beispielsweise bei schwerster Metatarsalgie aufgrund eines Pes cavus anterior nachts auf Knien zur Toilette rutschen muß.

Es darf aus traumatologischer Sicht nicht hingenommen werden, daß ein Patient eine Unterschenkelprothese tragen muß, wenngleich ein Pirogoff-Stumpf im Rahmen der Erstversorgung durch aggressives Debridement mit second look – Operation möglich gewesen wäre, welcher funktionell ungleich besser auch ein „Barfußgehen" im Hause erlaubt.

Es kann heute ebensowenig akzeptiert werden, daß ein frakturierter Talus bei komplexer Fußverletzung kurzerhand enukleiert wird.

Aus orthopädischer Sichtweise muß gerade jüngeren Kollegen deutlich werden, daß beispielsweise eine pantalare Arthrodese die biomechanisch denkbar ungünstigste Situation am Fuß darstellt und daß z.B. das Metatarsaleköpfchen I beim schmerzhaften Hallux valgus schlechterdings nicht reseziert werden darf.

Während die Biomechanik und Anatomie in der Ligament-Chirurgie an Knie- und Sprunggelenk schon seit Jahren elementare Bausteine geworden sind, fehlt derzeit noch das pathomechanische Verständnis für den übrigen Fuß. Kein anderer als der nordamerikanische Traumatologe und Orthopäde S. T. Hansen hat das Prinzip der modernen Fußchirurgie so einfach, kurz und zugleich so umfassend beschrieben wie mit dem Satz:

"If it looks normal, it works normal".

Dies ist der wesentliche Unterschied zur oft ebenfalls komplexen Chirurgie der Hand, bei der vieles funktioniert und nicht normal aussieht.

Möge dieses Buch als praktischer Ratgeber in vielen traumatologischen Situationen und einigen rekonstruktiven Problemen dazu dienen, dieses neue Verständnis zu vermitteln. D.h. für die notfallmäßige Chirurgie: Statt Amputation und Resektion anatomische Wiederherstellung der Gelenke, der Achsen und Längen einschließlich frühsanierter Weichteile. D.h. für die rekonstruktive-orthopädische Chirurgie des Fußes: Statt orthopädischen Schuhwerkes, Orthesen und anderen Hilfsmitteln Wiederherstellung der physiologischen Fußstatik, statt Tenodesen anatomischer Bandersatz, statt Arthrodesen, wo immer möglich, korrigierende Osteotomien.

1. Historischer Rückblick

> "Be good to your feet, they outnumber people two to one"
> *Altenglische Volksweisheit*

Aus dem Blickwinkel des Anthropologen, Philosophen und Soziologen ist der Fuß = ⌒⌒ = πους = pes als erster lokomotorischer Skelettabschnitt Symbol für „Freiheit, Macht und Fortschritt". Phylogenetisch gesehen ist der ursprüngliche Greiffuß evolutionär auf dem Wege zum bipeden, plantigraden Gang des Homo sapiens durch Pliozän und Pleistozän zum neuzeitlichen Bewegungssement geworden, das uns im sozialen Umfeld jagen, treten oder aufeinander zugehen läßt.

Kulturhistorisch belegen die altorientalische Sitte der Fußwaschung als Geste der Gastfreundschaft, der morgenländische Fußkuß als Ausdruck der Unterwerfung gegenüber Herrschern, das Abschlagen von Zehen und Füßen fernöstlicher Richtbarkeit, das kaiserlich-chinesische Binden der Füße oder das Auffußen des spanischen Toreros über den besiegten Toro beispielhaft die imaginäre und reale Bedeutung des Fußes innerhalb unserer menschlichen Gesellschaft.

In der Literatur der Antike gibt es keine bessere Parabel zur zentralen Kraftübertragung unserer mächtigsten Sehne am Hebelarm Fuß als durch die etymologisch bedeutsame Überlieferung des Begriffes *Achillessehne*: Achill – Held des hellenistischen Zeitalters, Sohn des Peleus und der Thetis aus Phtia in Tessalien wurde mit dem Ziel, ihn unverwundbar zu machen, in den Unterweltfluß Styx getaucht. Nur an der Ferse, an der ihn seine Mutter hielt, blieb er verwundbar.

In der darstellenden Kunst der Hellenen gibt es noch heute bewundernswerte Werke jener Schönheitsideale, wie die der ägyptischen Fußform mit prominentem Digitus I des Königs Sethos und des griechischen Ideales, wie die Füße des „badenden Mädchens von Beröa" mit dem prominenten Digitus II.

Der Hochgesang auf den Fuß des berühmten Galenos von Pergamon [20] zeugt noch heute von der Ästhetik, der ehrfürchtigen Betrachtung und der teleologischen Deutung dieser bemerkenswerten funktionellen Einheit: Fuß.

Leonardo da Vinci zeichnete und bewunderte ihn als „Miraculum technicum naturae".

Johann Wolfgang von Goethe brachte den ästhetischen Aspekt wörtlich zur Geltung:

„*Ein schöner Fuß ist ein großes Geschenk der Natur*".

Auch heute noch finden Ästhetik, Kraft und Bewegung des Fußes Ausdruck in der darstellenden Kunst, in Sport, Spiel und Tanz sowie in der Individualität des Fußes durch triviale Fußlesekunst, in der forensischen Kriminalistik bis hin zur ganzheitlichen therapeutischen Fußreflexzonenmassage.

Aus weltanschaulicher Sicht ist der Fuß unverändert das menschliche Glied, das uns mit der gemeinsamen Mutter Natur verbindet, d.h. „erdet". Selbst der Sprachgenius bringt mit „fußen", „freien Fußes", „auf Kriegsfuß" nicht zuletzt die integrative Bedeutung des Fußes darin zum Ausdruck, daß wir sagen, wir „verstehen" und nicht, wir „verhirnen".

Neuere verhaltenspsychologische Untersuchungen [39] haben gezeigt, daß gerade die unbewußten Bewegungen unserer Füße, aktuelle unterbewußte Emotionen widerspiegeln.

Nach Morris [39] ist es nicht unbegründet, daß Soldaten – Links-Rechts-Marsch – mit dem linken Fuß losmarschieren. Der rechte Fuß, sagte man in der Antike, sei von Gott gelenkt, während der linke des Teufels sei. Selbst der Volksmund erinnert diejenigen daran, die mit dem „linken Fuß aus dem Bett gestiegen" sind. Volkstümlich gibt es noch heute bei den Schotten den Brauch des „ersten Fußes", den ein Fremder kurz nach Anbruch eines neuen Jahres in ein Haus setzen soll. Um Glück zu bringen, darf der Mann keine Plattfüße haben, muß Geschenke überreichen und das Haus mit dem rechten Fuß voran betreten.

Medizin-historisch sind Mißbildungen und Traumen des Fußes bereits in der Heilkunst der Babylonier, Ägypter und Griechen bekannt.

Hippokrates (460 bis 375 v. Chr.) beschrieb im 9. Buch seines umfassenden Werkes [24] anschaulich Frakturen und Luxationen im Fuß- und Sprunggelenksbereich, wonach ligamentäre Verletzungen bereits im Altertum Probleme boten:

„Der menschliche Fuß ist, wie die Hand, aus vielen kleinen Knochen zusammengesetzt. Diese Knochen werden nicht leicht gebrochen, wenn nicht zugleich die Weichteile durch einen spitzigen oder schweren Körper verwundet sind; wie aber diese Verletzungen zu heilen sind, darüber wird in dem Teil, der von den Wunden handelt, gesprochen werden. Wenn aber ein Zehen-Gelenk oder ein Knochen des sog. Tarsus aus der Lage gekommen ist, so muß ein jeder derselben an seine Stelle zurückgebracht werden, wie es bei der Hand beschrieben ist, und muß mit Cerat, Compressionen und Binden, wie bei den Frakturen, behandelt werden, jedoch ohne Schienen, indem man denselben Druck an- wendet und an jedem dritten Tage den Verband wechselt. Diese Verletzungen aber heilen alle vollkommen in 20 Tagen, ausgenommen, wenn es sich um diejenigen Knochen handelt, welche mit dem Unterschenkel verbunden sind, oder mit ihm in derselben Richtung sich befinden. Es ist notwendig, während dieser ganzen Zeit zu liegen, aber diejenigen, welche die Krankheit für gering erachten, können sich nicht dazu entschließen, sondern gehen herum, ehe die Heilung erfolgt ist. Deshalb werden die meisten nicht vollständig geheilt und oft mahnt sie ein Schmerz mit recht daran, **denn die Füße haben das ganze Gewicht des Körpers zu tragen.** Wenn jene daher, ehe sie geheilt sind, umhergehen, heilen die bewegten Gelenke schlecht zusammen und deshalb fühlen sie beim Gehen von Zeit zu Zeit Schmerzen."

Nach **Hippokrates** [24] werden Sprunggelenksbrüche, Frakturen und Luxationen des Fußes (ὁ ταρδός, rasceta pedis, Fußwurzel) über eine Radnabe (Scamnum Hippocratis) mit Extension und Kontraextension eingerichtet. Talus und Calcaneus werden kaum erwähnt, jedoch Spezialverbände zur Vermeidung des Fersenbrandes exakt beschrieben.

Galen (129–199 n. Chr.), Leibarzt Kaiser Marc Aurels, warnt in seinem Medicus, Cap. 20 vor offenen Spunggelenksbrüchen und hält vollständige Verrenkungen für kaum reponibel [20].

Abu 1-Quasim, der berühmteste arabische Chirurg (1013 n. Chr.) empfiehlt bei der Luxation einzelner Fußknochen, daß der Chirurg mit seinen eigenen Füßen einen kräftigen Druck auf den abnormen Vorsprung an dem auf den Boden gesetzten Fuße des Patienten ausübt (zit. n. [21]).

Erst **Paré** (1510–1590), Leibchirurg, Berater von 4 französischen Königen und Begründer der neueren Chirurgie (Abb. 1.1) unterscheidet als Erster Luxationen des Astragalus („osselet") in 4 Richtungen und empfiehlt manuelle Repositionstechniken [44]. Aufgrund eigener Erfahrung durch einen selbst erlittenen komplizierten Unterschenkelbruch entwickelt er eine Beinlade („cassole") mit Aussparung für die Ferse, um durch Druckentlastung die gefürchteten Komplikationen, wie „carie, corruption et mortification" zu vermeiden (Abb. 1.2).

Guilhelmus Fabricius Hildanus (1560–1636), einem der ersten namhaften deutschen Chirurgen (Abb. 1.3) verdanken wir einen beeindruckenden Bericht [19] einer offenen Taluslautation, den er am

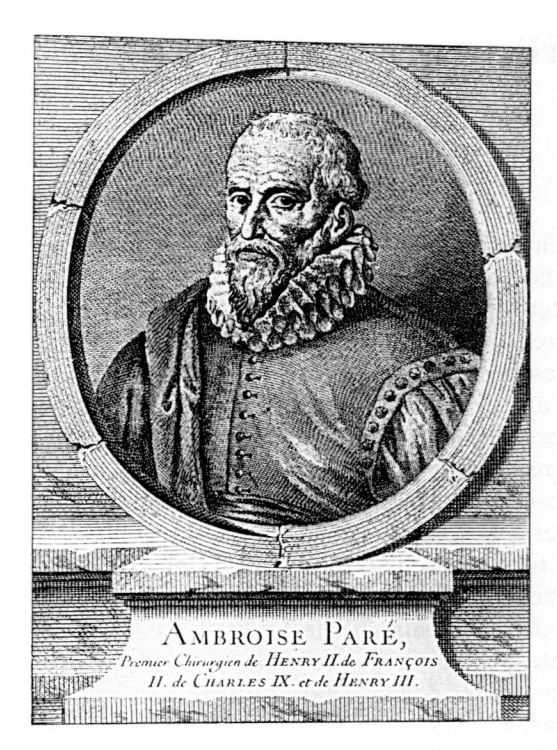

Abb. 1.1. Vater der französischen Chirurgie (1510–1590): „Je le pansay, Dieu le guarit"

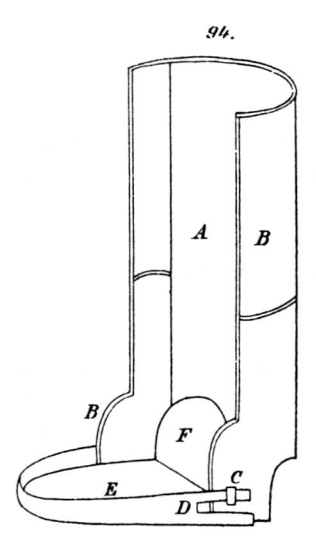

Abb. 1.2. Cassole du Paré (1573): Lagerungsschiene mit Rechtwinkelstellung des Fußes und Fersenaussparung (*F*)

11. November 1608 an Monsieur Philibert Sarazen, dem bekanntesten Mediziner Lyons übersandte:

„The Reverend Master Woolfbrand of Dusberg, a faithful and excellent minister of the divine word, a man of conspicuous piety, virtue and learning, of mature age,

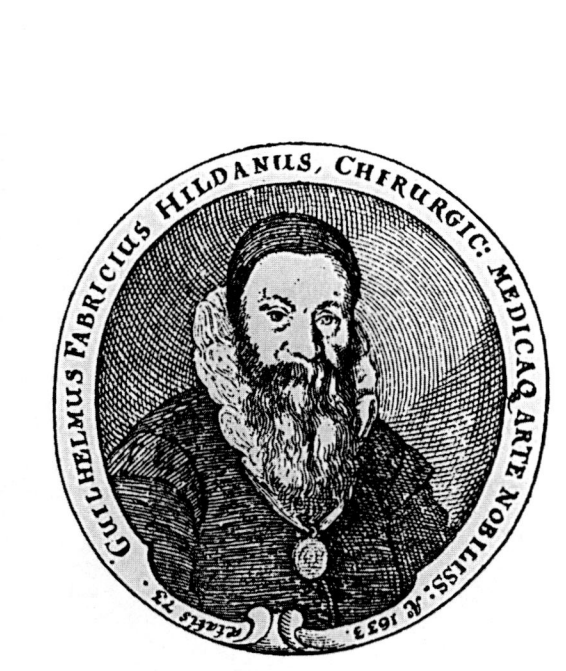

Abb. 1.3. Guilhelmus Fabricius Hildanus (1560–1636): homo probus et fidelis

strong and fleshy, about the year 1582, (if I remember rightly) in the Winter, when the ground was covered with ice, had been sent for to the next village to visit a sick person; and on his return, jumping from a bank about three feet high, he so twisted and broke his right foot, that the whole of the os talus or astragalus, was not only displaced, but the ligaments by which it is bound to the other bones being broken, it burst through the skin under the internal malleolus, and hung out. When he was carried home a surgeon was sent for, who seeing that the bone was altogether separated, and only hanging by some fibres, cut it off, and applied medicaments to stop the bleeding."

Nach langwierigem Heilverlauf – so berichtete Fabricius Hildanus in seinen Observationen 1599 weiter – konnte der Patient sogar wieder ohne Stützen laufen [19]. Sein Erfindungsgeist und sein Interesse an Fußproblemen spiegelt sich an der eigenen Entwicklung eines Apparates zur Klumpfußbehandlung wider (Abb. 1.4).

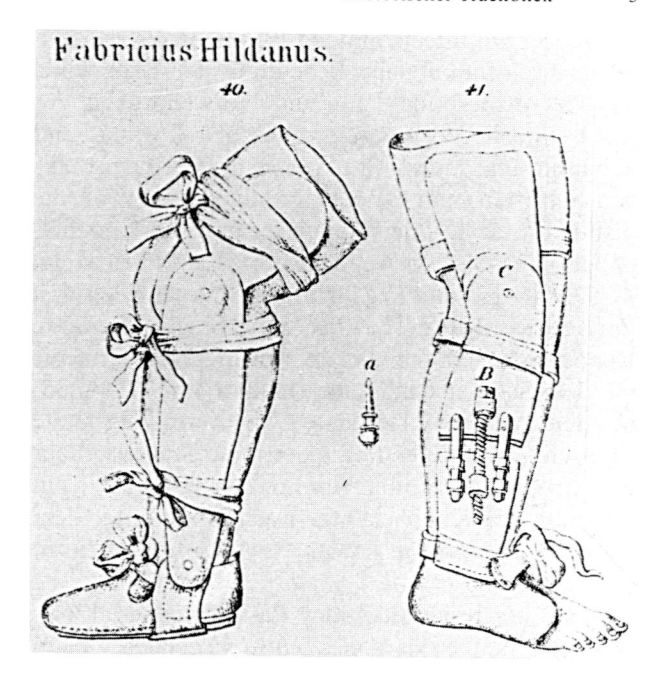

Abb. 1.4. Apparat zur Klumpfußbehandlung nach Fabricius (1560–1636)

Sprunggelenk

Während nach **Percifal Pott** (1714–1788), die Sprunggelenksfrakturen im anglo-amerikanischen Sprachgebrauch immer noch als „*Pott fracture*" (Abb. 1.5) bekannt sind [46], zeigte **Heister** in seinem ursprünglich lateinisch abgefaßten, 1718–1740 erweiterten und 1740 als erstes chirurgisches Lehrbuch ins Englische übersetzten Werk [22], bereits detailliertere Kenntnisse zu 4 verschiedenen Formen der Sprunggelenksluxationsfraktur.

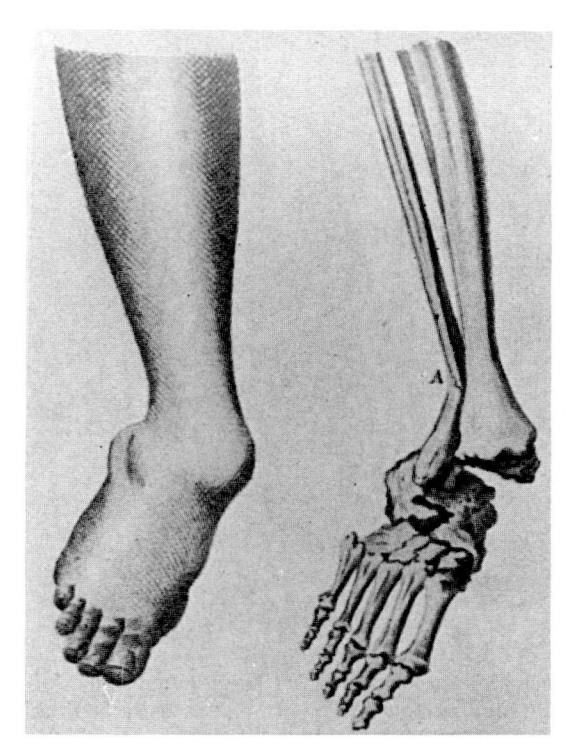

Abb. 1.5. „Pott's fracture" 1768 (nach der Originalzeichnung)

1773 erkannte **Bromfeild** [9] als erster die biomechanisch-funktionelle Bedeutung der Ligamente. Er wies insbesondere auf die Notwendigkeit der nicht-starren Verbindung zwischen Fibula und Tibia hin und mutmaßte, daß es bereits nach wenigen Schritten zum Knöchelbruch käme, wenn die distale Fibula Teil der Tibia wäre und den Knöchelgabelschluß ohne bewegliches Spiel gewährleistete.

Der Korse und 2. Chirurg des Hotel Dieu von Paris **Alexis Boyer** (1757 bis 1833), beschrieb exakte Repositionstechniken bei der Sprunggelenksfraktur [8]. Sein Schüler **Guillaume Dupuytren** (1777–1835) mit dem Attribut „Der erste Chirurg und der letzte Mensch", konnte erstmals den indirekt entstehenden Bruch der Fibula beschreiben [14], der 5 cm oberhalb der Knöchelspitze noch heute unter dem Namen „*Dupuytren Fraktur*" (Abb. 1.6) bekannt ist.

1822 beschrieb Sir **Astley Paston Cooper** (1768–1841) als erster das sog. „*Third Fragment*" beim Sprunggelenksbruch [12], den knöchernen Bandausriß des vorderen Syndesmosenbandes an der Tibia, was später als Tillaux-Fraktur [54] oder

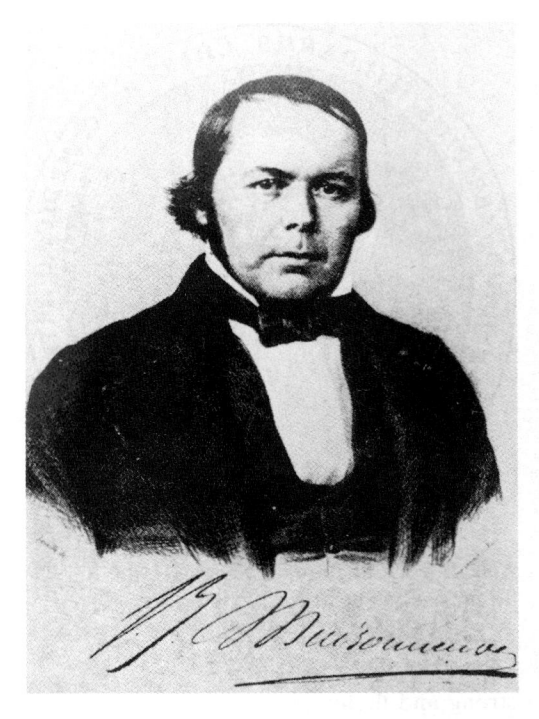

Abb. 1.7. Jaques Gilles Maisonneuve (1809–1897)

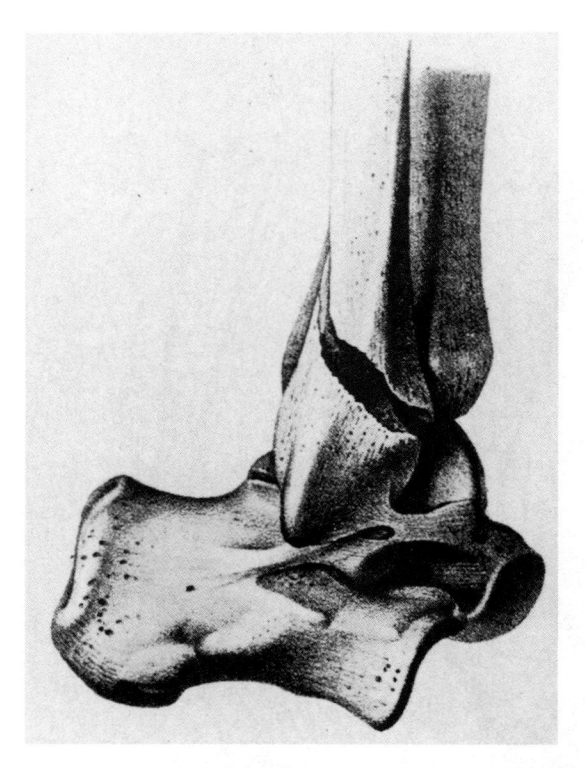

Abb. 1.6. „Fracture Dupuytren" beigetragen von Maisonneuve, publiziert in Malgaigne's Atlas, ausgestellt im Dupuytren-Museum, Paris. Wenngleich diese als Abduktionsfraktur dargestellt wird, wurde sie jedoch zuvor von Maisonneuve klar als Eversionsfraktur klassifiziert

Abbruch des Tubercule de Chaput [10] bezeichnet wurde.

Earle [15] beobachtete 1828 erstmals ein hinteres Tibiakantenfragment, was heute fälschlicherweise nach v. Volkmann [55] benannt wird, der selbst das Cooper'sche „Third Fragment" erneut beschrieb.

Erst **Jacques Gilles Maisonneuve** (1809–1897), ein Schüler Dupuytrens (Abb. 1.7), konnte 1840 durch pathomechanische Untersuchungen an Sprunggelenken von Leichen zum wesentlichen Verständnis der Syndesmologie* beitragen (Abb. 1.6). Durch den Nachweis des primär ligamentären Pathomechanismus, der zur hohen – *Maisonneuve-Fraktur* – der Fibula führt, konnte dieser Autor als Novität den direkten, funktionellen Zusammenhang von Band und Knochen in der Gelenkmechanik erklären [35].

Nach **Wagstaffe** [56] ist noch heute der knöcherne Syndesmosenbandausriß an der Fibula bekannt.

Es ist das Verdienst von **Hönigschmied** im Jahre 1877 das Augenmerk der damaligen Zeit von der Knöchelbruchpathologie zur – bis dahin weniger beachteten – Pathomechanik der OSG-Ligamente gelenkt zu haben [25]. Er konnte an Kadavern

---

* Lehre von den Bändern: σύνδεσμοσ = Verbindungsband nach Aristoteles.

zeigen, daß bei forcierter Plantarhyperflektion zunächst das Lig. talofibulare anterius, kombiniert mit dem Lig. deltoideum zerreißt, danach das Lig. calcaneofibulare und zuletzt das Lig. talofibulare posterius.

Henke [23], Meyer [36], v. Meyer [37] und Lazarus [31] bereicherten uns um ihre Kenntnisse in der Biomechanik des Fußes.

Sprungbein

Die seltenen Talusfrakturen wurden erstmals 1833 von Rognetta [50] und 1890 von Rochet [49] experimentell subtil untersucht. Nachdem 1848 Syme eine hohe Mortalität bei offenen Talusfrakturen (11 von 13 Patienten verstarben) mitteilte [53], empfahl erstmals Ernest von Bergmann im Jahre 1892 (s. S. 85), später H. Schmitt, 1914 [51] die operative Behandlung bei Talusluxationsfrakturen.

Anderson [1] prägte nach dem 1. Weltkrieg den Begriff „Aviator's astragalus". Statt primärer Astragalektomie [52], primärer subtalarer Arthrodese [7], OSG-Fusion nach Blair [4] und anderen Empfehlungen sprach Bonnin [6] als einer der ersten, der die heutigen Standards bereits 1950 in seiner bedeutsamen Monographie "Injuries to the Ankle" aus:

„Any method may succeed, all may fail; and where the radiograph does not suggest that only a slight manipulation is required to restore the bone to normal, it is far wiser to operate at once."

Fersenbein

Die erste exakte Beschreibung einer Fersenbeintrümmerfraktur brachte 1720 der Franzose Garangeot in die Literatur ein (zit. n. [41]). Während Pott [46] noch zur Vermeidung von Tetanus bei Trümmerfrakturen die primäre Calcaneusamputation empfahl, analysierten Malgaigne und sein Schüler Nadal [41] den Frakturmechanismus von Fersenbeintrümmerbrüchen (Abb. 1.8).

Zur Behandlung des Fersenbeinbruches sind vornehmlich der Amerikaner Clark [11], der als Erster 1855 eine Fersenbeinextension propagierte und der Edinburger Chirurg Mr. Bell [3] zu nennen, der nach der Literatur erstmalig 1882 eine offene Fersenbeinfraktur operativ einrichtete.

Nach heute abenteuerlich klingenden Empfehlungen wie Rekonstruktion des Fersenbeinbruches mit einer Känguruhsehne [16] oder Silberdrahtschlinge [60], legten Lenormant [33], Leriche [34], Westhues [59], Palmer [43] und Judet [26] die

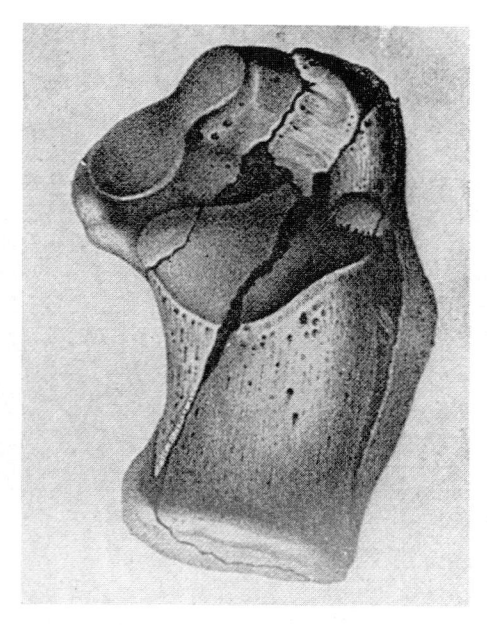

Abb. 1.8. Malgaigne's Fersenbeinfraktur (1843), heute als „tongue type fracture" bekannt [18]

Grundsteine der operativen Fersenbeinchirurgie. Diese erlebte nach Essex-Lopresti [18], McReynolds [48] jedoch erst durch Einführung des Computertomogramms mit Beginn der 80iger Jahre durch zunehmendes Verständnis der Frakturpathologie ihre chirurgische Renaissance.

Chopart–Lisfranc-Gelenk

Chopart (1743–1795) blieb bis heute hin bekannt durch seine in der Kriegschirurgie empfohlene transtarsale Absetzungslinie, Lisfranc (1790–1847) durch die Gelenklinie zur Exartikulation der Metatarsalia. Wenngleich Petite 1723 Fußwurzelfrakturen näher beschrieb [45], so untersuchten im chirurgischen Feld der Chopart-Läsionen erst 1907 Baumgartner und Huguier [2] die subtalaren Luxationen. Erst 1952 wurden diese von Leitner [32] exakt analysiert und systematisiert.

Quenu und Küss stellten 1909 (Abb. 1.11) eine Klassifikation sowie operative Prinzipien der Lisfranc-Verletzung vor, die im wesentlichen auch heute noch Gültigkeit haben [47].

Die **Evolution der Fußchirurgie** nahm von der klinisch-empirischen, über die experimentelle zur operativen Phase hin, eine nahezu exponentiell verlaufende Entwicklung im Sprunggelenks- und Fußbereich nach der diagnostisch-revolutionären

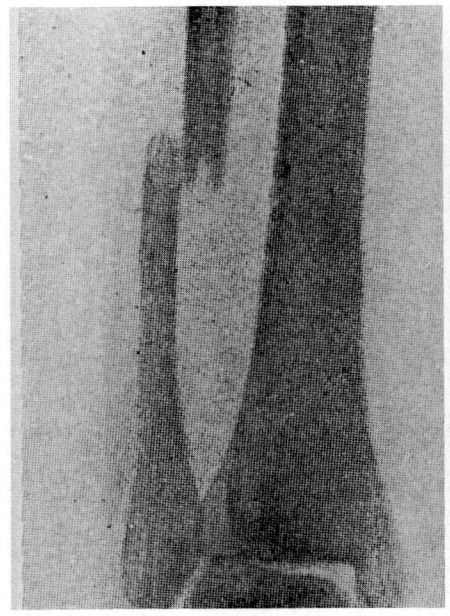

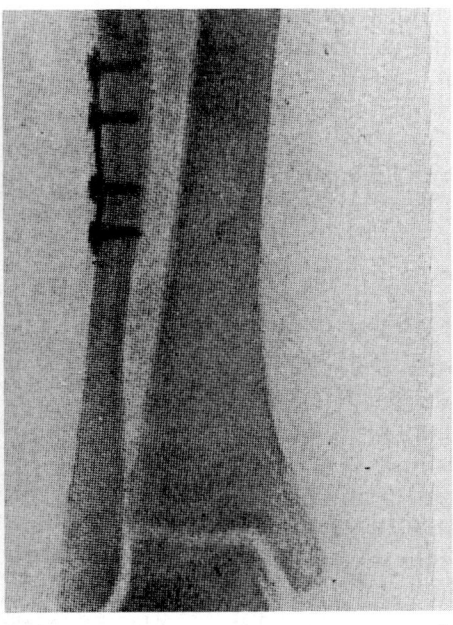

Abb. 1.9. Versorgung einer hohen Dupuytren-Fraktur durch Lane (1856–1943): Pionier der Sprunggelenkschirurgie

Entdeckung der Knochenbildgebung durch *Röntgen* mit der Wende zum 20. Jahrhundert.

Der Brite Lane [29] wurde vor annähernd 100 Jahren zum Bahnbrecher der offenen Einrichtung und internen Osteosynthese von Knöchelfrakturen (Abb. 1.9), gefolgt von Lambotte [28], dem belgischen Pionier operativer Denkweise (Abb. 1.10).

Nach Möhring's grundlegender radiologischer Erkennung der habituellen Luxatio pedis (Abb. 1.12) im Jahre 1916 [38] wurden 1927 Katzenstein [27], Nilsonne [42] und Elmslie [17] zu Schrittmachern der operativen Behandlung der chronischen Bandinstabilität am oberen Sprunggelenk, deren Chirurgie bis heute mehr als 50 operative Verfahren kennt.

Durch Lorenz Böhler (Abb. 1.13), den Vater der heutigen Unfallchirurgie [5] und Watson-Jones [57] wurden neben Systematisierung der Diagnostik und des therapeutischen Vorgehens auch Fraktur-Klassifikationen aufgenommen, wie beispielsweise die genetische Klassifikation der Knöchelbrüche nach Lauge-Hansen [30].

Neuere radiologisch-orientierte Einteilungen von Danis [13] und später Weber [58] wurden erst kürzlich nach dem ABC-Prinzip – auch für andere Frakturen – von der AO-International [40] übernommen.

Durch Neuerungen in der operativen Technik und Implantatentwicklung, durch diagnostische Innovationen wie CT, NMR, digitales Röntgen und Sonographie verbunden mit Fortschritten in der Intensivmedizin, Polytraumaversorgung und in

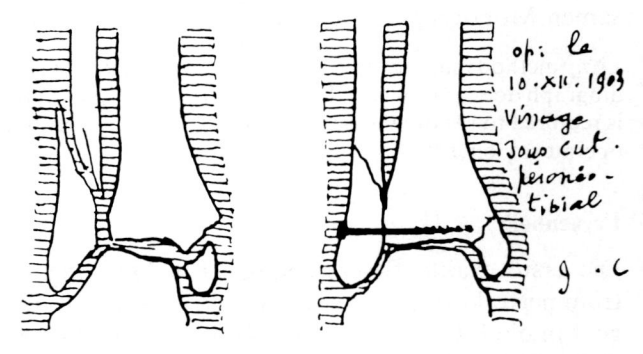

Abb. 1.10. Lambotte's Op-Zeichnung einer Dupuytren-Fraktur mit Diastase, 8 Tage nach Trauma, am 10.12.1903 operiert

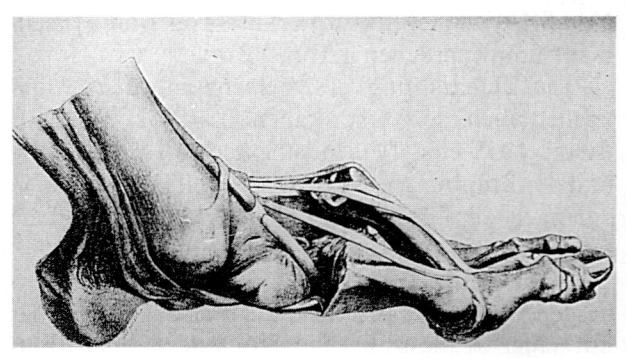

Abb. 1.11. Lisfranc-Luxationsfraktur aus der Originalarbeit von Quenu und Küss 1909

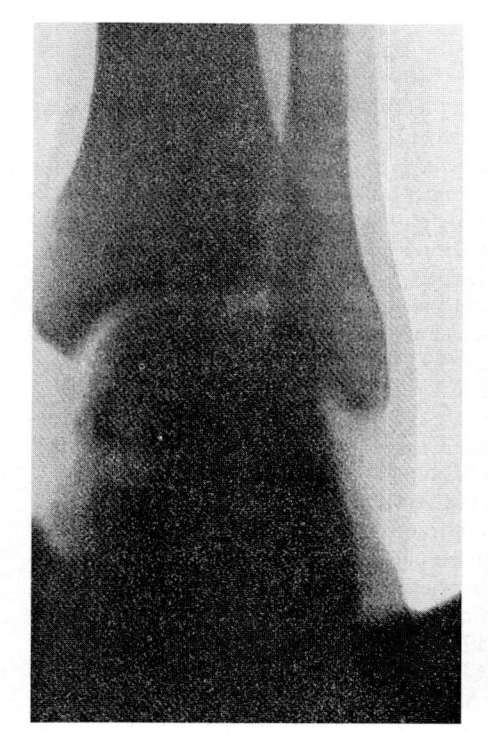

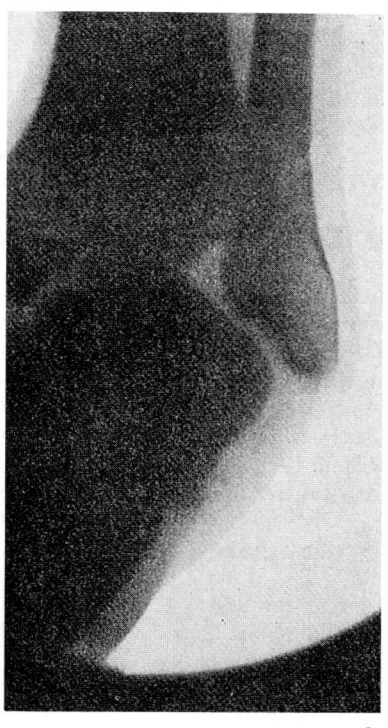

Abb. 1.12. Möhring's gehaltene Aufnahme des oberen Sprunggelenkes 1916 aus der Originalarbeit [38]

Ägyptischer Fuß   Griechischer Fuß   Quadrat-Fuß

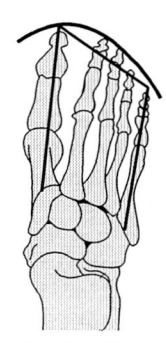

Abb. 1.14. Antike Schönheitsideale und der neuzeitliche Quadratfuß

der Plastischen Chirurgie mit neuen Methoden der freien, mikrovaskulären Lappendeckung von großen Weichteildefekten im Sprunggelenks- und Fußbereich, haben sich neue Dimensionen in der Fußchirurgie eröffnet.

Gleichgültig welches Schönheitsideal des Fußes (Abb. 1.14) heute die Präferenz haben mag, so ist der Fuß aus chirurgischer Sicht erst dann schön, wenn er in seiner normalen, anatomisch-biomechanischen und damit funktionstüchtigen Form wiederhergestellt ist.

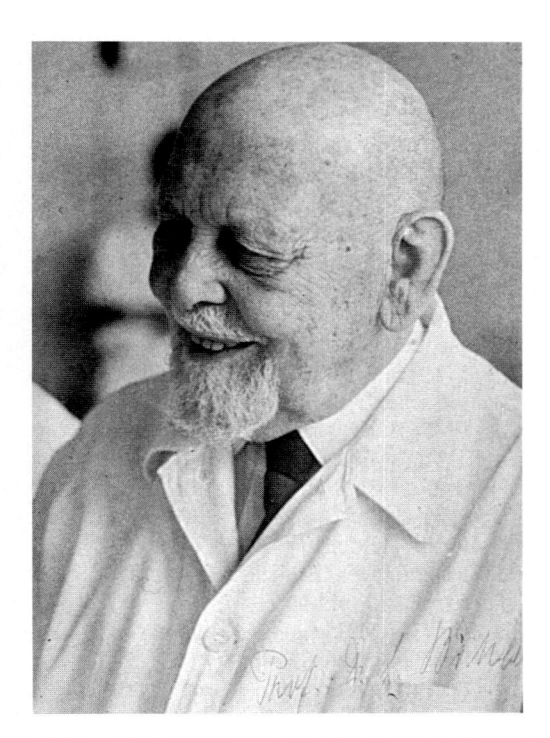

Abb. 1.13. Lorenz Böhler (1885–1973): Vater der Unfallchirurgie

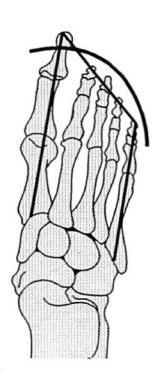

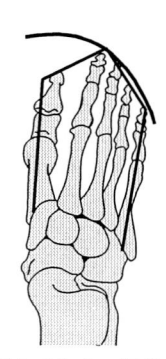

Literatur

1. Anderson HG (1919) The medical and surgical aspects of aviation. Henry Frowde, Oxford University Press, London
2. Baumgartner A, Huguier A (1907) Les luxations sous-astragaliennes. Rev Chir 36:114–129
3. Bell C (1882) Compound fracture of the os calcis. Edinburgh M J 27:1100
4. Blair HC (1943) Comminuted fractures and fracture dislocations of the body of the talus. Am J Surg 59:37–43
5. Böhler L (1957) Die Technik der Knochenbruchbehandlung, Band II/2. Maudrich, Wien
6. Bonnin JG (1950) Injuries to the ankle. Facsimile of the 1950 edition. Hafner, Darien, Conn 1970
7. Boyd HD, Knight RA (1942) Fractures of the Astragalus. South Med J 35:160–167
8. Boyer A (1845) Traité des maladies chirurgicales Edition V, Vol 3, p 884–914
9. Bromfeild W (1773) Chirurgical observations and cases, Vol 2. Ed. by William Bromfeild, Cadell, London, p 87
10. Chaput V (1908) Les Fractures Malléolaires du Cou-de-pied, et les Accidents du Travail. Masson et Cie, Paris
11. Clark G (1855) Fracture of the os calcis. Lancet 1:403
12. Cooper AP (1822) A treatise on dislocations and fractures of the joints. B. Cooper's Ed., 1842, London, p 252.
13. Danis R (1949) Theorie et pratique de l'ostéosynthese. Desoer et Masson. Liège, Paris
14. Dupuytren G (1847) On „diseases and injuries of bones." Trans. Sydenham Soc. F. le Gros Clarke, London
15. Earle (1828) Case report. Lancet 2:364
16. Eisendraht DN (1905) Fracture of the os calcis. Ann Surg 41:363
17. Elmslie RC (1934) Recurrent subluxation of the ankle joint. Ann Surg 100:364–367
18. Essex-Lopresti P (1952) Mechanism, reduction technique and results in fractures of the os calcis. Br J Surg 39:395–419
19. Fabricus Hildanus (1608) Opera quae extant omnia. Cent II, Obs 67. Ed. Johann I Beyeri, 1646, Francoforti ad Moenum
20. Galen: De usu partium, lib III, c 10-11, Vol III. Edition Kühn 1821–33, pp 234ff, 242ff
21. Gurlt E (1898) Geschichte der Chirurgie und ihre Ausübung. Nachdruck der Ausgabe Berlin 1898, Band 1, S 251/836, Ohms, Hildesheim 1964
22. Heister (1970) General system of surgery. Engl. Edition, London
23. Henke JW (1855) Die Bewegung des Fußes am Sprungbein. Z Rationelle Med 7:225
24. Hippokrates (460 bis 375 v. Chr.) De fracturis. Kap. 9 (zitiert nach [21])
25. Hönigschmied J (1877) Leichenexperimente über die Zerreißungen der Bänder im Sprunggelenk mit Rücksicht auf Entstehung der indirekten Knöchelfrakturen. Deutsche Z Chir 8:239–260
26. Judet R, Judet J, Lagrange J (1954) Traitement des fractures du calcanéum compartant et disjunction astragalo-calcanéenne. Mem Acad Chir 80:158–160
27. Katzenstein (1927) zitiert nach Faber A (1932) Kippstellung des Talus. Fortschr Röntgenstr 46:457
28. Lambotte A (1948) Chirurgie opératoire des fractures. Société franco-belge d'éditions scientifiques, réédition 1913
29. Lane WA (1893) On the advantage of the steel screw in ununited fractures. Lancet 2:1500–1501
30. Lauge Hansen N (1948) Fractures of the ankle. Analytic-historic survey as the basis of new experimental, roentgenologic and clinical investigations. Arch Surg 56:259–317
31. Lazarus SP (1886) Zur Morphologie des Fußskelettes. Morphol Jahrb 24:1
32. Leitner B (1952) Behandlungen und Behandlungsergebnisse von 42 frischen Fällen von Luxatio pedis sub talo im Unfallkrankenhaus Wien 1925–1950. Ergebnisse Chir Orthop 37:501–577
33. Lenormant C, Wilmoth P, Lecoeur P (1928) A propos du traitement sanglant des fractures du calcaneum. Bull Mem Soc Nat Chir 54:1353–1355
34. Leriche R (1929) Traitement chirurgical des fractures du calcaneum. Bull Mem Soc Nat Chir 55:8–9
35. Maisonneuve MJG (1840) Recherches sur la fracture du péroné. Arch Gén de Med, Sér 3, 7:165–187
36. Meyer H (1853) Das aufrechte Gehen. Zweiter Beitrag zur Mechanik des menschlichen Knochengerüstes. Arch Anat Physiol Wissensch Med, S 365
37. Meyer von GH (1883) Ursache und Mechanismus der Entstehung des erworbenen Plattfußes, nebst Hinweisung auf den Mechanismus des Fußes in normalen und abnormen Verhältnissen. Kap. 1: Der Plattfuß. Fischer, Jena
38. Moehring P (1916) Ein Fall von habitueller Luxatio pedis. Monatsschr Unfallheilkd 23:41–43
39. Morris D (1985) Body watching. Crown, New York
40. Müller ME, Allgöwer M, Schneider R, Willenegger H (1991) Manual of internal fixation. Techniques recommended by the AO-ASIF Group, 3rd Ed. Springer, Berlin Heidelberg New York Tokyo
41. Nadal J (1843) Du mecanisme de la fracture du calcaneum. Thesis, Paris, no 64
42. Nilsonne H (1932) Making a new ligament in ankle sprain. J Bone Joint Surg 14:380–381
43. Palmer I (1948) The mechanism and treatment of

fractures of the calcaneus. Open reduction with the use of cancellous grafts. J Bone Joint Surg (Am) 30:2–8
44. Pare A (1678) „Surgical Works" Johnston's Translation. London
45. Petit JL (1723) Traité des maladies des os. Hocherau, Paris
46. Pott P (1768) Some few general remarks on fractures and dislocations. London, p 59
47. Quenu E, Küss G (1909) Etudes sur les luxations du metatarse. Rev Chir 39:281, 720, 1093
48. Reynolds Mc LS (1972) Open reduction and internal fixation of calcaneal fractures. J Bone Joint Surg (Br) 54:176–177
49. Rochet (1890) Luxations Doubles de L'Astragale. Revue d' Orthop 1:269, 401
50. Rognetta (1833) Recherches experimentales sur quelques maladies des os du Pied, peu connues jusqu à ce jour. Arch Gen de Med 3:485
51. Schmitt (1914) Zur operativen Behandlung der Talus Luxation. Deutsche Z Chir 130:321
52. Stealy JH (1909) Fracture of the astragalus. Surg Gynecol Obstet 8:36
53. Syme (1848) Contributions to the pathology and practice of surgery. Sutherland and Knox, Edinburgh
54. Tillaux P (1872) Recherches cliniques et expérimentales sur les factures malléolaires. Bull Acad Natl Med Sér. 2(1):817
55. Volkmann von R (1875) Beiträge zur Chirurgie. Breitkopf-Hartel, Leipzig, S 104–109
56. Wagstaffe (1875) St. Thomas's Hosp. Reports. London, pp 6, 43
57. Watson-Jones R (1940) Fractures and Joint Injuries, Vol III, 3rd Ed. Livingstone, Edinburgh
58. Weber BG (1966) Die Verletzungen des oberen Sprunggelenkes, II. Aufl 1972. Huber, Bern
59. Westhues H (1934) Eine neue Behandlungsmethode der Calcaneusfraktur. Arch Orthop Unfallchir 35:121–128
60. Whiteside GS (1918) A case of fracture of the os calcis. US Nav Med Bull 12:267

2. Entwicklungsgeschichte, Anatomie, Biomechanik

„Wir behaupten nun, daß nicht der Kopf, nicht die Hand, nicht die Brust, sondern das Bein und vorzugsweise der Fuß es ist, welcher den Menschen zoologisch am besten von den Tieren unterscheidet, weil nirgends mehr, als gerade an ihm, die körperliche Eigentümlichkeit des Menschen hervortritt, d.h.: kein Körperteil hat sich weiter als der Fuß von den entsprechenden der Tiere entfernt"

Burmeister, 1851*

2.1. Phylo- und ontogenetische Aspekte

Gregory [21] vermutet, daß das fünfstrahlige Fußmuster der Amphibien den Grundstock zur anthropoiden Fußentwicklung darstellt (Abb. 2.1). Nach Gregory [21] entwickelte sich von der amphibischen Hinterhand der Calcaneus aus dem Os fibulare, der Talus aus dem Os intermedium, das Naviculare durch Fusion des Os tibiale und des proximalen Os centrale. Die Ossa cuneiformia I–III entstanden aus den Tarsalia I–III, das Cuboid aus den Tarsalia IV–V mit Persistenz der 5 Metatarsalia.

Der quadropede Fuß archaischer Säugetiere hat sich in den letzten 40 Millionen Jahren über den proanthropoiden zum anthropoiden Fuß im Pliozän (vor 12 Millionen Jahren) entwickelt. Neuere Befunde eines hominoiden fossilen Fußes gehen noch vor das Zeitalter des Neandertalers zurück, wie der kürzliche, 1.750.000 Jahre alte Fund im Olduwai Gorge, Tanganjika. Kennzeichnend sind dabei die Artikulationsflächen der Metatarsale I und II-Basen mit der damit fehlenden hallucalen Divergens (Abb. 2.2).

Vergleichende anatomische Studien des Fersenbeines von Gorilla und Neandertaler zeigen, daß in

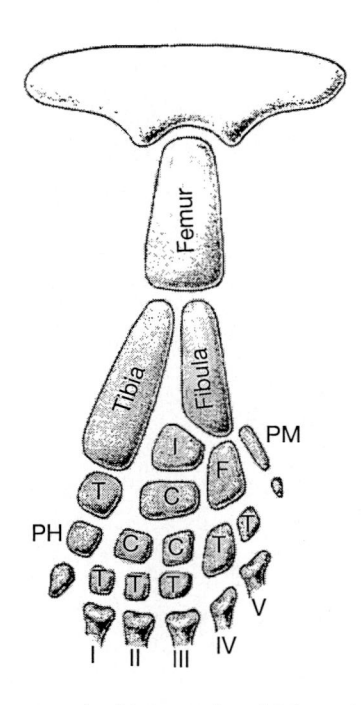

Diagramm der hinteren Amphibienextremität

T = os tibiale C,C = ossa centralia PM = postminus
F = os fibulare T,T = ossa tarsalia PH = praehallux
I = os intermedium I–V = metatarsalia

Abb. 2.1. Amphibische Hinterhand: Grundstock anthropoider Fußentwicklung, mod. n. Gregory [21]

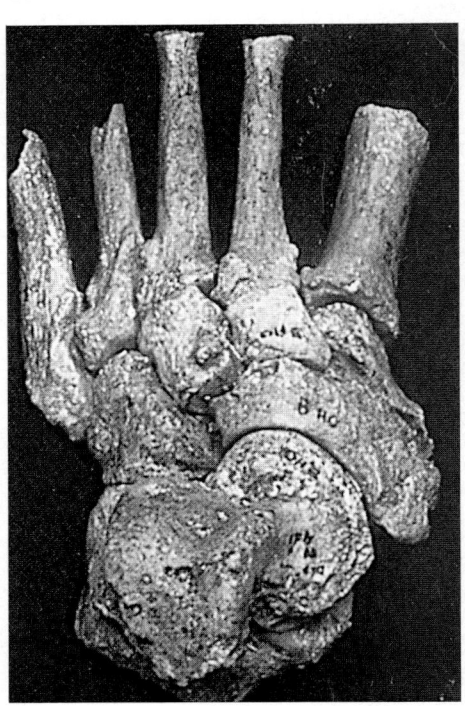

Abb. 2.2. Hominoider, fossiler Fuß, ca. 1.750.000 Jahre alt. Fundort Bett 1, Olduwai Gorge, Tanganjika. Er zeigt beweisend die typische fehlende hallucale Divergens des heutigen Fußes

---

* Burmeister (1851) Der menschliche Fuß als Charakter der Menschheit. In: Geologische Bilder zur Geschichte der Erde und ihrer Bewohner, Bd. 1. Leipzig.

der Tat die Gelenkfläche des Sustentaculum tali beim Gorilla um 70–73 Grad geneigt ist, die des Neandertalers um einige Grad weniger und die des heutigen Menschen horizontal verläuft.

Wenngleich heute nach Benninghoff und Görttler [5] vom analogen Bauplan der Hand und des Fußes – mit adaptiven Alterationen – ausgegangen wird, so imponieren dennoch nach wie vor die teleologischen Überlegungen des großen Galenus von Pergamon [19] zur Entwicklung der Großzehe:

„Erstens wuchs daher der Großzeh nicht nur derart viel größer als der Daumen, sondern auch viel massiger. Zweitens aber entstand er nicht wie jener aus drei Knochen, sondern aus zwei. Da die Natur nämlich meiner Meinung nach große, solcher Art angeordnete Knochen brauchte, deshalb hütete sie sich, diese in viele kleine zu zerlegen."

Ontogenetisch ist die extremitätenbildende Substanz bereits ekto- und endodermal in der Gastrula lokalisiert [60]. Die distale Tibia, Fibula, ein noch zweigeteilter Calcaneus und der Tarsus können bereits beim 12 mm großen Embryo differenziert werden.

Bereits in der 6. Embryonalwoche vollziehen beide Fußplatten 90% ihrer Innenrotation, die linke im Uhrzeigersinn, die rechte entgegengesetzt. Calcaneus, Talus, Cuneiforme mediale, Naviculare und Cuboid können differenziert werden (Abb. 2.3).

Die periostale Ossifikation des Calcaneus kann beim 90 mm langen, die enchondrale Verknöcherung beim 150 mm messenden Embryo beobachtet werden. Die enchondrale Ossifikation des Talus beginnt erst im 8. Monat, gefolgt von der des Cuboids und der Metatarsalia [1]. Analog zur Phylogenese wandert der Talus in der Embryonalphase erst allmählich über den Calcaneus. Der ursprünglich plantar gerichtete Taluskopf rotiert im 3. Monat annähernd um 90 Grad in die Horizontalebene unter gleichzeitiger Dorsalflektion des Fußes. Die phylogenetisch erklärbare supinatorische Stellung der Metatarsalia sowie die Varusstellung des Rückfußes verliert sich dagegen erst im Kleinkindalter.

Die *phylogenetische* Differenzierung des Fußes anthropoider Affen zum menschlichen Fuß hat sich vor allem im Kürzerwerden der Zehen, im Mächtigerwerden des Fersenbeines und in der Ausbildung des Längs- und Quergewölbes vollzogen – eine biomechanische Evolution des plantigraden Ganges.

Phylogenetische Erinnerungen spiegeln sich darin, daß der Säugling seinen Großzeh noch opponieren kann [14].

Vertikaler Talus, Klumpfuß oder der Pes adductus können phylo-ontogenetisch somit leicht verständlich als atavistische Residuen verstanden werden.

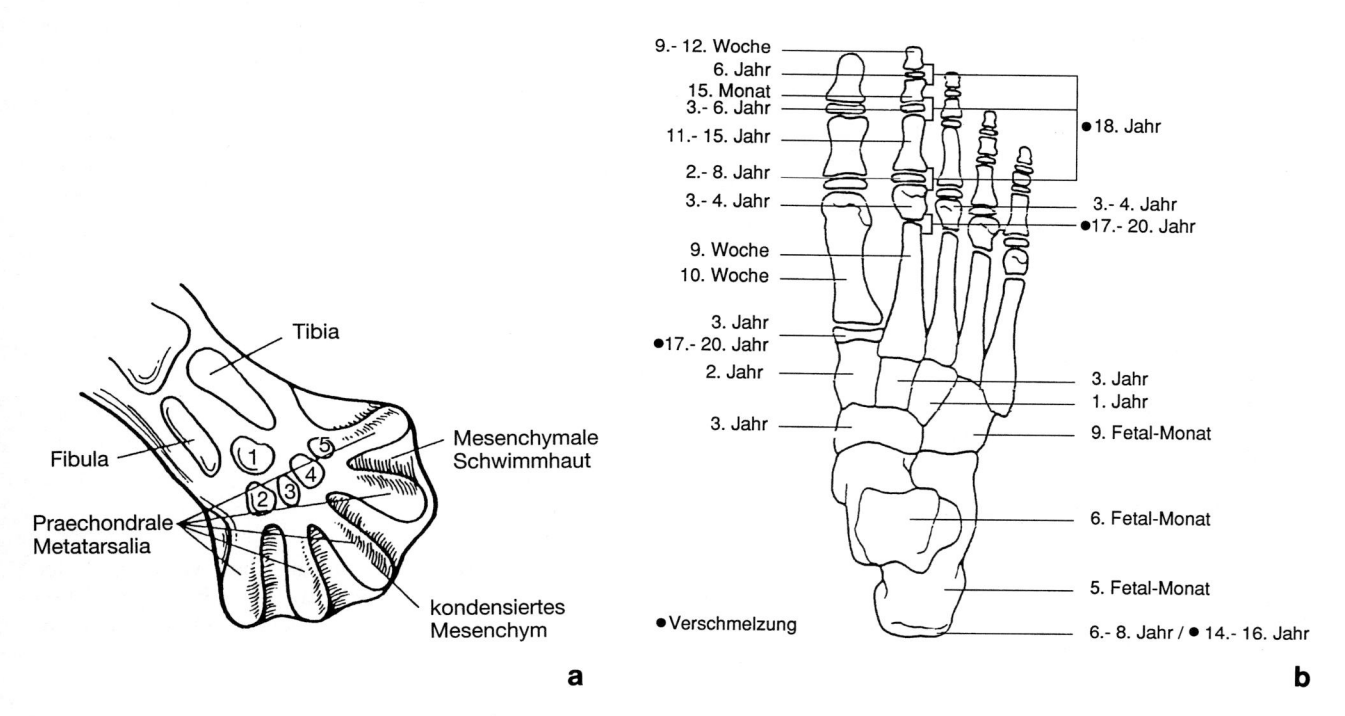

Abb. 2.3. a Menschliche Fußplatte in der 6. Embryonalwoche: *1* = Calcaneus, *2* = Cuboid, *3* = Talus, *4* = Naviculare, *5* = Cuneiforme mediale, mod. n. Bardeen [1]. **b** Synopsis der altersabhängigen Ossifikationen

2.2. Anatomische Besonderheiten

Man's foot is all his own. It is unlike any other foot. It is the most destinctly human part of the whole of his anatomical make-up.

Wood Jones, 1944*

2.2.1. Knochen

Die 26 Fußknochen (ohne Sesambeine) bilden mit dem oberen Sprunggelenk (OSG) eine große funktionelle Einheit und teilen sich in 3 Gruppen (Abb. 2.4): 7 Knochen des Tarsus, 5 des Metatarsus und 14 der Zehen.

2.2.1.1. Oberes Sprunggelenk

Das obere Sprunggelenk ist über den Talus mit dem Tarsus nur gelenkig, ligamentär und kapsulär verbunden. Dieses Gelenk wird ossär durch die gelenkbildende Tibia und die syndesmal aufgehängte Fibula gebildet, die zusammen mit dem Talus, dem zentralen Schaltknochen zum Fuß artikulieren.

Die *Tibia* wird distal zunehmend quadrilateral in ihrem gelenktragenden Anteil und bildet mit dem sog. Pilon tibiale (Pilon = Stößel) und dem medial, leicht in Varusposition auslaufenden Innenknöchel, das mediale und zentrale Gelenkkompartiment.

Der Innenknöchel setzt sich aus einem Colliculus anterior und posterior mit der gelenknahen intercolliculären Grube zusammen [6]. Der vordere Colliculus reicht etwas mehr distal als der hintere, seine Gelenkfacette ist auch größer als die des hinteren. Der hintere Colliculus begrenzt eine Grube für die Sehne des M. tibialis posterior und M. flexor digitorum longus (Abb. 2.5). Die gelenkbildende Tibia bildet eine Artikulationsfläche, die im sagittalen

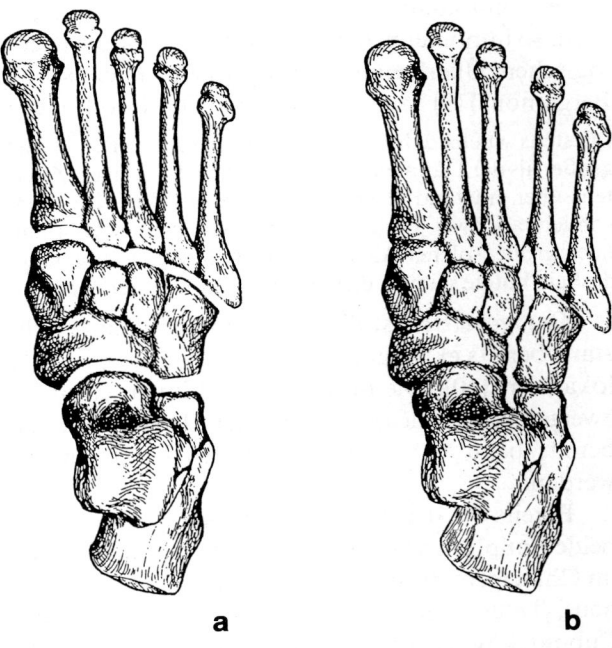

Abb. 2.4. a Der Fuß ist einerseits biomechanisch-funktionell in 3 Blöcke gegliedert: Rückfuß-Mittelfuß-Vorfuß. Der Vorfuß umfaßt Metatarsalia und Zehen, der Mittelfuß entspricht nach anatomischer Nomenklatur den kleinen Fußwurzelknochen wohingegen der Rückfuß aus den beiden großen Fußwurzelknochen Talus und Calcaneus gebildet wird. **b** Der Fuß ist andererseits biomechanisch-statisch als scherenförmiges Gebilde mit 2 Branchen zu verstehen: die mediale und laterale Fußsäule

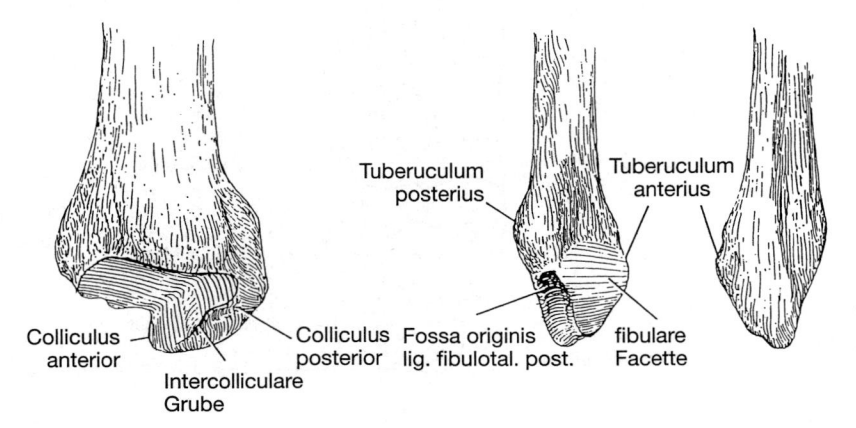

Abb. 2.5. Anatomische Merkmale der Sprunggelenksgabel mit ligamentärbedingten Höckerchen und Gruben, mod. n. [22]

---

* Wood Jones F (1944) Structure and function as seen in the foot. Baillere, Tindall and Cox, London.

Anatomische Besonderheiten 15

Die prominente Tibiahinterkante wird auch „3. Knöchel" genannt [65]. Zur Fibula hin wird eine unterschiedlich große Grube (Incisura tibio-fibularis) erkennbar, die durch das ventral davon liegende Tuberculum anterius (Tubercule de Chaput) und das dorsal gelegene Tuberculum posterius noch verstärkt wird (Abb. 2.7).

Die *Fibula* bildet syndesmal aufgehängt das laterale Gelenkkompartiment. Sie verbreitert sich nach distal und steht mit ihrer hinteren Knöchelspitze annähernd um 1 cm caudaler als der Innenknöchel. Seine innere Fläche bildet eine trianguläre Gelenkfacette, die mit der Facies malleolaris lateralis tali artikuliert. Unmittelbar dorsal dieser Facette liegt die Grube, in der das Lig. fibulotalare posterius entspringt (Abb. 2.5). Die Tubercula anterius et posterius als Ansatzstellen für das vordere und hintere Syndesmosenband sind schwächer ausgebildet als die korrespondierenden Tubercula an der Tibia. Der Hinterrand des Außenknöchels läßt eine furchenförmige Gleitfläche für die Peronalsehnen erkennen.

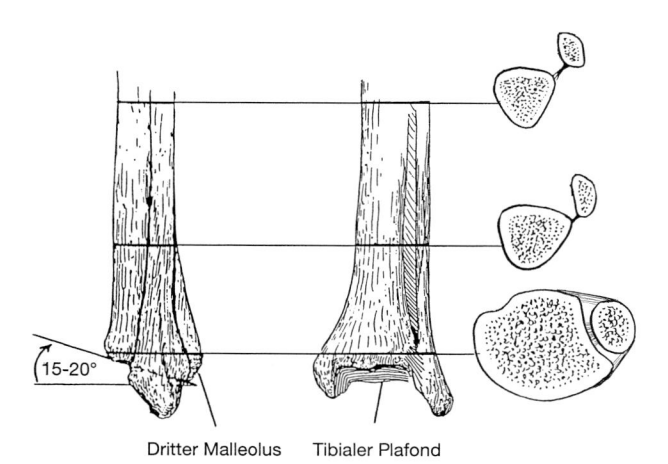

Abb. 2.6. Tibiale Plafonebene, die bis zu 20 Grad nach dorsal geneigt sein kann. Beachte die zunehmend mechanisch und statisch-syndesmale stabiler werdende Aufhängung der Fibula, mod. n. [22]

Schnitt von vorn nach hinten abfallend, durchgehend konkav ist. In der ap-Ebene wechseln Konkavität, Konvexität und Konkavität wellenartig zur korrespondierenden Fläche des Talus mit seiner kufenartigen Einpassung der Trochlea tali. Tibiavorderkante und -hinterkante liegen auf einer schiefen Ebene, die um 15–20° nach ventral ansteigt (Abb. 2.6).

2.2.1.2. Tarsus

Die hintere Reihe bilden Talus und Calcaneus, die vordere die 3 Cuneiformia und das Cuboid mit dem medial dazwischen geschalteten Os naviculare.

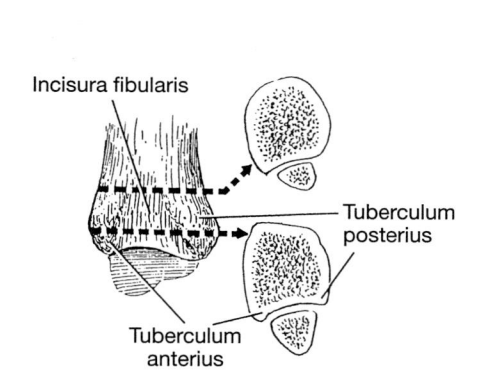

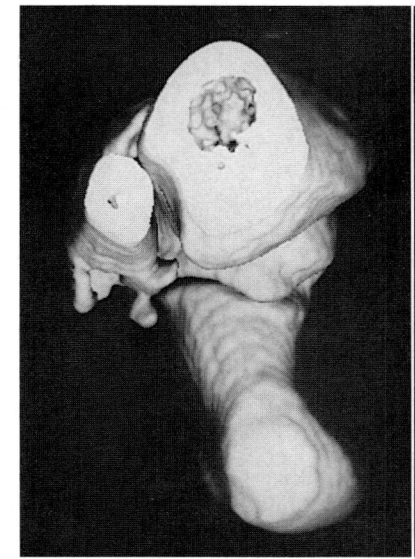

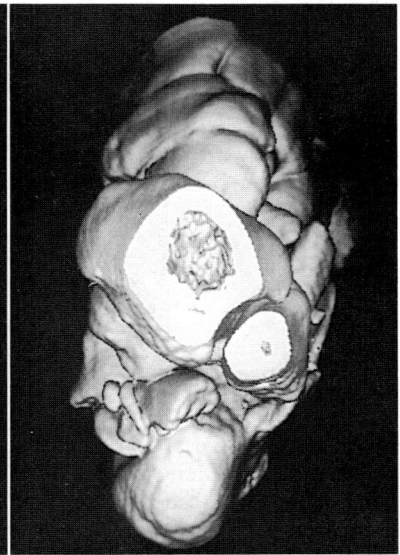

Abb. 2.7. a Exakte mechanische Einpassung der Fibula in die Inzisur zwischen die Tubercula, die sich durch den syndesmalen Zug aufgerichtet haben. **b** Ein 3 D-CT läßt pathologische Verhältnisse leicht erkennen. Links: Weber B-Fraktur mit Instabilität der vorderen und hinteren Syndesmose. Rechts: Stabile Gabel bei Calcaneus-Trümmerfraktur

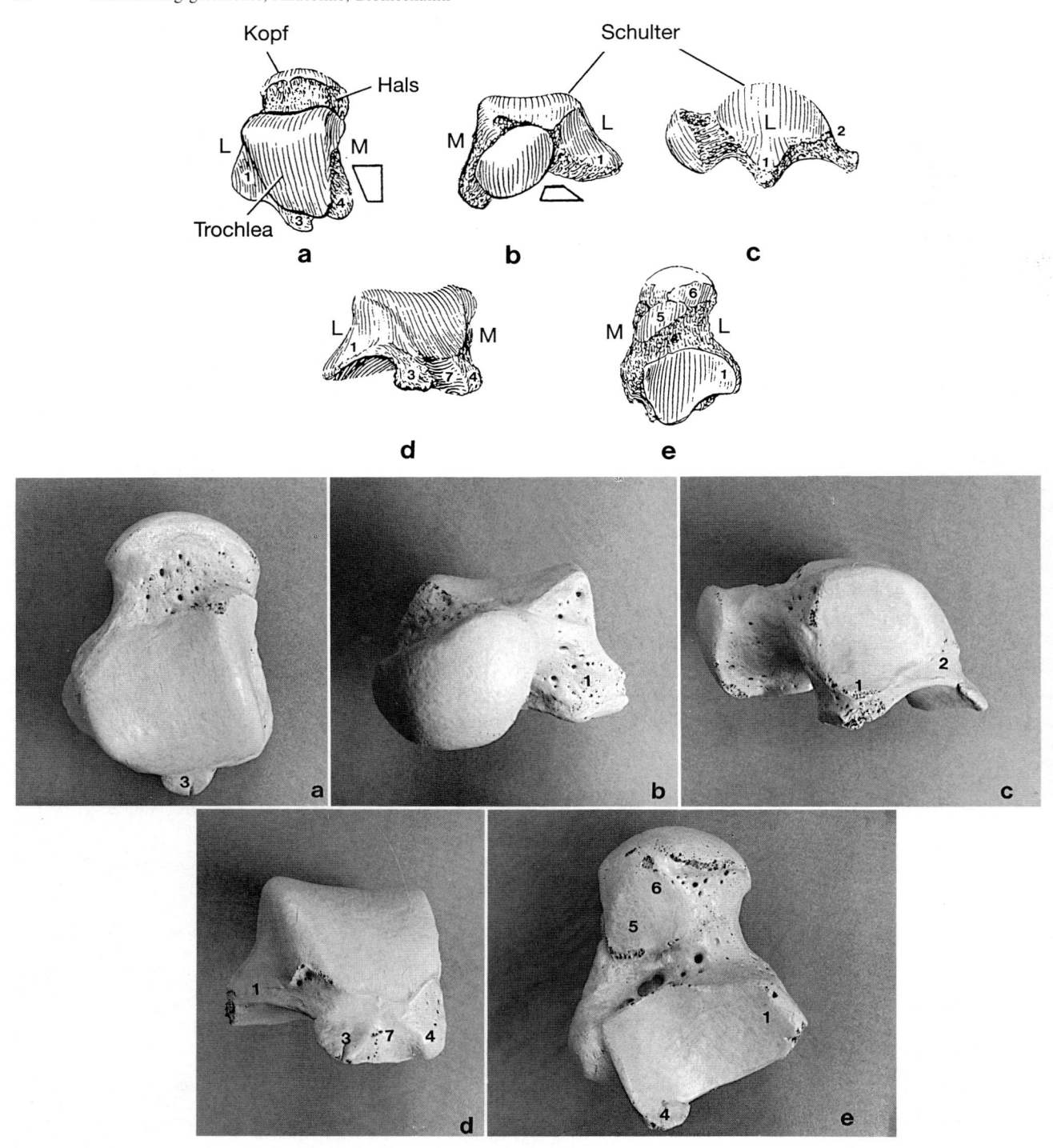

Abb. 2.8. Talus: Zentraler Schaltknochen, mit ca. 60% Knorpelfläche verbindet er 3 Gelenkebenen miteinander und hat keine Muskelinsertion. Beachte die trapezoide Form in beiden Ebenen. **a** von oben, **b** von vorne, **c** von lateral, **d** von hinten, **e** von unten. *1* = Processus lateralis, *2* = Processus posterior, *3* = Tuberculum laterale proc. post., *4* = Tuberculum mediale proc. post., *5* = Artikulation zur medialen Facette des Calcaneus, *6* = Artikulation zur anterioren Facette des Calcaneus, wobei *5* und *6* in ca. 20% d. F. wie in **e** (unten) miteinander verschmolzen sind [74], *7* = Sulcus für die Flexor hallucis longus-Sehne

2.2.1.3. Talus

Der *Talus* (Taxlus = Taxillus = Würfel) setzt sich aus 3 Anteilen zusammen: Kopf, Hals und Körper. An ihm setzt kein Muskel an. Etwa 60% seiner Oberfläche sind von Knorpel bedeckt.

Die Trochlea tali ist vorne ca. 25% breiter als hinten [12], der gelenktragende Corpus ist distal breiter als cranial, so daß er in beiden Ebenen Keilform aufweist (Abb. 2.8). Die Gelenkflächen der Trochlea tali sind in beiden Ebenen konvex bis auf die zentrale konkave Eindellung, die von vorne nach hinten verläuft und die sog. Talusschultern dadurch stärker hervortreten läßt.

Die seitliche fibulare Gelenkfacette ist größer, tiefer, steiler und artikuliert mehr dorsal als die tibiale Facette (Abb. 2.8). Während die mediale Talusschulter relativ geradlinig nach hinten zeigt, verläuft die laterale schräg nach innen hinten. Der Talushals ist breit und kurz. Der Kopf ist konvex und artikuliert mit der korrespondierenden konkaven Gelenkfläche des Os naviculare.

An der Unterseite artikuliert der Talus mit 3 Gelenken des Calcaneus, d.h. mit seiner posterioren, medialen und anterioren Facette.

Der Talus wird von einem periostalen Gefäßnetz aus der A. sinus tarsi und A. canalis tarsi versorgt. Die A. canalis tarsi – ein Ast der A. tibialis posterior – versorgt überwiegend Kopf und Körper des Talus, vor allem medialseitig [42, 45, 69]

Die A. sinus tarsi – ein Ast der A. tibialis anterior – versorgt zusammen mit der A. tarsea lateralis den Taluskopf und das laterale Talusdrittel (Abb. 2.9). Trotz zahlreicher Variationen auch über die A. peronea scheint gesichert, daß die A. canalis tarsi mit der A. sinus tarsi anastomosiert, die um den Talushals verlaufend von unten in den Talus eindringen. Da nach Peterson [45] bei Talusluxationsfrakturen beide Arterien in der Regel zerstört werden, ist die hohe posttraumatische Nekroserate erklärbar.

2.2.1.4. Calcaneus

Der *Calcaneus* (Calx = Ferse) ist der größte Knochen des Tarsus und ist mit seiner länglichen, fast 4-seitigen Form der wesentliche Teil des sog. Fußhebels (Abb. 2.10).

4 Gelenkflächen, davon 3 zum Talus und eine zum Cuboid sowie 4 knöcherne Fortsätze kennzeichen ihn aus. Die größte der 3 Gelenkfacetten zum Talus ist die konvexe posteriore Facette mit einer durchschnittlichen Fläche von 33 × 25 mm [55]. Die konkave mittlere Facette (20 × 12 mm) und die eher plane anteriore Facette (12 × 8 mm) sind in 20% der

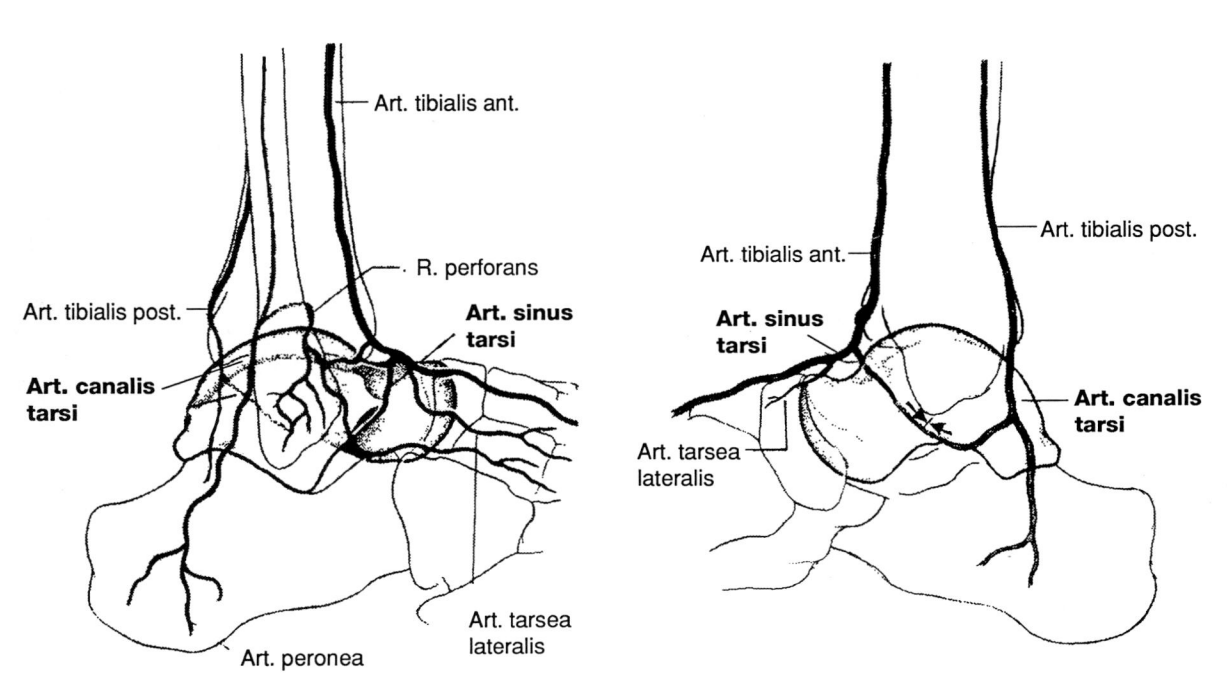

Abb. 2.9. Besonderheiten der Talusdurchblutung, mod. n. [42]

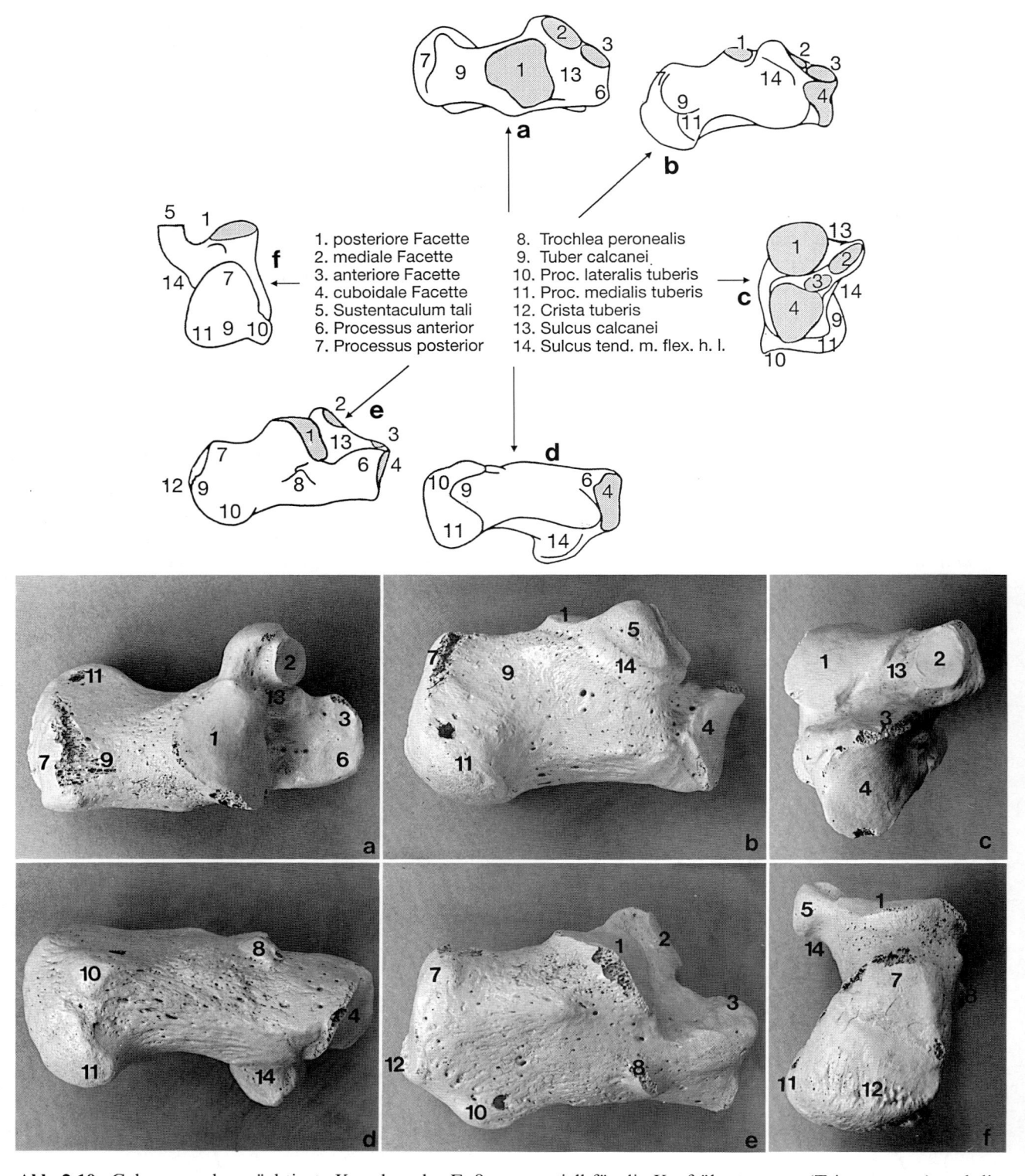

18 Entwicklungsgeschichte, Anatomie, Biomechanik

1. posteriore Facette
2. mediale Facette
3. anteriore Facette
4. cuboidale Facette
5. Sustentaculum tali
6. Processus anterior
7. Processus posterior
8. Trochlea peronealis
9. Tuber calcanei
10. Proc. lateralis tuberis
11. Proc. medialis tuberis
12. Crista tuberis
13. Sulcus calcanei
14. Sulcus tend. m. flex. h. l.

Abb. 2.10. Calcaneus: der mächtigste Knochen des Fußes, essentiell für die Kraftübertragung (Trizeps surae) und die biomechanische Rückfußstatik. Beachte neben den großen Gelenkflächen zum Cuboid, die große posteriore Facette und die mediale sowie anteriore Facette zum Talus, wobei letztere in ca. 20% d. F. eine Einheit bilden [74]. Ansicht von oben (**a**), von medial (**b**), von vorne (**c**), von unten (**d**), von lateral (**e**) und von hinten (**f**)

Fälle zu einer Einheit fusioniert [74]. Die große bikonkave Gelenkfläche zum Cuboid ist nach eigenen Messungen im Mittel 28 mm hoch und 25 mm breit. Funktionell bedeutsam ist dieser große Gelenkanteil für die Erhaltung der lateralen Fußsäule und die Beweglichkeit im Chopart-Gelenk.

Von der Hauptmasse des Calcaneus gehen 4 knöcherne Fortsätze ab:

a) Das *Sustentaculum tali* ist das kräftigste und von seiner Trabekelstruktur her der biomechanisch stabilste Anteil, der den Talus medialseitig wie eine innere Säule abstützt und den Kraftfluß weiterleitet. Aufgrund seiner extrem starken ligamentären Verbindung zum Talus über die Ligamenta talocalcaneum mediale et calcaneo-tibiale, zum Teil auch durch die dynamische Gurtung der darunterlaufenden Sehne des M. flexor hallucis longus verliert es bei Frakturen so gut wie nie seine feste Lagebeziehung zum Talus.

b) Das *Tuber calcanei* stellt den mächtigsten nach dorsal ausladenden Fortsatz dar, der an seiner oberen dorsalen Hälfte den mächtigen Ansatz der Trizeps surae-Sehne aufnimmt. Plantarseitig wird am Processus medialis tuberis calcanei die Plantaraponeurose aufgehängt.

c) Der *Processus anterior calcanei* gewährleistet über die Bandverbindungen des kräftigen Lig. bifurcatum und des Lig. calcaneum cuboidale dorsale die feste Verbindung zum Os naviculare und Os cuboidale.

d) Die *Trochlea peronealis* ist der kleinste Fortsatz auf der Lateralseite des Fersenbeines und bildet mit dem Sulcus peronealis und Retinaculum peron. distale die feste Führung für die beiden Peronealsehnen im distalen Verlauf.

Insgesamt läßt sich das Fersenbein mit keiner geometrischen Figur vergleichen. Seine Corticalis ist stellenweise sehr dünn, stellenweise sehr stark. Unter der posterioren Facette findet sich z.B. eine ca. 1 cm breite, stärker kondensierte Knochensubstanz, die Destot [15] als Thalamus calcanei bezeichnete. An anderen Stellen dagegen, z.B. an der lateralen Seite des Fersenbeinkörpers ist die Corticalis sehr schwach, so daß sie hier beim Fersenbruch leicht nach außen vorbeult und im anglo-amerikanischen Sprachtum als „lateral bulge" bezeichnet wird. Die Trabekelstruktur des Fersenbeines ist entsprechend den Zug- und Druckkräften ausgebildet. Unterhalb der Corticalisverdichtung im Bereich des Fersenbeinhalses, die im Bereich des Winkels nach Gissane [20] sehr dicht ist, besteht radiologisch ein fast dreieckiges Areal, in welchem die Spongiosabalken schwach ausgebildet sind. Dieses Gebiet wird Trigonum calcis, „pseudocyst triangle" oder „neutral triangle" bezeichnet [4, 13, 23].

2.2.1.5. Cuboid

Das *Os cuboideum* (Cubus = Würfel) stellt die Fortsetzung der lateralen Fußsäule dar (Abb. 2.11). Es artikuliert sowohl mit dem Fersenbein als auch mit dem 4. und 5. Mittelfußknochen in seiner Längsausrichtung, in der Querausrichtung mit dem Os naviculare und dem Os cuneiforme laterale, wobei letzteres zusammen mit den Cuneiformia intermedium et mediale und dem Os naviculare den inneren Block des Tarsus als Verlängerung der medialen Fußsäule darstellen. Während die Gelenkfläche zum Calcaneus S-förmig in beiden Ebenen geschwungen ist, ist die zum Os naviculare, cuneiforme laterale und Metatarsale IV, V deutlich für sich jeweils nur in einer Ebene abgesetzt. An seiner plantaren Fläche hebt sich die Tuberositas ossis cuboidei ab sowie ein schräg verlaufender Sulcus zur Aufnahme der Sehne des M. peroneus longus.

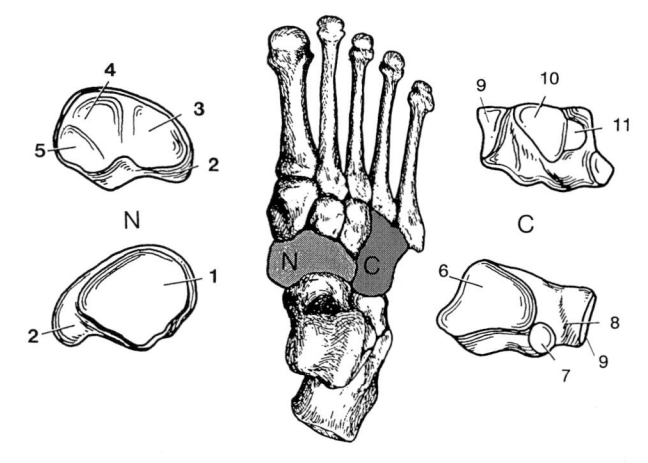

Abb. 2.11. Os naviculare (*N*) und Cuboid (*C*): Wesentliche Elemente der Chopart-Beweglichkeit und der medialen und lateralen Säulenstatik. *1* = Facies talaris, *2* = Tuberositas navicularis, *3, 4, 5* entsprechen der Artikulation mit den Cuneiformia mediale, intermedium und laterale. Die größte Gelenkfläche des Cuboids (*6*) artikuliert konvex mit dem Calcaneus, *7* = tuberositäre Facette für das Peron. long. Sesamoid, *8* = Sulcus peronealis, *9* = Artikulation zum 5. u. 4. Metatarsale, *10* = Artikulation zum Cuneiforme laterale, *11* = Facette zum Os naviculare

2.2.1.6. Naviculare

Das *Os naviculare* (Navicula = Kahn, Schiffchen) ist ein 6-flächiger, kahnförmiger Knochen, der 4-gelenkig zwischen Taluskopf und den 3 Cuneiformia den Schlüsselstein des medialen Fußlängsgewölbes und der medialen Fußsäule darstellt (Abb. 2.11). Seine posteriore Fläche stellt die ovaläre, bikonkave Gelenkfläche zum Taluskopf dar. Seine anteriore konvexe Fläche artikuliert dreigeteilt mit den Cuneiformia. Seine laterale Fläche ist quadrilateral, sie artikuliert mehr plantarwärts mit dem Os cuboideum und verbindet sich mehr dorsalwärts über den Ansatz des navicularen Schenkels des Lig. bifurcatum mit dem Processus anterior calcanei. Seine mediale Fläche zeichnet sich vor allem durch die Tuberositas aus, an der der größte Arm der Sehne des M. tibialis posterior und die cuneo-navicularen Bänder verhaftet sind. Die dorsale und plantare Fläche sind größtenteils mit den nach proximal und distal gelenkverbindenden Ligamenten besetzt.

2.2.1.7. Cuneiformia

Die *Ossa cuneiformia* (cuneus = Keil) setzen nach Talus und Naviculare die mediale Fußsäule fort und sind Hauptbestandteil des Fußquergewölbes (Abb. 2.12). Das mediale Keilbein ist das größte, längste und zeigt mit seiner Schneide nach dorsal. Das mittlere ist das kleinste und kürzeste von allen und zeigt wie das laterale mit seiner Schneide nach plantar. Nach cranial artikulieren sie mit dem Os naviculare, nach distal mit den ersten 3 Metatarsalia, wobei das Metatarsale II durch das kürzere Cuneiforme intermedium regelrecht verzahnt wird (s. Abb. 2.11). Das Cuneiforme mediale artikuliert zusätzlich mit der Basis des 2. Mittelfußknochens, das Cuneiforme intermedium mit dem Cuneiforme mediale und laterale, das Cuneiforme laterale zusätzlich mit dem Cuboid.

2.2.1.8. Metatarsus

Die *Metatarsalia* liegen als lange und dünne Röhrenknochen zwischen den Knochen des Tarsus

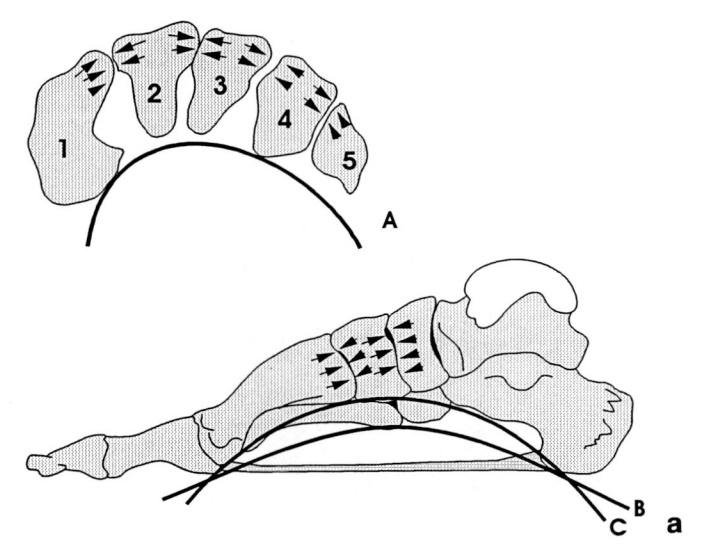

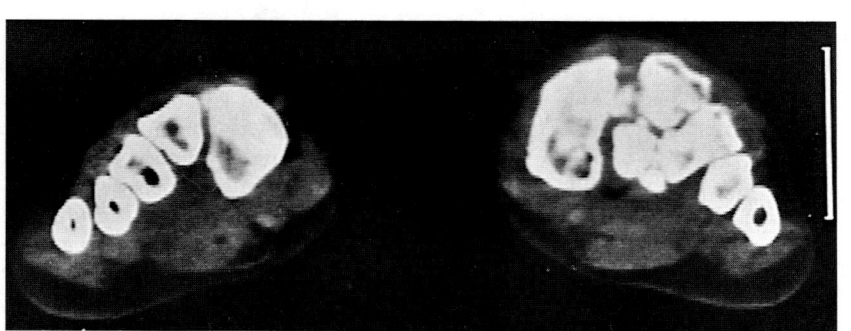

Abb. 2.12. Fußlängs- und Quergewölbe: **a** *A* Quergewölbe, *B* laterales Längsgewölbe, *C* Mediales Längsgewölbe. Die in 3 Ebenen aufgeworfene Fußplatte gewinnt durch ihre keilförmigen Bauelemente optimalen statischen Halt. **b** Ein coronares CT läßt am linken Fuß nach 15 Jahre alter Lisfranc-Läsion eine massive Störung der Statik mit intercuneiformer Arthrose und Rigidität erkennen, am rechten Fuß den statisch wenig gesicherten 4. Strahl (physiologisch)

und der Phalangen, mit beiden gelenkig verbunden (Abb. 2.4). Ihr hinteres verdicktes Ende wird als Basis, der sehr dünne – mit Ausnahme des Metatarsale I – Mittelteil als Schaft, das vordere, wiederum deutlich verdickte Endstück als Caput bezeichnet.

Der 2. Mittelfußknochen ist der längste und der dünnste, seine Basis ist seitlich besonders stark abgeplattet, sein Köpfchen aber nicht schwächer als das der Metatarsalia 3–5. Eine Ausnahmestellung nimmt das kurze, aber kräftige Os metatarsale I ein. Es ist das kürzeste, aber bei weitem dickste der Metatarsusknochen, besonders fällt sein dicker Schaft auf, der zu den anderen 4 Schaftknochen kontrastiert. An seiner kräftigen Basis liegt die konkave Gelenkfläche zur Verbindung mit dem 1. Keilbein, an seinem lateralen Rande eine plantarwärts gerichtete Erhebung, die Tuberositas ossis metatarsalis hallucis*.

Die Basen der Mittelfußknochen 2–5 sind an ihren Seitenflächen stark abgeplattet. Hier besitzen sie Gelenkflächen zur Verbindung untereinander, der 3. und 4. je zwei, der 2. und 5. nur eine im Sinne von Amphiarthrosen.

Von der kräftigen Basis des 5. Mittelfußknochens geht ein den lateralen Fußrand deutlich überragender Fortsatz aus, die Tuberositas ossis metatarsalis V, welche als Ansatz für den M. peroneus brevis dient.

2.2.1.9. Phalangen

Die *Phalangen* verhalten sich ähnlich wie die an der Hand, sind aber wesentlich kürzer (Abb. 2.4). Die große Zehe hat 2 Phalangen, welche erheblich dicker sind als die der anderen Zehen. Auch hier unterscheidet man Basis, Corpus und Caput, an den Endphalangen die Tuberositas phalangis distalis. Besonders kurz sind die Phalangen der 5. Zehe, die hier sehr häufig als Mittel- und Endphalange verschmelzen. Die Ossa sesamoidea (Sesambeine) finden sich konstant an dem Köpfchen des Os metatarsale I. Sie sind vergleichsweise groß und liegen in kleinen Grübchen der Plantarfläche des Caput ossis metatarsale I auf und sind in die Sehne des M. flexor hallucis longus eingelassen.

2.2.2. Ligamente

Den Syndesmosen- und Kollateralbändern des oberen Sprunggelenkes besonders fibular, sowie den Ligamenten der Subtalar- und Chopart-Artikulation kommt eine biomechanisch-relevante Bedeutung zu, sodaß sie detailliert im folgenden betrachtet werden.

2.2.2.1. Tibiofibulare Syndesmose (Abb. 2.13)

Diese gelenkähnliche Verbindung der distalen Fibula in der Incisura tibiae, die radiologisch als „Ligne claire" nach Chaput [9] bekannt ist, entspricht nicht einem synovialen Gelenk, sondern einer reinen Bandhaft die 5 unterschiedliche Bandstrukturen umfaßt, welche den ligamentären Gabelschluß gewährleisten.

a) Ligamentum tibiofibulare anterius (TFA)

Das TFA ist ein ca. 2 cm breites, 2 cm langes und bis zu 0,5 cm dickes Ligament [43], das sich vom Tuber-

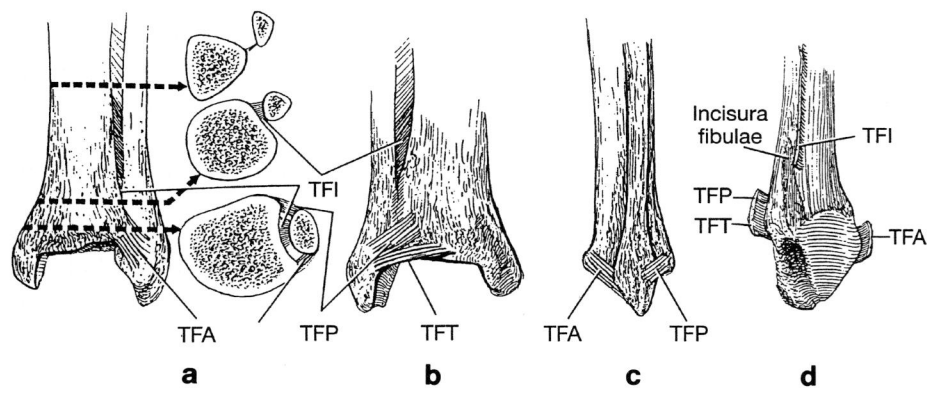

Abb. 2.13. Distaler Syndesmosenkomplex. **a** Zunahme der Syndesmosenhaft von proximal nach distal, **b** Vorderansicht, **c** Seitansicht, **d** Innenansicht mit ligamentärer Aufhängung der Fibula in den 3 Richtungen des Raumes, mod. n. [22]. *TFA* = Lig. tibiofibulare anterius, *TFI* = Lig. tibiofibulare interosseus, *TFP* = Lig. tibiofibulare posterius, *TFT* = Lig. tibiofibulare transversale

---

* Ansatz des langen Schenkels der Tib. ant.-Sehne.

culum anterius tibiae nach distal, lateral und dorsal zum antero-ventralen Höcker des Außenknöchels spannt.

b) Ligamentum tibiofibulare posterius (TFP)

Das TFP stabilisiert die Knöchelgabel hinten vom Tuberculum posterius tibiae – in vergleichbarer Stärke wie das TFA vorne – absteigend zum Tuberculum posterius fibulae, um so dorsal und cranial der fibularen Facette zu inserieren.

c) Ligamentum tibiofibulare transversale (TFT)

Das TFT ist als distaler Schenkel des TFP nicht immer von diesem klar abzutrennen, stellt jedoch meist einen eigenständigen, mehr fibrocartilaginären Schenkel dar, der von der gelenknahen hinteren Tibiakante fast horizontal verlaufend zum Unterrand des Tuberculum posterius fibulae zieht. Ein äquivalenter Schenkel im Bereich des vorderen Syndesmosenbandes wurde kürzlich [3] als Ursache eines talaren Impingementes beschrieben.

d) Ligamentum tibiofibulare interosseum (TFI)

Das TFI stellt einen Verstärkungszug der distalen Membrana interossea dar, der 1 QF oberhalb der Incisura tibiae erkennbar und unterschiedlich tief und stark in diese hineinzieht [43]. Nach eigenen experimentellen Untersuchungen stellt dieses Band einen wesentlichen Stabilisator der Knöchelgabel dar.

e) Membrana interossea

Sie spannt sich mit dünnen aponeurotischen Fasern zwischen proximaler und distaler tibiofibularer Syndesmosenhaft aus, deren schwächsten, aber großflächigsten Anteil sie darstellt.

2.2.2.2. Mediales Kollateralband (Abb. 2.14)

Das zweischichtige Ligamentum deltoideum bildet als deltaförmiges oberflächliches Innenband 3 Faserzüge, welche von der Tibia zum Naviculare (Lig. tibionaviculare), zum Talus (Lig. tibiotalare superficiale) und zum Calcaneus (Lig. tibiocalcaneare) zieht. Das funktionell bedeutenderere tiefe Innenband zieht zweischenkelig zum Talus, wobei das Lig. tibiotalare posterius vom Colliculus posterius zum Tuberculum mediale des Processus posterior tali zieht, das Lig. tibiotalare anterius von der intercolliculären Grube zum Talushals [43].

2.2.2.3. Laterales Kollateralband (Abb. 2.15, 2.16)

Die klinisch-relevanten fibularen Bänder sollen hinsichtlich rekonstruktiver chirurgischer Verfahren detailliert im folgenden besprochen werden:

a) Das *Ligamentum fibulotalare anterius* (FTA) stellt das entwicklungsgeschichtlich jüngste und zugleich substantiell-biomechanisch schwächste Band der 3 fibularen Bänder dar [31, 53]. Nach Schmidt und Grünwald [56], ist dieses vordere Bündel im Mittel 16 mm lang, 8 mm breit und 0,5 mm dick und mit der anterolateralen Kapsel fest verwoben. Es verläuft von der Vorderkante des Malleolus externus – in Übereinstimmung mit nahezu allen Autoren – zwischen den Anheftungsbereichen des Lig. tibiofibulare anterius und Lig. fibulocalcaneare nahezu horizontal medialwärts zum Talushals.

Nach eigenen Untersuchungen [73] verläuft es in Rechtwinkelstellung des Fußes um 15° geneigt, in Dorsalflexion waagerecht, in max. Spitzfußstellung nahezu in der Achse der Fibula. Während die meisten Anatomen das FTA als Einzelband darstellen, wird es von anderen [26, 44, 63, 71] als Doppelband abgebildet. Nach Schmidt und Jäger [57] wird es in 96,5% der Fälle gedoppelt vorgefunden, nach Schmidt und Grünwald [56] in 56%, nach eigenen Untersuchungen [73] nur in 20% der Fälle.

Im Widerspruch zu allen anatomischen Beschreibungen inseriert dieses Band nach Draenert und Müller [17] an der antero-medialen Kante des Malleolus externus, medial der fibularen Rotationsachse. Nach eigenen Untersuchungen [73] entspringt es an der äußeren konvexen ventralen Kante des Außenknöchels proximal und direkt benachbart zum Lig. fibulocalcaneare. Es ist als Einzelband im Mittel 15 mm lang, 10 mm breit und 1,5 mm stark. In Neutralstellung des Fußes ist es entspannt, bei Dorsalflexion und Pronation gelockert, bei Plantarflexion und Supination maximal angespannt (Abb. 2.15 a–d).

b) Das *Lig. fibulocalcaneare* (FC) verläuft als mittlerer Zügel extrakapsulär nach einigen Autoren [32, 61, 68] von der Fibulaspitze nach dorso-medial zum Calcaneus, während es nach anderen Autoren [7, 18, 37, 44, 52] unmittelbar ventral der Außenknöchelspitze entspringt. Abweichend zu den zuvorgenannten Anatomen stellt Toendury [64] das Lig. fibulocalcaneare so dar, daß ein kurzes Faserbündel an der Innenseite, ein langes Faserbündel an der Außenseite des Malleolus externus seinen Ursprung nimmt. Nach Draenert [16] und Draenert

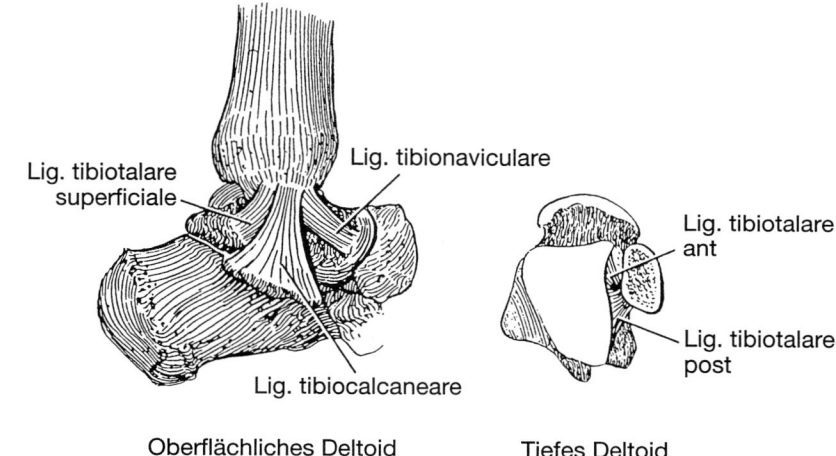

Abb. 2.14. Ligamentum deltoideum. **a, b** Es spannt sich als Pars superficialis (s) deltaförmig vom Innenknöchel zum Talus, Naviculare und Sustentaculum tali. Diese ist biomechanisch wesentlich schwächer als die tiefe Pars anterior (*pa*), die dem Lig. tibiotalare anterius entspricht und die tiefe Pars posterior (*pp*) entsprechend dem Lig. tibiotalare posterius. Diese gewährleisten eine kräftige Aufhängung zwischen Tibia und Talus, was am Frischpräparat (b) besonders deutlich wird. *pa* = Pars anterior, *pp* = Pars posterior, *s* = zurückgeschlagenes Lig. deltoideum superficiale

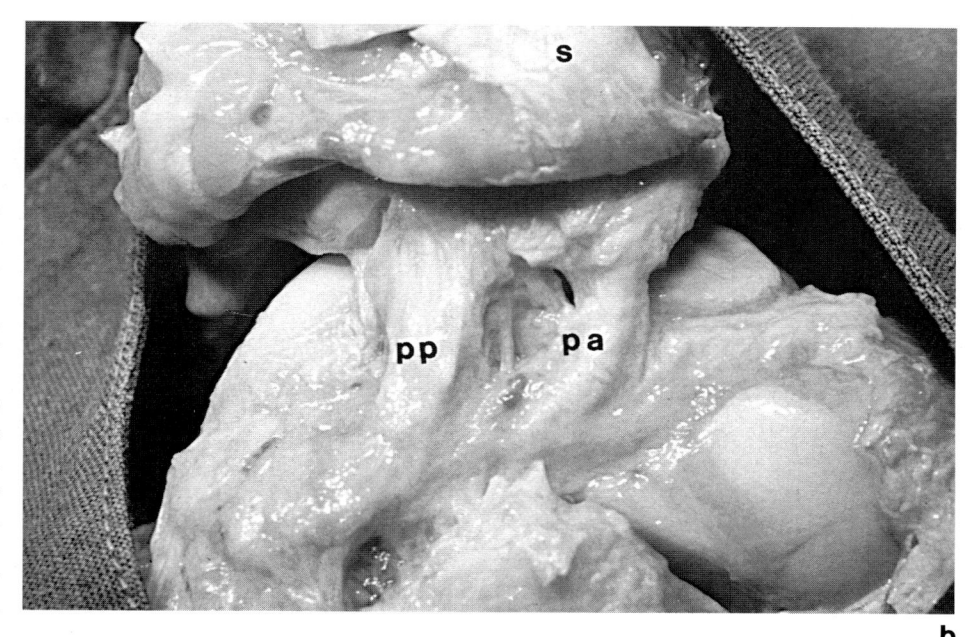

und Müller [17] ist das Band durch eine gefäßführende Bindegewebsschicht von der Sehnenscheide der Mm. peronei getrennt und ausschließlich an der Innenseite des Außenknöchels dorsal und lateral der überknorpelten distalen Fibulagelenkfläche verhaftet. Nach eigenen Untersuchungen [73] entspringt das FC getrennt, aber unmittelbar dicht benachbart und distal zum FTA, jedoch noch proximal und ventral der Außenknöchelspitze und der lateralen Umschlagskante des Außenknöchels (Abb. 2.15 und 2.16). Betrachtet man die Umschlagskante des Außenknöchels als Scheitelpunkt und nicht die Grenze zwischen Knochen und Knorpel, so entspringen in der Regel 2/3 der Fasern außen, 1/3 innen am Außenknöchel (Abb. 2.16). Das FC zieht medial der Peronealsehnenscheide nach dorsal-caudal, das Subtalargelenk überbrückend, zum Calcaneus, an dem es flächenhaft inseriert (Abb. 2.15).

Nach Schmidt und Grünwald [56] ist das Band im Mittel 30 mm lang, 8 mm breit und 3 mm dick und ausnahmslos als Einzelband zu beobachten. Funktionell-anatomisch verläuft es bei max. Dorsalflektion nahezu in Längsrichtung der Fibula.

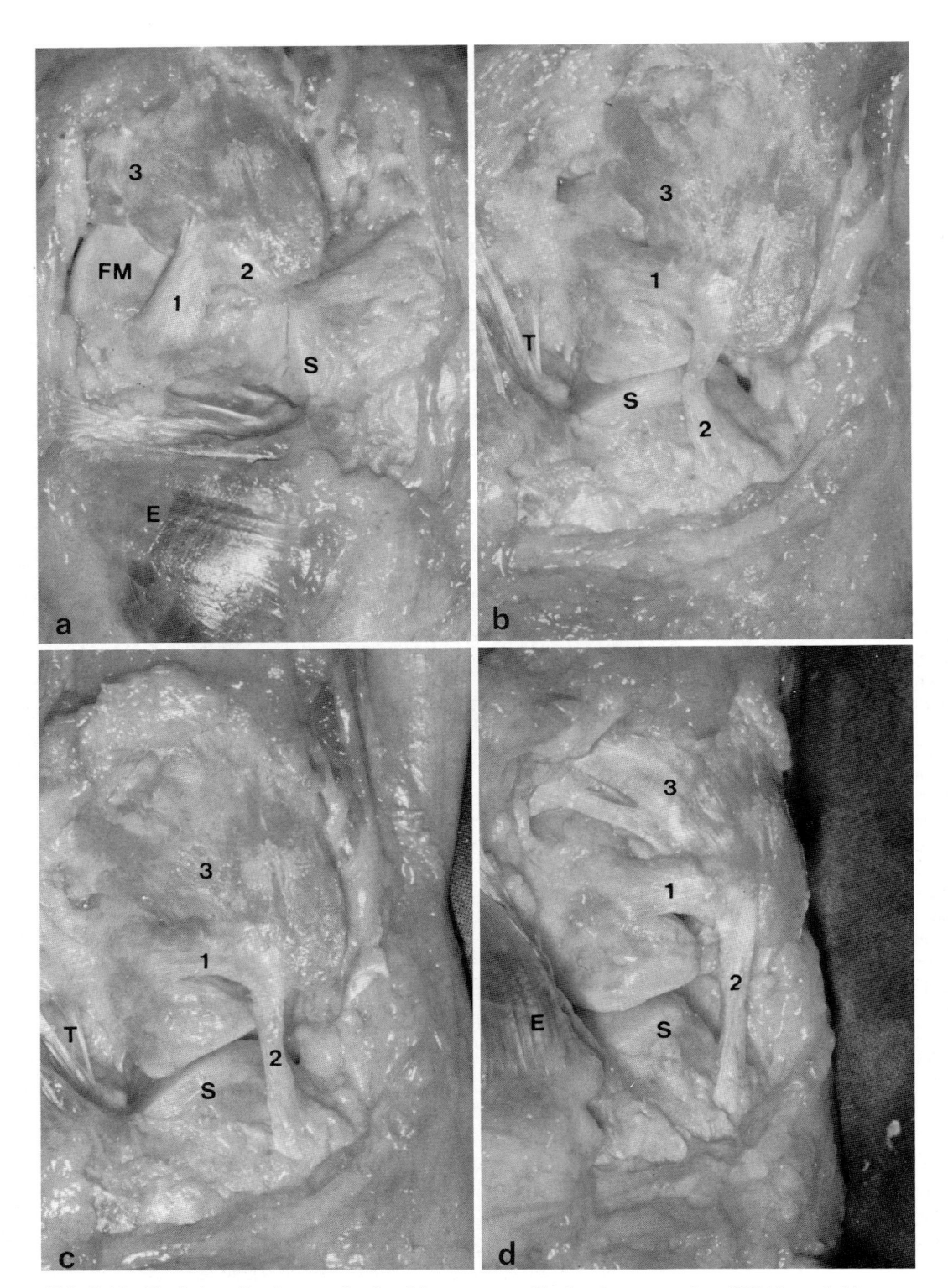

Abb. 2.15. Funktionelle Anatomie des Ligamentum fibulotalare anterius (FTA) und Ligamentum fibulocalcaneare (FC). Nach Resektion der Peronealsehnen ist das Zusammenspiel der beiden Ligamente in den verschiedenen Fußpositionen erkennbar: **a** Plantarflexion und Supination: Maximale Anspannung des FTA nahezu in Verlängerung der Fibulaachse, Lockerung des FC rechtwinklig zur Fibula verlaufend. *FM* = Facies malleolaris lateralis tali, *E* = *M.* extensor brevis, *T* = Lig. talocalcaneare interosseum, *S* = subtalarer Gelenkanteil des Calcaneus, *1* = Lig. fibulotalare anterius, *2* = Lig. fibulocalcaneare, *3* = Lig. tibiofibulare anterior. **b** Dorsalflexion und Pronation: Entspannung des FTA parallel zur Plantarebene verlaufend, maximale Lockerung des FC in Verlängerung der Fibulaachse verlaufend. **c** Dorsalflexion: Aufrichtung des Lig. fibulocalcaneare in der fibularen Längsachse. **d** Dorsalflexion und Supination: Maximale Anspannung des FC in der Fibulalängsachse. Der Ursprungsbereich an der äußeren Ventralkante des Außenknöchels tritt in dieser Position deutlich hervor

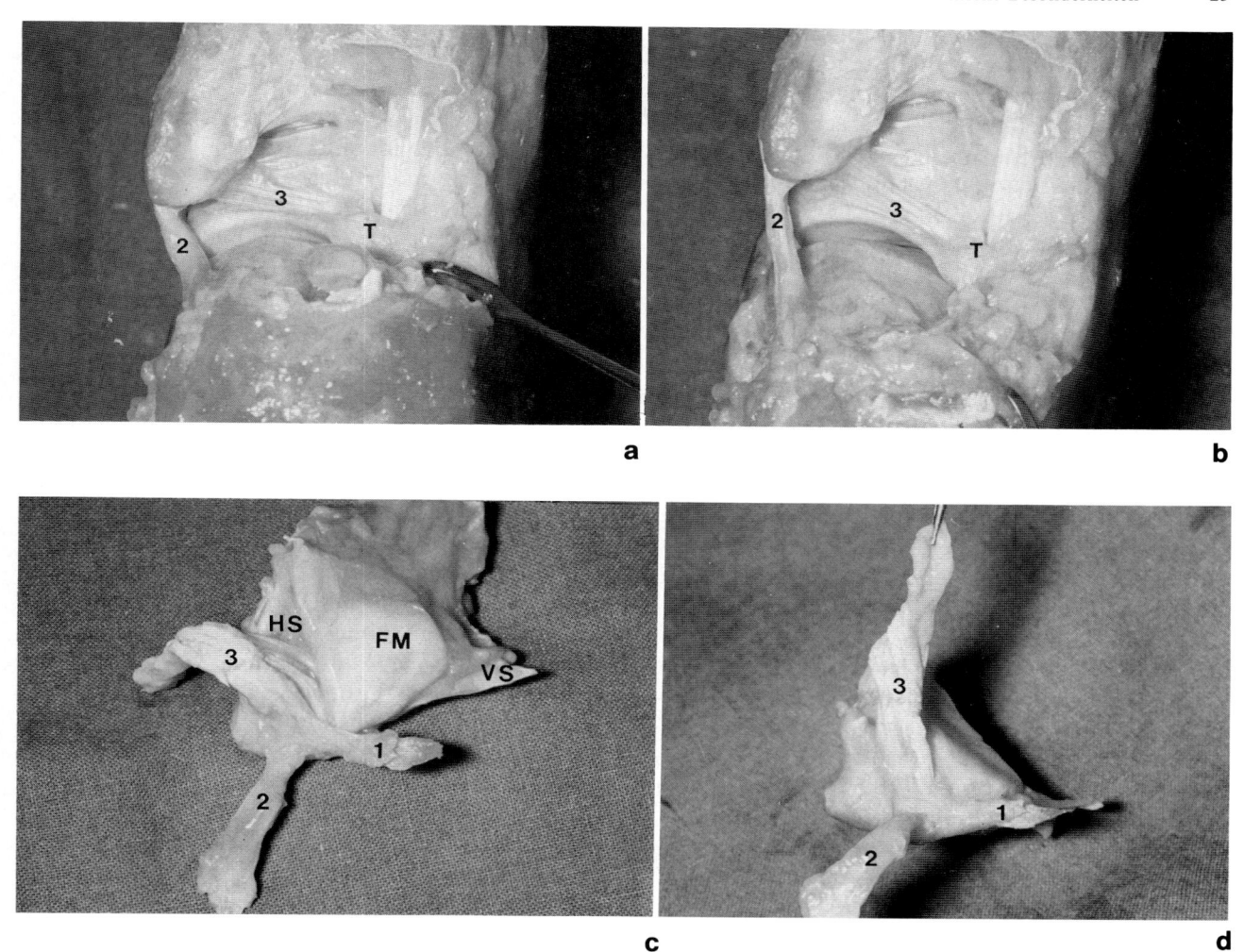

Abb. 2.16. Topographie des Ligamentum fibulotalare posterius (FTP). **a** Nach Resektion der dorsalen Kapsel ist das FTP (*3*) erkennbar, das in Neutral-0-Stellung des Fußes nahezu horizontal zum Tuberculum laterale des Processus posterior tali (*T*) zieht, das FC (*2*) ist S-förmig gelockert. **b** bei Dorsalflexion spannt sich das FTP an, jetzt mehr nach caudal verlaufend, Aufrichtung des FC. **c, d** Außenknöchel von medial/caudal betrachtet mit ankerförmigem Zusammentreffen des FTA (*1*), FC (*2*) und FTP (*3*), wobei FTA und FTP innenseitig medialseitig durch eine feine Bandtasche miteinander verbunden sind, die die Spitze der Facies malleolaris lateralis tali (*FM*) slipförmig umhüllt. *VS* = vorderes Syndesmosenband, *HS* = hinteres Syndesmosenband

In dieser Position und vor allem bei zusätzlicher Supination-Inversion ist das Band am stärksten gespannt [33, 58, 70, 73].

Nach Inman [28] und Sosna [59] ist der physiologische Winkel zwischen vorderem und mittlerem, Band mit 105° im Mittel (70–140°) entscheidend für die Stabilität in allen Phasen des dorso-plantaren Bewegungsablaufes. Bei zu großem Winkel verliert beispielsweise das Lig. fibulocalcaneare bei Plantarflexion des Fußes zu früh seine stabilisierende Funktion, bevor sich das Lig. fibulotalare anterius ausreichend anspannt. Zur Beziehung zum Subtalargelenk wies besonders Inman [28] darauf hin, daß der calcaneare Bandansatz exakt in der subtalaren Bewegungsachse verläuft.

Nach eigenen Untersuchungen [73] verläuft das FC in Neutralstellung des Fußes durch die darüberziehenden Peronealsehnen unmittelbar unterhalb des Außenknöchels S-förmig nach medial konvex. Es richtet sich mit seinen Fasern als gerades Bündel erst auf, wenn der Fuß invertiert und zunehmend dorsalflektiert wird (Abb. 2.15d).

c) Das *Ligamentum fibulotalare posterius* (FTP) ist nach Schmidt und Grünwald [56] das kräftigste der 3 fibularen Züge mit einer durchschnittlichen Länge von 21 mm, 8 mm Breite und 4,5 mm Stärke. In Übereinstimmung mit allen Anatomen spannt es sich nahezu horizontal zwischen dem Tuberculum laterale des Processus posterior tali und einer tieferen Grube unterhalb der Gelenkfläche an der dorsomedialen Seite des Außenknöchels. Nach eigenen Untersuchungen [73] gibt es auf dem Weg dorthin zahlreiche kurze Fasern an die laterale Hinterkante unmittelbar distal der Knorpelfläche ab, was der sog. Fawcett'schen Linie entspricht. In einem Drittel der Fälle gibt es zusätzlich Fasern zur Hinterkante der Tibia ab, die sich teilweise mit den Fasern des hinteren Syndesmosenbandes verbinden oder als das sog. Lig. tibiofibulare transversale imponieren. Bei Dorsalflexion und Supination des Fußes spannt sich das FTP maximal an und ist im Mittel 20 mm lang, 9 mm breit und 5 mm stark.

Bei anatomischer Gesamtbetrachtung aller 3 fibularen Bänder imponiert der auffallend eng benachbarte, kleeblattähnliche Ursprungsbereich an der Fibula (Abb. 2.16), wobei das Lig. fibulotalare posterius medial der Rotationsachse, das Lig. fibulocalcaneare zu einem Drittel medial, das Lig. fibulotalare anterius vollständig lateral der Rotationsachse der Fibula entspringt. Der Verlauf der Bänder entspricht den 3 Richtungen des Raumes.

2.2.2.4. Ligamente des Subtalar- und Chopart-Gelenkes

a) Das *Ligamentum talocalcaneare fibulare* ist als sog. 4. fibulares Band ein inkonstant vorhandenes Ligament mit variabler Topographie und differenter Nomenklatur. Als Lig. talocalcaneare infrafibulare [61], als Lig. talocalcaneare fibulare [44] oder als Lig. talocalcaneare laterale [64] zieht es vom Talushals zum Calcaneus und bildet die Basis eines gleichschenkligen Dreieckes zusammen mit dem vorderen und mittleren fibularen Band.

Nach Rouviere [52] zeigt dieses Band als „Lig. astragalien-calcanéen externe" dieselbe Verlaufsrichtung wie das Lig. fibulocalcaneare und spannt sich zwischen Fersenbein und Sprungbein.

Nach Benninghoff und Görttler [5] und Draenert und Müller [17] wird das Lig. talocalcaneare fibulare als distaler Faserzug des Lig. fibulotalare anterius dargestellt, der sich direkt in die distalen Fasern des Lig. fibulocalcaneare mit hineinwebt. Dadurch entsteht der Eindruck, daß das Lig. fibulotalare anterius und das Lig. fibulocalcaneare bei Rechtwinkelstellung des Fußes ein gemeinsames Band bilden, wie es von Müller [41] zuvor beschrieben wurde.

Im Gegensatz zu anatomischen Präparationen von de Vogel [66] ist dieses Band nach Prins [48] stets darstellbar. Schmidt und Grünwald [57] beobachteten es als schwaches Band in 77% der Fälle, nach eigenen Untersuchungen [73] ist es nur an jedem 4. Sprunggelenk nachweisbar. Es bildet praktisch immer die Basis eines etwa gleichschenkligen Dreiecks, zusammen mit dem Lig. fibulotalare anterius und Lig. fibulocalcaneare. Die Höhe des Dreiecks ist aber sehr variabel, so daß in einzelnen Fällen die innere Höhe dieses Dreiecks nur 5 mm ausmacht. In diesen Fällen erscheinen die Fasern des Lig. talocalcaneare fibulare mit den Bandfasern des Lig. fibulotalare anterius und fibulocalcaneare am Calcaneus und Talus zu verschmelzen.

Es kann fast ausschließlich in den Fällen beobachtet werden, in denen das Lig. fibulocalcaneare sehr weit ventral am Außenknöchel entspringt (Abb. 2.17). Funktionell-anatomisch nimmt es eine Mittelstellung zur Stabilisierung des oberen und hinteren unteren Sprunggelenkes ein, ähnlich wie das Lig. fibulocalcaneare.

b) Das *Ligamentum talocalcaneare interosseum* (Abb. 2.17a) ist das für die Stabilität des hinteren unteren Sprunggelenkes bedeutendste Ligament, das von verschiedenen Anatomen sehr unterschiedlich und uneinheitlich dargestellt wird. Eine der subtilsten Umschreibungen wurde von Schmidt [54] gegeben, der im Bereich des Sinus tarsi und Canalis tarsi insgesamt 5 Anteile unterscheidet:

1. Pars lateralis ⎫ Retinaculum
2. Pars intermedia ⎬ musculi extensoris
3. Pars medialis ⎭ inferioris (brevis)
4. Ligamentum talocalcaneare obliquum
5. Ligamentum canalis tarsi

Nach diesem Autor hemmen 4 der 5 Anteile eine übermäßige Supination und Inversion. Das sind diejenigen Bandanteile, die lateral der Achse des unteren Sprungglenkes gelegen sind: Pars lateralis, intermedia und medialis sowie das Lig. talocalcaneare obliquum. Das medial verlaufende Lig. canalis tarsi unterstützt dagegen die Hemmung der Pronation und Eversion.

Nach Platzer [47] hemmt das Lig. talocalcaneare interosseum die Supination ähnlich wie das Lig. talocalcaneare laterale und das Lig. fibulocalcaneare. Die Pronation wird dagegen durch die Pars tibiocalcane100is des Lig. deltoideum sowie durch das Lig. talocalcaneare mediale gehemmt.

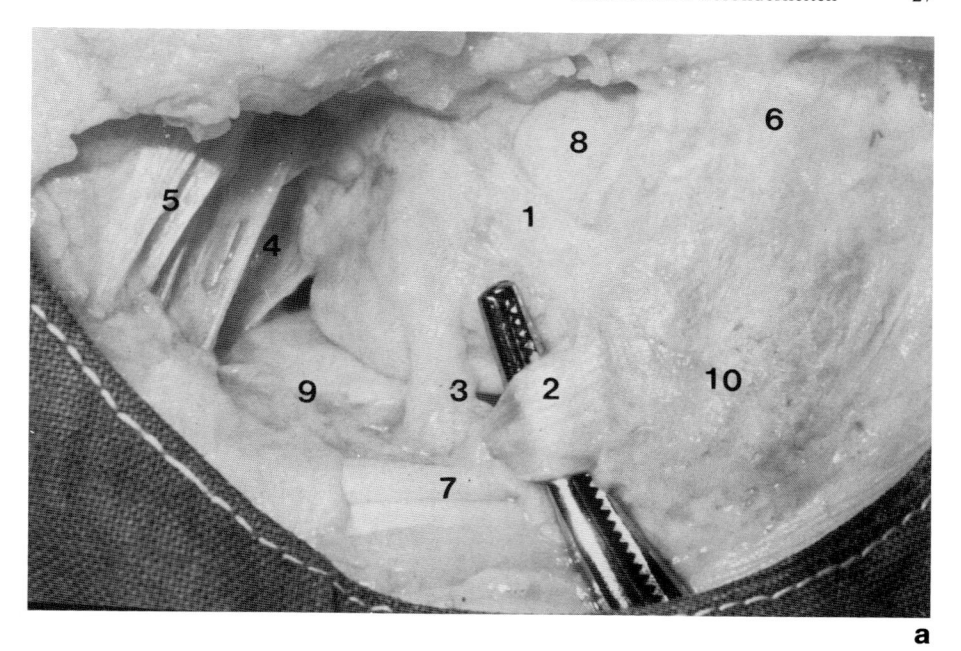

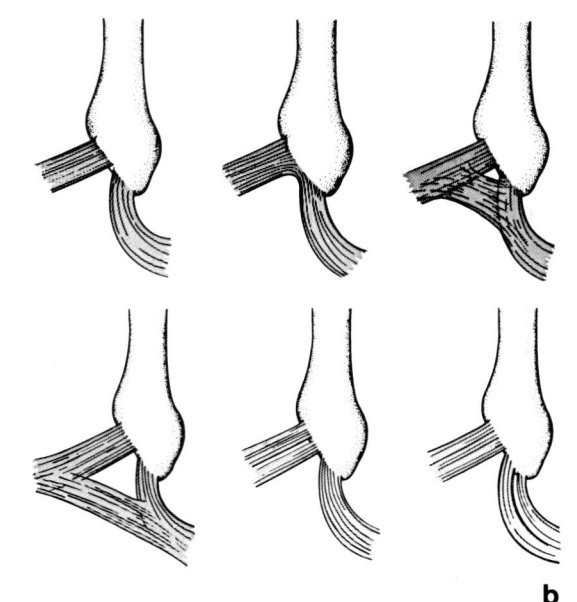

Abb. 2.17. Präpariertes linkes Sprunggelenk einer frischen Leiche. **a** Die anterolaterale Kapsel und das Fettgewebe aus dem Sinus tarsi sind reseziert. *1* = Ligamentum fibulotalare anterius, *2* = Ligamentum fibulocalcaneare, *3* = Ligamentum talocalcaneare laterale, *4* = Ligamentum talocalcaneare interosseum (zweischenklig), *5* = Zwei tiefe Anteile des Retinaculum M. ext. brevis, *6* = Vorderes Syndesmosenband, *7* = Peronealsehne, *8* = Facies malleolaris lateralis tali, *9* = Posteriore Facette, *10* = Außenknöchel. **b** Variation des Lig. talocalcaneare fibulare (laterale) also Verstärkungszug der posterolateralen Kapsel des Subtalargelenkes

c) Das *Ligamentum bifurcatum* (Abb. 2.18) ist ein wesentlicher Stabilisator des Chopart-Gelenkes auf der lateralen Seite. Es entspringt als zweigeteiltes Band am vorderen Umfang der Dorsalfläche des Processus anterior calcanei zwischen der Facies articularis anterior calcanei und der Ursprungszone des M. extensor digitorum brevis. Der Schenkel zum Naviculare (Pars calcaneonavicularis) zieht zum seitlichen Rand des Os naviculare etwas oberhalb der Articulatio cuboideonavicularis. Der Schenkel zum Cuboid (Pars calcaneocuboidalis) ist dagegen an der Dorsalfläche des Os cuboideum befestigt (Abb. 2.18). Nach Schmidt und Grünwald [56] ist das Lig. calcaneonaviculare im Mittel 5 mm länger (14,6 mm) als das Lig. calcaneocuboideum (9,4 mm). Im Mittel ist der naviculare Schenkel mit 3 mm auch stärker als der cuboidale Schenkel mit 2 mm. Das Calcaneo-Cuboidgelenk wird außerdem zusätzlich stabilisiert durch schwächere und inkonstant vorkommende Ligamente wie das Lig. calcaneocuboidale dorsale, laterale und plantare.

Das medialseitige Chopart-Gelenk weist neben der kräftigen talo-navicularen Kapsel und dem

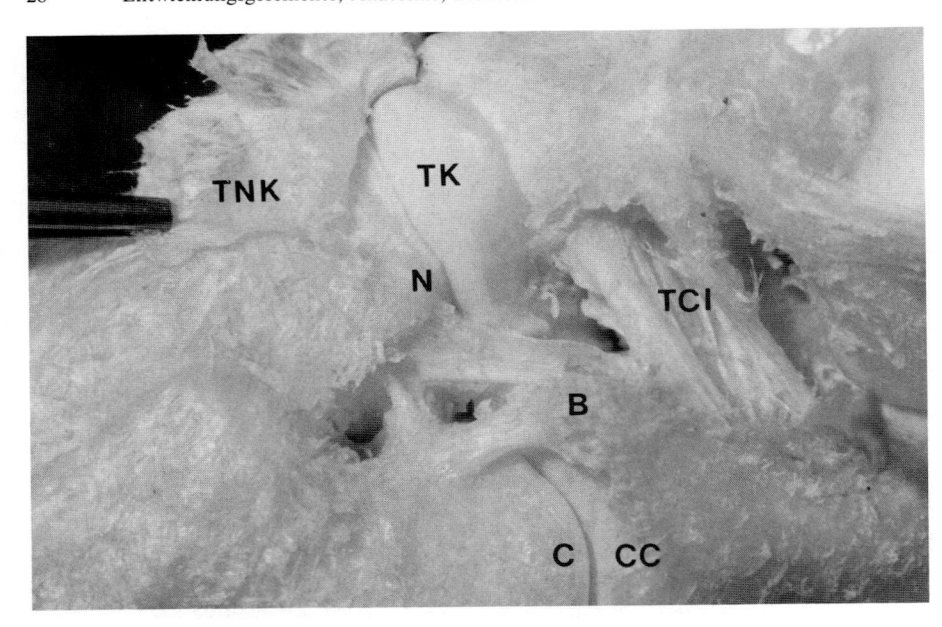

28 Entwicklungsgeschichte, Anatomie, Biomechanik

Abb. 2.18. Situs der Ligamente des hinteren und vorderen unteren Sprunggelenkes am formalin-perfusions-fixierten linken Unterschenkelamputat: *TCI* = Ligamentum talocalcaneare interosseum, *B* = Ligamentum bifurcatum, *TNK* = Talo-naviculare Kapsel, *TK* = Taluskopf, *N* = Naviculare, *C* = Cuboid, *CC* = Calcaneus

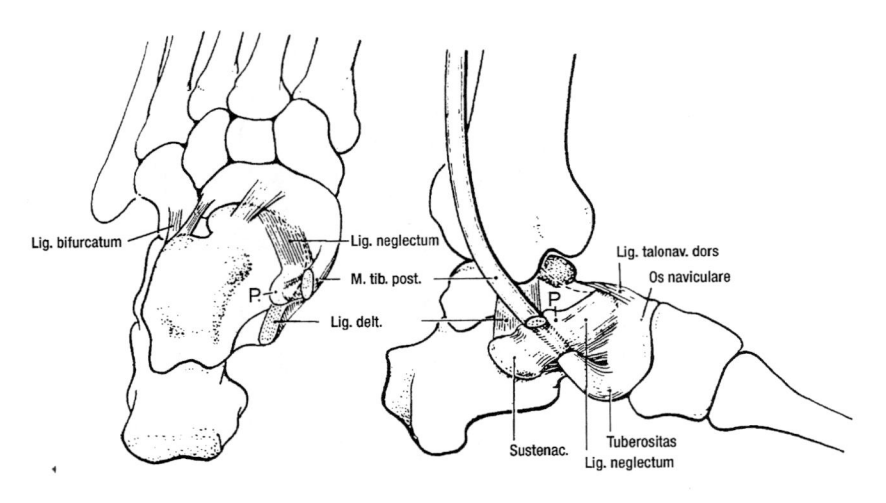

Abb. 2.19. Das Ligamentum neglectum stellt nach v. Volkmann [67] medialseitig einen wesentlichen Stabilisator des Talus dar, vergleichbar dem Lig. bifurcatum. *P* = Polster der Fibrocartilago zur Sehneninsertion des M. tibialis posterior

navicularen Schenkel des Lig. bifurcatum verschiedene Verstärkungszüge auf. So stabilisiert dorsal das Lig. talonaviculare dorsale die Gelenkverbindung, plantar das Lig. calcaneonaviculare plantare (Spring-Ligament) und das bisher wenig beachtete Ligamentum calcaneonaviculare mediale = *Lig. neclectum* nach v. Volkmann [67]. Dieses entspringt am Fersenbein am Oberrand des Sustentaculum tali (Abb. 2.19). In dieses Band strahlen von unten Fasern aus dem Lig. calcaneonaviculare plantare (Pars medialis), von oben Fasern der Pars tibiocalcaneare des Lig. deltoideum ein. Im Winkel zwischen Vorderkante des Sustentaculum tali und der Tuberositas ossis navicularis ist die Fibricartilago

navicularis in das Band eingelassen. Die Bandfasern zeigen schraubenförmig nach vorn und oben, umgreifen den Taluskopf medial und inserieren am Os naviculare zwischen Tuberositas und Dorsalfläche. Die mittlere Länge dieses Bandes beträgt nach Schmidt und Grünwald [56] 22 mm und hat nach v. Volkmann [67] funktionell eine eminente Bedeutung zur Verhinderung eines Pes valgo planus.

2.2.2.5. Ligamente des Lisfranc-Gelenkes, des Metatarsus und der Phalangen

Durch die zahlreichen ligamentären Verbindungen zwischen den 3 Cuneiformia untereinander, zum

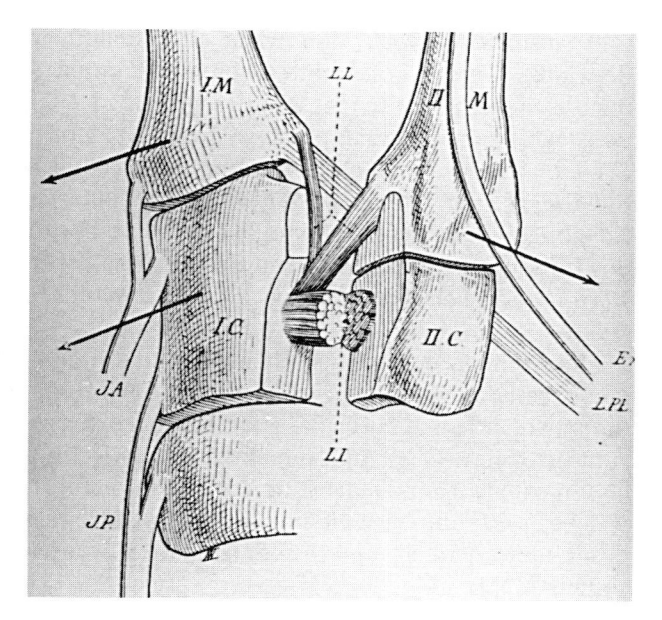

Os naviculare und Cuboideum einerseits und den Metatarsalia andererseits sind durch die dorsale und plantare Bandverbindung amphiarthrotische Gelenkverbindungen gegeben, die in ihrer Gesamtheit beim Aufsetzen des Fußes die Funktion einer federnden Platte erfüllen und nur in ihrer Gesamtheit funktionell bedeutsam sind. Deshalb soll zur Anatomie dieser Bänder hier nur zur Besonderheit des sog. Lisfranc-Ligamentes (Abb. 2.20) hingewiesen werden, das zweischenklig vom Cuneiforme I zur Basis des Metatarsale I und II zieht [72].

Zu den Phalangen sei erwähnt, daß alle 3 Zehengelenke Ligamenta collateralia besitzen und die Köpfe der Mittelfußknochen durch Querverbindungen quer verspannt werden (Lig. metatarseum transversum profundum), welche bei traumatischer Zerreißung vor allem zwischen 4 und 5 zu Instabilitäts-Syndromen bei der Vorfußbelastung führen können.

Abb. 2.20. Lisfranc-Ligament (*LL*) nach der Originalzeichnung von Quenu u. Küss [72]. *JP* = Tib. post. Sehne, *JA* = Tib. ant. Sehne, *IC* = Cuneiforme I, *IM* = Metatarsale I, *LL* = Lisfranc-Ligament mit je einem Schenkel vom Metatarsale I und II, *LI* = Lig. interosseum intercuneiforme, *LPL* = Peron. long. Sehne, *Ex.* = Extensor dig. comm.

2.2.3. Muskeln, Sehnen, Retinacula, Aponeurosen, Fascien und Kompartimente des Fußes

Die **extrinsische Muskulatur** des Fußes entspringt proximal der OSG Ebene und wirkt je nach Insertion in Bezug auf die OSG- und Subtalarachse entweder dorsal- oder plantarflektierend, evertorisch oder invertorisch (Abb. 2.21).

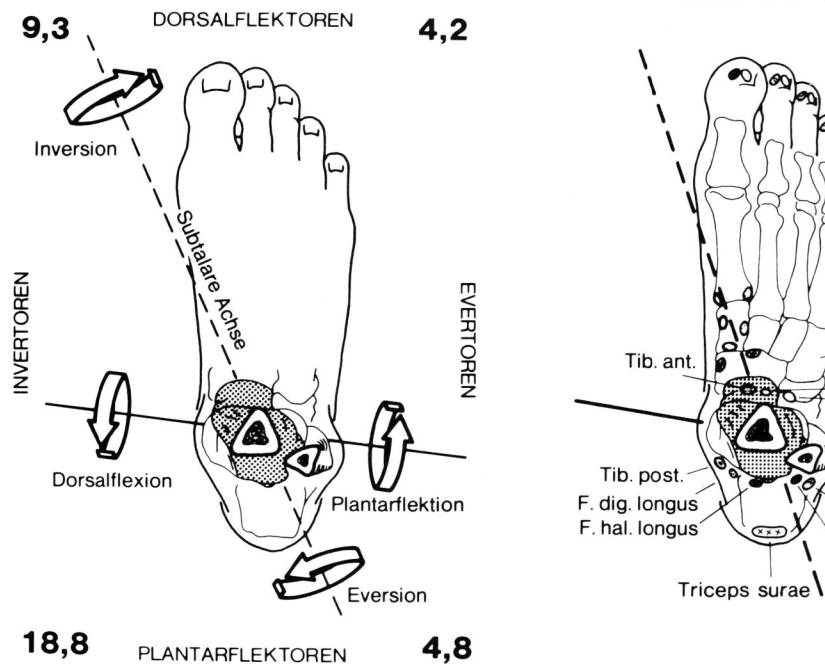

Abb. 2.21. Schematische topographische Darstellung der dynamischen Stabilisatoren des Fußes in Bezug zu den Gelenkachsen und deren funktionelles Ungleichgewicht (Eckpunkte der maximalen Arbeitsleistung in mKg). Mod. nach Lanz und Wachsmuth [32] und nach Mann [35]

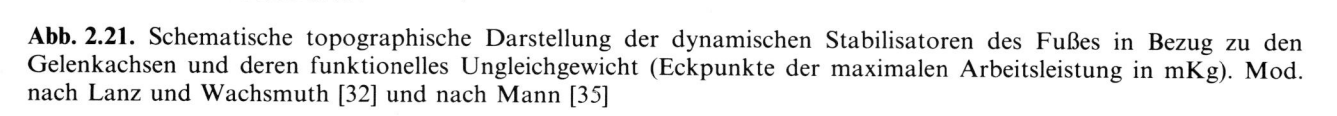

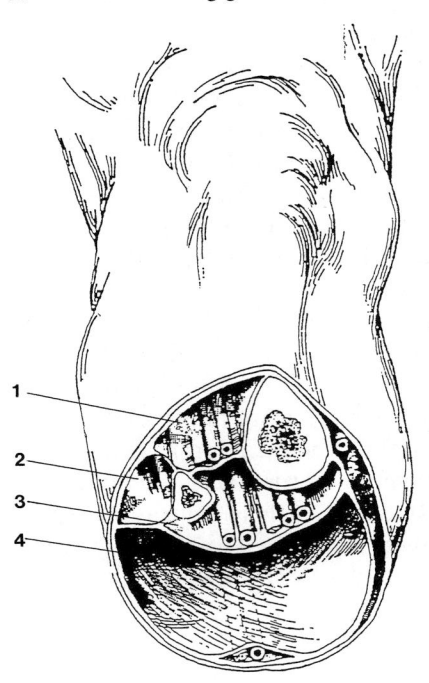

Abb. 2.22. Die 4 Kompartimente der extrinsischen Fußmuskulatur in Höhe des mittleren Unterschenkels. *1* = tibiale Loge, *2* = peroneale Loge, *3* = tiefe Beugerloge, *4* = oberflächliche Beugerloge

Die *4 Kompartimente des Unterschenkels* (Abb. 2.22) enthalten in der *Streckerloge*: Tibialis anterior, Extensor digitorum longus, Extensor hallucis longus; in der *Pronatorenloge*: Peroneus longus und brevis; in der *oberflächlichen Beugerloge*: Triceps surae und in der *tiefen Beugerloge*: Tibialis posterior, Flexor digitorum longus und Flexor hallucis longus, wobei Nekrosen dieser Loge bei übersehenem oder inkonsequent behandeltem Kompartment-Syndrom des Unterschenkels schwerste posttraumatische Fußdeformitäten bedingen [76].

Funktionell-anatomisch ist bedeutsam, daß die Plantarflektoren mit 18,8 mkg und die Invertoren mit 9,3 mkg max. Arbeitsleistung (Abb. 2.21) dominant sind [32, 35], was bereits in Ruhe beim liegenden Patienten durch den plantarflektierten und supinierten Fuß erkennbar ist und weswegen bei allen postoperativen und posttraumatischen Schmerzzuständen zur Kontrakturprophylaxe ein Unterschenkelgipsverband in Neutral-0-Stellung angelegt wird.

Jedes dynamische Ungleichgewicht der extrinsischen Fußmuskulatur, z.B. durch Lähmung, Kompartment-Syndrom oder Sehnenruptur, begünstigt die Antagonisten besonders am wachsenden Skelett und verursacht posttraumatische Fehlstellungen des Fußes, wie den Pes equino varus nach Kompartment-Syndrom der tiefen Beugersehnenloge oder den dekompensierten Pes plano valgus nach Ruptur der Tibialis posterior-Sehne. Analog zum „medialen Steigbügel" (M. tibialis posterior) ist der „laterale Steigbügel" (M. peroneus longus) der Stabilisator des Fußquergewölbes, während der M. tibialis posterior zusätzlich das Fußlängsgewölbe dynamisch stützt.

Die Sehnen der extrinsischen Muskulatur werden neben der Fascia cruris und Fascia dorsalis pedis im wesentlichen durch das Retinaculum extensorum proximale (Lig. transversum) und das Retinaculum extensorum distale (Lig. cruciatum) geführt, welche bei kombinierten Kompartment-Syndromen des Unterschenkels und Fußes gespalten werden sollten [62].

Von patho-physiologischer Bedeutung sind die Retinacula der Peronealsehnen und des sog. Tarsaltunnels, die dort besprochen werden.

Die **intrinsische Muskulatur** des Fußes wird im Bereich des Fußrückens durch den M. extensor digitorum brevis und M. extensor hallucis brevis repräsentiert, die vom Calcaneus entspringen und in die Dorsalaponeurose der Zehen übergehen.

Fußsohlenseitig folgen der Plantaraponeurose, die eine eminent wichtige statische Riegelfunktion hat, 4 Muskelschichten, von denen sich nur die zweite Schicht mit extrinsischer Muskulatur vermischt.

Die *Plantaraponeurose* als straffe Schicht fibrösen Gewebes ist in einen kräftigen zentralen Teil, der am Tuberulum mediale des Calcaneus inseriert und in eine laterale Portion geteilt. Sie erweitert sich V-förmig nach distal und hat 5 Ausläufer im Bereich der Metatarsale-Köpfchen, wobei Fasern der tieferen Schicht sich mit den Flexorensehnen verbinden und Septen zu den tiefen Transversal-Ligamenten der Sohle abgeben. Die oberflächliche Schicht ist mit der Haut über zahlreiche unelastische fibröse Septen unter Einschluß von Fettläppchen verbunden, die besonders im Fersenbeinbereich von großer funktioneller Bedeutung sind ("fibroelastic adipose tissue").

Die **erste Muskelschicht** (Abb. 2.23) ist repräsentiert durch den Flexor digitorum brevis, Abductor hallucis und Abductor digiti minimi. Der Flexor digitorum brevis entspringt am medialen Tuberkel des Calcaneus und der Plantaraponeurose. Er teilt sich in 4 zweizüglige Sehnen auf, die an der Mittelphalanx der 4 lateralen Zonen inserieren. Der Abductor hallucis entspringt medial benachbart, ebenfalls am

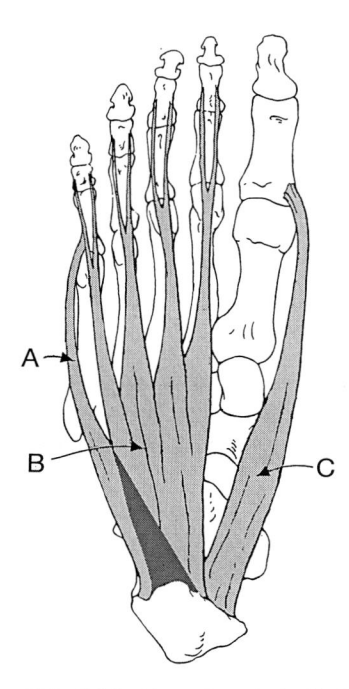

Abb. 2.23. Erste Muskelschicht: *A* = M. abductor digiti quinti, *B* = M. flexor digitorum brevis, *C* = M. abductor hallucis

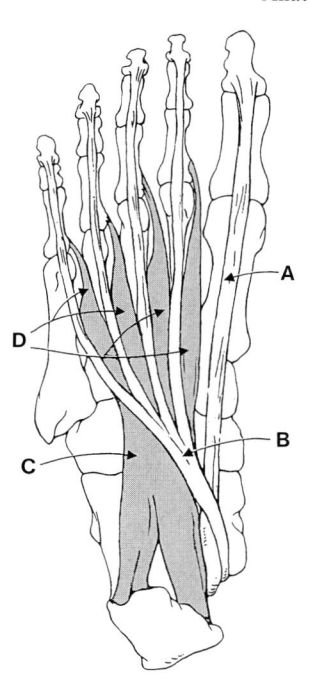

Abb. 2.24. Zweite Muskelschicht: *A* = Flexor hallucis longus-Sehne, *B* = Flexor digitorum longus-Sehne, *C* = Quadratus plantae, *D* = Lumbricales 1–4

medialen Tuberkel des Calcaneus und inseriert an der medialen Seite der Großzehenbasis. Der Abductor digiti minimi entspringt vom medialen und lateralen Tuberkel des Calcaneus und inseriert an der lateralen Kleinzehengrundgliedbasis. Diese erste Muskelschicht zusammen mit der Plantaraponeurose sind die wichtigsten Stabilisatoren des medial- und lateralseitigen Fußlängsgewölbes.

Die **zweite Muskelschicht** (Abb. 2.24) ist vermischt mit den extrinsischen Sehnen des Flexor hallucis longus und des Flexor digitorum longus, welche an der plantaren Basis der Endphalangen ansetzen. Der intrinsische Anteil dieser zweiten Schicht wird zum einen gebildet durch den Quadratus plantae, der als akzessorischer Flexor gilt und zum anderen durch die 4 Lumbricales, die funktionell der Entwicklung von Krallenzehen entgegenwirken.

Die **dritte Muskelschicht** (Abb. 2.25) wird gebildet durch den Flexor hallucis brevis, den Flexor digiti minimi und den queren und schrägen Kopf des Flexor hallucis brevis.

Die **vierte Muskelschicht** (Abb. 2.26) des Fußes besteht aus den 3 plantaren und den 4 dorsalen Musculi interossei, die aufgrund ihres proximalen Ansatzes im Lisfranc-Gelenkbereich bei Verrenkungen

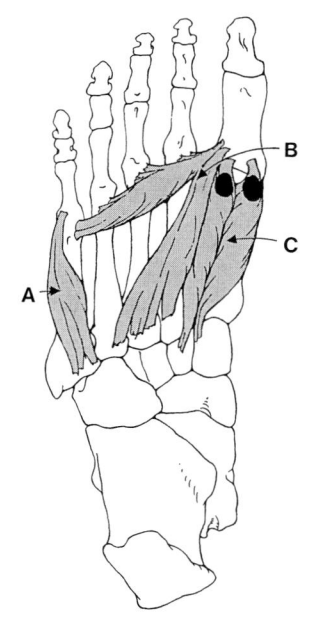

Abb. 2.25. Dritte Muskelschicht: *A* = M. flexor digiti quinti brevis, *B* = M. adductor hallucis obliquus et transversus, *C* = M. flexor hallucis brevis

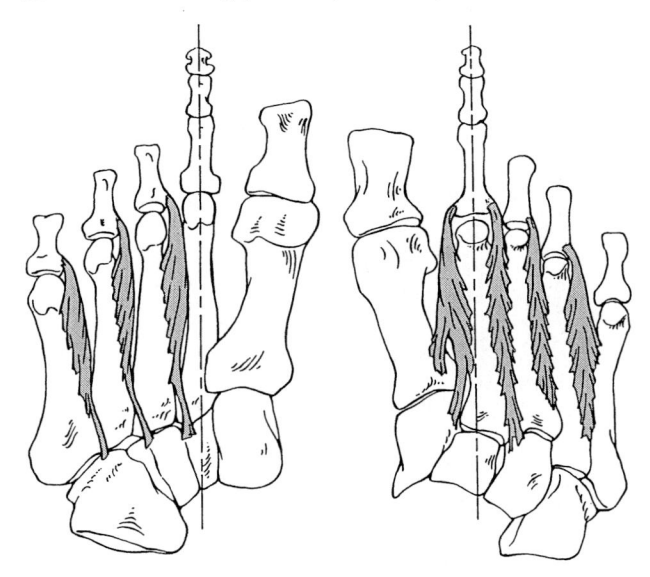

Abb. 2.26. Vierte Muskelschicht mit den plantaren und dorsalen Mm. interossei

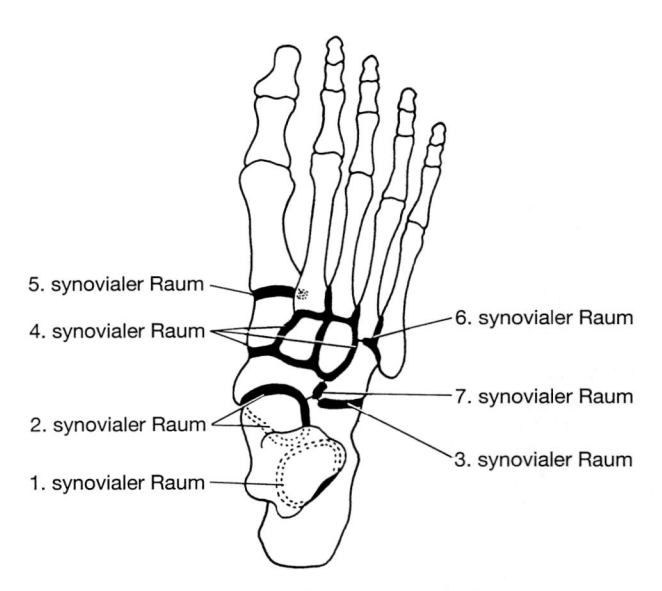

Abb. 2.28. Die 7 synovialen Räume des Fußes

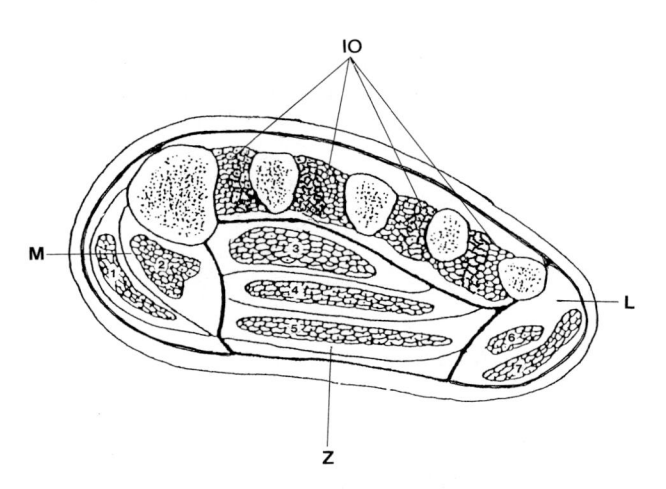

Abb. 2.27. Die 4 Kompartimente des Fußes: *IO* = Interossales, *L* = Laterales, *M* = Mediales, *Z* = Zentrales. *1* = M. abductor hallucis, *2* = M. flexor hallucis brevis, *3* = M. adductor hallucis, *4* = Quadratus plantae, *5* = M. flexor digitorum brevis, *6* = M. adductor digiti minimi, *7* = M. flexor digiti minimi brevis

dieser Zone Fehlstellungen der Zehen konsekutiv herbeiführen können.

Die *4 Kompartimente* (Abb. 2.27) des Fußes umfassen das zentrale, interossäre, mediale und laterale Kompartiment.

Das *zentrale Kompartiment* ist das größte und enthält Sehnen und Muskeln des Flexor digitorum longus, Flexor digitorum brevis, Quadratus plantae, die 4 Lumbricales, die plantaren Insertionsbereiche des Tibialis posterior und Peroneus longus sowie die beiden Köpfe des Adductor hallucis. Das darüberliegende *interossäre Kompartiment* enthält die 4 dorsalen und 3 plantaren Interosseus-Muskeln.

Das *mediale Kompartiment* umfaßt den M. abductor hallucis und M. flexor hallucis brevis.

Das *laterale Kompartiment* enthält den M. abductor digiti minimi, flexor digiti minimi und opponens.

Die chirurgische Spaltung dieser Kompartimente bei manifestem Kompartment-Syndrom des Fußes ist in Kap. 3.1.4.7 beschrieben.

Die *7 synovialen Räume des Fußes* haben u.a. die Funktion einer Infektbarriere und sollen deshalb mit Abb. 2.28 kurz erwähnt werden.

2.2.4. Gefäße und Nerven des Fußes

a) Arteria dorsalis pedis (Abb. 2.29)

Auf Höhe des Sprunggelenkes erhält die A. tibialis anterior diesen Namen und verläuft am dorsalen Fußrücken über Talus, Naviculare und mittleres Cuneiforme zum ersten intermetatarsalen Raum. Dort teilt sie sich zum tiefen plantaren Ast, um am plantaren Bogen teilzunehmen. Mit zahlreichen Variationen gibt sie in der Regel proximal Äste medial und lateral zum Calcaneus ab, in Höhe des Os naviculare, die mediale und laterale Tarsalarterie und in Höhe des Lisfranc-Gelenkes die Arteria arcuata, von der aus die 2., 3. and 4. dorsale Metatarsalarterie abgehen.

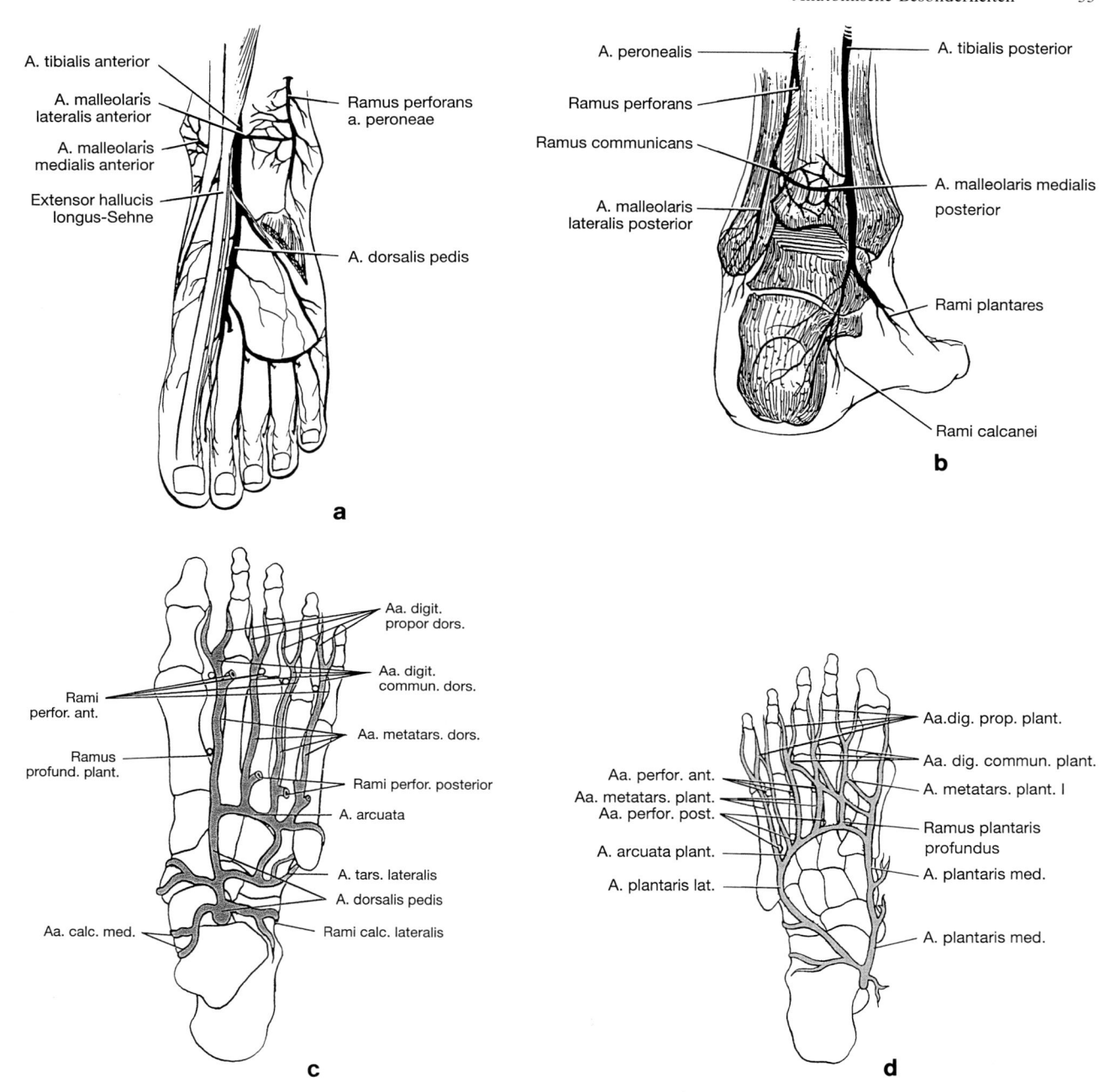

Abb. 2.29. Die Gefäßversorgung des Fußes. **a** Vorderansicht, **b** Rückansicht, **c** dorsale Arkaden, **d** plantare Arkaden

b) Arteria tibialis posterior (Abb. 2.29)

Sie entspringt wie die A. dorsalis pedis ursprünglich aus der Poplitealarterie und verläuft unter dem M. soleus durch die tiefe Fascie des Unterschenkels, zuerst dem M. tibialis posterior aufliegend, dann dem M. flexor digitorum longus. In Höhe des medialen Sprunggelenkes taucht sie dann unter das Flexorenretinaculum, um sich dann weiter im M. abductor hallucis aufzuteilen. Ihre Endäste entsprechen dann der medialen und lateralen Plantararterie, die gemeinsam den plantaren Bogen bilden und zahlreiche kommunizierende Äste zu den 5 Strahlen plantarseitig abgeben.

c) Arteria peronealis

Diese entspringt ca. 2,5 cm unterhalb des M. popliteus-Ansatzes aus der Arteria tibialis posterior, verläuft abwärts über den M. tibialis posterior zur

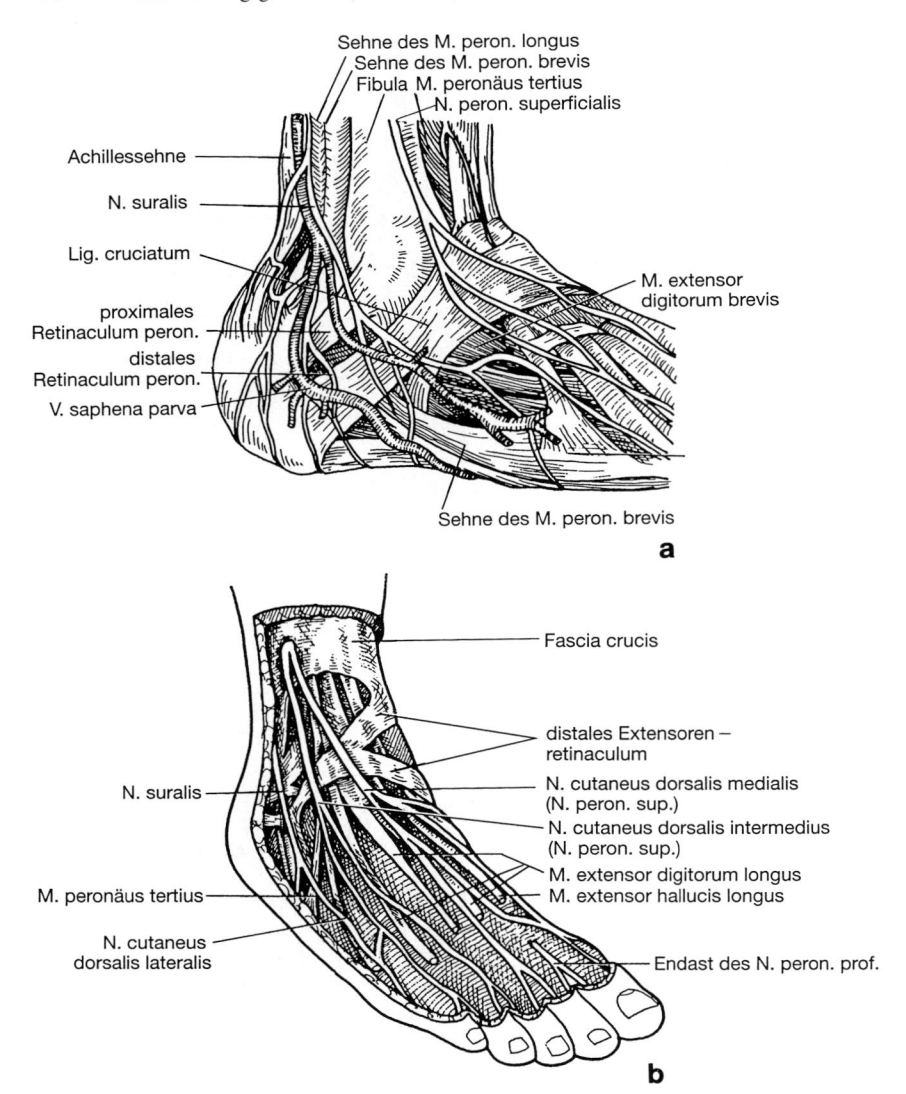

Abb. 2.30. Nervale Versorgung des Fußes. **a** Lateral, **b** dorsal

Fibula, distal davon zwischen diesem und dem M. flexor hallucis longus hinter dem distalen Tibiofibulargelenk zur Ferse. Dort teilt sie sich in zahlreiche Malleolar- und Fersenbeinäste auf.

Die *nervale Versorgung des Fußes* (Abb. 2.30, 2.31) erfolgt von L4/5 bis S1-3 über den N. ischiadicus, welcher sich im unteren Oberschenkeldrittel in N. tibialis und N. peroneus communis aufteilt. Der N. tibialis innerviert dabei rückseitig und plantarseitig, der N. peroneus communis die antero-lateralen Kompartimente und den Fußrücken. Die sensible Versorgung der Haut am Fußrücken ist vorwiegend gegeben durch den N. peroneus superficialis, der etwa handbreit oberhalb der Knöchelgabel ventral die Fascia cruris perforiert und mit unterschiedlicher Teilungshöhe als N. cutaneus dorsalis medialis und intermedius die größten Areale des Fußrückens versorgt. Die lateralseitige Fersen- und Metatarsale-V-Gegend wird vom N. suralis als N. cutaneus dorsalis lateralis gespeist, welcher letztendlich eine Mischinnervation aus dem N. peroneus communis und N. tibialis aufweist. Das medialseitige Sprunggelenk und der mediale Fußrand werden vom N. saphenus versorgt, die Fersengegend und die Fußsohle vom N. tibialis, der sich distal des Sustentaculums zum medialen und lateralen Plantarnerven teilt.

Als Besonderheit gilt die Versorgung des dorsalen 1. Interdigitalraumes durch einen Hautast des N. peroneus profundus, welcher erst auf Höhe des Großzehengrundgliedgelenkes die dorsale Fascia pedis perforiert.

Von chirurgischer Relevanz sind vor allem der N. cutaneus dorsalis lateralis und intermedius, die

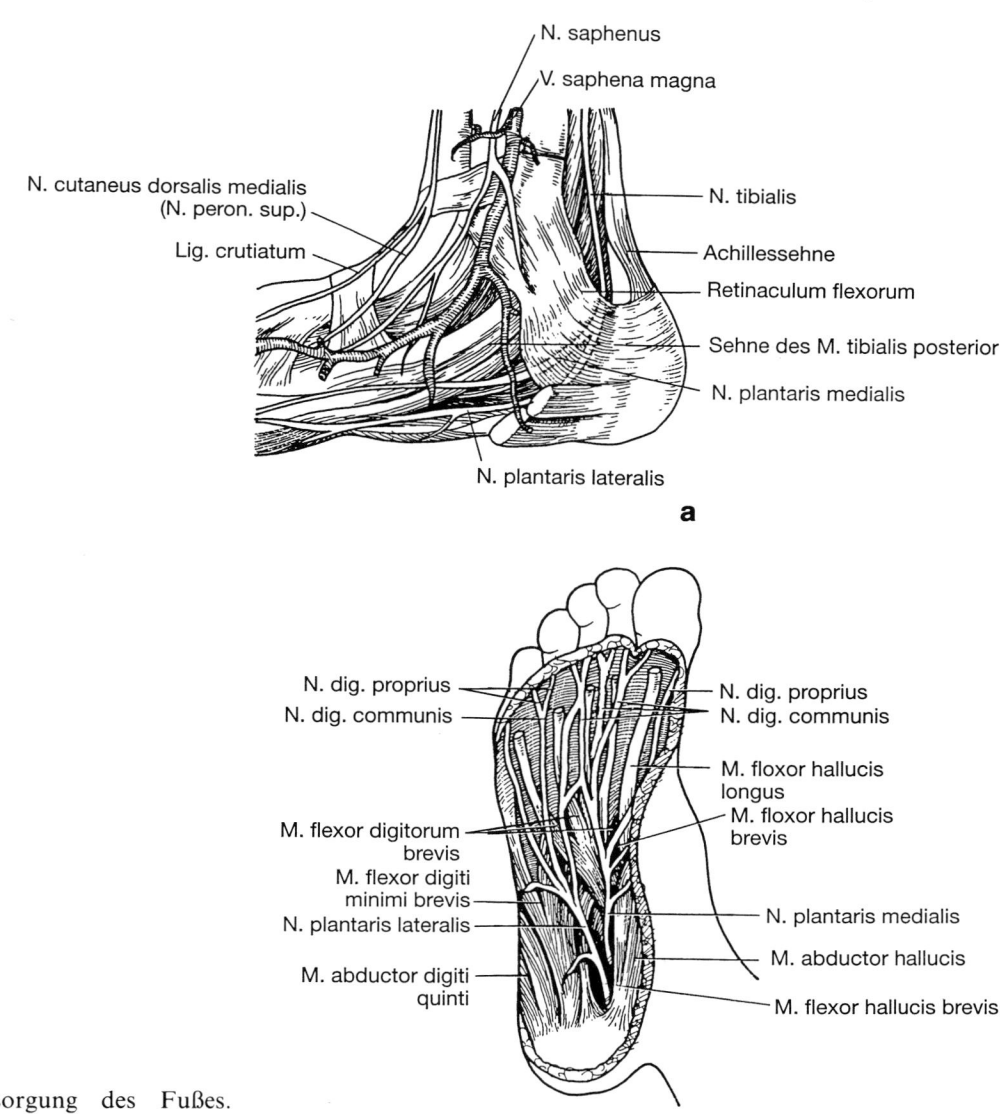

Abb. 2.31. Nervale Versorgung des Fußes.
a Medial, b plantar

beim inframalleolären Schnitt z.B. bei fibularer Bandnaht leicht verletzt werden können. Deshalb ist der epimalleoläre Schnitt zu empfehlen, der parallel zwischen den Nerven verläuft.

Die motorische Versorgung des Fußes ist vor allem durch die extrinsische Muskulatur gegeben, die bei verschiedenen Formen der Lähmung oder Kontraktur nach Kompartment-Syndrom zur Muskelimbalance und konsekutiven Fußfehlstellung führen kann (siehe Kap. 5).

2.3. Biomechanische Prinzipien

> "The foot is one of the most complex and highly coordinated mechanism in existence"
> *Hicks, 1955*

Die komplexen 3-dimensionalen Bewegungsabläufe des sog. heterokinetischen Kardangelenkes [30] der OSG-Fuß-Einheit können gedanklich nicht getrennt werden, da der Talus als „knöcherner Meniskus" [61] der Vermittler von Bewegungen in einem 3-kammerigen Sprunggelenk ist.

36 Entwicklungsgeschichte, Anatomie, Biomechanik

Da nach Kapandji [30] die Gelenkbewegungen nicht von den Gelenkflächen, sondern von den Bändern bestimmt werden, welche oben beschrieben sind, soll im folgenden zum Verständnis der Bio- und Pathomechanik nach Gelenkbrüchen, Bandverletzungen, Fußdeformitäten und notwendigen Arthrodesen im Bereich der Sprunggelenke nur auf deren Bewegungsachsen eingegangen werden. Diese wiederum sind nach neueren Kenntnissen indirekt abhängig vom anatomischen Bandverlauf und deren biomechanischer Stabilität.

Definition der Sprunggelenke

Unter chirurgisch-orthopädischen Aspekten soll geringfügig abweichend von der klassisch-anatomischen Definition unterschieden werden:
1. Oberes Sprunggelenk
2. Hinteres unteres Sprunggelenk (Subtalar)
3. Vorderes unteres Sprunggelenk (Chopart)

wobei nur letzteres durch die Einbeziehung des Calcaneo-Cuboidalgelenkes über die allgemeine Definition des vorderen unteren Sprunggelenkes (Artic. talocalcaneo-navicularis) hinausgeht und die kinematisch-statische Bedeutung der *Artic. transversa tarsi* = Chopart-Gelenk hervorhebt.

Die Begründung dafür ist mehr in der funktionellen Anatomie, Biomechanik und Kinematik der Bewegungsabläufe zu sehen, da im Rückfuß mehr die Partialbewegung Inversion/Eversion und im Vorfuß (Grenzlinie Chopart-Gelenk) die Pronation/Supination abläuft. Da am unbelasteten Fuß die Supinationsbewegung nicht trennbar ist von einer Inversion des Rückfußes, einer Plantarflektion vorwiegend im OSG und einer Adduktions- und Innenrotationsbewegung des Gesamtfußes, sowie umgekehrt die Pronationsbewegung des Vorfußes untrennbar ist von der Eversion des Rückfußes, der Dorsalflektion, Abduktion und Außenrotation, ist dieser komplexe Bewegungsablauf am besten beschrieben durch die „sog. Maulschellenbewegung" (Abb. 2.32) nach Fick [18].

2.3.1. Oberes Sprunggelenk (Artic. talo-cruralis)

Nachdem das obere Sprunggelenk seit Hippokrates, über Bromfeild 1773 [8] bis hin zu Fick, 1911 [18] als Ginglymus (Scharniergelenk) galt, postulierte bereits 1896 Lazarus [34] eine Artic. cochlearis (Schraubengelenk). Barnett und Napier [2] relativierten diese Vorstellung durch den Nachweis eines

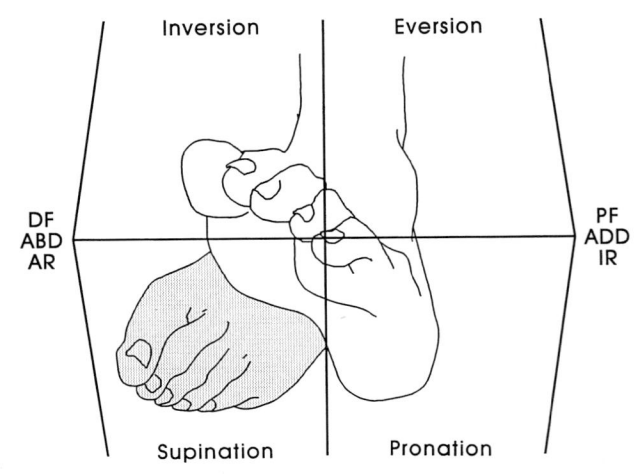

Abb. 2.32. Schematische Darstellung der sog. „Maulschellenbewegung" des Fußes nach Fick [18]. *DF*= Dorsalflexion und *PF*= Plantarflexion sind vorwiegend dem oberen Sprunggelenk zuzuordnen. Die Eversion/Inversion wird mehr im Rückfuß (Grenzlinie im Chopart-Gelenk), die Pronation/Supination hauptsächlich im Mittel-Vorfußbereich vollzogen. Die Gesamt-Fußbewegung beinhaltet zusätzlich eine Abduktions-(*ABD*) und Außenrotations-(*AR*)-Komponente bzw. eine Adduktions (*ADD*)- und Innenrotations-(*IR*)-Komponente

biphasischen Achsenverlaufes. Hicks [25], später auch Close [11] bestätigten die Außenrotation des Talus bei Plantarflektion, die Innenrotation bei Dorsalflektion. Kapandji [30] sowie Inman [28] postulierten dagegen eine monophasische Achse, wobei letzterer eine Pseudorotation des Talus nachweisen konnte. Nach Inman [28] stellt die Trochlea tali den Ausschnitt eines Kegelmantels dar, dessen Spitze nach medial zeigt. Die laterale Gelenkfläche steht senkrecht zur Gelenksachse, während die mediale um ca. 6° dazugeneigt ist. Deshalb ist die laterale Talusrolle kreisförmig, die mediale eliptoid. Dadurch wird die Pseudorotation des Talus erklärbar (Abb. 2.33).

Erst neuere Untersuchungen von Reimann *et al.* [50] haben gezeigt, daß nur die Dorsalflektion im oberen Sprunggelenk einer reinen Scharnierbewegung entspricht, dagegen die Plantarflektion einer Schraubenbewegung (Abb. 2.34a). Unter exakter Berücksichtigung des Außenknöchels und der tibio-fibularen Syndesmose entspricht nach Reimann *et al.* [50] nur die mediale Talusfacette einer Kegelfläche, die laterale dagegen einer Schraubenfläche, welche besonders in Plantarflektion durch den Außenknöchel geführt wird und nur in dieser Position optimalen Flächenkontakt zwischen Rolle

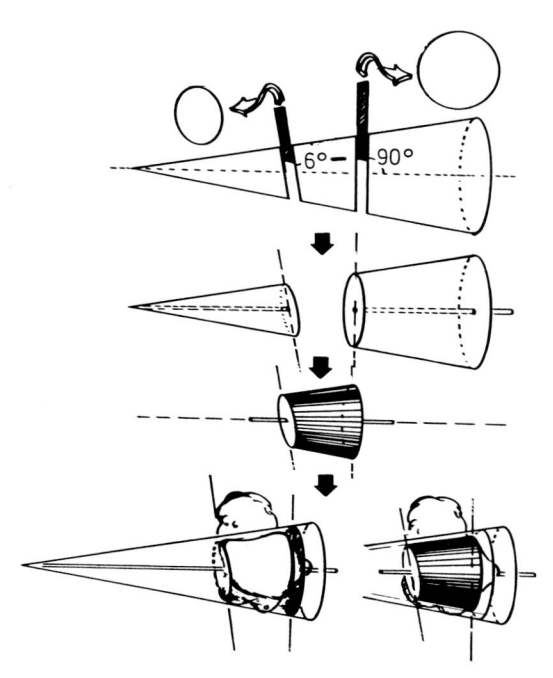

Abb. 2.33. Darstellung der Trochlea tali als Teil eines Kegelstumpfes mit medial um 6° angeschrägter Schnittfläche, mod. n. Inman [28]

und Plafond bewirkt. Die Bewegungsachse des oberen Sprunggelenkes (Abb. 2.34b) verläuft nach Inman [28] direkt unterhalb der Knöchel, ist um 8 Grad nach medial ansteigend und um 6 Grad nach vorne gerichtet.

2.3.2. Subtalargelenk

Das Subtalargelenk wird auch als hinteres unteres Sprunggelenk oder Artic. subtalaris bezeichnet. Meyer [38], Henke [24] und v. Meyer [39] postulierten bereits vor über 100 Jahren, daß die Talusrotation um eine Schrägachse erfolge, wobei 1899 Charpy et al. [10] besonders darauf hinwiesen, daß diese Bewegungsachse durch den calcanearen Ansatz des Ligamentum talocalcaneare interosseum verläuft.

Isman und Inman [29] bestätigten die Voruntersuchungen von Manter [36] aus dem Jahre 1941, daß die Bewegungsachse des Subtalargelenkes im Mittel um 42 Grad zur Horizontalebene geneigt ist und medial um 23 Grad zur Fußachse bzw. 16 Grad zum 2. Strahl abweicht (Abb. 2.35).

Manter [36] hatte außerdem nachweisen können, daß die Bewegungsachse und die gemessenen Krümmungsradien der posterioren Calcaneusfacette einer Schraube mit 12 Grad Steigung gleichkommt. Dadurch entspräche die Bewegung des rechten Subtalargelenkes einer rechtsdrehenden Schraube, die des linken einer linksdrehenden mit 1,5 mm Talusvorschub je 10 Grad Rotation (Abb. 2.36). Diese „screw-like motion" des hinteren unteren Sprunggelenkes konnte Inman [28] später allerdings nur in 58% der Fälle bestätigen.

2.3.3. Chopart-Gelenk

Das Chopart-Gelenk wird im chirurgischen Sinne als vorderes unteres Sprunggelenk oder Artic.

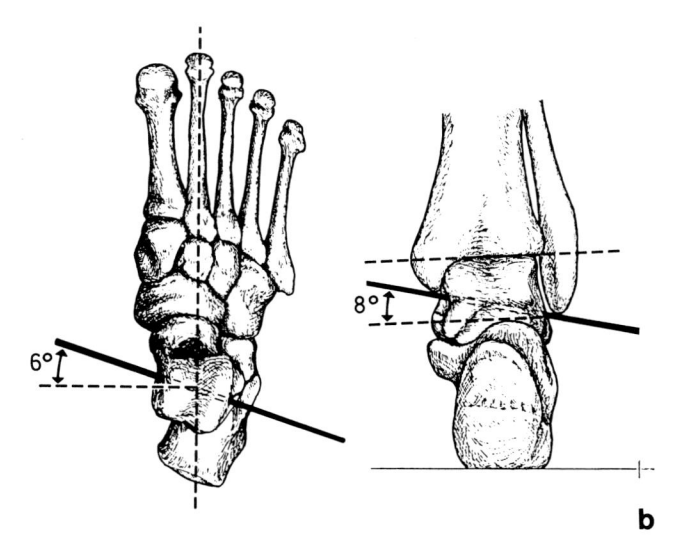

Abb. 2.34. a Die mediale Talusfacette entspricht einer Kegelfläche, die laterale einer Schraubenfläche. **b** Achsenverlauf des oberen Sprunggelenkes, mod. n. [50, 51]

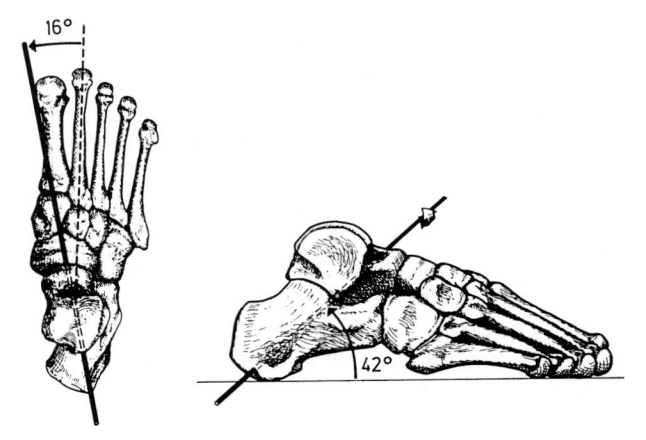

Abb. 2.35. Achsenverlauf des Subtalargelenkes, mod. n. Root [51]

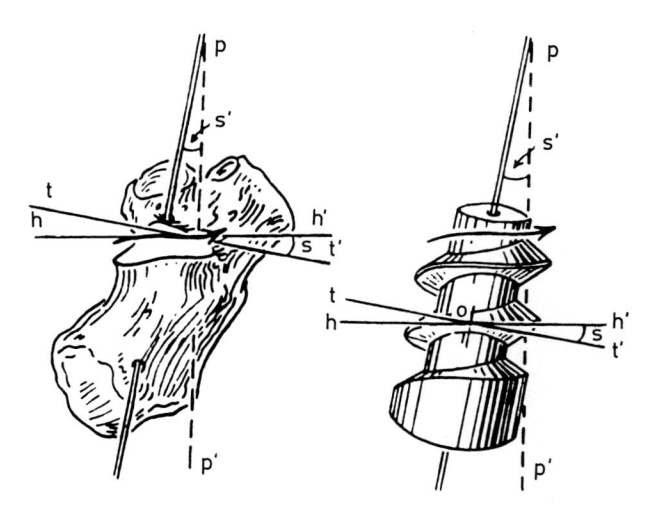

Abb. 2.36. „Screw-like motion" des Subtalargelenkes nach Manter [36] am linken Fuß links-, am rechten Fuß rechtsdrehend mit 1,5 mm Talusvorschub je 10° Rotation des Fersenbeines. hh' = horizontale Bewegungsachse, tt' = Senkrechte zur Schraubenachse, s = Steigungswinkel der Schraube, der dem Winkel s' gleichkommt, wenn das Lot (pp') von der Schraubenachse (o) fallengelassen wird

transversa tarsi verstanden. Während bereits Henke 1855 [24] eine Schraubenbewegung im queren Tarsalgelenk vermutete, konnte Manter [36] diese 1941 nachweisen. Er fand eine longitudinale Achse des Chopart-Gelenkes, welche zentral durch die tiefe Portion des Ligamentum bifurcatum verläuft (Abb. 2.37a), und um 15° zur Horizontalebene ansteigt sowie um 9° nach medial abweicht. Um diese Achse erfolgt mit 10° Steigung eine schraubenförmige Bewegung gegensinnig zur helicalen Motion des Subtalargelenkes, d.h. linksdrehend beim rechten Fuß und rechtsdrehend beim lin-

ken Fuß. Die Eversion des rechten Fußes ist verbunden mit einer Drehung des Cuboids entgegen dem Uhrzeigersinn kombiniert mit einem geringen Vorschub des Os naviculare. Die Interaktion von Subtalargelenk und Chopart-Gelenk wird dabei mit 2 gegensinnig laufenden Zahnrädern verglichen.

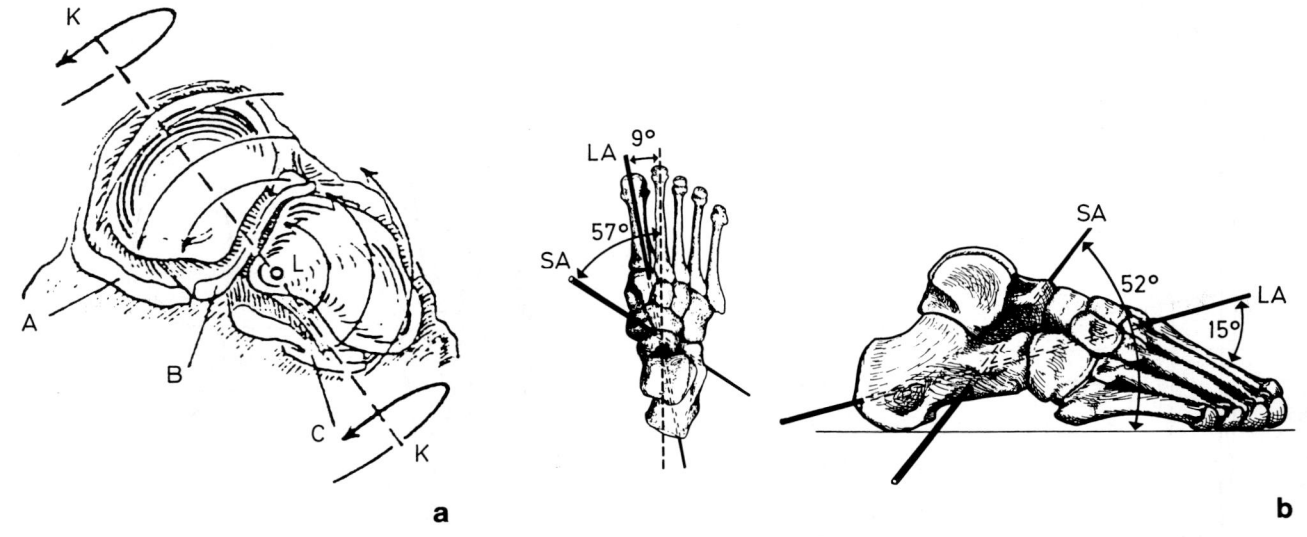

Abb. 2.37. a Darstellung des Chopart-Gelenkes nach Manter [36]. Die Longitudinalachse (L) verläuft zentral durch die tiefe Portion des Lig. bifurcatum (B). K = Schrägachse des Chopart-Gelenkes, A = Lig. calcaneonaviculare plantare, C = Lig. calcaneocuboidale plantare. **b** Die Longitudinalachse (LA) des Chopart-Gelenkes steigt zur Horizontalen um 15° an und weicht nach medial um 9° zum 2. Fußstrahl ab. Die Schrägachse (SA), die nach Manter [36] keinen schraubenförmigen Charakter wie die Longitudinalachse (LA) hat, verläuft 52° ansteigend 57° nach medial

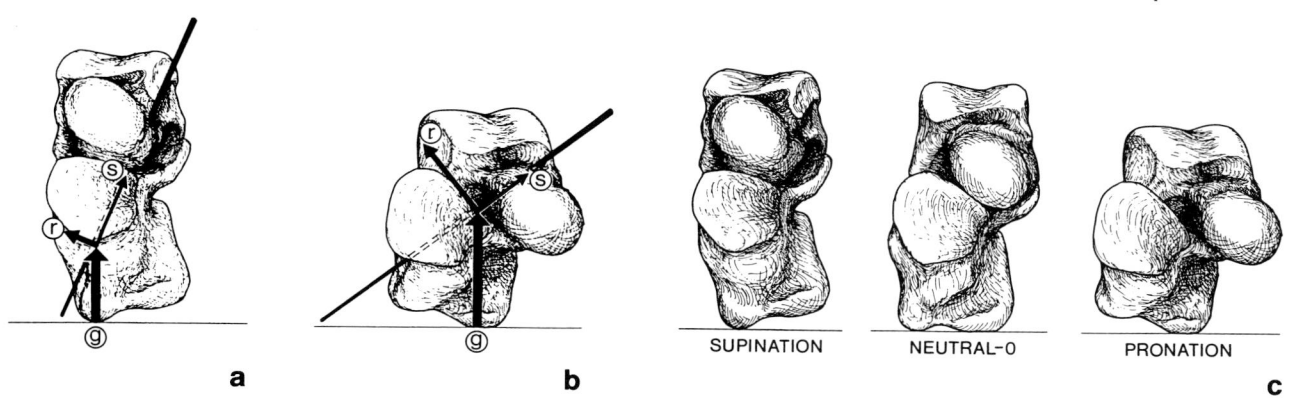

Abb. 2.38. a Bei Inversion des Rückfußes richtet sich die schräge Chopart-Achse auf. Die axialen Belastungskräfte (*g*) üben auf den Vorfuß mehr Stabilisations- (*s*) als Rotationskräfte (*r*) aus. **b** Bei Eversion sind die Verhältnisse umgekehrt. **c** In Neutral-0-Stellung des Fußes besteht relatives Gleichgewicht der Kräfte (mod. n. [51])

Neben dieser longitudinalen Achse mit „screwlike motion" wies Manter [36] noch eine zweite schräge, nicht schraubenförmige Bewegungsachse im Chopart-Gelenk nach, die zur Horizontalen um 52° ansteigt und zur Fußachse um 57° nach medial abweicht (Abb. 2.37b). Auch diese Achse verläuft zentral durch die tiefe Portion des Lig. bifurcatum, welches die Bewegungsfreiheit maßgeblich bedingt.

Die nordamerikanischen Podiater Root *et al.* [51] belegten 1977, daß die schräge Achse des Chopart-Gelenkes bei axialer Belastung direkt abhängig ist von der Position des Talus zum Calcaneus, also von der subtalaren Bewegung: Wenn das Subtalargelenk invertiert wird, richtet sich die schräge Chopartachse auf, wird zunehmend vertikal, wodurch die Rotationskräfte im Chopart-Gelenk verringert, die mechanische Stabilität erhöht wird (Abb. 2.38a). Bei Eversion des Rückfußes weicht die schräge Chopartachse mehr zur Horizontalen ab (Abb. 2.38b), die Rotationskraft nimmt zu, die mechanische Stabilität ab. Die Lagebeziehung von Taluskopf und cuboidaler Fersenbeingelenkfläche am belasteten Fuß variiert nach Root *et al.* [51] erheblich (Abb. 2.38c). Dies erklärt beispielsweise, warum beim noch nicht dekompensierten Pes valgo planus sich der mediale Fußrand bei Außenrotation des Unterschenkels mit konsekutiver Inversion des Rückfußes aufrichtet.

2.3.4. Lisfranc-Gelenk (Artic. tarso-metatarsalis)

Dieses Gelenk ist in der Verbindung zwischen Cuboid und Cuneiformia einerseits und Metatarsalia andererseits weniger starr als bisher angenommen. Unter der Körperlast ist eine sagittale Beweglichkeit vor allem der Randstrahlen I, IV und V um 5–17 Grad nachweisbar [27]. Die Rigidität dieses Gelenks wird statisch durch die mechanische Stabilität der gewölbebildenden Cuneiformia bedingt. Dynamisch werden sie zusätzlich stabilisiert durch die einstrahlenden Sehnenfasern des Tibialis posterior (medialer Steigbügel) und die quere dynamische Verspannung durch die Peroneus longus-Sehne, die dem lateralen Steigbügel entspricht (Abb. 2.39). Die statische Verriegelung des Quergewölbes wird zudem gewährleistet durch die zahlreichen interossären Bandverbindungen, welche bei Lisfranc-Luxationsverletzungen zerreißen. Neben den dislozierten ossären Kraftträgern können Störungen der dynamischen Stabilisatoren zum Kollaps des Gewölbes führen, was einen posttraumatischen Pes valgo planus bedingen kann (siehe Kap. 6).

2.3.5. Metatarsal- und Phalangeal-Gelenke

Hervorzuheben ist hier, daß beim physiologisch normal konfigurierten Fuß der Fußinnenrand angehoben ist und damit die Hauptkraftvektoren durch den 1. Strahl verlaufen, der 2/5 des Körpergewichtes aufnimmt, was auch in seiner kräftigen Knochenstruktur zum Ausdruck kommt. Die Bedeutung des 1. Strahles wird bei der Hallux valgus Instabilität in 2 Ebenen deutlich (Kap. 6), ebenso die Dysfunktion des normalen Gehens nach Amputation der Großzehe.

2.3.6. Biomechanischer Hebelarm: Fuß

Retrospektiv mußte sich der menschliche Fuß zur Optimierung der statischen und dynamischen

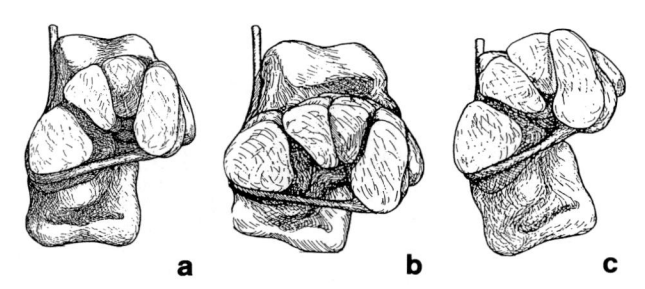

Abb. 2.39. Dynamische Funktion der Peroneus longus-Sehne in Bezug zum Lisfranc-Ligament. **a** Beim normalen Stehen und in der mittleren Standphase des physiologischen Gangzyklus wird das Cuboid durch die Peroneus-longus-Sehne stabilisierend fußrückenwärts gezogen und dient als Hypomochlion für diese Sehne. **b** Bei pronierter Position des Subtalargelenkes flacht sich das Quergewölbe in der Lisfranc-Reihe ab. Die Basis des Cuneiforme I erreicht dabei die Höhe des Cuboids. Eine aktive Kontraktion des Peroneus longus kann in dieser Position den 1. Strahl in plantarer Richtung nicht stabilisieren, wodurch eine dorsale Hypermobilität des 1. Strahles resultieren kann. **c** In supinierter Position des Subtalargelenkes kommt es durch Superimposition des Cuneiforme III gegenüber dem Cuboid zur deutlichen Anhebung des Lisfranc-Quergewölbes. Neben vermehrter mechanischer Stabilität durch Superimposition des Cuneiforme III gegenüber dem Cuboid bewirkt der aktive Zug der Peroneus longus-Sehne einen starken plantar-flektierenden Zug auf den 1. Strahl. Die Basis des Cuneiforme I steht wesentlich höher als der plantare Aspekt des Cuboids, wodurch die dorsal flektierenden Körperlastkräfte des 1. Strahles minimiert werden, mod. n. Root [50]

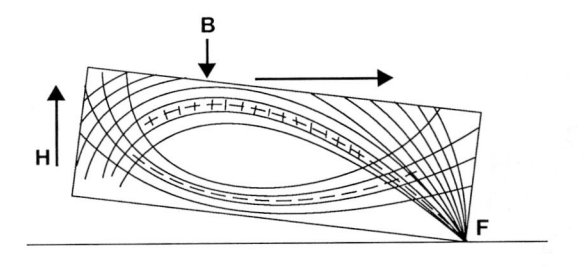

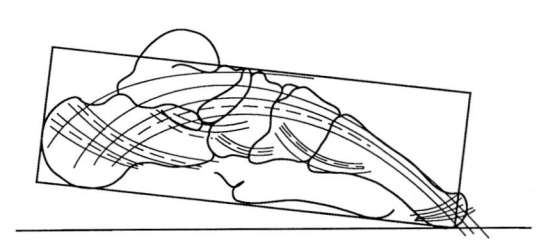

Abb. 2.40. Darstellung der Druck- (+) und Zug- (−) Kraftvektoren nach dem Wolff'schen Gesetz. Die Trabekelstruktur des Fußskelettes entspricht dabei exakt den Kraftvektoren, eines idealisierten rechteckigen Quaders, der durch Zug an der Ferse (H) angehoben, im hinteren Drittel die Belastung (B) des Körpergewichtes aufnimmt und vorne über das Hypomochlion (F) entsprechend den Metatarsaleköpfchen abgewickelt wird

Kraftverteilung zwangsläufg aus einer plantigraden Fußplatte zu einem beidseitigen Längs- und Quergewölbe aufrichten, um in der paarigen Anordnung ein gemeinsames Kuppelgewölbe zu bilden, deren Zentrum der vertikalen Hauptbelastungsachse des ganzen Körpers zugrundeliegt (Abb. 2.42). Benninghoff und Görttler [5] konnten anschaulich an einer Metallfolie zeigen, daß beim Torquieren dieser rechteckigen Platte von der Innenkante her zwangsläufig ein Längs- und Quergewölbe entstehen muß, welches mathematisch-physikalisch gesehen die höchste potentielle Energie in dieser vorgegebenen statischen Form enthält.

In der Tat war der proanthropoide und auch der anthropoide Fuß gegenüber dem heutigen innen abgeflacht, flexibel und ohne ausreichende knöcherne und ligamentäre Abstützung versehen. Die abduzierte Großzehe hat an Freiheitsgraden durch Adduktion verloren, jedoch an statischer Funktion gewonnen. Morton's [40] Analyse zum Hebelstreß und die Wolf'schen Gesetze lassen diese Entwicklung gut erklären. Betrachtet man den Fuß als einen rechteckigen Block, wobei das eine Ende die anzuhebende Ferse und das andere Ende den Vorfuß als Hypomochlion darstellt und im hinteren Drittel etwa entsprechend dem Sprunggelenk eine vertikale Kraft einwirkt, so entstehen in diesem Block elliptoide Druck- und Zugkräfte, die exakt den Trabekeln des knöchernen Fußskelettes entsprechen (Abb. 2.40). Bei Zugrundelegung dieser physikalischen Betrachtungsweise wird zum einen die eminent wichtige Funktion des Zughebels Trizeps surae am Fersenbein deutlich, zum anderen die außerordentlich wichtige Tatsache eines statisch-dynamischen Fußhebelarmes, der knöchern vielgliedrig, ligamentär vielgelenkig gedämpft und dynamisch durch die zahlreichen Muskeln und Sehen abgefedert wird. Wäre dem nicht so, würde theoretisch den Metatarsale-Köpfchen, die bei jedem Schritt als Hypomochlion funktionieren, durch die permanente Überbelastung eine schwere Metatarsalgie oder ein rascher Ermüdungsbruch drohen.

2.3.7. Schrittzyklus und Podometrie

Die Komplexizität dieses physiologischen Vorganges soll vereinfacht nur skizziert werden: Zu Beginn der Standphase wird der Fuß plantarflektiert aufgesetzt. Der M. tibialis anterior verhindert dabei, daß der Fuß platt auf den Untergrund fällt. Die Tibia rotiert nach innen. Das Abwickeln des Fußes vom Boden erfolgt über das Os metatarsale I in die Großzehe. Die Tibia rotiert dabei nach außen und verursacht so eine Supinationsbewegung im Subtalargelenk. Die Plantarflexoren sowie der M. triceps surae steigern ihre Aktivität, um der passiv erfolgten Dorsalextension entgegenzuwirken und am Ende dieser Phase den Fuß plantarflektiert vom Boden abstoßen zu können. Währenddessen ändert sich auch der Winkel in den Metatarsophalangealgelenken. Der Fuß ist nicht mehr belastet und kann zum nächsten Schritt nach vorn durchgeschwungen werden. Das zyklische komplexe Zusammenspiel der extrinsischen und intrinsischen Fußmuskulatur ist in Abb. 2.41 dargestellt.

Podographische Untersuchungen zeigen deutlich, daß die Unterstützungsfläche des Fußes weder beim ruhenden aufrechten Stand noch im Gangzyklus gleichmäßig belastet wird. Ferse und Großzehenballen haben immer den größeren Anteil der Kräfte aufzunehmen, während zum lateralen Fußrand hin ein deutlicher Druckabfall erfolgt. Dazu kommt, daß die lateralen Tarso-Metatarsal-Gelenke besonders im Gegensatz zu dem des 1. Strahles, welches als relativ starre Amphiarthrose anzusehen ist, einen Bewegungsspielraum in der Sagittalebene bis zu 20° aufweisen. Daraus ist zu folgern, daß dem Quergewölbe über seine aktive Verspannung durch M. tibialis posterior und M. peroneus longus die Aufgabe der Ausbalancierung in der Frontalebene zukommt. Dies spielt sowohl beim Einbeinstand als auch bei der Abstoßphase des Schrittzyklus eine wesentliche Rolle. Dem Subtalar-

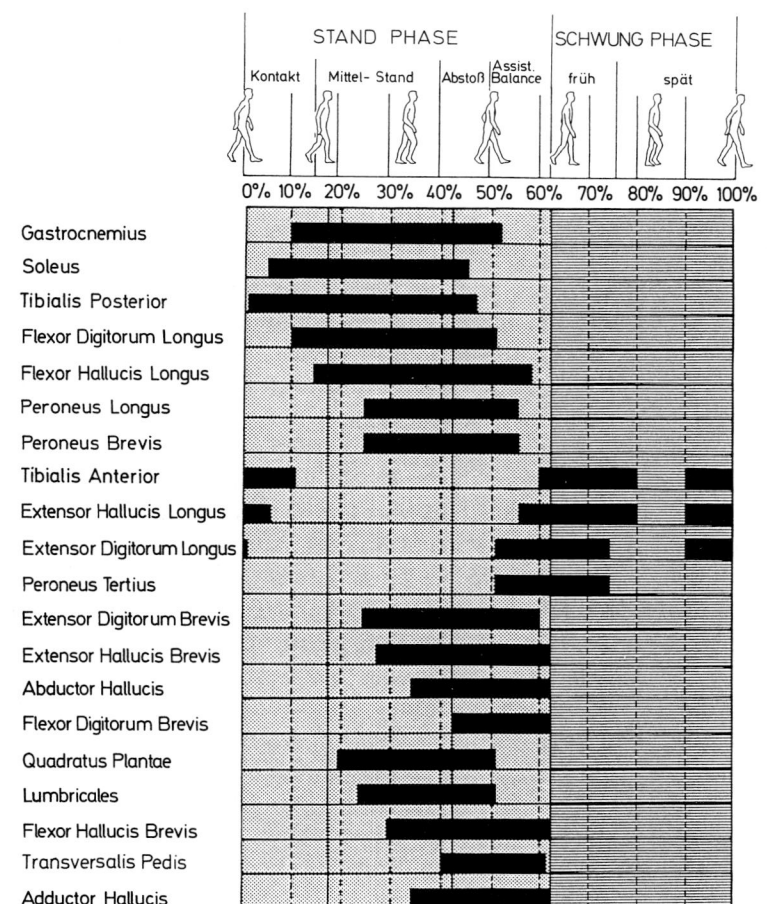

Abb. 2.41. Dynamische Interaktion der extrinsischen und intrinsischen Fußmuskulatur während des normalen Gangzyklus nach Root [51]

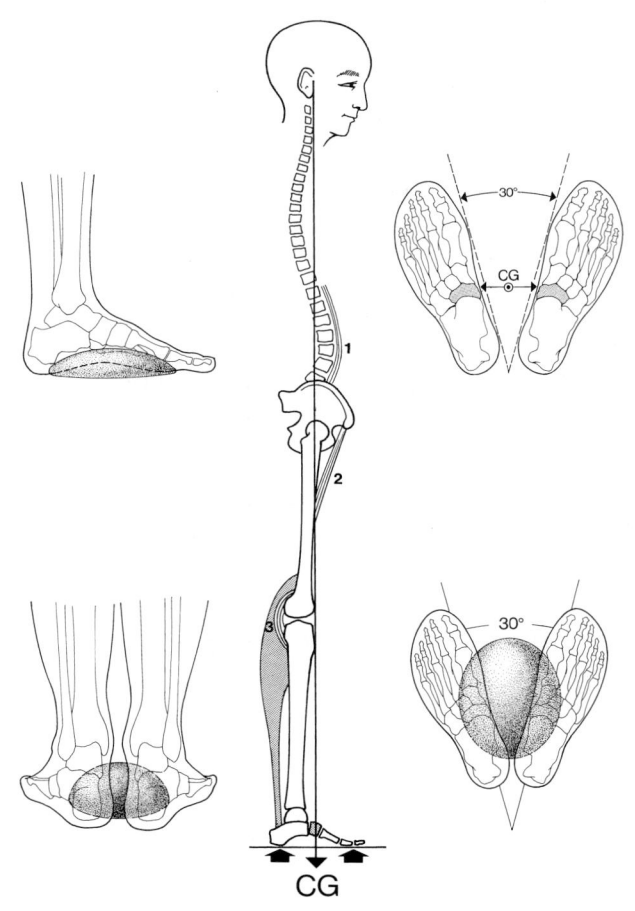

Abb. 2.42. Bei Betrachtung des gesamten menschlichen Skelettes verläuft bei Zug und Gegenzug an Wirbelsäule, Becken und unterer Extremität die zentrale Graviditätsachse (*CG*) durch die mittlere Verbindungslinie beider Kahnbeine bei physiologischer Außenrotation des Fußes von 15°. Das Gravidationszentrum befindet sich durch Aufwerfung des Fußes mit Längs- und Quergewölbe praktisch im Zentrum einer eliptoiden Globusform, auf der wir ideell stehen. *1* = Vorderes Längsband, *2* = Iliofemorales „Y"-Ligament, *3* = Lig. popliteum obliquum

gelenk kommt zur Anpassung des Fußes an alle Unebenheiten des Bodens bei der Kontaktaufnahme eine eminent wichtige Funktion zu, die durch das nachgeschaltete Chopart-Gelenk zum Vorfuß angepaßt wird.

Statische und dynamische Fußsohlendruckmessungen sowie Videoganganalysen haben in jüngster Zeit wesentliche Erkenntnisse zur Pathomechanik des Fußes jedweder Störung gezeigt und werden in Zukunft zur praeoperativen Planung hinsichtlich fußdynamischer und fußstatischer Eingriffe eine zunehmend wichtige Rolle spielen.

2.3.8. Chirurgische Relevanz der Anatomie und Biomechanik

„Ein schöner Fuß ist ein großes Geschenk der Natur"
Johann Wolfgang von Goethe

Nach einem Trauma einen „schönen Fuß" wiederherzustellen, muß eine Herausforderung an jeden chirurgisch tätigen Arzt sein.

Da der Fuß in seiner Funktion als körpergewichttragendes Erfolgsorgan sich grundsätzlich im Vergleich zur Hand evolutionär weiterentwickelt hat, besteht der wesentliche Unterschied in der rekonstruktiven Fußkorrektur in Relation zur wiederherstellenden Handchirurgie darin, daß im Gegensatz zur Hand die rekonstruktive Maßnahme am Fuß „normal" aussehen muß. Nur so kann ein belastungsfähiger und funktionstüchtiger Fuß entstehen, was von dem nordamerikanischen Fußchirurgen Sigvard Ted Hansen mit dem Satz „*If it looks normal, it works normal*" auf einen einfachen, gemeinsamen Nenner reduziert wurde [22].

Unsere operativen Prinzipien müssen danach ausgerichtet sein, den Patienten nicht nur gehfähig, sondern möglichst schmerzfrei, voll arbeits- und sportfähig, bei jedem Schritt und Tritt mit normalem Schuhwerk und normalem Aussehen des Fußes wiederherzustellen, was ihn dadurch nicht nur funktionstüchtig, sondern somit im goetheschen Sinne auch schön werden läßt.

2.3.9. Prinzipien der Fußchirurgie

a) *Der Fuß als ganzheitliches Bewegungsorgan* einschließlich seiner Aufhängung in der Knöchelgabel muß hinsichtlich seiner Muskelbalance, Gelenk- und Bandverbindungen sowie seiner biomechanisch-ossären Statik als Ganzes betrachtet werden. Nur in seiner physiologischen Anatomie kann er der vollen Funktion gerecht werden. D.h., jede operative Rekonstruktion am Fuß muß anatomischen Prinzipien gerecht werden, um nicht benachbarte Gelenke oder nachgeschaltete Skelettabschnitte wie Mittelfuß und Zehen sekundär zu schädigen. So sei als Beispiel nur aufgeführt, daß es bei heutiger Kenntnis undenkbar ist, bei einer mechanisch bedingten Metatarsalgie wiederholt lediglich den Clavus plantar abzutragen oder gar das Mittelfußköpfchen in diesem fehlbelasteten Bereich zu resezieren. Vielmehr wird man prüfen, was die Ursache für diese gestörte Fußmechanik ist. Ist es ein „hyperload"-Syndrom durch einen in 2 Ebenen instabil gewordenen ersten Fußstrahl, was differentialdiagnostisch durch klinische Stabilitätsprüfung und radiologische Belastungsaufnahmen abgegrenzt werden kann, so wird man dessen Achse korrigieren und/oder den ersten Mittelfußstrahl zum Cuneiforme mediale hin fusionieren (mod. Lapidus-Procedere). Nur so kann der erste Fußstrahl seine Funktion wieder aufnehmen, 2/5 des Körpergewichtes zu tragen. Die sekundär überbelasteten Metatarsalia II und III werden dadurch entlastet, die reaktive Metatarsalgie bildet sich zurück. Ein mechanisch „durchgetretenes" Mittelfußköpfchen (Kap. 6), was klinisch, aber besonders radiologisch durch spezielle Belastungsaufnahmen der Mittelfußköpfchen realisiert werden kann, wird man z.B. durch eine subkapitale Schrägosteotomie mit funktioneller Nachbehandlung [49] zur physiologischen Belastungsebene zurückführen. Selbst die kleinen Sesambeine haben ihre Funktion im Ganzen und sollten bei Hallux valgus-Korrektur an den anatomischen Ort zurückgeführt werden und nicht, wie bei Sesamoiditis oder Fraktur kurzerhand reseziert werden. Zum selben ganzheitlichen Denken gehört beispielsweise auch, daß man beim anterioren Pes cavus nicht nur die Metatarsalia osteotomiert und das Längsgewölbe in sagittaler Richtung korrigiert, sondern auch Supinations- oder Pronationsfehlstellungen im Vorfußbereich in die Osteotomie-Technik miteinbezieht, Varus-/Valgusfehlstellungen des Rückfußes berücksichtigt, sowie Fehlstellungen im Zehenbereich nicht unkorrigiert läßt.

b) *Der Fuß als nachgeschaltetes statisches Organ* muß immer bei geklagten Beschwerden im Fußbereich nicht als solcher allein, sondern in seiner gesamten Biomechanik zur unteren Extremität betrachtet werden. So kann beispielsweise eine hartnäckige Tendinitis des M. tibialis posterior Folge eines Genu varum mit funktionell-kompensierendem Pes valgo planus sein, ohne daß dieser in einer mechanischen Fehlstellung zu erkennen ist. Das ätiologische Agens gilt korrigiert zu werden, und nicht das zwangsläufige Symptom. Das gleiche Prinzip pathologischer Interaktionen gilt für den Fußbereich in seiner Beziehung zum Sprunggelenk. So ist z.B. in umgekehrter Weise beim idiopathischen oder posttraumatischen Rückfuß-Varus nicht der fibulare Bandapparat der Schwachpunkt einer chronisch fibularen Bandinsuffizienz, sondern die Fersenbeinfehlstellung, welche Supinationstraumen induziert und vorrangig korrigiert werden muß.

c) *Der Fuß als belastetes Erfolgsorgan* kann nur im statisch-dynamischen Gleichgewicht seine volle Funktion wahrnehmen. Die rekonstruktive Fußchirurgie kann hier bei relevanten Störungen meist nur das eine Prinzip gegen das andere balancieren. So geht z.B. durch Trauma oder degenerative Alterationen die Steigbügelfunktion des M. tibialis posterior durch Ruptur verloren. Die damit aufgehobene dynamische Komponente führt zwangsläufig zum zunehmend dekompensierenden Pes valgo planus, der im protrahierten Stadium nur durch eine statisch-kompensierende Triple-Arthrodese der unteren Sprunggelenke zum schmerzfrei vollbelastbaren Fuß zu korrigieren ist [75]. Umgekehrt kann z.B. die ossär-induzierte Imbalance der Fußhebermuskeln durch ein Impingement der Peronealsehnen nur dann wieder ins Gleichgewicht gebracht werden, wenn der posttraumatisch entstandene äußere Fersenbeinbuckel nach Calcaneusfraktur weggemeißelt wird und ein freies Laufen der Sehnen ermöglicht. Genauso kann der M. triceps surae nur nach anatomischer Verheilung eines Entenschnabelbruches des Fersenenbeines wieder seine volle Kraft zurückgewinnen.

Literatur

1. Bardeen (1905) Studies of the development of the human skeleton. Am J Anat 4:265
2. Barnett Ch, Napier JR (1952) The axis of rotation at the ankle joint in man. Its influence upon the form of the talus and the mobility of the fibula. J Anat 86:1–9
3. Basset FH, Gates HS, Billys JB, Morris HB, Nikolaou PK (1990) Talar impingement by anteroinferior tibiofibular ligament. J Bone Joint Surg (Am) 72:55
4. Belenger M, Van der Elst E, Lorthioir J (1951) Les fractures du calcaneum. Leurs traitement et le traitement de séquelles. Acta Orthop Belg 17:58–67
5. Benninghoff A, Goerttler K (1968) Lehrbuch der Anatomie des Menschen, I. Bd., 10.Aufl. Urban und Schwarzenberg, München
6. Bonnin JG (1950) Injuries to the ankle. Hafner, Darien, Conn 1970, Facsimile of the 1950 edition
7. Broesike G (1902) Anatomischer Atlas des gesamten menschlichen Körpers, I.Bd., Abteilung II. Fischer's Medicinische Buchhandlung, Kornfeld, Berlin, S 221
8. Bromfeild W (1773) Chirurgical observations and cases, Vol 2. Ed. by William Bromfeild, Cadell, London, p 87

9. Chaput V (1906) Prognostic des fractures bimalleolaires. Bull Mem Soc Chir Paris 32:927
10. Charpy A, Nicolas A, Prenant A, Poirier P, Jacques P (1899) Traite d' anatomie humaine. In: Poirier P, Charpy A (eds) Vol 1, 2nd Ed. Masson, Paris
11. Close JR (1956) Some applications of the functional anatomy of the ankle joint. J Bone Joint Surg (Am) 38:761–781
12. Close JR, Inman VD (1952) The action of the ankle joint. Prosthetic Devices Research Project, Institute of Engineering Research, University of California Berkeley. Advisory Committee on Artificial Limbs, National Research Council, Series II, Issue 22
13. Courty A (1945) Etude sur l'architecture du calcaneum. Considerations physiologiques. Consequences chirurgicales. Rev Chir Orthop 13:10–24
14. Deigentesch N, Bender G (1987) Der Fuß in der Orthopädie. Schattauer, Stuttgart
15. Destot E (1911) Traumatismes du pied et rayons X. Masson, Paris
16. Draenert K (1984) Neue Beobachtung zur Anatomie und Funktion des oberen Sprunggelenkes. In: Hakkenbroch MM, Refior HJ, Jäger M, Plitz W (Hrsg) Funktionelle Anatomie und Pathomechanik des Sprunggelenkes. Thieme, Stuttgart, S 5
17. Draenert K, Müller ME (1980) Morphologie und Klinik des fibularen Bandapparates am oberen Sprunggelenk. Anat Anz 147:188–200
18. Fick R (1911) Spezielle Gelenk- und Muskelmechanik. In: Bardeleben K (Hrsg) Handbuch der Anatomie und Mechanik der Gelenke, 2.Bd., 3.Teil. Fischer, Jena
19. Galen: De usu partium, lib III, c 10, 11, Vol III. Edition Kühn, 1821–33. S 234ff, 242ff
20. Gissane W (1947) Fractures of the os calcis. J Bone Joint Surg 29:254–255
21. Gregory WK (1934) Man's place among the anthropoids. Oxford University Press, New York
22. Hamilton WC (1984) Traumatic disorders of the ankle. Springer, Berlin Heidelberg New York Tokyo
23. Harty M (1973) Anatomic considerations in injuries of the calcaneus. Orthop Clin North Am 4:179–183
24. Henke JW (1855) Die Bewegung des Fußes am Sprungbein. Z Rationelle Med 7:225
25. Hicks JH (1953) The mechanics of the foot. I. The joints. J Anat 87:345–357
26. Hochstetter F (1927) Anatomischer Atlas (Toldt) I. Bd., 13. Aufl. Urban und Schwarzenberg, Berlin, S 243
27. Honnart F (1974) Anatomie et physiologie de l' avant pied. Rev Chir Orthop 60:107
28. Inman VT (1976) The joints of the ankle. Williams and Wilkins, Baltimore
29. Isman RE, Inman VT (1968) Anthropometiric studies of the human foot and ankle. Biomechanics aboratory. University of California, San Francisco
30. Kapandji JA (1974) Physiologie articulaire. Fascicule II, 4th Ed. Libraire Maloine, Paris S 140
31. Keith A (1893) The ligaments of the catarrhine monkeys, with references to corresponding structures in man. J Anat Physiol 28:149
32. Lanz von T, Wachsmuth W (1972) Praktische Anatomie, Bd. I, Teil 4, Bein und Statistik. VI:Pes, der Fuß. Springer, Berlin Heidelberg New York
33. Laurin CA, Mathieu J (1975) Sagittal mobility of the normal ankle. Clin Orthop 108:99–104
34. Lazarus SP (1886) Zur Morphologie des Fußskelettes. Morphol Jahrb 24:1
35. Mann RA (1975) Biomechanics of the foot. In: The American Academy of Orthopedic Surgeons. Atlas of orthopedics. Mosby, St Louis
36. Manter JT (1941) Movements of the subtalar and transverse tarsal joints. Anat Rec 80:397–410
37. Merkel F (1913) Atlas zur Skelettlehre. Passiver Bewegungsapparat: Knochen und Bänder. Bergmann, Wiesbaden, S 124
38. Meyer H (1853) Das aufrechte Gehen. Zweiter Beitrag zur Mechanik des menschlichen Knochengerüstes. Arch Anat Physiol Wissensch Med, S 365
39. Meyer v H (1883) Kap. 1: Ursache und Mechanismus der Entstehung des erworbenen Plattfußes, nebst Hinweisung auf Mechanismus des Fußes in normalen und abnormen Verhältnissen. Teil 1: Der Plattfuß. Fischer, Jena
40. Morton DJ (1936) The human foot. University Press, New York, Columbia
41. Müller ME (1978) Zur Anatomie der lateralen Gelenkbänder am oberen Sprunggelenk. Hefte Unfallheilk 133:145–147
42. Mulfinger GL, Trueta J (1970) The blood supply of the Talus. J Bone Joint Surg (Br) 52:160–167
43. Pankovich AM, Shivaram MS (1979) Anatomical basis of variability in injuries of medial malleolus and the deltoid ligament. I. Anatomical studies. Acta Orthop Scand 50:217–223
44. Pernkopf E (1943) Topographische Anatomie des Menschen, Band II, 2. Hälfte. Urban und Schwarzenberg, Berlin, S 240
45. Peterson L (1975) The artial supply of the Talus. Acta Orthop Scand 46:1026–1034
46. Phillips CE (1914) Syndesmorrhapy and syndesmoplasty. Surg Gynecol Obstet 19:729–733
47. Platzer W (1977) Die Sprunggelenke. Österr Journal Sportmedizin 3:17–21
48. Prins JG (1978) Diagnosis and treatment of the ankle. Acta Chir Scand [Suppl] 486:3–149
49. Reikeras O (1983) Metatarsal osteotomy for relief of metatarsalgia. Arch Orthop Trauma Surg 101:177
50. Reimann R, Anderhuber F, Gerold J (1988) Modelle zur Geometrie der menschlichen Sprungbeinrolle: Zwei Reihen geometrischer Modelle zur Veranschaulichung der Biomechanik des oberen Sprunggelenkes. Gegenbaurs Morphol Jahrb 134:351–380
51. Root ML, Orien WP, Weed JH (1977) Normal an abnormal function of the foot. Clinical biomechanics, Vol II. Clinical Biomechanics Publishers, Los Angeles, CA
52. Rouviere H (1924) Anatomie humaine. Tome 2:304

53. Sauer HD, Jungfer E, Jungbluth KH (1978) Experimentelle Untersuchungen zur Reißfestigkeit des Bandapparates am menschlichen Sprunggelenk. Hefte Unfallheilk 131:37-42
54. Schmidt HM (1978) Gestalt und Befestigung der Bandsysteme im Sinus und Canalis tarsi des Menschen. Acta Anat 102:184-194
55. Schmidt HM (1981) Die Artikulationsflächen der menschlichen Sprunggelenke. Adv Anat Embryol Cell Biol 66:1-81
56. Schmidt HM, Grünwald E (1981) Untersuchungen an den Bandsystemen der talocruralen und intertarsalen Gelenke des Menschen. Gegenbaurs Morph Jahrb 127:792-831
57. Schmidt JM, Jäger M (1984) Anatomische Studie an 400 Leichensprunggelenken unter besonderer Berücksichtigung möglicher Varianten bezüglich Beschaffenheit und Verlauf der fibularen Bänder. In: Hackenbroch MM, Refior HJ, Jäger M, Plitz W (Hrsg) Funktionelle Anatomie und Pathomechanik des Sprunggelenkes. Thieme, Stuttgart, S 10
58. Seiler H (1982) Anatomie und Funktion des oberen Sprunggelenkes. Überprüfung bisheriger Konzepte und Korrekturen. Eine experimentelle Studie. Habilitationsschrift, Universität Homburg/Saar
59. Sosna T, Sosna A (1977) Variability and functional significance of the external ligament of the ankle for stability of the talocrural joint. Folia Morphol (Praha) 25:371-374
60. Speemann H (1918) Über die Determination der ersten Organanlagen des Amphibienembryo. Arch Entwmech Org 43:448
61. Strasser H (1917) Lehrbuch der Muskel- und Gelenkmechanik, III. Bd. Springer, Berlin, S 218
62. Swoboda B, Scola E, Zwipp H (1991) Operative Behandlung und Spätergebnisse des Fußkompartment-Syndroms. Unfallchirurg 94:262-266
63. Tandler J (1926) Lehrbuch der systematischen Anatomie des Menschen Bd. 1, 2. Aufl. FCW Vogel, Leipzig, S 260
64. Toendury G (1968) Rauber-Kopsch, Lehrbuch ud Atlas der Anatomie des Menschen, Bd. 1. Thieme, Stuttgart, S 417-426
65. Trethovan WH (1926) The operative treatment of ankle fractures. Lancet 1:90
66. Vogel de PE (1970) Zitiert nach Prins [48]
67. Volkmann RV (1970) Ein Ligamentum „neclectum" pedis (Lig. calcaneonaviculare mediodorsale seu sustentaculonaviculare). Verh Anat Ges 64:483-490
68. Waldeyer A (1962) Anatomie des Menschen, I. Teil, 5. Aufl. De Gruyter, Berlin, S 364
69. Wildenauer E (1950) Die Blutversorgung des Talus. Z Anat Entwicklungsgesch 115:32-36
70. Wirth CJ, Küsswetter W, Jäger M (1978) Biomechanik und Pathomechanik des oberen Sprunggelenkes. In: Hefte Unfallheilkd 131:10
71. Wolf-Heidegger G (1961) Atlas of systematic human anatomy, Vol I, 2nd Ed. Karger, Basel, S 22
72. Quenu E, Küss G (1909) Les luxations du metatarse. Rev Chir 39:720-791
73. Zwipp H (1986) Die anterolaterale Rotationsinstabilität des oberen Sprunggelenkes. Hefte Unfallheilkd 177:1-176
74. Zwipp H, Tscherne H, Wülker N, Grote K (1989) Der intraartikuläre Fersenbeinbruch: Klassifikation, Bewertung und Op-Taktik. Unfallchirurg 92:117-129
75. Zwipp H, Tscherne H, Berger A (1989) Rekonstruktive Fußchirurgie nach Komplextraumen des Fußes. Unfallchirurg 91:140-154
76. Zwipp H (1991) Rekonstruktive Maßnahmen am Fuß nach Kompartmentsyndrom. Unfallchirurg 94:274-279

3. Frakturen, frische (Osteosynthesetechniken)

„Die Härte unserer Knochen stammt von den Knochen unserer Erdenmutter, den Felsen und Steinen. Nackt ragen sie in den Himmel, auf den Berggipfeln, sind wie Giganten, die schlafend in den Hängen der Berge liegen, wie Götzenbilder in die Wüste gesetzt und sind verborgen in den Tiefen der Erde"

Das Friedens-Evangelium der Essener

3.1. Komplexverletzungen

Komplextraumen des Fußes sind häufig bei Polytraumen im Rahmen eines Rasanztraumas [36, 91, 98, 110] oder als Barytrauma [98] durch direkte Gewalteinwirkung als schweres singuläres Trauma zu beobachten.

3.1.1. Definition

Die chirurgische Definition eines komplexen Fußtraumas basiert im eigenen Vorgehen auf einem 5-Punkte-System [110], das zum einen die 5 anatomisch-funktionellen Ebenen des Fußes als auch den Weichteilschaden berücksichtigt. Die 5 Etagen des Fußes umfassen:
1. OSG-Ebene, 2. Talus, 3. Calcaenus, 4. Chopart-Lisfranc-Gelenk, 5. Mittelfuß und addieren sich mit je einem Punkt für die jeweils betroffene Ebene. Der Weichteilschaden berücksichtigt erst- bis drittgradig offene/geschlossene Frakturen mit jeweils einem Punkt des Schweregrades oder 4 Punkten bei viertgradigen Quetschtraumen im Sinne des Überrolltraumas, des degloving injury oder der subtotalen Amputation. Ergeben Anzahl der betroffenen Etagen zusammen mit der Punktzahl des Weichteilschadens 5 oder mehr als 5 Punkte, kann definitionsgemäß von einem Komplextrauma gesprochen werden (Abb. 3.1).

3.1.2. Therapeutische Ziele

Das Ziel der Wiederherstellung eines gebrauchsfähigen, plantigraden Fußes wird an zahlreichen Kriterien der Erhaltbarkeit gemessen werden, wie Allgemeinzustand des Patienten (Polytrauma-Schlüssel, siehe Anhang) und Lokalzustand der Extremität: Durchblutung, Innervation, Weichteilmantel, Knochendefekte etc. Die Hannover Fracture Scale (siehe Anhang) und der MES-Score (mangled extremity severity-Score) [91] sind zur Frage der primären Amputation wichtige Entscheidungshilfen.

Erscheint der Fuß erhaltungswürdig, besteht das Ziel der Behandlung darin, Durchblutung und Sensibilität, besonders aber die plantare Haut und Fersenpolsterung zu erhalten, die passive und aktive Bewegung wiederherzustellen, Infektionen zu verhüten und zu kontrollieren und die knöcherne Heilung zu erzielen.

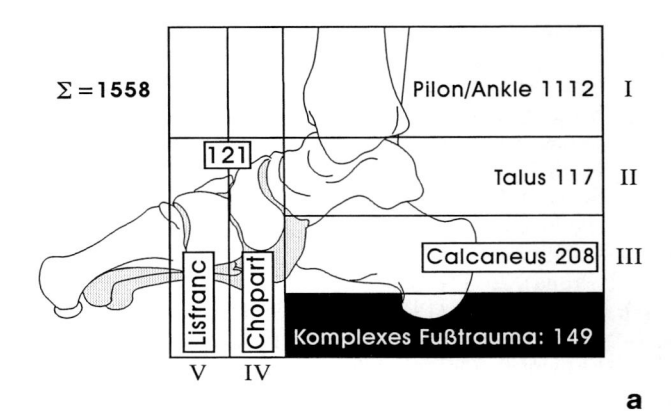

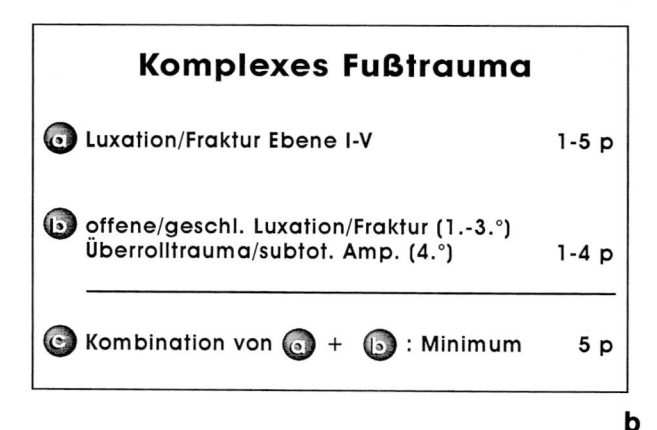

Abb. 3.1. Die 5 funktionell wichtigen Ebenen des Fußes bei der Graduierung von komplexen Fußtraumen. **a** Nach eigener 20-Jahres-Statistik betreffen von allen Sprunggelenks- und Fußbrüchen (n = 1558) über 2/3 die Sprunggelenksebene. Beim komplexen Fußtrauma (n = 149), das etwa 10% aller Fälle ausmacht, sind i.d.R. mehrere Etagen des Fußes betroffen. **b** Eigenes Punktesystem zur Definition des komplexen Fußtraumas

3.1.3. Fehler und Gefahren

3.1.3.1. „Life before limb"

Die größten Fehler bei Komplextraumen des Fußes werden eingegangen, wenn man primär Erhaltungsversuche erzwingt, d.h. beim Polytraumatisierten initial aufwendige Rekonstruktionen durchführt, die quo ad vitam besser durch eine primäre Amputation zum Lebenserhalt durchgeführt worden wären. Nach dem Polytrauma-Score (PTS) als Entscheidungshilfe empfiehlt Tscherne [98] beim komplexen Fußtrauma mit gleichzeitig schwerwiegendem Polytrauma (PTS 3–4) die primäre Amputation, beim mittelgradigen Polytrauma (PTS 2) die individuelle Entscheidung und bei PTS 1 den Erhaltungsversuch.

3.1.3.2. „Viel ist manchmal weniger"

Erlaubt der Allgemeinzustand einen Erhaltungsversuch, besteht der zweite schwerwiegende Fehler oftmals darin, daß man initial möglichst den gesamten Fuß erhalten möchte. Durch unterlassene second look-Operationen oder Fehleinschätzungen der Vitalität, besonders der Fußbinnenmuskulatur können sekundäre, aufsteigende Infektionen schließlich eine Unterschenkelamputation notwendig machen, was u.U. durch eine initiale transmetatarsale Amputation oder rechtzeitige Re-Debridements hätte vermieden werden können [110].

3.1.3.3 „Wo primär amputieren?"

Das Prinzip der primären Amputationshöhe beim Trauma verhält sich konträr zu gefäßchirurgischen Richtlinien nach akuten oder chronischen Gefäßverschlüssen, bei denen Zuwarten und Demarkation als Entscheidungshilfen gelten.

Beim Komplextrauma des Fußes, insbesondere beim Quetsch- und Überrolltrauma, sollte bei strikter **Vermeidung einer intraoperativen Blutsperre** alles, was sich nach Reposition der Luxation, Luxationsfraktur und nach Dermatofasciotomie am Fuß nicht intraoperativ im Sinne einer Kapillardurchblutung erholt, primär amputiert werden. Dabei sollte schrittweise in den klassischen Amputationslinien primär intraoperativ vorgegangen werden. Im Zweifelsfall sollte immer eine **second look-Operation innerhalb von 12–36 Stunden**, je nach Befund, festgelegt werden, die dann eine Entscheidung zur Nachamputation oder zum frühen freien Gewebstransfer festlegen läßt.

3.1.4. Amputationen und Exartikulationen

a) Indikationen

Der Schritt zur primären Amputation ist neben dem Allgemeinzustand (PTS) abhängig vom initialen klinisch-radiologischen Ausmaß der Weichteil- und Knochendestruktion, der Durchblutung und nervalen Situation, wobei der „Mangled extremity severity score" [91] oder die Hannover Fracture Scale (siehe Anhang) hilfreich sein kann. Die klinische Palpation von A. tibialis posterior und A. dorsalis pedis, die Dopplersonographie bei schockierten Patienten, die Kompartment-Druckmessung und ggf. die notfallmäßige Angiographie oder DSA können differenzieren lassen, ob eine durch Kompartment-Syndrom bedingte oder traumaabhängige Gefäßspastik die Ischämie des Fußes verursachen. Die letzte Entscheidung zum Erhaltungsversuch oder zur primären Amputation kann nur intraoperativ aufgrund des blutsperrenfreien Debridements mit Beurteilung der Kapillardurchblutung getroffen werden, welche die initiale Amputationshöhe vorgibt.

b) Techniken

Erst nach Reposition der Luxation, der weichteilkompromittierenden Frakturdislokation und u.U. nach Dermatofasciotomie wird *blutsperrenfrei* die Kapillardurchblutung der Zehen subungual und der Haut des Fußes überprüft, notfalls durch tangentiale scharfe Schnitte kontrolliert.

3.1.4.1. Phalangeale und metatarso-phalangeale Amputation

Bei offenen Defekten bewährt sich zur Deckung das Aushülsen der Zehen mit plantarer Lappenbildung, das basisnahe Absetzen im spongiösen Bereich der Phalangen sowie die Exartikulation der Zehen in den Phalangeal- oder Metatarso-Phalangealgelenken unter Erhaltung des Gelenkknorpels im Sinne der Infektbarriere. Die Kriterien zum Erhaltungsversuch der Großzehe müssen strenger geprüft werden, da dieser für die Abwicklung des Fußes eine große funktionelle Bedeutung zukommt. Die Zehenendglieder sollten zur Vermeidung einer Beugekontraktur eher vollständig exartikuliert werden, die Mittelphalangen werden basisnah oder vollständig entfernt, die Grundphalangen sollten möglichst lang erhalten werden mit Refixation der Streckaponeurose. Die Sehnen und Nerven werden unter leichtem Zug abgesetzt, um sich ausreichend nach

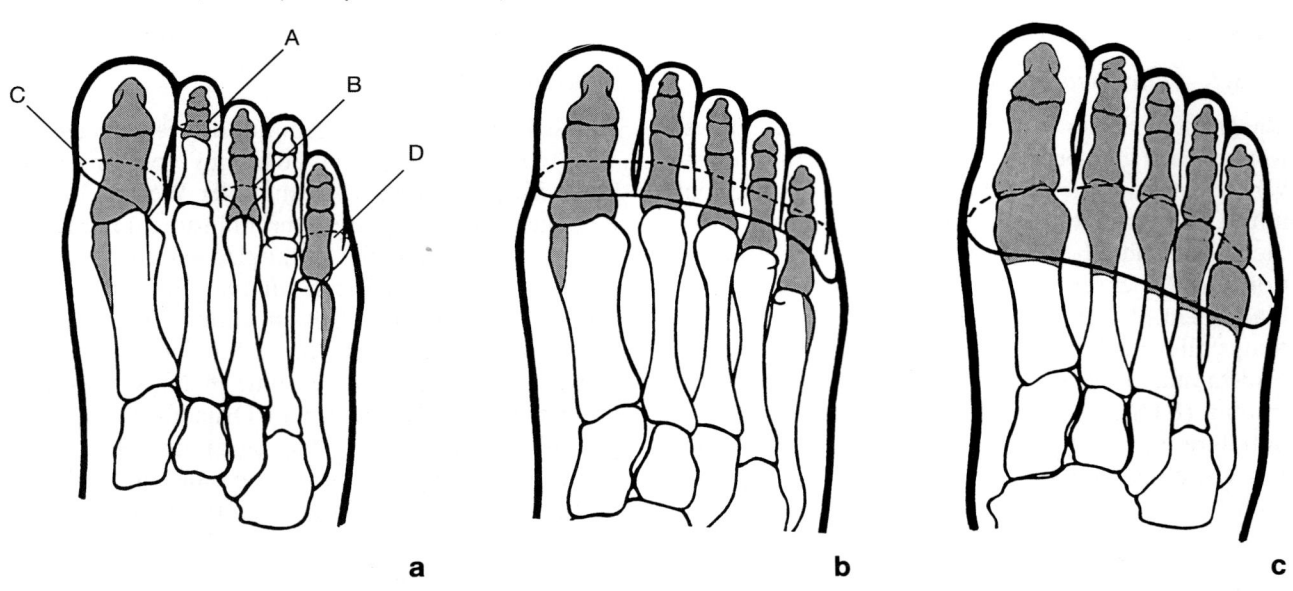

Abb. 3.2. Schnittführung und Absetzungslinien im Vorfußbereich. **a** Exartikulationen und Amputationen im Zehenbereich: *A* Exartikulation im Mittelgliedgelenk, *B* Exartikulation im Grundgliedgelenk, *C* Exartikulation der Großzehe mit medialer Fußverschmälerung in der Verbindungslinie Cuneiforme I/Metatarsaleschaft I, *D* Exartikulation der Kleinzehe mit lateraler Fußverschmälerung durch Abtragung der lateralen, distalen MFK 5 Protuberans. **b** Exartikulation sämtlicher Zehen im Grundgliedgelenk mit Berücksichtigung der medialen und lateralen Protuberansverschmälerung von Metatarsale I and V. **c** Distale Vorfußamputation in der distalen Metatarsale-Linie

proximal retrahieren zu können, verbleibende Condylen abgerundet. Beim Absetzen der Großzehe oder Kleinzehe sollte der distale mediale bzw. laterale Metatarsaleschaft beigetrimmt werden (Abb. 3.2). Wenn weichteilmäßig möglich, sollte bei Amputation der Großzehe, die Flexor- und Extensorsehne zusammen mit der intrinsischen Muskulatur über dem Metatarsaleköpfchen vernäht werden, um eine Retraktion der Sesambeine zu verhindern. Die Schnittführung sollte hier so gelegt werden, daß zur Stumpfdeckung mehr medial- und plantarseitige Haut gewonnen wird.

Bei metatarso-phalangealer Exartikulation aller Zehen wird der dorsale bogenförmige Schnitt auf Höhe der Schwimmhautfalten angelegt, der plantare 1 QF weiter distal. Beim notwendigen Verlust der Sesambeine sollte die plantare Crista am MT-I-Köpfchen geglättet werden, der mediale MT-I-Köpfchenrand und der laterale MT-V-Köpfchenrand beigetrimmt und geglättet werden (Abb. 3.2).

3.1.4.2. Transmetatarsale Amputation

Sie wird in der Absetzungshöhe vom vorliegenden Weichteilschaden bestimmt, insbesondere von der Durchblutung der plantaren Instrinsinc-Muskulatur und der plantaren Haut, die zur Lappenbildung möglichst weit nach dorsal geschlagen werden soll, um einen guten belastungsfähigen Stumpf zu erzielen. Die klassischen Absetzungslinien nach SHARP verlaufen leicht konvex, köpfchennah (langer Mittelfußstumpf) oder basisnah ebenfalls im spongiösen Bereich (kurzer Mittelfußstumpf, Abb. 3.3).

Irreguläre Amputationsformen sind je nach Weichteilsituation möglich, wobei insbesondere dem vollständigen Erhalt des 1. Strahles und/oder des 5. Strahles besondere Bedeutung zukommt.

3.1.4.3. Tarso-metatarsale Exartikulation (Lisfranc)

Diese klassische Exartikulationslinie ist empfehlenswert bei schwerer Vorfußzerstörung im Rahmen einer Erstmaßnahme, um diese in Abhängigkeit von einer second look-Operation im Sinne einer sekundären plastischen Deckung zu vervollständigen oder bei progressiver Nekrose, z.B. in eine Pirogoff'sche Amputation (siehe Kap. 3.1.4.5) umzuwandeln. Bei der sekundären plastischen Deckung dieser Stumpfbildung ist von Bedeutung, daß die Extensoren in leichter Dorsalflexion des Restfußes durch die Cuneiformia und das Cuboid gezogen und plantar

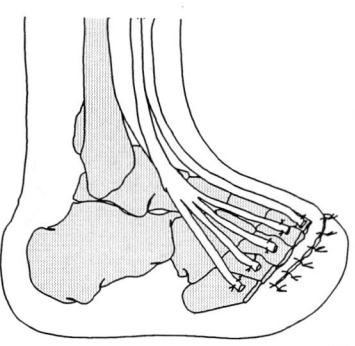

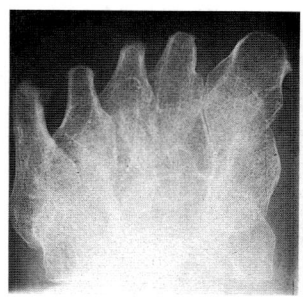

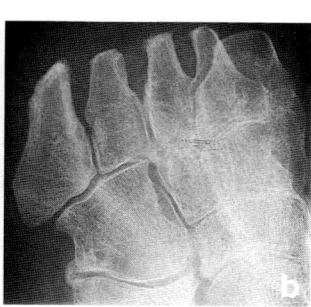

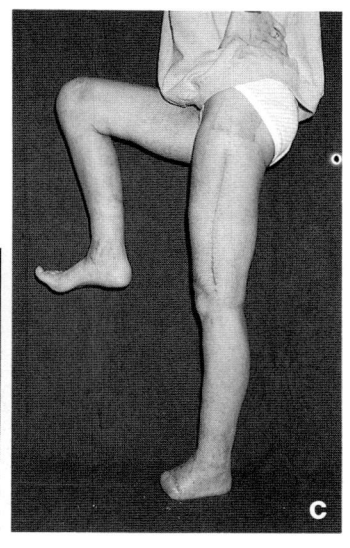

Abb. 3.3. Proximale Transmetatarsale-Amputation. **a** Bei guten Weichteilen können im Idealfall die Streckersehnen transossär fixiert werden. **b** 3 Jahre nach proximaler transmetatarsaler Amputation wegen Vorfußgangrän nach peripherer Embolie aufgrund eines arteriellen Femoraliskatheters bei einer 40-jährigen langzeitbeatmeten Patientin. **c** Das funktionelle Stehvermögen ist mit dieser Stumpfbildung noch sehr gut

steigbügelartig in sich vernäht werden, um einer späteren Spitzfußkontraktur vorzubeugen. Zur besseren Stumpfbildung kann ein Rest des zwischen Cuneiforme mediale und laterale eingerückten Metatarsale II, in deren Gelenkhöhe verbleiben (Abb. 3.4).

3.1.4.4. Transtarsale Exartikulation (Chopart)

Eine Chopart-Exartikulation ist nur dann zu empfehlen, wenn die Weichteilsituation eine plastisch-funktionelle Stumpfbildung erlaubt. D.h. umfunktionieren der anatomischen Steigbügelfunktion in eine aktive Taluskopfhebung mittels Transposition der Sehne des Tibialis posterior (Tib. anterior) und Peroneus longus (Peron. brevis) steigbügelförmig durch den Taluskopf oder Calcaneushals (Abb. 3.5). Ist ein Erhalt dieser Sehnen aufgrund der Weichteilzerstörung primär nicht möglich und eine Plantarflexion des Rückfußes sekundär zwangsläufig entstanden, kann diese Form der Stumpfbildung nur durch eine Double-Arthrodese im oberen und unteren Sprunggelenk korrigiert oder nach Revenko [78] mechanisch umfunktioniert werden (vgl. Abb. 3.5).

Eine andere Alternative zwischen Chopart- und Lisfranc-Amputation stellt die Exartikulation nach Bona-Jäger dar, wobei Naviculare und proximales Cuboid erhalten bleiben. Die funktionell dynamischen Maßnahmen sind hier zur Vermeidung einer Spitzfußbildung ebenfalls zu beachten und der gegebenen Situation anzupassen.

3.1.4.5. Transcalcaneare Amputation (Boyd, Pirogoff)

Bei allen schweren Vorfuß- und Fußwurzelzerstörungen stellt die transcalcaneare Amputation nach Boyd [7], insbesondere nach Pirogoff [74], die sicherste Methode zur Vermeidung einer aufsteigenden Infektion bei gleichzeitig möglichst längstem und optimal belastbarem Stumpf dar. Bei diesem Verfahren können insbesondere alle zerquetschten Weichteile einschließlich der Fußbinnenmuskulatur und der Sehnen radikal entfernt werden, lediglich die meist unversehrte Achillessehne bleibt als bradytrophes Gewebe in dieser Stumpfbildung erhalten.

Die hier empohlene modifizierte Pirogoff-Stumpfbildung (Abb. 3.6) führt zu einer Verkürzung der gesamten Beinlänge um max. 1 cm bei optimalem Stumpf-Fersenbeinpolster. Nach präliminärer Exartikulation in der Chopart-Gelenklinie und Kürzung aller Sehnen bis in das gesunde Gewebe hinein bzw. bis zum muskulären Übergang, wird danach der Talus aus der Gabel herausgelöst. Alle Knorpelanteile der Sprunggelenksgabel werden mit dem Meißel, scharfen Löffel, Fräse unter Erhaltung

LISFRANC-Amputation

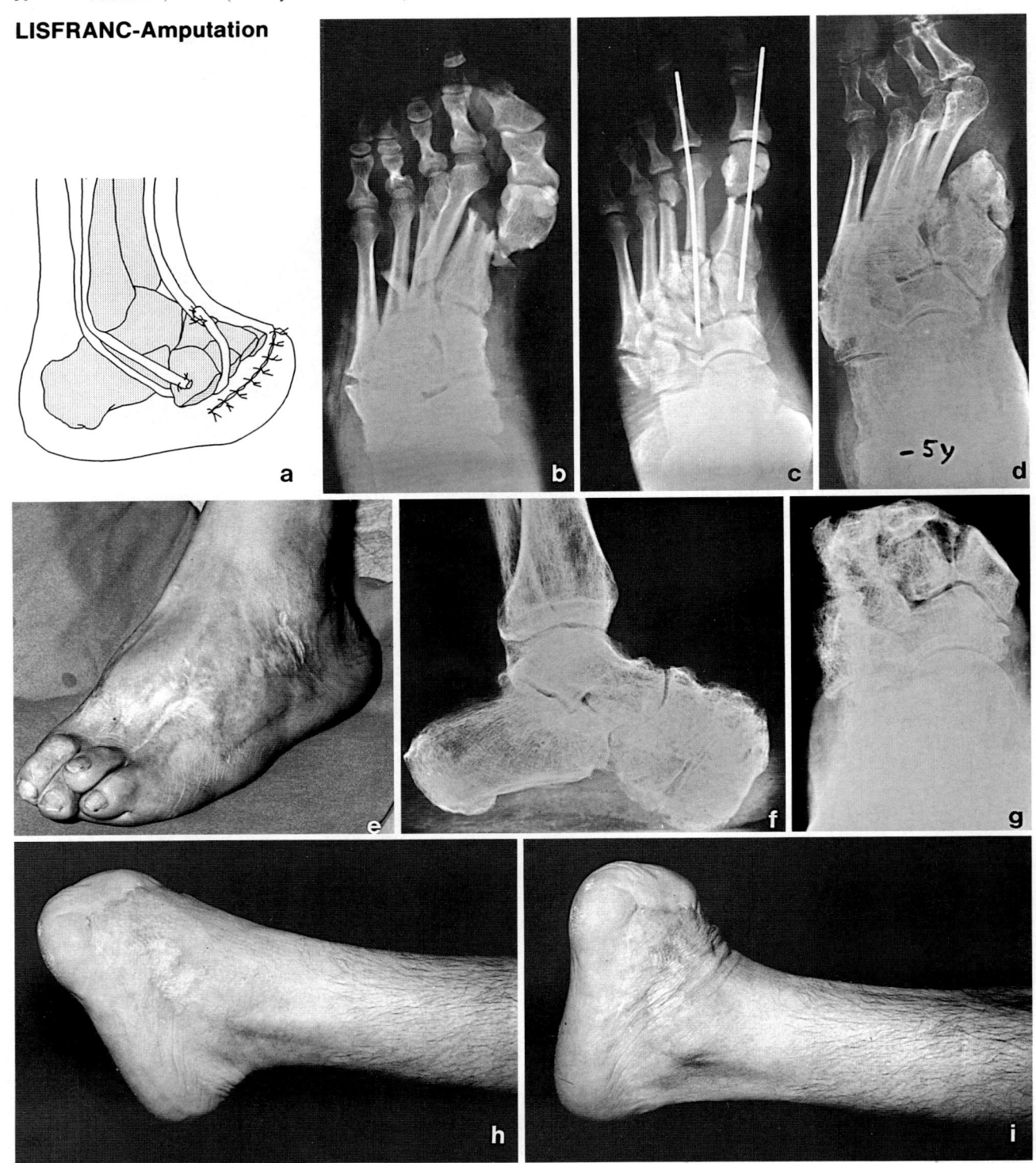

Abb. 3.4. Lisfranc-Amputation mit dynamischer Stumpfbildung. **a** Die funktionell notwendige Steigbügelfunktion durch Peroneus longus und Tibialis anterior ist nur im Idealfall bei guten Weichteilen möglich. Meist ist bei schweren Weichteiltraumen des Fußes im Rahmen einer Quetschverletzung nur die notfallmäßige Exartikulation in der Lisfranc-Reihe möglich. Bei der second look Operation wird entschieden, ob nachamputiert oder sekundär myoplastisch vorgegangen werden kann. **Negativbeispiel** eines erzwungenen Erhaltungsversuches bei einem 44-jährigen Patienten mit schwerem Vorfuß-Quetschtrauma: **b** Unfallbild mit zweitgradig offenen Lisfranc- und Metatarsalia-Frakturen. **c** Debridement, Spickdrahtfixation und sekundäre Teilamputation des 1. Strahles. **d,e** 5 Jahre nach dem partiellen Erhaltungsversuch wegen chronischer rezidivierender Weichteilfistelung, Schmerzen und regionaler Osteomyelitis Entschluß zur Nachamputation im Lisfranc-Bereich. **f–i** Sanierte Weichteile, schmerzfrei, voll belastbarer Stumpf in Lisfranc-Höhe 2 Jahre später

CHOPART-Amputation

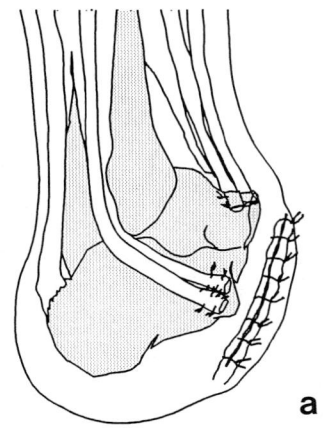

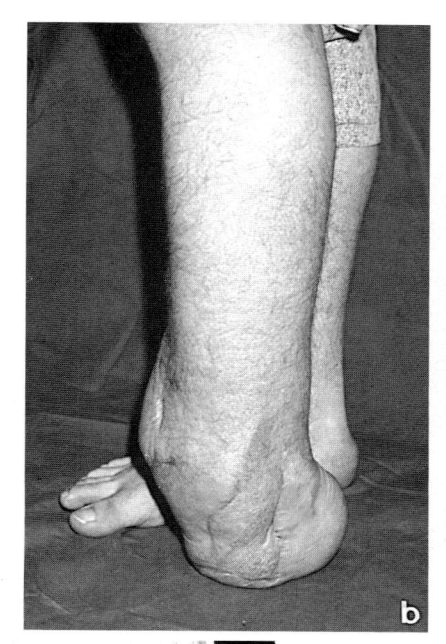

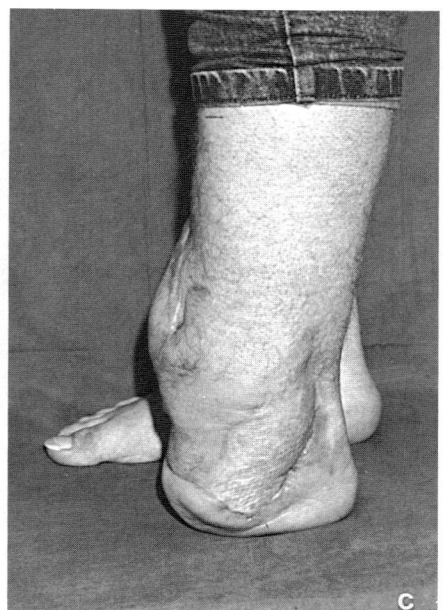

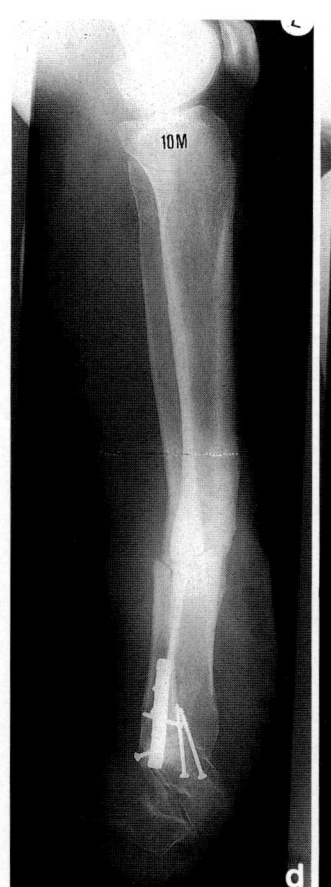

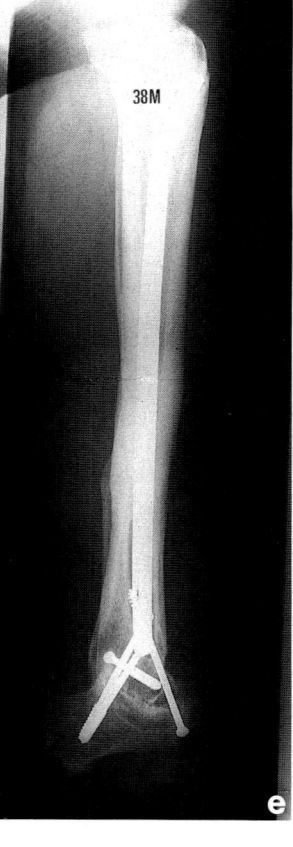

Abb. 3.5. Chopart-Amputation. **a** Im Idealfall dynamische Stumpfbildung mit transossärem Durchzug der Tibialis anterior-Sehne und des Extensor digitorum communis im Taluskopfbereich, Steigbügelfesselung der Peronus longus-Sehne zum Tibialis posterior möglichst transossär durch den Processus anterior calcanei. **b–e** In diesem Beispiel eines 17-jährigen Jungen mit drittgradig offener Unterschenkelfraktur und schwerster Vorfußzertrümmerung ist bei notwendiger kunstloser Amputation in der Chopart-Gelenklinie aufgrund der schwer kontusionierten Weichteile eine primäre Sehnenplastik nicht durchführbar. Zur Erhaltung des Unterschenkels war in diesem Fall sogar ein freier Latissimus dorsi-Lappen notwendig. **b, d** 10 Monate nach erfolgreicher Unterschenkelerhaltung ist sowohl klinisch (**b**) und radiologisch (**d**) die Spitzfuß-Rückfußfehlstellung mit angehobener Ferse erkennbar. Das Laufen auf dem plantar gekippten Calcaneus ist bei fehlender Fersenpolsterung extrem schmerzhaft. **c, e** Erst durch die Fusion des oberen und unteren Sprunggelenkes in physiologischer Rechtwinkelstellung resultiert ein gut belastbarer Rückfußstumpf bei zwischenzeitlich durchgeführter Unterschenkelmarknagelung wegen Refraktur des Unterschenkelbruches, 38 Monate nach Erstversorgung

PIROGOFF-Amputation

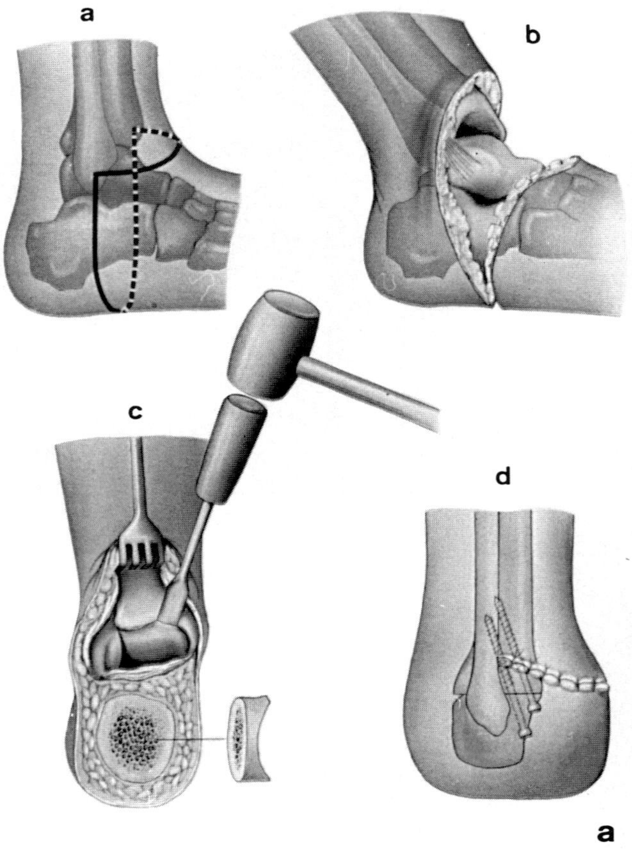

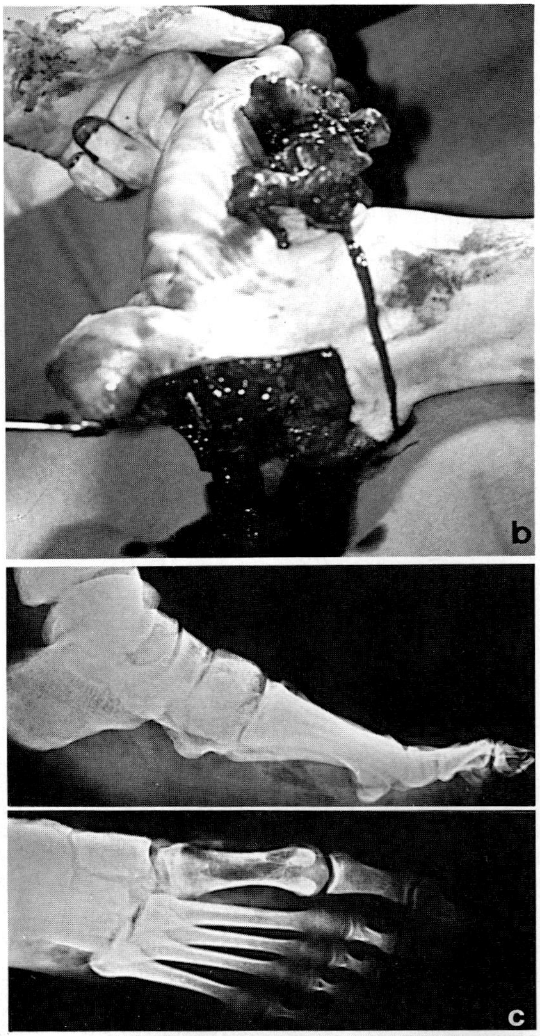

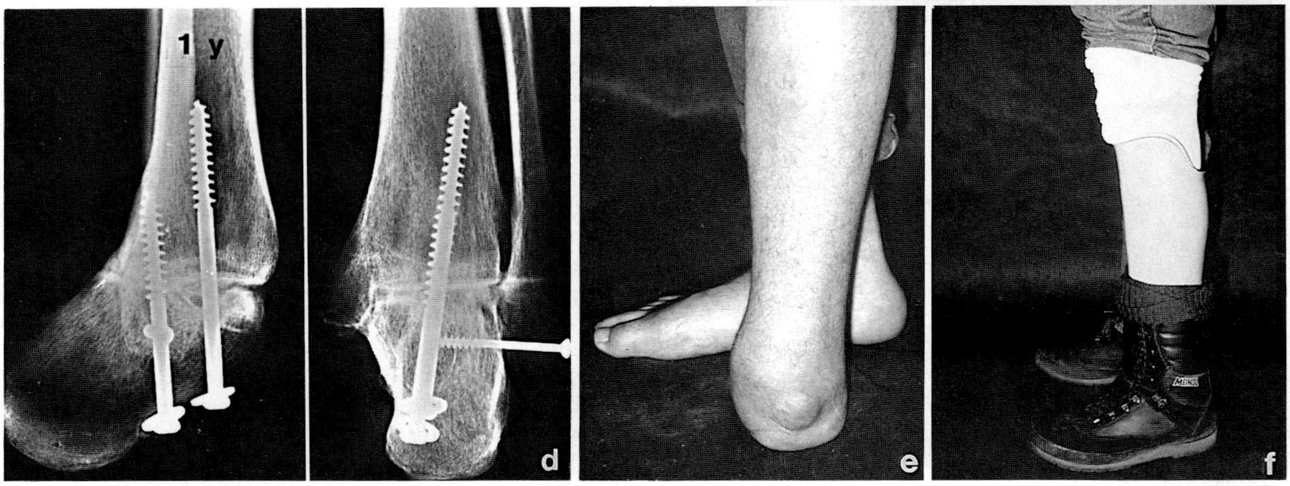

Abb. 3.6. Modifizierte Pirogoff-Amputation. **a** Schrittweises Vorgehen mit zunächst kunstloser Exartikulation in der Chopartlinie, Enukleation des Talus, vollständige Entknorpelung der Sprunggelenksgabel, Osteotomie des Processus anterior calcanei ca. 1 cm proximal der cuboidalen Gelenkfläche und Aufrichten des Fersenbeines um annähernd 70° mit Verschraubung mittels 6.5er Schrauben. Bei verzögerter Versorgung ist meist eine nahtlose Achillessehnen-Z-Plastik notwendig. **b–f** Beispielhaftes Vorgehen bei einem 20-jährigen Soldaten, dem ein 10 t schwerer Stahlträger auf den Fuß fiel. Schwerste Weichteilquetschung im Vorfuß und Rückfußbereich. **c** Das Röntgenbild mit mäßiger Dissoziation im Lisfranc-Gelenk läßt den schweren Weichteilschaden nur erahnen. **d, e, f** Nach primärer Exartikulation im Lisfranc-Gelenk second und third look am 2. und 5. Tag mit Pirogoff-Stumpfbildung, gute Weichteile nach einem Jahr. Solide knöcherne Heilung mit Beinlängenverkürzung von 1,5 cm und guter prothetischer Versorgbarkeit

von Außen- und Innenknöchel entfernt. Danach erfolgt die Osteotomie des gelenktragenden Processus anterior calcanei mit Verschmälerung des Sustentaculum tali. Im Rahmen einer Erstversorgung ist die Achillessehne noch in keiner Weise kontrakt, sodaß hier das Fersenbein problemlos bis 70–80° aufrechtgestellt und mittels 2 großer 6.5er Spongiosaschrauben stabil zur Tibia hin fixiert werden kann. Falls die stabile Fußsohlenhaut zur Weichteildeckung im ventralen OSG Bereich nicht ausreicht, kann hier später problemlos Spalthaut transplantiert werden, da diese Zone für die Stumpfbelastung eine untergeordnete Rolle spielt (Abb. 3.6 und 3.8).

Eine Modifikation dieses Verfahrens stellt die Boyd-Amputation dar, bei der das Fersenbein nicht aufgerichtet, sondern translatorisch verschoben wird. Modifikationen dieser Methode und der Pirogoff'schen sind je nach Weichteilsituation möglich, das Prinzip der stabilen Fersenhauterhaltung ist bei allen Variationen gewahrt.

Die OSG-Amputation nach Syme [93] ist vor allem bei primär gefäßkranken oder älteren Patienten mit schwerer Fußzerstörung als Alternative zur klassischen Unterschenkelamputation zu empfehlen (Abb. 3.7).

3.1.4.6. Perioperative Prinzipien

Bei allen komplexen Fußtraumen sollten folgende Grundsätze beachtet werden:

1. Aggressive Chirurgie

Radikales, primäres Debridement mit mechanischer Reinigung, Exzision, Jet-Lavage, Kompartment-Spaltung bis hin zur evtl. notwendigen Teilamputation unter Einschluß von geplanten Zweit- und Drittoperationen hinsichtlich Re-Debridement, Nachamputation oder freier Lappenplastik.

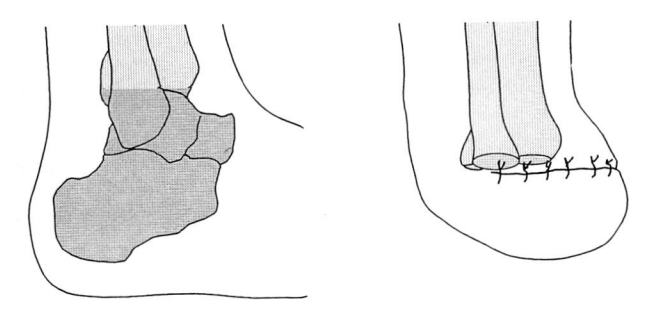

Abb. 3.7. Syme-Amputation weniger bei traumatologischen Fällen als vielmehr bei diabetischen Gefäßprozessen zu empfehlen

2. Minimalosteosynthese

Zur Minimierung des additiven operationsbedingten Traumas wird initial und temporär nach schonender Reposition nur mit Spickdrähten und 3.5er Corticalisschrauben stabilisiert.

3. Tibiotarsale Transfixation

Temporäre Maßnahme (2–3 Wochen) zur stabilisierenden Ergänzung der Miminalosteosynthese, Ruhigstellung, verbesserten Weichteilpflege und Vermeidung von Fußfehlstellungen (Abb. 3.10).

4. Frühe Weichteildeckung

Im Rahmen von Erhaltungsversuchen ist bei großen Weichteildefekten, besonders in der Fersen-, Achilles- und Knöchelgegend ein rascher (innerhalb von 72 Stunden) freier Gewebstransfer (z.B. myocutaner M. latissimus dorsi-Lappen/A. radialis flap) notwendig. Bis zum Gewebstransfer oder auch nach Kompartment-Spaltung sind die Hautdefekte mit Kunsthaut (z.B. Epigard) zu decken. Ein sekundärer Wundverschluß bei Kompartment-Spaltung ist meist nach 8–10 Tagen möglich.

5. Osteosynthese-Sequenz

Die offene Reposition und interne Fixation bei Serienfrakturen sollte immer von proximal nach distal erfolgen. Nur bei Talusfraktur und gleichzeitigen Knöchelbrüchen sollte die Talusosteosynthese als erste vorgenommen werden: Talus⟩ Malleolen⟩ Calcaneus⟩ Chopart⟩ Lisfranc⟩ Metatarsalia. Initiale Adaptations-Osteosynthesen sollten vor dem frühen freien Gewebstransfer zu übungsstabilen Osteosynthesen umgewandelt werden.

6. Knochenaufbau

Sekundäre, nach Möglichkeit autogene Defektfüllungen mit cortico-spongiösen Spänen oder reiner Spongiosa zur Wiederherstellung der Länge und Tragfähigkeit der medialen und lateralen Fußsäule, sollten ebenfalls vor dem freien Gewebstransfer durchgeführt werden, da sonst erst nach 6 Wochen mit schwieriger Lappenhebung möglich. Für die initiale Defektfüllung empfiehlt sich das Einlegen von PMMA-Kugelketten, welche neben der Infektprophylaxe als funktionelle Platzhalter anzusehen sind. Früharthrodesen im Sinne der verzögerten primären Fusion (2.–3. Woche) vor allem des Subtalargelenkes bei schwerer Talus-/Calcaneus-Luxationsfraktur sind technisch schwierig durchführbar und

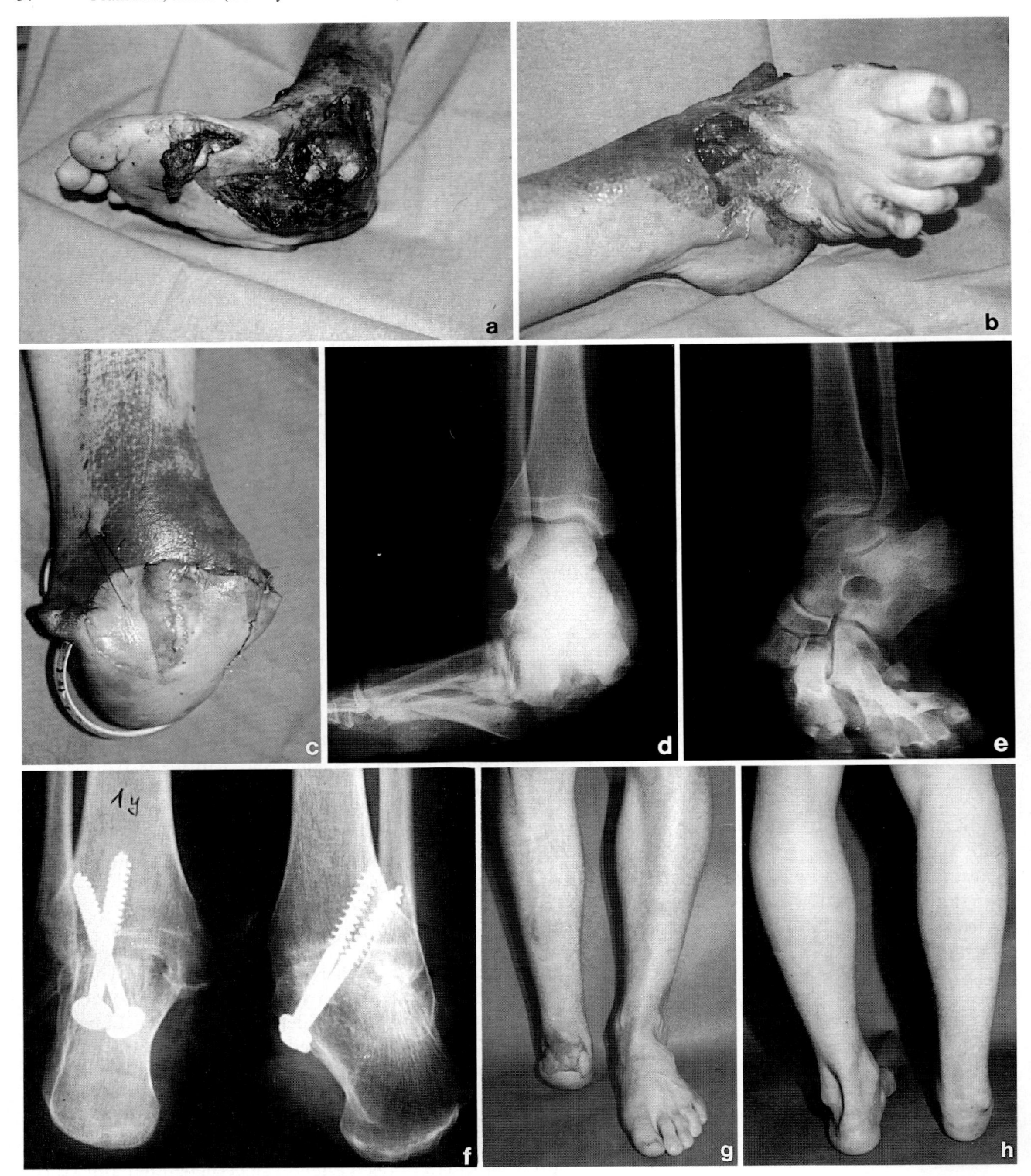

Abb. 3.8. Modifizierte Pirogoff-Amputation versus Unterschenkelamputation. **a, b, d, e** zeigen die Ausgangssituation einer schweren Fußzerstörung bei einem 18-jährigen Aushilfsarbeiter, der mit dem Fuß unter eine Lore kam. Vom Weichteilaspekt erscheint eine Unterschenkelamputation unumgänglich. **c** Sofortiger Entschluß zur versuchsweisen Pirogoff-Amputation und geplanten second und third look-Operationen. **f, g, h** Nach Nachdebridement und Spalthautdeckung zeigt die 1-Jahres-Kontrolle eine exzellente Stumpfbildung, Arbeitsfähigkeit bereits nach 12 Wochen gegeben. Beinlängenverkürzung 1 cm. Gehen auf dem Stumpf ohne Prothese im Hause nachts möglich

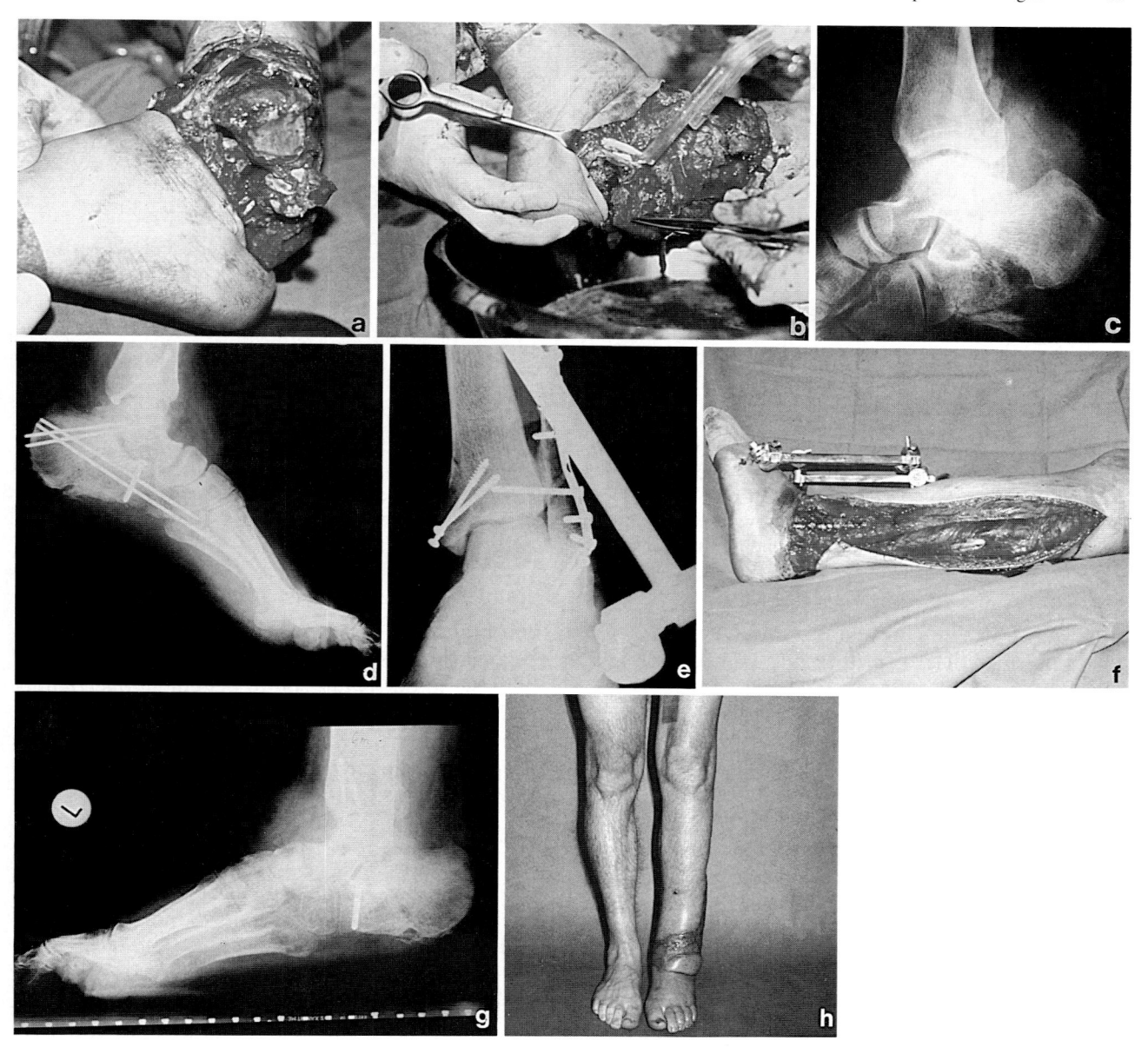

Abb. 3.9. Degloving-Injury linker Fuß als isolierte Verletzung eines 46-jährigen Pkw-Fahrers. **a–c** Drittgradig offene OSG-Luxationsfraktur mit intraartikulärer Fersenbein-2-Gelenk-Fraktur. Schwerste Weichteilzerstörung mit nahezu zirkulärer Ablederung der Haut bis über das Fersenbein. Radikales Debridement mit Jet-Lavage, **d–f** Minimalosteosynthese mit Transfixation und Kompartment-Spaltung aller Kompartimente im Unterschenkelbereich. Temporäre Epigarddeckung, geplante second-look-Operation mit Entscheidung zum Latissimus dorsi-Transfer innerhalb von 72 Stunden. **g, h** Gute Weichteildeckung mit erfolgreichem Erhaltungsversuch bei der 6 Monats-Kontrolle

nur empfehlenswert, wenn dadurch eine Revitalisierung des Nachbarknochens möglich erscheint.

7. Funktionelle Nachbehandlung und frühe Teilbelastung

Beim komplexen Fußtrauma ist dies meist erst nach der 3. Woche möglich. Nach Abnahme der tibiotarsalen Transfixation: passive Bewegung auf der Motorschiene, aktive Krankengymnastik, passives Durchbewegen der Zehen, manuelle Therapie zur Mobilisation der Fußgelenke, Teilbelastung mit 15 kp zur Remineralisierung des Fußskeletts und zur Vermeidung des Sudeck-Syndromes. Bandagierung des Fußes und Unterschenkels oder Anlegen eines gut modellierten Unterschenkelgehgipsver-

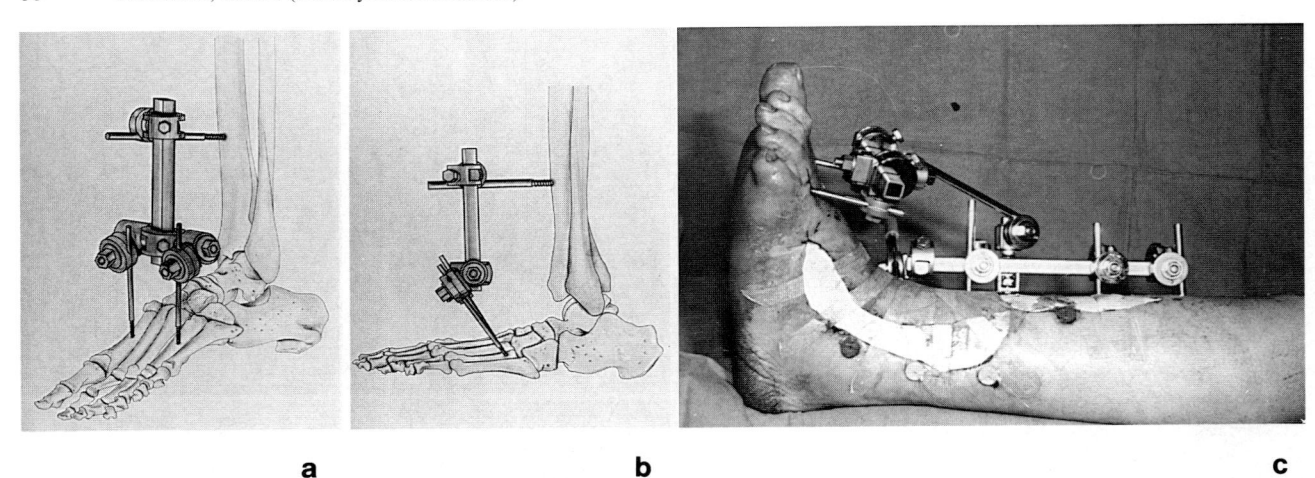

Abb. 3.10. Prinzip der tibio-tarsalen Transfixation, temporär für 3 Wochen. Zur Vermeidung einer supinatorischen Kippstellung des Fußes sollten nach Möglichkeit immer 2 kleine Schanzschrauben in die Metatarsalia eingebracht werden, am günstigsten in den 1. und 4. Strahl. In der Tibia ist meist eine große Schanzschraube ausreichend. **a, b** Prinzip der Transfixation in Neutral-0-Stellung des Fußes. **c** Kombinierte Fixateur-Montage bei komplexer Lisfranc-Verletzung mit gleichzeitiger Unterschenkelfraktur

bandes zur Stützung des Längs- und Quergewölbes des Fußes. Zuletzt Verordnung von individuell angepaßten Schuheinlagen, Spezialschuhen, gegebenenfalls früh- postoperative prothetische Versorgung.

3.1.4.7. Kompartment-Syndrom des Fußes

Ein Kompartment-Syndrom des Fußes ist vor allem bei Bary-Traumen im Sinne der Quetschverletzung, des Überroll- oder Degloving-Traumas beobachtbar, bei der Luxatio talis totalis, häufig auch bei Chopart-/Lisfranc-Luxationsfrakturen, gelegentlich im Rahmen von Talus- und Calcaneusfrakturen [92]. Grundsätzlich sind Fußtrümmerfrakturen, schwere Weichteiltraumen, postischämische Schwellungszustände, intramuskuläre Hämatome und hämorrhagische Diathese induzierend für ein Kompartment-Syndrom.

Indikation zur Kompartment-Spaltung

Wie am Unterschenkel ist besonders bei zweit- und drittgradig geschlossenen Frakturen des Fußes der Logendruck in allen 4 Kompartimenten mit 30 mmHg oder mehr pathologisch erhöht und bedarf als manifestes Kompartment-Syndrom daher der dringenden Kompartment-Spaltung. Nur bei grenzwertigen Befunden zwischen 20 und 25 mmHg kann eine initiale Kryotherapie unter Druckkontrolle versucht werden. Nach eigenen Beobachtungen kommt es am Fuß bei vergleichbaren Werten bezogen auf den Unterschenkel rascher zur Blasenbildung an der Haut, sodaß bei eindeutiger Klinik und Werten von **25 mmHg** die dringliche operative Frakturversorgung mit anschließender temporärer Epigarddeckung oder zumindest die praeliminäre Kompartment-Spaltung erfolgen sollte.

Op-Technik

Beim isolierten Kompartment-Syndrom des Fußes reicht in der Regel die lange, mediane, dorsale Dermatofasciotomie (Abb. 3.11) mit Durchtrennung der Fascia cruris bzw. dorsalis pedis und des distalen Retinaculum extensorum (Lig. cruciatum) aus. Das proximale Retinaculum extensorum (Lig. transversum) muß gelegentlich mitgespalten werden, insbesondere bei kombiniertem Kompartment-Syndrom des Unterschenkels und Fußes, wobei die klassische monolaterale Dermatofasciotomie als Inzision am Unterschenkel in Außenknöchelhöhe auf das Dorsum pedis weitergeführt wird (Abb. 3.12).

Die Spaltung aller 4 Kompartimente am Fuß ist nach eigener Erfahrung bei Fußwurzelfrakturen nur extrem selten notwendig, da über den ausgedehnten dorsalen Zugang meist eine ausreichende Dekompression gegeben ist. Dies, da die Fascienlogen in der Regel traumatisch eröffnet sind.

Beim postischämischen Kompartment-Syndrom ohne direktes Fußtrauma sollte zusätzlich über die interossären Kompartimente das zen-

Komplexverletzungen 57

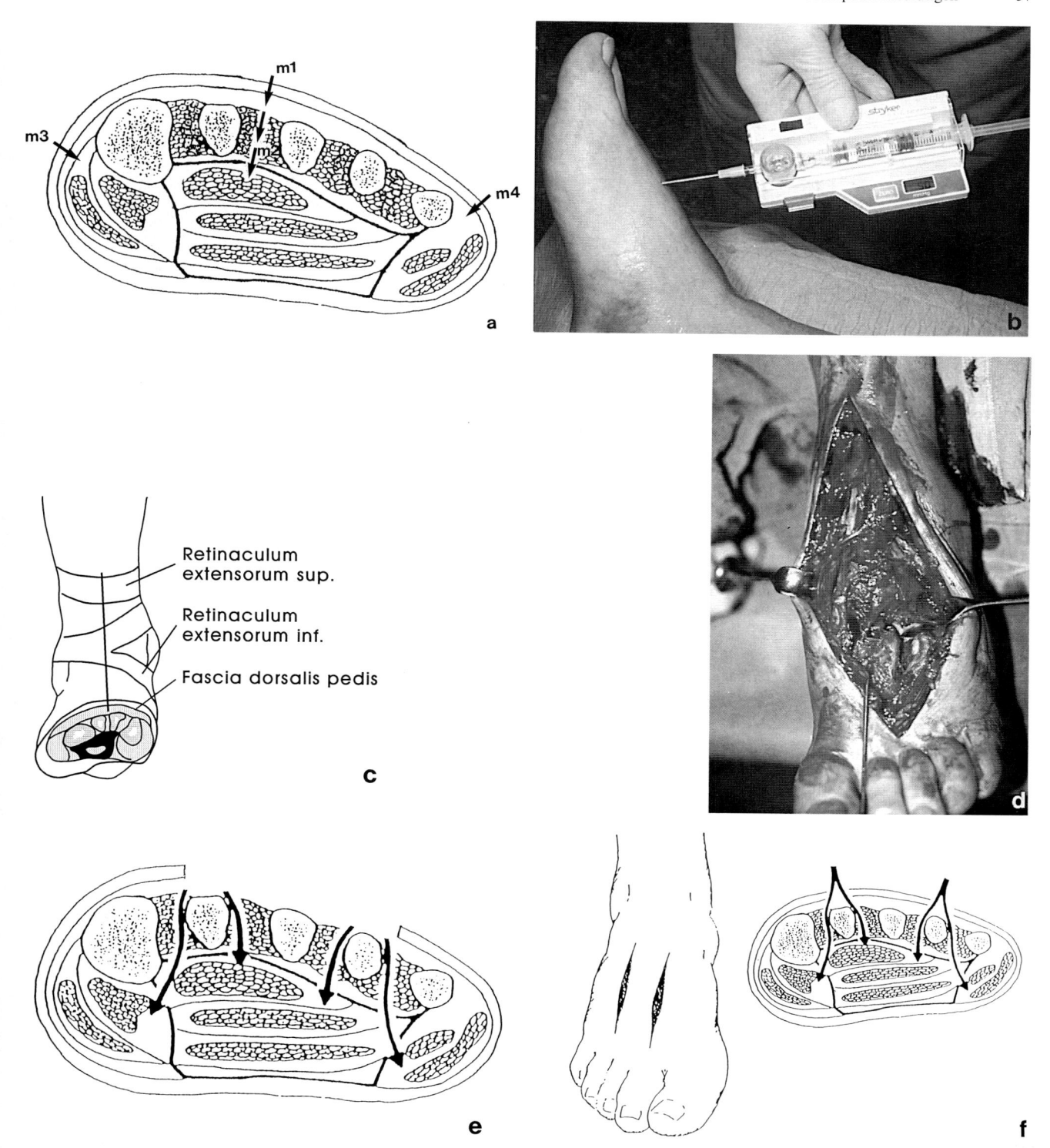

Abb. 3.11. Fußkompartment-Syndrom. **a, b** Vorgehen zur Druckmessung: Das interossale Kompartment (*m1*) und das zentrale Kompartment (*m2*) sind problemlos zwischen dem 2. und 3. Metatarsale messbar. Zusätzlich sollten die Drucke als 3. und 4. Messung im medialen und lateralen Kompartment überprüft werden (*m3, m4*). **c, d** Bei komplexem Fußtrauma mit Kompartment-Syndrom, meist bei komplexen Lisfranc-Verletzungen, ist in der Regel die dorso-mediane Dekompression unter Spaltung des proximalen und distalen Extensorenretinakulums ausreichend, da die übrigen Kompartimente meist traumatisch miteröffnet sind. **e** Beim postischämie-bedingten Fußkompartment-Syndrom kann über die dorsale Dermatofasciotomie zwischen den Metatarsalia ebenfalls das zentrale, mediale und laterale Kompartiment chirurgisch entlastet werden. **f** Nur selten kommt eine Dekompression über 2 paramediane dorsale Inzisionen zur Anwendung, z.B. beim nicht-traumabedingten Postischämie-Syndrom allein der Fußkompartimente

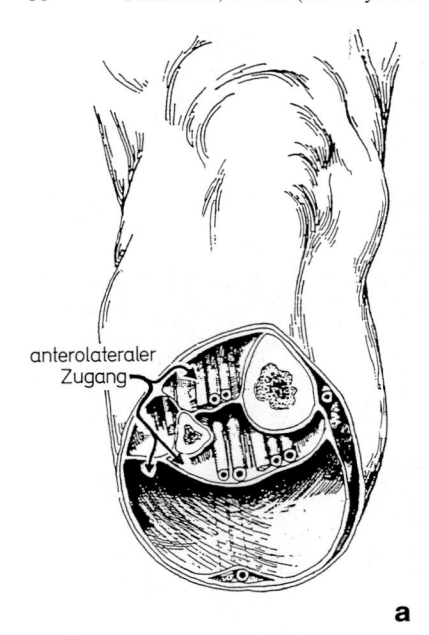

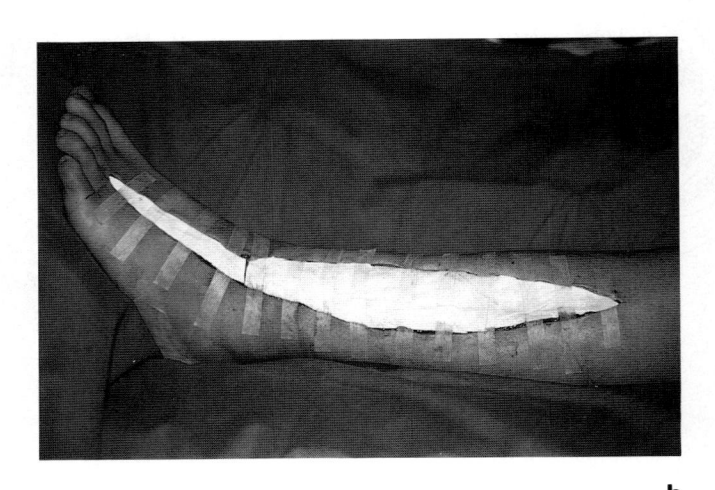

Abb. 3.12 a, b. Beim kombinierten Kompartment-Syndrom des Unterschenkels und des Fußes wird die mono-laterale Inzision distal zum Fußrücken unter Entlastung der Retinacula übergeführt

trale, mediale und laterale mitgespalten werden (Abb. 3.11e). Dies kann vom dorsalen Zugang, wie oben beschrieben, oder über 2 kleinere dorsale Schnitte [59, 67] erfolgen (Abb. 3.11f). Obligat ist dagegen die großzügige temporäre Deckung mit Kunsthaut (Epigard).

3.1.4.8. Plastische Deckung des Fußes

Die meisten Areale des Fußes können erfolgreich mit Spalthaut (besonders Meshgraft 1:1,5) gedeckt werden. Nur im Fersen-, Achillessehnen- und Knöchelbereich sind aufwendigere Verfahren erforderlich. Dabei sind heute insbesondere beim Bary-Trauma frühe, mikrovasculär gestielte Lappen, wie ein belastbarer M. latissimus dorsi- oder ein A. radialis-Lappen empfehlenswert (Abb. 3.13).

Besteht keine Möglichkeit oder eindeutige Indikation zum freien Gewebstransfer sind lokale, gefäßgestielte Verschiebelappen wie die des 1. Interdigitalraumes oder der A. dorsalis pedis möglich. Lokale, kleinere Rotationslappen, der einfache Visier-Verschiebelappen der mittleren Fußsohlenpartie zum Fersengrund sowie gestielte Fernlappen als cross leg-Plastik vom gegenseitigen Unterschenkel, beim Kind vom gleichseitigen Oberschenkel (Abb. 3.18) stellen alternative Möglichkeiten der Plastischen Chirurgie dar. Als Muskellappen kommen der Quadratus plantae oder sicherer der M. abductor hallucis longus in Frage, insbesondere bei medialen Defekten über dem Calcaneus und gleichzeitiger Osteitis (siehe Kap. 3.5.8).

3.1.4.9. Fallbeispiele: Komplextrauma

1. *Fallbeispiel*: Pirogoff-Amputation bei Rasanztrauma

Drittgradig offenes, komplexes Fußtrauma im Rahmen eines PKW-Verkehrsunfalles bei einem 28-jährigen polytraumatisierten Patienten (PTS 3) mit Unterschenkelfraktur, Zerreißung der Knöchelgabel, Talusluxation, komplexer Chopart-Lisfranc-Läsion und multiplen Metatarsale-Frakturen (Abb. 3.14a, b). Primäre Pirogoff-Stumpfbildung. Primäre Wundheilung. Gesamte Beinlängenverkürzung 1 cm. Optimale prothetische Versorgung mit unbegrenzter Gehleistung (Abb. 3.14c, d).

2. *Fallbeispiel*: Früher freier Lappen zur Fußerhaltung

Drittgradig offene komplexe Pilon-Fraktur einer 42-jährigen Patientin, die an der ehemaligen deutsch-deutschen Grenze (kurz nach der Öffnung derselben) mit dem linken Sprunggelenk zwischen zwei Autos eingequetscht wurde. Pilon tibiale (C 3)-Fraktur mit partiellen Defekten der Fibula und der Tibia (Abb. 3.15a–c). Initiales radikales Debridement mit Resektion der distalen Restfibula, Gelenk-

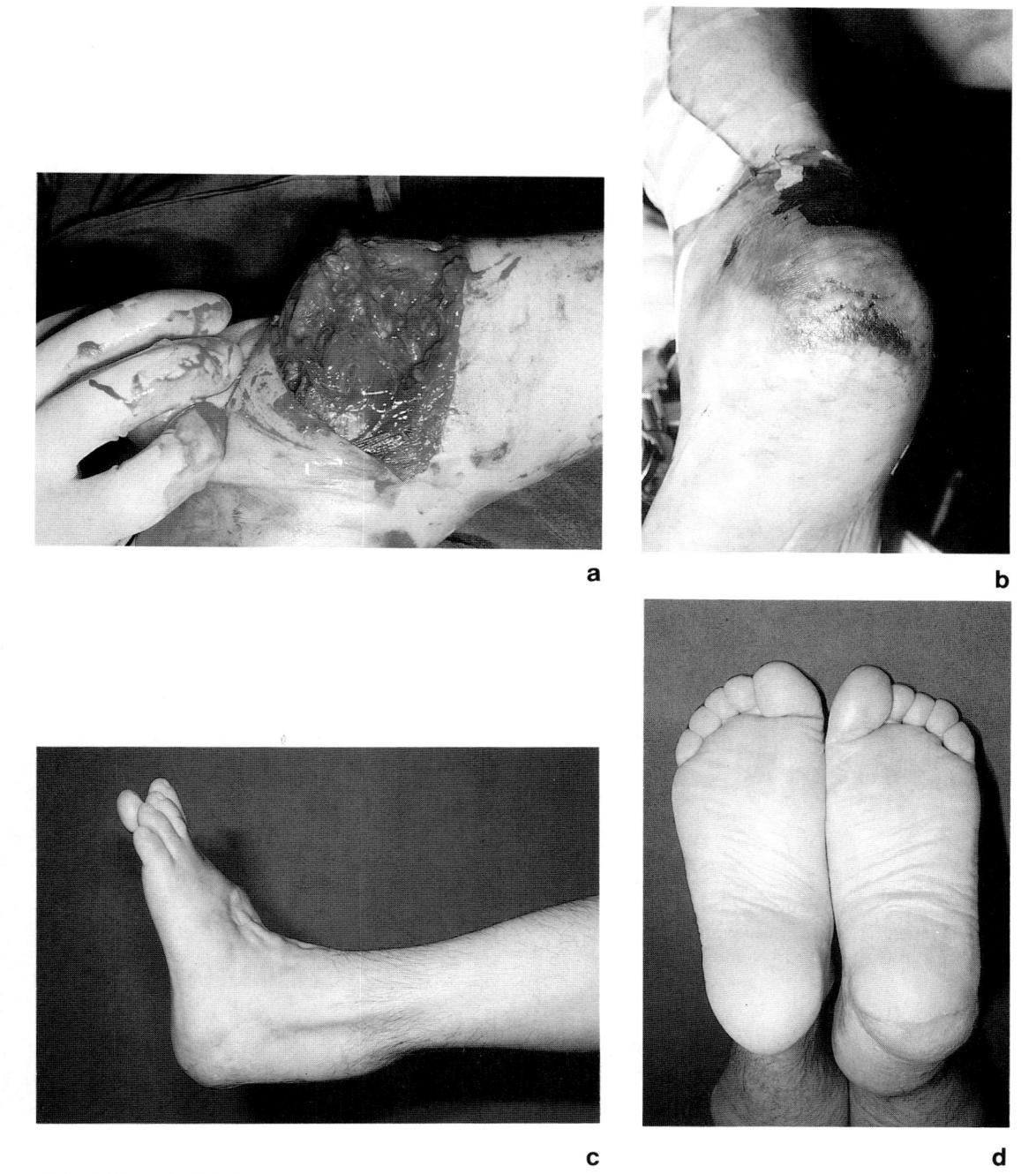

Abb. 3.13. Beispiel eines schweren „degloving injury" der Ferse bei gleichseitiger Unterschenkelfraktur. **a** Die gesamte Fersenhaut ist abgeledert bei intaktem Fersenbein. **b** Bei der second-look-Operation nach 36 Stunden ist die Fersenhaut über Calcaneus und Achillessehne nekrotisch, sodaß die Indikation zum frühen, freien M. latissimus dorsi-Transfer 3 Tage nach Trauma gegeben ist. **c, d** Optimale Fersen- und Achillessehnendeckung bei der 1-Jahres-Kontrolle

rekonstruktion mit Spickdrähten und 3.5er Schrauben im Sinne der Minimalosteosynthese. Temporäre tibiotarsale Transfixation mit zusätzlicher Stützung des Rückfußes, temporäre Kunsthautdeckung mit Epigard (Abb. 3.15d, e).

Redebridement nach 36 Stunden mit Entscheidung zum weiteren Erhaltungsversuches, der nur durch einen freien Gewebstransfer (M. latissimus dorsi-Lappen) möglich erschien und am 4. Tage durchgeführt wurde. Definitive Stabilisierung (3 Wochen nach Lappendeckung) mit dorsaler LCDC-Platte und autogener Spongiosaplastik zur

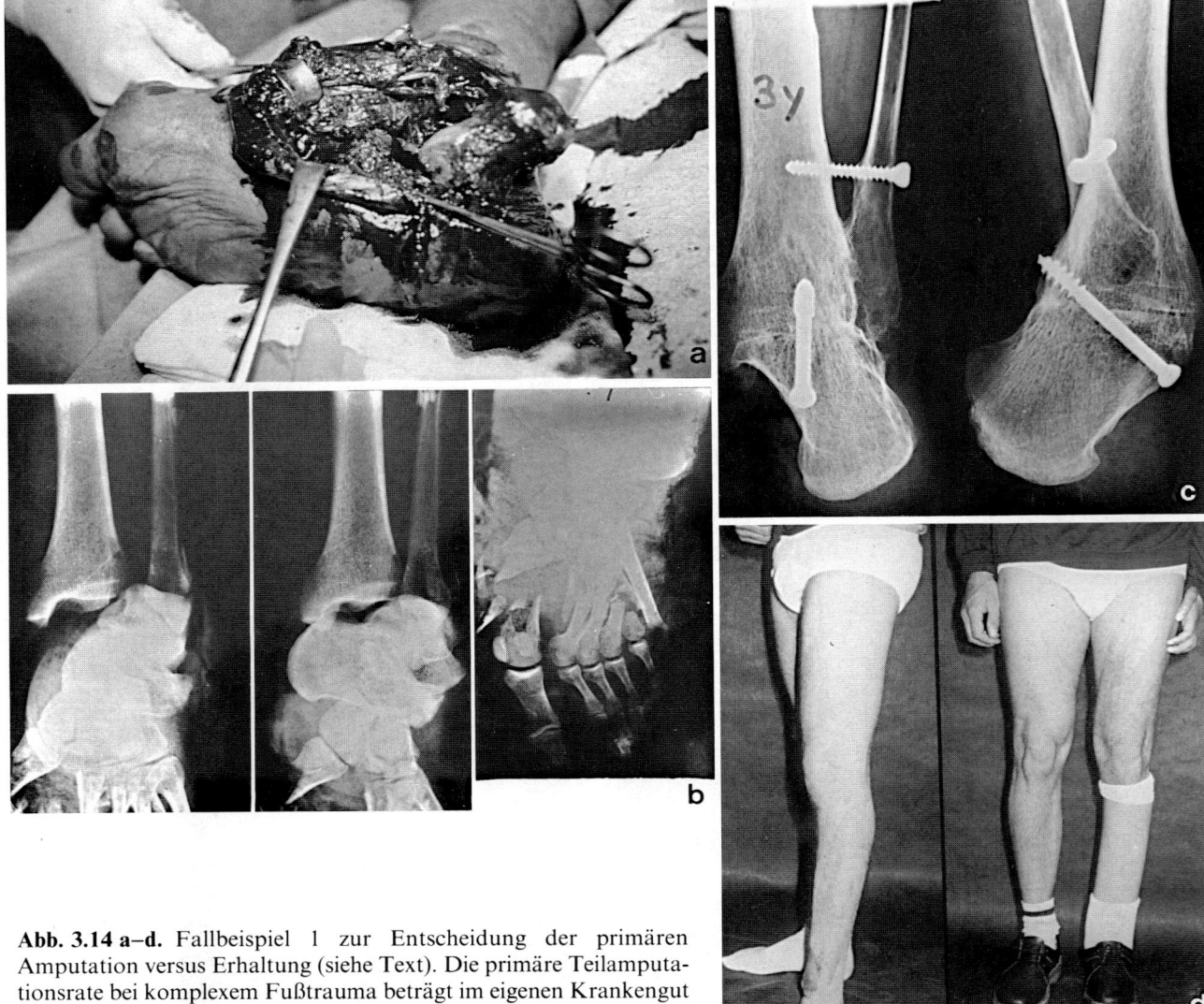

Abb. 3.14 a–d. Fallbeispiel 1 zur Entscheidung der primären Amputation versus Erhaltung (siehe Text). Die primäre Teilamputationsrate bei komplexem Fußtrauma beträgt im eigenen Krankengut bei 149 Fällen 9,4%

funktionellen Nachbehandlung, 3-Monats- und 2-Jahres-Kontrolle mit guter Funktion (Abb. 3.15f–h).

3. *Fallbeispiel*: Minimalosteosynthese und tibiotarsale Transfixation

Zweitgradig offene 3-Etagen-Verletzung einer 40-jährigen Frau nach Sturz aus 10 m Höhe. Die Hauptpathologie besteht in der schweren Zertrümmerung des Calcaneus (blow out fracture) mit zusätzlicher Enukleation des Talus aus der Sprunggelenksgabel und der Chopart-Verbindung (Abb. 3.16 a, b). Debridement, schonende Reposition des Talus, Adaptationsosteosynthese des Calcaneus mit transfixierenden Spickdrähten aller 3 Gelenkebenen und zusätzlicher 3-wöchiger tibiotarsaler Transfixation, was zur erfolgreichen Ausheilung dieser Komplexverletzung unter Erhaltung des Fußes führte (Abb. 3.16 c, d).

4. *Fallbeispiel*: Drei-Etagen-Fraktur

Dieses Beispiel zeigt ein typisches Hochenergie-Trauma mit bimalleolärer Knöchelfraktur (zweitgradig offen) und Impression der medialen Pilon-Ecke (Pfeile), Talushalsfraktur und intraartikulärer Calcaneusfraktur (Abb. 3.17 a–c). Nach radikalem Debridement Schraubenfixation zunächst des Talus, danach der Malleoli und zuletzt des Calcaneus mit temporärer tibiotarsaler Transfixation für 3 Wochen, Spalthautdeckung nach 10 Tagen

Komplexverletzungen 61

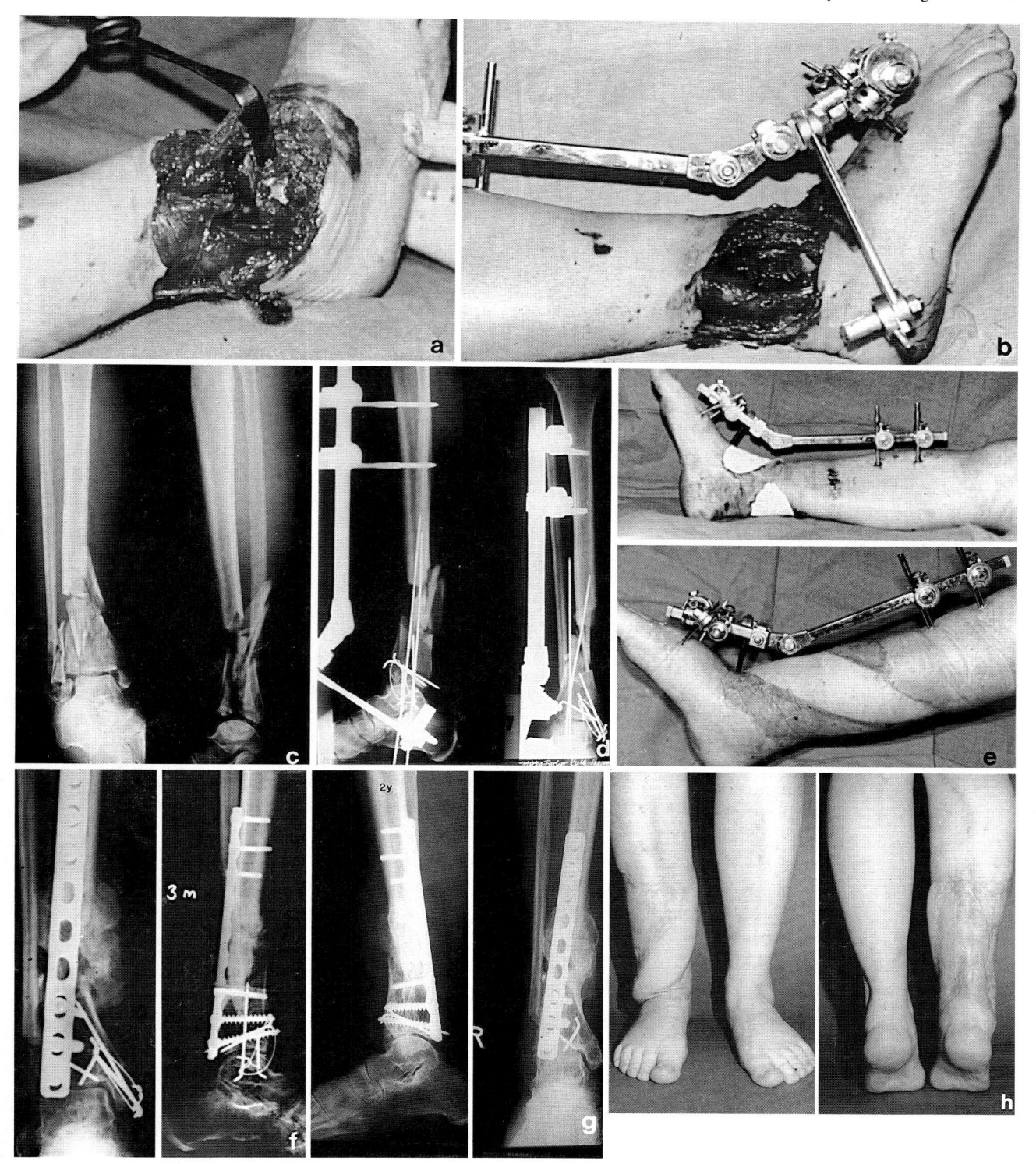

Abb. 3.15 a–h. Fallbeispiel 2 zur primären Amputation versus Erhaltung (siehe Text). Aufgrund der isolierten Verletzung, der erhaltenen Sensibilität und Durchblutung ist ein Erhaltungsversuch absolut indiziert, jedoch nur mit frühem freien Lappen realisierbar, im eigenen Krankengut bei 149 Komplextraumen in 8% der Fälle innerhalb von 72 Stunden durchgeführt

Abb. 3.16 a–d. Fallbeispiel 3 zum Prinzip der Minimalosteosynthese mit tibio-tarsaler Transfixation zur Minimierung des iatrogenen Weichteiltraumas (siehe Text)

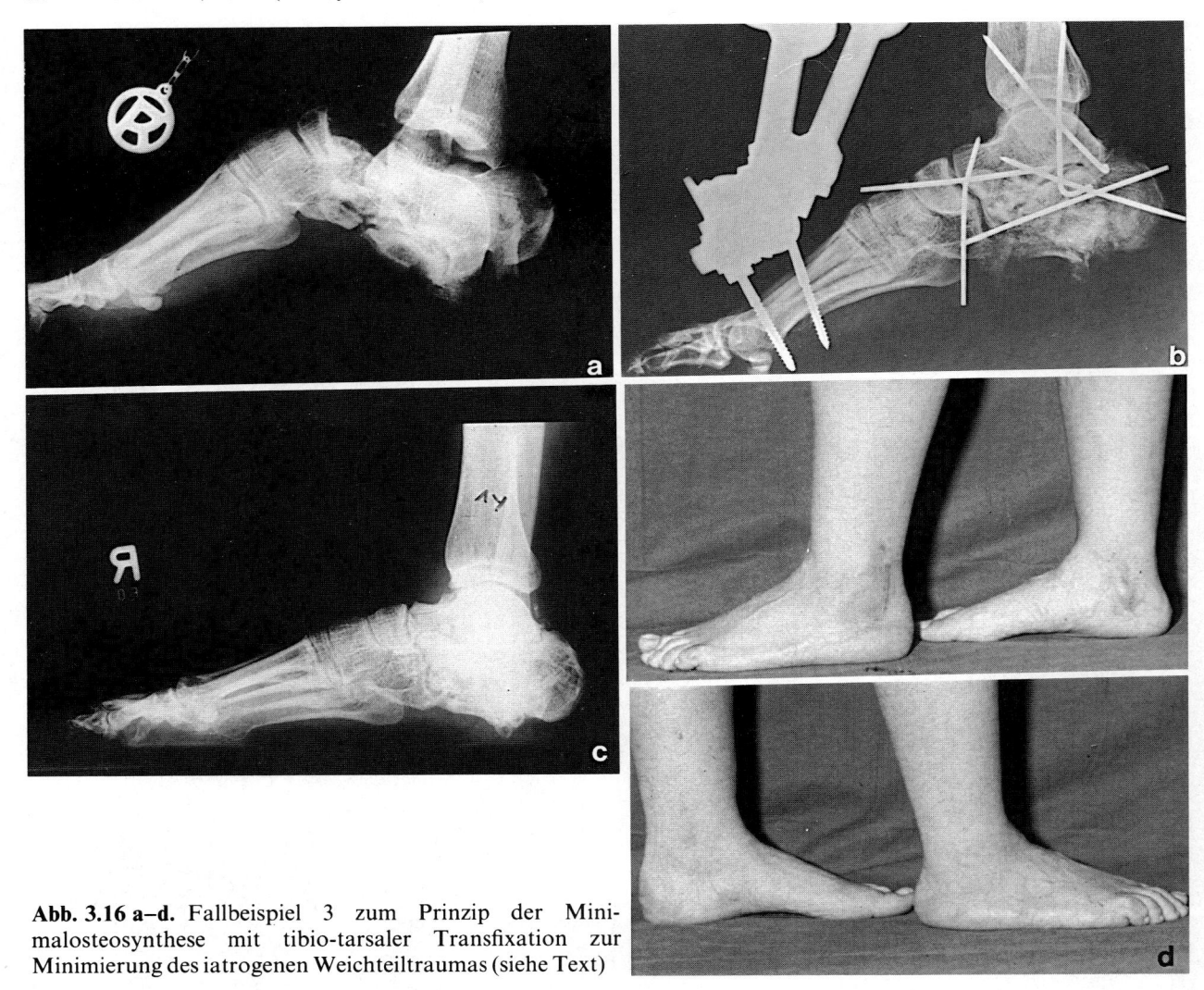

(Abb. 3.17 d–f). Anatomische Rekonstruktion mittles Minimalosteosynthese mit jedoch progressiver posttraumatischer Arthrose in der Sprunggelenksebene innerhalb 8–24 Monate aufgrund der massiven Knorpelzerstörung durch das Hochenergie-Trauma mit zunehmender Restriktion der Dorsalflexion (Abb. 3.17 g–j).

5. *Fallbeispiel*: Überrolltrauma

Dieses Beispiel eines 10-jährigen Knaben soll zeigen, daß sich insbesondere bei Kindern ein Erhaltungsversuch unter wiederholten Re-Debridements zur Abgrenzung einer notwendigen Amputation lohnt (s. Legende zu Abb. 3.18, S. 66).

Komplexverletzungen 63

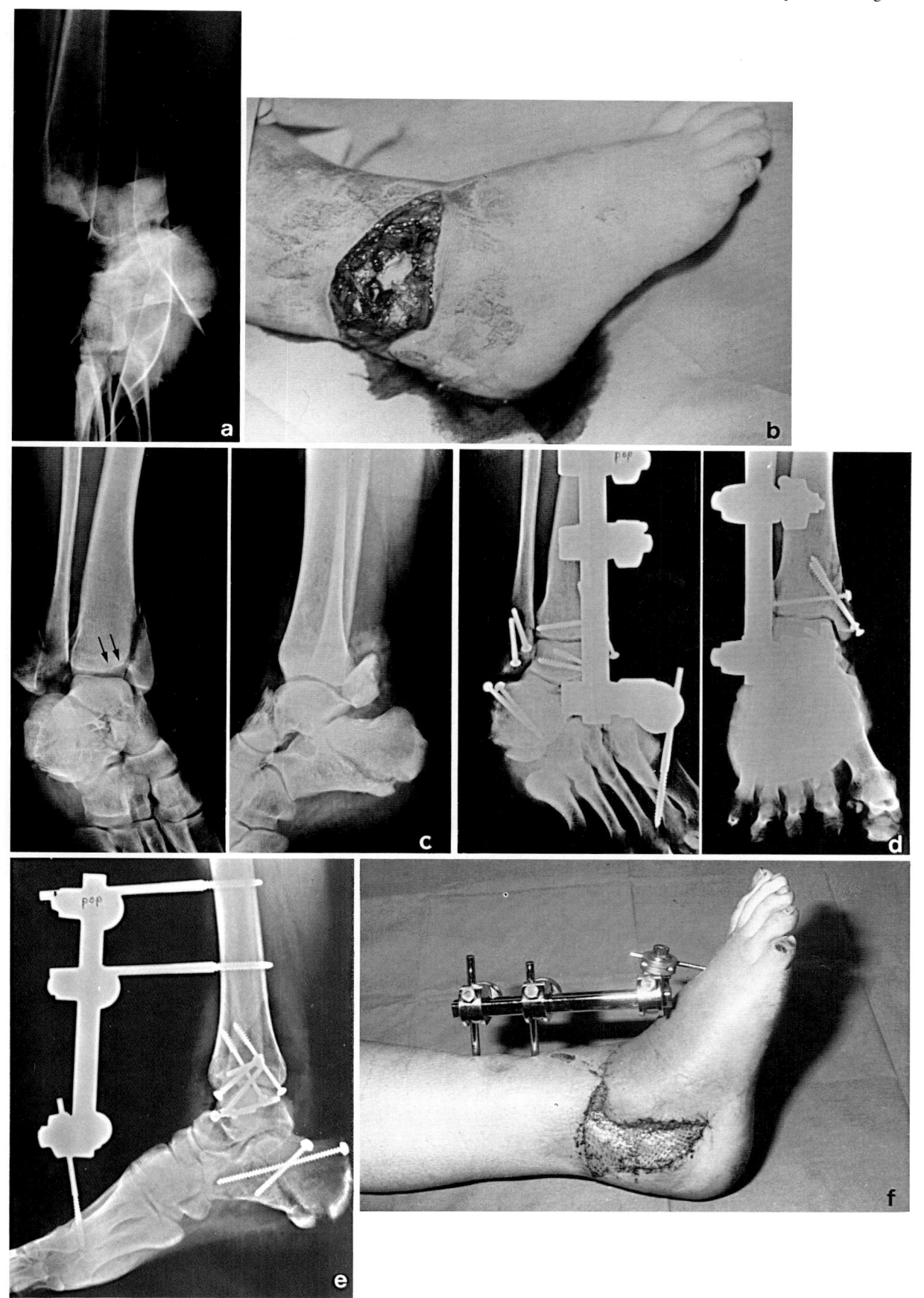

Abb. 3.17 a–f. (Legende siehe S. 64)

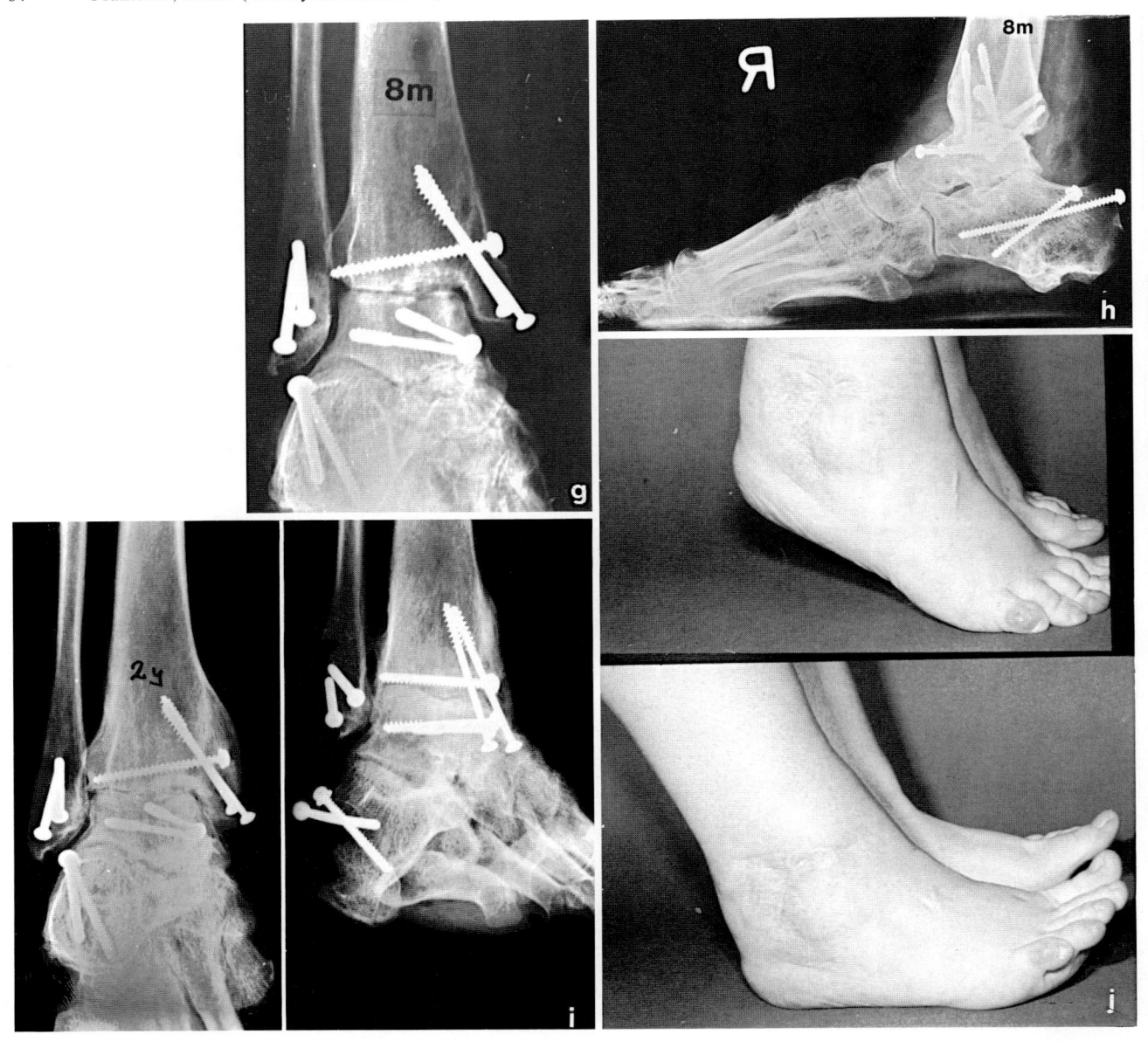

Abb. 3.17 g–j

Abb. 3.17. Fallbeispiel 4 zum Vorgehen bei komplexen Fußtraumen, hier in der Sequenz einer 3-Etagen-Fraktur (siehe Text)

Komplexverletzungen 65

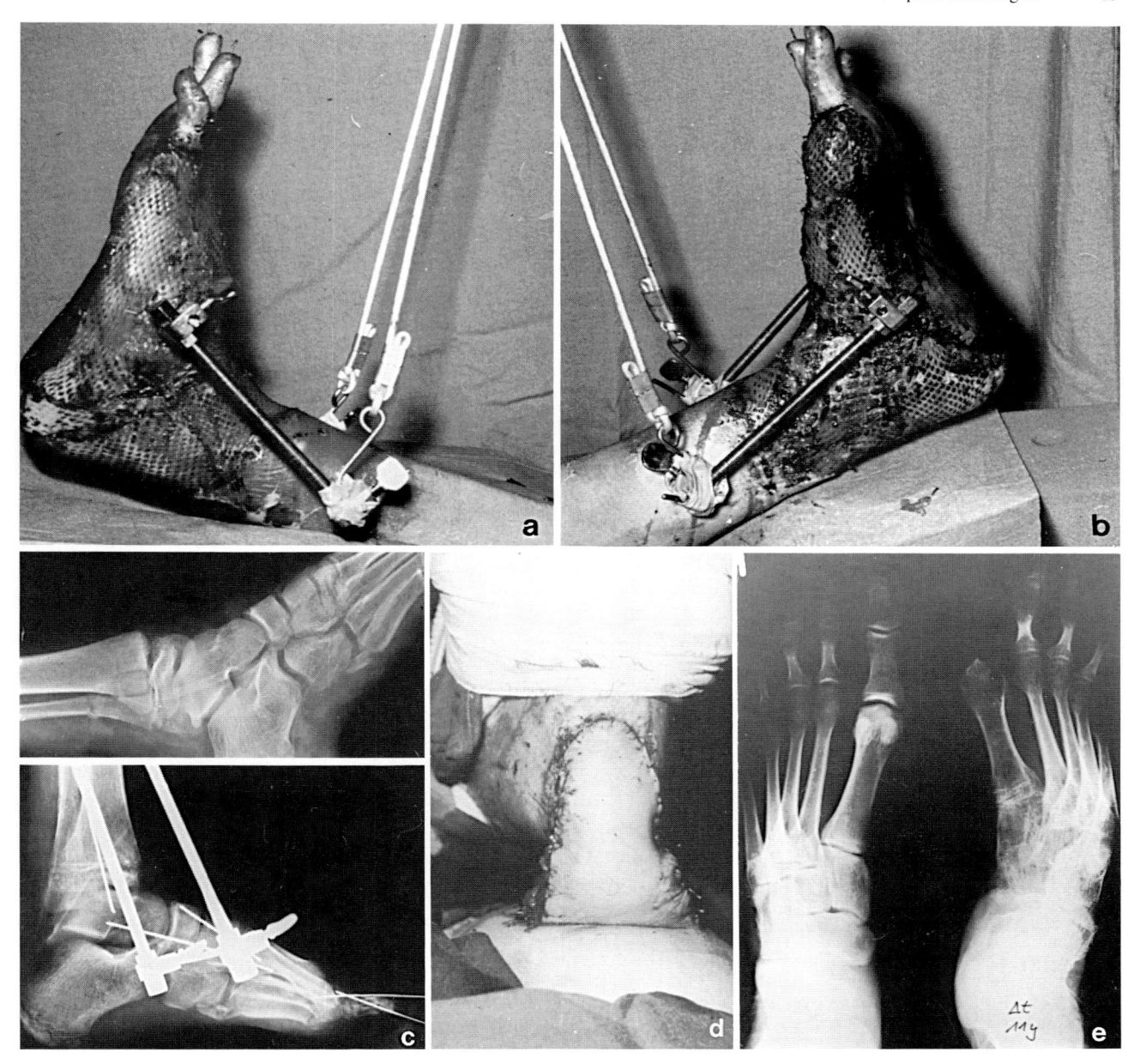

Abb. 3.18 a–e. (Legende siehe S. 66)

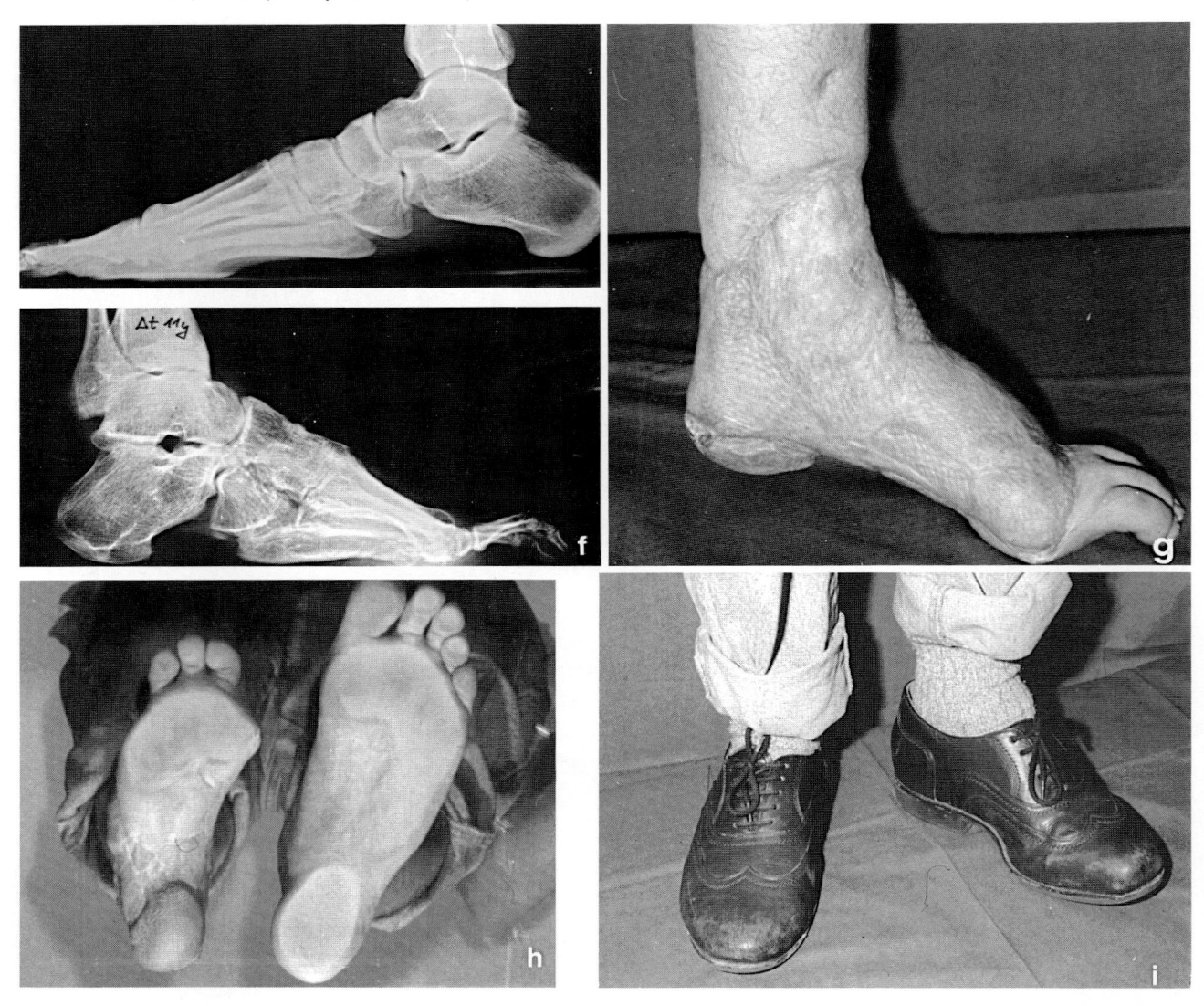

66   Frakturen, frische (Osteosynthesetechniken)

Abb. 3.18 f–i

Abb. 3.18. Fallbeispiel 5 zum Vorgehen beim Überrolltrauma: Ein seinerzeit 11-jähriger Knabe ist mit dem linken Fuß von einem LKW-Reifen (7,5 t) überrollt worden. 5 Tage nach auswärtiger Erstbehandlung drängt der Vater bei vorgeschlagener Unterschenkelamputation zur Verlegung. **a, b** Nach sofortigem radikalen Debridement der gesamten nekrotischen Sprunggelenks- und Fußhaut Amputation der Großzehe, Minimalosteosynthese und tibio-tarsale Transfixation bei OSG-Aitken II Verletzung und Lisfranc-Läsion (**c**) Nach zahlreichen Nachdebridements wird sukzessive Spalthaut transplantiert und der skelettierte Fersenbereich mit einem Crossleg-Lappen (**d**) vom gleichseitigen Gesäß gedeckt. **e–i** 11 Jahre nach dem erfolgreichen Erhaltungsversuch kommt der jetzt 22-jährige Informatik-Student zur Nachuntersuchung mit nahezu normalem Schuhwerk und unauffälligem Gangbild. Der minderwüchsige Fuß zeigt klinisch und radiologisch eine kontrakte, supinatorische Fehlstellung mit mäßiger Pes cavus anterior Position. Es besteht eine stabile Fersendeckung mittels Crossleg-Plastik bei adaptierter, subjektiver völliger Beschwerdefreiheit

3.2. Pilon

„Erfahrungen sind Maßarbeit. Sie passen nur dem, der sie macht.
Carlo Levi (1902–1975)

3.2.1. Historisches

Der Begriff Pilon-tibiale-Fraktur wurde 1911 von dem französischen Radiologen Destot [18] geprägt. Lambotte [51], der diesen Frakturtyp als erster unter dem Begriff „Y-Fraktur der Epiphyse" beschrieb, war auch der erste, der diese mit Schrauben und Cerclagen offen-operativ versorgte. Nach kasuistischen Beschreibungen war Böhler [6] der erste, der diese Fraktur subtil analysierte und klassifizierte. Seine Schüler Trojan und Jahna [97] perfektionierten die Technik der konservativen Behandlung.

1968 gab die Arbeitsgemeinschaft für Osteosynthesen (AO) allgemeine Richtlinien zur operativen Behandlung, die 1991 novelliert wurden [64, 65].

Nach Heim und Näser [39], die vor allem Ski-Verletzungen der 60iger Jahre analysierten, machen Pilon-tibiale-Frakturen 15% aller Tibiafrakturen aus. Heute ist nach eigenen Untersuchungen der weitaus größte Teil aller Pilon-tibiale-Frakturen durch Sturz aus großer Höhe (42%), oft im Rahmen eines Suizids oder durch Verkehrsunfall (58%) verursacht. Daher muß heute dem meist erheblichen Weichteilschaden mehr Rechnung getragen werden, was ein besonderes operationstaktisches Vorgehen erfordert, um Fehlschläge zu vermeiden.

Zur *Pathomechanik* wies Böhler [6] bereits darauf hin, daß in der Regel bei Hyperextension ein Tibiavorderkantenfragment, bei Hyperflexion ein Tibiahinterkantenfragment durch den luxierenden Talus weggeschlagen wird. Bei zusätzlicher axialer Stauchung entsteht die sog. Y-Fraktur, die zu zusätzlichen Fragmenten und Inpaktierungszonen führen kann. Innen- und Außenknöchelfrakturen sowie die Absprengung von syndesmosetragenden Fragmenten werden meist durch rotatorische Kräfte, die Aussprengung des zentralen, oft auch impaktierten Pilon-Pfeilers wird durch die axiale Deceleration bedingt (Abb. 3.19).

3.2.2. Diagnostik

Neben den Standardaufnahmen des oberen Sprunggelenkes in 2 Ebenen haben Schrägprojektionen (45°), aber besonders die Tomographie in 2 Ebenen und das coronare CT heute besondere Bedeutung zur Klassifikation und praeoperativen Planung.

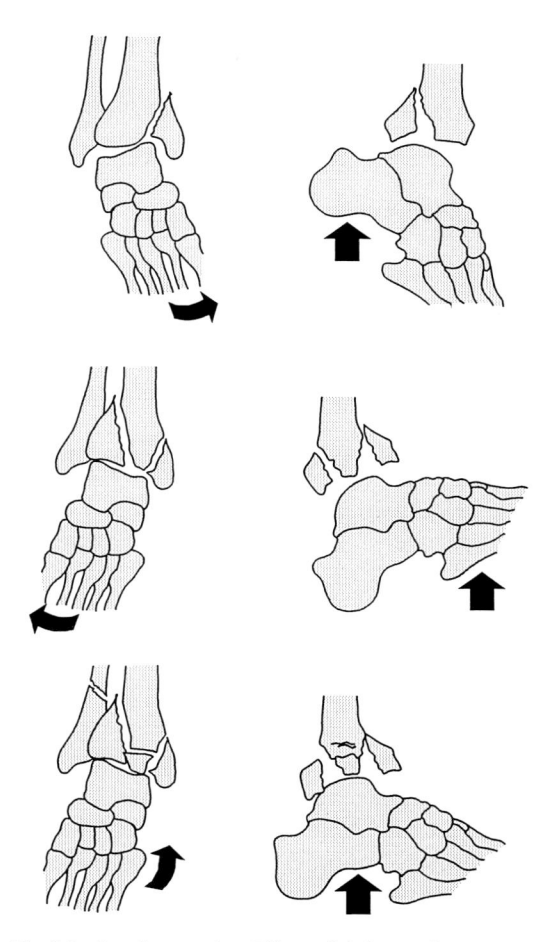

Abb. 3.19. Mechanismus der Pilon tibiale Fraktur

3.2.3. Klassifikation

Neben Böhler [6], Gay und Evrard [29], Ruedi und Allgöwer [81] haben Ovadia und Beals [70] Klassifikationen vorgeschlagen. Die heute umfassendste Analyse und Klassifikation erarbeitete Heim [38], die im neuen Werk der AO [65] heute im Sinne der ABC-Klassifikation mit je 9 Untergruppen (Abb. 3.20) die präziseste Einteilung haben dürfte.

Im eigenen Vorgehen erscheint für die individuelle Operationsplanung wichtig: Größe und Zuordnung der meist typischen *6 Hauptfragmente*, die das tibiale Gelenk tragen, praeoperativ zu erkennen (Abb. 3.21):

1. **Innenknöchelfragment** (meist das größte),
2. **anterolaterales Fragment** (vorderes Syndesmosenband tragend),
3. **posterolaterales Fragment** (hinteres Syndesmosenband tragend),
4. **vorderes Tibiakantenfragment** (meist zweigeteilt),
5. **hinteres Tibiakantenfragment** (gelegentlich am Innenknöchel bleibend),
6. **zentrales Pilonfragment** (verblieben oder impaktiert).

3.2.4. Indikation

a) Konservatives Vorgehen

Alle extraartikulären (Typ A), unverschobene B1-Brüche und andere, bei denen eine Kontraindikation zur Operation besteht, können konservativ therapiert werden.

b) Operatives Vorgehen

Alle intraartiklären Brüche B 2 bis C 3 sollten beim Fehlen einer lokalen oder allgemeinen Kontraindikation besser nach entsprechender Röntgendiagnostik, Klassifizierung und Operationszeichnung operativ versorgt werden.

3.2.5. Therapie

a) Konservativ

Bei oben angegebenen Indikationen kann die Fraktur in kurzer Allgemein- oder Regionalanästhesie geschlossen reponiert und initial im gespaltenen Oberschenkelgipsverband retiniert werden. Dieser wird in der Regel nach 8–10 Tagen für insgesamt 6 Wochen in einem unbelasteten zirkulären kurzen Oberschenkelgipsverband umgewandelt oder gegen einen solchen ausgetauscht. Die Ausbehandlung in der 7. bis 10. Woche kann durch einen Sarmiento-Gehgips oder in einem Sarmiento-Brace erfolgen.

Je nach Instabilität des Bruches ist initial oft ein zusätzlicher axialer Zug im Sinne der Extensionsbehandlung notwendig. Dabei wird der quere Steinmann-Nagel/Kirschnerdraht in der Regel exakt in der mittleren Tibialängsachse in den Calcaneus plaziert, gelegentlich exzentrisch, um entsprechend korrigierend zu ziehen (Abb. 3.22). Der axiale Zug sollte in Kombination mit einem Gipsverband 1,5 bis 2 kg, ohne Gipsverband 20% des Körpergewichtes [44] betragen und für 3 Wochen durchgeführt werden. Alternativ kann initial auch mittels Fixateur externe behandelt werden oder eine Kombination von minimaler operativer Versorgung im Sinne der alleinigen Gelenkverschraubung mit additiver Extensions-/Gipsverband-/Fixateur-externe-Montage durchgeführt werden.

b) Operativ

Bei den meist vorhandenen schweren Weichteilschäden im Rahmen einer Pilon-tibiale-Fraktur empfiehlt sich zur Vermeidung von Weichteilproblemen ein dreistufiges, zweizeitiges operatives Verfahren:

1. Fibularekonstruktion +
2. Tibiagelenkaufbau (Schrauben + Fix. ext.)
3. stabile Plattenosteosynthese + Spongiosaplastik (nach 10–20 Tagen).

1. Schritt

Rekonstruktion der Fibula in Länge, Achse und Rotation, um zunächst die korrekte Lagebeziehung zum Talus zu erreichen, wobei alle Techniken zur stabilen Retention des Außenknöchels zur Anwendung kommen (siehe Kap. 3.3.6).

Abb. 3.20. Synopsis der Sprunggelenks Klassifikationen: **a** AO-Klassifikation der Pilon-tibiale-Frakturen. (*A*) Tibia distal, extraartikuläre Fraktur. (*A1*) Metaphysär einfach, (*A2*) mit metaphysärem Keil, (*A3*) metaphysär komplex. (*B*) Tibia distal, partielle Gelenkfraktur. (*B1*) Reine Spaltung, (*B2*) Impression mit Spaltung, (*B3*) mehrfragmentär mit Impression. (*C*) Tibia distal, vollständige Gelenkfraktur. (*C1*) Artikulär einfach, metaphysär einfach, (*C2*) artikulär einfach, metaphysär mehrfragmentär, (*C3*) mehrfragmentär. **b** AO-Klassifikation der OSG-Frakturen. (*A*) Malleolen, laterale infrasyndesmale Läsion. (*A1*) Isoliert, (*A2*) mit Fraktur des Malleolus medialis, (*A3*) mit postero-medialer Fraktur. (*B*) Malleolen, transsyndesmale Fibulafraktur. (*B1*) Isoliert, (*B2*) mit Zusatzläsion medial, (*B3*) mit Zusatzläsion medial und Volkmann (postero-laterales Kantenfragment). (*C*) Malleolen, laterale suprasyndesmale Läsion. (*C1*) Diaphysäre Fibulafraktur, einfach, (*C2*) diaphysäre Fibulafraktur, mehrfragmentär, (*C3*) proximale Fibula **c** Klassifikation der kindlichen OSG-Frakturen nach Weber [101]. **d** Klassifikation der OSG-Übergangsfrakturen nach v. Laer (1991). Die sichere Unterscheidung zwischen Triplane I und II ist in der Regel nur mittels CT möglich. Die Triplane II Fraktur zeigt im transversalen CT den Ausbruch des hinteren Keiles, hier noch unvollständig erscheinend, jedoch im 3D CT vollständig erkennbar (Pfeile)

Pilon

	A1	A2	A3		A1	A2	A3
	B1	B2	B3		B1	B2	B3
	C1	C2	C3		C1	C2	C3
a
b

Lyse

Aitken I

Aitken II

Aitken III

c

Triplane I

Triplane II

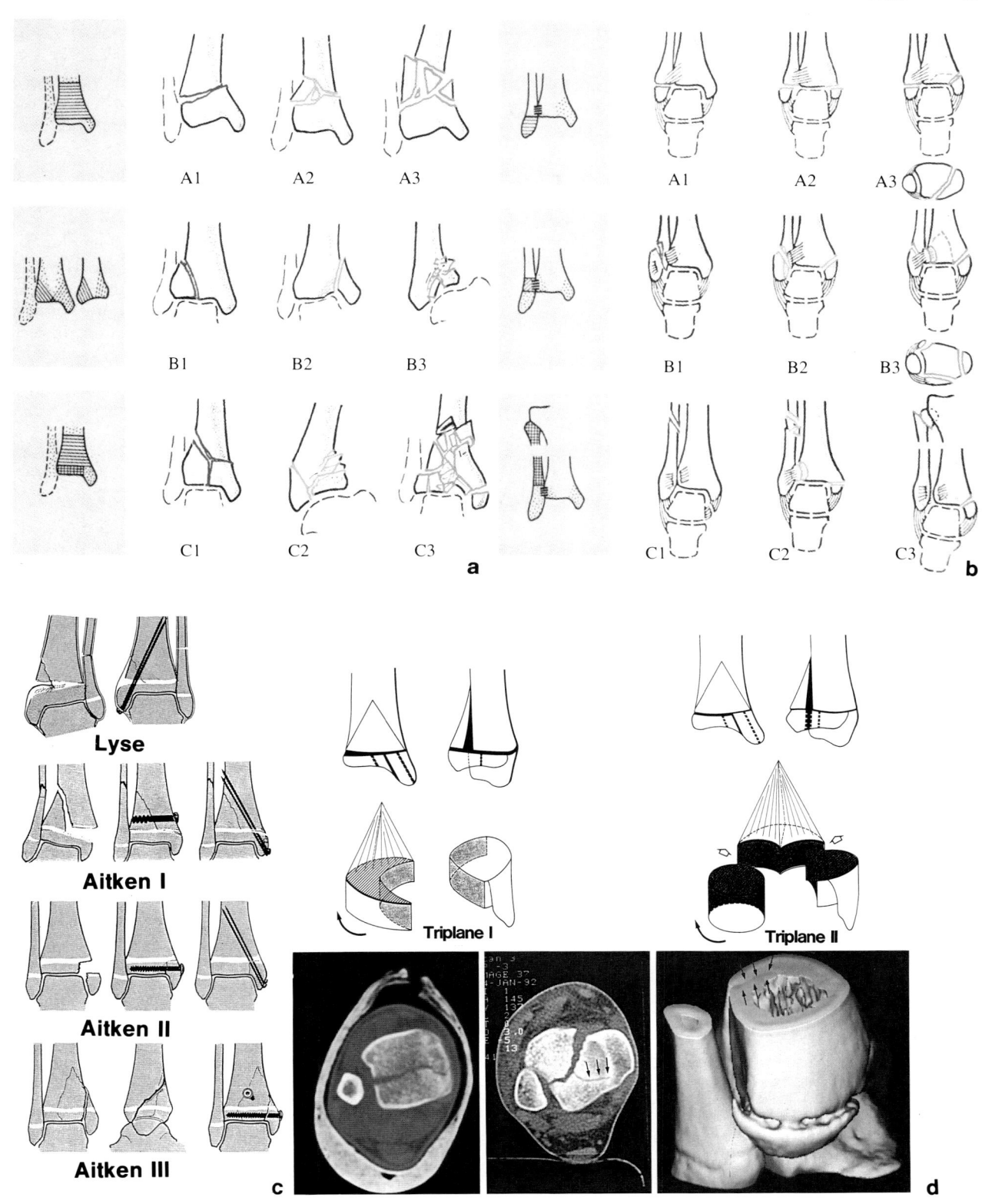

d

Abb. 3.20

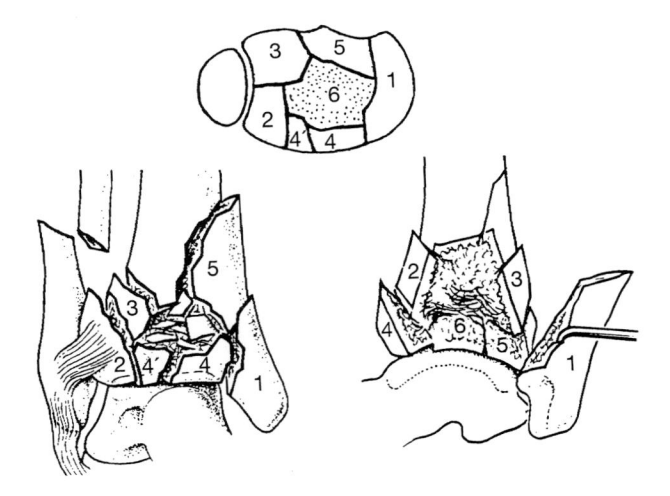

Abb. 3.21. Die 6 Hauptfragmente der Pilon tibiale Fraktur: *1* = Innenknöchelfragment, *2* = anterolaterales Fragment, *3* = posterolaterales Fragment, *4* = vorderes Tibiakantenfragment, *5* = hinteres Tibiakantenfragment, *6* = zentrales Pilonfragment

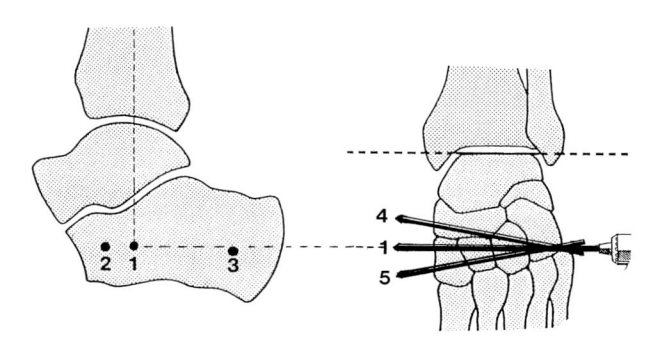

Abb. 3.22. Temporäre Fersenbeinextension zur initialen Behandlung der Pilon tibiale-Fraktur (mod. n. [44]). *1* = Standardposition für den Kirschnerdraht oder Steinmann-Nagel in der Verlängerungslinie der Tibiaschaftachse und parallel zur Plafondebene, *2* = ventrale Positionierung zur Korrektur einer Rekurvation, *3* = zur Korrektur der Antekurvation, *4* = zur Varuskorrektur, *5* = zur Korrektur einer Valgusfehlstellung

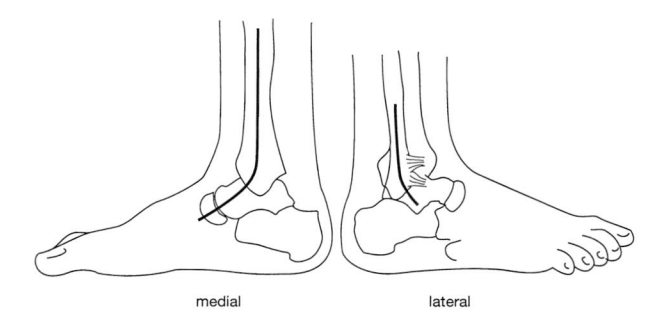

Abb. 3.23. Standardinizisionen zur Pilon tibiale-Fraktur. Nahezu alle Pilon tibiale-Frakturen können über diesen medialen Zugang stabilisiert werden, der im vorderen Drittel der Tibialängsachse bis zum Naviculare hin leicht bogenförmig verläuft

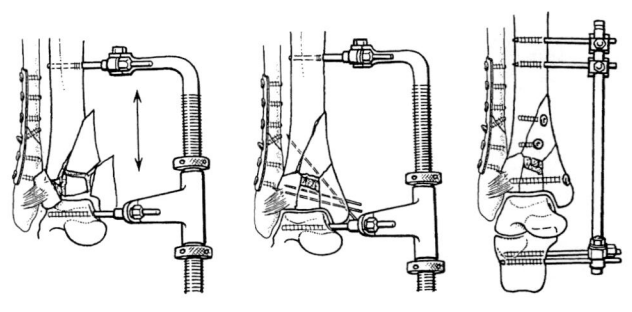

Abb. 3.24. Weichteilschonende Distraktion mit Minimalosteosynthese, temporäre Transfixation bis zur definitiven stabilen Plattenosteosynthese. Prinzip der Weichteilminimierung (mod. n. [38])

2. Schritt

Über einen großzügigen antero-medialen oder medialen Zugang (Abb. 3.23) wird das tibiale Gelenk rekonstruiert. Dabei wird mit Hilfe des AO-Distraktors, der als Schablone dienende Talus nach caudal gezogen (Abb. 3.24).

Operationstaktisch wird zunächst das Innenknöchelfragment nach hinten abgeklappt (Abb. 3.25), das vordere Tibiakanten- und das antero-laterale Fragment zum zentralen Pilon-Fragment hin aufgebaut, welches meist zum Talus hin zurückgestößelt werden muß, um dann diese Fragmente in Gelenkniveau mit 2.0er Spickdrähten temporär von innen nach außen zu fixieren. Danach kann das hintere Tibiakanten- und/oder postero-laterale Fragment auf Gelenkniveau von antero-medial oder antero-lateral nach dorsal hin mit 2–0er Spickdrähten temporär gehalten werden, die ggf. gegen 3.5er Corticalisschrauben ausgetauscht werden. Kleinere gelenktragende Fragmente können mit kleineren Spickdrähten oder resorbierbaren Stiften fixiert werden, Defekte können bis zur späteren Spongiosaplastik mit PMMA-Kugelketten temporär gefüllt werden. Nach der Minimalosteosynthese zum Gelenkaufbau wird anschließend eine temporäre tibio-tarsale Transfixation (siehe Abb. 3.10). durchgeführt, die je nach Instabilität der Gelenksituation zusätzlich das Fersenbein mit einbeziehen sollte (vergl. Abb. 3.15). Die meist dehiszenten Wunden werden vorübergehend mit Kunsthaut gedeckt.

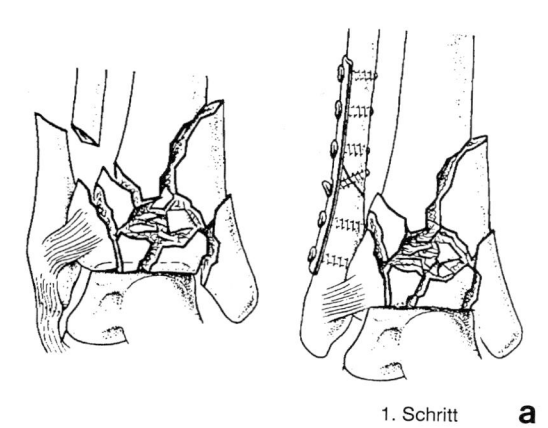

Abb. 3.25. Typisches Vorgehen in 3 Schritten. **a** Rekonstruktion der Fibula zur Wiederherstellung des lateralen Pfeilers und der Tibialänge. **b** Rekonstruktion des Gelenkes mit Spickdrähten und/oder Schrauben sowie temporärer Transfixation. Erst im 3. Schritt wird bei guten Weichteilen einzeitig, bei schlechten Weichteilen zweizeitig die stabile Plattenosteosynthese mittels Klee-Platte oder LC-DCP einschließlich Spongiosaplastik durchgeführt (mod. nach [38])

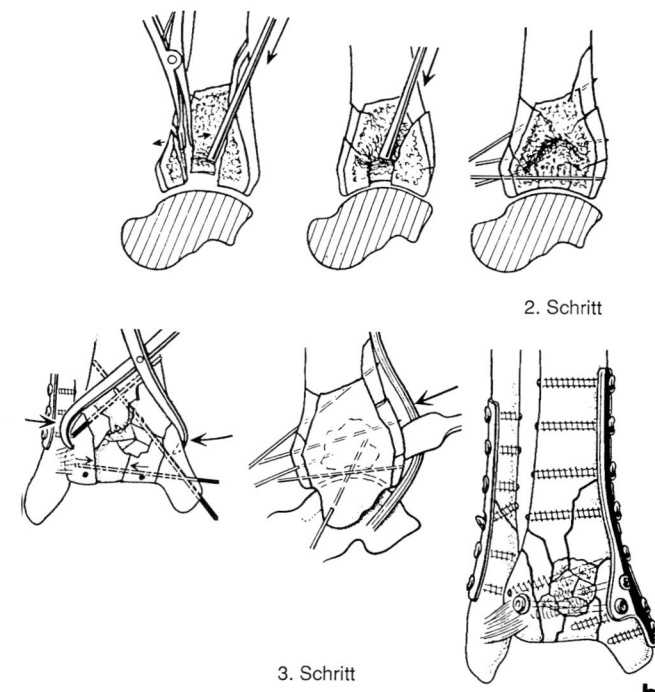

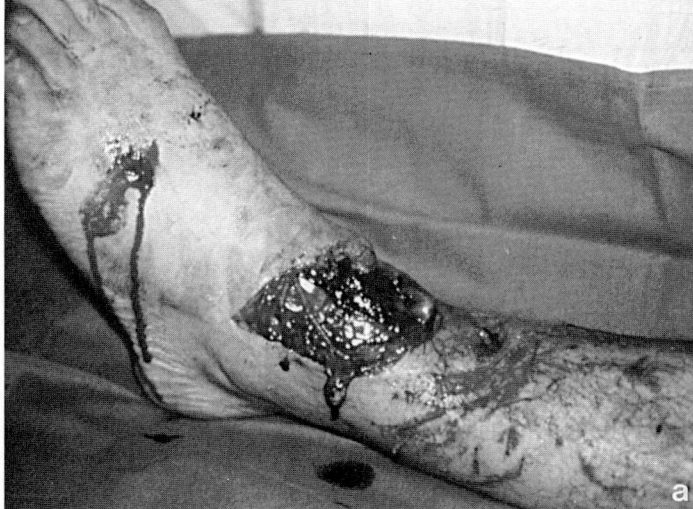

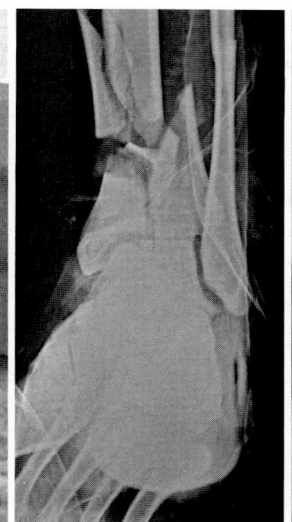

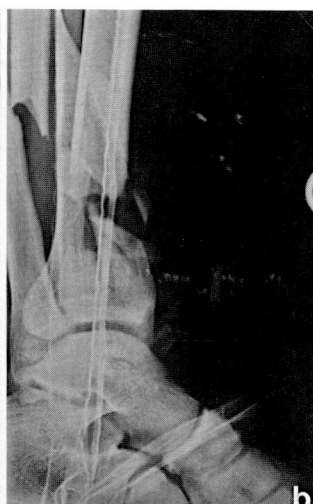

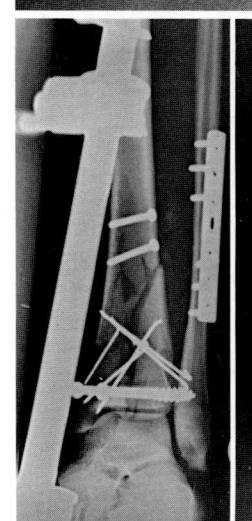

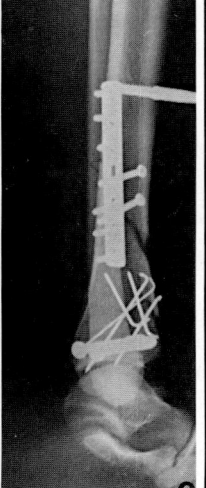

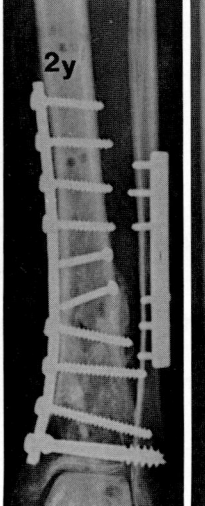

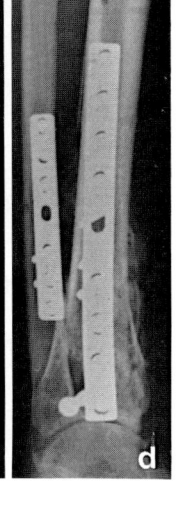

Add. 3.26. Typisches Beispiel zum Vorgehen einer zweitgradig offenen, C2-Pilon tibiale-Fraktur (**a, b**). Minimalosteosynthese und Transfixation (**c**) mit sekundärer Spalthautplastik, zweizeitiger Plattenosteosynthese mit Spongiosaplastik und gutem Ausheilungsergebnis bei der 2-Jahreskontrolle (**d**)

72 Frakturen, frische (Osteosynthesetechniken)

3. Schritt

Nach Erholung der Weichteile mit meist zwischenzeitlich durchgeführtem sekundären Verschluß der Haut über Fibula und/oder Tibia kann in der Regel nach 10–20 Tagen der 3. definitive Schritt der operativen Versorgung vollzogen werden. Auffüllung der Defekte mit autologer Spongiosa und Stabilisierung des bereits aufgebauten Gelenkblockes gegenüber der proximalen Tibia mittels Klee-Platte (Abb. 3.26) oder LCDCP (Low contact dynamic compression plate) zur funktionellen Nachbehandlung (siehe Abb. 3.15).

3.2.6. Nachbehandlung

Je nach vorausgegangener Weichteilsituation, d.h. ob ein- oder zweizeitig operativ vorgegangen werden konnte, sollte, sobald eine übungsstabile Osteosynthee erreicht ist, mit aktiver Krankengymnastik und passiver kontinuierlicher Bewegung (CPM) auf der Motorschiene (Abb. 3.27) begonnen werden, um die Gelenktrophik zu verbessern.

Nach Wundheilung und bei ausreichender stabiler Osteosynthese sollte mit einer Gangschulung unter 15 kp Teilbelastung begonnen werden. Nach 6–8 Wochen kann in der Regel auf halbes Körpergewicht-Teilbelastung übergegangen werden, nach 12–16 Wochen, je nach Umfang der notwendigen Spongiosaplastik, ist in der Regel Vollbelastung möglich.

3.2.7. Komplikationen

Weichteil- und Knocheninfektionen sind am ehesten bei schweren offenen oder geschlossenenn Frakturen zu erwarten, insbesondere wenn das zwei-

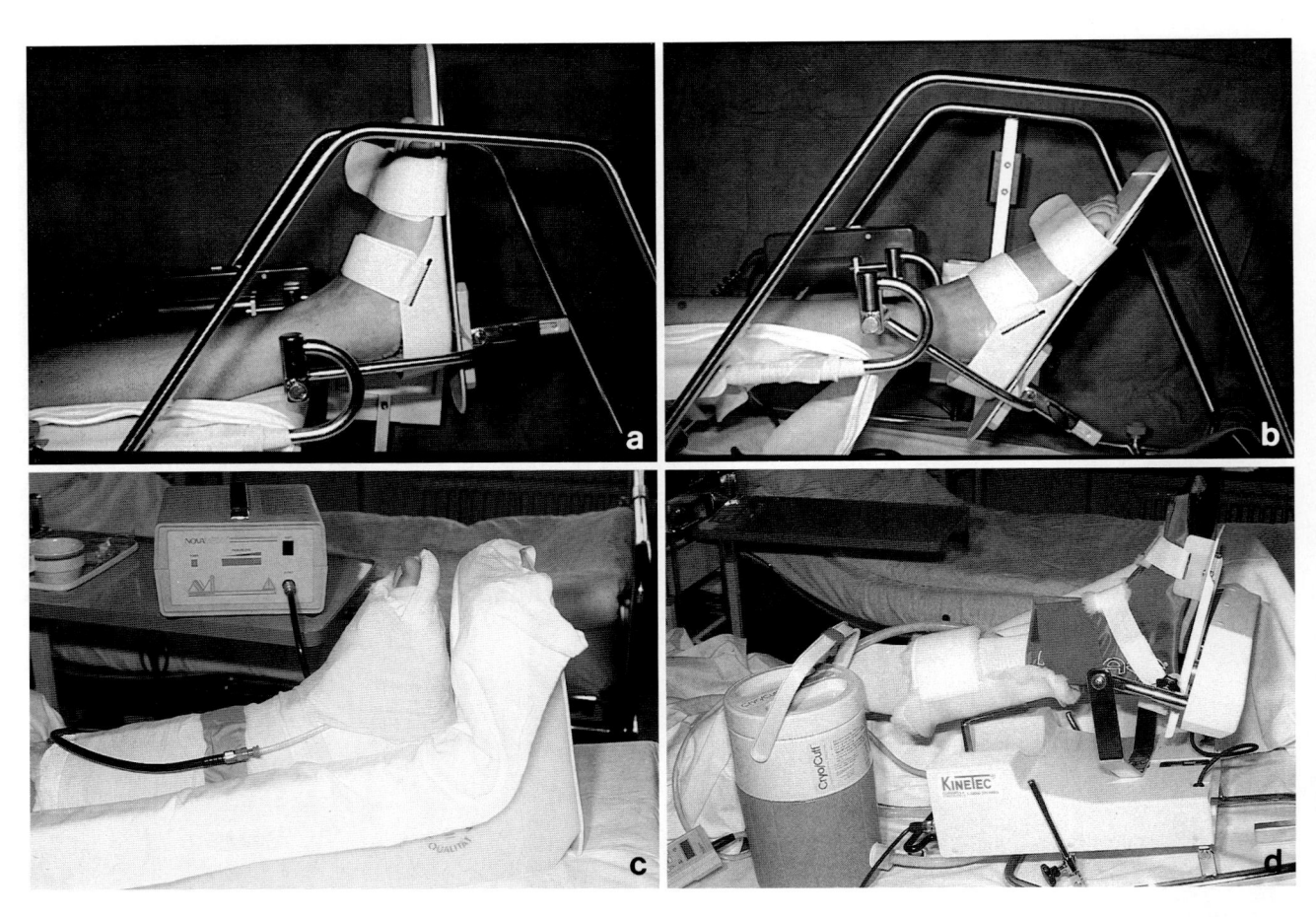

Abb. 3.27. Nachbehandlung größerer OSG- und Fußeingriffe. **a, b** CPM (continuous passive motion) des oberen Sprunggelenkes nach allen Gelenkeingriffen. **c** Einsatz der venösen Fußpumpe (venous pump) mit mechanischer Entleerung der venösen Fußplexus zur schnelleren Abschwellung und Thrombose-Prophylaxe. **d** Cyro Cuff + CPM in der Fersenbeinchirurgie

zeitige Vorgehen nicht berücksichtigt wurde. Eine Entscheidung, ob ein früher freier Lappen (z.B. des M. lattisimus dorsi) notwendig ist, sollte innerhalb der ersten 2–3 Tage nach Trauma getroffen und konsequent durchgeführt werden. Die definitive Versorgung (3. Schritt) wird dann unmittelbar vor der plastischen Deckung durchgeführt, die tibio-tarsale Transfixation für 3 Wochen zur sicheren Lappeneinheilung beibehalten. Sekundäre Infektionen ohne primäre freie Lappenplastik erfordern ein radikales Debridement mit sekundärer Spalthaut oder freier Lappenplastik, das frühzeitige Entfernen von größeren Implantaten mit Wechsel auf eine Fixateur externe Behandlung ggf. mit Früharthrodese.

Einfache Pin-Infektionen bei semi-operativer Frakturbehandlung erfordern ein lokales Debridement, ein Umsetzen der Schanz-Schraube(n) oder einen frühen Wechsel auf eine alleinige Gipsbehandlung.

Spätere Komplikationen, wie sekundäre Fehlstellungen, verzögerte Knochenbruchheilung, Pseudarthrose, Arthrose entsprechend den allgemeinen operativen Prinzipien der Knochenbruchbehandlung.

3.2.8. Prognose

Die Prognose hinsichtlich Komplikationen und posttraumatischer Arthrose hängt primär direkt proportional vom Schweregrad der Verletzung, d.h. vom Frakturtyp (A1–C3) und dem initialen Weichteilschaden ab. So beträgt z.B. die Arthrose- bzw. Arthrodeserate nach Heim [38] für die Frakturen C1: 20% bzw. 0%, C2: 47% bzw. 2,5%, C3: 52% bzw. 13%.

Andere prognostische Größen sind neben dem frakturtyp-relevanten Knorpelschaden der operative Erfolg der Gelenkrekonstruktion, der Zeitpunkt der funktionellen Nachbehandelbarkeit und das Ausmaß korrigierbarer, sekundärer Komplikationen.

3.3. OSG-Frakturen

"Where folks that ride a bit of blood may break a bit of bone"
The Epping Hunt   *Thomas Hood*

3.3.1. Historisches

Stellvertretend für alle Frakturen des Sprunggelenk- und Fußbereiches sind 5 Perioden der Behandlung bekannt: Eine klinische, eine experimentelle, eine röntgenologisch-klinische, eine konservativ-genetische und die operative Periode.

Dem wichtigsten Vertreter der klinischen Periode, Hippokrates (460–375 v. Chr.) war bereits bekannt, daß eine Verrenkung des Fußes gegenüber dem Unterschenkel mit Abbrüchen der Knöchel verbunden ist.

In der experimentellen Periode erzeugte erstmals 1819 Dupuytren an Sprunggelenken von Leichen Luxationsfrakturen des oberen Sprunggelenkes.

In der folgenden röntgenologisch-klinischen und koservativ-genetischen Periode ist neben vielen anderen Lauge-Hansen [52, 53] einer der wichtigsten Repräsentanten, der eine Gliederung der Knöchelbrüche nach dem Unfallmechanismus, der Genetik vornahm.

Die heutige operative Periode, die durch Lane [50] und Lambotte [51] vorangetrieben wurde, erfuhr 1968 durch die AO [64] allgemeine Richtlinien:

1. Biomechanisch korrekte Wiederherstellung von Innen- und Außenknöchel in Länge, Achse und Rotation,
2. anatomische, stabile Rekonstruktion aller beteiligten talocrualen Gelenkflächen,
3. physiologische, früh-funktionelle Nachbehandlung zur Optimierung der Gelenktrophik und Proprioception bei stabiler Osteosynthese.

Historische Frakturtypen sind nach deren Erstbeschreiber im Kapitel 1 ausführlich beschrieben, in Abb. 3.28 kurz zusammengefaßt.

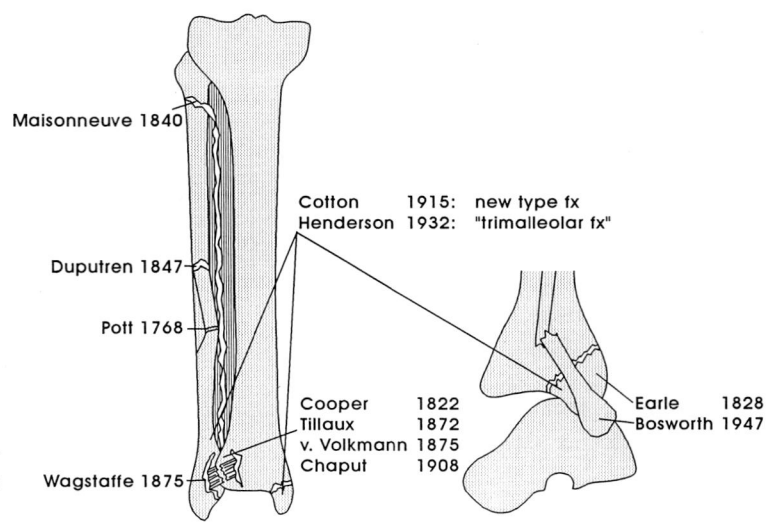

Abb. 3.28. Historische Erstbeschreibungen spezieller Frakturen und Frakturlokalisationen des oberen Sprunggelenkes

3.3.2. Ätiologie und Pathomechanik

Auch nach neueren Statistiken [34] entstehen die meisten Knöchelbrüche durch einen Fehltritt oder Sturz, nur in 9,5% der Fälle im Rahmen eines Verkehrsunfalles und nur in 3,9% aller Fälle durch direkte Gewalt.

Danach hat die genetische Klassifikation nach Lauge-Hansen [52] nach wie vor essentielle Bedeutung. Sie läßt die Pathomechanik am ehesten nachvollziehen und schafft damit auch Grundlagen zur konservativen Knöchelbruchbehandlung (siehe Klassifikation).

3.3.3. Diagnostik

Neben der klinischen Diagnostik, die immer die Stabilitätsprüfung der Knöchelgabel und das Abtasten der gesamten Fibulalänge nach proximal mitbeinhalten muß, ist die radiologische Diagnostik des oberen Sprunggelenkes in den 2 Standardebenen, ggf. des gesamten Unterschenkels in 2 Ebenen ausreichend. Nur bei Knöchelbrüchen mit zusätzlicher Impaktion eines gelenktragenden Anteiles oder bei schwer klassifizierbaren kindlichen Knöchelbrüchen ist eine Tomographie in 2 Ebenen empfehlenswert. Ein CT ist bei veralteten, zu rekonstruierenden Knöchelbrüchen sowie Triplane-Frakturen empfehlenswert.

3.3.4. Klassifikation

a) Genetische Klassifikation

Die klassische genetische Einteilung nach Lauge-Hansen [52, 53] und ihr Verständnis ist die ideale Grundvoraussetzung für jede konservative Knöchelbruchbehandlung. Lauge-Hansen unterscheidet aufgrund experimenteller Untersuchungen 4 wesentliche Grundtypen (Abb. 3.29) mit unterschiedlicher klinischer Häufigkeit:

Supinations-Adduktionsfraktur (16%),
Pronations-Abduktionfraktur (7%),
Supinations-Eversionsfraktur (69%),
Pronations-Eversionsfraktur (8%).

Da das Verständnis dieser Klassifikation Grundvoraussetzung für die geschlossene Repositions- und Retentionstechnik ist, soll sie im einzelnen im Abschnitt „Konservatives Vorgehen" abgehandelt werden.

b) Operative Klassifikation nach Danis [17] und Weber [101], ABC-Klassifikation der AO [65]

Diese Einteilung nach dem ABC-Prinzip richtet sich nach der Stabilität der Knöchelgabel in Bezug zur stabilisierenden Syndesmose und stellt einen praktischen Ratgeber für das operative Denken dar, versagt aber in Situationen, die ein konservatives Vorgehen erfordern.

OSG-Frakturen 75

3.3.5. Indikation

a) Konservativ

Die konservative Knöchelbruchbehandlung ist gegeben bei stabilen, anatomisch verbliebenen, reponiblen und retinierbaren Frakturen oder bei lokalen bzw. allgemeinen Kontraindikationen zur Operation.

b) Operativ

Das operative Vorgehen ist bei allen dislozierten, instabilen, anatomisch nicht reponierbaren, im Gipsverband nicht retinierbaren Frakturen angezeigt, sofern keine Kontraindikationen zur Operation bestehen.

3.3.6. Therapie

a) Konservatives Vorgehen

Allgemeine Regeln der Erstversorgung

Augenfällige Dislokationen sollten sofort am Unfallort bzw. bei Einweisung unmittelbar nach Klinikaufnahme präliminär reponiert werden, um Drucknekrosen der Haut zu vermeiden. Gering dislozierte Frakturen werden in Lokal-/Regionalanästhesie unter Bildwandlerkontrolle eingerichtet, wobei das Repositionsergebnis durch einen sparsam gepolsterten, gespaltenen Unterschenkelgipsverband gehalten wird. Dabei wird die untere Extremität des liegenden Patienten in Hüft- und Kniegelenk rechtwinklig flektiert, der Unterschenkel waagerecht gehalten, die reponierte Knöchelgabel im Gipsverband gut anmodelliert (Abb. 3.37).

Nach Abbinden des Gipses wird dieser bis auf die letzte Faser gespalten und mit Mullbinden angewickelt. Gipsbeschriftung und Röntgenbilder in 2 Ebenen zur Repositionskontrolle vervollständigen die Primärversorgung. Unter Hochlagerung der Extremität, evtl. Verordnung eines Antiphlogistikums, erfolgt je nach vorhandener Weichteilschwellung und Redislokationstendenz, der Wechsel zum Unterschenkelgehgipsverband zwischen dem 3. und 10 Tag, am besten durch den Erstbehandler selbst. Zur Gipstechnik sei besonders darauf hingewiesen, daß der Unterschenkelgipsverband außen proximal des Fibulaköpfchens und unterpolstert enden sollte, um einen N. peroneus communis-Druckschaden durch den Gipsrand zu vermeiden. Die durchschnittliche Behandlung im Gipsverband beträgt im Mittel 6 Wochen, bei besonders instabilen

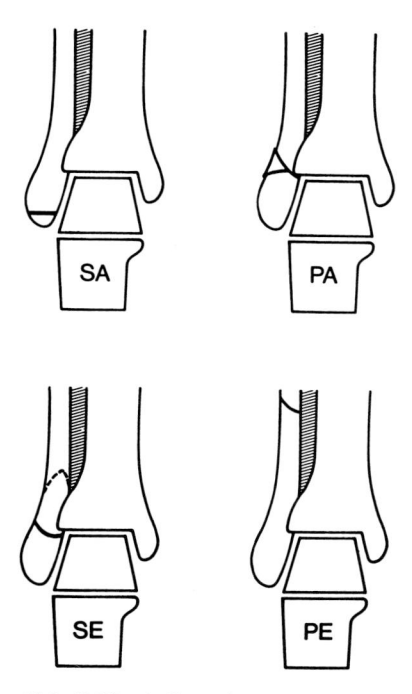

Abb. 3.29. 4 Grundtypen der Knöchelbrüche n. Lauge-Hansen [52]: SA = Supinations-Adduktions-Fraktur, PA = Pronations-Abduktions-Fraktur, SE = Supinations-Eversions-Fraktur, PE = Pronations-Eversions-Fraktur

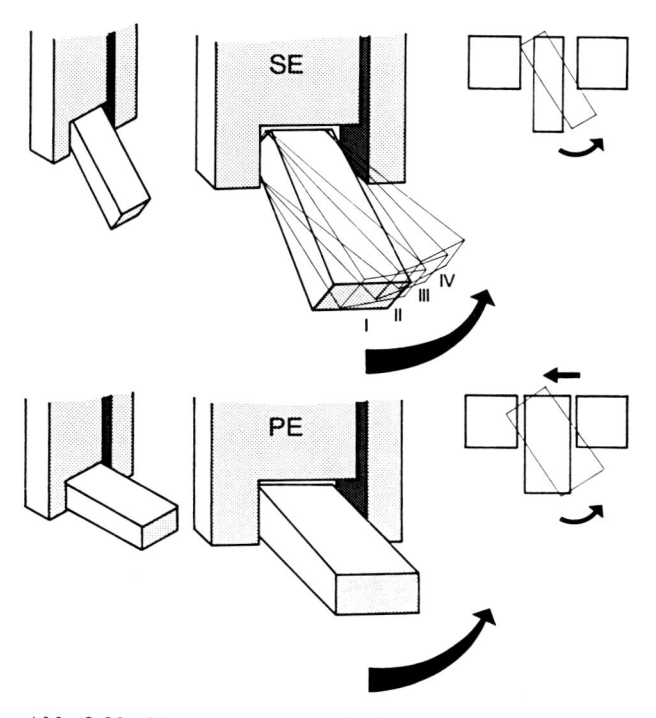

Abb. 3.30. Unterschiedlicher Pathomechanismus der Supinations-Eversions-(SE) und der Pronations-Eversions-(PE) Fraktur. Entscheidend für das pathomechanische Verständnis ist die Definition von Lauge-Hansen [52], daß er mit Eversion die Außenrotation des Talus meint

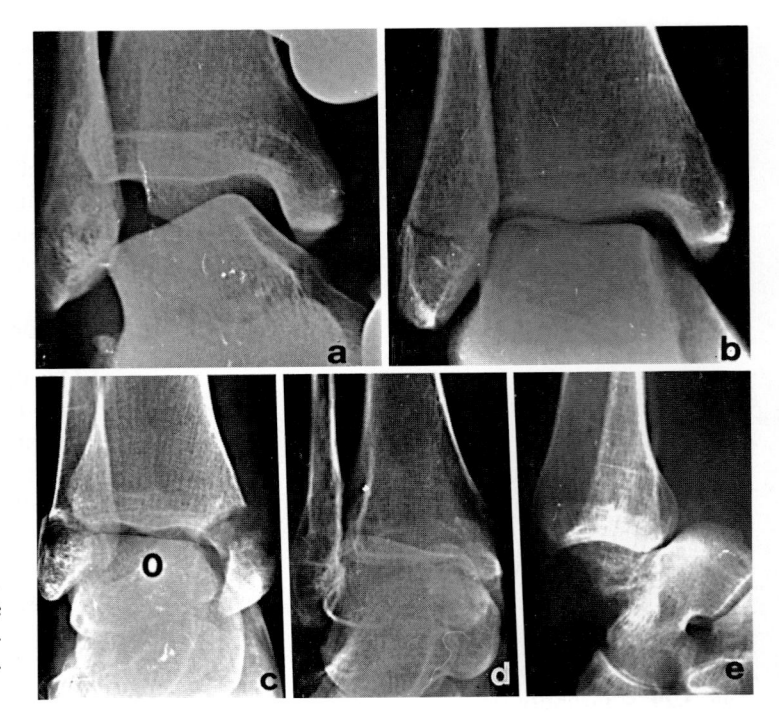

76   Frakturen, frische (Osteosynthesetechniken)

Abb. 3.31. a–d Supinations-Adduktions-Fraktur. Stadium I: ligamentäre (**a**) oder ossäre (**b**) fibuläre Bandruptur. Stadium II: zusätzliche Deltoid-Ruptur bzw. ossärer Ausriß als Innenknöchelbruch (**c**), dorsomediale Luxatio pedis cum talo (**e**)

REPOSITION	RETENTION
1. Adduktion	Rückfuss: abduziert
2. Caudo-Lateral	Vorfuss: proniert
3. Pronation	

Abb. 3.32. Genetische Repositions- und Retentionstechnik der Supinations-Adduktions-Fraktur nach Lauge-Hansen [53]

REPOSITION	RETENTION
1. Caudo-Ventral	Rückfuss: adduziert
2. Caudo-Medial	Vorfuss: proniert
3. Pronation-Inversion	

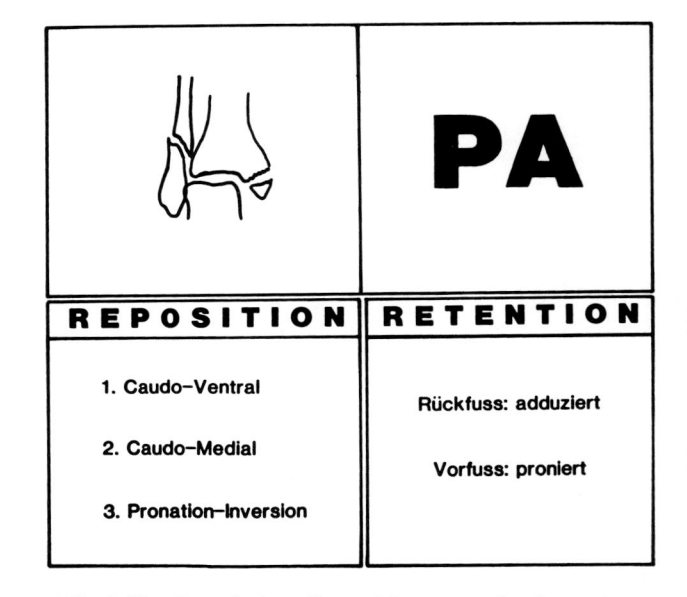

Abb. 3.33. Genetische Repositions- und Retentionstechnik der Pronations-Adbuktions-Fraktur nach Lauge-Hansen [53]

bi- oder trimalleolären Frakturen 8–10 Wochen. Eine Teilbelastung von 15 kp sollte immer, eine Vollbelastung in Abhängigheit vom Frakturtyp durchgeführt werden.

Stabile Außenknöchelbrüche können auch funktionell z.B. mit der MHH-Knöchelschiene behandelt werden.

Spezielle Repositions- und Retentionstechniken

Der heute mehr operativ erfahrene Chirurg ist oftmals bei der Reposition und Retention dislozierter- und instabiler Knöchelbrüche überfordert, wenn allgemeine Morbidität, Initialphase eines Polytraumatisierten oder lokale Verhältnisse das sonst geübte operative Vorgehen verbieten. Daher sollen im folgenden genetische Klassifikation, Repositions- und Retentionstechnik nach Lauge-Hansen für die 4 verschiedenen OSG-Luxationsfrakturen synoptisch dargestellt werden (Abb. 3.31–3.36):

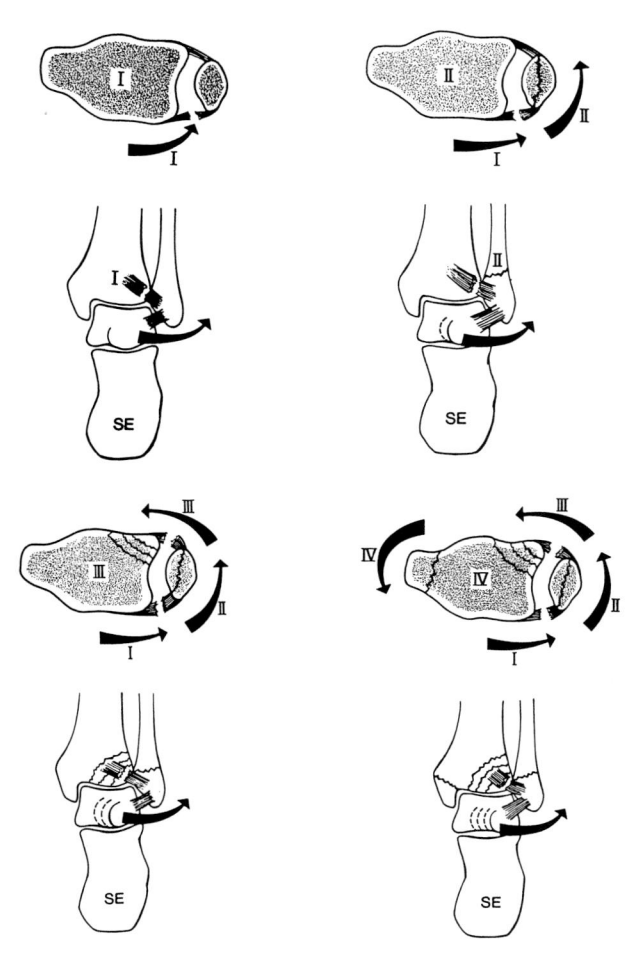

Abb. 3.34. Die 4 Stadien der Supinations-Eversions-Fraktur (*SE*)

Supinations-Adduktions-Fraktur

Bei forcierter Supination und Adduktion des Fußes kommt es im Stadium I zum intraligamentären Zerreißen der fibularen Bänder oder zum knöchernen Abriß derselben im Sinne der Außenknöchelfraktur vom Typ Weber A.

Im Stadium II kommt die Ruptur des Deltoids bzw. der knöcherne Bandauriß im Sinne der Innenknöchelfraktur hinzu, so daß es durch die Instabilität der Knöchelgabel bis hin zur vollständigen dorsomedialen Luxatio pedis cum talo kommen kann (Abb. 3.31, siehe S. 76).

Zur *genetischen Reposition* wird der Fuß zunächst noch weiter adduziert, dann nach caudal und fibularwärts gezogen und zuletzt in Pronationsstellung gedreht (Abb. 3.32, siehe S. 76). Beim Anlegen eines ungepolsterten Gipsverbandes wird der Rückfuß in Abduktion, der Vorfuß in Pronation und Dorsalflexion gehalten.

Pronations-Abduktions-Fraktur

Nach der genetischen Klassifikation bricht bei forcierter Abduktion im Stadium I zunächst der Innenknöchel. Im Stadium II reißt zuerst das vordere und dann das hintere Syndesmoseband knöchern aus. Im Stadium III frakturiert der Außenknöchel selbst 1–2 cm oder höher oberhalb des Gelenkspaltes. Zur genetischen Reposition (Abb. 3.33, siehe S. 76) wird der Fuß zunächst nach caudal und ventral gezogen, dann nach medial und zuletzt in Pronation/Eversion gehalten.

Zur Erzielung der *genetischen Retention* wird beim Aushärten des Gipsverbandes der Rückfuß in Adduktion gedrückt, der Vorfuß in Pronation gehalten.

Supinations-Eversions-Fraktur

Lauge-Hansen unterschied bei dieser am häufigsten (69%) vorkommenden Frakturform 4 Stadien des genetischen Pathomechanismus. Die zerstörende Kraft beginnt am vorderen Syndesmoseband (Stadium I), setzt sich kreisförmig verlaufend (Abb. 3.34) zur Fraktur der Fibula fort (Stadium II), zerreißt das hintere Syndesmoseband ligamentär oder im Sinne der Volkmann-Abrißfraktur (Stadium III) und frakturiert zuletzt den Innenknöchel bzw. zerreißt das Ligamentum deltoideum (Stadium IV).

Die *genetische Reposition* erfordert zunächst durch max. Supination, anschließende Eversion und Dorsalflexion eine vermehrte Dislokation mit Lösen

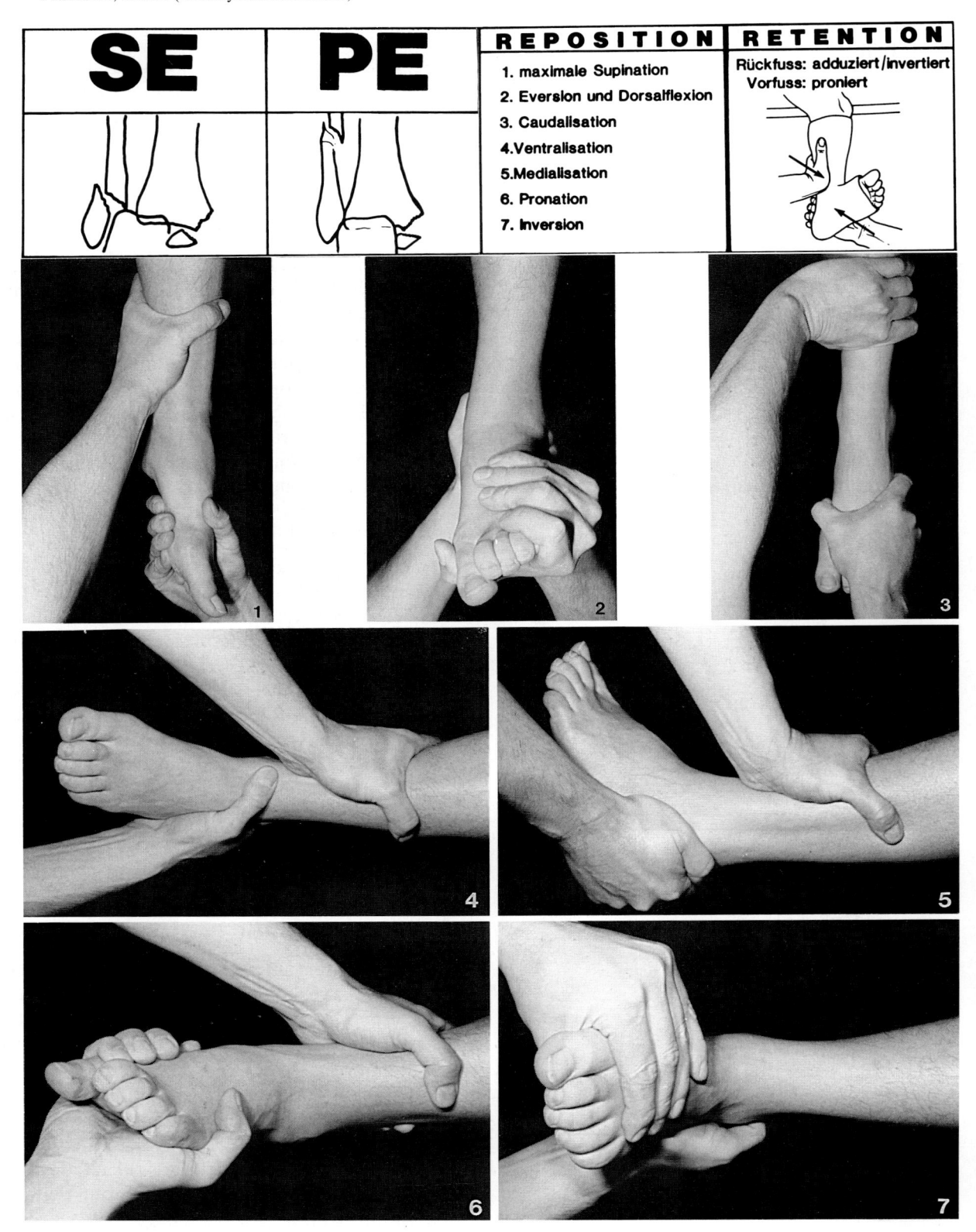

SE	PE	REPOSITION	RETENTION
		1. maximale Supination 2. Eversion und Dorsalflexion 3. Caudalisation 4. Ventralisation 5. Medialisation 6. Pronation 7. Inversion	Rückfuss: adduziert/invertiert Vorfuss: proniert

Abb. 3.35. Fotografische Darstellung der 7 einzelnen Repositionsschritte zur genetischen Reposition und Retention nach Lauge-Hansen [53] bei Supinations-Eversions-(*SE*)-Frakturen. Bei Pronations-Eversionsfrakturen (*PE*) wird abweichend davon initial proniert und invertiert.

der Fragmente (Abb. 3.35). Anschließend wird der Fuß max. nach caudal, dann nach ventral und anschließend nach medial gezogen. Im letzten Schritt der Reposition wird proniert und evertiert. Beim Aushärten des Gipsverbandes wird der Rückfuß vom Operateur adduziert und invertiert, der Assistent hält den Fuß in Pronation.

Beachte: Der Pathomechanismus wird nur verständlich, wenn man weiß, daß Lauge-Hansen mit Eversion nicht die Bewegungsachse des Rückfußes, sondern die Bewegungsrichtung des Talus im Sinne der Außenrotation meint.

Pronations-Eversions-Fraktur

Die 4 Stadien dieser Bruchform haben den gleichen richtungsgebenden pathologischen Kraftablauf wie die der SE-Fraktur, nur daß die Gewalt der Zerstörung im Stadium I beim Innenknöchel beginnt (Abb. 3.36). Dies ist erklärbar einerseits durch die wirksamen Scherkräfte in Abduktion des Fußes, andererseits durch die Dorsalflexion des Talus, der in dieser Position mit der ventral breiteren Masse fest in der Gabel sitzt und den Innenknöchel zusammen mit der abduktiven Komponente wegschlägt.

Die genetische Reposition und Retention entsprechen der Supinations-Eversions-Fraktur, nur daß initial maximal proniert und invertiert wird.

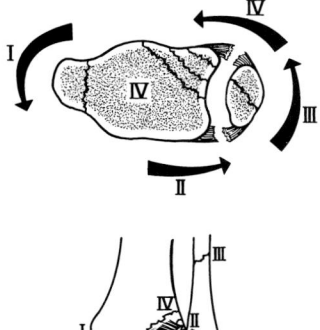

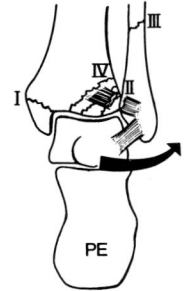

Abb. 3.36. Pronations-Eversions-Fraktur (*PE*), Stadium I–IV: Die Pathomechanik ist im Bewegungsablauf wie bei der Supinations-Eversionsfraktur, nur daß die zerstörende Kraft am Innenknöchel beginnt (s. Abb. 3.30, 3.34)

b) Operatives Vorgehen

Allgemeine Richtlinien der Erstversorgung

Eine *sofortige, notfallmäßige Operation* ist bei offenen und/oder geschlossenen OSG-Luxationsfrakturen mit begleitendem Kompartment-Syndrom, schweren Weichteilschäden (Hautinkarzeration, erhebliche Kontusion, Schürfung) *unter Verzicht auf eine Blutsperre* anzustreben.

Bei offenen Frakturen sind nach sparsamer Hautexzision mit gründlichem Debridement die Standard-Inzisionen (Abb. 3.23) der vorgegebenen Wunde anzupassen. Bei schweren Kontusionen kann und sollte mitten durch diese hindurch die Standardinzision beibehalten werden. Bei zusätzlichem Kompartment-Syndrom kann meist über die großzügig anzulegende mediale Inzision die Fascia cruris, das proximale und distale Retinaculum extensorum sowie die Fascia dorsum pedis gespalten werden. Hierbei und bei allen schweren Weichteilschäden sollte die Wunde temporär mit Kunsthaut für einige Tage zur Entlastung bedeckt werden.

Die *verzögerte* (>6h) *Operation*, meist nach 3–4 Tagen, sollte insbesondere bei geschlossenen Frakturen dann angestrebt werden, wenn der Patient nach dem Trauma die Extremität noch belastet hat und mit geschwollenen und überwärmten Weichteilen zur Erstbehandlung erscheint oder verzögert (>6h) mit Weichteilschwellung eingewiesen wird. Zur Operationsvorbereitung sollte reponiert, im Gipsverband retiniert, hochgelagert und antiphlogistisch behandelt werden. Superinfizierte Schürfwunden sollten unter trockener, desinfizierender Wundbehandlung erst zur Abheilung gebracht werden, z.B. unter Gipsfensterung.

Beachte:

- Bei Blasenbildung mit objektivierbarem Kompartmentsyndrom (Messung) ist eine notfallmäßige operative Versorgung erforderlich, ggf. temporär mit externer Transfixation (vergl. Abb. 3.42)
- Vermeide stets jeden Hakenzug,
- Verzichte nie auf qualitativ optimale intraoperative Röntgenbilder.

Mono-, bi-, trimalleoläre OSG-Luxationsfrakturen

Die Op-Taktik wird in der Regel dadurch bestimmt, daß zuerst der Außenknöchel, dann der Innen-

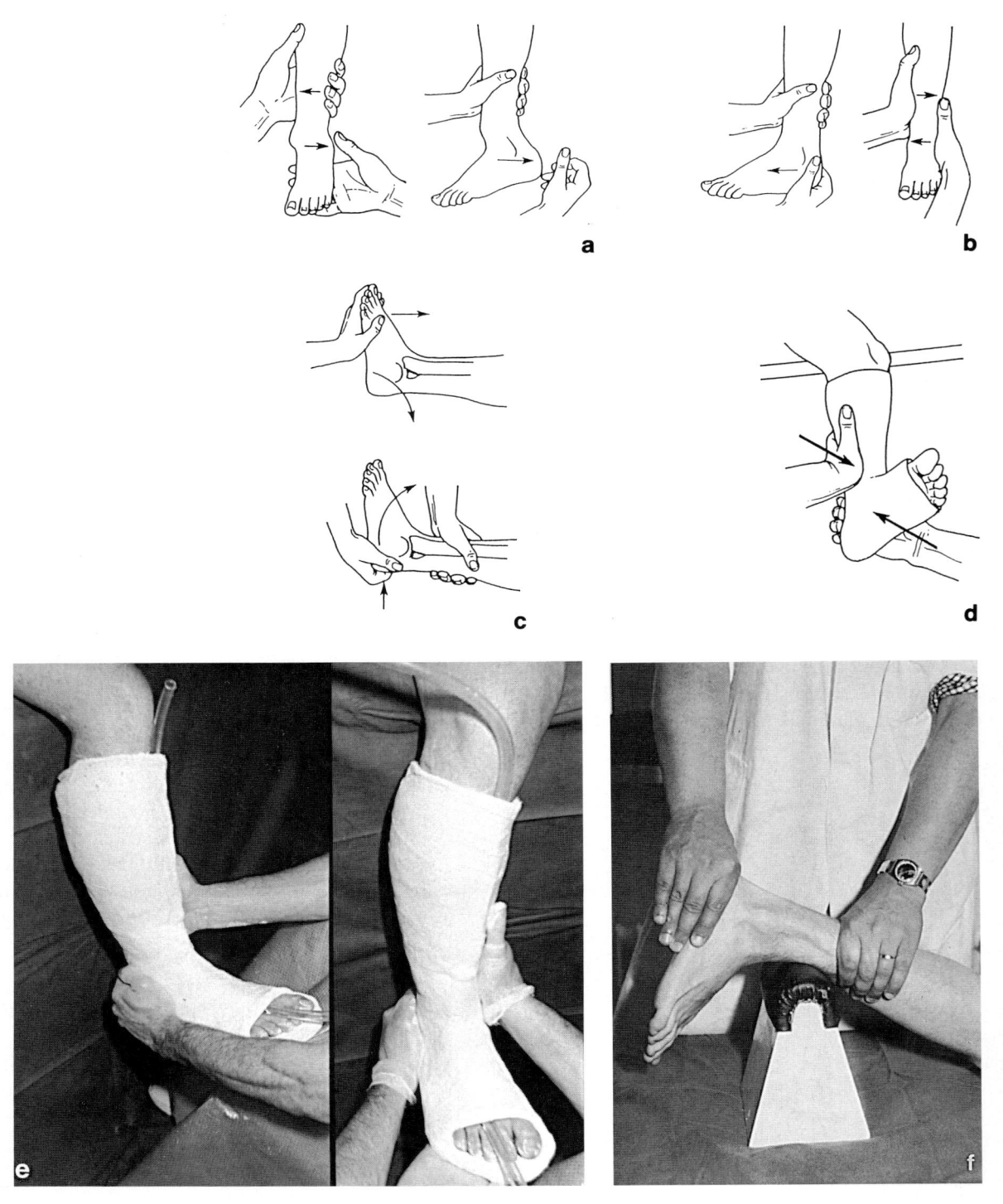

Abb. 3.37. Standardisiertes Repositionsmanöver der trimalleolären OSG-Luxationsfraktur. **a, b** Medialisierung und Ventralisierung der dislozierten Fußeinheit. **c** Hyperextension und ventrale Schublade zur Einrichtung des hinteren Volkmann-Dreieckes per Ligamento taxis. **d** Permanente Fortsetzung der adduzierenden Sprunggelenk-Fußhaltung gegenüber dem distalen Unterschenkel bis zum Aushärten des Gipses. **e** Spalten des Gipses bis auf die letzte Faser. **f** Repositionshilfe bei kindlichen Sprunggelenksfrakturen

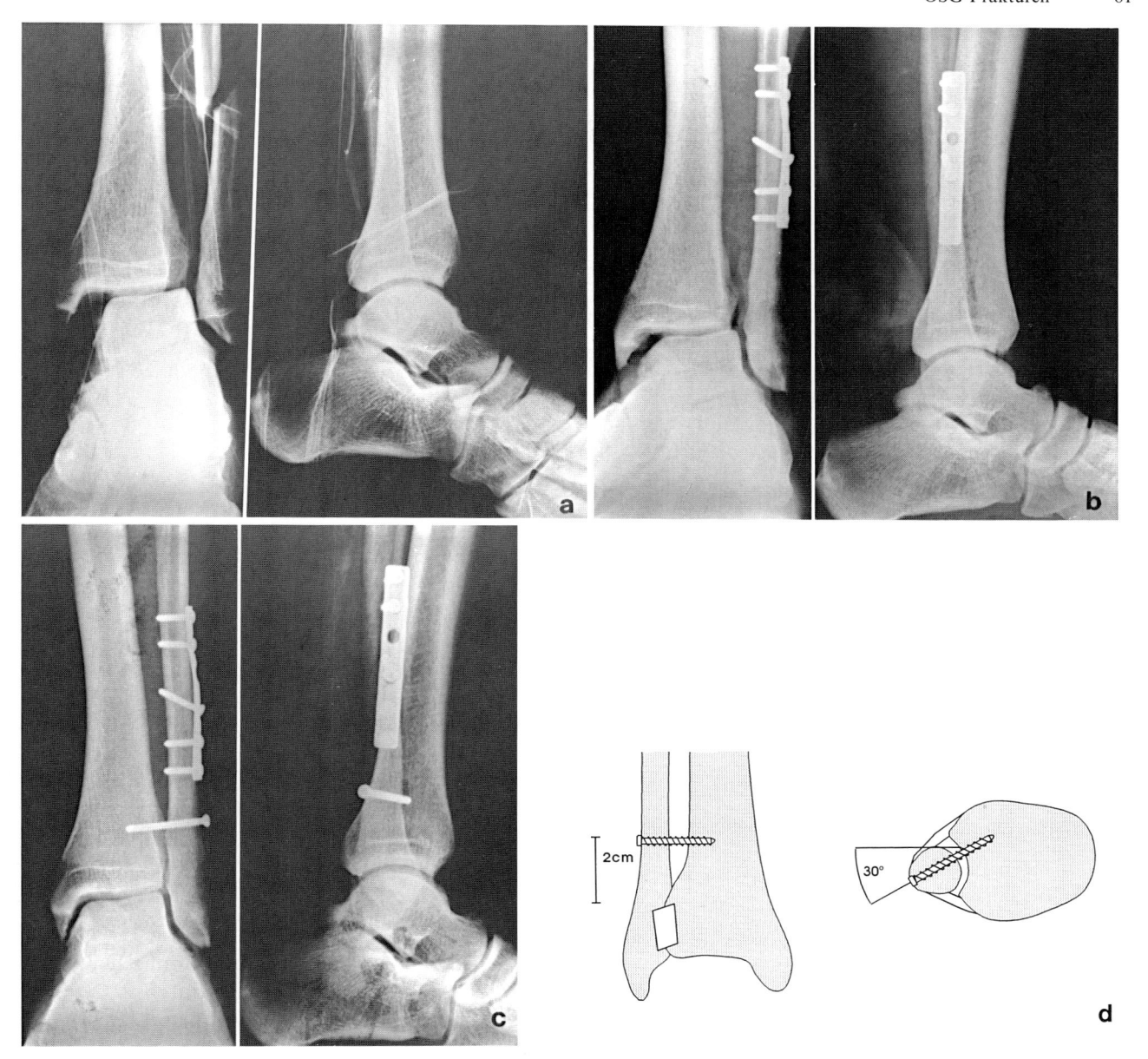

Abb. 3.38. Bedeutung des intraoperativen Röntgenbildes und der supramalleolaren Stellschraube. **a** Weber C Fraktur mit Gabelsprengung und erheblicher Subluxation des Talus nach lateral. **b** Nach stabiler Rekonstruktion der Fibula und Syndesmosennaht persistierende Gabelinstabilität und Subluxation des Talus. **c** Erst die exakte Einpassung der Fibula in die Inzisur mit zusätzlicher Stellschraube gewährleistet den stabilen und anatomischen Gabelschluß. **d** Biomechanisch bedeutsam ist das parallele Einbringen der Stellschraube zum vorderen Syndesmosenband, wodurch das biomechanisch äußerst relevante Lig. tibiofibulare interosseum temporär (6 Wochen) indirekt readaptiert wird

knöchel und zuletzt, meist über den medialen Zugang von posteromedial her möglich, das hintere Volkmann-Fragment stabilisiert. Gelegentlich kann auch dieses durch die zu dislozierende Fibulafraktur hindurch reponiert werden. Danach erfolgt die stabile Versorgung der ossären/intraligamentären Syndesmosenrupturen mit Verschraubung oder transossären Nähten. Führen diese unter provokatorischem Hakenzug nicht zum stabilen Gabelschluß, ist eine temporäre Stellschraube für 6 Wochen in definierter Position (Abb. 3.38) zu plazieren.

Infrasyndesmale Fibulafraktur (Typ A)

Der dislozierte Außenknöchel wird mit den daran haftenden fibularen Bändern über eine kleine Standardinzision (Abb. 3.23) reponiert, bei guter Verzah-

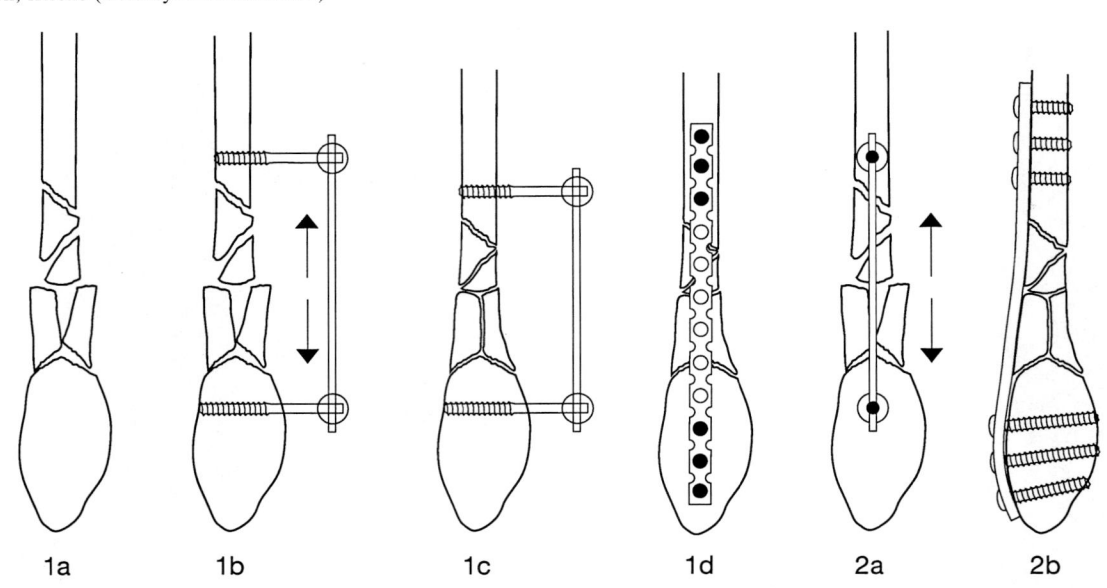

Abb. 3.39. Prinzip der biologischen Osteosynthesen an der Fibula. **1 (a–d)** Temporäre Reposition mit dem Mini-Distraktor und Plazierung einer Rekonstruktionsplatte lateral bei guten Weichteilverhältnissen. **2 (a, b)** Reposition mit Mini-Distraktor, der in diesem Fall nicht ventral, sondern seitlich eingebracht wird, um bei schlechten Weichteilverhältnissen die Platte dorsal anzulegen

nung mit einer Spongiosaschraube stabilisiert, bei kleinem Fragment oder glattem Querbruch besser mittels Zuggurtung versorgt.

Transsyndesmale Fibulafraktur (Typ B)

Der meist kurze Schrägbruch wird nach offener Reposition zunächst mit einer von dorsal nach ventral, die Fraktur senkrecht komprimierenden 3.5er Zugschraube fixiert. Danach wird eine Drittelrohrplatte exakt anmodelliert (d.h. flachgedrückt und der Außenknöchelkurvation angepaßt) und mit je 2 Schrauben im proximalen und distalen Hauptfragment verankert.

Reine Drehbrüche, die nicht zum Riß des vorderen Syndesmosenbandes führen (B1), können alternativ auch nur verschraubt werden. Bei langen, glatten Schrägbrüchen oder prekären Weichteilen ist die *dorsale Plattenlage* im Sinne des Antigleitprinzipes vorzuziehen.

Suprasyndesmale Fibulafaktur (Typ C)

Die einfache diaphysäre Fibulafraktur (C1) kann mit einem Drittelrohrplättchen, die diaphysäre Mehrfragment- oder Trümmerfraktur (C2) der Fibula sollte in diesem Bereich zur Erhöhung der Stabilität mit einer 3.5er Rekonstruktionsplatte oder 3.5er DCP versorgt werden, wobei indirekte Repositionstechniken (Abb. 3.39) vorteilhaft sind.

Die hohe Fibulafraktur (Maisonneuve-Fraktur/C3) sollte zur sicheren Schonung des N. peroneus communis indirekt mittels axialem Zug durch Einzinker/Repositionszange mit Spitzen in Länge, Achse und Rotation reponiert, temporär intraoperativ mit einem 2.0er Spickdraht transsyndesmal gehalten und mit danach exakt positionierter Stellschraube für 6 Wochen retiniert werden (Abb. 3.40).

Fraktur des Malleolus medialis

Je nach Größe wird dieser nach anatomischer Reposition mittels Zuggurtung oder durch 2 parallele 4.0er Spongiosaschrauben stabil fixiert. Besonders zu beachten sind angrenzende, zentrale Impaktionen, die unbedingt gelöst, auf Gelenkniveau gebracht und meist mit Spongiosa unterfüttert werden müssen (Abb. 3.41).

Fraktur des hinteren Volkmann-Dreieckes

Beträgt seine Größe mehr als 1/4 der gesamten Gelenkfläche und stellt es sich nach Versorgung der Malleolen in Rechtwinkelstellung des Fußes nicht anatomisch ein, so sollte es stabil in anatomischer Position mitversorgt werden. Meist gelingt die indirekte Reposition vom medialen Zugang aus, sodaß es unter passagerer Fixation mit einer Repositionszange über Stichinzisionen von ventral nach dorsal mit zwei 4.0 Spongiosaschrauben oder 3.5 Cortica-

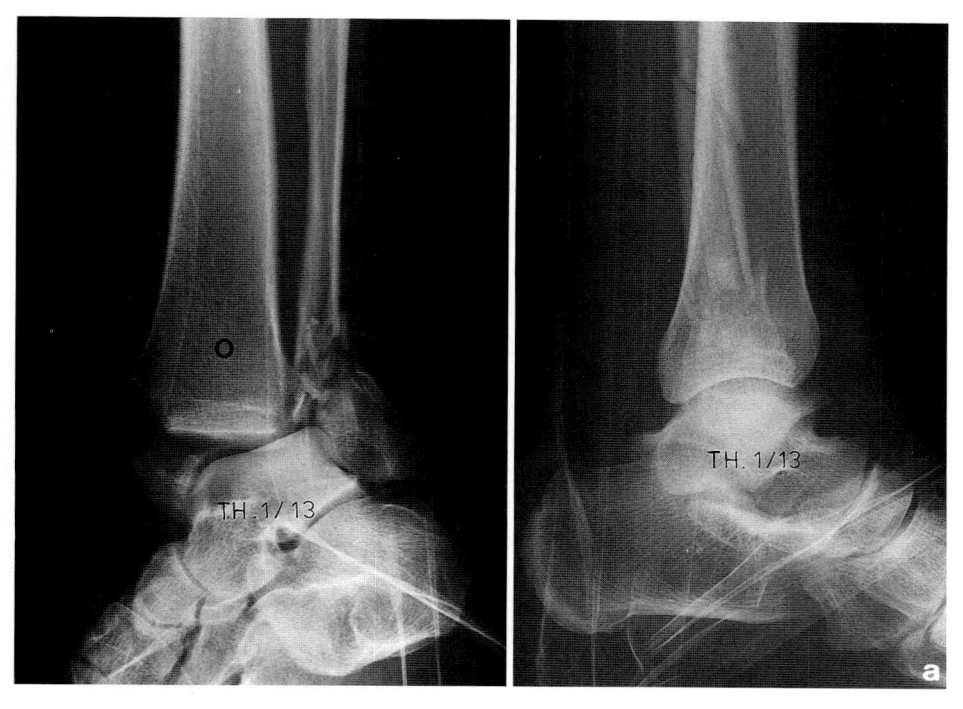

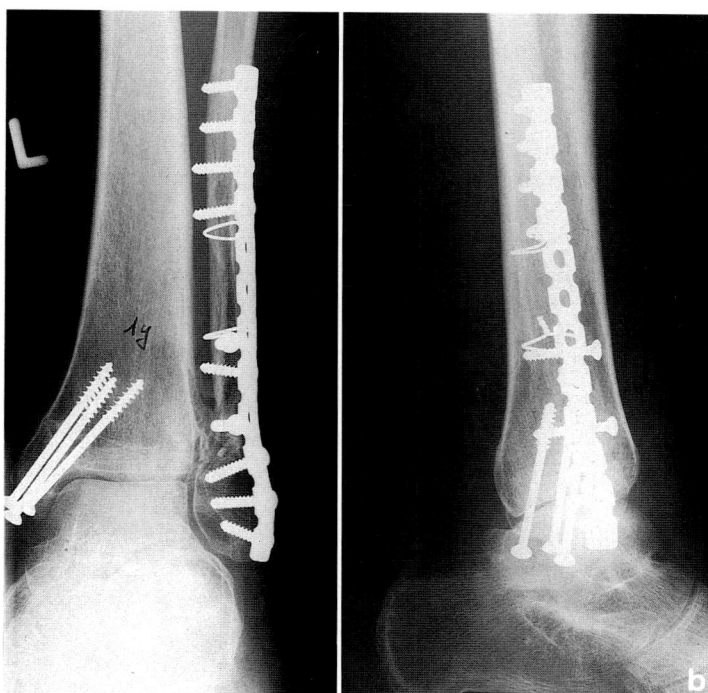

Abb. 3.40. Beispiel einer bimalleolären OSG-Luxationsfraktur mit 2 Etagen-Fraktur der Fibula und syndesmosennahe Trümmerzone bei Hochenergie-Trauma (**a**). Das 1-Jahres-Kontrollbild (**b**) zeigt den anatomischen Wiederaufbau mit guter Verheilung nach Verwendung einer 12-Loch-Rekonstruktionsplatte mit 2 Cerclagen und 2 Corticaliszugschrauben. Moderate heterotope Ossifikationen im Bereich der Incisura fibularis

liszugschrauben stabil versorgt werden kann. Ist ein medialer Zugang nicht notwendig, kann auch durch die Fibulafraktur hindurch das Volkmann-Fragment reponiert werden. Nur gelegentlich ist die Versorgung von posterolateral günstiger, wobei initial der Zugang zur Fibula nicht mittig, sondern dorsal der Fibula ausreichend lang angelegt werden sollte.

3.3.7. Nachbehandlung

Die Nachbehandlung unmittelbar postoperativ erfolgt bis zur Wundheilung (8.–10. Tag) im gespaltenen Unterschenkelliegegipsverband, wobei temporär zur krankengymnastischen Übungsbehandlung das Sprunggelenk für Dorsal- und Plantarflexion

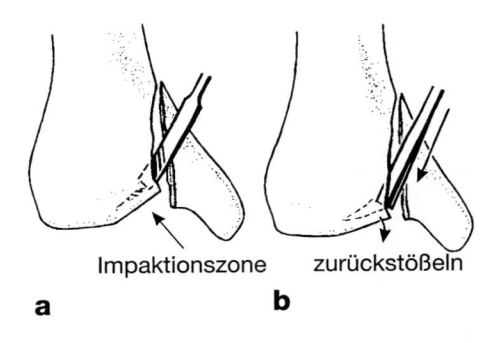

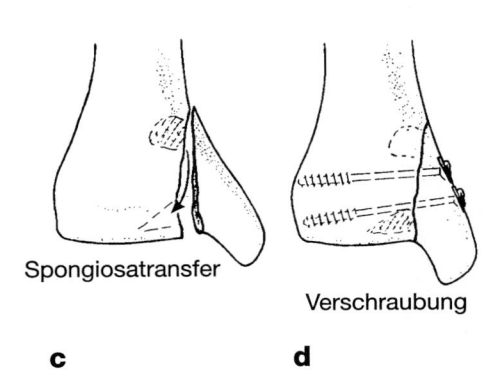

84   Frakturen, frische (Osteosynthesetechniken)

Abb. 3.41 a–d. Bei Knöchelbrüchen mit hoher Stauchungsenergie ist besonders auf Impaktionszonen zu achten (vergl. Abb. 3.17). Diese müssen wie am Acetabulum oder am Tibiakopf mit dem Raspatorium gelöst, regelrecht auf Gelenkniveau zurückgestößelt und mit Spongiosa unterfüttert werden. Erst danach darf die Verschraubung des Innenknöchels erfolgen

zur Verbesserung der Gelenktrophik freigegeben werden kann (bei Schmerzfreiheit ab dem 2. postoperativen Tage). Die initiale passagere Ruhigstellung im Gipsverband dient lediglich der Retention des Fußes in Rechtwinkelstellung und ermöglicht ein Leerpumpen des venösen Fußsohlenplexus durch Anpressen des Fußes gegen die Gipssohle. Die anfängliche Hochlagerung in einer Schaumstoffschiene und die vorübergehende evtl. Medikation von Antiphlogistika ist in dem meisten Fällen empfehlenswert.

Die Nachbehandlung im Anschluß an die abgeschlossene Wundheilung ist im wesentlichen davon abhängig, wie stabil (Osteosynthese/Osteoporose) die Versorgung erfolgen konnte und ob zusätzlich zur Malleolenfraktur ein relevanter Bruch des hinteren Volkmann-Dreieckes besteht. Stabil versorgte Außen- und Innenknöchelbrüche sollten funktionell im patienteneigenen Schuh unter 15 kp Teilbelastung für 6 Wochen behandelt werden, alternativ bei Verordnung eines Spezialschuhs (Variostabil) unter primärer Vollbelastung. Trimalleoläre Brüche sollten für 6 Wochen im Spezialschuh oder Gehgipsverband unter 15 kp Teilblastung nachbehandelt werden. Nach 6 Wochen ist auch für diese Frakturen eine protektionsfreie Vollbelastung in der Regel gegeben, eine intensive krankengymnastische Nachbehandlung einschließlich Propriozeptivtraining sollte immer angeschlossen werden.

3.3.8. Komplikationen

Die häufigste Komplikation ist das postoperative Hämatom, das bei größerem Ausmaß eher operativ ausgeräumt werden sollte. Durch primäre Weichteilkontusion oder durch intraoperativen Hakenzug sind oberflächliche Wundrandnekrosen möglich, die in der Regel durch ausreichend lange Inzisionen und atraumatisches Operieren vermeidbar sind. Kommt es dennoch zu oberflächlichen Hautnekrosen, sollten diese trocken behandelt werden. Bei noch intraoperativ gespannten Wundverhältnissen soll eine primäre Hautnaht nicht erzwungen, sondern sekundär nach temporärer Kunsthautdeckung erfolgen. Kommt es trotz aller Vorsichtsmaßnahmen aufgrund des initialen schweren Weichteiltraumas zu einer Vollhautnekrose über einem Implantat, muß gelegentlich vorzeitig das Implantat entfernt werden, die Fraktur alternativ mit Spickdrähten oder Minifixateur stabilisiert werden, damit der Defekt mit Spalthaut gedeckt werden kann.

Nur bei schwerstem initialen Weichteilschaden muß frühzeitig (< 72 h) eine Weichteildeckung mittels mikrovaskulär gestieltem freien Lappen angestrebt werden.

Weichteil- und Knocheninfektionen erfordern ein radikales Debridement und einen schrittweisen Wiederaufbau (d.h. Nekrektomie, Sequestrektomie, Implantatentfernung, Minifixateur/Minimalosteosynthese, PMMA-Miniketteneinlage, sekundäre autogene Spongiosatransplantation, Weichteildeckung).

3.3.9. Prognose

Die Prognose der OSG-Luxationsfraktur ist nach konservativer Behandlung entsprechend einer großen Sammelstatistik [34] nur in 49% der Fälle sehr gut und gut, dagegen in 81% nach anatomischer Reposition, stabiler interner Fixation und damit möglicher funktioneller Nachbehandlung, auch bei trimalleolären Frakturen.

Im Gegensatz zu Weber [101] kann Hanke [34] eine signifikante Abhängigkeit der Spätergebnisse

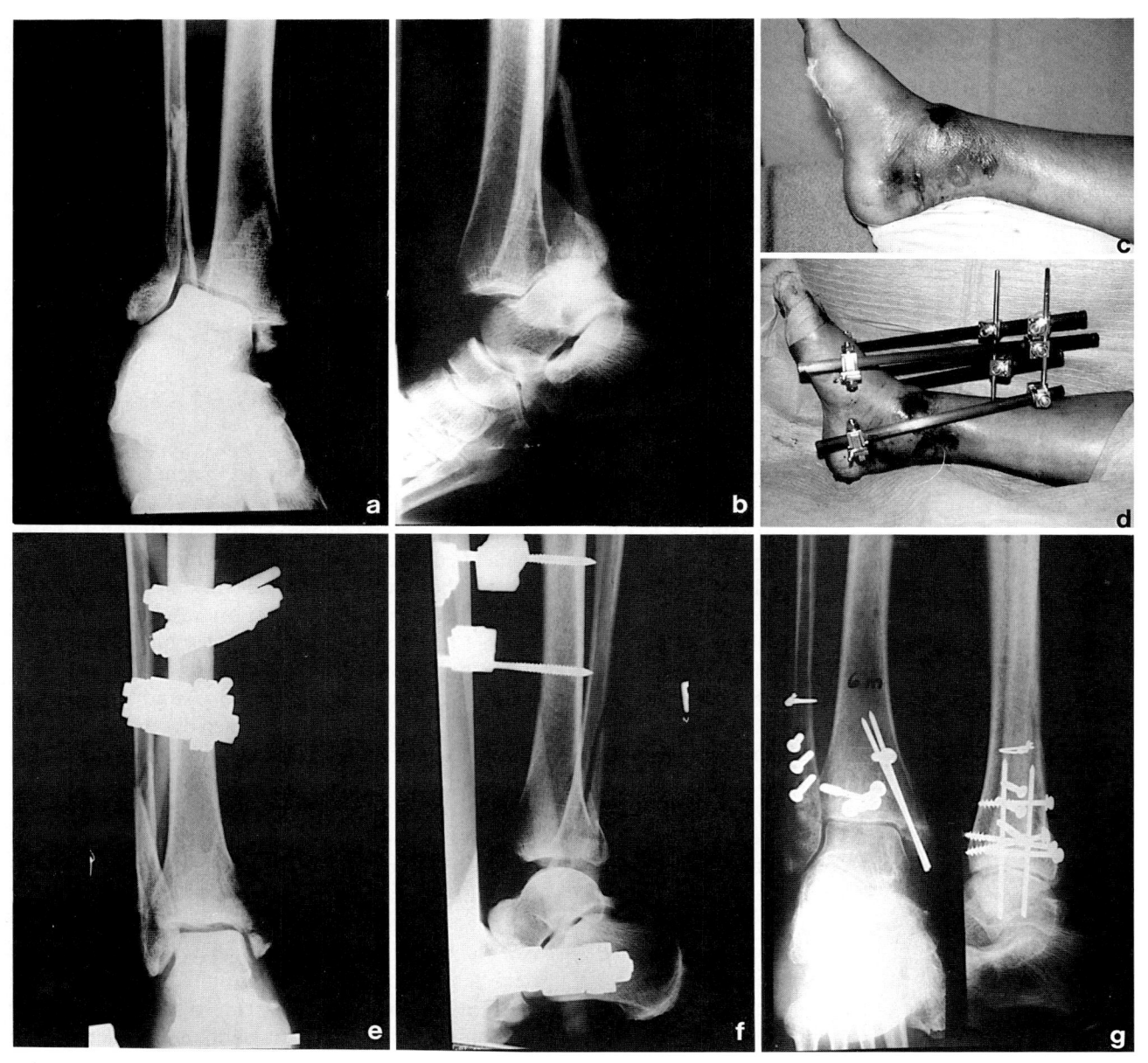

Abb. 3.42. Procedere bei veralteten nicht reponierten OSG-Luxationsfrakturen mit schwerstem Weichteilschaden: **a–c** 5 Tage alte, im Ausland nicht reponierte, nur in einer dorsalen Gipsschale ruhiggestellte Weber-C-Fraktur mit konsekutiven partiellen Hautnekrosen und Spannungsblasen. **d–f** Geschlossene Reposition und temporäre Transfixation bis zur Erholung der Weichteile (10–14 Tage). **g** Minimal-Osteosynthese mit Schrauben, Cerclagen und Spickdrähten zur Minimierung des operativen Traumas. Anatomische Ausheilung ohne plastische Maßnahme bei der 6-Monats-Kontrolle

zum Frakturtyp korrelieren: Typ A 95%, Typ B 88%, Typ C 77% sehr gut und gut.

Eine frühzeitige posttraumatische Arthrose ist nach Heim [37] entweder bei nicht exakter Reposition und Retention besonders des Volkmann-Dreieckes oder bei primär erheblichem Knorpelschaden wahrscheinlich. Letzteres ist in der Regel immer dann gegeben, wenn bereits initial neben den Malleolenbrüchen ein vorderes oder hinteres Tibiakantenfragment mit Impaktionszone auf den Übersichts- oder Schichtaufnahmen erkennbar ist.

Das Ausmaß der Knorpelkontusion kann in der Regel intraoperativ bestimmt, die Prognose am ehesten vom Operateur selbst ermessen werden. Daher sollten diese Befunde im Operationsbericht festgehalten und dem Patienten für den weiteren prognostischen Verlauf mitgeteilt werden.

Prognostisch ungünstig hinsichtlich einer frühen posttraumatischen Arthrose erscheinen grundsätzlich all jene Frakturen, die bereits im postoperativen Röntgenbild erkennen lassen, daß der Außenknöchel aufgrund von supra- oder intersyndesmalen Trümmerzonen hinsichtlich Achse, Länge oder Rotation nicht korrekt eingestellt werden konnte oder ein sicherer Gabelschluß durch Imponderabilien jedweder Genese nicht möglich war.

3.4. Talus-Frakturen

„Jacta alea esto"
10.1.49 v. Chr., G.J. Caesar

3.4.1. Historisches

Eingedenk der Geschichtsschreibung, die uns mitteilte, daß römische Soldaten beim Würfelspiel meist das Sprungbein eines Pferdes (Taxillus > Taxlus > Talus), wegen seiner zahlreichen Facetten benutzten, sind Wortspiel und Allegorie des caesarischen Ausspruches noch heute lebendig, wenn es zur Fraktur dieses essentiellen, menschlichen Knochens kommt: So berichtete Syme [93] noch 1844 über eine erschreckende Mortalitätsrate von 84% bei offener Talusfraktur. Um solche schwerwiegenden Folgen zu vermeiden, empfahl bereits Cooper 1822 (Kap. 1 [12]), Stealy 1909 [88] die primäre Astragalektomie. Ernest von Bergmann* aus Berlin war der erste, der im Jahre 1892 eine offene Reposition bei Talusluxationsfraktur durchführte. Von einigen Autoren [10, 12, 35, 49, 94] wird noch in jüngster Zeit über eine 50–100%ige Talusnekroserate bei schweren Luxationsformen berichtet. Der Rubicon cäsarischer Zeit erscheint parabelhaft, heute nicht nur der Art der Fraktur, dem Ausmaß des Weichteilschadens, sondern auch den Möglichkeiten des chirurgischen Procedere gleichzukommen.

3.4.2. Ätiologie und Pathogenese

Nach Prägung des Begriffes „Aviator's astragalus" durch Anderson, 1919 [2] und Coltart, 1952 [14], die zahlreiche Fußfrakturen von Piloten und Fallschirmspringern des 1. und 2. Weltkrieges analysierten, konnte später in einer großen Sammelstatistik von 2025 Talusfrakturen (zentrale und periphere) durch Kuner [49] der Sturz aus großer Höhe mit 52% ebenfalls als häufigste Ursache gesehen werden. Während Kuner [49] nur 18% Verkehrsunfälle angab, zeigte eine eigene Analyse [110] von 117 ausschließlich zentralen Talusfrakturen mit 47% einen weitaus höheren Proporz an Verkehrsunfällen, was auch den hohen Anteil von Polytraumen (32%), offenen Frakturen (15,4%) und geschlossenen Frakturen mit Kompartment-Syndrom (6%) erklären läßt. Sturz aus großer Höhe (45%) und Verkehrsunfälle (47%) sowie andere Formen der indirekten Gewalt (8%) verursachen nach eigener Analyse [110] zentrale Frakturen.

Bei dorsalflektiertem Fuß entsteht im Augenblick der deformierenden Energie beim Sturz oder beim PKW-Bremsvorgang mit oder ohne Fahrgastraumintrusion die sehr häufige *Talushalsfraktur*, die nach Kuner [49] in 50% der Fälle zu beobachten ist. Scherkräfte zwischen Tibiavorderkante und dem sehr stabilen Sustentaculum tali, das hierbei wie ein Hypomochlion wirkt, sind dafür primär pathomechanisch relevant (Abb. 3.43). Der gleiche

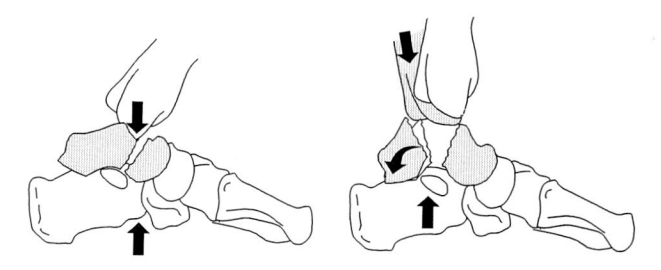

Abb. 3.43. Pathomechanismus der Talushals-Luxationsfraktur (links), wobei das Sustentaculum tali als Hypomochlion bei relativer Dorsalflexion fungiert. Taluscorpus-Luxationsfraktur (rechts) bei relativer Plantarflexion mit Abdrängung des Corpus nach dorsal durch die hintere Tibiakante

---

*Bergmann E von (1892) Reposition des luxierten Talus. von einem Schnitt aus. Langenbecks Arch Chir XLIII: 1–12.

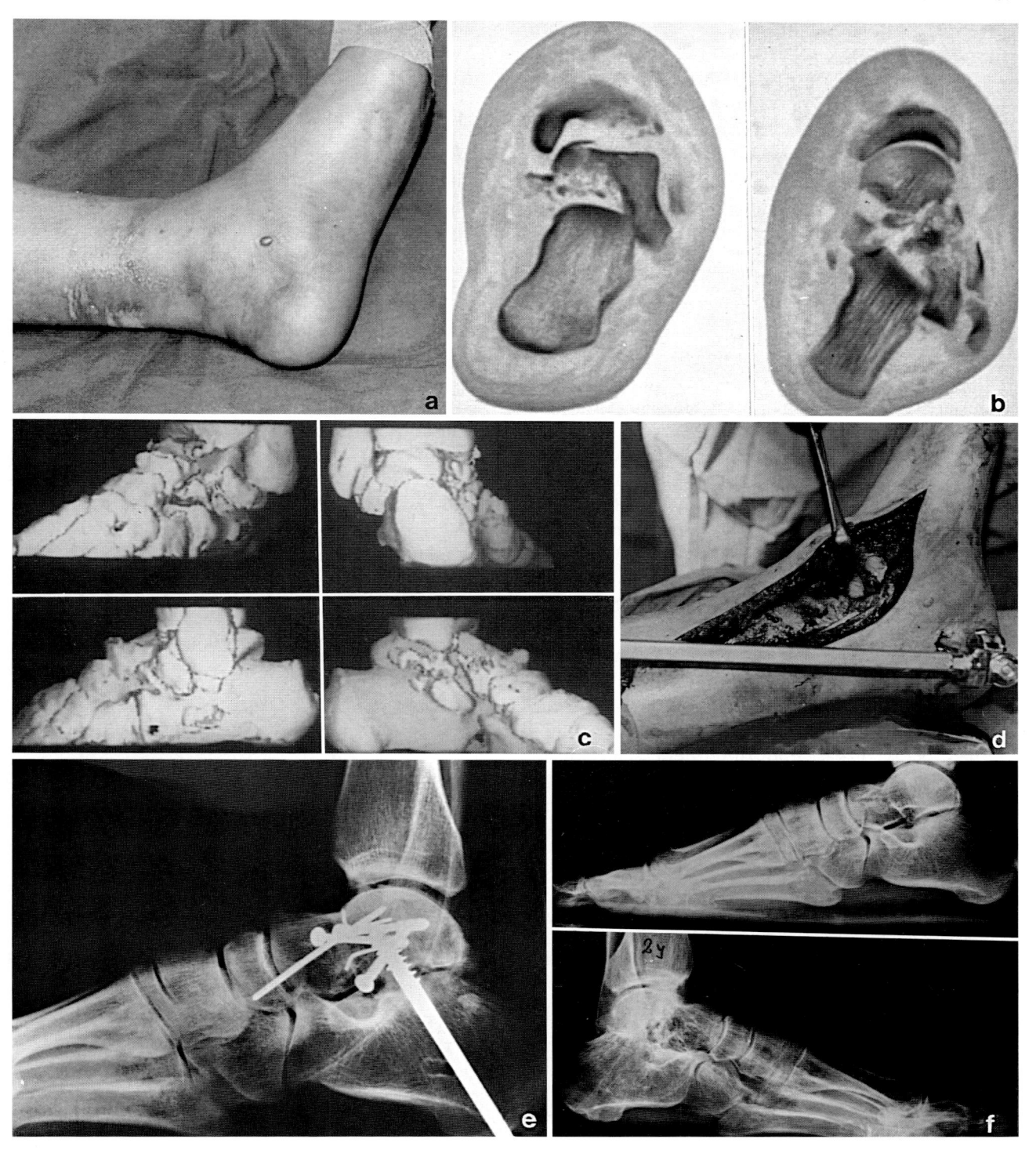

Abb. 3.44. Talusluxationstrümmerfraktur bei einem 40-jährigen Auto-Ralley-Fahrer mit foudroyantem Kompartment-Syndrom bereits 2 Stunden nach Trauma. **a** Spannungsblasen. 55 mmHg im medialen Fußkompartment. **b** Notfallmäßiges praeoperatives CT zur Bestimmung des optimalen Zuganges. **c** 3-D-Rekonstruktion, die vor allem die posterolaterale Luxation und die anteromediale Trümmerzone erkennen läßt. **d** Kompartment-Spaltung mittels anteromedialem Zugang, offene Reposition, temporäre minimale Spickdrahtfixation und Transfixation. **e** Postprimäre (10. Tag nach Trauma) subtalare Arthrodese mit zwei 6.5er Spongiosaschrauben nach Entknorpelung des Subtalargelenkes, einerseits wegen der primären schweren Knorpelzerstörung und andererseits zur Verbesserung der Durchblutungssituation vom Calcaneus zum Talus bei zu erwartender Talusnekrose. **f** Größtenteils revitalisierter Talus, stabile subtalare Fusion und moderate OSG-Arthrose

Mechanismus bei plantarflektiertem Fuß scheint für die *Corpusfrakturen* verantwortlich, kombinierte Rotationskräfte für das Ausmaß der Luxationsform. Zentrale *Berstungsfrakturen* sind Ausdruck linearer, axialer Stauchungsgewalt. Mehr *periphere Frakturen* des Processus posterior tali und/oder des Processus fibularis sind vor allem bei Formen der subtalaren Luxation (siehe Kap. 8.2) oder bei ligamentären Rotationstraumen des oberen Sprunggelenkes beobachtbar. *Abscherfrakturen* an der lateralen oder medialen Trochlea tali (talar dome-Frakturen) sind am häufigsten bei Varus-/Valgusstreß im Rahmen einer Luxatio supinatoria mit axialer Stauchungskomponente nachweisbar [106]. *Taluskopffrakturen* sind meist Ausdruck einer Chopart-Gelenk-Läsion und entstehen nach eigener Analyse am häufigsten bei Ab-/Adduktionstraumen mit rotatorischen Komponenten des Rückfußes gegenüber der Fußwurzel (siehe Kap. 3.6).

Nach Müller [63] ist insgesamt die Häufigkeit von Talusfrakturen mit 0,32% extrem gering, ebenfalls in Bezug auf das Fußskelett mit 3,4%.

Da nach eigener Analyse [110] selbst in einem traumatologischen Zentrum pro Jahr nur 6 zentrale Talusfrakturen zur Behandlung kommen, sind Chirurgen in Häusern der Regelversorgung mit diesem seltenen und komplizierten Frakturtypus meist überfordert, was durch frustrane geschlossene und/oder offene Repositionsversuche in 12 von 117 Fällen beobachtbar und durch ein schlechteres Endresultat (Typ IV) belegbar erscheint. Daher soll im folgenden zur Klassifikation und zum therapeutischen Vorgehen eine Entscheidungshilfe zur optimalen Versorgung gegeben werden.

3.4.3. Diagnostik

Die Standardröntgentechnik entspricht den exakten Aufnahmen des oberen Sprunggelenkes in 2 Ebenen. Als 3. Standardaufnahme sollte eine ap-Fußaufahme in max. Plantarflexion mit Zentrierung auf den Talus erfolgen. Schrägaufnahmen und 45 Grad Außenrotations-/Innenrotations- oder Drehzielaufnahmen sind nur bei peripheren Abscherfrakturen hilfreich. Eine Tomographie in 2 Ebenen ist ebenfalls in diesen Fällen und bei Abbrüchen der Processus empfehlenswert. Eine notfallmäßige CT-Untersuchung bei offenen oder geschlossenen Luxationsfrakturen mit begleitendem Kompartment-Syndrom ist gelegentlich zur Festlegung der operativen Zugänge, zur Beurteilung der Rekonstruierbarkeit und des Ausmaßes der Gelenkzerstörung (vor allem subtalar) erforderlich (Abb. 3.44).

3.4.4. Klassifikation

Die Einteilung nach Hawkins [35], die nur die Talushalsfrakturen beschreibt, ist im anglo-amerikanischen Schrifttum durch Canale und Kelly [10] um den Typ IV erweitert worden (Abb. 3.45).

Marti und Weber [60] unterscheiden 4 deskriptive Typen der peripheren und zentralen Frakturen.

Sneppen *et al.* [85] differenzieren 6 Typen der zentralen und peripheren Talusfraktur eher nach dem genetischen Prinzip.

Die eigene modifizierte Klassifikation (Abb. 3.45) umfaßt die zentralen Talushals- und Taluscorpus-Luxationsfrakturen unter Berücksichtigung der numerisch beteiligten Gelenkebenen (OSG/USG/Chopart). Damit lassen sich Schweregrad, potentielle Nekrosenrate und posttraumatische Arthrosehäufigkeit am ehesten prospektiv beurteilen (siehe Prognose 3.4.8).

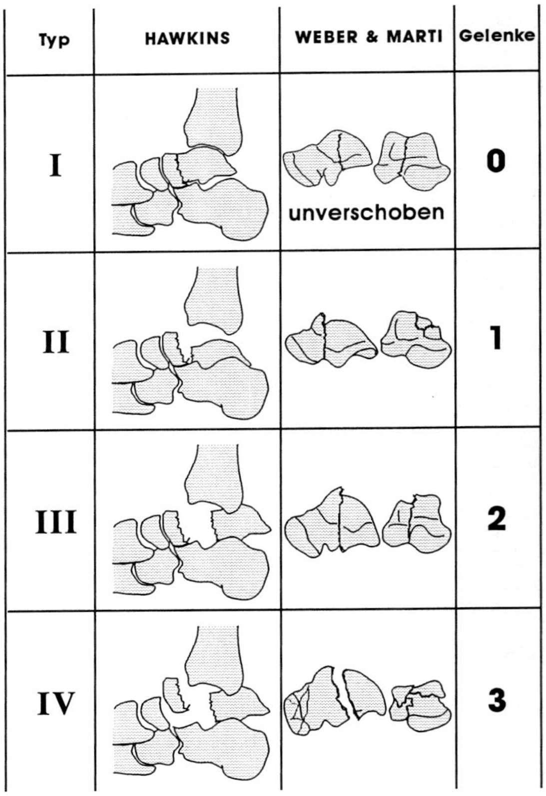

Typ	HAWKINS	WEBER & MARTI	Gelenke
I		unverschoben	0
II			1
III			2
IV			3

Abb. 3.45. Klassifikation der Talushals- und Taluscorpusfrakturen unter Berücksichtigung der betroffenen Gelenkebenen (mod. n. [10, 35, 60])

3.4.5. Indikation

Bei fehlender Kontraindikation ist grundsätzlich bei allen Luxationsfrakturen eine rasche, offene Reposition (innerhalb von 6 Stunden) mit interner Fixation angezeigt. Selbst beim Typ I sollte heute eher eine stabile Schraubenosteosynthese durchgeführt werden, um die Vorteile der funktionellen Nachbehandlung zu nutzen (Tscherne 1988, Persönliche Mitteilung). Auch isolierte oder konkomitante periphere Frakturen (Processus posterior/fibularis) sollten stabil verschraubt werden, da sie häufig pseudarthrotisch fehlverheilen [109]. Dies gilt auch für dislozierte Taluskantenfakturen, die mittels Fibrinklebung und resorbierbaren Stiften anatomisch replaziert werden sollten (siehe Kap. 8). Ein primär konservatives Vorgehen mit geschlossener Repositionstechnik, wie von Böhler [6] beschrieben, sollte nur bei Polytraumen oder Patienten mit Kontraindikation angestrebt werden.

3.4.6. Therapie

a) Konservativ

Nicht-dislozierte zentrale Frakturen (Typ I) können wahlweise im Unterschenkelgipsverband mit 15 kp Teilbelastung für 6 Wochen behandelt werden. Die gipsfreie Vollbelastung ist meist nach 8–10 Wochen möglich.

Bei Kontraindikation zur Operation bei Luxationsfrakturen Typ II–IV stellt die *geschlossene Reposition* ein definiertes Manöver dar.

Dislozierte Halsfrakturen erfordern bei maximaler Relaxationsnarkose die Wiederholung des genetischen Frakturmechanismus mit initialer Hyperdorsalflexion des Fußes, an die sich ein axialer Längszug des Fußes in Plantarflexion anschließt. Bei zusätzlicher Vorfuß-Ab-/Adduktion mit digitaler Manipulation lassen sich die Frakturen in der Regel einrichten.

Abb. 3.46. Operatives Vorgehen bei Talusfrakturen. **a, b** Anteromedialer Zugang zu den Talushalsfrakturen. **c** Anteromedialer Zugang mit Innenknöchelosteotomie bei Taluscorpus-Luxationsfrakturen, falls dieser nicht ohnehin mitfrakturiert ist. **d, e** Anterolateraler Zugang bei notwendigem bilateralem Vorgehen (meist bei zusätzlicher Fraktur des Processus fibularis)

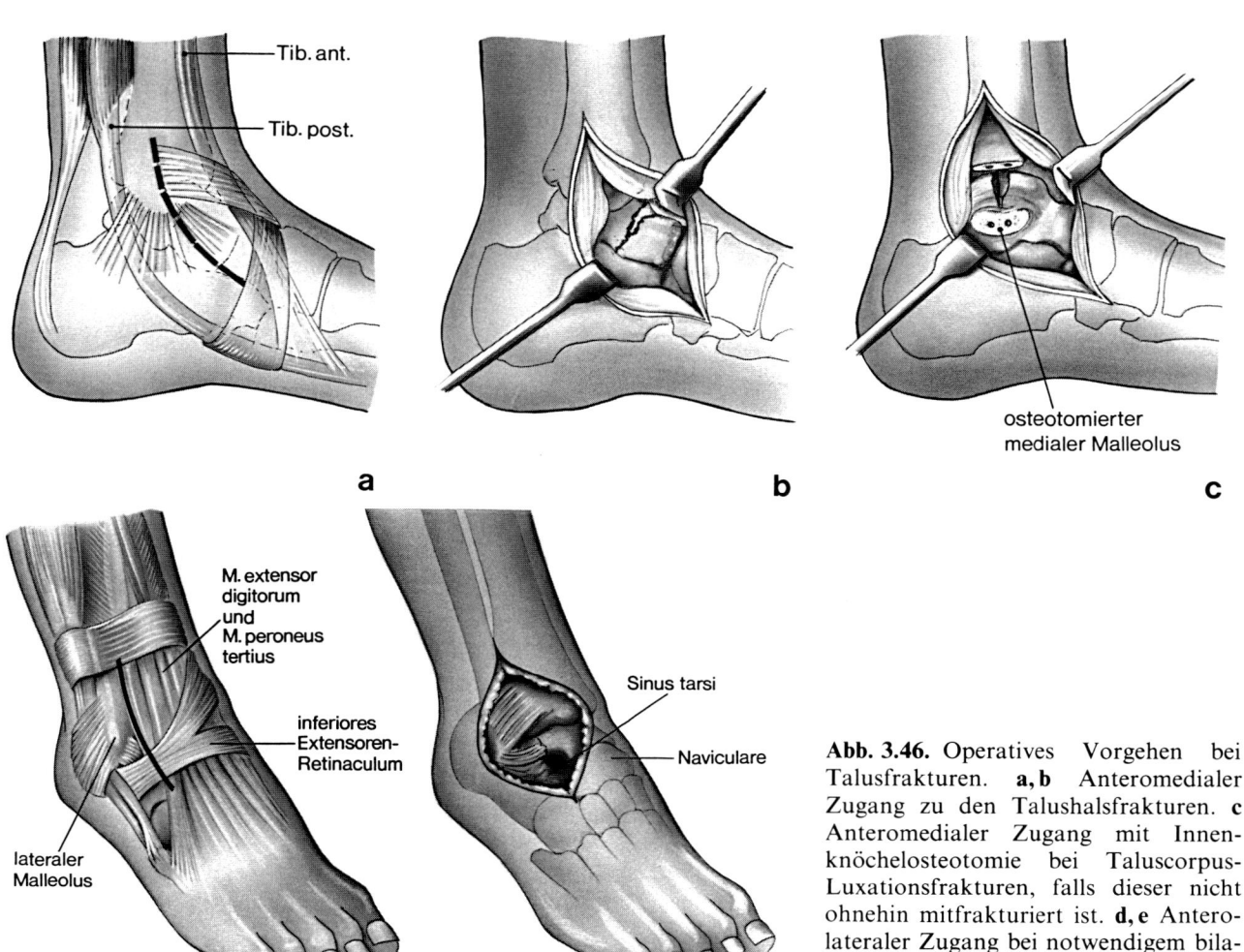

Dislozierte Corpusfrakturen sind weitaus schwieriger einzurichten. Sie erfordern die initiale Hyperplantarflexion des Fußes. Bei gleichzeitiger Entlastung des Trizeps surae (ein Helfer hält am Oberschenkel bei rechtwinklig gebeugtem Knie) erfolgt die Dorsalverschiebung des Fußes mit digitaler Manipulation des dorsalen Fragmentes (während ein 2. Helfer axial am Rückfuß zieht). Dieses Manöver, was bei Typ IV-Frakturen selbst offen oft nur schwer gelingt, sollte erleichtert werden durch das Einbringen einer queren Schanzschraube mit Bügel durch den Calcaneus in der Verlängerung der Tibiaachse. Die Ruhigstellung erfolgt im Gipsverband, Immobilisationsdauer und Belastung hängen vom Frakturtyp ab (6-10 Wochen/5-15 kp). Bei Zeichen einer Talusnekrose sollte ein Allgöwer-Apparat für 3-6 Monate verordnet werden.

Cave:
Jeder frustrane Repositionsversuch verschlechtert die Weichteilsituation und erhöht die Nekrosegefahr.

b) Operativ

Talushalsfrakturen können in aller Regel über einen anteromedialen Zugang reponiert und stabil mit 2 kleinen Spongiosaschrauben retiniert werden. Die Inzision wird bogenförmig vom Innenknöchel bis zum Os naviculare angelegt. Durchtrennt wird in der Regel nur das oberflächliche Lig. cruciatum, das Lig. talonaviculare unter Schonung der Tibialisanterior-Sehne und der tieferen Portion des Lig. deltoideum, das den Ramus deltoideus der A. tibialis posterior zur Versorgung des mittleren Taluskörpers mit sich führen kann. Nach anatomischer Reposition werden von anteromedial dicht an der Knochen-Knorpel-Grenze 2 parallele Spickdrähte (2.0) plaziert, die möglichst senkrecht zur Fraktur in den zentralen und posterolateralen Taluskörper plaziert werden (Abb. 3.46). Nach Gewindeschneiden, Kopfraumbohrung werden diese wechselweise durch 4.0 Spongiosaschrauben ersetzt. Kleine kanülierte Schrauben erleichtern das Vorgehen. Titanschrauben ermöglichen CT- und MR-Kontrollen im postoperativen Verlauf.

Talus-Corpus-Frakturen können – sofern der Innenknöchel nicht bereits mitfrakturiert ist – durch Innenknöchelosteotomie besser eingesehen und exakter reponiert werden. Dazu werden zur späteren Reposition des Innenknöchels – bei notwendiger Osteotomie – die 2.0 Bohrungen für die zwei 4.0 Spongiosaschrauben vorgegeben und die letzten

antero-medial

dorso-lateral

bilateral

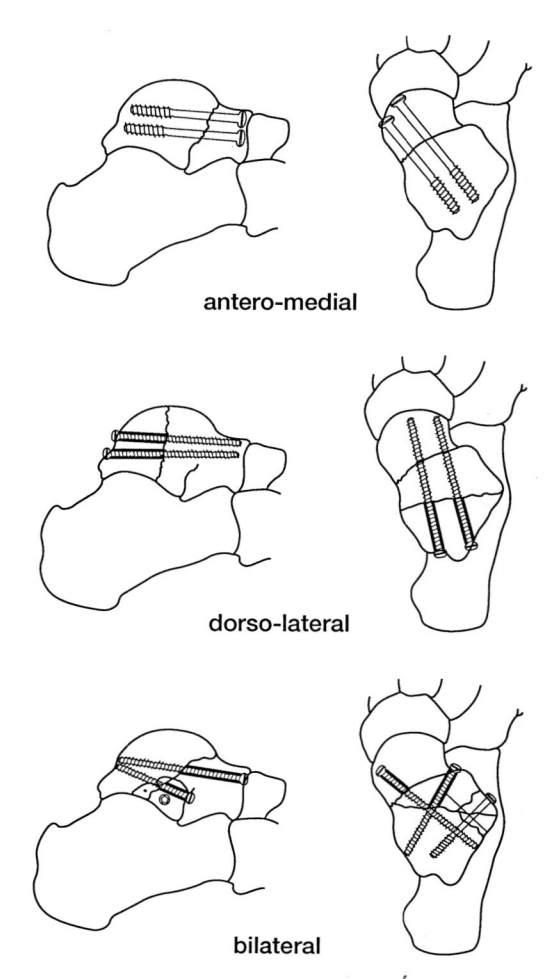

Abb. 3.47. Osteosynthesetechniken der Talusluxationsfrakturen (mod. n. [65])

2-3 mm nicht osteotomiert, sondern der Innenknöchel zur besseren späteren Verzahnung abgebrochen (Abb. 3.47).

Processus posterior-Frakturen oder relativ dorsal gelegene Corpusfrakturen werden am einfachsten über einen posterolateralen Zugang (Abb. 3.48) freigelegt und verschraubt. Bei diesem paraachillären Zugang sind vor allem der N. suralis, die A. peronealis und die Peronealsehnen sorgfältig zu schonen. Sofern die hintere OSG-Kapsel nicht ohnehin zerrissen ist, wird diese umgekehrt T-förmig eröffnet, das obere und/oder subtalare Gelenk unter Distraktion (Zug/Distraktor) dargestellt und die Fraktur reponiert. Nach temporärer Spickdrahtfixation sollten die beiden Schrauben dicht unterhalb der Fawcett'schen Linie eintreten und paral-

Talus-Frakturen 91

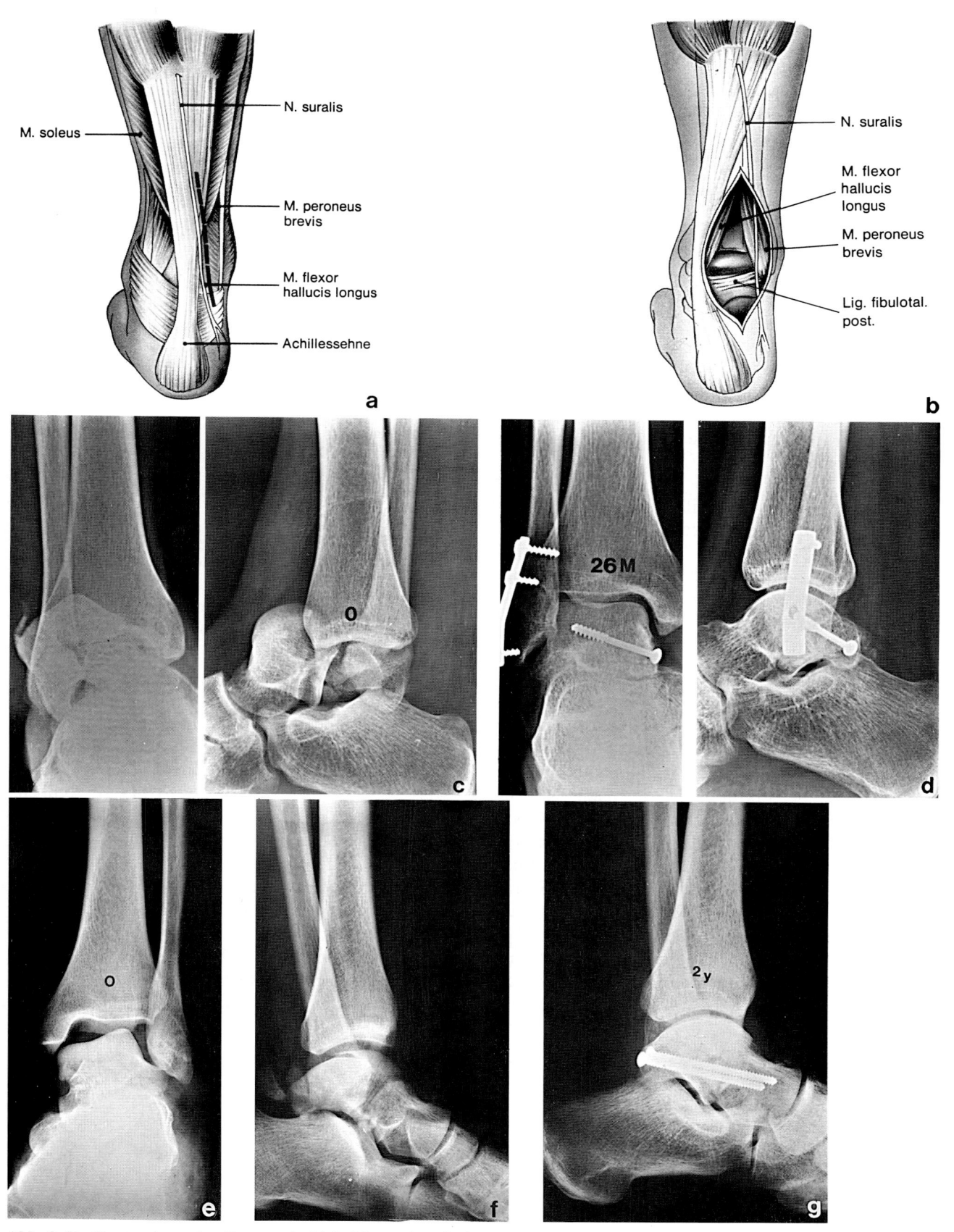

Abb. 3.48. Posterolateraler Zugang (**a, b**) bei Luxationsfrakturen mit Abbruch des Processus posterior tali (**c, d**) oder Taluscorpus-Luxationsfrakturen (**e–g**)

lel in die anteromediale und zentrale Taluskopfregion führen.

Trümmerfrakturen oder Luxationsfrakturen mit zusätzlichem Abbruch des Processus fibularis erfordern ein bilaterales Zugehen. Dabei wird zum anteromedialen Zugang zusätzlich ein anterolateraler Zugang zur Reposition und Verschraubung des Processus fibularis angelegt. Trümmerzonen können oftmals nur mit kleinen Spickdrähten oder resorbierbaren Stiften (Ethipin/Biofix) rekonstruiert werden. Bei völlig kollabiertem Talus, offenen Frakturen mit Defekt oder schweren Gelenkzerstörungen (OSG/USG) ist eine initiale Rekonstruktion mit Spickdrähten, Spongiosa- oder PMMA-Ketten-Defektfüllung mit zusätzlicher temporärer (3 Wochen) tibio-tarsaler Transfixation einfacher als eine primäre Arthrodese und minimiert das zusätzliche intraoperative Trauma. Die postprimäre Früharthrodese kann i.d.R. nach 10 Tagen erfolgen.

Die Fallbeispiele 6–10 illustrieren operatives Vorgehen und prognostischen Verlauf (s. Legenden zu Abb. 3.49–3.53).

3.4.7. Nachbehandlung

Wenn immer möglich, sollte diese frühfunktionell mit passiver OSG-Bewegungsschiene und unter aktiver Krankengymnastik mit Teilbelastung des Fußes von 15 kp erfolgen. Die Vollbelastung ist je nach Frakturtyp in der Regel nach 6–12 Wochen möglich.

Bei Trümmerfrakturen ist je nach Rekonstruierbarkeit die frühsekundäre USG- oder OSG/USG-Arthrodese anzustreben. Bei gut rekonstruiertem Talus und großer Wahrscheinlichkeit einer Talusnekrose (Typ IV) kann ein Allgöwer-Apparat für 6–12 Monate empfohlen werden, um eine Revaskularisierung ohne sekundäre Deformation zu ermöglichen. Ein Beweis für die Notwendigkeit einer Entlastung über die 12. Woche hinaus besteht jedoch nicht (Tscherne 1988, Persönliche Mitteilung).

3.4.8. Komplikationen

Die häufigste und in der Regel schicksalshafte Komplikation stellt die partielle oder totale Talusnekrose dar, die nach der Literatur [10, 12, 35, 94] entsprechend der erweiterten Hawkins-Klassifikation [10] und der Marti und Weber-Einteilung [60] beim Typ I 0–13%, beim Typ II 20–50%, beim Typ III 20–100% und beim Typ IV 50–100% beträgt.

Nach eigener Analyse [110] ist eine aseptische Totalnekrose des Talus selbst beim Typ IV nur in jedem 3. Fall, eine septische Totalnekrose in jedem 10. Fall zu erwarten. Dies jedoch besonders dann, wenn frustrane geschlossene oder offene Repositionsmanöver vorausgingen oder bei Luxationsfrakturen nicht innerhalb der ersten 6 Stunden primär offen vorgegangen wird.

3.4.9. Prognose

Die Prognose einer zentralen Talusfraktur ist direkt abhängig vom Frakturtyp, d.h. vom Luxationsgrad, dem Ausmaß der direkten Taluszerstörung, der Gelenkbeteiligung, vom primär begleitenden Weichteilschaden und vom sekundären chirurgenbezogenen Trauma (frustranes geschlossenes oder insuffizientes offenes Vorgehen).

Nach eigener Analyse [110] sind vor allem Frühkomplikationen (siehe Kap. 3.4.8) im Sinne der aseptischen/septischen Talusnekrose von den vorgenannten Kriterien abhängig, posttraumatische Arthrosen, vor allem jedoch vom Frakturtyp allein. So ist beim Typ IV mit einer 3-Gelenkbeteiligung trotz guter Rekonstruktion in jedem 7. Fall mit einer konsekutiven Arthrose des OSG/USG zu rechnen.

Für den postoperativen Verlauf hinsichtlich einer Talusnekrose erscheint das sog. Hawkins-Zeichen von großer Bedeutung, da es bei subchondraler Demineralisation nach ca. 3 Wochen eine verbliebene Durchblutung des Talus anzeigt. Die Knochenszintigraphie hat sich zu dieser Fragestellung nicht bewährt, das MR ist bei liegenden Implantaten in der Regel nicht beurteilbar, weswegen in jüngster Zeit Titan-Schrauben verwendet werden.

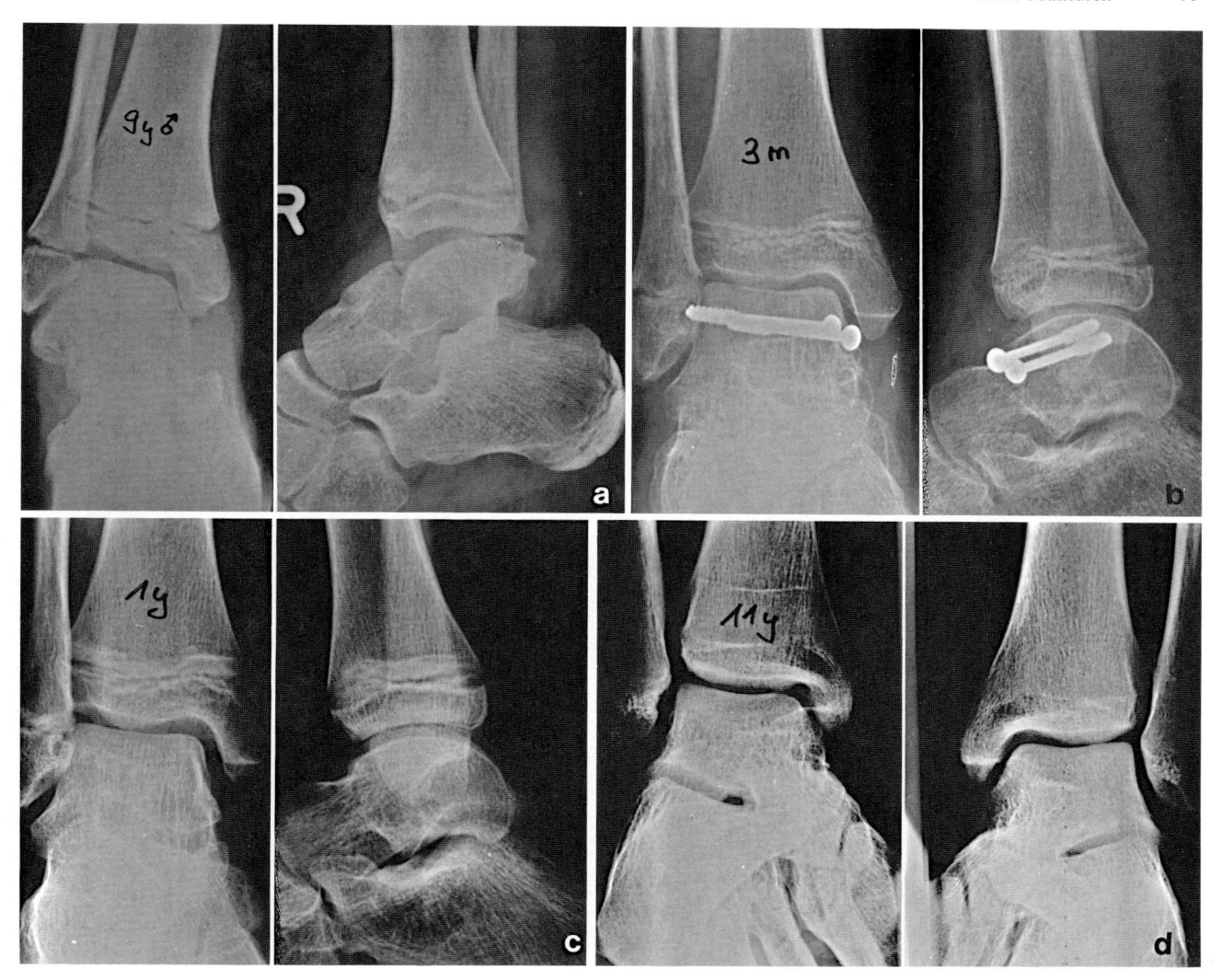

Abb. 3.49. *Fallbeispiel 6*: Taluscorpus-Luxationsfraktur Typ Marti und Weber III (2-Gelenkbeteiligung) durch Sturz vom Kirschbaum (**a**) Anteromedialer Zugang mit anatomischer Reposition und Schraubenosteosynthese bei Überlänge der kranialen Schraube und konsekutiver kleiner Osteolyse am Außenknöchel im 3-Monats-Kontrollbild (**b**). Keine Durchblutungsstörung des Talus im 1-Jahres-Kontrollbild (**c**) mit persistierendem Defekt am Außenknöchel 6 Monate nach Implantatentfernung. 11 Jahre nach Versorgung (**d**) besteht bei dem jetzt 20-jährigen Studenten bis auf den partiellen Substanzdefekt am Außenknöchel keinerlei posttraumatische Arthrose, volle Berufs- und Sportfähigkeit

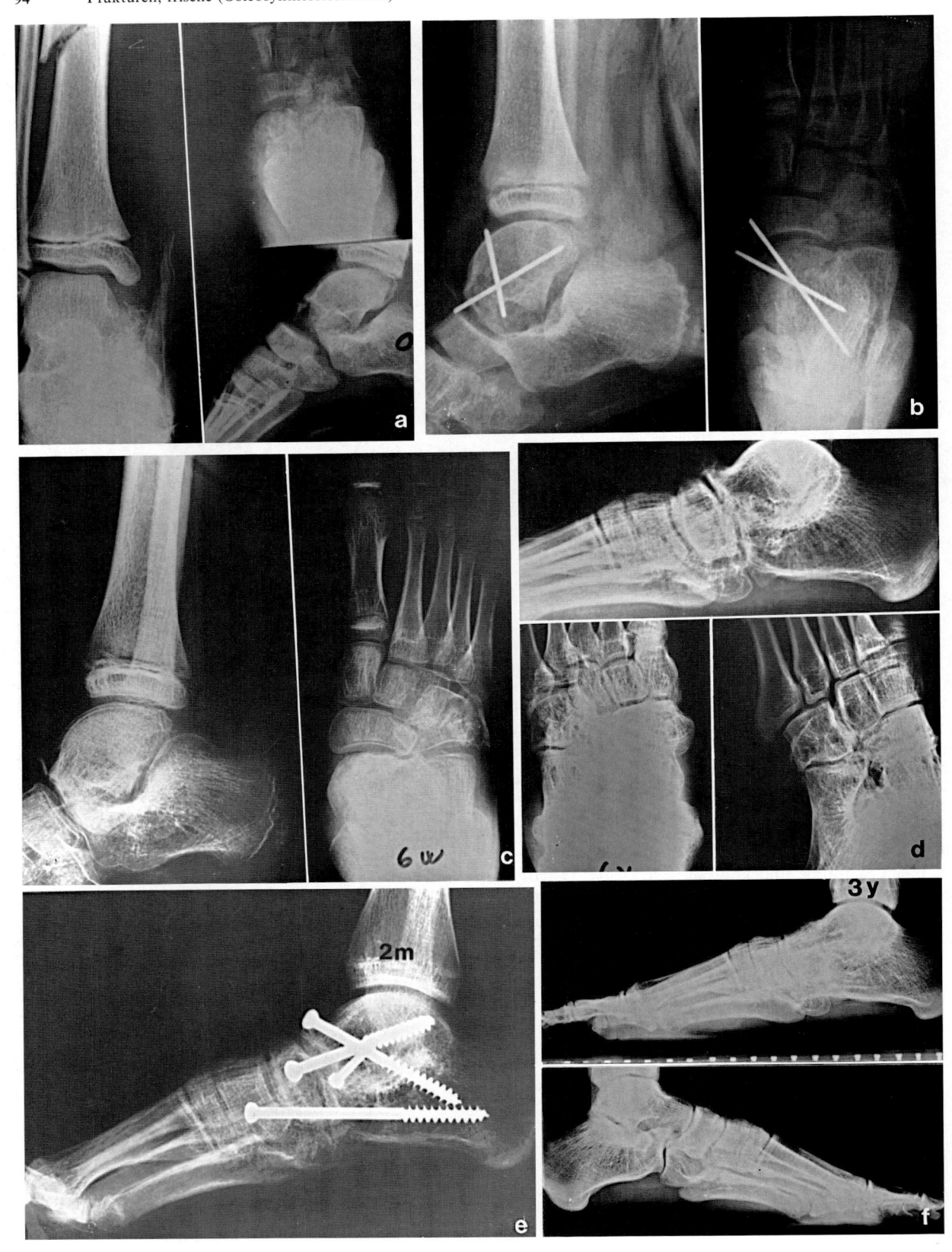

94 Frakturen, frische (Osteosynthesetechniken)

Abb. 3.50

Abb. 3.51 a–f. (Legende siehe S. 96)

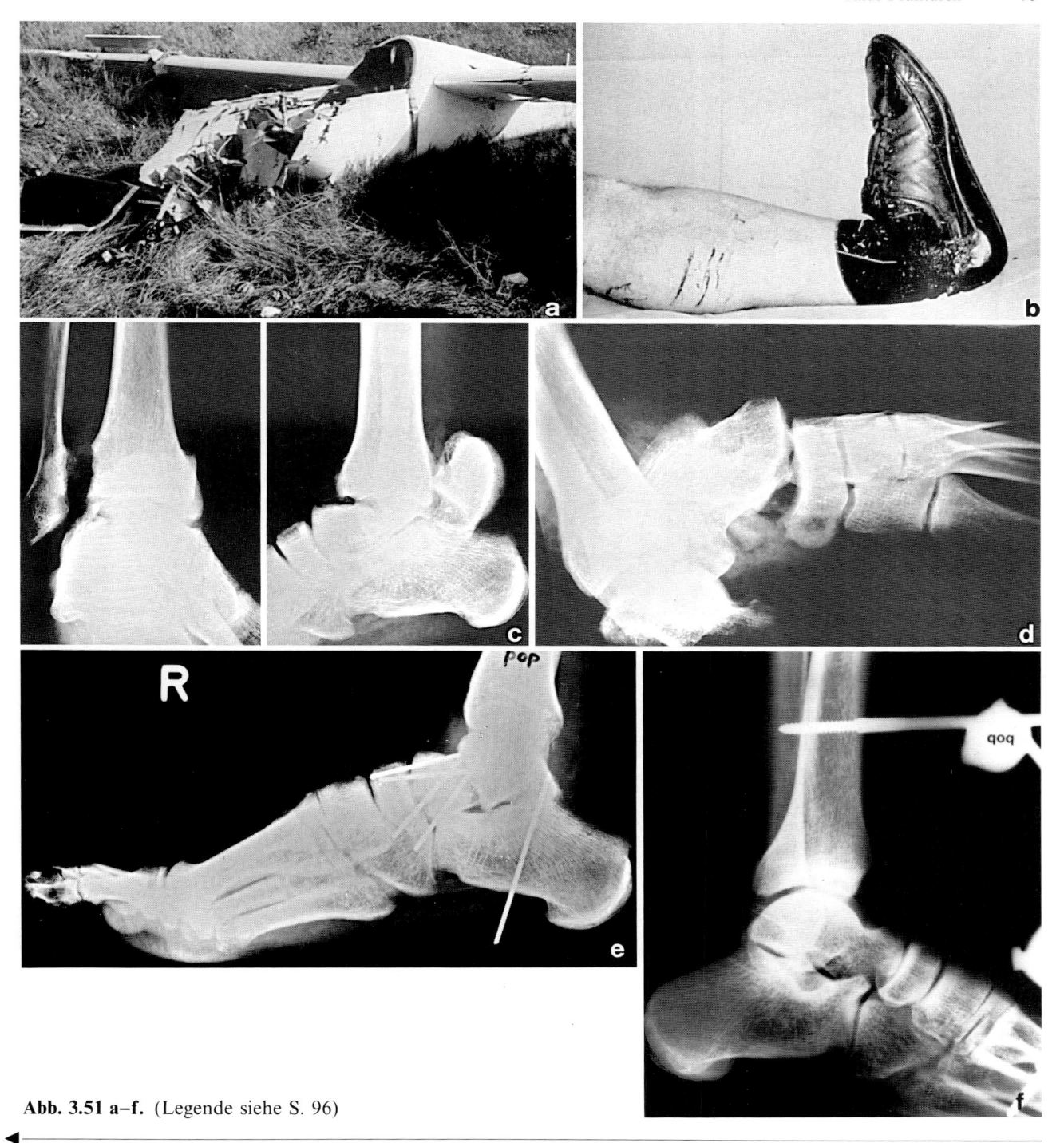

Abb. 3.50. *Fallbeispiel 7*: zur Beachtung der biomechanisch wichtigen Säulenlänge: 8-jähriger Junge, polytraumatisiert, als Fußgänger von einem PKW erfaßt, hat als Nebenverletzung eine Taluskopfluxationsfraktur mit erstgradigem Weichteilschaden. Vom Frakturtp her kaum klassifizierbar, am ehesten als transtalare Chopart-Luxation mit Impaktion des Kopfes zu verstehen (siehe Kap. 3.6.6). Beachte auch die Subluxation im Calcaneo-Cuboidgelenk (**a**). Bei der offenen Reposition gelingt es kaum, den luxierten und in sich gebrochenen Kopf bei erheblich impaktierten Talushals zu rekonstruieren, sodaß die Fixation mit 2 Spickdrähten unter Verkürzung der gesamten Taluslänge erfolgt (**b**). 6 Wochen postoperative ist nach Spickdrahtentfernung die erhebliche Verkürzung des Talus im seitlichen Strahlengang besonders deutlich (**c**). 6 Jahre nach dem Trauma kommt der Patient mit erheblichen Beschwerden erneut zur Behandlung. Es besteht eine deutliche Inkongruenz-Arthrose im Talo-Navicular-Gelenk bei Verkürzung der medialen Säule mit posttraumatischem Pes valgo planus (**d**). Triple-Arthrodese der unteren Sprunggelenke mit Wiederherstellung der originären Taluslänge mittels autologer Spaninterposition, 2 Monate postoperativ (**e**). 3 Jahres-Kontrollbild (**f**) nach Triple-Arthrodese bei jetzt völliger Beschwerdefreiheit des Patienten

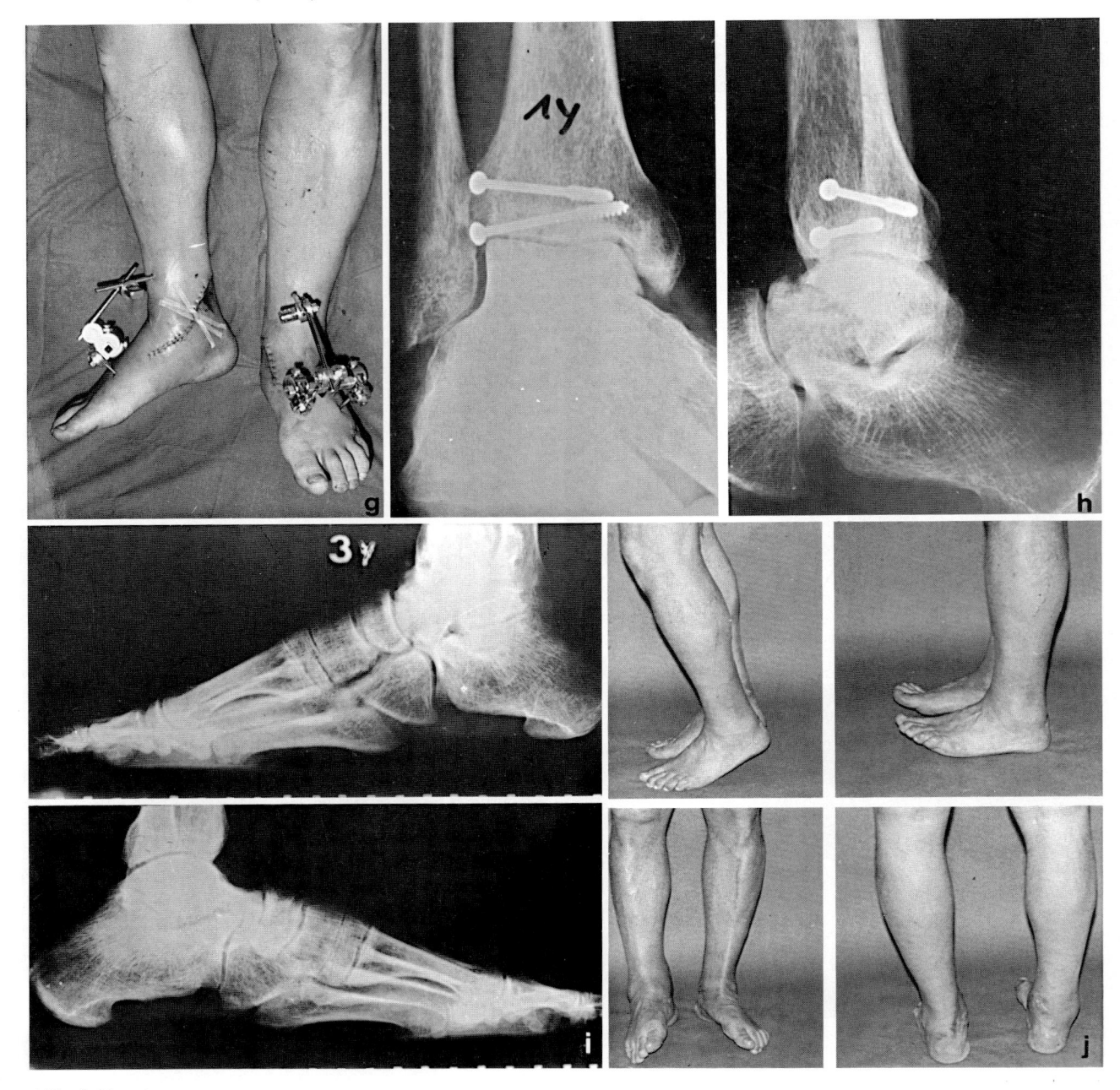

Abb. 3.51 g–j

Abb. 3.51. *Fallbeispiel 8:* sog. „Aviator's Astragalus". 40-jähriger Segelflieger, der beim Absturz linksseitig eine drittgradig offene Luxatio tali totalis mit Ruptur der A. tibialis posterior erleidet. Der erheblich verschmutzte Taluskopf ragt aus dem Schuh heraus (**a, b, d**). Rechtsseitig (**c**) besteht eine zweitgradig offene Sprunggelenksluxationsfraktur mit Talusluxationsfraktur (Typ IV). Nach radikalem Debridement, offener Einrichtung und Minimalosteosynthese ist beidseits eine anatomische Reposition gelungen (**e, f, g**). Nach Sekundärnaht, Spalthauttransplantation ist die Talusnekrose rechts bei der 1-Jahres-Kontrolle deutlich erkennbar (**h**). Bei der 3-Jahres-Kontrolle (**i, j**) zeigt sich links ein etwas abgeflachter Fuß bei jedoch vitalem Talus nach drittgradig offener Luxatio tali totalis, eine weit fortgeschrittene Arthrose des oberen Sprunggelenkes rechts bei aseptischer Nekrose und Sinterung des Talus mit insgesamt geringer Beschwerdesymptomatik und noch relativ guter Funktion

▶

Abb. 3.52. *Fallbeispiel 9:* Zweitgradig offene Talus-Corpus-Luxationsfraktur mit 3-Gelenkbeteiligung (**a, b**). Debridement und stabile Schraubenosteosynthese mit temporärer tibiotarsaler Transfixation (**c**). $2\frac{1}{2}$ Jahre nach Versorgung bestehen noch Zeichen einer durchgelaufenen Partialnekrose, mäßige posttraumatische Arthrose im OSG/USG (**d**). Nach 5 Jahren (**e**) ist das obere Sprunggelenk nach wie vor gut erhalten, jedoch das Subtalargelenk in der Broden-Projektion (**f**) erheblich verschmälert

Talus-Frakturen 97

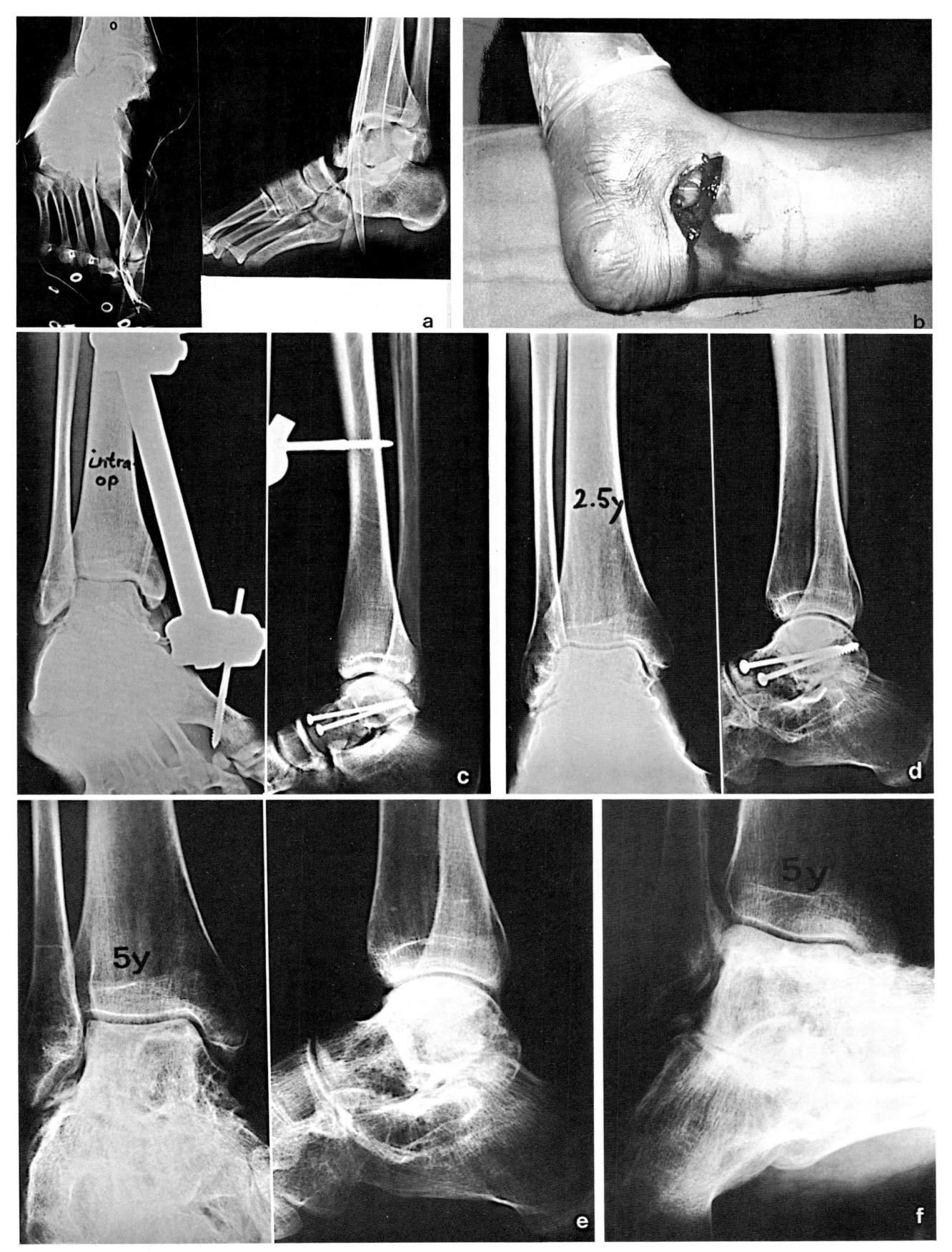

Abb. 3.52

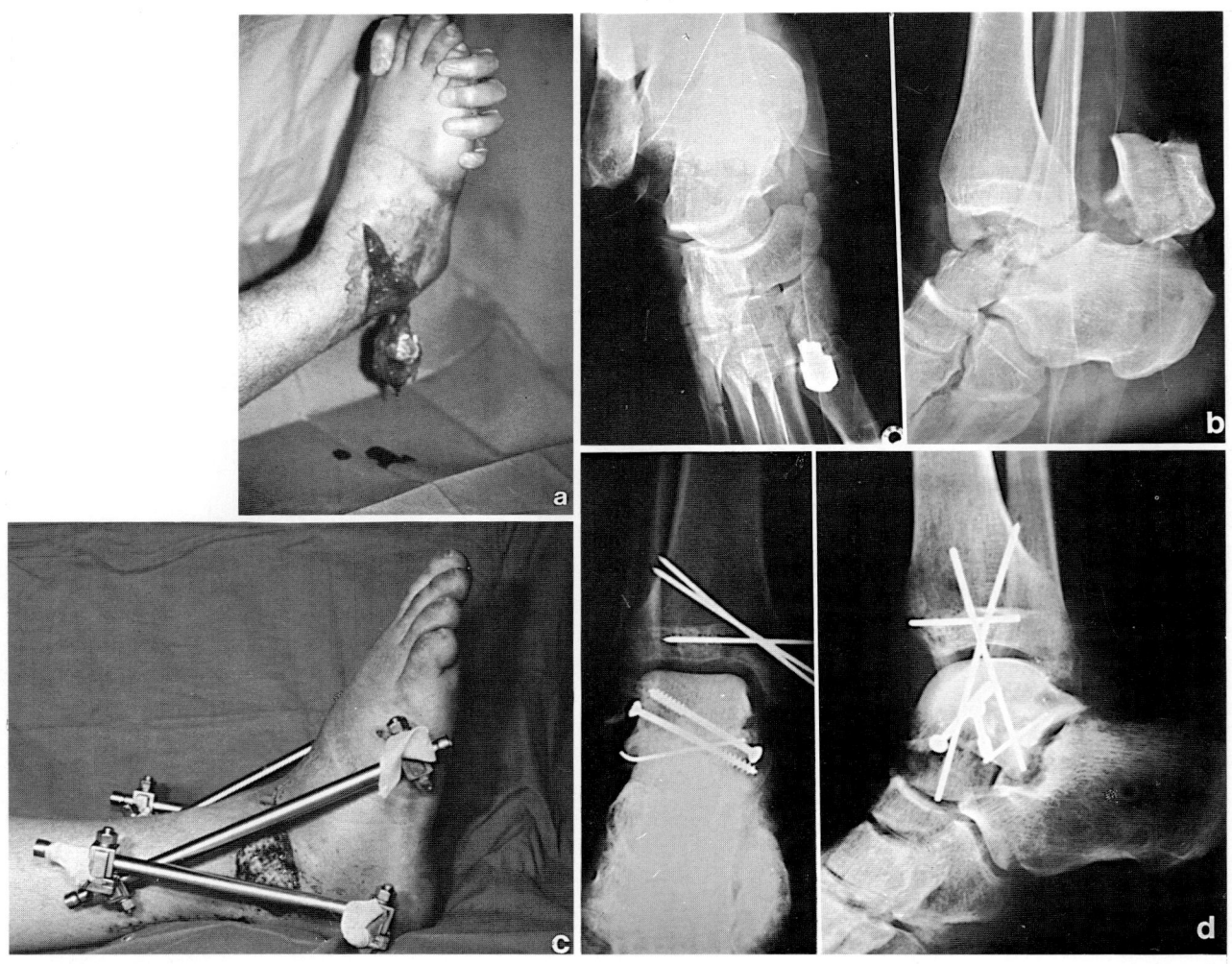

98 Frakturen, frische (Osteosynthesetechniken)

Abb. 3.53 a–d

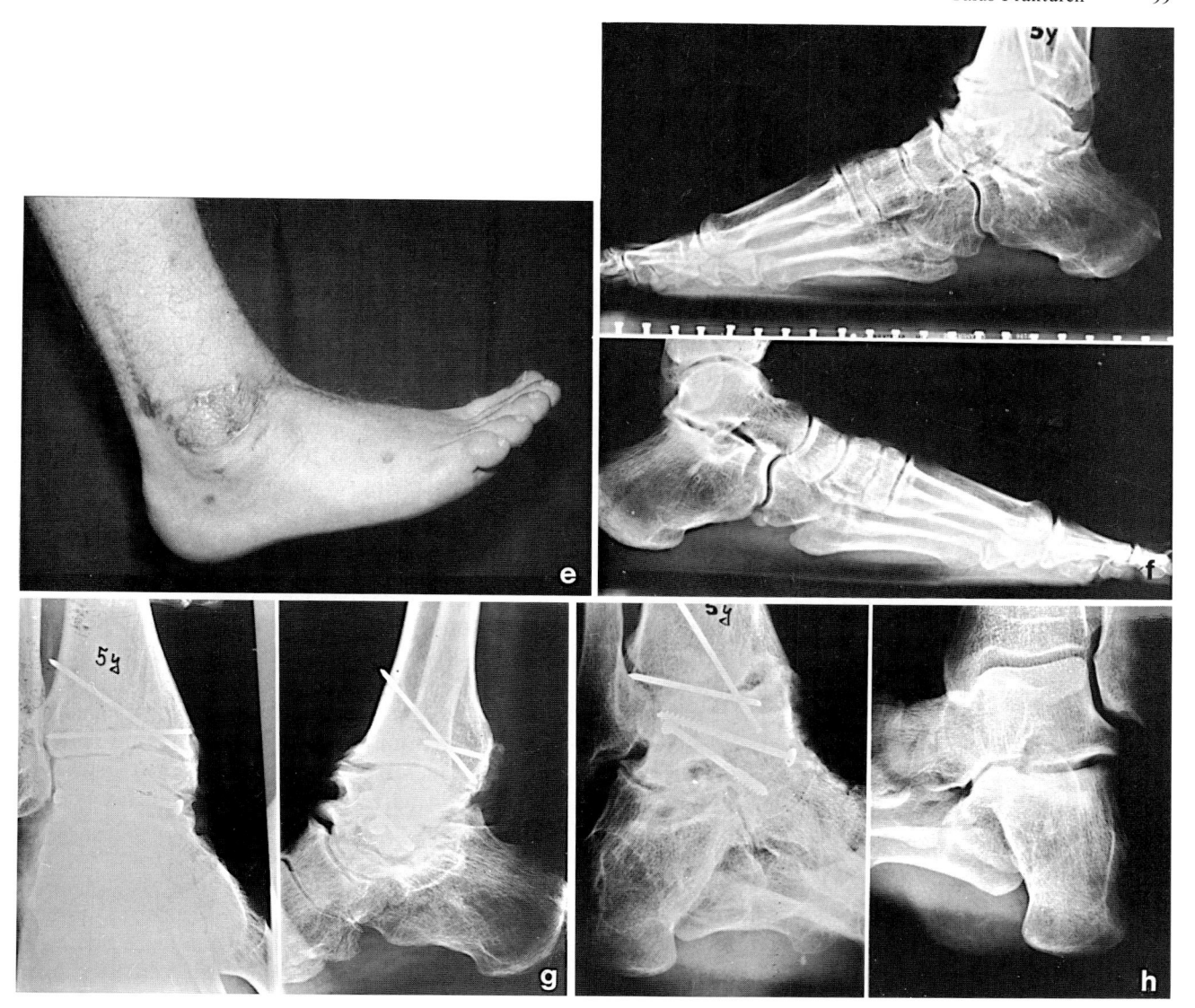

Abb. 3.53 f–h

Abb. 3.53. *Fallbeispiel 10* einer Talus-Problemfraktur mit fast vollständiger Enukleation und der Bedeutung jeden Rekonstruktionsversuches. **a, b** PKW-Rasanztrauma mit zweitgradig offener Talushalsluxationsfraktur (Typ IV) mit fast vollständiger Enukleation des Taluskörpers. **c, d** Rekonstruktionsversuch nach Debridement, Minimalosteosynthese und Transfixation, sekundäre Spalthautplastik. **e–h** Im 5-Jahresspätergebnis partieller Kollaps des Talus und weit fortgeschrittene OSG/USG-Arthrose. Subjektiv bestehen derart geringe Beschwerden, daß der Patient die vorgeschlagene Double-Arthrodese ablehnt

3.5. Calcaneus-Frakturen

„Man entdeckt keine neuen Weltteile, ohne den Mut zu haben, alte Küsten aus den Augen zu verlieren."

Andre Gide (1869–1951)

3.5.1. Historisches

Die Entwicklung in der Therapie des selbst heute noch stiefmütterlich behandelten intraartikulären Fersenbeinbruches zeigt deutlich die enge, unabdingbare Verknüpfung von *Erkennen*, d.h. diagnostischen Mitteln und daraus resultierendem *Handeln*, d.h. operativen Möglichkeiten, wodurch 3 wesentliche Phasen erkennbar werden:

Die *konservative Phase* von Hippokrates über Lisfranc, Malgaigne bis hin zu Hoffa und anderen namhaften Chirurgen zum Ende des 19. Jahrhunderts bestand bei mangelnder radiologischer Diagnostik in der klinischen Erkennung mit der therapeutischen Empfehlung den Fuß hochzulagern, feuchte Verbände anzuwenden und 3 Wochen Bettruhe zu halten.

Bei offenen Fersenbeinfrakturen sägte Pott [75] noch 1768 den Rückfuß ab, um dem gefürchteten Tetanus vorzubeugen.

Cooper [15] empfahl 1835 Eiweißverbände mit Baumwoll-Scharpie und die Amputation, falls darunter die Ferse gangränös wurde.

Die *semioperative Phase*, die nach vorzeitiger Entwicklung eines „Traction device" durch den Amerikaner Clark 1850 [11] und pionierhafter offener Einrichtung durch den schottischen Chirurgen Bell [4] im Jahre 1882, erst zu Beginn des 20. Jahrhunderts einsetzte, war zweifellos die Folge der jetzt möglichen radiologischen Erkennung der Frakturpathologie durch Röntgen.

So beschrieb Goff [31] in seiner exzellenten Arbeit nach Durchsicht von 156 Beiträgen zur Behandlung des Fersenbeinbruches aus der Zeit von 1720 bis 1936 allein 41 verschiedene halboffene bis offene Verfahren, die in der Zeit zwischen 1905 und 1936 propagiert wurden. Diese Empfehlungen reichten vom Einbringen einer Känguruhsehne [20] oder eines Silberdrahtes [103], über das Einbolzen einer Knochenplatte [56] bis zur Astragalektomie [86]. Andere Verfahren, wie die externe Fersenbeinmodellierung mit einem Hammer [16], diverse Extensionsverfahren, die primäre Subtalararthrodese [62], Double- oder Triple-Arthrodesen [13] fanden Anwendung wie auch die spätere Empfehlung der primären Calcanektomie [76].

Lenormant [55], Murray [66] und Palmer [71] erkannten als Erste die Notwendigkeit der Knochenunterfütterung beim impaktierten Depressionsbruch der posterioren Facette. Böhler [6] hat bei keiner anderen Fraktur sein therapeutisches Vorgehen so oft geändert wie beim Fersenbeinbruch. Wegen zahlreicher Infektionen, die er beim Vorgehen nach Palmer [71] in anderen Spitälern sah, kehrte er selbst rasch zum semioperativen Vorgehen nach Westhues [102] zurück.

Eine allgemeine Verunsicherung des therapeutischen Vorgehens mit Pendeln zwischen primärfunktioneller Behandlung [82], Früharthrodese [28] und Modifikationen der Westhues-Methode blieb bis zu Beginn der 80iger Jahre.

Wenngleich Pioniere wie Leriche [56], Merle d'Aubigné [61] und Judet [46] die primäre Schrauben- bzw. Plättchenosteosynthese des Fersenbeines einführten, beginnt die eigentliche *operative Phase* mit offener, anatomischer Einrichtung und primär übungsstabiler, nicht gelenkübgreifender Osteosynthese des intraartikulären Fersenbeinbruches etwa mit Beginn der 80iger Jahre.

Diese innovative Entwicklung war gegeben mit neuerlichen bildgebenden Verfahren wie des Computertomogrammes, die die Frakturpathologie besser erkennen ließen und damit neue operative Strategien ihre Basis fanden. Neben Verbesserungen in der Osteosynthesetechnik haben vor allem auch mikrochirurgische Operationstechniken wie die freie, mikrovaskuläre Lappentransplantation die Grenzen der oft kritischen Weichteilverhältnisse am Fersenbein in der operativen Behandlung durchbrochen. Daher gelten seit Beginn der 80iger Jahre für eine Reihe von Autoren die gleichen operativen Prinzipien wie bei jedem anderen Gelenkbruch, d.h. Wiederherstellung der Gelenkflächen und der äußeren Form mittels stabiler, nicht gelenkübergreifender Osteosynthese zur früh-funktionellen Nachbehandlung.

3.5.2. Ätiologie und Pathomechanik

Je nach Ausmaß und Richtung der einwirkenden Kraft, Fußstellung, Muskeltonus und Kalksalzgehalt des Calcaneus im Augenblick des Traumas entstehen extra- und/oder intraartikuläre Fersenbeinbrüche.

Seltenere Frakturen:
Bei jugendlichen Patienten mit noch großer elastischer Verformbarkeit des Calcaneus kommt es beim Sturz aus der Höhe durch die plötzliche, extreme kompensatorische Zugwirkung des M. triceps surae (Bremswirkung bei Landung auf den Vorfuß) am ehesten zum knöchernen Ausriß der Achillessehne am Fersenbein (extraartikuläre Abrißfraktur oder „Entenschnabelbruch"). Ein einfaches Supinationstrauma kann entlang der Hellpap'schen Supinationslinie [40] zum knöchernen Ausriß des Ligamentum bifurcatum, d.h. zum extra- oder intraartikulären Abriß des Processus anterior calcanei führen. Ein extremes Vorfuß-Abduktions-Trauma bewirkt nicht selten eine sogenannte transcalcaneare Chopart-Luxation mit Impression der cuboidalen Calcaneus-Gelenkfläche (siehe Kap. 3.6).

Häufige Frakturen:
Der klassische intraartikuläre Fersenbeinbruch entsteht nach Essex-Lopresti [23] durch axiale Gewalteinwirkung. Die Primärfraktur beginnt exakt im Winkel nach Gissane [30], d.h. am Vorderrand der subthalamischen Zone im Übergang zum Calcaneushals, wobei der Processus fibularis über dem neutralen Triangel [33] wie ein Meißel in das Fersenbein schlägt (Abb. 3.54 a–c). Dadurch entsteht im ersten Schritt der Gewalteinwirkung das sog. supero-mediale (das Sustentaculum tragende) vordere Hauptfragment und das postero-laterale, die posteriore Facette einschließende hintere Hauptfragment. Dies ist dadurch erklärlich, daß die Belastungsachse des Beines nicht zentral, sondern nach medial versetzt exzentrisch zur Calcaneuslängsachse verläuft. Es kommt daher in der Regel immer zum initialen Scherbruch, der zur Ausbildung des sog. sustentacularen Hauptfragmentes führt, welches nach McReynolds [79] als das Schlüsselfragment bezeichnet wird, da es nahezu immer im festen Verbund zum Talus bleibt (Abb. 3.54c).

Von der Calcaneusoberfläche aus betrachtet, kann die Primärfraktur lateral, mitten durch die posteriore Facette hindurch oder antero-medial der Facies posterior im Bereich des Canalis tarsi zu liegen kommen [100]. Die Lage dieser schrägsagittalen Fraktur ist abhängig von der Fußposition zum Zeitpunkt der Stauchung. Bei Pronationsstellung liegt sie eher lateral, bei Neutralstellung verläuft sie durch das Gelenk und bei Supinationsstellung antero-medial zur posterioren Facette.

Ist nach Essex-Lopresti [23] die Stauchungsenergie noch nicht verbraucht, so entstehen Sekundärfrakturen. Bei der sog. „joint depression fracture" (Abb. 3.54d) ist hauptsächlich die posteriore Facette impaktiert und die Frakturlinie verläuft direkt hinter dieser, nur knapp in das Tuber hinein. Bei der „tongue type fracture" (Abb. 3.54e) besteht ein langgestrecktes craniales Facetten-Fragment, die Frakturlinie verläuft bis in das dorsale Tuber.

Nach Thoren [95] entsteht bei dorsalflektiertem Fuß eher ein Joint-Depression-Bruch, bei plantarflektiertem Fuß eher ein Tongue-Type-Bruch, was durch eigene experimentelle Untersuchungen [105] nicht bestätigt werden konnte, da an 40 Kadaverfüßen in keinem einzigen Fall ein Tongue-Type-Bruch in Plantarflexion erzeugt werden konnte. Es bleibt anzunehmen, daß dieser Typ der Fraktur nur beim Lebenden durch den reaktiven Extremzug der Achillessehne am Tuber calcanei im Moment der Stauchungsenergieverteilung zu erklären ist.

Entsprechend der eigenen klinischen Beobachtung führt besonders der Tongue-Type-Bruch zum schweren Kollaps des Rückfußes und konsekutiver Dorsalflexion des Talus (Abb. 3.54 f) mit Fehlbelastung auch des oberen Sprunggelenkes. Dagegen kann beim Impressionsbruch der Böhler-Winkel normal sein, wenngleich das Subtalargelenk schwer zerstört ist (siehe Abb. 3.68 a–d).

Nach eigener CT-Analyse von über 200 axialen und coronaren Computertomogrammen finden sich in der Mehrzahl aller intraartikulären Fersenbeinbrüche in 36% ein 4-Fragment- und in 58% der Fälle ein 5-Fragmentbruch.

Die *5 Hauptfragmente* sind:

sustentaculares Fragment
tuberositäres Fragment
posteriores Facettenfragment
Processus anterior Fragment
anteriores Facettenfragment

Mit zunehmender Fragmentpathologie korreliert die Anzahl der beteiligten Fersenbeingelenkfacetten eng, wobei die posteriore Facette in 97%, die Calcaneo-Cuboid-Gelenkfacette in 59% der Fälle zusätzlich mitfrakturiert ist und die anteriore Facette der Articulatio talo-calcanearis in zusätzlich 8% aller Fälle.

Die eigene Unfallanalyse [99] hat gezeigt, daß im Vergleich zur übrigen Literatur im eigenen Krankengut mit 53% ein weitaus höherer Anteil von Fer-

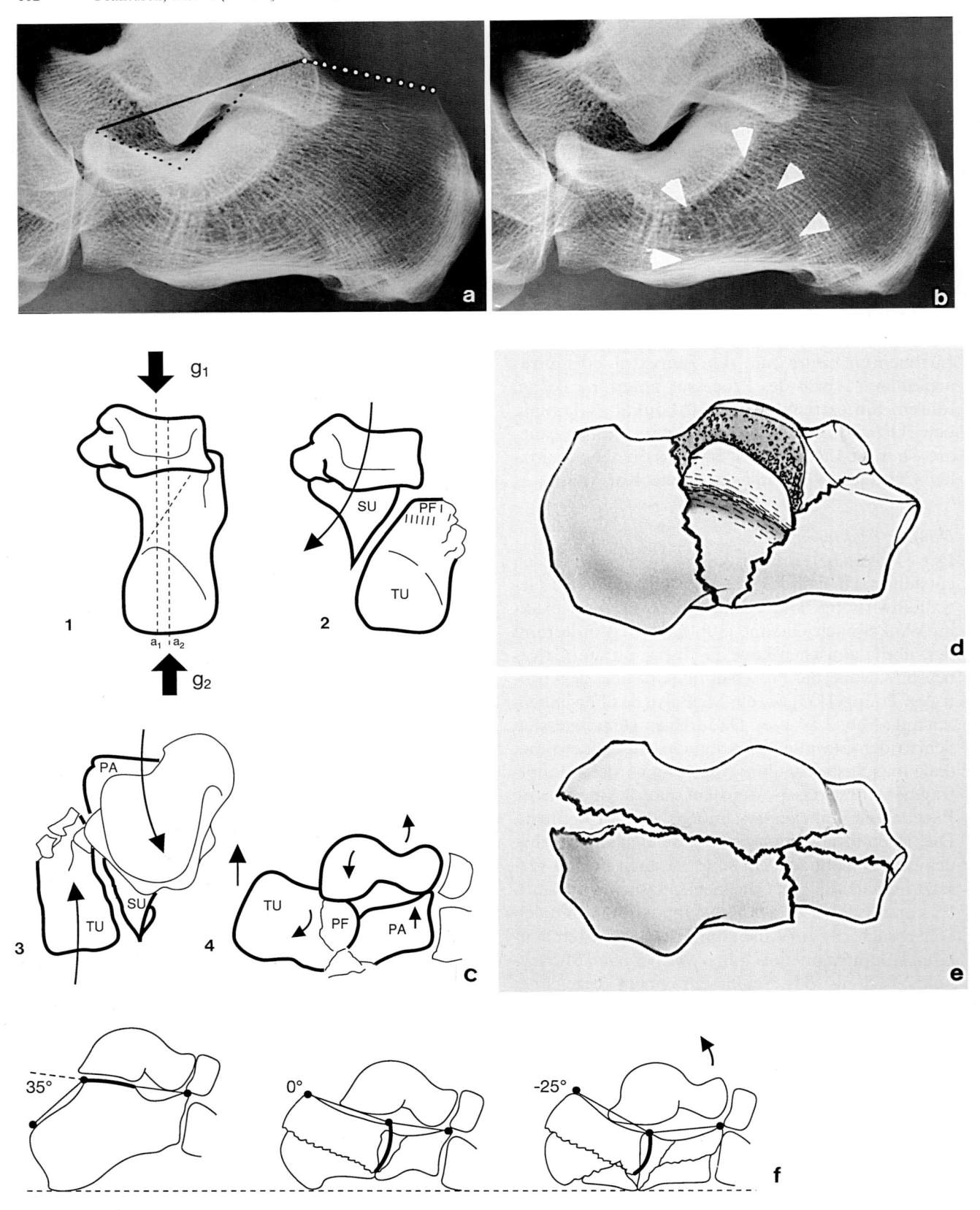

102 Frakturen, frische (Osteosynthesetechniken)

Abb. 3.54

senbeinfrakturen in Rahmen eines Verkehrsunfalles entsteht gegenüber 43% beim Fall aus größerer Höhe und 4% anderer Ursachen. Der hohe Anteil von Verkehrsunfällen erklärt auch einen relativ hohen Anteil von 35% polytraumatisierten Patienten, 9,6% offenen Frakturen und 19% 5-Fragment-3-Gelenkfrakturen (sog. blow out fracture, siehe Kap. 3.5.4). Beidseitige Calcaneusfrakturen sind häufig bei Suizid-Patienten nach Sturz aus größer Höhe beobachtbar (2/3 aller Fälle bei beidseitiger Fraktur).

3.5.3. Diagnostik (Abb. 3.55)

Neben den Röntgen-Standard-Aufnahmen des Fersenbeines seitlich und axial, sowie der Fußwurzel dorso-plantar und des Sprunggelenkes ap sind die sog. Brodén-Aufnahmen [9, 107] sehr geeignet, um eine subtalare Gelenkbeteiligung zu erkennen. Vergleichsaufnahmen des gesunden Fersenbeines dienen vor allem dazu, die physiologische Ebene des Subtalargelenkes und des Böhler-Winkels im Vergleich intraoperativ besser beurteilen zu können.

Axiales und coronares CT sind unabdingbare Voraussetzung für eine exakte praeoperative Planung, wobei ein zusätzliches dreidimensionales CT derzeit nur über die äußere Form der Fragmentrelationen mehr Aufschluß gibt.

3.5.4. Klassifikation (Abb. 3.56)

Gegenüber anderen Klassifikationen [6, 23, 79] hat die eigene X-Fraktur/Y-Gelenk-Klassifikation neben simpler Praktikabilität eine hohen prognostischen Aussagewert. Sie kann einfache, extraartikuläre Frakturen (z.B. Entenschnabelbruch) als eine 2-Fragment/0-Gelenkfraktur = 2 Punkte erfassen, die isolierte Impressionsfraktur der Calcaneo-Cuboid-Gelenkfacette als 2-Fragment/1-Gelenkfraktur = 3 Punkte, bis hin zur sog. „blow out fracture" entsprechend 8 Punkten (5-Fragment/3-Gelenkfraktur). Ein additives Punkt-System kann zur besseren Vergleichbarkeit der Frakturschwere und des Weichteilschadens geschlossener (g1–g3) oder offener Frakturen (o1–o3) mit zusätzlichen 1–3 Punkten in die Beurteilung miteinbezogen. Die Schwere der Gesamtverletzung durch eine Trümmerzone eines der 5 Hauptfragmente oder eines Zusatzbruches, wie einer konkomitanten Außenknöchel-, Talus- oder Cuboidfraktur wird durch einen zusätzlichen, 12. Punkt berücksichtigt (Tabelle 3, Anhang).

Eine 5-Fragment-3-Gelenkfraktur kann somit neben den 8 Grundpunkten durch einen drittgradigen Weichteilschaden oder durch die drittgradig offene Fraktur sowie eine Trümmerzone oder Zusatzverletzung max. 12 Punkte erreichen.

Die vorliegende Frakturklassifikation einschließlich des additiven Punktesystemes (Abb. 3.56e) erlaubt aufgrund eigener Analysen [99] einen hohen praediktiven Wert hinsichtlich des operativen Erfolges (Abb. 3.56f). Es kann so beispielsweise vorausgesagt werden, daß ein Patient mit einem Punkte-Score von 6 Punkten mit sehr hoher Wahrscheinlichkeit (86%) ein exzellentes Ergebnis, Patienten mit einer Punktzahl bis zu 8 Punkten

Abb. 3.54. Pathomechanismus der intraartikulären Calcaneusfraktur. **a** Der Tubergelenkwinkel nach Böhler [6], entsprechend der schwarz durchgehenden und weiß gepunkteten Linie, ist vor allem ein Maß für die physiologische Rückfußstatik. Der Winkel nach Gissane [30] entspricht den physiologischen Verhältnissen von Fersenbeinhals- und Subtalargelenkebene (schwarz gepunktete Linie). **b** Das sog. neutrale Triangel [33] entspricht einer Zone verminderter Trabelstruktur aufgrund der biomechanisch bedingten Verläufe der Kraftvektoren, wobei die Primärfraktur nach Essex-Lopresti [23] immer distal des Vorderrandes dieses Triangels verläuft. **c** Da die physiologischen Achsen (Teilabbildung 1) der Sprunggelenks- und Talus-Einheit (a_1) gegenüber der Fersenbeinachse (a_2) geringfügig gegeneinander parallel verschoben sind, kommt es bei axialer Gewalteinwirkung beim Sturz (g_1) oder beim Aufprall im Sinne der Dezeleration (g_2) immer zur resultierenden Scherfraktur des Fersenbeinkörpers (Teilabbildung 2) mit Ausbildung eines zum Talus in fester Verbindung bleibenden sustentacularen Fragmentes (*SU*), eines tuberositären Fragmentes (*TU*), das nach lateral abschiftet und eines posterioren Facettenfragmentes (*PF*), das durch die axiale Meißelwirkung des Talus gekippt und/oder impaktiert wird. Teilabbildung 3: Beim intraartikulären Fersenbeinbruch kommt es immer zur Höhenminderung, Verbreiterung, Verkürzung und Zerstörung der posterioren Facette mit Ausbildung eines 4. Hauptfragmentes, des Processus anterior (*PA*). Teilabbildung 4: Durch den Zug der Achillessehne wird das tuberositäre Fragment nach cranial gezogen. Das Processus anterior-Fragment wird ebenfalls durch die ligamentäre Aufhängung am Lig. bifurcatum und Lig. interosseum disloziert. Der Taluskörper kippt hinten nach plantar, vorne mit dem Kopf nach dorsal, wodurch es zur Subluxation im OSG und zum Einstellen der breiteren Trochlea tali in der Sprunggelenksgabel im Sinne der praearthrotischen Deformität kommt. Nach Essex-Lopresti [23] resultiert meist der sog. Impressionstyp (**d**) oder der Tongue-Type (**e**). Der Tubergelenkwinkel kann beim Impressionstyp normal sein, wohingegen er beim Tongue-Type meist hoch pathologisch ist (**f**)

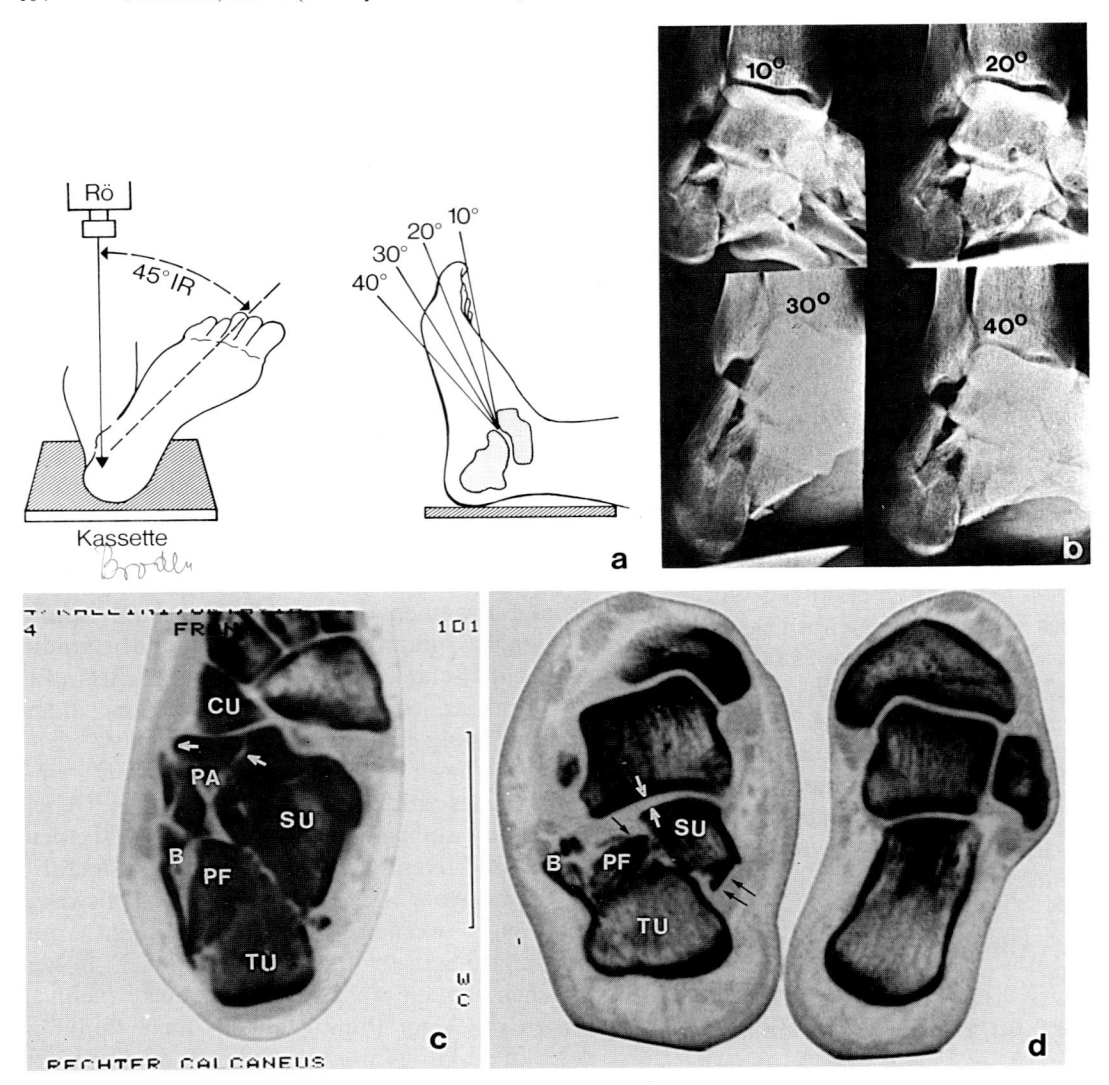

Abb. 3.55. Röntgendiagnostik des intraartikulären Fersenbeinbruches. Neben den 4 Standardaufnahmen: OSG-ap, Fersenbein seitlich, axial sowie dorsoplantare Fußaufnahme zeigen vor allem die Brodén-Aufnahmen (**a, b**) die subtalare Gelenksituation sehr deutlich. Das coronare CT (**d**) zeigt die Größe des sustentacularen Hauptfragmentes (*SU*), ggf. mit Subluxation gegenüber dem Talus (weiße Pfeile), die Position des posterioren Facettenfragmentes (*PF*), Achse und Lage des tuberositären Fragmentes (*TU*) und das Ausmaß der lateralen bulge-Bildung (*B*). Außerdem können kleinere Fragmente der medialen Wand (2 schwarze Pfeile) in ihrer Lagebeziehung zum SU und TU gesehen werden. Das axiale CT (**c**) läßt vor allem die Pathologie im Processus anterior-Fragment (*PA*) erkennen, die Subluxation in Bezug zum Cuboid (*CU*) mit Zerstörung des Calcaneo-Cuboid-Gelenkes (weiße Pfeile). Während das coronare CT vor allem die subtalare Gelenkssituation, die Höhenminderung, Verbreiterung und Rückfußachsenfehlstellung zeigt, läßt das axiale CT besser die calcaneo-cuboidale Gelenkfläche erkennen, die Fersenbeinverkürzung und Verbreiterung, die laterale bulge-Ausbildung sowie Zusatzfrakturen des tuberositären Fragmentes

aller Wahrscheinlichkeit nach ein gutes, Patienten zwischen 8–10 Punkten eher ein befriedigendes und Patienten mit 11–12 Punkten nur ein schlechtes Ergebnis erwarten können, weshalb zwischenzeitlich die Op-Indikation für die letztere Gruppe relativiert werden muß.

3.5.5. Indikation

a) Konservativ

Eine konservative Behandlung ist bei allen extraartikulären Frakturen ohne relevante Rückfußfehlstellung angezeigt. *Kontraindikationen zur Opera-*

tion bei intraartikulären Brücken sind: Alle schweren Allgemeinerkrankungen, infektgefährdende Weichteilsituationen, ein biologisches Alter von mehr als 60 Jahren, der insulinpflichtige Diabetes mellitus, die periphere Verschlußkrankheit, chronische Alkohol- und Drogensucht. HIV-positive Patienten sowie andere, die mental nicht in der Lage sind, sich an einer postoperativen funktionellen Nachbehandlung aktiv zu beteiligen, sollten ebenfalls nicht operiert werden.

b) Operativ

Eine offene Einrichtung und primär übungsstabile, nicht gelenkübergreifende Osteosynthese ist bei allen intraartikulären Frakturen mit relevanter Gelenkverwerfung und bei allen extraartikulären Frakturen mit einer nicht akzeptablen Abflachung, Verkürzung und Verbreiterung des Rückfußes gegeben, sofern keine lokalen oder allgemeinen Kontraindikationen bestehen.

3.5.6. Therapie

a) Konservativ-funktionell

Bei alten Patienten und anderen, bei denen aufgrund der Allgemein- oder Lokalsituation weder ein offenes, noch halboffenes Vorgehen bei intraartikularer Fraktur angezeigt ist, wird nach initialer Bettruhe, Hochlagerung, lokaler Eiskühlung, evtl. Antiphlogistikagabe nach 3–4 Tagen bereits mit einer aktiven Krankengymnastik begonnen, so wie sie im Kap. 3.2.7 beschrieben ist.

Eine frühe Mobilisation mit einem Spezialstiefel (z.B. nach Pässler), der eine Abstützung am Tibiakopf ermöglicht, ist eine Vollbelastung nach 8–10 Tagen möglich. Ansonsten ist eine Teilbelastung mit 15 kp unter Abwickeln des Vorfußes erst nach 3 Wochen möglich, die zunehmende Vollbelastung je nach Fraktursituation zwischen der 6. und 12. Woche.

b) Konservativ-immobilisierend

Bei jungen Patienten mit intraartikulärem Fersenbeinbruch 'Rückfußkollaps und/oder Varus-Valgusfehlstellung ist bei gegebenen Kontraindikationen zum operativen oder semioperativen Vorgehen das Repositionsmanöver nach Omoto [69] empfehlenswert, da hiermit zumindest die Rückfußsituation günstig beeinflußt werden kann (Abb. 3.57a):

In Regional- oder Allgemeinanästhesie wird in Bauchlage des Patienten der Oberschenkel der betroffenen Seite von einem Helfer fixiert. Der Operateur umfaßt mit beiden Händen klammerartig die Fersengegend des Patienten, wobei der Unterschenkel im Kniegelenk rechtwinklig gebeugt ist. Der Operateur, der ausreichend hoch über dem Patienten stehen muß, zieht nun mit max. Kraftanstrengung axial in Richtung des körperfernen Unterschenkels, wobei er die Ferse in seiner festen Umklammerung ruckartig in Varus- und Valgusposition losrüttelt und das abgeflachte Tuber wieder aufrichtet. Das Repositionsergebnis wird mittels Bildwandler kontrolliert und nach Möglichkeit im jetzt anzulegenden Unterschenkelspaltgipsverband gehalten, wobei die geschlossenen Hände des Operateurs unter Aushärten des Gipses den Rückfuß unter axialem Zug halten müssen. Das Repositionsergebnis ist erfahrungsgemäß umso günstiger, je früher dieses Manöver durchgeführt wird. Wegen extremer Schwellungszustände ist es oftmals jedoch erst nach 8–10 Tagen möglich, weshalb nach eigener Erfahrung dieses Vorgehen eher unbefriedigend ist. Eine Teilbelastung mit 15 kp ist bei guter Abstützung am Tibiakopf nach 8–10 Tagen möglich, eine Vollbelastung im Unterschenkelgehgipsverband nach 3–6 Wochen je nach Fraktursituation, eine Vollbelastung ohne Gehgipsverband je nach Fraktur zwischen 6 und 12 Wochen.

c) Semioperativ

Bei allen Patienten, bei denen aufgrund der Allgemein- oder Lokalsituation ein offen operatives Vorgehen kontraindiziert ist, der Rückfuß aber derart instabil verworfen ist, sollte, sofern die Weichteile diese Minimalosteosynthese erlauben, eine perkutane Rückfußrekonstruktion mit Spickdrähten angestrebt werden.

Dabei wird in Regional- oder Allgemeinanästhesie in Bauchlage des Patienten unter Kontrolle eines Bildwandlers der Rückfuß durch Einbringen einer Schanzschraube in das Tuberfragment oder durch Einbringen eines Distraktors der Rückfuß in Höhe, Länge, Breite und Achse möglichst anatomisch aufgerichtet und mit 6–8 perkutan eingebrachten Spickdrähten der Größe 1.6 bis 2.0 temporär transartikulär gehalten (Abb. 3.57a,b).

Im eigenen Vorgehen hat sich dabei ein strahlentransparenter triangulärer Distraktor bewährt, wobei eine Schanz-Schraube quer durch das Tuberfragment, die zweite durch den Talus, die dritte durch das Cuboid eingebracht wird und der Rückfuß dadurch bei beidseitig liegendem Distraktor in allen Ebenen korrigiert werden kann (Abb. 3.57 b,c). Die Spickdrähte werden dicht unter der Haut

106   Frakturen, frische (Osteosynthesetechniken)

2 Fragment			3 Fragment
kein Gelenk	Sublux.	1 Gelenk	1 Gelenk

4 Fragment		5 Fragment	
1 Gelenk	2 Gelenk	2 Gelenk	3 Gelenk

a

Calcaneus-Fraktur-Scala

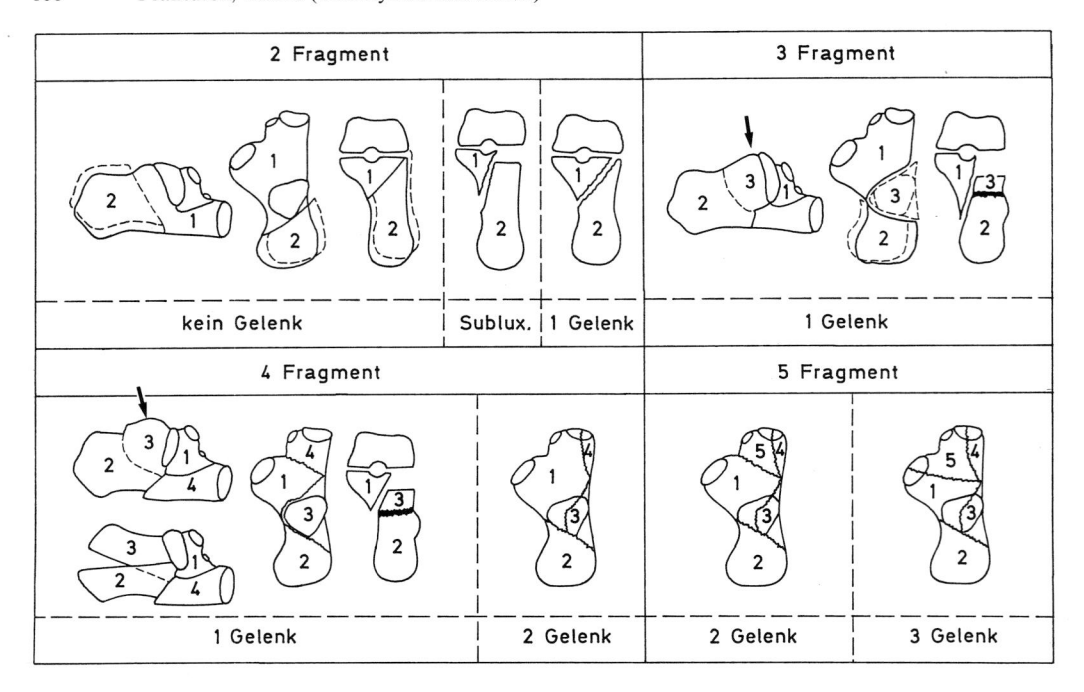

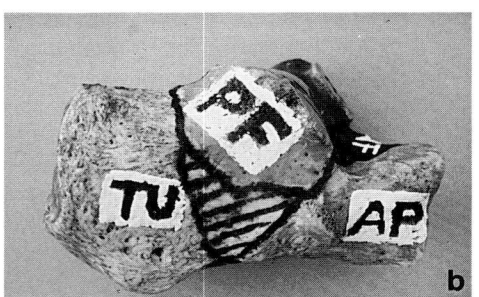

	Punkte
5/3-Frakturtyp	8
O1-O3/G1-G3 Weichteilschaden	3
Trümmerzone eines der Hauptfragmente oder regionale Zusatzfraktur (Talus/Fibula)	1
(max.)	12

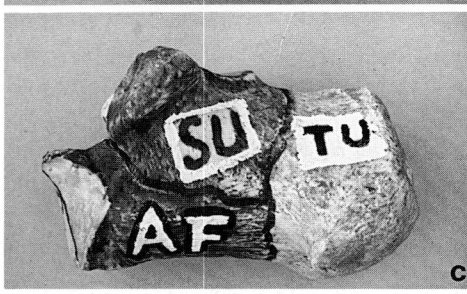

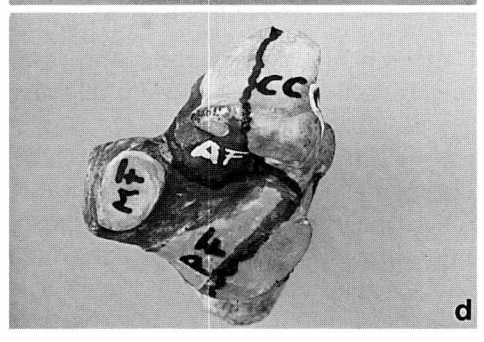

e

PROGNOSE

$\Sigma = 187$

sehr gut 16.4%
gut 47.7%
befriedigend 29.4%
schlecht 6.5%

Punkte

f

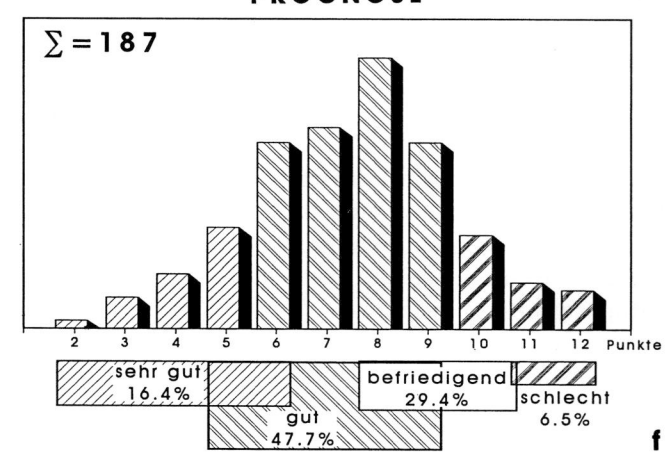

Abb. 3.56

Calcaneus-Frakturen   107

Konservativ

halb-offen

Distraktor + K-Drähte

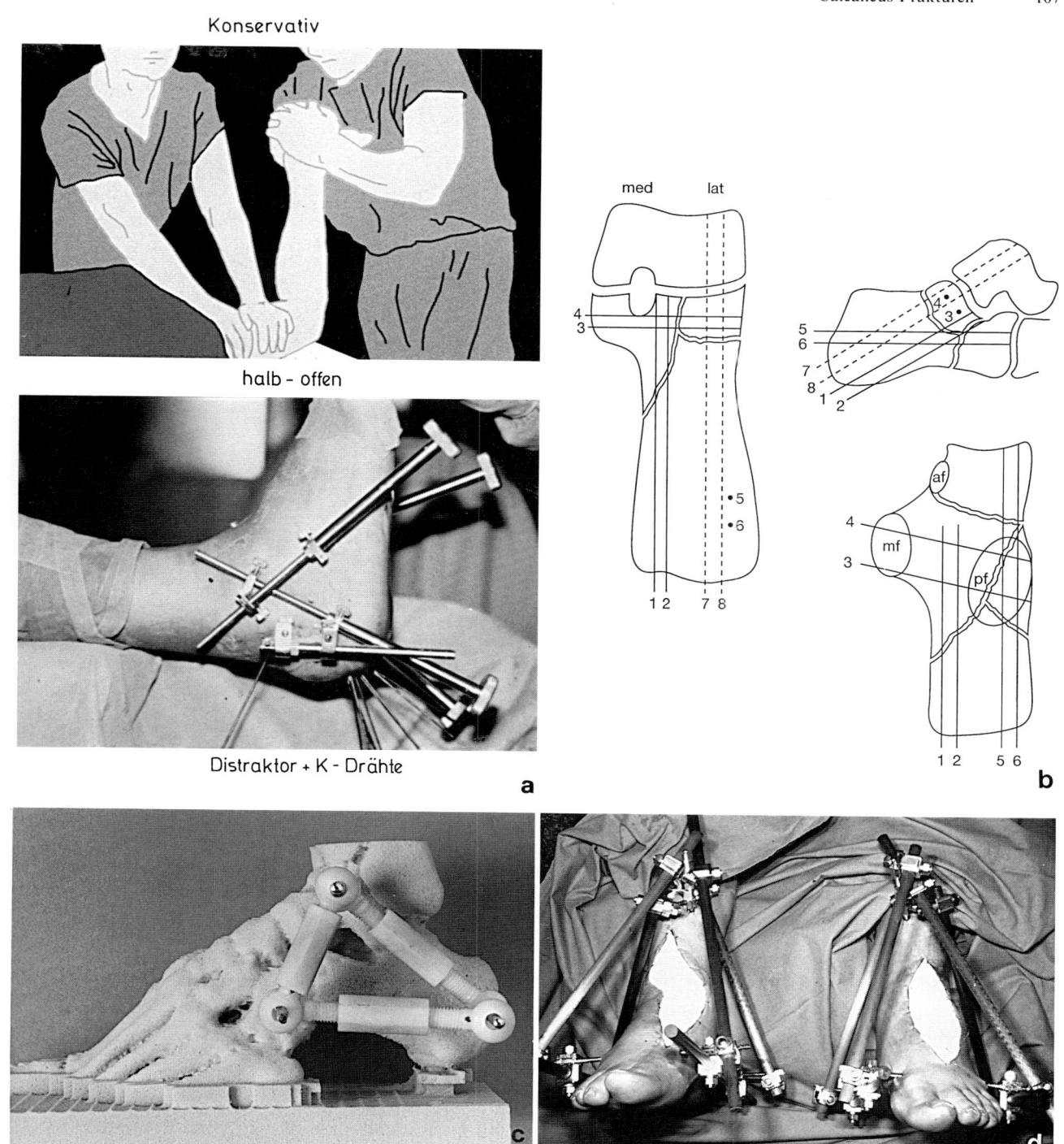

Abb. 3.57 a–d. (Legende siehe S. 108)

Abb. 3.56. X-Fragment-Y-Gelenkfraktur-Klassifikation: **a–d** Der intraartikuläre Fersenbeinbruch ist in der Regel gekennzeichnet durch Bildung von 2 bis zu 5 Hauptfragmenten und der Beteiligung von 1 bis zu 3 Gelenkfacetten: *1 = SU* = sustentaculäres Hauptfragment, *2 = TU* = tuberositäres Hauptfragment, *3 = PF* = posteriores Facettenfragment, *4 = AP* = Processus anterior-Fragment, *5 = AF* = anteriores Facettenfragment. Mit zunehmender Zahl der Hauptfragmente wächst die Zahl der beteiligten Gelenkfacetten. Da die mediale Facette (*MF*) und die anteriore Facette (*AF*) in 20% der Fälle eine Gelenkeinheit bilden, werden sie in der eigenen Klassifikation zusammen als ein Gelenk betrachtet. **e** Die eigene Calcaneusfraktur-Scala läßt die Schwere eines Fersenbeinbruches graduieren und ist damit Basis für eine prognostische Beurteilung (**f**)

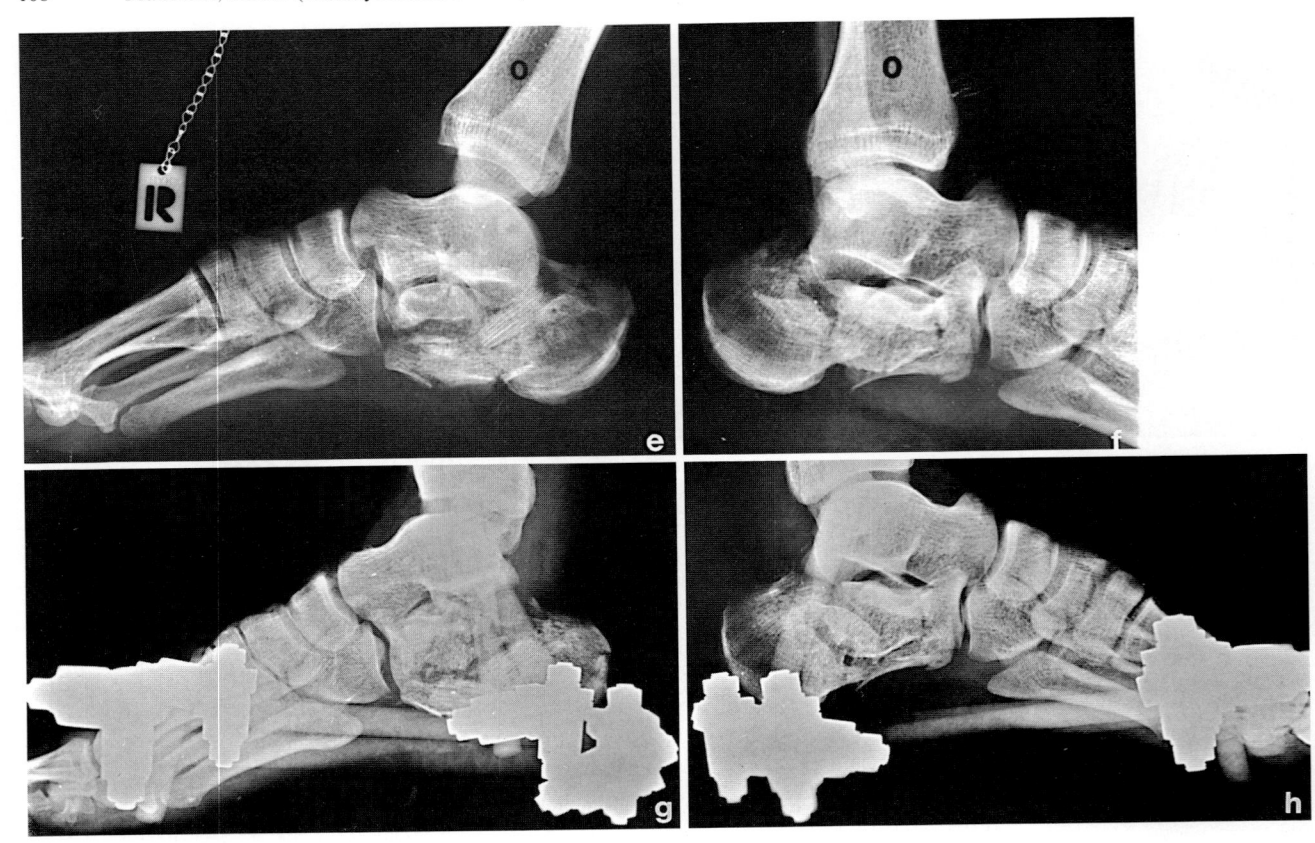

Abb. 3.57 e–h

Abb. 3.57. Konservatives und semioperatives Vorgehen in Problemfällen. **a** Geschlossenes Repositionsmanöver nach Omoto [63] dargestellt in der oberen Bildhälfte, perkutane Distraktion und Spickdrahtfixation mit dem Forgon-Distraktor (untere Bildhälfte), der im eigenen Vorgehen durch einen strahlentransparenten Kunststoff-Distraktor (**c**) ersetzt wird. **b** Ideale Spickdrahtanordnung bei perkutaner Spickdrahtfixation. *af* = anteriore Facette, *mf* = mediale Facette, *pf* = posteriore Facette. *1-6*: Reihenfolge der obligat zu plazierenden Spickdrähte der Stärke 1.6. *7–8*: fakultative, transartikuläre Spickdrähte der Stärke 2.0. **d–h** In Notfallsituationen mit manifestem Kompartment-Syndrom empfiehlt sich die temporäre trianguläre Transfixation mit Carbonstäben, um nach Erholung der Weichteile noch ein praeoperatives CT durchführen zu können. **g, h** zeigen die vorläufige gute Reposition des Rückfußes, wodurch die Fersenbeinhaut bis zur definitiven internen Plättchenosteosynthese nicht schrumpfen kann und damit gut konditioniert wird.

abgesetzt und frühestens 6 Wochen später in Lokalanästhesie entfernt. Eine Teilbelastung im Unterschenkelgehgipsverband ist nach einigen Tagen möglich, die Vollbelastung nach 3 Wochen. Eine aktive Krankengymnastik unmittelbar nach Spickdrahtentfernung ist bei transartikulärer Fixation dringend indiziert, eine Vollbelastung ohne Gipsverband je nach Fraktursituation zwischen der 7. und 12. Woche möglich.

Für den späteren Verlauf sind bei konservativem Vorgehen Schuheinlagen, Abrollhilfen oder orthopädisches Schuhwerk indiziert.

d) Operativ

Beim operativ-offenen Vorgehen sind neben Wahl des Zuganges und Osteosynthesetechnik folgende Punkte wichtig:

1. Op-Zeitpunkt

Sofern eine Primärversorgung innerhalb von 6 Stunden nicht möglich ist, sollte nach dem Rückgang der Schwellung (meist 5.–10. Tag) operiert werden. Nach der 3. Woche ist eine Reposition der Fraktur extrem schwierig, die Gefahr einer Hautnekrose groß.

2. Rückenlagerung

Beim medialen oder bilateralen Vorgehen erfolgt die seitliche Abstützung des Patienten im Hüftbereich beidseits, um den Tisch nach rechts und links drehen zu können. Dabei ist es für den lateralen Zugang vorteilhaft, einen Keil unter das Gesäß der betroffenen Seite zu schieben.

3. Seitenlagerung

Bei einseitiger Fraktur, die einen ausgedehnt lateralen Zugang erfordert, ist die strenge Seitenlagerung des Patienten einen wesentliche Erleichterung für den Operateur.

Bei beidseitigen Frakturen, die einen ausgedehnt lateralen Zugang erfordern und die in gleicher Sitzung operiert werden sollen, ist die oben beschriebene Rückenlagerung mit beidseitigen Keilen bei beidseitiger Abwaschung vom zeitlichen Ablauf eher günstiger.

4. Blutsperre

Eine temporäre, kurzfristig anzulegende Blutsperre mit 250–300 mmHg ist für die präparatorische Weichteildarstellung, insbesondere beim medialen Zugang und für die intraartikuläre Gelenkrekonstruktion von großer Hilfe. Sie wird unmittelbar vor der intraoperativen Röntgenkontrolle gelöst und die Wunden während des Röntgenvorganges mit heißen Kompressen ohne Kontraststreifen und mit sterilen Binden temporär komprimiert. Erst nach dem Röntgenvorgang erfolgt die subtile Blutstillung und das Einlegen von Redondrainagen.

5. Intraoperatives Röntgen

Fuß seitlich, Fersenbein axial, dorso-plantare Fußwurzel und 20 Grad Brodén-Spezial (Abb. 3.55 a,b).

6. Einzeichnen der Schnittführung

Da keine Operationsfolie verwandt wird, ist das Einzeichnen mit einem sterilen Farbstift zur exakten Schnittführung problemlos möglich.

7. Wahl des Zuganges

Entsprechend der praeoperativen Standard-Röntgen- und CT-Diagnostik wird bei einfachen, extraartikulären 2- und 3-Fragmentbrüchen ausschließlich der mediale Zugang nach McReynolds gewählt, bei 3-4-Fragmentbrüchen mit Beteiligung der posterioren Facette und/oder des Calcaneo-Cuboid-Gelenkes das bilaterale Vorgehen und bei 5-Fragment-2-3-Gelenkfrakturen der ausgedehnt laterale Zugang.

a) *Medialer Zugang* nach McReynolds (Abb. 3.58). Auf exakt halber Höhe zwischen Innenknöchelunterrand und Plantarebene wird der mediale Zugang nach McReynolds über eine Länge von 8–10 cm waagerecht vorgezeichnet, wobei die Inzision den Hautlinien möglichst exakt folgen soll. Daher kann der primär geplante waagerechte Schnitt am zehen- und tuberwärts gelegenen Ende leicht S-förmig geschwungen sein.

Nach Durchtrennung der Cutis und Subcutis wird die Fascie vorsichtig inzidiert, da das Gefäßnervenbündel direkt unterhalb davon liegt und leicht verletzt werden kann. Danach erfolgt die vorsichtige Präparation desselben unter Abschieben des M. abductor hallucis longus nach caudal. Nach schrittweisem Umfahren und Anschlingen mit einem weichen Gummizügel wird es zur Darstellung der einzelnen Fragmente wechselweise weggehalten. Bei der Präparation des Gefäßnervenbündels ist darauf zu achten, daß oftmals ein hoher Abgang eines calcanearen Astes besteht, so daß gelegentlich mit 2 Schlaufen gearbeitet werden muß.

Jetzt erfolgt die Darstellung des sustentacularen Hauptfragmentes, wobei die Flexor hallucis longus-Sehne nur erkannt, jedoch nicht weiter präpariert wird. Nach ausreichender Exposition des Processus anterior- und des tuberositären Fragmentes, wird eine Spongiosa-Schanz-Schraube mit Handgriff über Stichinzision in das Tuber calcanei eingebracht. Unter axialem Zug und Varus- bzw. Valguskorrektur wird das tuberositäre Fragment gelöst und gegenüber dem sustentacularen Fragment reponiert.

Nach zusätzlicher Manipulation und Einpassen des Processus anterior-Fragmentes kann nun der anatomische Aufbau der medialen Wand in achsengerechter Stellung erfolgen, wobei temporär je zwei 2.0er Spickdrähte vom plantarseitigen tuberositären Fragment in das sustentaculare Fragment und vom fersenseitigen tuberositären Fragment bis in das Processus anterior-Fragment eingebracht werden. Gelegentlich ist es notwendig temporär über die Gelenklinien hinauszugehen. Ist die mediale Wand absolut korrekt aufgebaut und sind kleinere Fragmentstücke in die Wand eingepaßt, kann die definitive Stabilistion mit dem kleinen H-Plättchen erfolgen, wobei mindestens 1 Schraube im sustentacularen Fragment, 1 Schraube im Processus anterior-Fragment und 2 Schrauben in das tuberositäre Fragment zu liegen kommen sollten. Das H-Plättchen ist dabei gelegentlich der Fersenbeinwandung anzumodellieren. Eine Spongiosaplastik ist bei diesen einfachen Brüchen extrem selten notwen-

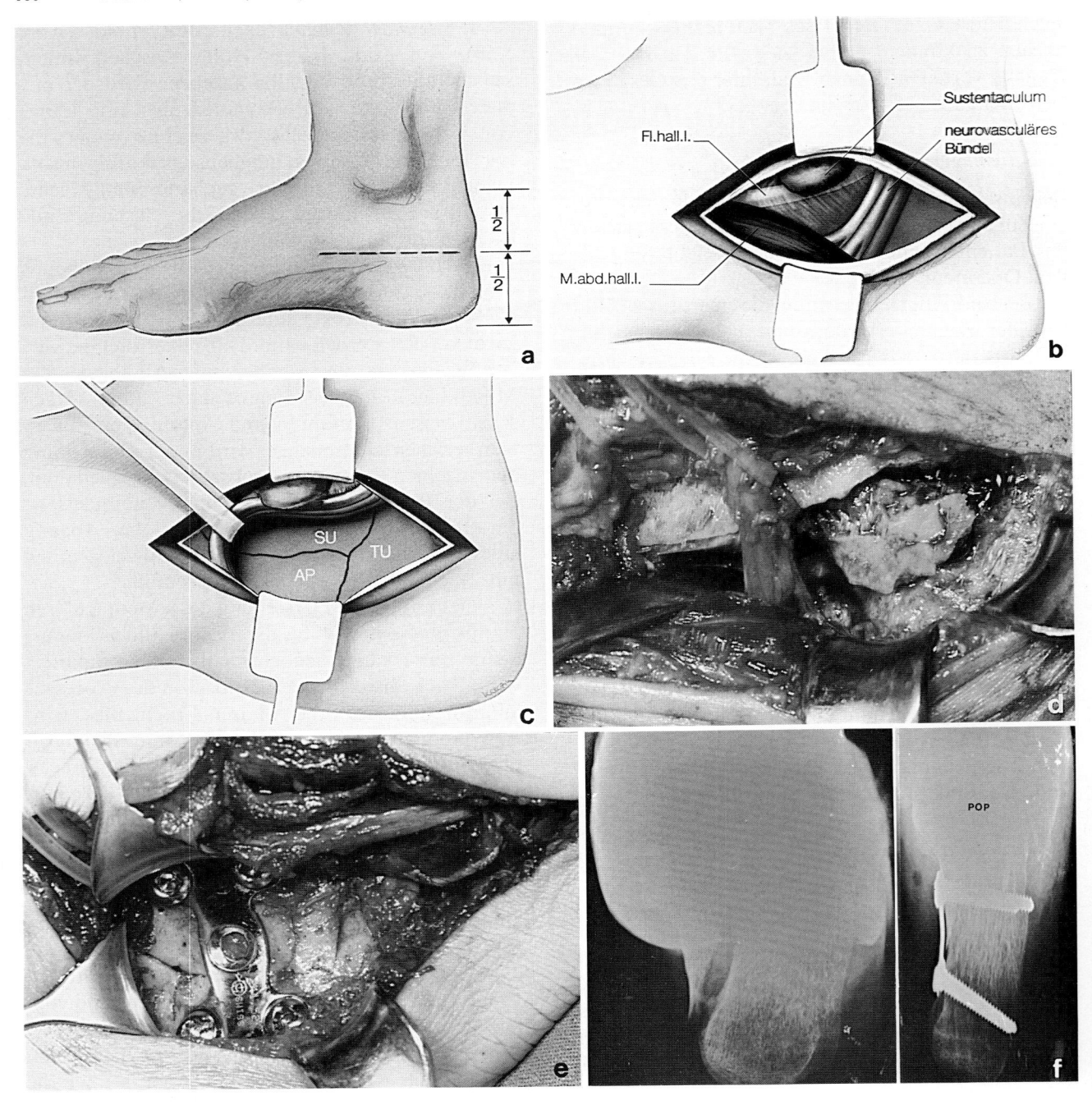

Abb. 3.58. Medialer Zugang zum Calcaneus nach McReynolds, **a** Hautinzision möglichst entlang der Langer-Linien auf halber Höhe zwischen Innenknöchel und Plantarebene. **b** Darstellung des neurovasculären Bündels. **c** Anschlingen desselben und Darstellung der 3 Hauptfragmente. **d** Wechselweises Weghalten des angeschlungenen Gefäßnervenbündels zum Aufbau der medialen Wand. **e** Nach temporärer Spickdrahtfixation Plazierung eines kleinen H-Plättchens im Sinne des Antigleitprinzipes, wobei medialseitig das Implantat durch den abgedrängten M. abductor hallucis longus am Ende der Operation wieder gut weichteilbedeckt ist. **f** Die mediale Plättchenlage stabilisiert biomechanisch am günstigsten den nahezu immer vorhandenen Scherbruch zwischen sustentacularem und tuberositärem Hauptfragment

dig. Durch das intraoperative Röntgen wird der klinische Befund kontrolliert.

b) *Bilateraler Zugang*: medial nach McReynolds und lateral nach Palmer (Abb. 3.59). Beim beidseitigen Vorgehen wird, wie oben beschrieben, mit dem medialen Zugang begonnen und nach Reposition temporär mit Spickdrähten fixiert, wobei die Spickdrähte zur besseren Handhabung bis auf 1 cm über Hautniveau gekürzt werden, um jetzt den modifizierten lateralen Palmer-Zugang anzulegen. Die Incision wird vorgezeichnet und erfolgt bogenförmig über dem Verlauf der Peronealsehnen 1 QF oberhalb der Außenknöchelspitze beginnend bis nahe an das Calcaneo-Cuboid-Gelenk. Nach Durchtrennung der Haut und Subkutis wird die oberflächliche Fascie unmittelbar ventral der Peronealsehnenscheiden durchtrennt. Die Peronealsehnen werden nach Möglichkeit unversehrt in der Scheide belassen, mit Scheide nach distal mobilisiert und vorsichtig mit einem Venenhaken nach caudal weggehalten, um die imprimierte posteriore Facette einsehen zu können.

Zur besseren Übersicht ist es meist notwendig, den Fettkörper aus dem Sinus tarsi zu entfernen und/oder das Lig. talocalcaneare interosseum zu durchtrennen. Bei guter Einsicht in das Subtalargelenk wird die imprimierte posteriore Facette nach Reinigung der Frakturflächen mit dem Zahnarzthaken auf Gelenkniveau angehoben, temporär mit 2.0er Spickdrähten zum Sustentaculum hin fixiert und anschließend wechselweise durch kleine Spongisa- oder 3.5er Corticaliszugschrauben ersetzt. Bei ausreichender Größe des posterioren Facettenfragmentes sollte eine Kopfraumfräse zum besseren Versenken der Schraubenköpfe benutzt werden.

Bei primär tiefer Impaktion der posterioren Facette ist es nach Anhebung des posterioren Facettenfragmentes meist notwendig, diesen impaktierten Raum mit Spongiosa zu unterfüttern. Die ausgebrochene laterale Wand wird digital anmodelliert. Bei bestehender Trümmerzone im tuberositären oder Processus anterior-Fragment ist es sinnvoll eine 60–70 mm lange 3.5er Corticalisstellschraube von der dorsolateralen Ferse perkutan in das Processus anterior-Fragment gelenknah zum Cuboid hin einzubringen. Da diese Schraube meist schwierig zu plazieren ist, empfiehlt sich lediglich hierfür die intraoperative Bildwandlerkontrolle. Bei zusätzlicher Beteiligung des Calcaneo-Cuboid-Gelenkes wird der vorgegebene Schnitt bis auf halbe Höhe des Cuboids erweitert, das Gelenk dargestellt, die Peronealsehnen nach caudal mobilisiert, das in sich gespaltene Processus anterior Fragment anatomisch reponiert und mit zwei 3.5er Corticaliszugschrauben von lateral nach medial stabil versorgt.

Nach Abschluß der lateralen Versorgung wird nun medialseitig das H-Plättchen im Sinne des Antigleitprinzipes plaziert, das Ergebnis radiologisch kontrolliert.

Ein *großer Vorteil* dieses Vorgehens liegt darin, daß beim anatomischen Aufbau der medialen Wand immer die exakte Rückfußachse gewährleistet ist, lateral ein Minimum an Implantaten liegt und das medial plazierte H-Plättchen biomechanisch günstiger wirksam und besser weichteilbedeckt ist. Der *Nachteil* liegt in der Gefahr der Gefäß-Nervenverletzung und in der Beschränkung der Anwendbarkeit für nur einfachere Frakturen.

c) *Ausgedehnt lateraler Zugang* (Abb. 3.60). Das wesentliche Prinzip dieses Zuganges ist die subperiostale einschichtige Anhebung eines lateralen Haut-Weichteil-Fascienlappens. D.h, der Schnitt wird so gewählt, daß einerseits das lateralseitige Fersenbein großflächig freigelegt wird, andererseits der N. suralis und die Peronealsehnen in situ im Lappen verlaufen und lediglich das distale Retinaculum der Peronealsehnen sowie das Lig. fibulocalcaneare subperiostal abgelöst werden.

Die *Inzision* wird vorgezeichnet und verläuft bumerangförmig zunächst senkrecht in der exakt mittleren Distanz zwischen Achillessehnenhinterrand und Außenknöchelhinterkante 3 QF oberhalb der Außenknöchelspitze beginnend. Sie schlägt leicht bogenförmig in die waagerechte Schnittführung nach distal hin über, um hier waagerecht genau in mittlerer Höhe zwischen Plantarebene und Außenknöchelspitze zu verlaufen. Distal verläuft der Schnitt über das Calcaneo-Cuboid-Gelenk hinaus, sofern dieses mitrekonstruiert werden muß. Die Durchtrennung von Haut und Subkutangewebe erfolgt senkrecht direkt bis auf den Knochen.

Bei exakt eingehaltener Schnittführung können weder N. suralis noch Peronealsehnen verletzt werden. Letztere sind jedoch im Calcaneo-Cuboid-Bereich unter Erhaltung der Sehnenscheide weit nach distal zu mobilisieren, um sie bei der späteren Frakturexposition nach fußrückenwärts halten zu können. Das distale Retinakulum der Peronealsehnen ist scharf am Tuberculum peroneale abzulösen. Dies ist meist der einzige Bereich, in dem die Peronealsehnen direkt zu sehen sein sollten. Das Lig. fibulocalcaneare ist scharf subperiostal am Calcaneus

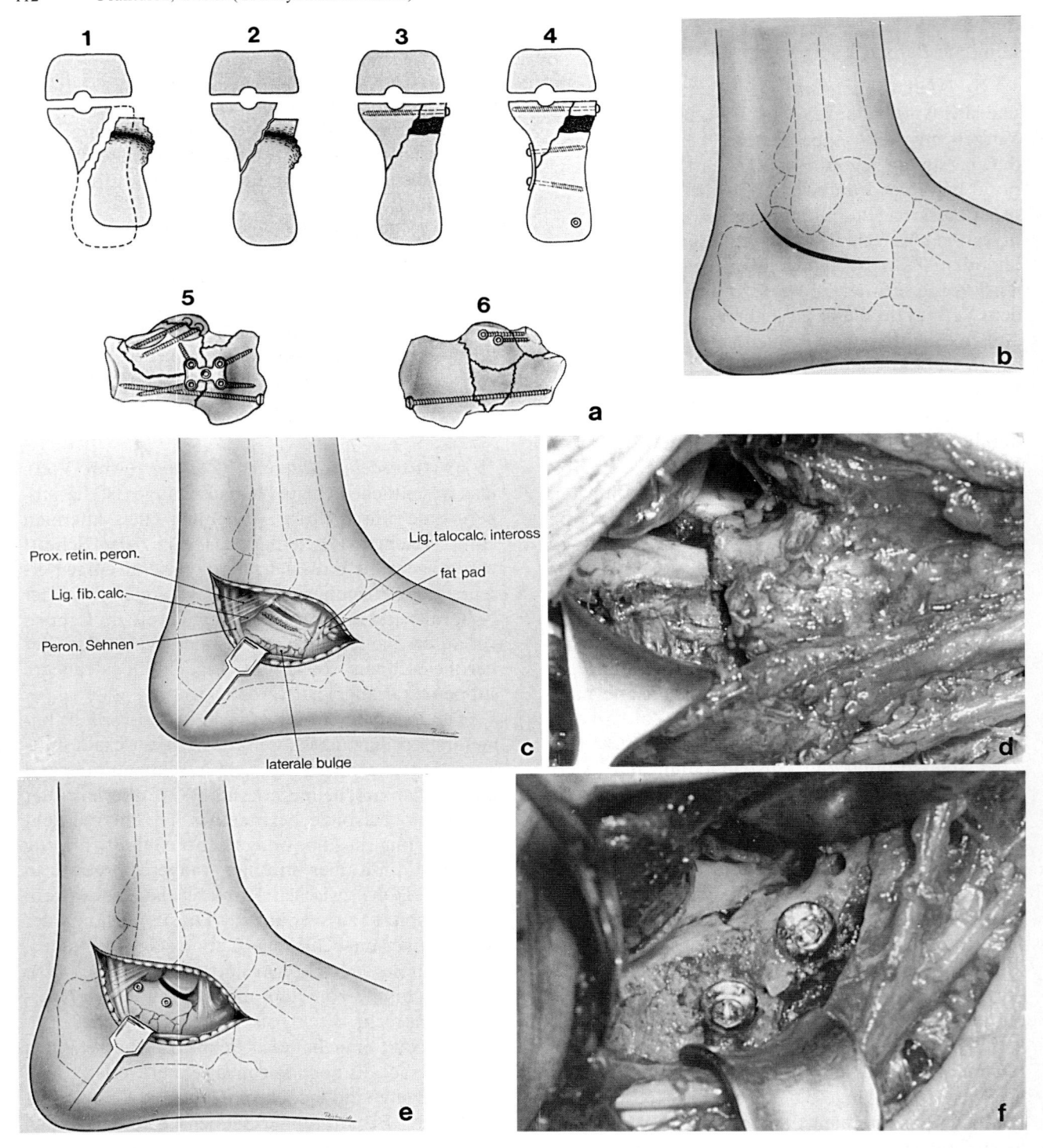

Abb. 3.59. Das bilaterale Vorgehen bei einfachen 3- und 4-Fragmentbrüchen gewährleistet die anatomische Wiederherstellung der physiologischen Fußachse, da das ausreichend große sustentaculare Hauptfragment als Schlüsselfragment zum medialen Wandaufbau dient (**a**). Der kleine zusätzliche laterale Zugang, mod. n. Palmer (**b**), erlaubt die Rekonstruktion der posterioren Facette (**c, d**), die mit 2 Schrauben (**e, f**) ein Minimum an Implantaten beinhaltet. Zur Stabilisierung des Processus anterior Fragmentes ist gelegentlich das perkutane Einbringen einer langen (bis zu 70 mm) 3.5er Corticalis-Stellschraube im Sinne einer Neutralisationsschraube notwendig (vergl. **a, 4–6**). Eine evtl. Spongiosaunterfütterung der posterioren Facette und die Reposition des Fersenbeinbuckels erfolgt über den lateralen Zugang

Calcaneus-Frakturen 113

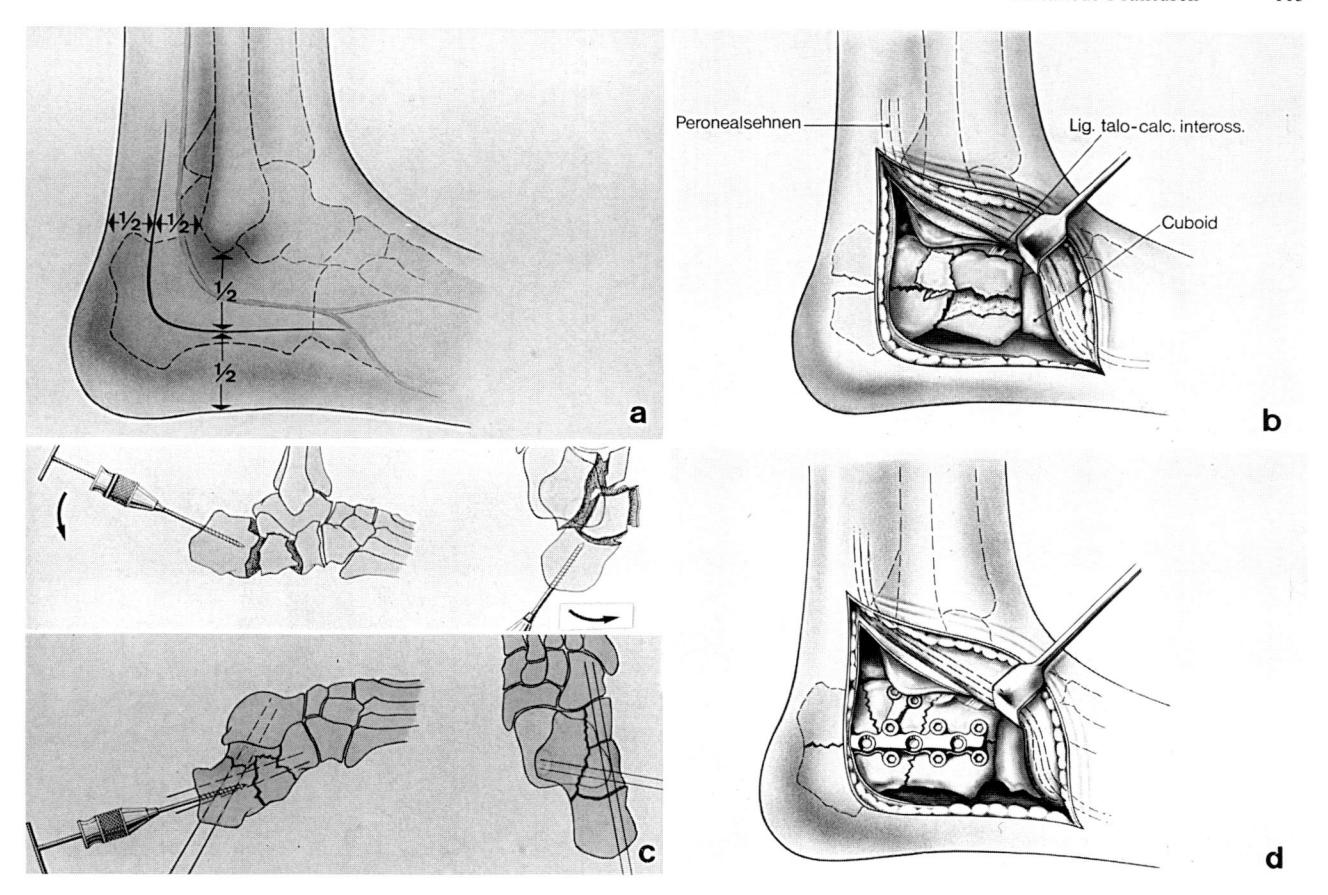

Abb. 3.60. Ausgedehnt lateraler Zugang. **a** Inzision. **b** Hebung des Lappens in einer Schicht, subperiostal mit Mobilisation der Peronealsehnen weit nach distal ohne Eröffnung der Sehnenscheiden. Subperiostales Ablösen des Lig. fibulocalcaneare, des distalen Peronelsehnen-Retinakulums sowie gelegentlich Durchtrennung des Lig. talocalcaneare interosseum. **c** Temporäres Einbringen einer Schanzschraube mit Handgriff in das tuberositäre Fragment zur Reposition gegenüber den übrigen Fragmenten mit temporärer Spickdrahtfixation. **d** Laterale interne Stabilisation mit Doppel-/Dreifach-H-Plättchen ggf. kombiniert mit einem weiteren H- oder T-Plättchen zur Abstützung der posterioren Facette. Die von der Stabilität paarweise wichtigsten 6 Schrauben sind nahe zum Calcaneo-Cuboid-Gelenk, ganz dorsal im tuberositären Fragment und in das Sustentaculum tali zu plazieren, da hier der Knochen am festesten ist

abzulösen, so daß insgesamt alle Strukturen in dem gehobenen Lappen verbleiben. Es ist ratsam, die Fascienschicht im Bereich des Inzisionwinkels an die Subkutis mit 3 Haltenähten zu steppen, um jedes Einsetzen von scharfen Haken zu vermeiden. Ein Ziehen an dem Lappen darf nur mit runden Haken und auch nur kurzfristig erfolgen, um späteren Wundrandnekrosen sorgsam vorzubeugen.

Nach sukzessivem Heben des Lappens ist es zur besseren Einsicht des Subtalargelenkes meist notwendig, nun eine 6.5er Spongiosa-Schanz-Schraube in das tuberositäre Fragment mit Handgriff einzubringen (Abb. 3.60c). Durch axialen Zug und Valgisation kann die meist impaktierte posteriore Facette so besser dargestellt werden. Bei tief einge-

sunkener posteriorer Facette ist es in der Regel notwendig, ein größeres laterales Wandfragment türflügelartig wegzuklappen (Abb. 3.61) oder temporär zu entfernen, um die Facette darzustellen und gezielt mit einem kleinen Raspatorium aus der impaktierten Zone zu lösen. Ist jedoch das sustentaculare Hauptfragment mit seiner die innenseitige posteriore Facette tragenden Struktur selbst in Relation zum Talus gekippt, muß erst diese Subluxation beseitigt werden, um eine Kongruenz der subtalaren Ebene zu erreichen. Dazu wird die innenseitige posteriore Facette zum Talus hin ausgerichtet und temporär mit einem Spickdraht gehalten, der von medial-plantar in den Talus plaziert wird.

Nun kann die lateralseitige posteriore Facette

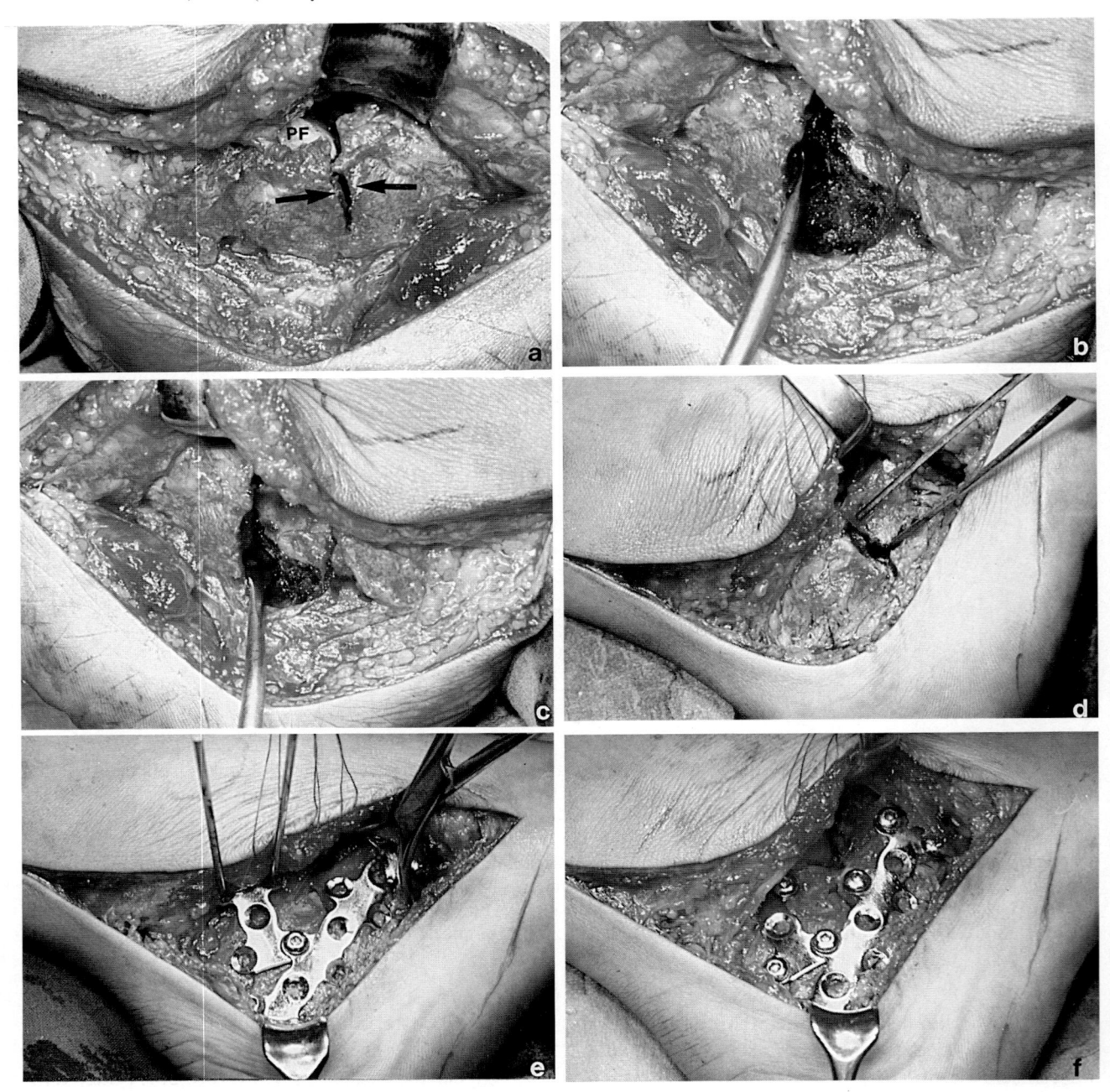

Abb. 3.61. Intraoperativer Situs bei ausgedehnt lateralem Vorgehen. **a** nach Hebung des Lappens ist die Primärfraktur am Calcaneushals (Pfeile) erkennbar sowie die impaktierte posteriore Facette (*PF*). **b** Nach türflügelartigem Wegklappen des dünnen lateralen bulge-Fragmentes kann die impaktierte posteriore Facette mit dem Raspartorium sukzessive angehoben werden. **c** Nach Hebung des posterioren Facettenfragmentes wird die subthalamische Defektzone erkennbar, die mit Spongiosa aufgefüllt wird, **d** türflügelartiges Schließen des lateralen bulge-Fragmentes. **e, f** Nach temporärem Halten mit Spickdrähten sukzessive Stabilisierung mit einem 3-fach-H-Plättchen kombiniert mit einem Zusatz-H-Plättchen, das die posteriore Facette zum Sustentaculum hin stützt. Die hier noch plazierten 2.0er Spickdrähte werden nach Gewindeschneiden durch 2 Schrauben ersetzt. Für alle übrigen Schrauben muß kein Gewinde geschnitten werden

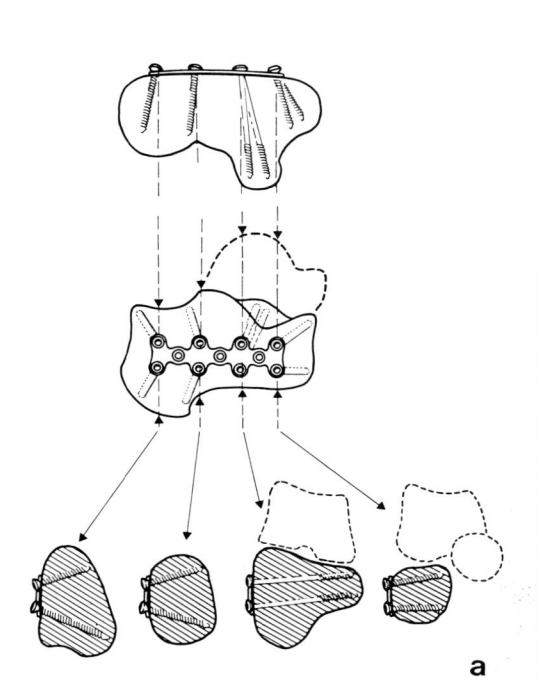

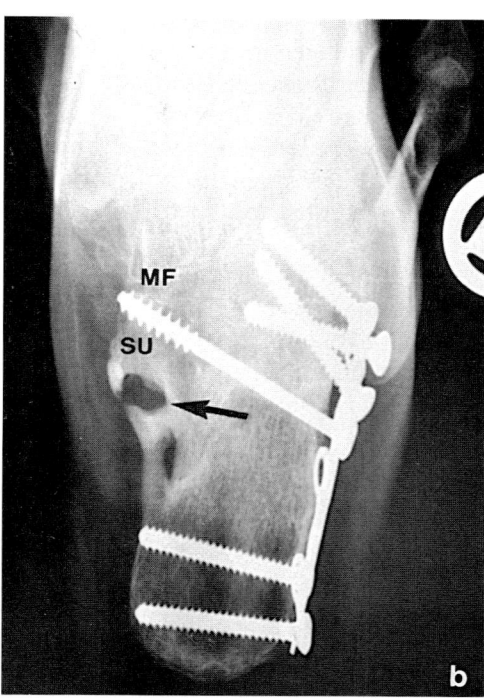

Abb. 3.62. Schematische Darstellung der lateralen Plättchenlage: **a** Die Schrauben sollen divergieren und möglichst randständig das Processus anterior- und tuberositäres Fragment fassen, da hier die Trabekel dichter sind und die Schrauben besser ziehen. Ganz wichtig sind die Schrauben, die die posteriore Facette gegenüber dem Sustentaculum halten und exakt plaziert sein müssen, um einerseits nicht die mediale Facette zu touchieren und um andererseits nicht bei zu caudaler Lage die Sehne des Flexor hallucis longus zu irritieren, die sich wie in diesem Fall (**b**) gut erkennbar, frei bewegen muß. *MF* = mediale Facette, *SU* = Sustentaculum. Der Pfeil weist auf die Lage der Flexor hallucis longus-Sehne

kongruent zum Talus und zum sustentacularen Fragment hin ausgerichtet und temporär mit Spickdrähten gehalten werden, die parallel zum Talus subtalar eingebracht werden. Zur Manipulation des Processus anterior-Fragmentes ist es meist notwendig, den Fettkörper aus dem Sinus tarsi zu entfernen, das Lig. talocalcaneare interosseum zu kerben oder vollständig zu durchtrennen. Nur selten ist es notwendig, auch das Lig. bifurcatum zu kappen.

Ist die posteriore Facette temporär mit 2 Spickdrähten zum Sustentaculum hin gehalten, kann nun die exakte Reposition des tuberositären Fragmentes über die bereits eingebrachte Schanz-Schraube mit Handgriff zum Processus anterior-Fragment erfolgen. Wegen des extrem starken Zuges der Achillessehne am tuberositären Fragment muß oftmals im Kniegelenk gebeugt werden, um das tuberositäre Fragment mit der Schanzschraube ausreichend aufrichten zu können. Um es in dieser Position halten zu können, müssen mindestens 2–3 Spickdrähte der Stärke 2 × 0 dorsoplantar vom tuberositären Fragment aus durch das posteriore Facettenfragment hindurch temporär in den Talus vorgetrieben werden.

Nach exakter Reposition des Processus anterior-Fragmentes wird dieses über Spickdrähte gehalten, die vom offenen Situs aus oder perkutan vom Cuboid her transartikulär über das Processus anterior-Fragment bis in das tuberositäre Fragment vorgetrieben werden. Dabei ist darauf zu achten, daß eine exakte Reposition im Bereich des Calcaneushalses, d.h. im Verlauf der Primärfraktur gewährleistet ist. Ein temporäres Halten ist hier meist mit 2 Spickdrähten ausreichend, jedoch muß zuvor kontrolliert sein, daß die cuboidale Gelenkfläche des Processus anterior-Fragmentes kongruent zum Cuboid steht. Dies gilt insbesondere bei 5 Fragment-Frakturen. Ist das posteriore Facettenfragment initial tief impaktiert gewesen, ist in der Regel jetzt eine autogene/-allogene Spongiosaplastik oder das Einbringen eines Knochenersatzmaterials zur Stützung der posterioren Facette notwendig.

Zuletzt wird das türflügelartig weggehaltene laterale Wandfragment zurückgeschlagen und anatomisch eingepaßt. Passen die ausgebrochenen lateralen Wandfragmente exakt, besteht ein indirekter Beweis für die vollständige Wiederherstellung des Fersenbeines. Zur Vermeidung einer spongiösen Nachblutung können diese Fragmente zusätzlich mit Fibrin verklebt werden.

Bevor zuletzt das 2- oder 3-fach H-Plättchen lateralseitig plaziert wird, wird mit dem Meniskustasthaken nochmals die Gelenksituation im Bereich der posterioren Facette und im Calcaneo-Cuboid-Gelenk überprüft. Das 3-fach H-Plättchen stabilisiert das Fersenbein in Länge, Höhe und Breite, meist allein durch Einbringen von 6 Schrauben. Davon werden 2 ganz gelenknah im Bereich des Calcaneo-Cuboid-Gelenkes in das Processus anterior-Fragment gebracht (meist 35–40 mm) sowie 2 weitere Schrauben am tuberositären Ende in das Tuberfragment (Abb. 3.63). Die 5. und 6. Schraube werden subthalamisch plaziert. Bei der typischen Tongue-Type-Fraktur reicht es aus, diese 2 Schrauben vom mittleren Plättchensegment in Richtung Sustentaculum einzubringen. Verläuft die Frakturlinie oberhalb des Plättchenverlaufes werden die 2 Spickdrähte, die die posteriore Facette

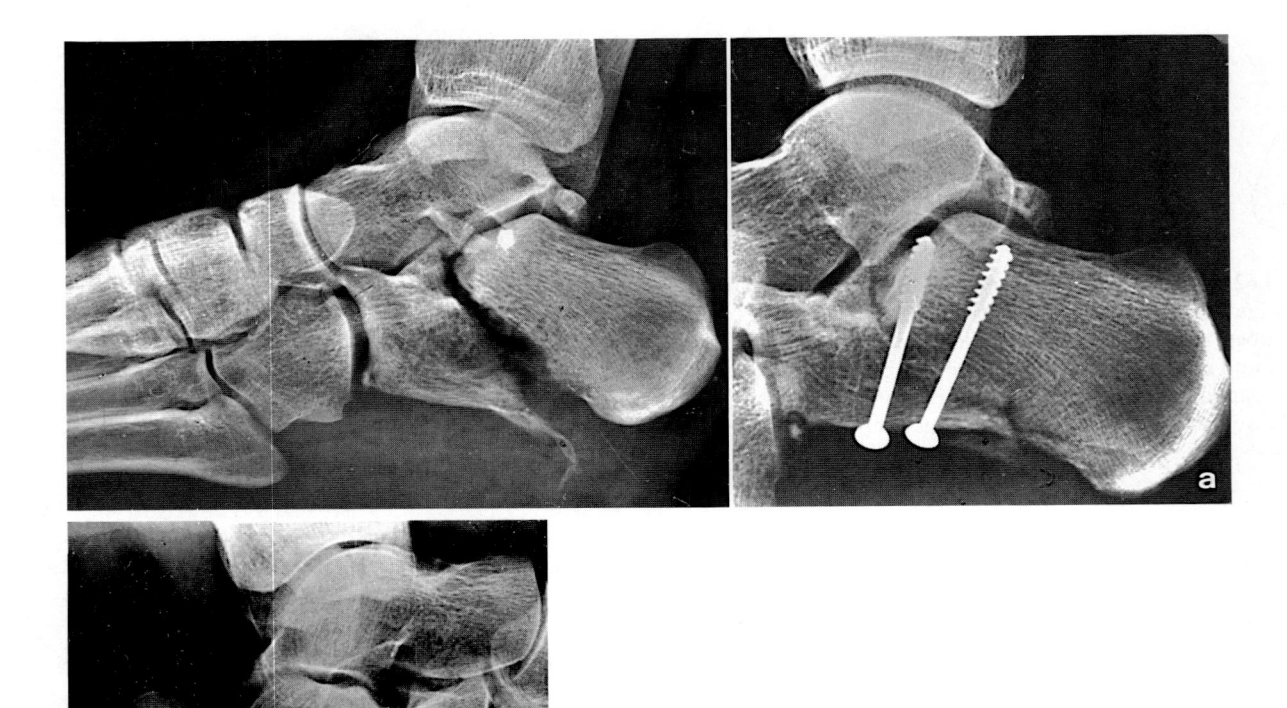

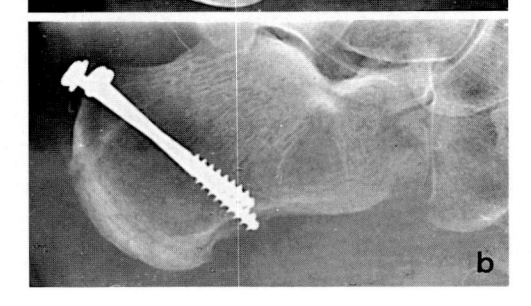

Abb. 3.63. Extraartikuläre Sonderformen des Fersenbeinbruches. Einfacher 2-Fragment-Scherbruch (**a**), der durch den Zug der Achillessehne zur relativen Kippung im Subtalargelenk führt und in der Regel eine Verkürzung des Hebelarmes (Triceps surae) mit Kraftminderung beinhaltet. Daher sollte die offene Reposition und einfache Schraubenfixation erfolgen wie beim sog. Entenschnabelbruch (**b**)

temporär halten, durch 3.5er Corticaliszugschrauben ersetzt.

Besteht eine große Trümmerzone unterhalb der posterioren Facette, z.B. beim typischen Impressionsbruch, ist es wichtig, hier eine Abstützung zum 3-fach Plättchen zu haben, so daß ein weiteres kleineres H-Plättchen in H- oder T-Form mit dem 3-fach H-Plättchen kombiniert wird. Dabei soll mindestens eine Schraube beide Plättchen bei kongruent übereinander liegenden Öffnungen fassen. Sind alle notwendigen Schrauben plaziert, werden die temporären Spickdrähte entfernt und der klinische Befund durch die 4 intraoperativen Röntgen-Standard-Aufnahmen kontrolliert.

Bei diesem Zugang ist besonders auf die Rückfußachse zu achten, da es für die Rekonstruktion derselben bei diesem Vorgehen keine direkten Meßgrößen gibt.

d) *Ausgedehnt lateraler und Sustentaculum-Zugang* (Abb. 3.64). In seltenen Fällen (3 von 248) ist es notwendig, zum ausgedehnt lateralen Zugang noch eine kleine mediale, querverlaufende Inzision direkt über dem Sustentaculum anzulegen, um von hier aus im 1. Schritt der Operation das bis ins Gelenk zerstörte Sustentaculum zu rekonstruieren (Abb. 3.64).

Die *Fallbeispiele* 11–15 verdeutlichen operatives Vorgehen und prognostischen Verlauf (s. Legenden zu Abb. 3.68–3.72).

3.5.7. Nachbehandlung

Der noch im Operationsraum angelegte Unterschenkelspaltgipsverband dient in der Wundheilungsphase (8.–10. Tag) für die Haltung des Fußes in Rechtwinkelstellung und zum Leerpumpen der venösen Sohlenplexus beim Druck gegen die Gipssohle. Bereits am 1. postoperativen Tage beginnt der Patient unter krankengymnastischer Anleitung mit Dorsal- und Plantarflexion des Fußes und geführten Bewegungen für die Pro- und Supination des Fußes.

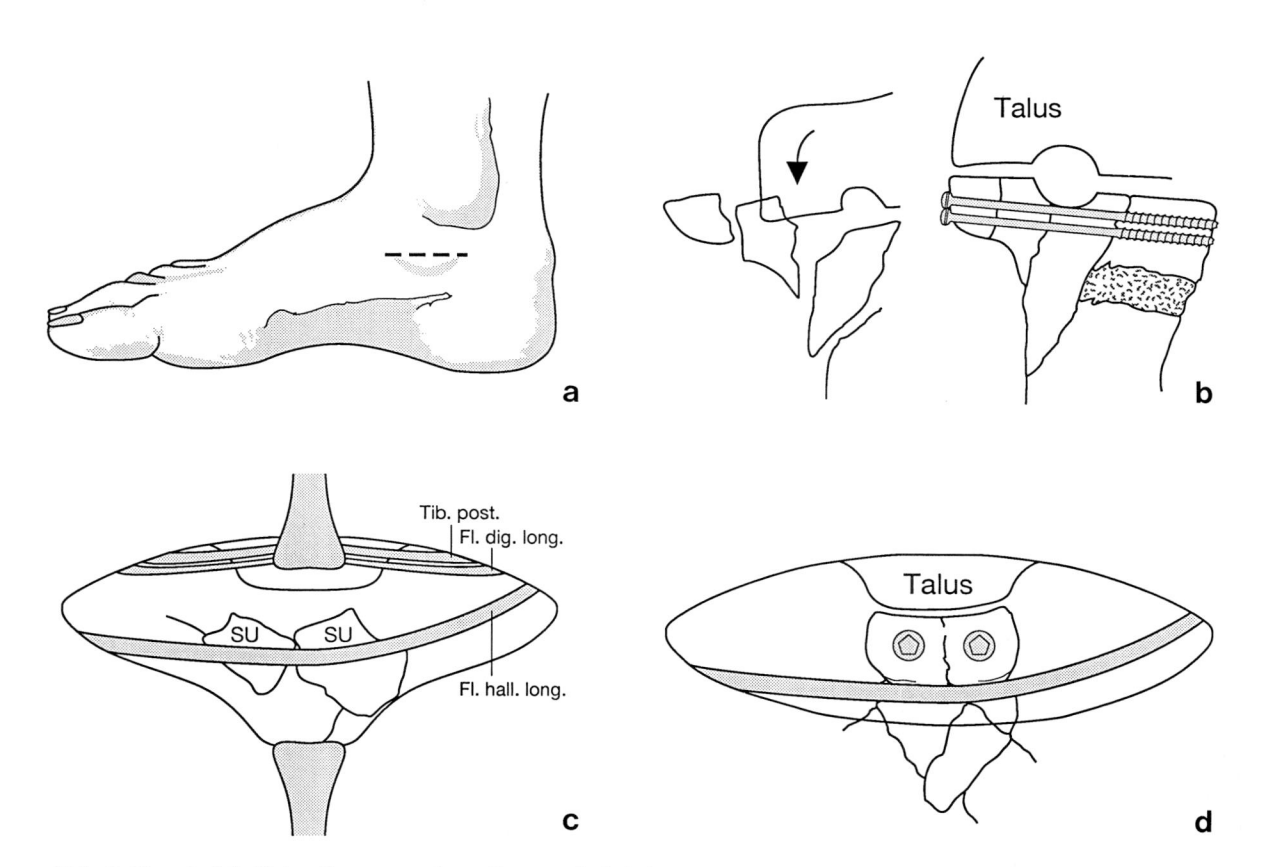

Abb. 3.64 a–d. Medialer Sustentaculum-Zugang bei Calcaneus-Trümmerfrakturen mit Zerstörung des Sustentaculum tali und seiner medialen Facette selbst, was vom ausgedehnt lateralen Zugang her nicht anatomisch rekonstruiert werden kann. Er soll als additiver Hilfsschnitt zur Minimierung von Durchblutungsstörunges des Fersenbeines nur so groß gewählt werden, um das Sustentaculum selbst ausreichend darstellen zu können

118 Frakturen, frische (Osteosynthesetechniken)

Ab dem 2. Tag beginnt der Patient zusätzlich mit aktiven Kreiselbewegungen des Fußes, wobei er mit der Großzehe bei fixiertem Unterschenkel einen möglichst großen Kreis beschreibt (Abb. 3.65). Der Fuß wird in der Wundheilungsphase lediglich für diese Übungen aus dem Gipsverband herausgenommen und sollte in der übrigen Zeit eleviert im Unterschenkelspaltgipsverband mit Schaumstoffschiene gehalten werden. Die Mobilisation des Patienten erfolgt zwischen dem 5. und 8. Tag, gipsfrei mit gut bandagiertem Fuß und Unterschenkel an 2 Unterarmgehstüzen, wobei von Anfang an unter 15 kp Teilbelastung der Fuß aufgesetzt und abgerollt werden sollte. Die Mobilisation wird im patienteneigenen Konfektionsschuh unter gezielter Gehschulung durchgeführt. Die Vollbelastung ist je nach Bruchdefekt und Spongiosaaufbausituation zwischen der 6. und 12. Woche möglich, Schwerstarbeit und Sport nach 4–6 Monaten.

3.5.8. Komplikationen

Nach eigener Analyse von 227 offen-operierten Fällen ist die häufigste Komplikation die oberflächliche Wundrandnekrose (8.3%). Sie ist chirurgischerseits am ehesten vermeidbar durch absolut atraumatisches Operieren, d.h. durch Verzicht auf jeden Hakenzug und bei relativ frühzeitiger Operation, d.h. bevor eine Hautschrumpfung eingetreten ist. Entwickelt sich eine Wundrandnekrose – was trotz atraumatischen Operierens bei primärem Weichteilschaden möglich ist – sollte diese trocken behandelt werden bis das tiefere Epithelgewebe nachgewachsen ist. Nur bei größerer Vollhautnekrose ist die frühzeitige Abtragung mit Spalthautdeckung empfehlenswert. Ist der Defekt jedoch so, daß Teile des Implantates erkennbar werden, sollte stets eine Revision erfolgen. Ggf. ist ein Hämatom Ursache der Spannung und Wundranddurchblutungsstörung. Ein Sekundärverschluß nach Ausräumung ist meist möglich. Besteht nach Revision jedoch eine allzugroße Spannung der Haut, ist es in solcher Situation notwendig, einen Verfahrenswechsel durchzuführen: Das Fersenbein wird bei noch liegendem H-Plättchen mit nichtgelenkübergreifenden Spickdrähten stabilisiert, um jetzt dieses entfernen zu können und den Defekt mit Spalthaut zu decken.

Die zweithäufigste Komplikation ist ein postoperatives Hämatom (2.5%), das am ehesten durch Spongiosadefektfüllung und/oder Fibrinklebung der lateralen Wand initial vermeidbar ist. Sollte es aufgrund seines Volumens die Haut im Nahtbereich kompromittieren, ist eine operative Revision mit Ausspülung dringend angezeigt.

Die seltene Weichteil- und Knocheninfektion (1.9%) erfordert ein aggressives Debridement mit Entfernung des großflächigen Implantates nach unmittelbar zuvor durchgeführter nicht-gelenkübergreifender Spickdrahtfixation. Bei Ausbildung von Knochensequestern sind diese radikal zu entfernen. Bei partieller oder totaler Calcaneusnekrose bleibt

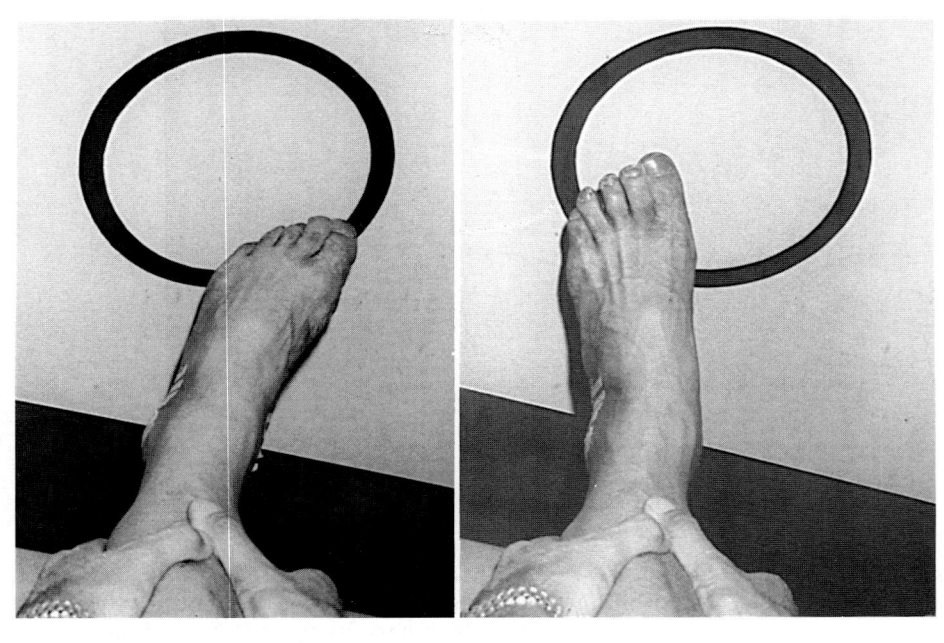

Abb. 3.65. Frühfunktionelle Kreiselübung des Fußes bei stabiler, nicht-gelenkübergreifender Fersenbeinosteosynthese

nur die partielle oder totale Calcanektomie. Entstehende Defekte, sind diese temporär mit PMMA-Kugelketten aufzufüllen. Bei Entstehung größerer Höhlen ist es gelegentlich notwendig, den M. abductor hallucis longus über einen medialen Zugang als lokalen Schwenklappen in den Defekt hineinzuschlagen.

Die seltene Komplikation einer postoperativen Pseudarthrose (1.3%) erfordert eine operative Revision mit Anfrischen des Knochens ggf. mit Spongiosatransplantation und Kompression durch große 6.5er Spongiosaschrauben (Abb. 3.66).

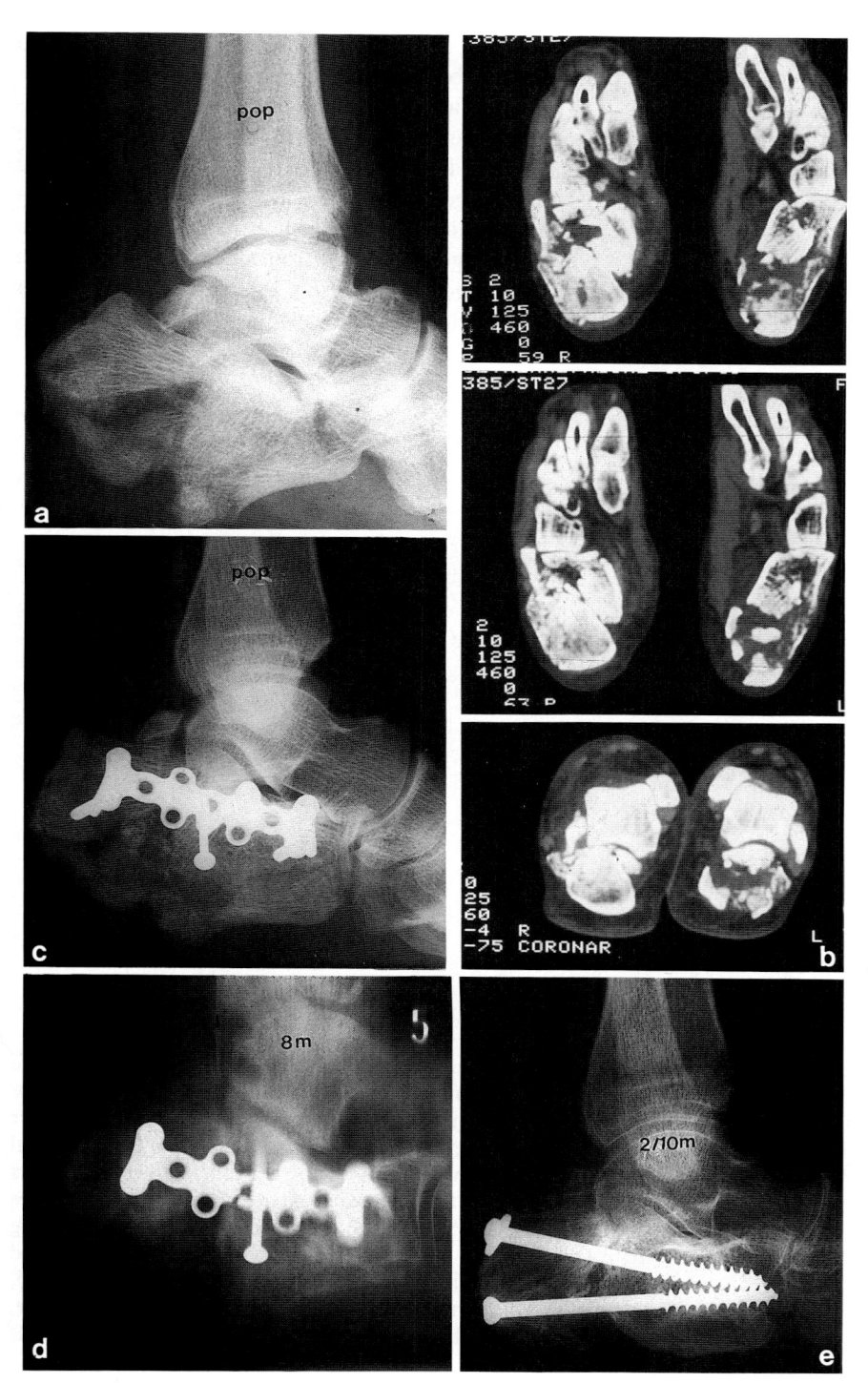

Abb. 3.66. Beispiel einer Pseudarthrosenentwicklung am Fersenbein nach operativer Versorgung. 59-jähriger Patient mit beidseitigen Fersenbeintrümmerbrüchen, zweitgradiger Weichteilschaden. **a, b** Besonders das coronare und axiale CT zeigen links im Vergleich zu rechts die starke Separierung der Fragmente mit großen Hämatominseln zwischen den kleinen ausgesprengten Fragmenten. **c** Readaptation mittels Dreifach-H-Plättchen, die bei unzureichender Knochenheilung bereits nach 8 Monaten (**d**) gebrochen ist. 10 Monate nach Unfall (**e**) erfolgt die Implantatentfernung und Kompressionsosteosynthese mit zwei 6.5er Spongiosaschrauben

3.5.9. Prognose

Die Prognose des intraartikulären Fersenbeinbruches ist bei *konservativer Behandlung* nach eigener Erfahrung bei Verwendung des eigenen ±200 Punkte-Bewertungsschemas (siehe Anhang) in 68 Fällen einer 10-Jahres-Kontrollstudie nur in 32% der Fälle sehr gut und gut, in 68% befriedigend oder schlecht. Früharthrodesen in 28%, Double- und Triple-Arthrodesen in 10% und sogar Amputationen in bis zu 3% der Fälle kennzeichnen die Problematik (zitiert n. [107]). Nach Winkler (zitiert n. [107]) beträgt die MdE beim konservativ behandelten Fersenbeinbruch (Typ Böhler 8) i.d.R. 40%. Entsprechend der Reha-Statistik 90 der Berufsgenossenschaften hat von allen Brüchen des menschlichen Körpers der Fersenbeinbruch den höchsten MdE-Index (72.3% Dauergeschädigte × 25.5% MdE).

Neben der hohen posttraumatischen Arthroserate sind Rückfußverplumpung, Peronealsehnen-Impingement, Außenknöchel-Abutment, Varus-/Valgus-Fehlstellungen, mechanisch bedingte Anschlußarthrosen im OSG und dynamische Defizite häufige Ursache eines komplexen Beschwerdebildes.

Die Prognose nach *offen-operativer Behandlung* ist bei dadurch möglicher frühfunktioneller Nachbehandlung dagegen in 64% der Fälle sehr gut und nur in 36% befriedigend oder schlecht (s. Abb. 3.56).

Die Gefahr einer schwerwiegenden Komplikation, wie die einer Fersenbeinosteomyelitis bis hin zur notwendigen partiellen/totalen Calcanektomie ist relativ gering (4 von 227 Fällen). Sie ist am wahrscheinlichsten bei Fällen mit 11–12 Punkten nach der eigenen Skalierung, sodaß die Indikation zur Operation bei diesen Problemfrakturen eher zurückhaltend zu stellen ist.

Abb. 3.67. Beispiel einer totalen septischen Calcaneusnekrose mit konsektiver Calcanektomie. **a** 49-jährige psychotische Patientin nach Sturz von einer Brücke (10 m) mit drittgradig offener Calcaneustrümmer-Luxationsfraktur und Ruptur der Arteria tibialis posterior. Zweitgradig offene Pilon-tibiale Fraktur kontralateral. Bei völliger Zerstörung der medialen Calcaneuswand kommt es zusätzlich zur Subluxation im OSG. **b, c** Aufgrund der schwersten Weichteilläsion Debridement mit Minimalosteosynthese im Sinne der Spickdrahtfixation mit tibiotarsaler Transfixation. **d** Bereits nach 3 Monaten ist ein zunehmender Kollaps des Rückfußes beobachtbar mit spontaner Abszeßbildung im Sinne des Spätinfektes. 4 Monate postoperativ zeigt die Schichtaufnahme des Fersenbeines (**e**) die zunehmende Sequestrierung vor allem subtalar und im Processus anterior-Bereich. **f** Beim Debridement und Nachdebridement im Sinne des second look zeigt sich eine vollständige Nekrose des gesamten Fersenbeines mit notwendiger kompletter Calcanektomie, PMMA-Kettenauffüllung der Defekthöhle zunächst als temporäre Maßnahme gedacht. **g** Bei kompensierter Psychose, Indolenz und Gehfähigkeit in normalen Schuhen verbleiben bei der 2-Jahres-Kontrolle die PMMA-Kugelketten als permanenter Rückfußersatz

Calcaneus-Frakturen 121

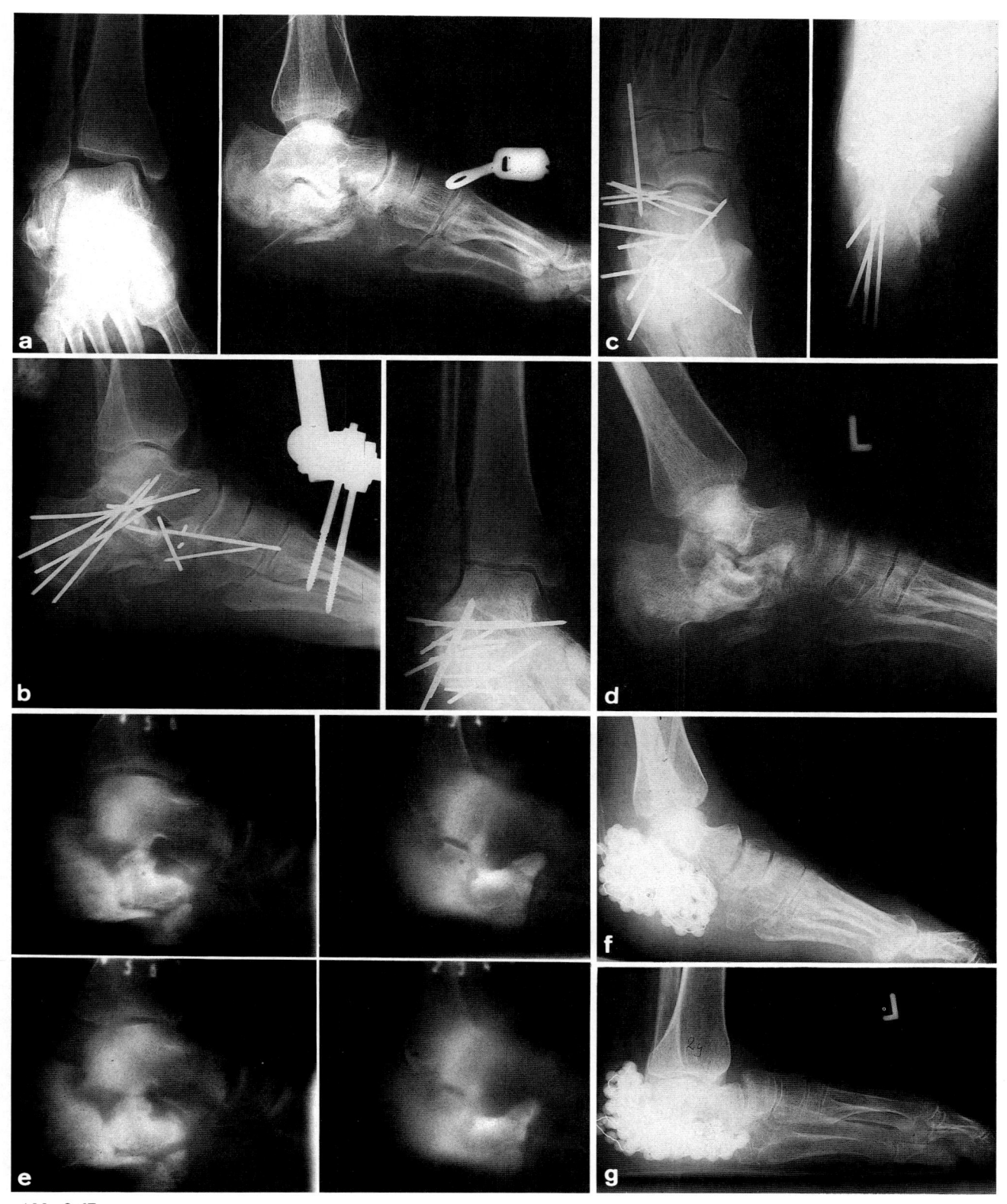

Abb. 3.67

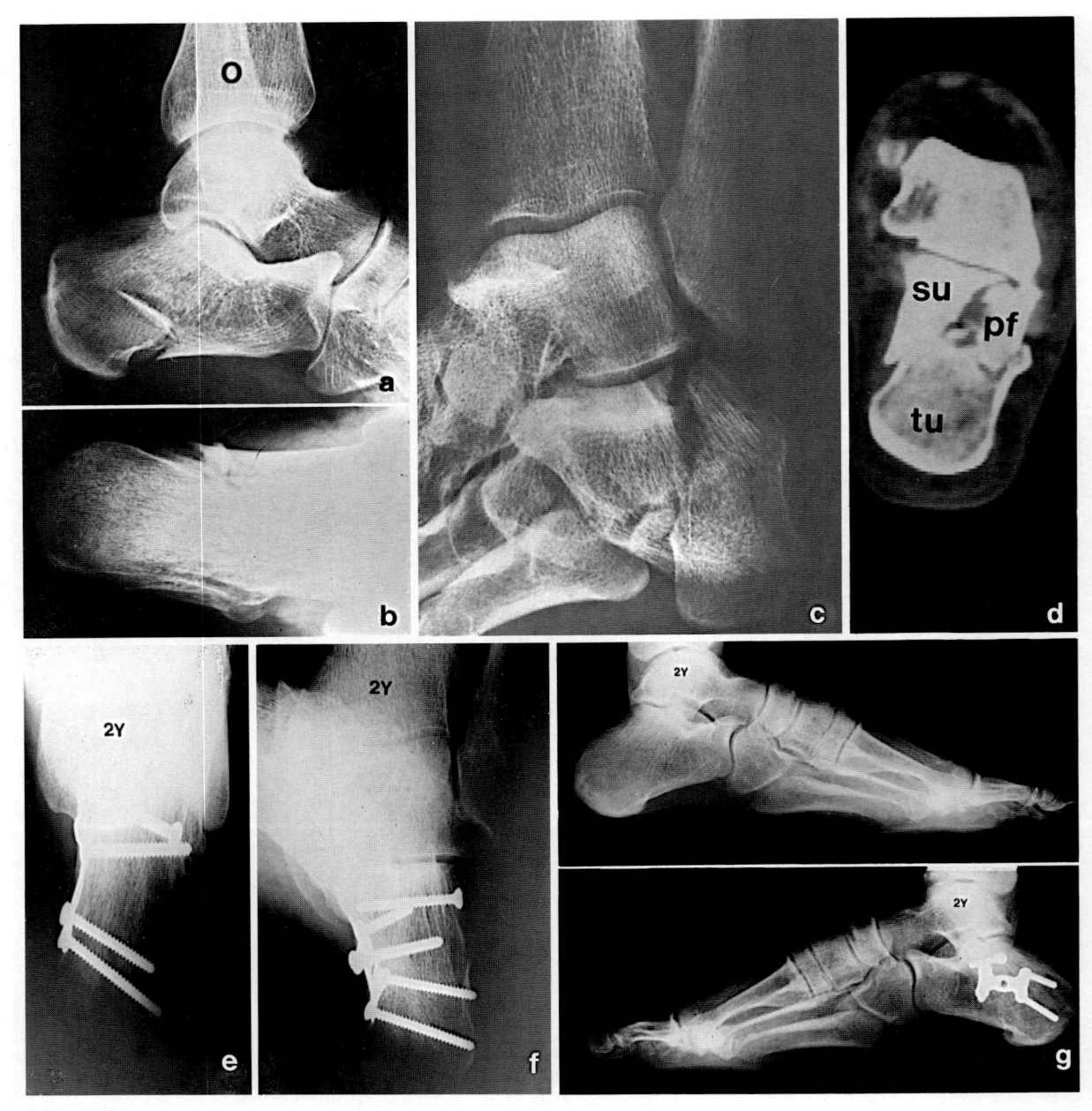

122   Frakturen, frische (Osteosynthesetechniken)

Abb. 3.68 a–g

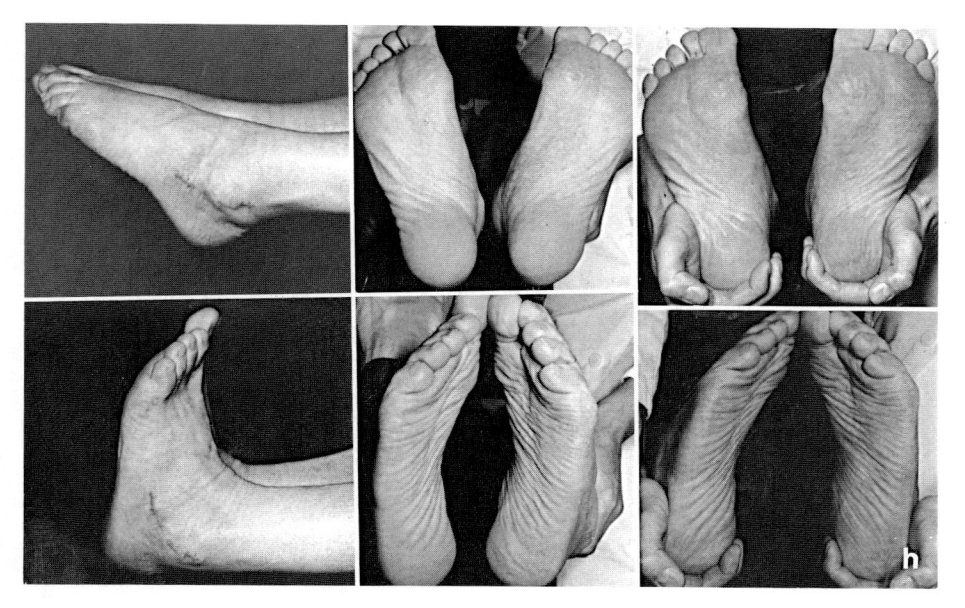

Abb. 3.68 h

Abb. 3.68. *Fallbeispiel 11*: 4-Fragment-1-Gelenk-Fraktur bei einem 49-jährigen Kollegen mit erstgradig geschlossenem Weichteilschaden (6 Punkte). **a** Das Subtalargelenk erscheint in der seitlichen Aufnahme unbeteiligt, der Tubergelenkwinkel ist annähernd normal. **b** Die axiale Fersenbeinaufnahme und besser noch die Brodén-Aufnahme (**c**) zeigen ein großes sustentaculares Hauptfragment, das hier als Schlüsselfragment zum medialen Wandaufbau dient. Das coronare CT (**d**) zeigt die Lagebeziehung des posterioren Facettenfragmentes (*pf*) zum sustentacularen (*su*) und zum tuberositären Hauptfragment (*tu*). **e–h** Zeigen die 2-Jahres-Kontrolle nach bilateralem Vorgehen mit anatomischer Wiederherstellung des Fersenbeines, freiem Subtalargelenk und absolut freier Beweglichkeit der Pronation/Supination, Eversion/Inversion des Rückfußes und der Dorsal- und Plantarflexion im OSG. Mit 176 Punkten sehr gutes Resultat

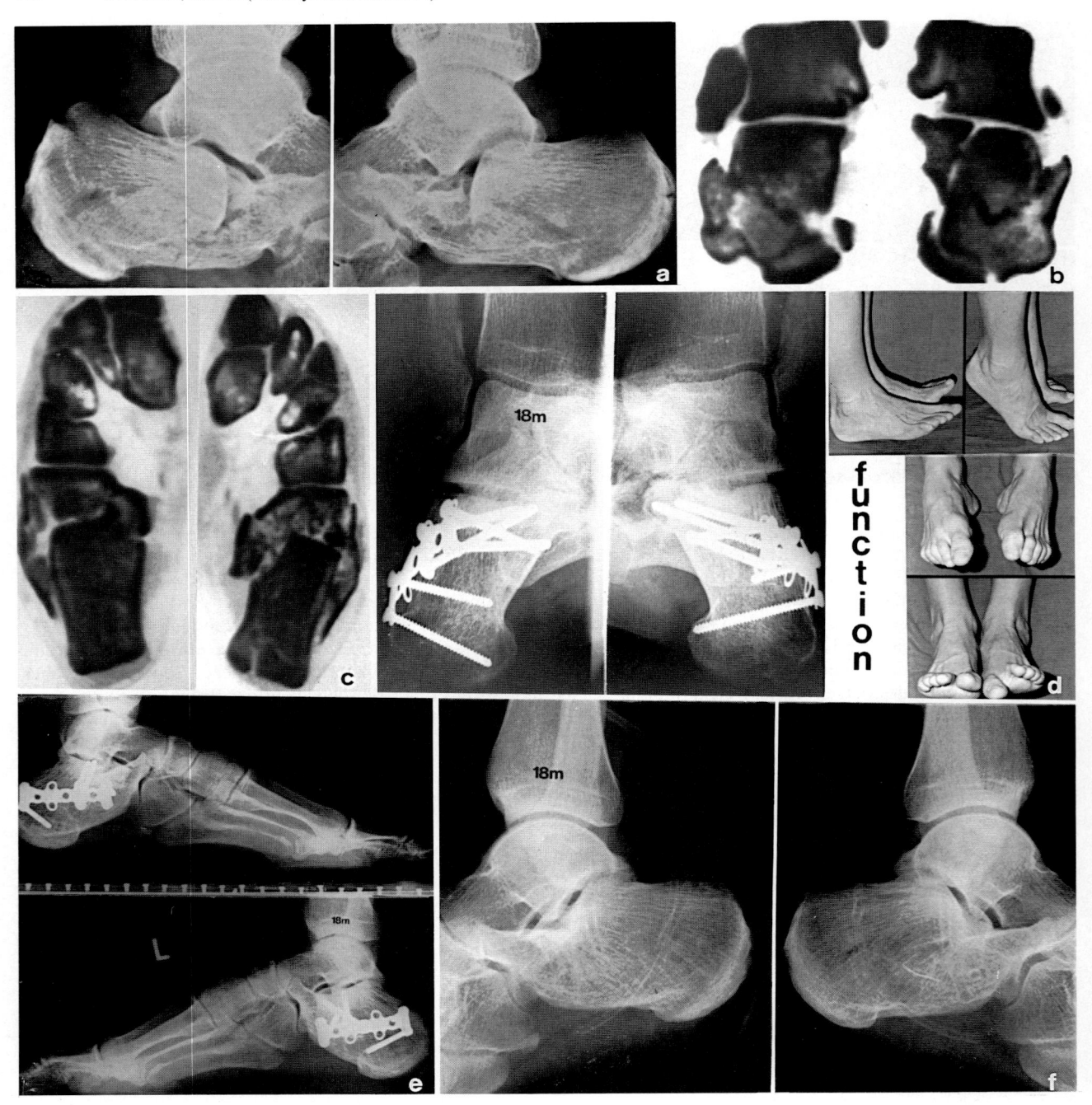

124 Frakturen, frische (Osteosynthesetechniken)

Abb. 3.69 a–f

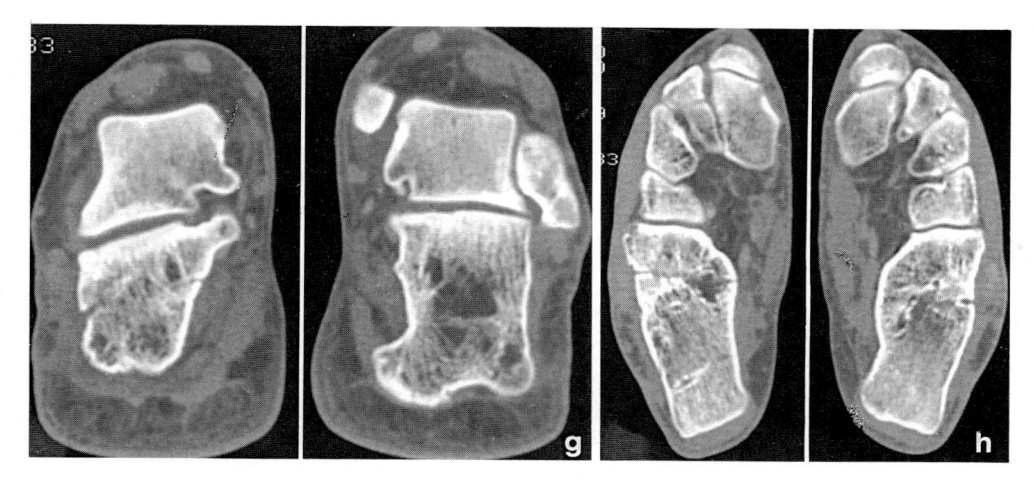

Abb. 3.69 g, h

Abb. 3.69. *Fallbeispiel 12*: Bilateraler Fersenbeinbruch vom tongue-type bei einem 20 Jahre alten Marathon-Athleten nach Sturz von einer Treppe. **a** Die seitliche Fersenbein-Aufnahme zeigt den vollständigen Rückfußkollaps mit Kippung der posterioren Facette um annähernd 90 Grad. **b** Das coronare CT täuscht eine Kongruenz im Subtalargelenk vor und läßt links ein relativ kleines sustentaculares Fragment erkennen. **c** Das axiale CT zeigt intakte Verhältnisse im Bereich des Calcaneo-Cuboid-Gelenkes. **d** Die Brodén-Aufnahmen 18 Monate postoperativ nach ausgedehnt lateralem Vorgehen und lateraler Plättchenosteosynthese zeigen ein kongruentes Subtalargelenk mit gutem funktionellen Resultat. **e** Die Belastungsaufnahmen lassen eine vollständige Wiederherstellung des Rückfußes auf beiden Seiten erkennen. **f** Die postoperative Kontrolle nach Implantatenfernung zeigt eine völlig normale Trabekelstruktur beider Calcanei. Coronares (**g**) und axiales CT (**h**) postoperativ belegen eine nahezu absolut anatomische Wiederherstellung beider Calcanei in Höhe, Länge und Breite ohne posttraumatische Arthrose. Entsprechend dem eigenen ±200-Punkte-Score ergaben sich rechts 182, links 177 Punkte, was einem sehr guten Resultat beidseits entspricht

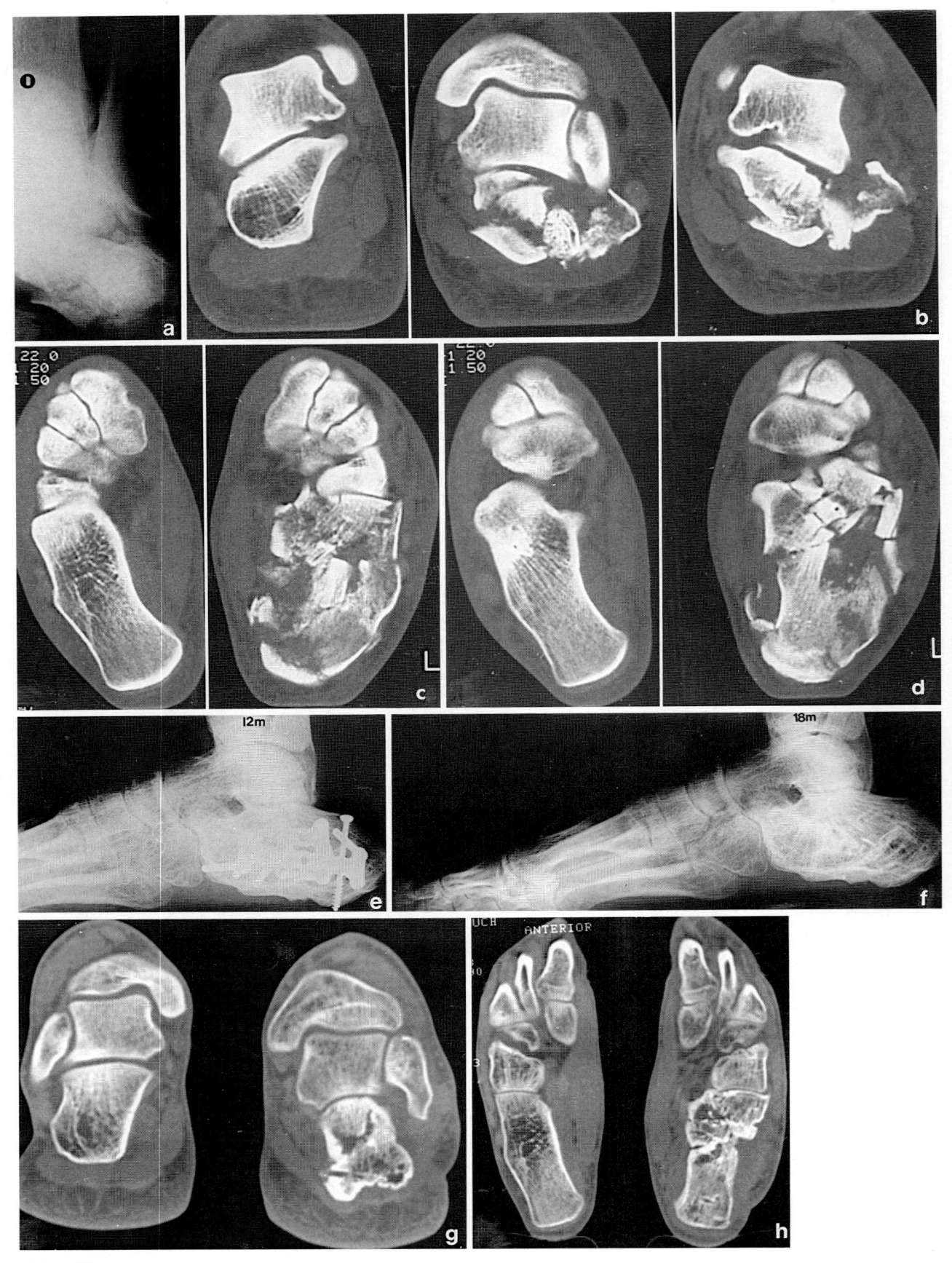

126   Frakturen, frische (Osteosynthesetechniken)

Abb. 3.70 a–h

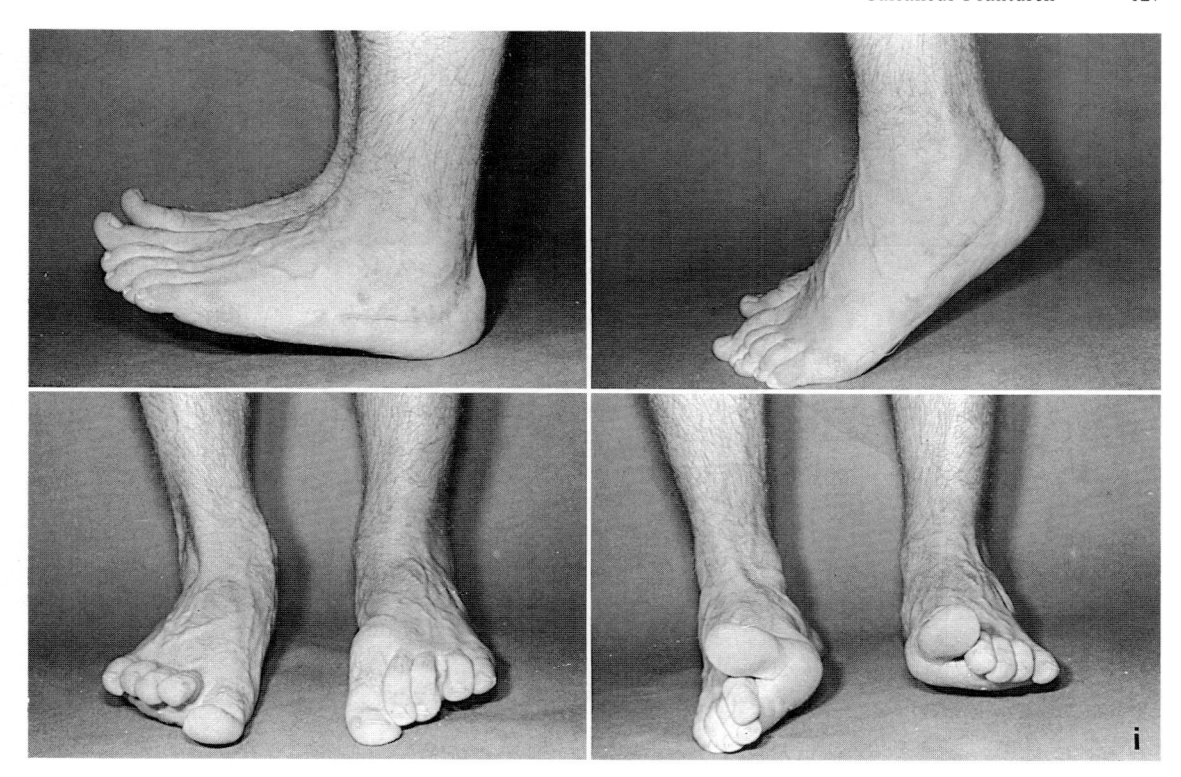

Abb. 3.70i

Abb. 3.70. *Fallbeispiel 13*: Calcaneus-Berstungs-Fraktur (sog. blow out fracture) bei einem 26-jährigen Fallschirmspringer: 5-Fragment-3-Gelenkbruch mit Trümmerzone und zweitgradigem Weichteilschaden (11 Punkte-Fraktur). **a–d** Die praeoperative Diagnostik mit Brodén-Aufnahme (**a**), coronarem CT (**b**) und axialem CT (**c, d**) zeigen die massive Zerstörung des gesamten Calcaneus, der danach kaum rekonstruierbar erscheint: Zerstörung der subtalaren Gelenkfacette, Verwerfung des Calcaneo-Cuboidgelenkes, massive Höhenminderung, Verbreiterung und Verkürzung. **e** Die 12-Monatskontrolle zeigt bei noch liegenden Implantaten einen relativ gut rekonstruierten Rückfuß. **f** Nach Implantatenfernung findet sich eine gute Trabekelstruktur des sportlich wieder voll aktiven Patienten. **g, h** Die Qualitätskontrolle mittels coronarem und axialen CT nach Implantatentfernung entsprechend dem +/− 200-Punkte-Score zeigt eine sehr gute Wiederherstellung der posterioren Facette und auch des Calcaneo-Cuboidgelenkes mit relativ guter Rückfußachse und -form. Trotz der prognostisch ungünstigen Skalierung von 11 Basispunkten erhält der Patient bei relativ guter Funktion (**i**) immerhin 153 Punkte und damit ein gutes Ergebnis

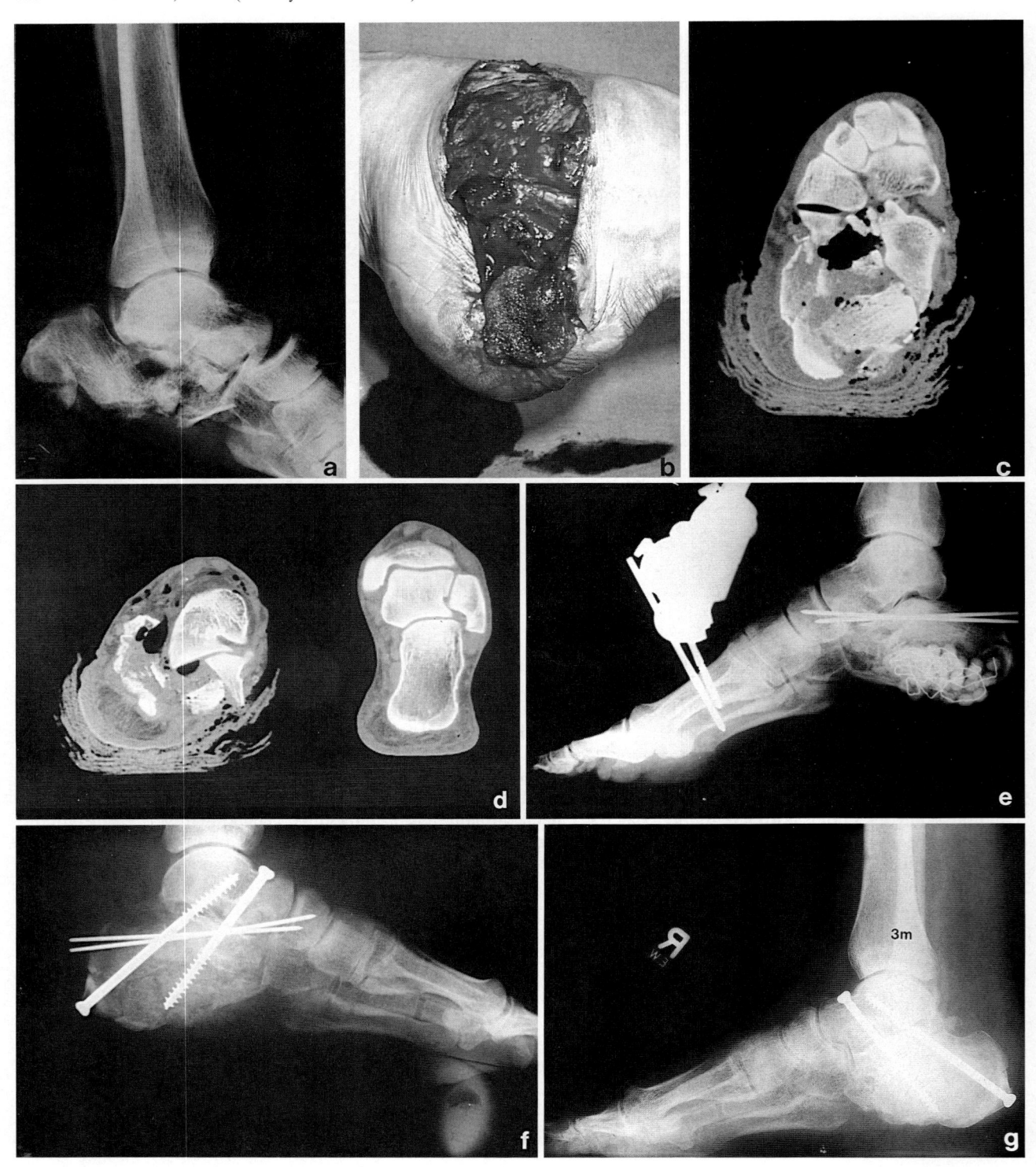

128 Frakturen, frische (Osteosynthesetechniken)

Abb. 3.71 a–g

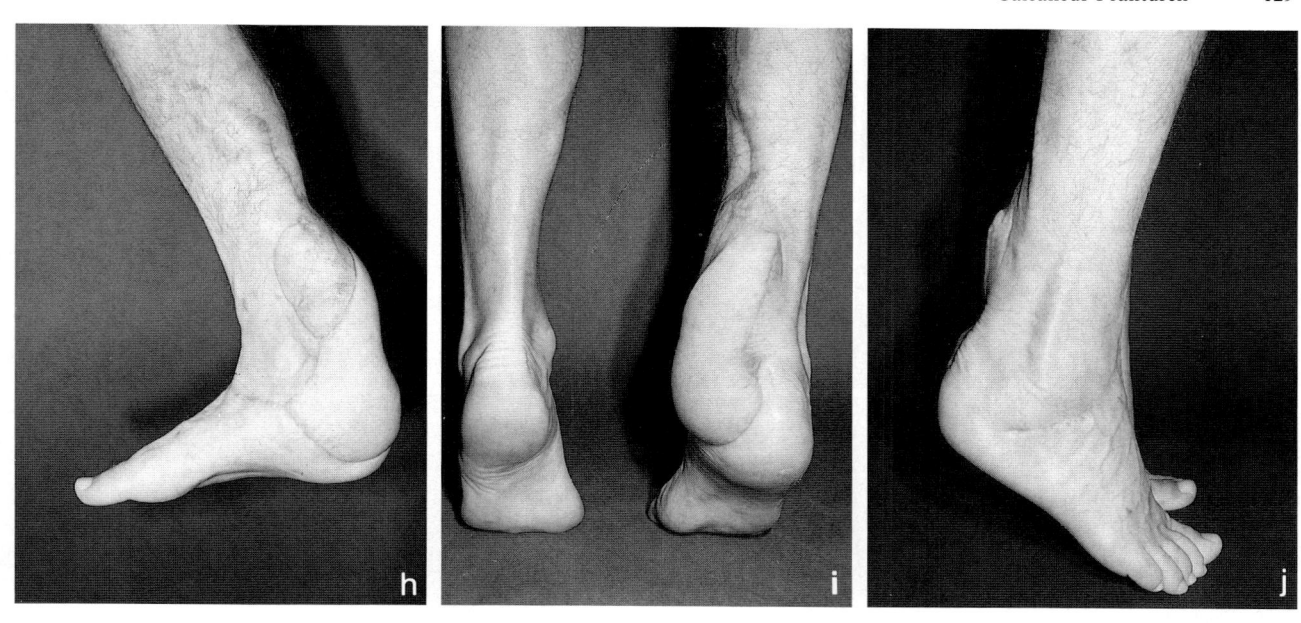

Abb. 3.71 h–j

Abb. 3.71. *Fallbeispiel 14* einer postprimären subtalaren Arthrodese bei Calcaneus-Trümmerfraktur. 36-jähriger Arbeiter, der rückwärts eine Rampe (ca. 3 m Höne) herabfiel und sich eine drittgradig offene Calcaneus-Trümmerfraktur (**a, b**) zuzog. 5-Fragment-3-Gelenkbruch mit drittgradigem Weichteilschaden und Defektfraktur = 12 Basispunkte. Axiales (**c**) und coronares CT (**d**) zeigen die vollständige Zertrümmerung des gesamten Rückfußes. **e** Notfallmäßiges Debridement, Minimalosteosynthese mit Spickdrähten und tibiotarsale Transfixation, temporäre PMMA-Kettenfüllung der Defektzone als Platzhalter. Geplante second look Operation und freier Latissimus dorsi Lappen nach 5 Tagen. **f** Postprimäre Früharthrodese nach 3 Wochen über einen lateralen Zugang mit autologer Spongiosadefektfüllung aus dem hinteren Beckenkamm und Schraubenarthrodese. **g** 3 Monate nach dem Unfall ist der Rückfuß gut rekonstruiert, das Subtalargelenk fusioniert, der Patient kann schmerzfrei voll belasten, die Weichteile **h–j** sind bei früher Weichteildeckung ebenso gut wie die Funktion

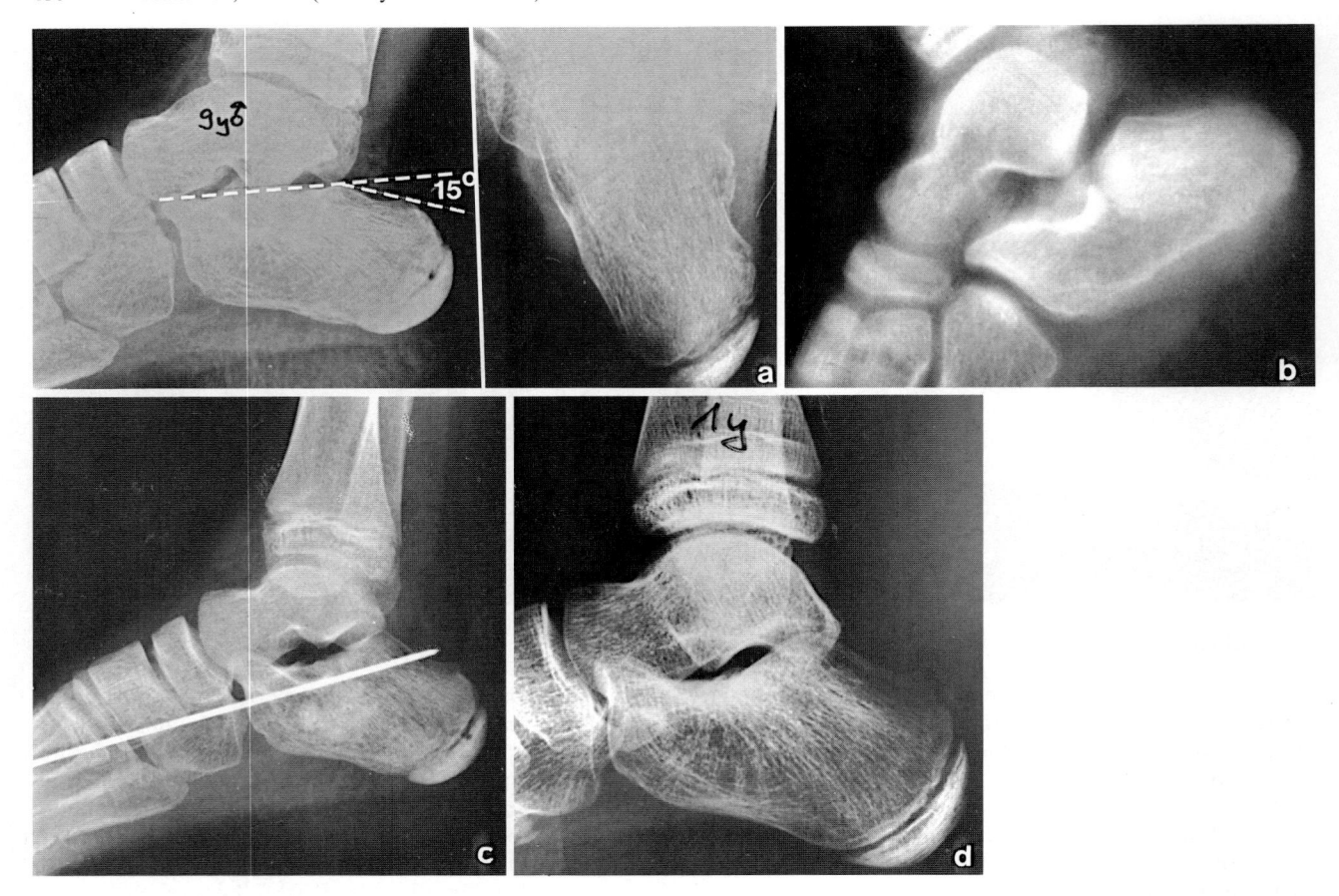

130 Frakturen, frische (Osteosynthesetechniken)

Abb. 3.72. *Fallbeispiel 15*: Kindliche intraartikuläre Calcaneusfraktur bei einem 9-jährigen Knaben nach Fenstersturz aus dem 1. Stock. **a** Deutliche Abflachung des Tubergelenkwinkels auf 15 Grad mit deutlicher Subluxation der posterioren Facette gegenüber dem Talus, Varusfehlstellung des Rückfußes. **b** Die Tomographie läßt die Stufe der subtalaren Facette gut erkennen. **c** Nach offener Reposition über einen modifizierten Palmer-Zugang Unterfütterung mit homologer Spongiosa und subthalamische Spickdrahtfixation. **d** Anatomischen Ausheilung bei der 1-Jahres-Kontrolle mit völlig normaler Trabekelstruktur am wachsenden Skelett

3.6. Chopart-Luxationen/Luxationsfrakturen

> "What goest thou back? Thou shalt go back, I warrant thee"
> *Antony and Cleopatra, Act. V, Sc. 2*

3.6.1. Historisches

Nach Malgaigne [58], der die Verrenkung im Chopart-Gelenk als „Luxatio mediotarsalis" bezeichnete, lieferte Petit [72] die ersten 2 Beobachtungen. Broca [8] und Henke [49] dementierten diese Art der Verrenkung, erst Fuhr [19] konnte diese 1892 autoptisch nachweisen. Krämer [48] verwies 1923 auf 10 radiologisch dokumentierte Fälle von Madelung und fügte eine rein ligamentäre Verrenkung im Chopart-Gelenk nach medial hinzu.

Florian [26] illustrierte sehr anschaulich den 17. Fall der Weltliteratur:

„J.W., ein 68-jähriger Knecht, führte am 2. VI. 1922 ein Ochsengespann mit einem Leiterwagen im Trab einen steilen und engen Hohlweg herab, auf der linken Böschung des

Hohlweges, die Zügel in der Hand, mitlaufend. Dabei rutschte er plötzlich ab, senkrecht auf den Wagen zu und kam mit dem rechten Fuß in das unter dem Wagen befindliche Gestänge, welches die Vorderachse des Wagens mit der Deichsel verbindet. Er blieb mit dem rechten Fuß darin hängen, rutschte mit dem Körper ganz an den Wagen heran und wurde so, knapp parallel am Wagen liegend (hängend) eine Strecke geschleift, bis es gelang, das Gefährt zum Stillstand zu bringen. Er konnte nicht gehen und wurde nach Hause geführt."

Florian [26] beschreibt anschließend die palpable Verrenkung nach caudal, die Verkürzung des Fußes, die aufgehobene aktive Plantarflexion, Pro- und Supination, belegt es radiologisch und reponiert geschlossen in tiefer Äthernarkose.

Nach der Literatur gilt bis heute, daß die rein ligamentäre *Luxation des Chopart-Gelenkes* extrem selten ist. Am ehesten kann sie mit Begleitfrakturen des Naviculare, Talus, Metatarsus oder Calcaneus beobachtet werden [87].

Die erste *Luxationsfraktur des Os naviculare pedis* beschrieb Piednagel [73] im Jahre 1831:

"Ein Mann, der überfahren worden war, zeigte am inneren Fußrande in einer querverlaufenden Wunde eine Gelenkfläche; anfängliche Diagnose: Luxation des Taluskopfes; vergebliche Repositionsversuche, daher Amputation des Fußes. Es zeigte sich, daß das Naviculare seine Verbindungen mit dem Talus und den Keilbeinen gelöst hatte und nach innen luxiert war. Der äußere Teil war frakturiert und das Fragment wurde durch Bandmassen in Form eines Y und durch das Ligamentum calcaneo-naviculare inferius gehalten."

Bis 1908 sind nach Finsterer [25] nur 19 solcher Fälle in der gesamten Literatur bekannt, 2 davon mit gleichzeitiger Fraktur des Os cuboideum. Subluxationen des Os naviculare bzw. des Os cuboideum seien dagegen häufiger beschrieben.

Eine vollständige *isolierte Luxation des Os naviculare pedis* wurde zwar von Malgaigne [58] in 3 Fällen beschrieben, muß aber bei fehlender Beschreibung in der Literatur nach Einführung der Röntgendiagnostik bezweifelt werden.

Eine isolierte, rein *ligamentäre Cuboid-Luxation* wurde erstmals von Drummond und Hastings [19] beschrieben und bisher in einem einzigen eigenen Fall gesehen (siehe Fallbeispiel 21, Abb. 3.83).

3.6.2. Ätiologie und Pathogenese

Da die kapsulo-ligamentäre Führung im Chopart-Gelenk extrem stark ist, müssen in Übereinstimmung mit allen Autoren extreme Kräfte auf den Fuß einwirken, um eine Luxation/-Luxationsfraktur in dieser Gelenkebene hervorzurufen. Die sorgfältige Analyse Finsterer's [25] hat Hinweise zur Pathomechanik ergeben, die auch heute noch Gültigkeit haben:

"Wenn beim Sturze (aus größerer Höhe) der Fuß nicht nur plantarflektiert, sondern gleichzeitig auch supiniert gehalten ist, so wird auch diese Bewegung vermehrt, der Effekt ist neben einer Fraktur des Naviculare ein bedeutendes Diastasieren des Gelenkes zwischen Calcaneus und Cuboideum. Umgekehrt wird bei Pronationsstellung und gleichzeitigem Auftreffen des inneren Fußrandes die Gelenkverbindung medial zerrissen, der laterale Anteil des Naviculare durch den Taluskopf frakturiert, und außerdem aber auch das Würfelbein gebrochen..."

Eigene umfangreiche Analysen von 123 Fällen einer Chopart-/-Lisfranc-Luxationsfraktur [109], die 1971 bis 1989 in der Unfallchirurgischen Klinik der Medizinischen Hochschule Hannover behandelt wurden, zeigen als Unfallursachen:

1. Verkehrsunfall mit Polytrauma (49%),
2. Sturz aus größerer Höhe (42%),
3. Lokales Bary-Trauma (9%).

Die numerische Zunahme dieser typischen Rasanztraumen (2/3 dieser Fälle gingen auf die letzte 5-Jahresperiode zurück), die häufige Kombination von Läsionen der Chopart-Linie und gleichzeitig der Lisfranc-Reihe (44 von 123 Fällen) sowie die häufiger beobachtbaren Kettenverletzungen der unteren Extremität mit 3 Etagen-Frakturen in der Sprunggelenks- und Fußebene (11%) deuten auf die hohe Energie zur Zeit des traumatisierenden Momentes.

Im Zusammenhang mit eigenen Untersuchungen der Unfallforschung von 6.377 PKW-Unfällen mit 146 Fällen einer OSG-/Fußfraktur [80] komte zur Unfallkinematik deutlich gemacht werden, daß die erhebliche Dezeleration, das Einklemmen der Füße zwischen den Pedalen und/oder die Intrusion der Fahrgastzelle im Fußbereich variable Luxationsfrakturen, besonders des Chopart- und Lisfranc-Gelenkes hervorrufen.

Danach scheinen forcierte Kräfte bei fixiertem Rück- oder Vorfuß im Sinne der Ab- und Adduktion vorwiegend das Chopart-Gelenk zu zerstören, dagegen Hyperplantar-/dorsalflexion eher das Lisfranc-Gelenk und rotatorische Komponenten beide Gelenkebenen. Erhebliche axiale Stauchung im Augenblick der Luxation durch Energien der Dezeleration oder Intrusion führen zu stößelartigen Impaktionen am Calcaneus, Cuboid, Naviculare oder Taluskopf, wobei die zerstörende Gewalt zusätzlich quer durch das Chopart-Gelenk verläuft und auf der biegebeanspruchten Seite zumindest die kapsuloligamentären Strukturen zerreißt.

Diese Erkenntnisse haben zu einer neuen Klassifikation dieser Chopart-Verletzungen geführt (siehe Kap. 3.6.4), die eindeutig von allen Formen der subtalaren Luxation abgegrenzt werden müssen. Letztere sind in der Regel einer rein ligamentären Luxation zuzuordnen und werden im Kap. 7.5 beschrieben.

Die sog. Nußknackerfraktur des Cuboids [42] ist nach eigenem pathomechanischen Denken nur so deutbar, daß Calcaneus und Metatarsale IV/V im Sinne der forcierten Abduktion das Cuboid sprengen, die talo-naviculare Kapsel gleichzeitig zerreißen und/oder das mediale Naviculare-Fragment „enukleieren", was die Erstbeschreiber dieses Frakturtypes in 2 der 5 gezeigten Fälle sogar selbst radiologisch dokumentierten. Dieses Mißverständnis hat offensichtlich auch dazu geführt, daß gelegentlich die Naviculare-Fraktur als sog. Nußknackerfraktur verstanden wird.

Entscheidend für die wiederherstellende Chirurgie des Chopart-Gelenkes ist vielmehr die pathomechanische Denkweise, daß bei allen relevanten Luxationsfrakturen des Chopart-Gelenkes die sog. 2-Säulen-Statik des Fußes durch Verkürzung einer der beiden gestört wird.

Deshalb muß es das Ziel der unfallchirurgischen Behandlung sein, nicht nur die betroffene Gelenkebene wiederherzustellen, sondern auch die volle Länge der medialen oder lateralen Fußsäule.

3.6.3. Diagnostik

Wichtig ist in erster Linie die *klinische Diagnostik* mit Prüfung der medialen und lateralen Fußsäulenlänge im Seitenvergleich, die Kontrolle auf eine spontan fixierte Vorfußabduktion oder -adduktion, auf Fehlstellungen in vermehrter Vorfuß-Plantar-/Dorsalflexion, auf Störungen der aktiven Vorfußbeweglichkeit und auf lokale Druckschmerzen mit Stufenbildung. Die Prüfung der Motorik, Sensibilität und Durchblutung sowie eines evtl. Kompartment-Syndromes ist unerläßlich.

Erst danach erfolgt die *radiologische Diagnostik* des Fußes mit 3 Standard-Aufnahmen (Abb. 3.73):

1. Dorso-plantare Aufnahme des ganzen Fußes mit 30° caudo-cranial gekippter Röntgenröhre,
2. exakt seitliche Projektion des gesamten Fußes,
3. 45° Schräg-Projektion des Fußes.

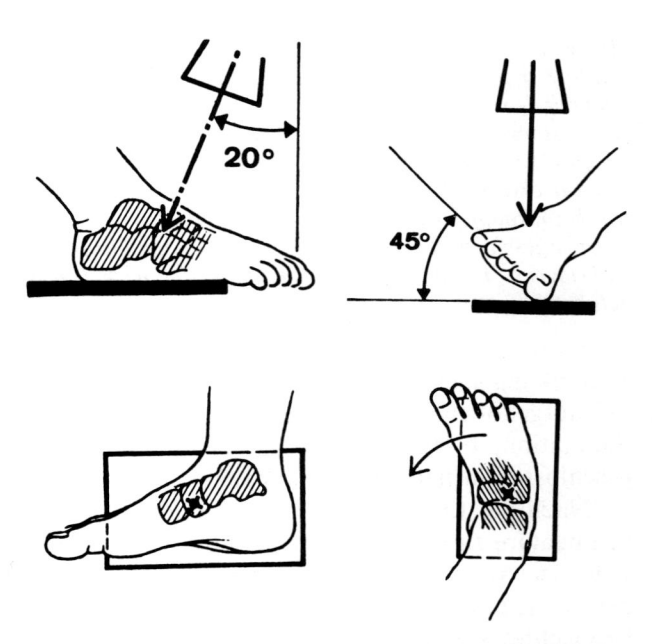

Abb. 3.73. Röntgen-Standard-Diagnostik bei Chopart- und Lisfranc-Verletzungen. Besonders wichtig ist die exakt seitliche Projektion und die dorso-plantare Aufnahme mit 30° (Chopart) und 20° (Lisfranc) kaudokranial gekippter Röhre. 45° Schräg-Aufnahme und fakultativ gehaltene Projektion

Zu beachten ist auf der seitlichen Aufnahme besonders die sog. Cyma-Linie, die normalerweise exakt S-förmig geschwungen sein muß (siehe Abb. 4.35 e). In Zweifelsfällen sind Vergleichsaufnahmen der gesunden Seite hilfreich. Bei Verdacht auf Instabilität empfehlen sich gehaltene Aufnahmen dorso-plantar mit Rückfußvarus-/valgusstreß. Bei Impressionsfrakturen oder bei Verdacht auf Cuboidluxation sind Tomographien der Fußwurzel in 2 Ebenen sehr vorteilhaft ggf. ein axiales CT.

3.6.4. Klassifikation

Die eigene Klassifikation unterscheidet 6 typische Luxationsmechanismen, je nach dem welchen Weg die luxierende Kraft das Chopart-Gelenk durchläuft:

1. *transligamentär,*
2. *transcalcanear,*
3. *transcuboidal,*
4. *transnavicular,*
5. *transtalar,*
6. *transnaviculo-cuboidal.*

Die häufigste Form der ligamentären Chopart-Läsion ist die Subluxation der lateralen Fußsäule mit Zerreißung des Lig. calcaneocuboidale laterale meist mit knöcherner Schuppe, die am Calcaneus oder Cuboid erkennbar ist. Diese Verletzung ist durch gehaltene Aufnahmen (siehe Kap. 7.32) beweisbar. Sie entspricht der Supinationsverletzung nach Hellpap [40] bei leicht plantarflexiertem Fuß ohne größere Energieeinwirkung. Bei forcierter Supination kann das Lig. bifurcatum intraligamentär oder ossär mit Abriß des Processus anterior calcanei rupturieren. Bei fortgesetzter Gewalt mit zusätzlicher mäßiger axialer Stauchung kann bereits das Os naviculare infrakturieren. Eine äquivalente Verletzung bei Pronation/Abduktion kann zur Zerreißung der talonavicularen Kapsel führen und evtl. zu einfachen Begleitfrakturen des Cuboids führen. Unerkannt und/oder unbehandelt können diese Verletzungen zur chronischen Instabilität lateral (chron. ALRI-USG, siehe Kap. 7.8) oder medial zur posttraumatischen Plattfuß-Deformität (pathologische Innenrotation des Taluskopfes) führen, insbesondere bei zusätzlicher Ruptur des sog. Lig. neglectum (siehe Kap. 7.9).

1. Totale transligamentäre Chopart-Luxation

Diese ist extrem selten und konnte im eigenen Krankengut in 20 Jahren nur in einem einzigen Fall gesehen werden (siehe Fallbeispiel 16; Abb. 3.74).

2. Transcalcaneare Chopart-Luxation

Hierbei läuft die Hauptenergie durch den Calcaneus, wobei das Cuboid während der forcierten Abduktion des Vorfußes mit axialer Stauchung wie ein Hammer in die cuboidale Gelenkfläche des Calcaneus eintaucht und diese imprimiert. Die mediale Fußsäule ist ligamentär instabil, die laterale Säule aufgrund der Impaktion verkürzt, der Vorfuß steht abduziert. Das Ziel der Behandlung ist die Gelenkrekonstruktion und Wiederherstellung der lateralen Fußsäulenlänge (siehe Fallbeispiel 17; Abb. 3.75).

3. Transcuboidale Chopart-Luxation

Bei dieser Luxationsform verläuft die zerstörende Gewalt wie bei der transcalcanearen Luxation quer durch das Chopart-Gelenk. Sie zerstört initial bei forcierter Abduktion des Vor- und Mittelfußes gegenüber dem Rückfuß die medialen kapsulo-ligamentären Strukturen und gipfelt bei axialer Stauchung in der knöchernern Zerstörung des Cuboids. Die abduzierende Gewalt scheint hier jedoch größer zu sein als die axiale Stauchungsenergie, da das Cuboid in der Regel mehr komprimiert als regional impaktiert erscheint (siehe Fallbeispiel 18; Abb. 3.76).

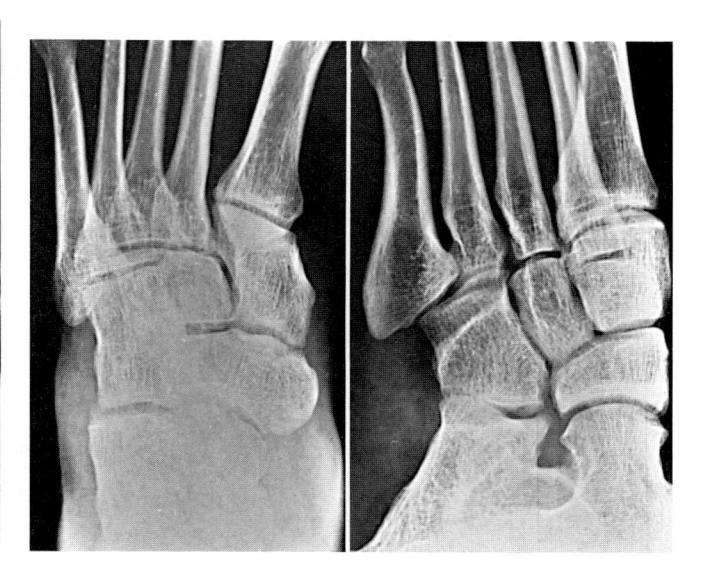

a b

Abb. 3.74. *Fallbeispiel 16*: Extrem seltene, rein ligamentäre Verletzung des gesamten Chopart-Gelenkes mit Verrenkung des gesamten Mittelfußes gegenüber dem Rückfuß nach dorso-medial im Sinne der transligamentären Chopart-Luxation bei einem 18-jährigen Soldaten nach Verdrehtrauma des Fußes beim Sprung über einen Graben (**a**). Nach geschlossener Reposition 6-wöchige Immobilisation im Unterschenkelgehipsverband, stabile Verheilung bei der 7-Jahres-Kontrolle (**b**) ohne geringste Arthrosezeichen

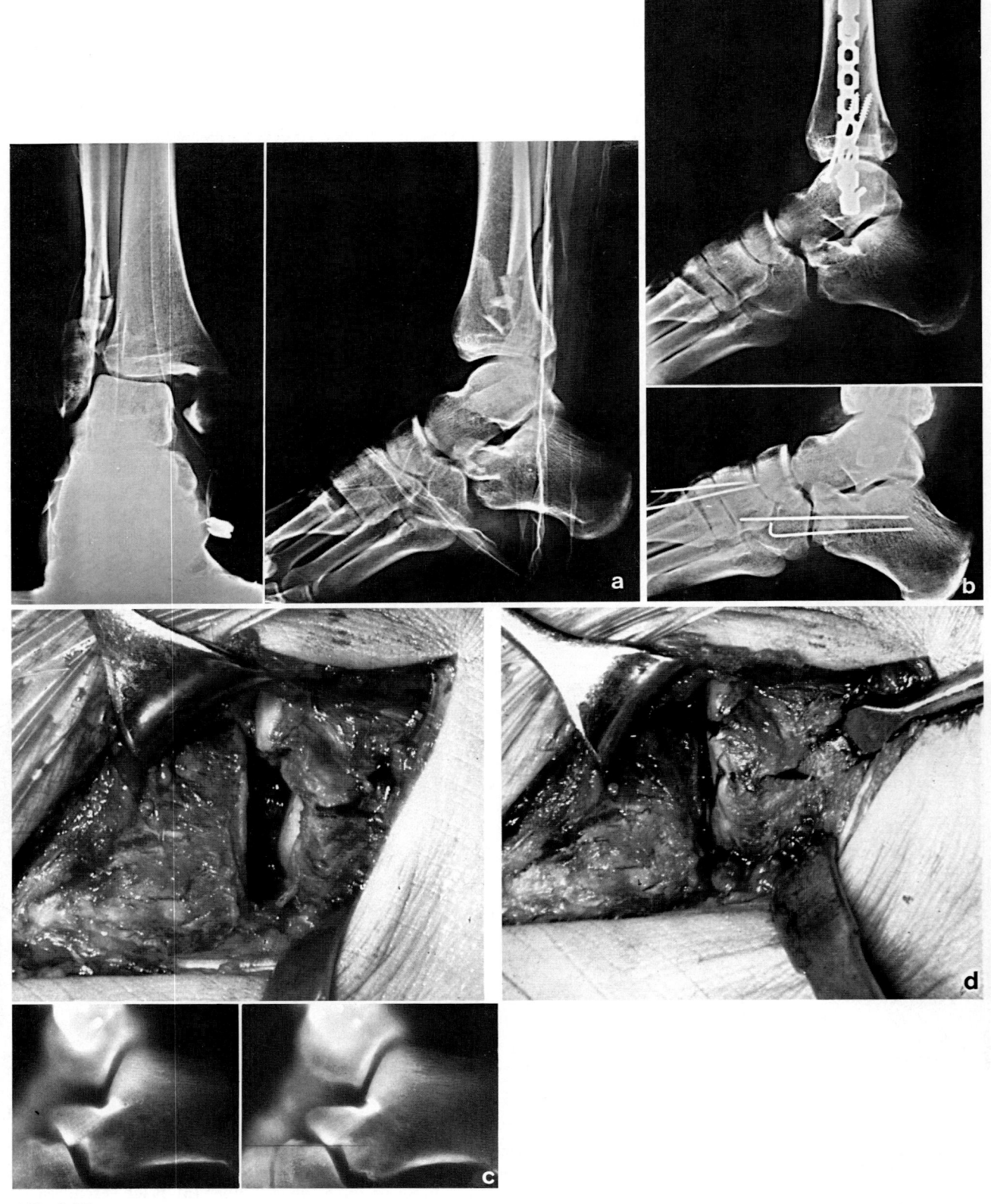

134   Frakturen, frische (Osteosynthesetechniken)

Abb. 3.75

4. Transnaviculare Chopart-Luxation

Hierfür sind geringere Energien notwendig, da die calcaneo-cuboidalen Bandstrukturen bei Vorfuß-Adduktions-Streß leicht zerreißen. Damit ist initial eine primär instabile Situation gegeben, die bei fortgesetzter Gewalteinwirkung eine knöcherne Zerstörung des Os naviculare erlaubt. Dadurch ist auch erklärbar, daß dieser Luxationstyp von allen der häufigste ist.

Bei extremen Adduktionstraumen des Vorfußes, besonders bei plantarflektiertem Fuß und axialem Schub werden Typ 3 und 4 gemischt, d.h. der Taluskopf sprengt die mediale Portion des Naviculare und impaktiert evt. die laterale Portion. Das Cuboid wird zwischen MFK 4/5 und Calcaneus gequetscht und das medialseitige Naviculare-Fragment nach dorsomedial luxiert (Fallbeispiel 19; Abb. 3.77).

5. Transtalare Chopart-Luxation

Dieser eher seltene Typ ist vom Pathomechanismus her als Übergangsform zu den subtalaren Luxationen zu verstehen, jedoch davon abzugrenzen, da bei der Luxatio pedis sub talo der Taluskopf immer intakt bleibt und nur die talo-naviculare Kapsel reißt. Bei der transtalaren Chopart-Luxation kommen aber erhebliche Stauchungskräfte des Cuneiformia-Naviculare-Blocks gegenüber dem Taluskopf zur Wirkung, so daß dieser zerbirst oder im Luxationsvorgang regelrecht durch das Naviculare impaktiert wird (Fallbeispiel 20; Abb. 3.78).

6. Transnaviculo-cuboidale Luxation

Die seltene Kombination aus Typ 3 und 4 entspricht i.d.R. einem Hochenergie-Trauma z.B. als forcierte Adduktion mit Dezeleration bei Pkw-Fahrern mit Offset-Crash, Fußraumdeformierung und Pedalablenkung (Abb. 3.79).

Diese Klassifikation erscheint sinnvoll, da sie den Ort der maximalen Zerstörung pathomechanisch erkennen, die Luxationsform definieren und die notwendige Behandlungsstrategie leicht verstehen läßt.

Selbst beim Vorliegen von Mischformen dieser Einteilung bleibt das unfallanalytische Geschehen logisch, sofern für die biomechanische Denkweise auch im Hinblick auf die chirurgische Versorgung Folgendes akzeptiert wird:

1. Das Chopart-Gelenk mit seiner konvexen Talus- und konkaven Cuboid-Linie stellt *kinematisch* den Schlüssel zwischen Rückfuß und Mittelfuß dar.
2. Das Chopart-Gelenk ist *statisch* als Schaltstelle der 2-Säulenstatik zu verstehen.
3. Das Chopart-Gelenk ist *funktionell* als Zentrum der Fußdynamik anzusehen.

3.6.5. Indikation

a) Konservativ

Subluxationen im Calcaneo-Cuboid-Gelenk, Talo-Navicular-Gelenk und komplette Luxationen im Chopart-Gelenk, die reponibel und stabil retinierbar sind, stellen klassische Indikationen zum konservativen Vorgehen dar. Das gleiche gilt für undislozierte Frakturen der Chopart-Linie, d.h. des Cuboids, des Naviculare, des Processus anterior calcanei und des Taluskopfes.

b) Semioperativ

Alle Luxationsformen, die zwar geschlossen anatomisch reponibel aber nicht stabil retinierbar sind, sollten mit perkutanen Spickdrähten temporär im Gipsverband für 6 Wochen fixiert werden.

◀

Abb. 3.75. *Fallbeispiel 17*: Transcalcaneare Chopart-Luxationsfraktur bei einem 23-jährigen polytraumatisierten Patienten mit einer 3-Etagen-Verletzung im oberen Sprunggelenk, im Chopart-Gelenk und im Lisfranc-Bereich. **a** Die Übersichtsaufnahme zeigt neben der OSG-Verletzung die Zerstörung der sog. Cyma-Linie mit Impaktion der cuboidalen Gelenkfläche des Calcaneus. **b** Bei schrittweiser Versorgung von proximal nach distal ist in der oberen Bildhälfte das OSG bereits versorgt, in der unteren Bildhälfte ist nach Anhebung und Remodellierung der cuboidalen Gelenkfläche mit Spongiosaunterfütterung das Calcaneo-Cuboidgelenk mit 2 Spickdrähten transfixiert, ebenso das zusätzlich verletzte Lisfranc-Gelenk. **c** Die unmittelbar vor Versorgung durchgeführte seitliche Tomographie zeigt deutlich den Luxationsmechanismus, wobei das Cuboid im Augenblick der Luxation die cuboidale Gelenkfläche des Calcaneus wie ein Hammer impaktiert hat. Der korrespondierende intraoperative Befund (**d**, links) entspricht exakt dem tomographischen Bild. **d** (rechts) Der Calcaneus wird im Halsbereich gefenstert und die impaktierte Zone mit einem Stößel zum Cuboid hin remodelliert, der entstehende Defekt mit Spongiosa aufgefüllt

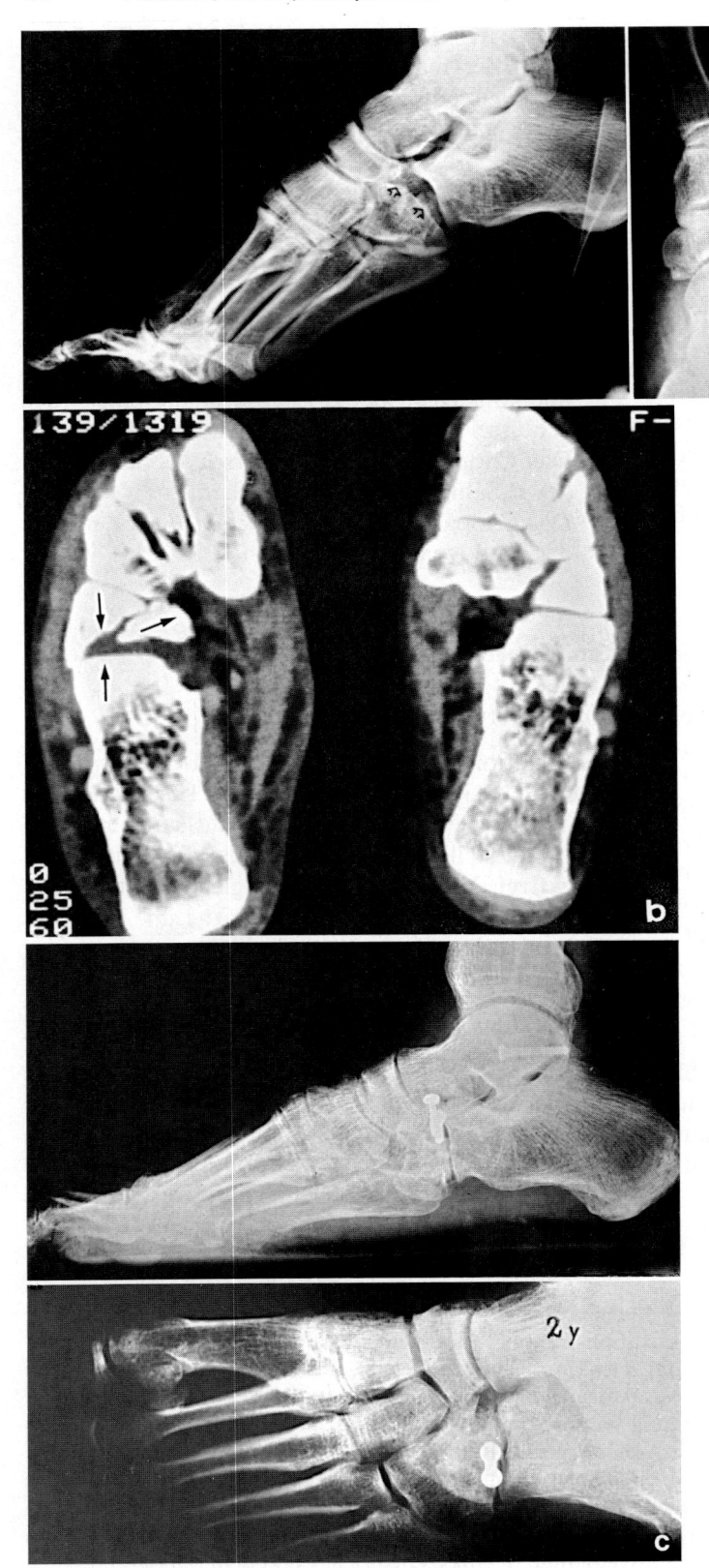

Abb. 3.76. *Fallbeispiel 18*: Transcuboidale Chopart-Luxationsfraktur bei einem 43-jährigen mehrfachverletzten Patienten. Im Fußbereich besteht neben einer Processus fibularis Fraktur des Talus eine relevante Chopart-Verletzung. **a** Die Übersichtsaufnahme zeigt die Verwerfung der Cyma-Linie mit Impaktion des Cuboids (Hohlpfeile) bei normal konfiguriertem Gelenkanteil des Processus anterior calcanei. **b** Das axiale CT erklärt deutlich den Pathomechanismus. Im Rahmen der gewaltsamen Adduktion des Mittelfußes gegenüber dem Rückfuß mit zusätzlichem axialen Stauchungstrauma hat die cuboidale Gelenkfläche des Calcaneus das Cuboid gesprengt mit Abschiften des zentralen Fragmentes nach medial und relativer Verkürzung der lateralen Säule (siehe Pfeile). **c** 2 Jahre nach offen-operativer Versorgung des Cuboids mit Anhebung der impaktierten Zone, Spongiosaunterfütterung und Schraubenosteosynthese ist das Cuboid in seiner anatomischen Form erhalten geblieben. Die laterale Fußsäulenlänge ist gewährleistet, die Cyma-Linie physiologisch, die posttraumatische Arthrose minimal. Gute Verheilung auch des offen reponierten und mit einer Schraube fixierten Processus fibularis tali. Klinisch völlige Beschwerdefreiheit

c) Operativ

Alle Luxationsformen, die geschlossen nicht reponibel, nicht retinierbar oder mit Gelenkverwerfungen bzw. relevanter Verkürzung der lateralen/medialen Fußsäule einhergehen, sollten besser, sofern keine allgemeinen oder lokalen Kontraindikationen bestehen, offen-operativ behandelt werden.

3.6.6. Therapie

a) Konservativ

1. Ligamentäre Subluxationen im Calcaneo-Cuboid-Gelenk, Talo-Navicular-Gelenk können erfolgreich nach initialer Ruhigstellung in Neutral-0-Stellung des Fußes im gespaltenen Unterschenkelgipsverband (3–5 Tage) anschließend für insgesamt 5 Wochen funktionell im stabilen Tape-Verband behandelt werden.
2. Komplette Luxationen im Chopart-Gelenk können in Regional-/Allgemeinanästhesie mittels Abduktion/Adduktion und gleichzeitiger Plantar-/Dorsalflexion des Fußes unter digitalem Druck reponiert und bei fehlender Redislokationstendenz (Bildwandlerkontrolle) im retinierenden Unterschenkelgehgipsverband für 6 Wochen behandelt werden.
3. Nicht oder gering dislozierte Chopart-Luxationsfrakturen können ebenfalls konservativ im initialen Unterschenkelspaltgipsverband und im anschließenden Unterschenkelgehgipsverband für insgesamt 6 Wochen therapiert werden.

b) Operativ

Ziel der Operation ist die anatomische Wiederherstellung der Gelenkflächen, der achsenkorrekten, biomechanisch-relevanten Fußsäulenlänge, um das funktionell wichtige Chopart-Gelenk wiederherzustellen (Abb. 3.81 a–d).

1. Transcalcaneare Chopart-Luxationsfraktur

Über eine zur Plantarebene parallel verlaufende, 8–10 cm lange, waagrechte Inzision auf mittlerer Höhe des Calcaneo-Cuboid-Gelenkes wird direkt zum Gelenk vorgegangen. Durch Vorfußabduktion oder mittels Mini-Distraktor kann das zerstörte Gelenk gut eingesehen werden. Da meist mehrere intraartikuläre Fragmente der cuboidalen Gelenkfläche des Calcaneus ausgesprengt sind oder tief in diesen impaktiert wurden, empfiehlt es sich, wie bei einer Tibiakopfimpressionsfraktur, ein kleines Fenster ca. 2 cm proximal der Frakturebene anzulegen. Die abzumeißelnde Corticalisschuppe sollte nur so groß sein, daß man eben gerade mit einem gebogenen Stößel eingehen und sukzessive die Impaktion lösen kann. Das Cuboid dient dabei als Schablone zur Wiederherstellung der Gelenkkongruenz. Der entstehende Defekt nach Lösung der Impaktionszone ist in jedem Fall aufzufüllen, um eine Re-Impaktion zu vermeiden. Je nach Defektgröße kann autogene Spongiosa vom Tuber calcanei, aus der distalen oder proximalen Tibia der betroffenen Seite gewonnen oder allogene Spongiosa verwandt werden. Größere Fragmente können parallel zum Calcaneo-Cuboid-Gelenk von lateral nach medial verschraubt, kleinere verspickt (evt. Ethipin) und/oder mit 2 parallelen 1.6er Spickdrähten im Sinne der temporären (6 Wochen) calcaneo-cuboidalen Arthrodese fixiert werden (Fallbeispiel 17; Abb. 3.75).

2. Transcuboidale Chopart-Luxationsfraktur

Hier gilt das gleiche Vorgehen wie beim transcalcanearen Luxationstyp, wobei hier die cuboidale Calcaneusfläche als Schablone für den Aufbau der Gelenkkongruenz dient. Schrauben oder ein kleines Drittelrohplättchen können zur lateralen Abstützung alternativ plaziert werden (siehe Fallbeispiel 18; Abb. 3.76). Eine Sonderform ist die isolierte Luxation des Cuboids (Fallbeispiel 21; Abb. 3.83).

3. Transnaviculare Chopart-Luxationsfraktur

Wichtig ist bei der Versorgung dieser Fraktur, den gestauchten lateralen Anteil des Os naviculare initial aufzubauen, so daß hierfür besser dorsal mitten über dem Talo-Naviculargelenk längs zugegangen wird. Defekte in der lateralen Naviculare-Trümmerzone sind in jedem Fall aufzufüllen. Die Verschraubung kann bei diesem Zugang auch von lateral her erfolgen und ist in jedem Fall anzustreben, wobei 3.5er/2.7er Corticalis, kleine Spongiosa Schrauben, evt. kanüliert oder Herberth-Schrauben zur Anwendung kommen. (Fallbeispiel 19; Abb. 3.77).

Bei zu starker Zertrümmerung ist der Aufbau des Naviculare eher mit kleinen Spickdrähten oder resorbierbaren Biofix-/PDS-Stiften mit zusätzlicher temporärer Transfixation mittels 2.0er Spickdrähten anzustreben. (Fallbeispiel 22; Abb. 3.84).

4. Transtalare Chopart-Luxationsfraktur

Bei dieser Luxationsfraktur gilt es ebenfalls, Gelenkform und mediale Säulenlänge wiederherzu-

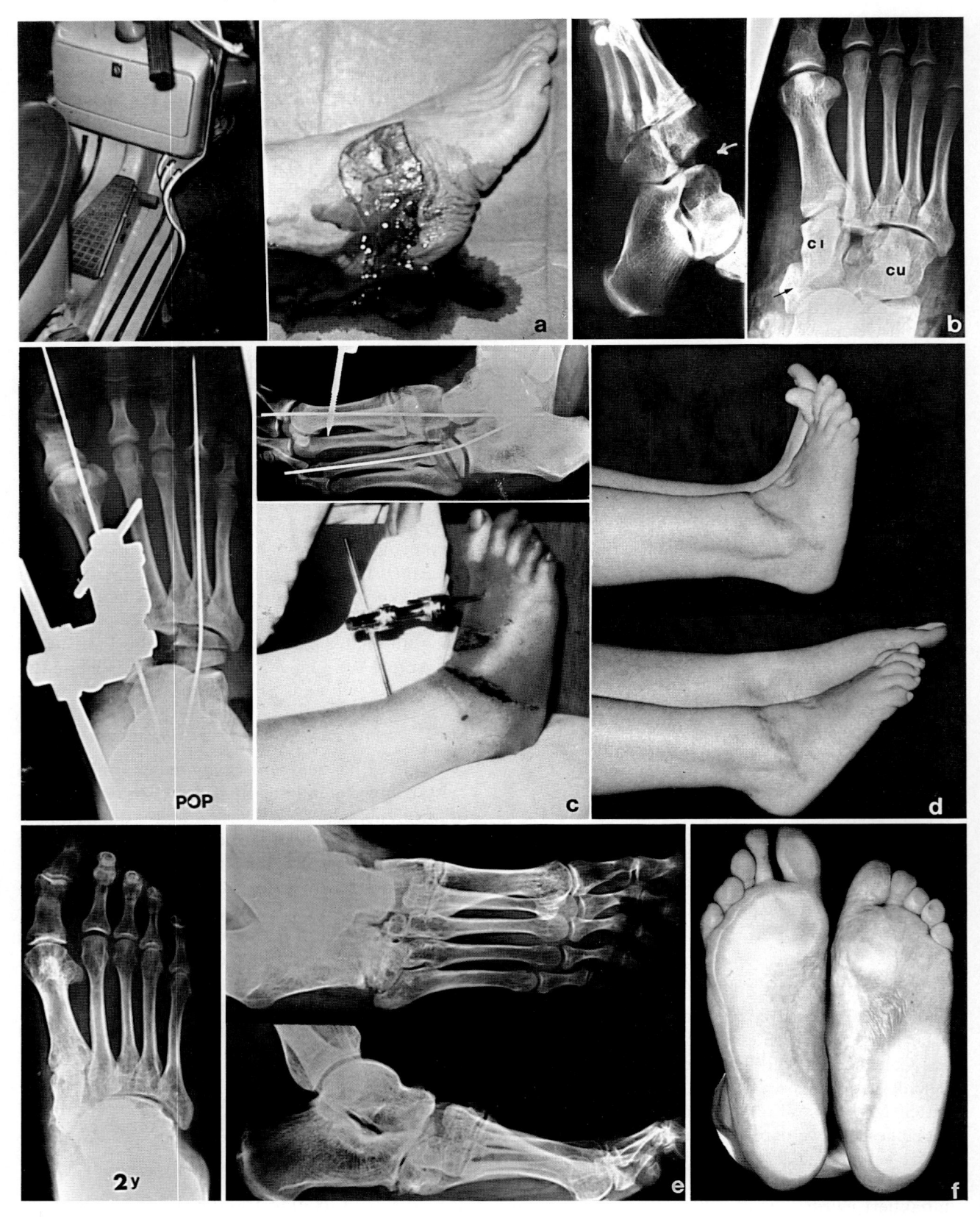

138 Frakturen, frische (Osteosynthesetechniken)

Abb. 3.77

stellen. Handelt es sich nicht wie meist um eine Komplexverletzung des Fußes, wird wie bei der Talushalsfraktur antero-medial zugegangen. Der Taluskopf wird mit Spickdrähten (evtl. resorbierbar) rekonstruiert, Knorpelanteile evtl. mit Fibrin geklebt und entstehende Defekte nach Lösung der Impaktionszone mit Spongiosa aufgefüllt (Fallbeispiel 20; Abb. 3.78).

5. *Transnaviculo-cuboidale Luxationsfraktur*

Bei dieser komplexeren Luxationsfraktur muß bilateral zugegangen werden, um Naviculare und Cuboid exakt aufbauen zu können. Die Incisionen entsprechen der transnavicularen und transcuboidalen Luxationsfraktur (siehe Abb. 3.80).

Eine Sonderform der Chopart-Läsionen ist der *Ermüdungsbruch* des Os naviculare beim ambitionierten Turner. Nur in Frühstadien ist die konservative Immobilisation erfolgreich. In der Regel ist die stabile Schraubenosteosynthese der einzige Weg zur raschen Wiederherstellung (Abb. 3.82).

3.6.7. Nachbehandlung

Da es sich meist um eine instabile, Impressions-/Depressions- oder Trümmerfraktur handelt, die subtil aufgebaut und mit Spongiosa unterfüttert wird und in der Regel eine kontralaterale ligamentäre Instabilität besteht, ist eine Protektion im initialen Unterschenkelspaltgips-, nach Wundheilung im Unterschenkelgehgipsverband für 6 Wochen erforderlich. Je nach Ausmaß der Spongiosaplastik erfolgt die Spickdrahtentfernung nach 6 Wochen und die gipsfreie Vollbelastung nach 8–12 Wochen. Zur Wiedergewinnung der vollen Chopart-Gelenkfunktion sind aktive krankengymnastische Übungsbehandlung mit Gangschulung und eine manuelle Fußmobilistion unerläßlich.

3.6.8. Komplikationen

Neben allgemeingültigen Komplikationen nach Operationen im Fußbereich (Wundrandnekrose, Hämatom etc.) kann bei unzureichender Spongiosaplastik, instabiler Fixation oder frühzeitiger Streßbelastung das intraoperativ erzielte Repositionsergebnis im Sinne der Redislokation verlorengehen. Zu schonen sind beim lateralen Zugang zum Calcaneus/Cuboid der N. cutaneus dorsalis lateralis (Ast des N. suralis) mit zahlreichen, variablen Verläufen. Beim medialen Zugang zum Naviculare, insbesondere beim dorsalen Zugang zum Naviculare/Taluskopf sind die A. dorsalis pedis und der N. peroneus profundus sorgfältig zu schonen.

3.6.9. Prognose

Rein ligamentäre Verletzungen verheilen unter konservativer Behandlung in der Regel folgenlos, knöcherne Bandausrisse des Lig. bifurcatum vorallem mit Gelenkbeteiligung neigen unter konservativer Behandlung zur schmerzhaften pseudarthrotischen Fehlverheilung.

Alle relevanten Gelenkverwerfungen und/oder Verkürzungen der medialen bzw. lateralen Fußsäule führen ohne primär-rekonstruktiven Eingriff in der Regel zur posttraumatischen Arthrose, Valgus-/Varusfehlstellung des Vorfußes, Hemmung der Pronation bzw. Supination und/oder der Dorsal-/Plantarflexion.

Nach Fraktur des Naviculare besteht auch bei primärer korrekter Versorgung die Gefahr der aseptischen Nekrose. Bei primärer Knorpelzerstörung in diesem Bereich sind posttraumatische Arthrosen relativ häufig zu sehen, die in der Regel aber besser toleriert werden als in anderen Gelenkabschnitten des Fußes.

Abb. 3.77. *Fallbeispiel 19*: Transnaviculare Chopart-Luxationsfraktur als isolierte Verletzung bei einer 18-jährigen Abiturientin. **a, b** Drittgradig offene transnaviculare, komplexe Chopart-Luxationsfraktur mit Zerreißung der A. dorsalis pedis und sämtlicher Streckersehnen bei rechtsseitiger Kollision mit dem Motorroller gegen einen PKW. Offene Defektfraktur mit Verlust des Os naviculare (weißer Pfeil) bis auf einen größeren Rest der Tuberositas navicularis (schwarzer Pfeil). Nahezu vollständiger Verlust des Cuneiforme II und III. Ossär ist nur das Cuneiforme I (*CI*) und das Cuboid (*CU*) erhalten. **c** Im Sinne des Erhaltungsversuches wird nach notfallmäßigem Debridement der Entschluß gefaßt, die laterale Fußsäule durch partielle Resektionsosteotomie des Cuboids zu verkürzen, das Rest-Naviculare zu entfernen und das Cuneiforme I direkt auf den Taluskopf zu stellen. Temporäre Spickdrahtfixation, Transfixation für 3 Wochen. **d–f** Zwei Jahre nach dem Trauma hat sich ein stabiles Neo-Gelenk zwischen Cuneiforme I und Taluskopf entwickelt. Bei guter Beweglichkeit und nahezu vollständiger Beschwerdefreiheit wird die seinerzeit geplante Fusion von der jetzt 20-jährigen Studentin abgelehnt, da sie lediglich kosmetische Probleme mit dem etwas kleineren Fuß rechts hat

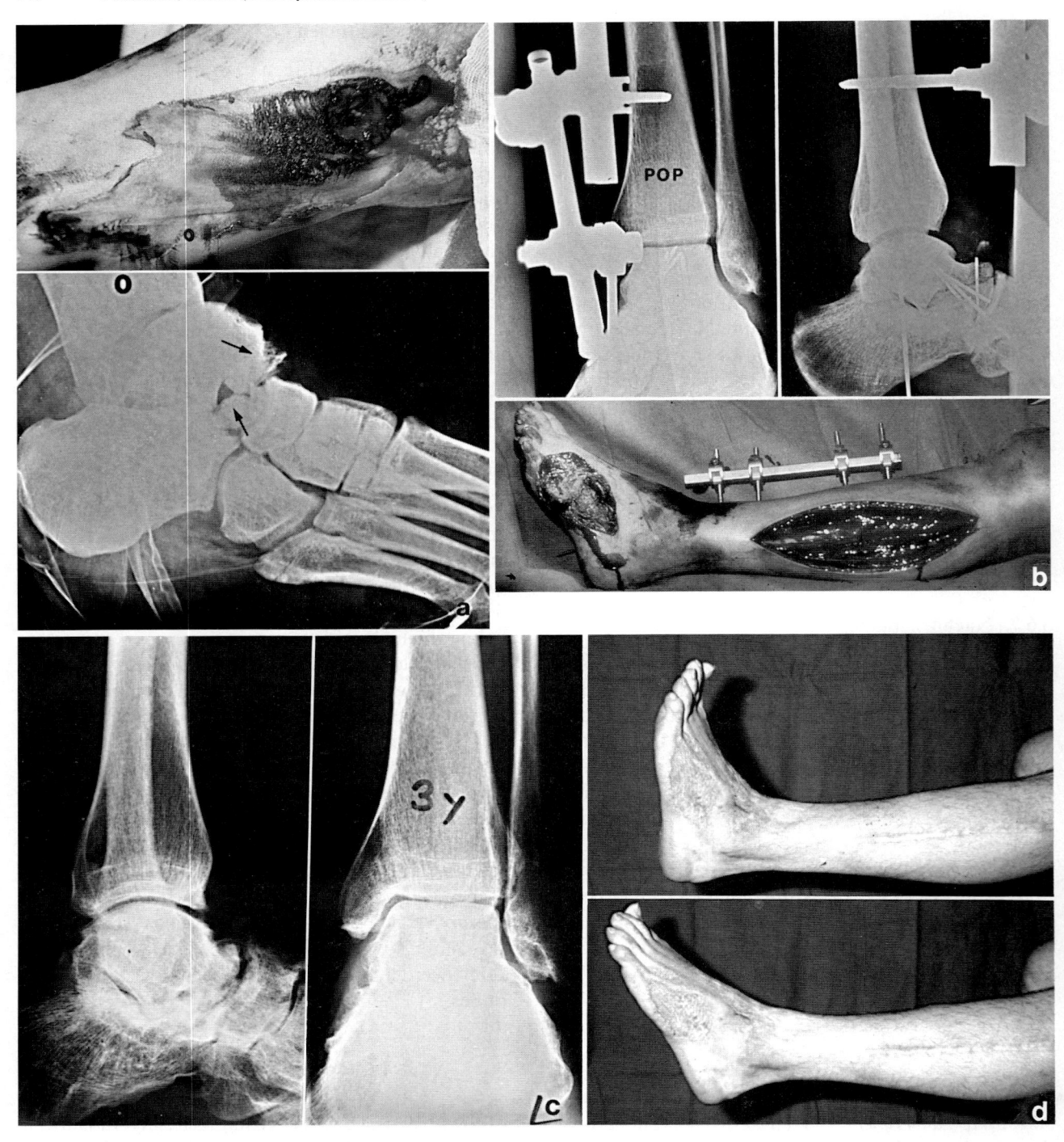

140 Frakturen, frische (Osteosynthesetechniken)

Abb. 3.78 *Fallbeispiel 20*: Transtalare Chopart-Luxationsfraktur bei einem polytraumatisierten 19-jährigen Motorradfahrer, der ohne Motorradstiefel mit dem linken Fuß lateral über den Asphalt schleifte und sich dabei zusätzlich eine drittgradige Verbrennung des lateralen Fußrückens zuzog. **a** Im Rahmen der Chopart-Luxation verläuft die Hauptenergie durch den Talus und die subtalare Ebene (Pfeile). **b** Nach Unterschenkelfrakturversorgung, Kompartment-Spaltung und Nekrektomie des lateralen Fußrückens wird die Taluskopfluxationstrümmerfraktur im Sinne der transtalaren Chopart-Luxation anatomisch mit Spickdrähten rekonstruiert. Das Subtalargelenk zusätzlich mit einem Kirschnerdraht temporär transfixiert, tibio-tarsale Transfixation für 3 Wochen. **c, d** Die klinische und radiologische 3-Jahres-Kontrolle zeigt ein gutes funktionelles Ergebnis. Gut gedeckte Weichteile nach Spalthaut-Transplantation. Deutliche Arthrose im Talonaviculargelenk nach partiellel Sinterung des rekonstruierten Taluskopfes, klinisch allerdings kaum Beschwerden

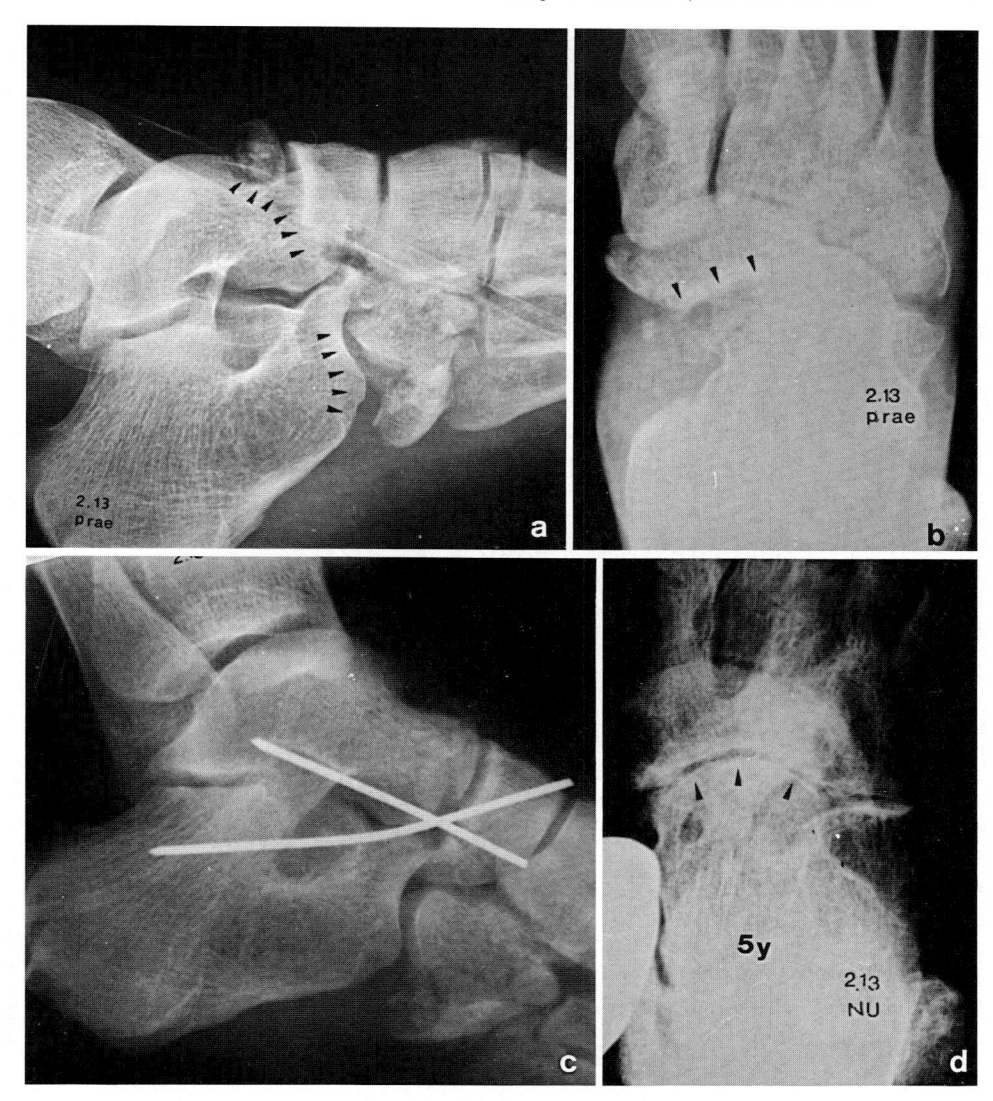

Abb. 3.79. Negativbeispiel einer transnaviculo-cuboidalen Chopart-Luxationsfraktur. **a, b** Die praeoperativen Aufnahmen zeigen den transossären Luxationsmechanismus durch Naviculare und Cuboid bei gewaltsamer Vorfuß/Mittelfußadduktion und axialem Stauchungstrauma als typische Pedalerieverletzung einer 23-jährigen PKW-Fahrerin mit Subluxation des Mittelfußes nach medial. **c** Die seinerzeit wegen schlechter Weichteile perkutan durchgeführte Spickdrahtosteosynthese kann keine anatomischen Verhältnisse wiederherstellen. **d** Nach 5 Jahren besteht eine erhebliche Arthrose des gesamten Chopart-Gelenkes mit extremer Rigidität gegenüber dem Rückfuß bei gehaltener Chopart-Aufnahme

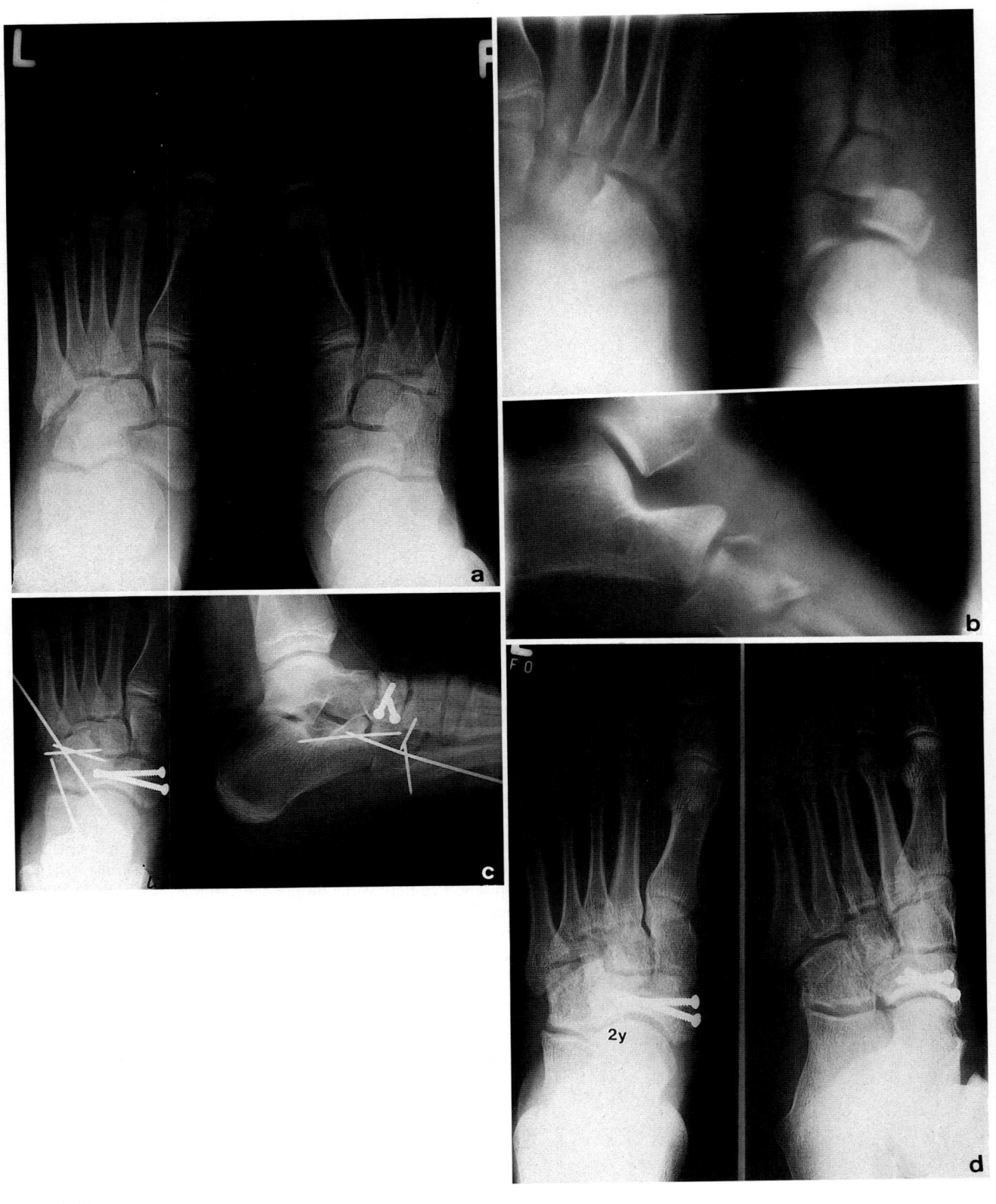

142 Frakturen, frische (Osteosynthesetechniken)

Abb. 3.80

Chopart-Luxationen/Luxationsfrakturen   143

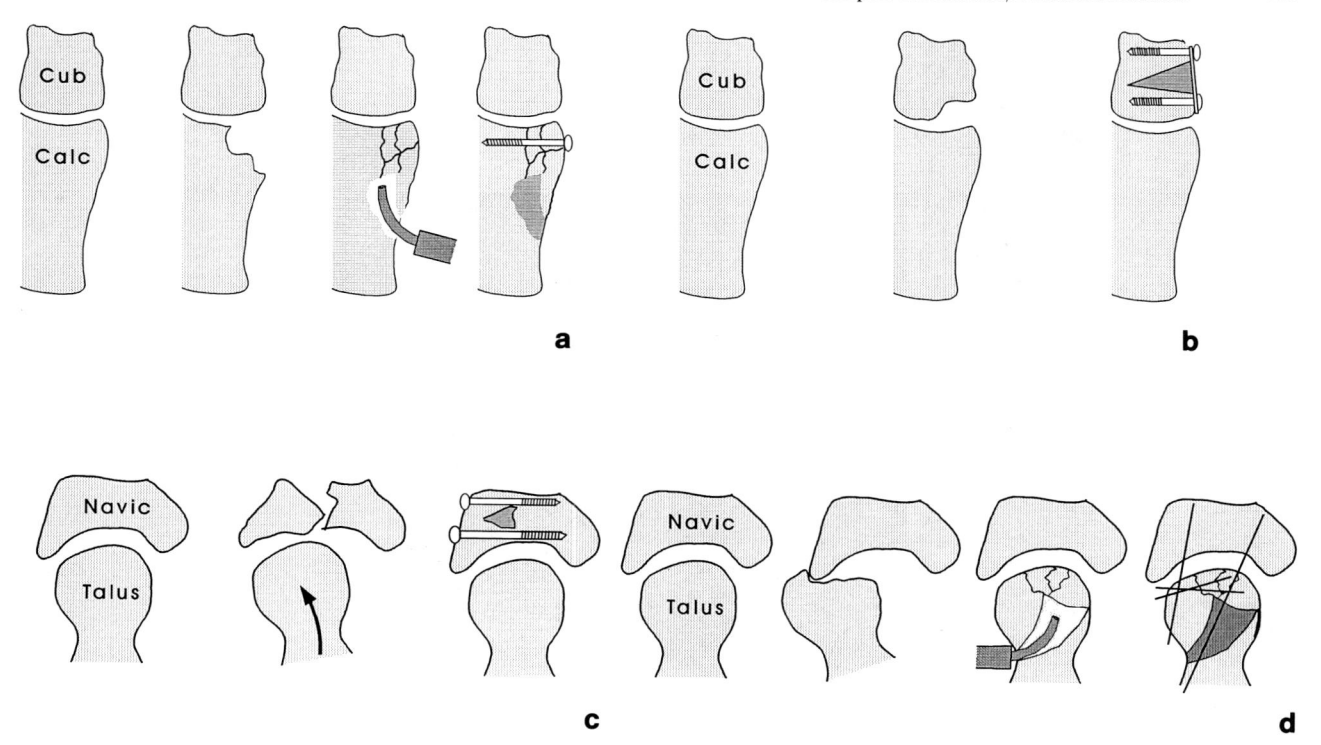

Abb. 3.81. Schematische Darstellung der rekonstruktiven Maßnahmen zur Wiederherstellung der verschiedenen transossären Chopart-Luxationsfrakturformen: **a** transcalcanear, **b** transcuboidal, **c** transnavicular, **d** transbular

◄───

Abb. 3.80. Positiv-Beispiel einer transnaviculo-cuboidalen Chopart-Luxationsfraktur mit additiver Lisfranc-Läsion IV/V bei einem 15-jährigen Jungen, der als Fahrradfahrer von einem PKW erfaßt wurde. **a** Die Übersichtsaufnahmen zeigen die Subluxation des gesamten Mittelfußes nach medial bei auseinandergewichenem Os naviculare und impaktiertem Cuboid. **b** Die praeoperativen Schichtaufnahmen zeigen die Pathologie deutlicher. Das Cuboid ist sowohl zum Calcaneus als auch zum 4. und 5. Strahl impaktiert und verworfen, was für die gewaltsame Adduktion und Kompression spricht. Das Os naviculare ist zentral und peripher medial zerstört. Die mediale Säule ist instabil, wodurch der gesamte Mittelfuß durch den Zug der Tibialis anterior und posterior-Sehne nach medial abrutscht. **c** Die intraoperativen Aufnahmen zeigen die absolut kongruente Wiederherstellung der gesamten Chopart-Reihe, wobei das Naviculare in der Regel gut verschraubt werden kann und das Cuboid meist nur mit Spickdrähten aufzubauen ist. Die temporäre Spickdrahttransfixation der Chopart-Linie verhindert ein Abweichen nach medial. **d** Das 2-Jahres-Kontrollbild zeigt die absolut physiologischen Verhältnisse der gesamten Chopart-Linie mit physiologischer Cyma-Linie, kompletter medialer und lateraler Säulenlänge einschließlich der Artikulation zum 4. und 5. Strahl

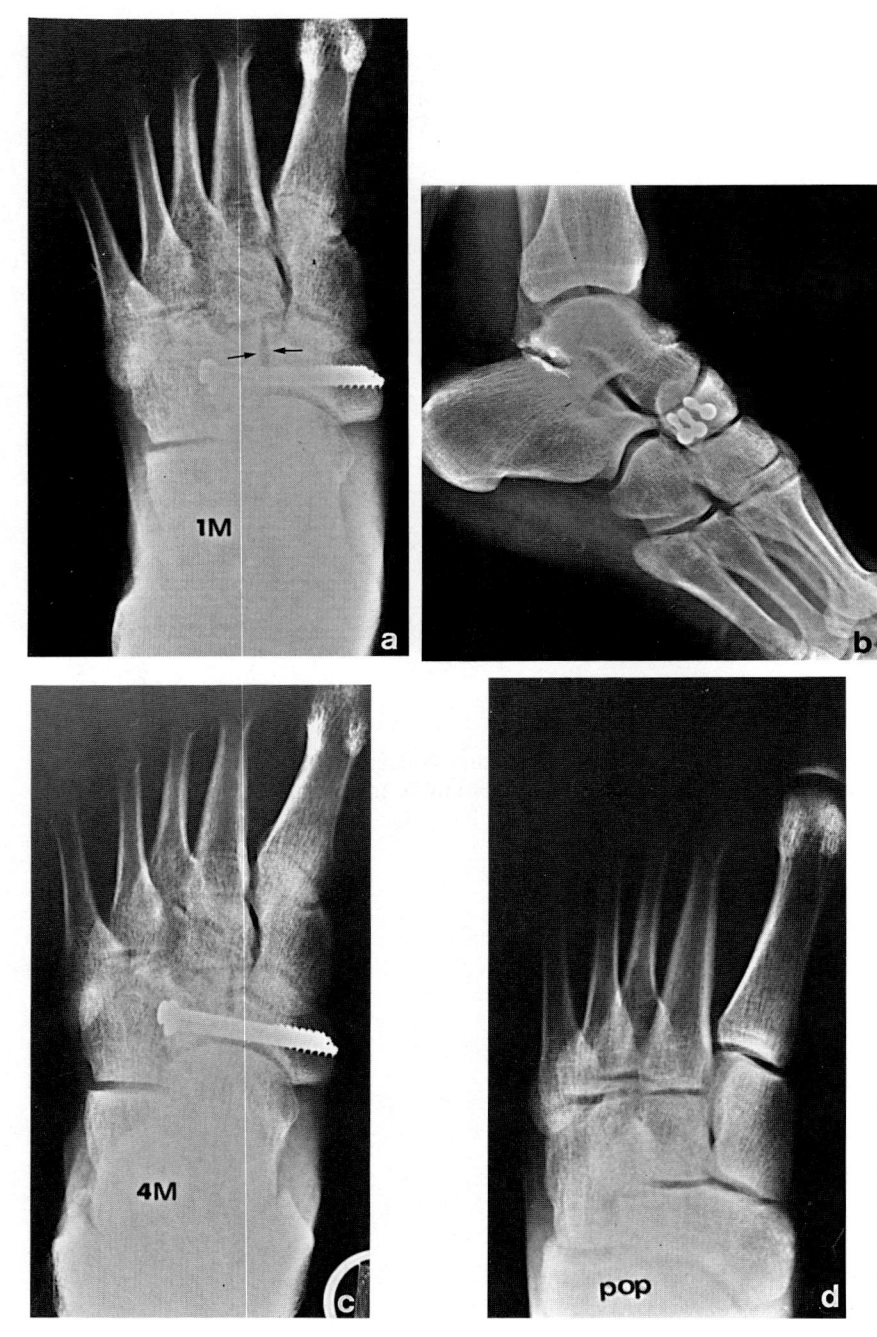

Abb. 3.82. Ermüdungsfraktur des Os naviculare bei einem Reckturner der Olympiaklasse. **a, b** 1 Monat nach Schraubenosteosynthese ist der Spalt noch deutlich zu sehen. Um eine gute Kompression zu erreichen, wurden 3 Schrauben wegen des relativ schmalen zentralen Fragmentes von medial plaziert. **c** Nach 4 Monaten ist bei bereits gegebener Sportfähigkeit der Bruchspalt noch etwas einsehbar. **d** 2 Jahre später unmittelbar nach Schraubenentfernung

Chopart-Luxationen/Luxationsfrakturen   145

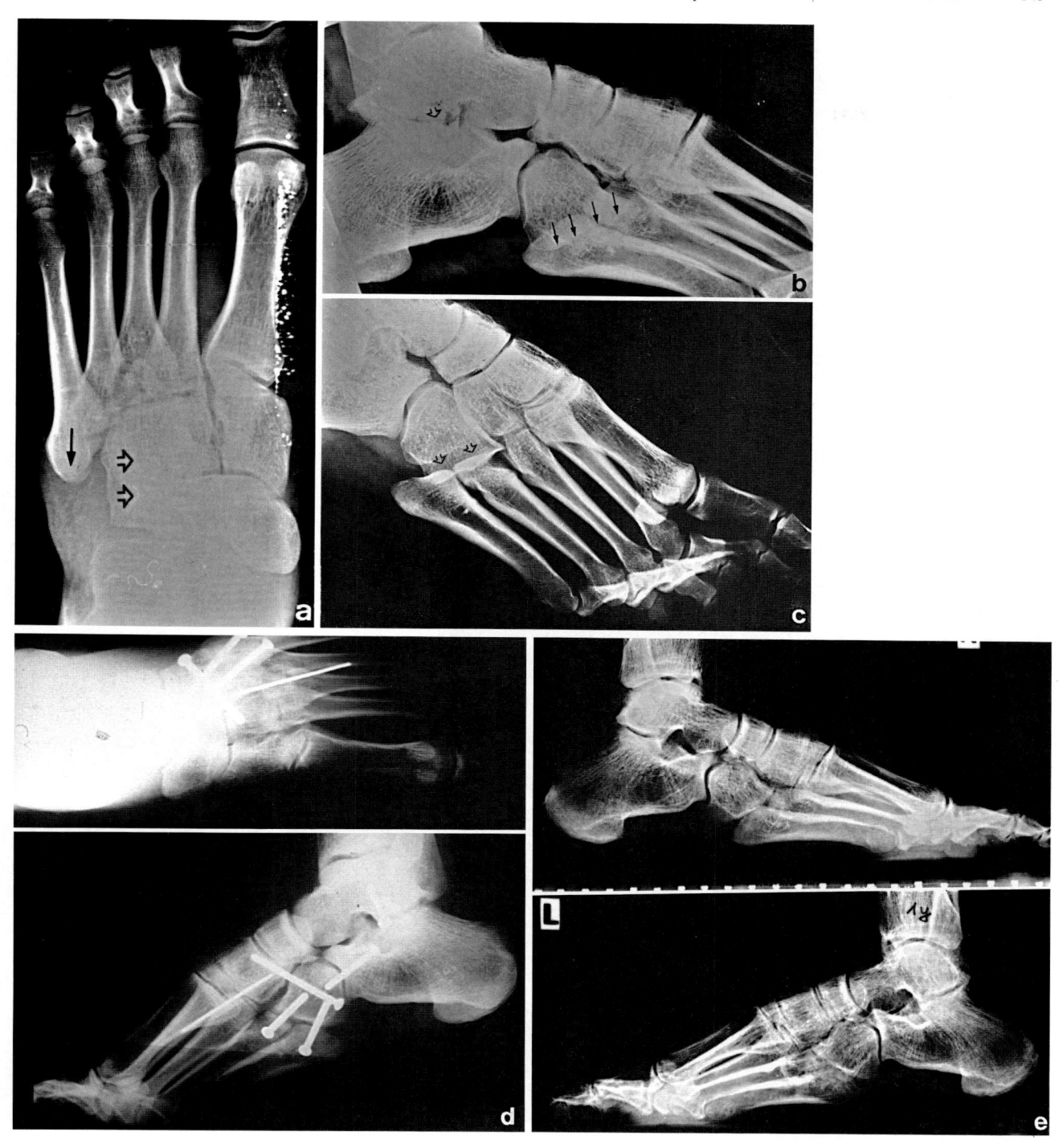

Abb. 3.83. *Fallbeispiel 21*: Extrem seltene isolierte Luxation des Os cuboideum nach innen, hier allerdings kombiniert mit einer Zusatzfraktur des Processus fibularis tali bei einem 36-jährigen PKW-Fahrer mit zusätzlicher Oberschenkelschaftfraktur. **a** Die dorso-plantare Aufnahme des Fußes zeigt die Versetzung des Cuboids nach medial (Hohlpfeile). Die Basis des 5. Mittelfußknochens hat ihr Widerlager verloren und schiftet durch den Zug der Peroneus brevis-Sehne nach cranial (Pfeil). **b, c** Die seitliche Aufnahme zeigt die Überlagerung des 4. und 5. Strahles gegenüber dem Cuboid (Pfeile) und als Zusatzverletzung eine Fraktur des Processus fibularis tali (Hohlpfeil) mit Inkongruenz des Cuboids zur Basis des 4. und 5. Mittelfußknochens (Hohlpfeile). **d** Nach offener Reposition kann das nach medial luxierte Cuboid anatomisch reponiert und mit Spickdrähten gegenüber Calcaneus sowie 4. und 5. Strahl gehalten werden, zusätzliche Verschraubung des Processus fibularis tali. **e** 1 Jahr nach dem Trauma sind nach zwischenzeitlicher Implantatentfernung physiologische Verhältnisse der lateralen Fußsäule gegeben

Frakturen, frische (Osteosynthesetechniken)

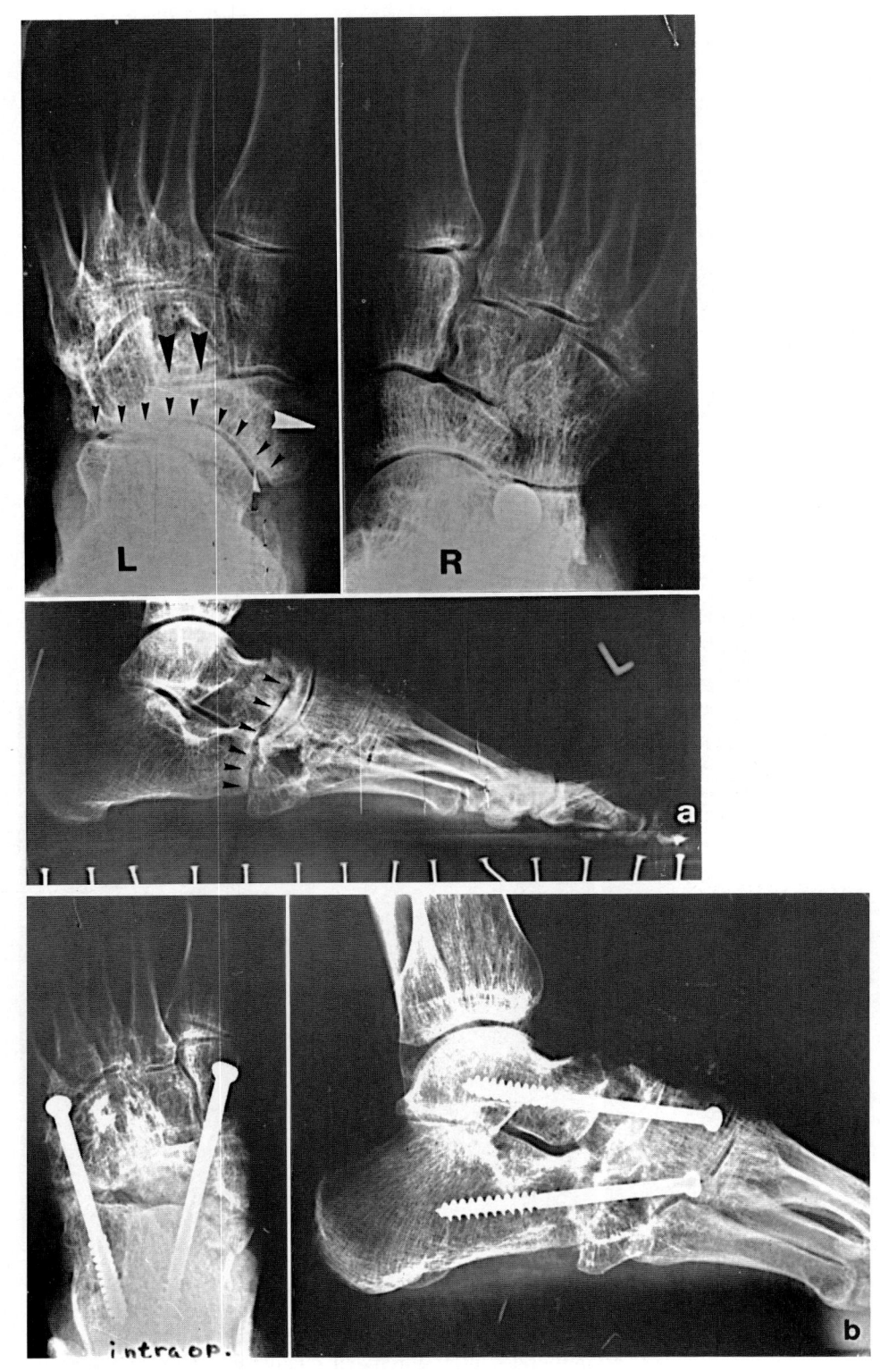

Abb. 3.84

3.7. Lisfranc-Luxationen/Luxationsfrakturen

"On ne peut faire de progrès qu'à la condition d être sévère envers soi même, et le champ de notre propre ignorance est le plus riche à explorer"

Etienne Destot

3.7.1. Historisches

Wenngleich Jacques L. Lisfranc (1790–1847), Chirurg in der napoleonischen Armee, nie über Luxationsfrakturen dieses nach ihm benannten Gelenkes berichtete, so kannte er diese Gelenklinie anatomisch derart exakt, daß er einen gangränosen Vorfuß innerhalb einer Minute in dieser Linie absetzen konnte. Auch das Y-förmige Ligament zwischen Metatarsale I- II-Basis und Cuneiforme I ist nach ihm benannt [77].

Malgaigne [58] berichtete als erster 1843 bereits über 22 Fälle einer Luxation im Lisfranc-Gelenk.

Hitzig [43], ein Chirurg aus Berlin, überlieferte 1865 einen äußerst anschaulichen, klinisch-detaillierten Bericht über eine Luxation im Tarsometatarsal-Gelenk bei einem 23 Jahre alten Drechsler, der im Rahmen „eines Entweichungsversuches aus einem Fenster des 2. Stockes der Gefangenen-Anstalt" sprang. Seine exakte klinische Beschreibung entspricht einer homolateralen dorsalen Luxation, die er in Chloroform-Narkose mit 2 Helfern reponierte. Seine bildliche Darstellung (Abb. 3.85) entspricht genau der Deformation, wie sie auch heute noch beobachtbar ist: *„Die Diagnose liegt in der Beschreibung"*.

Quenu und Küss [77] verdanken wir eine subtile Studie zahlreicher klinischer Fälle, anatomische Studien (Abb. 1.11), eine heute noch sinnvolle Klassifikation sowie die erstmalige Empfehlung, bei komplexeren Verletzungen operativ vorzugehen.

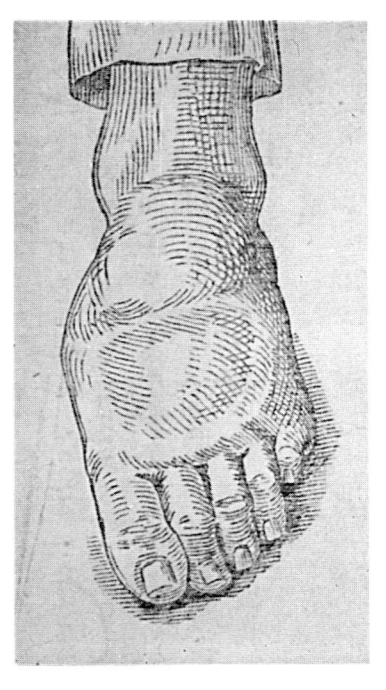

Abb. 3.85. Historische Zeichnung einer akuten Lisfranc-Luxation noch vor der Röntgen-Ära von Hitzig [43]

3.7.2. Ätiologie und Pathogenese

Das Lisfranc-Gelenk stellt die Einheit zwischen tarsalen und metatarsalen Knochen dar. Die gesamte Gelenkreihe wird durch starke Ligamente besonders plantar stabilisiert. Mechanisch am stärksten verklammert ist der 2. Strahl, da er durch die Verkürzung des Cuneiforme II zwischen Cuneiforme I

◄
Abb. 3.84. *Fallbeispiel 22*: Bedeutung der rekonstruktiven Wiederherstellung der medialen Fußsäulenlänge. Bei einem 23-jährigen polytraumatisierten Patienten war seinerzeit eine u.a. bestehende Navicularaluxationsfraktur operativ versorgt worden. Im Gefolge davon kam es jedoch zur zentralen Nekrose und Verkürzung des Os naviculare mit Abschiften des medialen Os naviculare-Anteiles nach medial (weißer Pfeil) und Inkongruenz der Cyma-Linie in der ap und seitlichen Ebene. Bereits fortgeschrittener Arthrose auch im Calcaneo-Cuboidgelenk (schwarze Pfeile) bereits 16 Monate nach Trauma (**a**). Die jetzt notwendig gewordene Fusion des Chopart-Gelenkes muß aus biomechanischen Gründen die vollständige Säulenlängenwiederherstellung medial mitbeinhalten, so daß neben der fusionierenden Schraubenarthrodese ein ausreichend großer autologer Span im Bereich des zusammengeschmolzenen zentralen Os naviculare mitinterponiert werden muß (**b**). Nur durch die exakte Wiederherstellung der medialen Fußsäulenlänge kann die Vorfußadduktion beseitigt und Fehlbelastungen in der nachgeschalteten LisfrancReihe vermieden werden

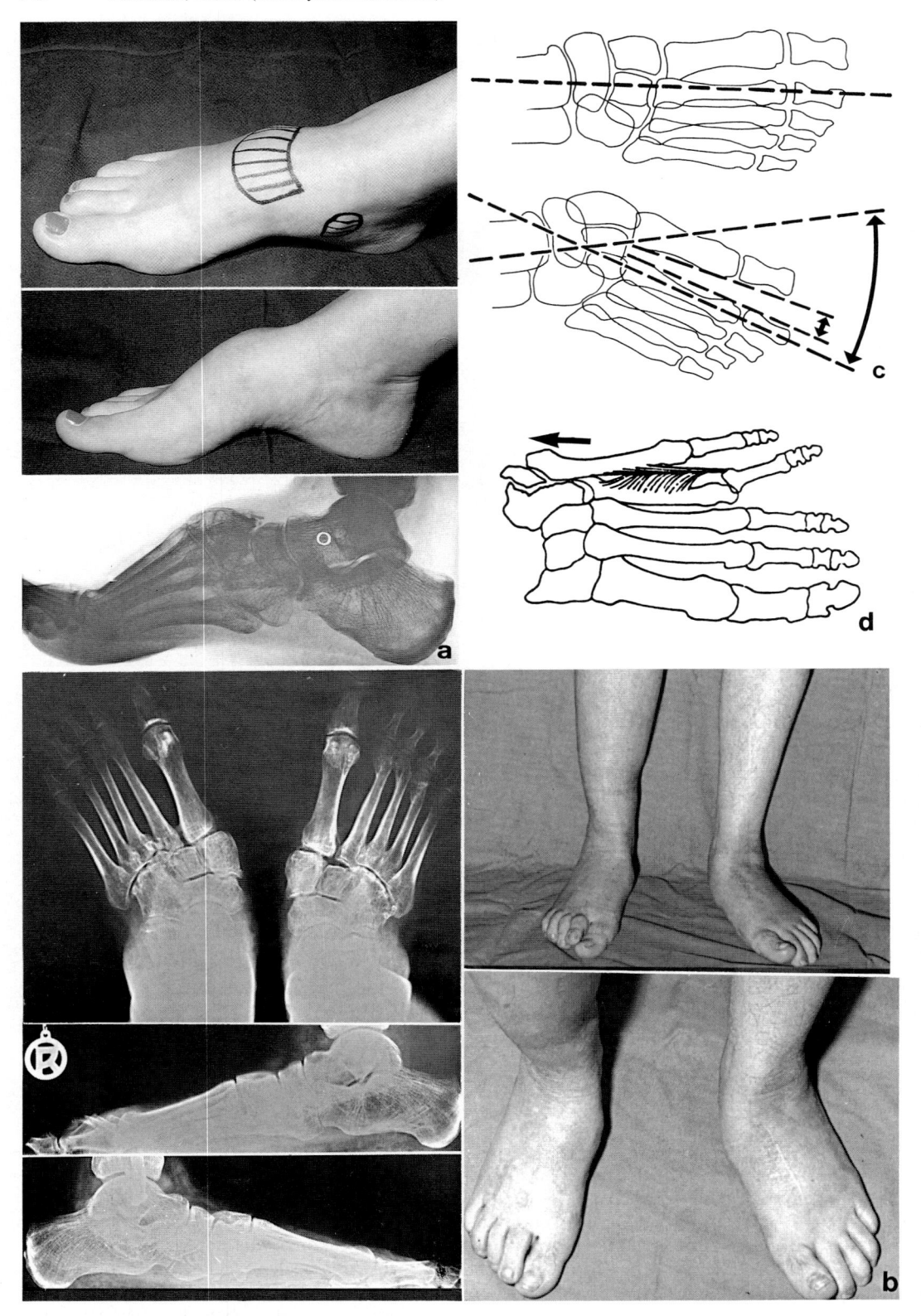

Abb. 3.86. Typische Deformitäten nach Lisfranc-Verletzung: **a** Entwicklung eines posttraumatischen Hohlfußes nach veralteter dorsaler Luxationskomponente. **b** Posttraumatischer Pes valgo planus bei hauptsächlicher lateraler Luxationskomponente. **c** Diagnostisch wegweisend für eine Lisfranc-Luxation ist immer die Deviation des 2. Strahles in seiner Lagebeziehung zum Cuneiforme II und/oder seine Achsenabweichung zum 1. Strahl bzw. die Diastase zwischen 1. und 2. Metatarsale. **d** Bei Luxation der 4. Zehe muß radiologisch immer eine Fraktur des Cuboids ausgeschlossen werden

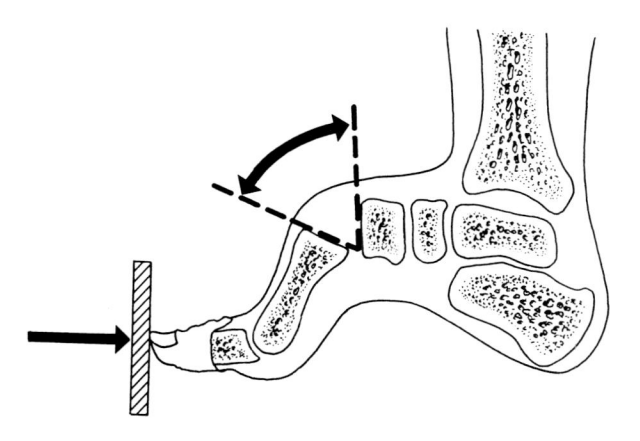

Abb. 3.87. Häufigster Verletzungsmechanismus bei tarsometatarsaler Luxation. Meist liegt unfallanalytisch ein axiales Dezelerationstrauma bei PKW-Fahrern mit Fußraumintrusion vor

und Cuneiforme III eingeschoben ist und pathomechanisch eine „Schlüsselfunktion" hat. Fascien, Sehnen und Muskeln stabilisieren zusätzlich dieses Gelenk. Zu beachten ist besonders die Situation des 1. Strahles, der a priori mehr Bewegungsfreiheit genießt, wobei einerseits 3 dynamische Stabilisatoren inserieren (M. tibialis anterior, M. tib. posterior und M. peroneus longus). Ein anderes besonderes Merkmal besteht darin, daß ligamentär statt eines einfachen Lig. transversale zwischen Metatarsale I/II ein Y-förmiges Band (sog. Lisfranc-Ligament) beobachtbar ist (Abb. 2.20).

Physio-pathomechanisch hat das Lisfranc-Gelenk Schlüsselfunktion zwischen Vorfuß und Mittelfuß. Es ist Zentrum, Schaltstelle und ein wichtiger Garant der dynamischen (1. Strahl) und statischen (2.–5. Strahl) Stabilität des Längs- und Quergewölbes des Fußes.

In Übereinstimmung mit nahezu allen Autoren luxieren die Metatarsalia durch direkte oder meist indirekte Gewalt am häufigsten nach dorsal, da hier der Bandapparat deutlich schwächer ist als plantar (Abb. 3.87). In der 2. Luxationsebene verrenkt der 1. Strahl nach medial oder mit allen 4 benachbarten Metatarsalia nach lateral. Wilson [104] zeigte in Kadaverversuchen, daß in forcierter Vorfuß-Pronation zunächst der 1. Strahl und erst bei fortgesetzter Gewalt der 2.–5. Strahl nach dorsolateral luxieren. Bei forcierter Vorfuß-Supination erfolgt die Luxation in umgekehrter Reihenfolge.

Jeffreys [45] zeigte experimentell, daß bei fixiertem Vorfuß und forcierter Pronation des Rückfußes die homolaterale Luxation entsteht, bei gewaltsamer Rückfußsupination die isolierte Instabilität des 1. Fußstrahles.

Eigene klinische Untersuchungen und Ergebnisse der gemeinsamen Unfallforschung [80] haben

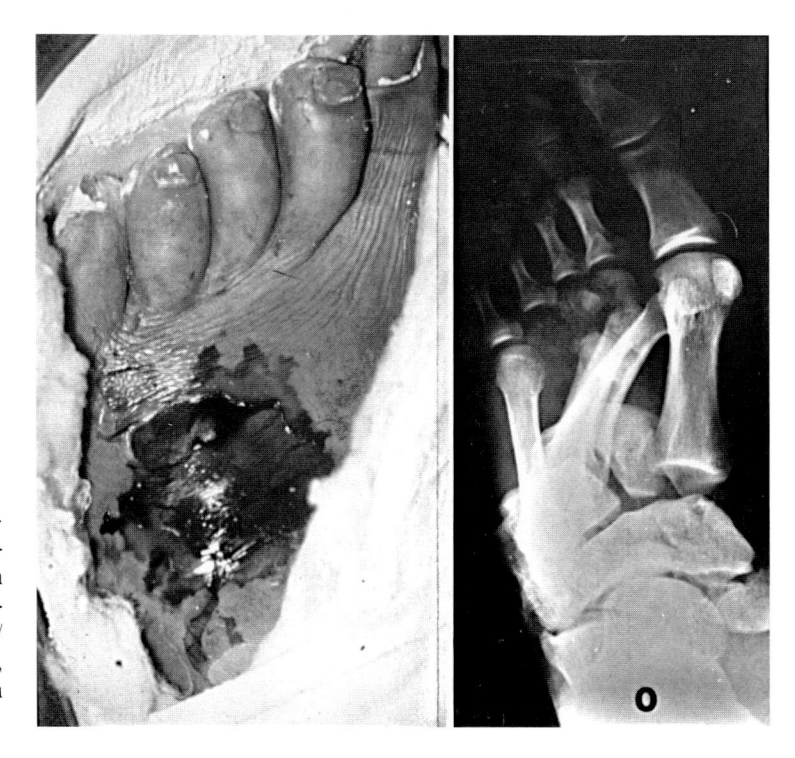

Abb. 3.88. Komplexe Lisfranc-Luxationsfrakturen gehen immer mit einem schweren Weichteiltrauma einher. Sie sind unfallchirurgisch immer *dringliche Notfälle*, da es rasch zu Durchblutungsstörungen, Kompartment-Syndrom und/oder schweren Hautnekrosen wie hier kommt, die dann chirurgische Maßnahmen unmöglich werden lassen

gezeigt, daß eine Lisfranc-Luxation nach plantar eher durch direkte Gewalteinwirkung entsteht (Sturz schwerer Gegenstände auf den Vorfuß). Dorsale Verrenkungen entstehen beim Sturz auf den plantarflektierten Fuß oder durch Dezelerationstraumen bei PKW-Insassen mit Abstützvorgängen des plantarflektierten Fußes und nachschiebender Energie.

Die eigene Analyse von 123 Fällen einer Chopart-Lisfranc-Läsion (siehe Kap. 3.6.2) hat gezeigt, daß bei diesen Rasanztraumen (49% Polytraumata) in ca. 1/3 der Fälle Kombinationsverletzungen der Chopart- und Lisfranc-Linie bestehen, so daß gerade beim Verwringen des Fußes zwischen den Pedalen und/oder durch Intrusion des Fußraumes zusätzlich rotatorische Kräfte von Bedeutung sind.

Gissane [30] hat 1951 in diesem Zusammenhang bereits auf die häufige Verletzung der dorsalen Gefäßarkade des Fußes hingewiesen, eine bedrohliche Ischämie aber nur gesehen, wenn zusätzlich die laterale Plantararterie oder die A. tibialis posterior lädiert war (3 Fälle einer sekundär notwendigen Amputation).

Dies erklärt auch den selbst beobachteten hohen Anteil von 29% zweit- bis drittgradig offener/geschlossener Fußwurzelfrakturen mit manifestem Kompartment-Syndrom bei Lisfranc-Luxationsfrakturen in 28% der Fälle.

Häufigkeit

Die statistische Häufigkeit von Lisfranc-Luxationsfrakturen wird in der Literatur zwischen 0,02 bis 0,9% aller Frakturen angegeben [1, 22, 54].

Nach eigener Statistik der Frakuren im Sprunggelenks- und Fußbereich aus einem Zeitraum von 20 Jahren mit insgesamt 2401 Fällen entfallen auf das Lisfranc-Gelenk 4%.

Besonderheiten

Isolierte Luxationen aller 3 Keilbeine [5] oder des Cuneiforme I [83] sind in der Literatur beschrieben, im eigenen Krankengut nicht gesehen worden, jedoch additiv im Rahmen von Komplexverletzungen des Fußes.

Repositionshindernisse

Analog zur Inkarzeration der Peroneus longus-Sehne zwischen Cuboid und Metatarsale IV [21] berichtete Steffen bereits 1910 [89] über die Inkarzeration der M. tibialis anterior Sehne zwischen Cuneiforme I und Metatarsale I.

Lowe und Yosipovitch [57] beschrieben die Inkarzeration der M. tibialis anterior Sehne zwischen Cuneiforme I und II.

English [22] wies darauf hin, daß bei Cuboidfraktur der 5. Strahl nach proximal abrutschen kann und der dadurch bedingte Zug des an ihm anhaftenden dorsalen Interosseusmuskel die 4. Zehe nach dorsal luxieren läßt (Abb. 3.86d).

3.7.3. Diagnostik

Die **klinische** Untersuchung des Fußes umfaßt inspektorisch Hinweise zur Abflachung des Fußgewölbes (plantare Dislokation) oder zur vermehrten Pes cavus-Deformierung (dorsale Dislokation) mit besonderer Beachtung der ap-Fußachsenabweichung im Sinne der häufigen Vorfuß-Abduktion. Bei plantarer Luxation sind die Zehen eingekrallt und aktiv aufgrund der relativen Flexorenverkürzung nicht streckbar. Eine zusätzliche Luxation der 4. Zehe gibt Hinweise auf eine Cuboidfraktur mit dorsolateralem Abrutschen des 5. Mittelfußstrahles (Abb. 3.86d).

Bei meist rascher Schwellung ist die A. dorsalis pedis schlecht tastbar und sollte im Zweifelsfall dopplersonographisch wie auch die A. tibialis posterior kontrolliert werden. Die vorsichtige Palpation kann die zerstörte Gelenklinie erkennen lassen, Pro- und Supination sind schmerzbedingt in der Regel nicht prüfbar. Zu achten ist auf neurologische Störungen, insbesondere auf das bei diesen Verletzungen häufige Kompartment-Syndrom des Fußes mit Druckmessung in jedem Zweifelsfall (Abb. 3.11).

Die **radiologische** Diagnostik erfordert im Minimum 3 Standardprojektionen:

1. dorso-plantare Aufnahme des gesamten Fußes mit 20 Grad caudo-cranial gekippter Röhre,
2. exakt seitliche Projektion des gesamten Fußes bei medial anliegender Platte und Rechtwinkelstellung des Fußes,
3. 45 Grad Schrägaufnahme des gesamten Fußes.

In allen Fällen verbleibender Unklarheit sollten identische Projektionen des gesunden Fußes im Vergleich oder Schichtaufnahmen in 2 Ebenen erfolgen. Ein axiales CT ist gelegentlich hilfreich.

Für die **Beurteilung** der gewonnenen Röntgenbilder ist außerodentlich wichtig, mit dem ersten Blick die Position des Metatarsale II zu beachten. Es muß naturgemäß anatomisch exakt in der Lücke zwischen C* I und C III stehen und seine mediale

---

* C = Cuneiforme, MT = Metatarsale.

Längsachse sollte genau in der Verlängerung der medialen C II Linie verlaufen. Danach erfolgt die Überpüfung der Lagebeziehung Metatarsale I in Verlängerung zur Achse C I und die Kontrolle der Distanz zwischen Basis MT I und MT II, die nicht mehr als 3 mm sein sollte, weshalb eine exakte ap Aufnahme notwendig ist (Abb. 3.89).

Desweiteren ist auf die genaue Verlängerung des 3. Strahles zum Cuneiforme III zu achten und auf die mediale Begrenzung des MT IV in seiner Achsenverlängerung exakt zur inneren Cuboidlinie.

Die exakt seitliche Projektion läßt bereits geringfügige Inkongruenzen der Metatarsaliabasen zu den Cuneiformia, insbesondere zum Cuneiforme I erkennen. Die 45 Grad Schrägaufnahme läßt die Lage von MT IV/V zum Cuboid mit evtl. Chopart-Zusatzläsion erkennen.

Bei subtilen Inkongruenzen oder veralteten Verletzungen sind gehaltene Abduktions/Adduktions-Aufnahmen des Vorfußes oder Belastungsaufnahmen des Fußes ap und seitlich sinnvoll. Dabei ist besonders bei der seitlichen Belastungsaufnahme

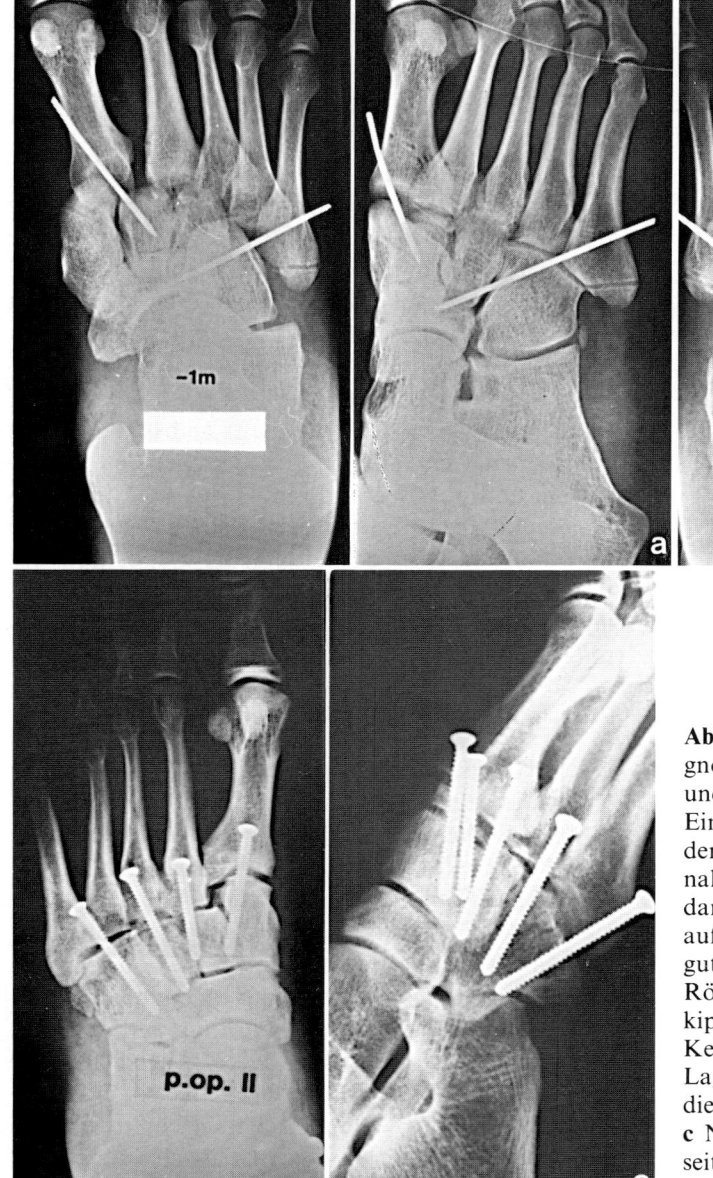

Abb. 3.89. Bedeutung der exakten radiologischen Diagnostik. a nach auswärtiger geschlossener Reposition und perkutaner Spickdrahtfixation besteht zunächst der Eindruck, daß ausreichend gut reponiert sei. Bei fehlender 20 Grad kaudo-kranialer Kippung in der ap Aufnahme ist das Lisfranc-Gelenk nicht ausreichend gut dargestellt. Bei unterlassener exakt seitlicher Röntgenaufnahme täuscht die 45 Grad-Projektion eine relativ gute Reposition vor. b Erst die exakte dorso-plantare Röntgenaufnahme mit 20 Grad kaudo-kranialer Röhrenkippung zeigt die Persistenz der homolateralen Luxation. Keiner der 5 Metatarsalia steht in seiner korrekten Lagebeziehung. Erst die exakt seitliche Projektion läßt die persistierende dorsale Luxation eindeutig erkennen. c Nach sekundär offener Reposition stellt sich ap und seitlich die exakte Wiederherstellung des Lisfranc-Gelenkes dar

darauf zu achten, daß sich der 5. Metatarsalstrahl plantar zum Cuneiforme I darstellt (normal). Stellt sich der 5. Metatarsalstrahl dorsal zum Cuneiforme I dar, besteht eine pathologische Instabilität des 1. Strahles [24].

3.7.4. Klassifikation

Nach genetischen Klassifikationen [45, 104] haben die deskriptive Einteilung nach Quenu und Küss [77] und deren Modifikationen [96, 32] die größte klinische Relevanz, da bei diesen die beobachtbare Pathomorphologie besser zum Ausdruck kommt. Allerdings betrachteten Quenu und Küss [77] den Fuß pathomechanisch nicht im Sinne der 2-Säulenmechanik, sondern die 4 lateralen Fußstrahlen als antero-externe Partie („Luxation spatulaire"), den Rest des Fußes als postero-interne Partie bzw. den 1. Strahl incl. Cuneiforme I und Tuberositas naviculare als begrenzte innere Kolumne („Luxation collumnaire"). Da das eigene physio-pathomechanische Denken im Sinne der 2-Säulenstatik des Fußes die Biomechanik des Fußes besser verstehen läßt, Quenu und Küss [77] neben den 3 Hauptguppen (divergierend, isoliert und homolateral) noch zahlreiche Untergruppen differenzieren, erscheint im eigenen Gebrauch die einfache Einteilung in homolateral, isoliert und divergierend am sinnvollsten (Abb. 3.90), da ohnehin in 44% der Fälle additive Chopart-Läsionen komplizierend hinzukommen.

Wenngleich nach Trillat [96] in 81 analysierten Fällen, die homolaterale Luxation nur in 25% beobachtbar war, ist sie im eigenen Krankengut von 58 isolierten Lisfranc-Luxationsfrakturen und 44 kombinierten Chopart/Lisfranc-Läsionen in insgesamt 68% aller Fälle beobachtbar, die isolierte Luxation in 27% und die divergierende Luxation nur in 5%.

3.7.5. Indikation

a) Konservativ

Bei isolierten Lisfranc-Luxationen, die anatomisch und stabil (Bildwandlerkontrolle) eingerichtet werden können und anderen Verletzungsformen mit Kontraindikation zur Operation bzw. bei aufgeschobener Dringlichkeit (z.B. Polytrauma) ist ein primär-konservatives Vorgehen angezeigt.

b) Semioperativ

Isolierte oder divergierende Luxationen, die unter Bildwandlerkontrolle anatomisch eingerichtet werden können, aber spontan redislozieren, sollten zumindest perkutan verspickt werden.

c) Operativ

Alle instabilen Lisfranc-Luxationsfrakturen, insbesondere die häufigen homolateralen Luxationsformen, Komplexverletzungen mit Beteiligung des Chopartgefüges, direkte Quetschtraumen mit Lisfranc-Luxationsfraktur sowie alle zweit- bis drittgradig offenen/geschlossenen Formen, insbesondere bei manifestem/drohendem Kompartment-Syndrom sollten dringlich einer offenen Dekompression und anatomischen Reposition zugeführt werden, da jede Verzögerung zur raschen Blasenbildung und Hautnekrose führt (Abb. 3.88)

3.7.6. Therapie

a) Konservativ

In Regional-/Allgemeinanästhesie und Rückenlage des Patienten wird unter Bildwandlerkontrolle über externen Zug am Vorfuß (erster Helfer) und bei fixiertem Unterschenkel (zweiter Helfer) je nach Luxationsform des betroffenen Segmentes zunächst gleichsinnig, dann gegensinnig hyperplantarflektiert/dorsalflektiert und/oder im Vorfuß ab/adduziert, wobei der Operateur selbst digital die Metatarsalia einrüttelt und gegenüber den Cuneiformia und/oder Cuboid reponiert. Wichtig ist dabei die initiale korrekte Reposition des Metatarsale II, da dieses bei Fehlstellung die Reposition der übrigen erheblich behindert. Unterschenkelspaltgipsverband für eine Woche, Unterschenkelgehgips mit Teilbelastung für 6 Wochen.

b) Semioperativ

Nach geschlossener Einrichtung und erkennbarer Reluxationstendenz (besonders des 1., 4. und 5. Strahles) sollte jeder Strahl einzeln mit je einem 1.6er bis 2.0er Spickdraht von der Basis zum Cuneiforme I/II/III bzw. Cuboid temporär für 6 Wochen transfixiert werden. Bei diesem Vorgehen ist es günstiger, mit Mädchenfängern an den Zehen, besonders am 2., und einem Gewicht von 5–10 kg zu extendieren. Bei Instabilität zwischen den Cuneiformia und/oder den Metatarsalia untereinander sollte zusätzlich noch quer vespickt werden. Unterschenkelspaltgipsverband für eine Woche, Unterschenkelgehgipsverband mit Teilbelastung für 6 Wochen, danach Spickdrahtentfernung und je nach initialer Instabilität gipsfreie

homolateral   divergierend   isoliert

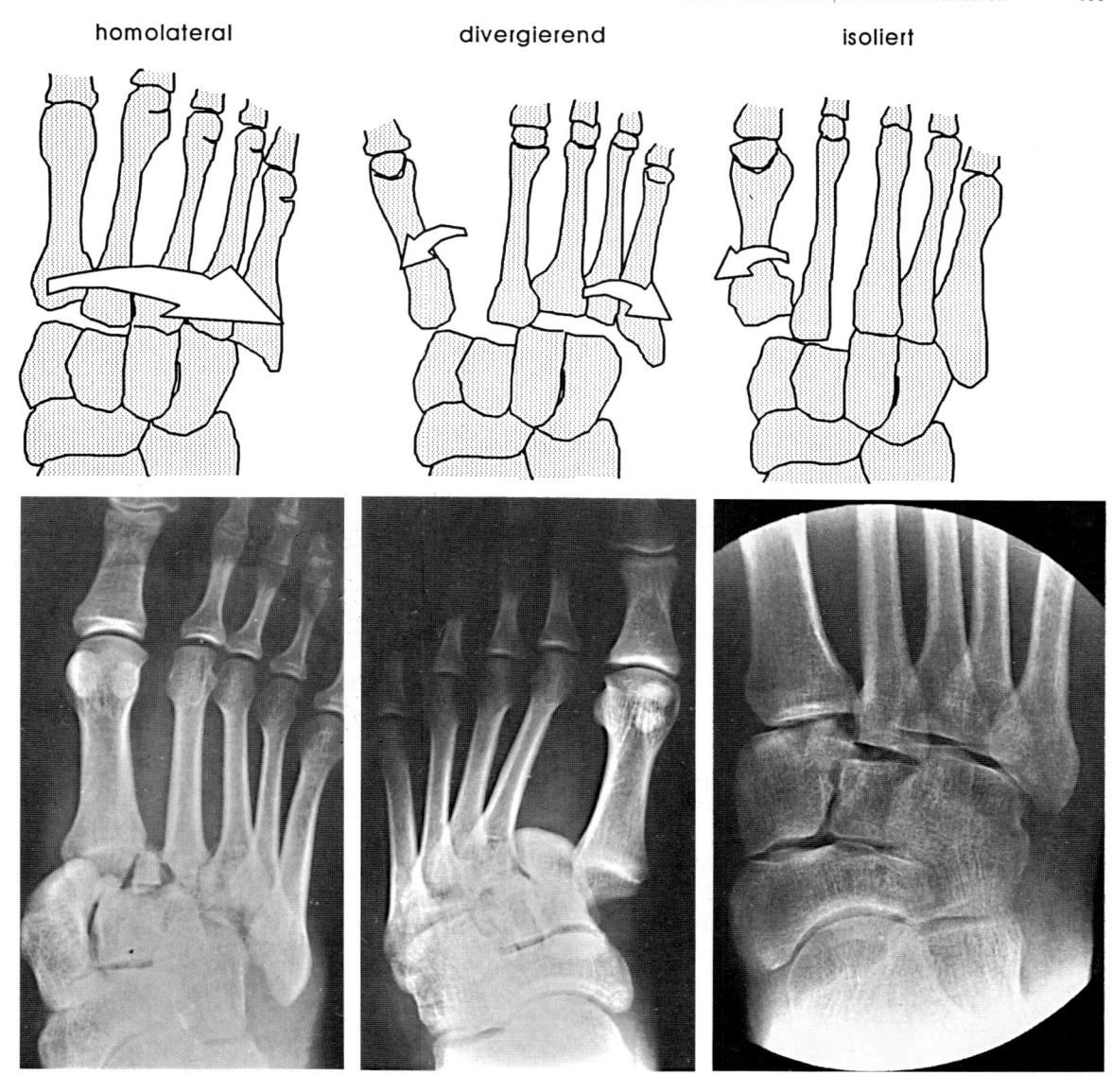

Abb. 3.90. Die 3 typischen Lisfranc-Luxationsformen, mod. n. Quenu und Küss [77], wobei in 68% d.F. eine homolaterale Luxationsform vorliegt

Vollbelastung nach 8–12 Wochen unter krankengymnastischer Übungsbehandlung und Gangschulung.

c) Operativ (Abb. 3.91)

Bei Komplexverletzungen, insbesondere mit Kompartment-Syndrom des Fußes, sind in der Regel durch eine lange mediane *Inzision* am Fußrücken alle Metatarsalia zum Lisfranc-Gelenk hin gut darstellbar, nur selten ist eine 2. Inzision direkt über dem 4./5. Strahl notwendig.

Bei Serienverletzungen mit Kompartment-Syndrom des Unterschenkels und Fußes, sollte die monolaterale Inzision am Unterschenkel in Höhe des Außenköchels übergeführt werden in eine dorsale Fußrückeninzision. Hierbei muß neben der Fascia dorsalis pedis auch das proximale Retinaculum extensorum zusätzlich zum inferioren Retinaculum extensorum gespalten werden.

Die *offene Reposition* beginnt immer am 2. Strahl, da dieser nach Rekonstruktion und Einpassen zwischen Cuneiforme I und II die Orientierung für die benachbarten Strahlen vorgibt. Der M. extensor

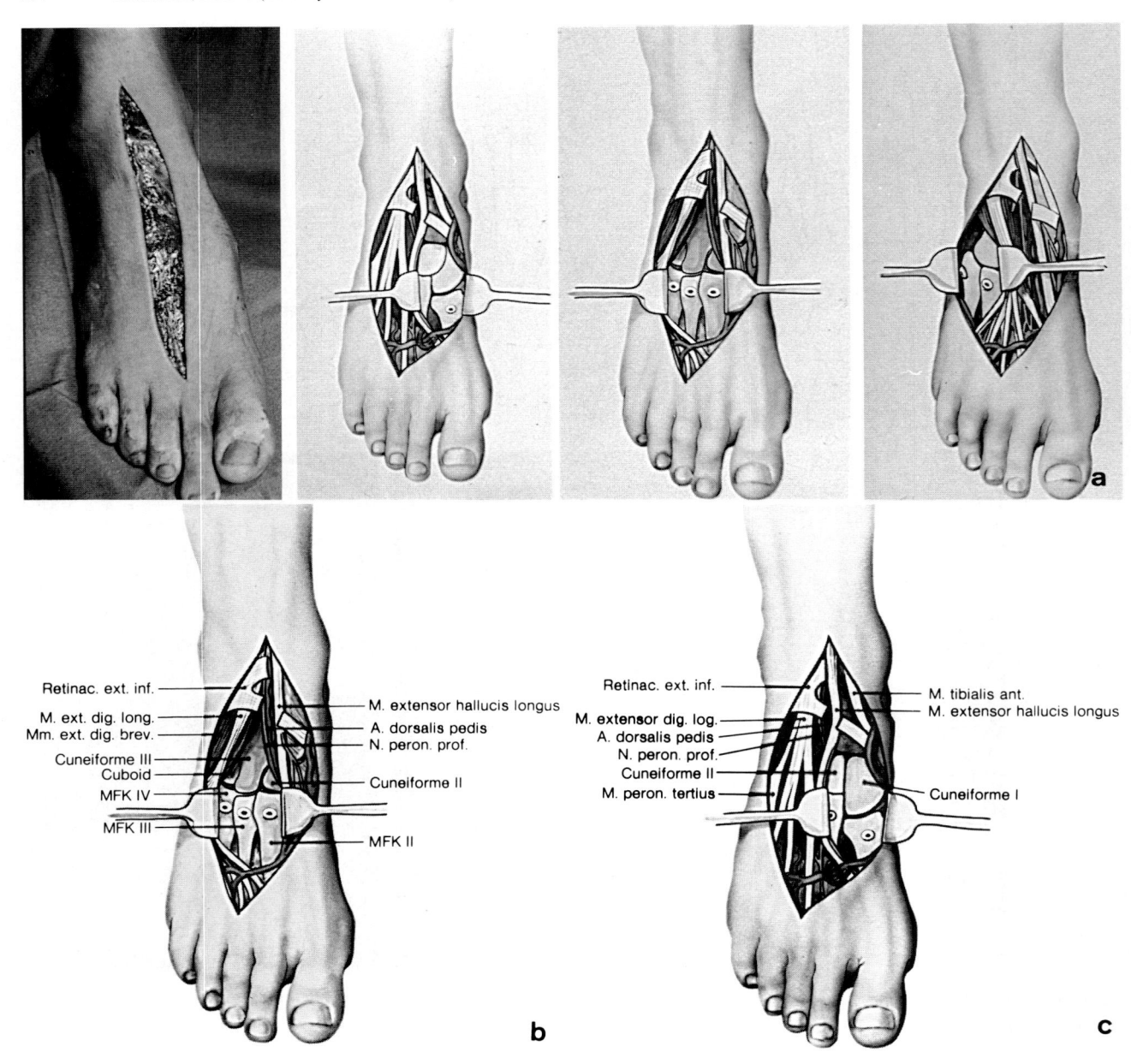

154 Frakturen, frische (Osteosynthesetechniken)

Abb. 3.91. Standardisiertes operatives Procedere der homolateralen Lisfranc-Luxation mit temporärer 3.5er Corticalisschrauben-Transfixation (8 Wochen). **a** Dorsomedianer Zugang ausreichend lang zur meist notwendigen Kompartment-Dekompression. Es wird immer von medial nach lateral vorgegangen mit offener Reposition zunächst des 2. und 1. Strahles. **b** Sorgfältige Schonung des Gefäßnervenbündels bei subperiostaler Präparation. **c** Schlüssel der exakten Reposition ist immer die exakt anatomische Wiederherstellung des 2. Metatarsale in seiner eingerückten Lagebeziehung zum Cuneiforme II

hallucis brevis sowie das sicher zu schonende Gefäß-Nervenbündel (A. dorsalis pedis, N. peron. profund.) sind dabei nach medial wegzuhalten.

Da das *Metatarsale II* meist suprabasal bis ins Gelenk Y- oder schmetterlingsförmig gebrochen ist, muß es zunächst mit kleinen Spickdrähten anatomisch aufgebaut werden. Danach erfolgt die Reposition zum Cuneiforme II und die temporäre Transfixation mit zwei seitlich eingebrachten Spickdrähten von der Basis bis in das Cuneiforme II.

Erst jetzt kann die stabile *Transfixation* mit der 3.5er Corticalisschraube erfolgen, wobei mit dem Luer zunächst eine kleine Grube am dorsalen Metatarsale 1,5 cm distal des Gelenkes geschaffen wird, damit der Schraubenkopf hier gut eintauchen kann. Die Bohrung selbst muß ganz tangential zum Metatarsale mit dem 2.5er Bohrer erfolgen. Durch sorgfältige Schonung der A. dorsalis pedis und des N. peroneus profundus ist bei grundsätzlich *knochennaher Präparation* nun die Extensor hallucis longus-Sehne nach lateral zu halten, um die Pathologie am 1. Strahl zu explorieren. Nach exakter Reposition wird dieser zunächst ebenfalls mit 2 Spickdrähten temporär gehalten, um jetzt wie am 2. Strahl die Bohrung in anatomischer Stellung durchführen zu können. Das gleiche Vorgehen gilt für den 3. Strahl. Bei der temporären 3.5er Corticalisschrauben-Transfixation des Metatarsale IV und V ist darauf zu achten, daß die Schrauben nicht wie beim Metatarsale I–III längs, sondern schräg von außen kommen, um bei der konvexen Cuboidform das Gelenk senkrecht zu kreuzen. Nur so ist die notwendige biomechanische Stabilität zu gewährleisten. Bei alleiniger ausgedehnter medianer Inzision ist es hierbei meist notwendig, die 5. Schraube über eine kleine perkutane Stichinzision einzubringen. Bei Instabilität der Cuneiformia untereinander sollten diese mit einer queren, von medial eingebrachten 3.5er Corticalisschraube ebenfalls ohne Zugeffekt gehalten werden.

Das Repositionsergebnis ist intraoperativ mit den 3 Standardaufnahmen zu überprüfen.

Wegen der meist starken primären Weichteilschädigung sollte nach Möglichkeit immer auf eine Blutsperre verzichtet werden, die Haut nicht genäht, der Defekt temporär mit Epigard gedeckt werden.

Bei Komplextraumen (Serienverletzung/Quetschtrauma) sollte zusätzlich eine temporäre tibiotarsale Transfixation angelegt werden (Fallbeispiele 23–25; Abb. 3.92–3.94).

3.7.7. Nachbehandlung

Je nach Weichteilsituation kann die dorso-mediane Inzision sukzessive in den ersten 3–8 Tagen durch Epigardverkleinerung adaptiert werden, nur selten ist eine Spalthauttransplantation erforderlich. Bei schweren Quetschtraumen mit initialer Hautnekrose ist die frühe Indikation (< 72 h) zur freien Lappendeckung gegeben.

Die Nachbehandlung bei stabiler 3.5 Corticalisschrauben-Transfixation kann funktionell, gipsfrei unter Teilbelastung des Fußes (10–15 kp) mit fester Schuhsohle erfolgen, bei Spickdraht-Fixation im Unterschenkelgehgipsverband für insgesamt 6 Wochen. Die Spickdrähte bzw. Schrauben werden nach 8 Wochen in Lokalanästhesie entfernt.

Die Vollbelastung ist nach 10–12 Wochen in der Regel möglich. Aktive Krankengymnastik und Gehschulung, manuelle Fußmobilisation vor allem nach längerer Gipsruhigstellung sowie die Verordnung von Schuheinlagen, die das Längs- und Quergewölbe stützen, sind für die Rehabilitation wichtig.

3.7.8. Komplikationen

Die relativ hohe Komplikationsrate nach Verletzungen im Fußwurzelbereich ergibt sich aus den komplizierten anatomischen Strukturen. Der mehrschichtige Weichteilaufbau mit lockeren Bindegewebsstrukturen des Fußrückens im Gegensatz zur derben Fascien- und Bandverspannung an der Plantarseite mit multiplen Fascienkompartimenten führt zu unterschiedlichen Komplikationsmöglichkeiten:

1. Durch direkte Traumen kommt es am Fußrücken häufig in kürzester Zeit zur monströsen Anschwellung mit Spannungsblasen, die eine weitere klinische Diagnostik unmöglich macht und rasch die Möglichkeiten des therapeutischen Vorgehens einengt. Zusätzlich besteht die Gefahr einer Minderperfusion der Fußbinnenmuskulatur in den engen Fascienlogen im Sinne eines Kompartment-Syndromes mit konsekutiver Muskelkontraktur und Fußdeformität bis hin zur Vorfußgangrän.
2. Die Gefäßversorgung einzelner Fußwurzelknochen ist sehr verletzlich, da sie über die interossären Ligamente verläuft. Es kann zu Knochennekrosen und nachfolgenden mechanisch

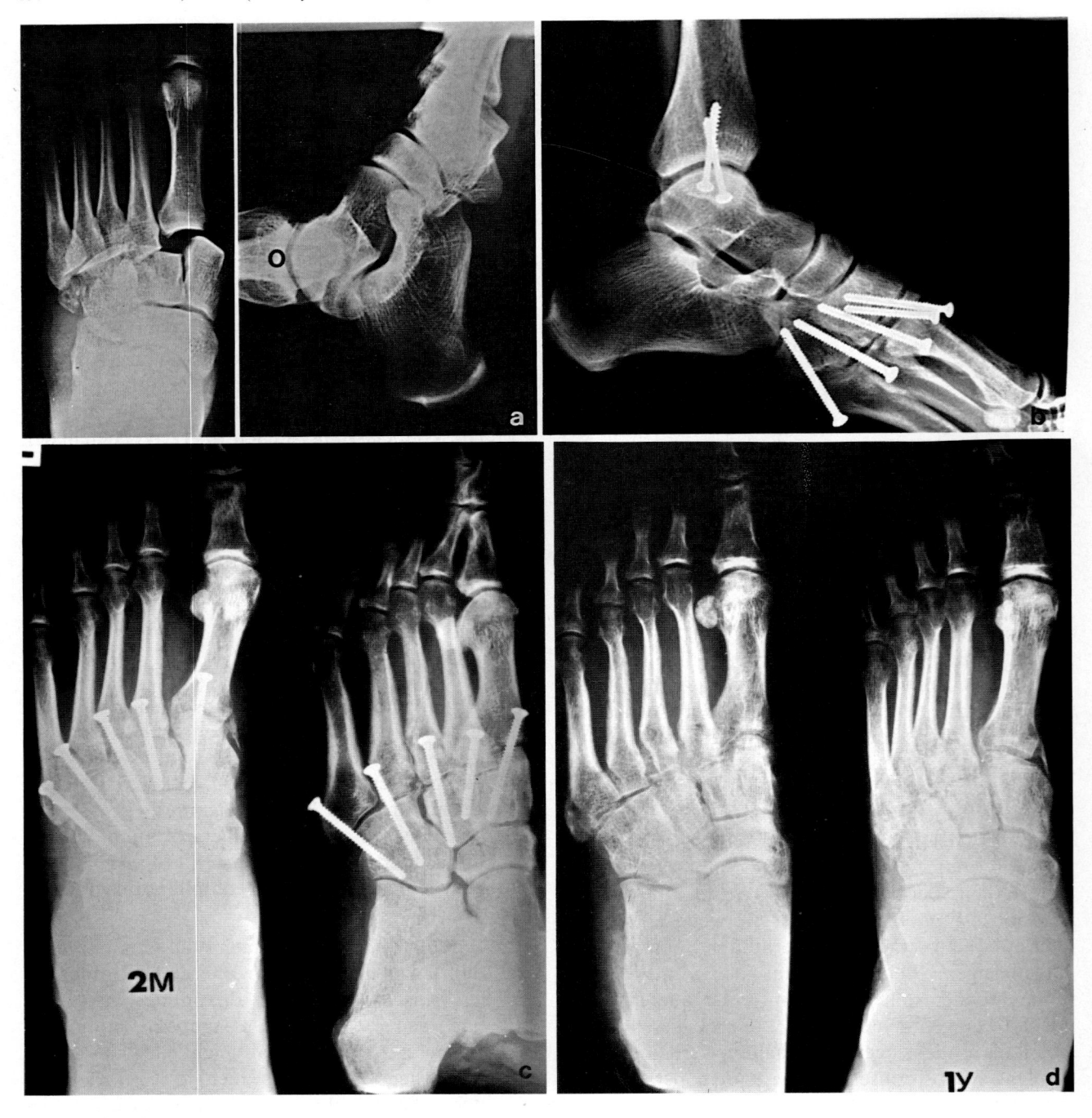

156 Frakturen, frische (Osteosynthesetechniken)

Abb. 3.92 a–d

Abb. 3.92 e–h

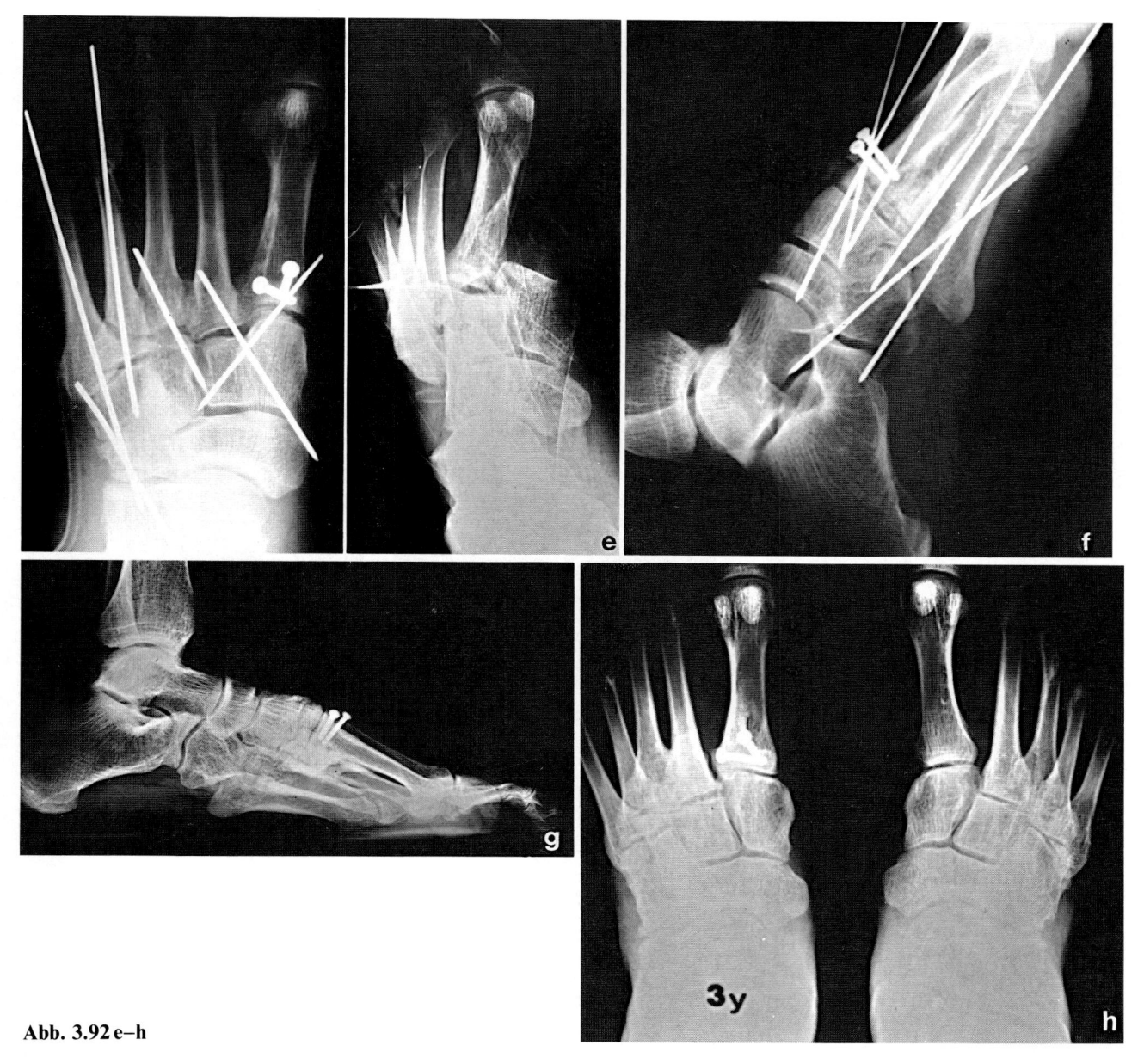

Abb. 3.92. *Fallbeispiel 23*: **a** Typische homolaterale Lisfranc-Luxation mit erheblicher Dislokationstendez nach lateral und dorsal. Zusätzliche Fraktur des Innenknöchels und des Cuboids. **b** Nur die offene Reposition und temporäre 3.5er Corticalisschrauben-Transfixation kann die exakte anatomische Reposition und Retention gewährleisten. **c** 2 Monate nach Transfixation und funktioneller Nachbehandlung unmittelbar vor Schraubenentfernung. **d** Die 1-Jahres-Kontrolle zeigt das anatomisch wiederhergestellte Lisfranc-Gelenk bei dem 23-jährigen Patienten. **e–h** *Alternative offene SO-Fixation*: Bei Komplexverletzungen des Lisfranc-Gelenkes mit zusätzlichen Frakturen der Metatarsalia und/oder des Cuboids sowie bei zarten Metatarsalia weiblicher Patienten empfiehlt sich nach wie vor die temporäre Spickdrahtfixation nach offener Einrichtung. Entscheidend ist nicht die Art der Fixation, sondern die exakt anatomische Wiederherstellung der gesamten Lisfranc-Reihe. Das 3-Jahres-Ergebnis (**g, h**) bestätigt dieses Vorgehen

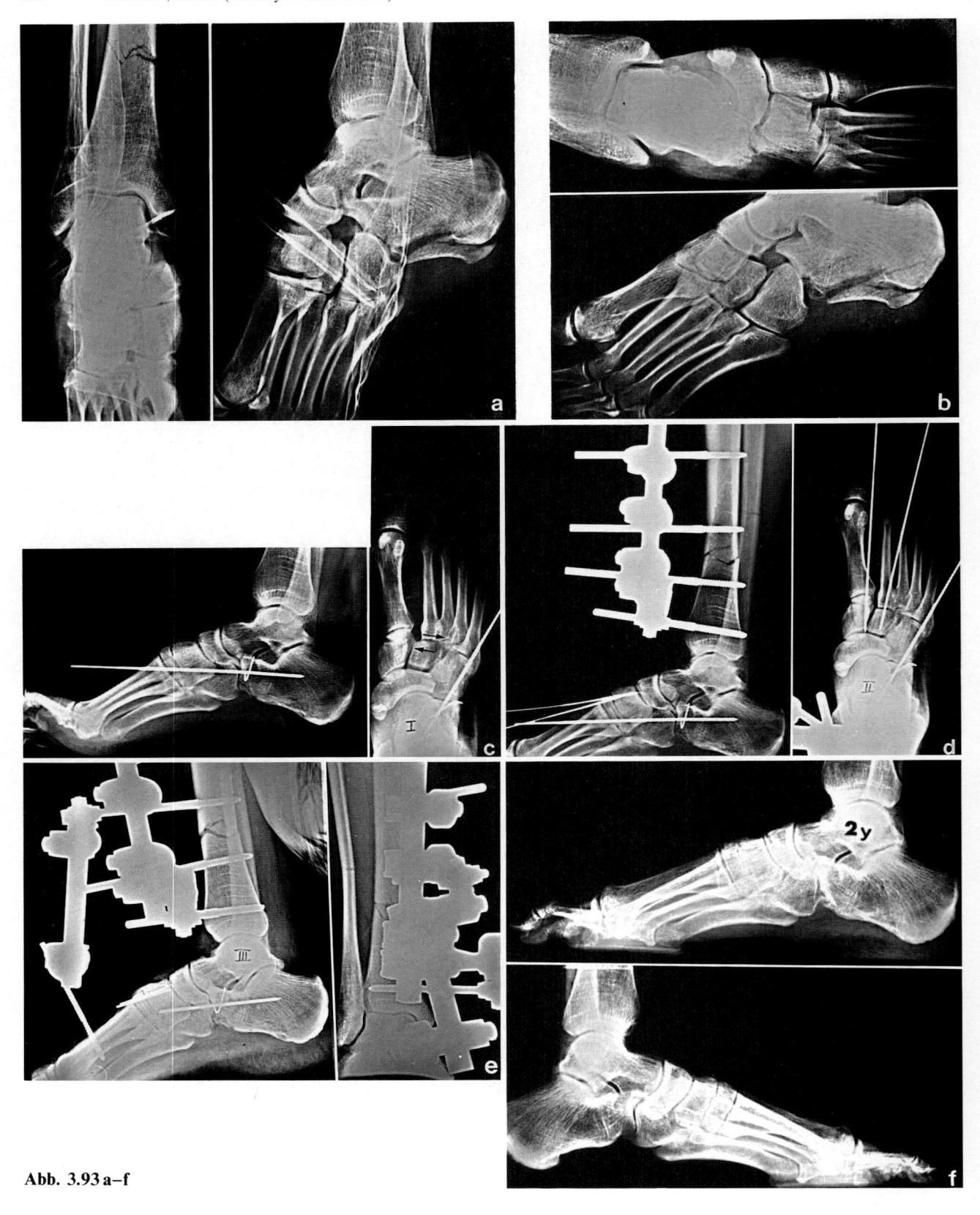

158 Frakturen, frische (Osteosynthesetechniken)

Abb. 3.93 a–f

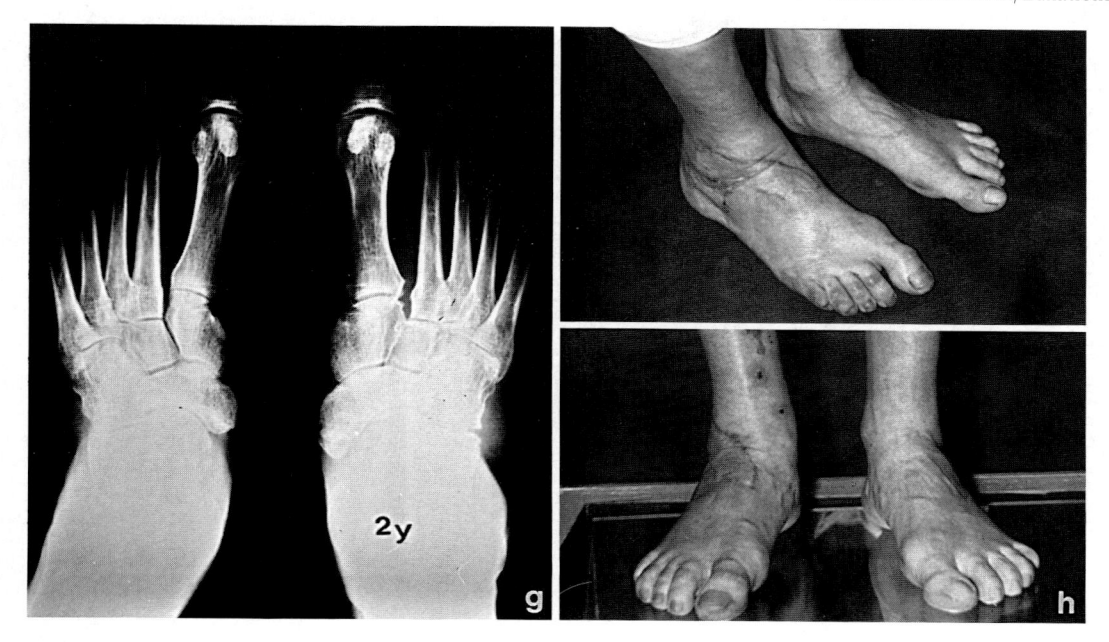

Abb. 3.93 g, h

Abb. 3.93. *Fallbeispiel 24*: Komplexe, 2° offene Chopart- und Lisfranc-Verletzung bei einer polytraumatisierten 43-jährigen Patientin mit ipsilateraler Unterschenkelfraktur. Das Beispiel zeigt, daß gelegentlich die exakte Klassifizierung der komplexen Fußverletzung nur schrittweise bei der Versorgung von proximal nach distal intraoperativ erkannt und festgelegt werden kann. **a, b** Besonders bei Mehrfachverletzten ist die radiologische Fußdiagnostik bei Ruhigstellung in einer pneumatischen Schiene immer erschwert. Man erkennt die Unterschenkelfraktur, die Fraktur des Calcaneus im Sinne einer transcalcanearen Chopart-Luxation sowie in der dorso-plantaren Aufnahme (**b**) die Subluxation des Cuboids gegenüber dem Calcaneus und eine gewisse Unruhe im Bereich des Lisfranc-Gelenkes ohne nähere Klassifizierbarkeit. **c** Im Rahmen der schrittweisen Versorgung zunächst mit Aufbau der cuboidalen Gelenkfläche des Calcaneus läßt erst jetzt das intraoperative Röntgen in der dorso-plantaren Fußaufnahme (Rö-I) das diastatische Lisfranc-Gelenk mit lateraler Subluxation des 2. Strahles gegenüber dem Cuneiforme II (Pfeile) erkennen. **d** Erst die offene Reposition läßt die zusätzliche Instabilität zwischen Metatarsale I und Cuneiforme I erkennen, so daß nicht nur der 2. Strahl zum Cuneiforme II offen reponiert und mit einem Spikdraht transfixiert werden muß. **e** Erst das 3. intraoperative Röntgenbild (Rö-III) dokumentiert die vollständige Wiederherstellung von Unterschenkel, Chopart- und Lisfranc-Gelenk bei zusätzlicher tibio-tarsaler Transfixation. **f–h** Die 2-Jahres-Kontrolle zeigt das gute Ausheilungsergebnis bei Zustand nach zweitgradig offener komplexer Chopart- und Lisfranc-Läsion

bedingten Fußdeformitäten kommen kann. Dies betrifft insbesondere das Kahnbein und bei Komplextraumen den Talus.

3. Die kräftigen Bandverbindungen zwischen den Fußwurzelknochen und insbesondere auch die Sehnen des M. tibialis anterior und des M. peroneus longus können gelegentlich durch Interposition Repositionshindernisse darstellen, die ein offenes Vorgehen erzwingen.

Entscheidend für das gesamte Behandlungskonzept vor allem bei Komplextraumen mit Quetschung, Überrollen, Degloving ist nicht der radiologische Befund, der relativ harmlos sein kann, sondern das klinische Ausmaß der Weichteilschädigung (siehe Abb. 3.6). Bei erzwungenen Erhaltungsversuchen oder bei Versäumnis einer frühen, vitalen Weichteildeckung im Sinne der freien Lappenplastik kann es leicht zur aufsteigenden Infektion kommen, die dann sogar statt initialer Lisfranc/Chopart- oder Pirogoff-Amputation zur hohen Unterschenkelamputation zwingt.

3.7.9. Prognose

Die Prognose der Lisfranc-Läsionen hängt primär von der Komplexität der Verletzung ab, besonders vom Ausmaß des initialen Weichteilschadens. Rasche Kompartmentspaltung, anatomische Rekonstruktion und temporäre stabile Transfixation lassen ein dauerhaft gutes Resultat erzielen.

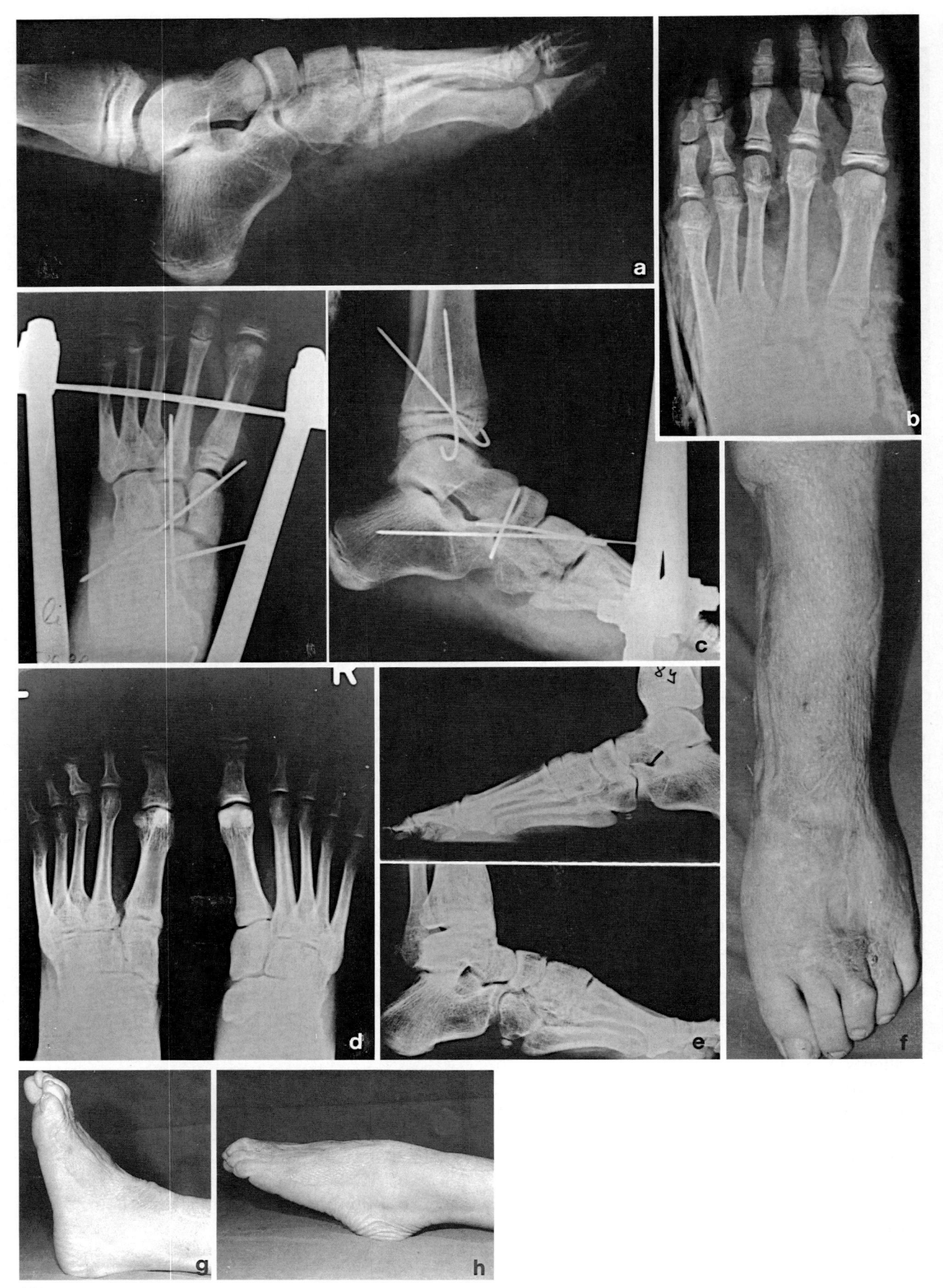

Abb. 3.94

Verzögerte Kompartment-Spaltung, unzureichende konservative oder semioperative Behandlung mit perkutaner Spickdrahtfixation ohne exakte Reposition der gesamten Lisfranc-Linie können Vorfußsteifigkeit, Kontraktion der intrinsischen Fußmuskulatur mit Entwicklung von Hammerzehen, Fehlstellungen des Vorfußes und der Metatarsaliaköpfchen zurücklassen sowie zu einer frühen posttraumatischen Arthrose führen, die dann oftmals nur durch korrigierende Eingriffe oder Lisfranc-Arthrodese beherrschbar sind.

3.8. Metatarsale-Frakturen

„Denken ist interessanter als Wissen, aber nicht als Anschauen"
J.W. v. Goethe

Frakturen der Metatarsalia erfordern wie alle Brüche des Fußes eine sachgerechte Behandlung zur möglichst raschen und anatomischen Ausheilung. Verbleibende Fehlstellungen (die nicht allzuselten bei überlebenden, schwer polytraumatisierten Patienten zu beobachten sind) in Bezug auf Achse, Länge und horizontale Köpfchenebene können zu nicht unerheblichen Metatarsalgien führen und Korrektureingriffe erfordern (siehe Kap. 6.9).

3.8.1. Basisfrakturen

Sie treten meist im Rahmen von Komplextraumen oder von Lisfranc-Luxationsfrakturen auf und sollten bei intraartikulärer Verwerfung wie dort beschrieben, über einen dorsalen Zugang offen anatomisch mit Kleinfragmentschrauben (2.0, 2.7, 3.5) oder mittels Spickdraht fixiert werden.

Eine Besonderheit stellt die Abrißfraktur der Metatarsale-V-Basis dar, die wegen des Zuges der Peroneus brevis-Sehne auch bei nur geringer Dislokation über einen lateralen Zugang mittels Zuggurtung oder Schraubenfixation (Abb. 3.95) stabilisiert werden sollte, da langdauernde, schmerzhafte Heilverläufe unter konservativer Behandlung bekannt sind.

Eine zweite Besonderheit stellt am Metatarsale V die sog. Jones-Fraktur [47] am Metaphysen-Diaphysen-Übergang dar, die nicht einem Supinationstrauma wie bei der Peroneus-brevis-Abrißfraktur

◄

Abb. 3.94. *Fallbeispiel 25:* Komplexes Fußtrauma (Chopart/Lisfranc) im Rahmen eines Überrolltraumas bei einem 12-jährigen Mädchen, daß zunächst vom LKW angefahren und anschließend im Bereich des linken Fußes vom LKW-Reifen überrollt wurde. Neben einer geschlossenen Oberschenkelfraktur links besteht ein schweres Decollement des Unterschenkels und Fußrückens mit Innenknöchel-crush-Verletzung, drittgradig offener Chopart- und Lisfranc-Luxation, Strecksehnenzerreißung und Fraktur der Metatarsale I bis IV. Die notfallmäßige DSA bei Ischämie des linken Unterschenkels und Fußes zeigt nur einen reaktiven Spasmus. **a** Die Übersichtsaufnahme des linken Fußes läßt anhand des unruhigen Weichteilschattens das schwere Quetschtrauma erkennen. Die gesamte Lisfranc-Reihe ist verworfen, Frakturen der Metatarsalia sind andeutungsweise erkennbar. **b** Die ap Aufnahme zeigt die Dissoziation der Cuneiformia I–III, insbesondere das Malalignement zwischen Cuneiforme II und Metatarsale II, proximale Fugenfraktur MT1, Basisfrakturen MT2 bis 4, Schaftfraktur MT5, Fugenfraktur des Großzehengrundgliedes. **c** Die ap Aufnahme des Fußes intraoperativ zeigt eine gute Ausrichtung des Lisfranc-Gelenkes in Bezug auf Cuneiforme mediale und intermedium/MT1- und MT2, jedoch eine verbliebene Inkongruenz der Metatarsalia 4 und 5 zum Cuboid sowie eine nicht ganz anatomische Reposition und Spickdrahtfixation zwischen Taluskopf und Naviculare bei medialer Naviculare-Fraktur. Die seitliche Fußaufnahme nach offener Spickdrahtfixation und tibiotarsaler Transfixation zeigt die korrekte Position von Innenknöchel und Chopart-Gelenk, jedoch eine verbliebene Stufe zwischen Naviculare und Cuneiforme I sowie einen abgekippten 1. Strahl. **d** Die Belastungsaufnahmen beider Füße ap 8 Jahre nach Unfall zeigen die posttraumatische Arthrose zwischen Naviculare und Cuneiformia I, II und III sowie in der gesamten Lisfranc-Reihe mit verkürztem Wachstum des Metatarsale 1. **e** Die 8-Jahres-Kontrollaufnahmen beider Füße unter Belastung im seitlichen Strahlengang zeigen einen relativ normal konfigurierten Fuß, jedoch mit schwerer posttraumatischer Arthrose zwischen Naviculare und Cuneiforme I. **f–h** zeigen die Weichteile 8 Jahre nach Trauma bei guter Funktion im OSG. Trotz erfolgreicher Erhaltung ein nur befriedigendes Ergebnis

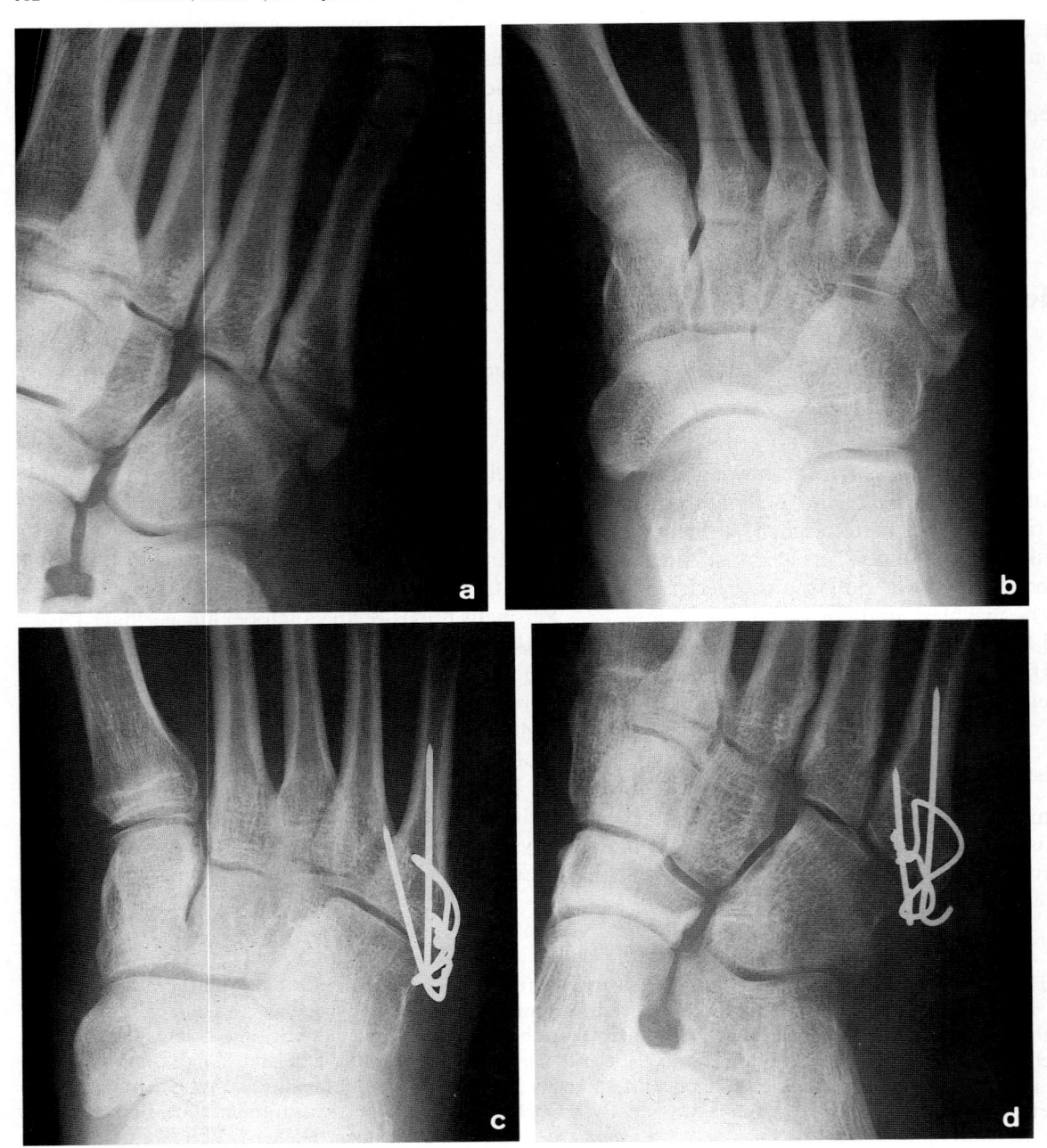

Abb. 3.95. Einfache dislozierte Abrißfrakturen der MFK-5-Basis können bei guter Verzahnung mit einer Spongiosaschraube refixiert werden. Ist das Basisfragment in sich nochmals gebrochen (**a**), ist eine sichere Refixation nur mit einer Zuggurtungsosteosynthese (**b**) erzielbar. **c, d** Stabile Verheilung bereits nach 6 Wochen

zuzuordnen ist. Sie ist häufig als Ermüdungsfraktur bei chronischer Überlastung zu beobachten (*Cave*: Ausschluß einer supinatorischen Fußfehlstellung).

Auch diese Fraktur, ob frisch im Rahmen eines Pronationstraumas oder als funktionell-bedingte Ermüdungsfraktur ist bezüglich des Heilverlaufes durch eine stabile Osteosynthese am raschesten zur Ausheilung zu bringen. Findet sich jedoch eine biomechanische Ursache der Fehlbelastung, wie beispielsweise Rückfußvarus oder ein supinierter Pes cavus, ist die Ursache für diese Ermüdungsfraktur zu korrigieren und nicht ihr Resultat. Nach Fußkorrektur verheilen diese Frakturen spontan (Fallbeispiel 26; Abb. 3.96).

3.8.2. Schaftfrakturen

Undislozierte Schaftfrakturen können nach initialer Ruhigstellung im Unterschenkelspaltgipsverband, unter Hochlagerung und evtl. Antiphlogistikagabe nach Rückbildung der Schwellung meist ab dem 3–5. Tag in einem das Längs- und Quergewölbe gut modellierten Gipsschuh, dem sog. *Lopresti-Slipper* (Abb. 3.97) ausbehandelt werden. Bei Beteiligung

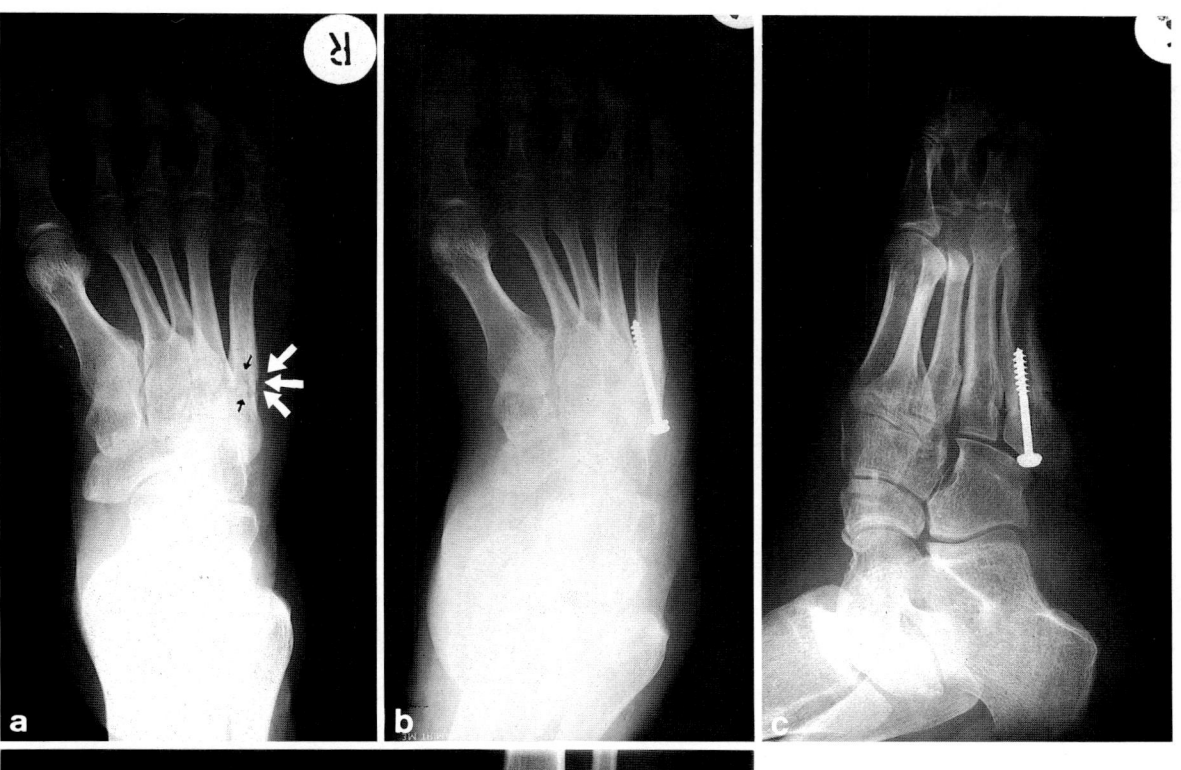

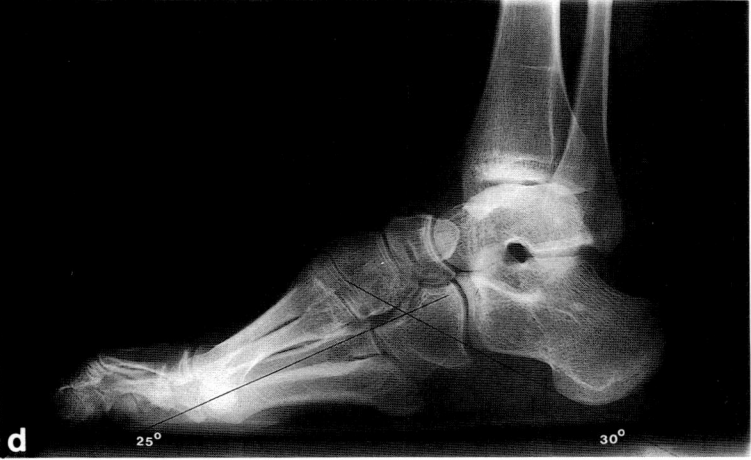

Abb. 3.96. Typisches Beispiel einer konsekutiven Ermüdungsfraktur des Metatarsale V im Sinne der Jones-Fraktur durch permanente Überbelastung des 5. Strahles bei einem genuinen supinierten Pes cavus anterior eines 20-jährigen Mädchen. **a** Die Streßfraktur ist in der dorsoplantaren Aufnahme gut erkennbar. **b, c** Sie heilt nach Schraubenosteosynthese und entsprechender Ruhigstellung im Unterschenkelgipsverband auch gut aus. **d** Dennoch wird das Hauptproblem des supinierten und adduzierten Pes cavus anterior damit nicht gelöst. Die Beschwerden persistieren auch nach Schraubenentfernung, da der Fuß physiologisch fehlbelastet wird

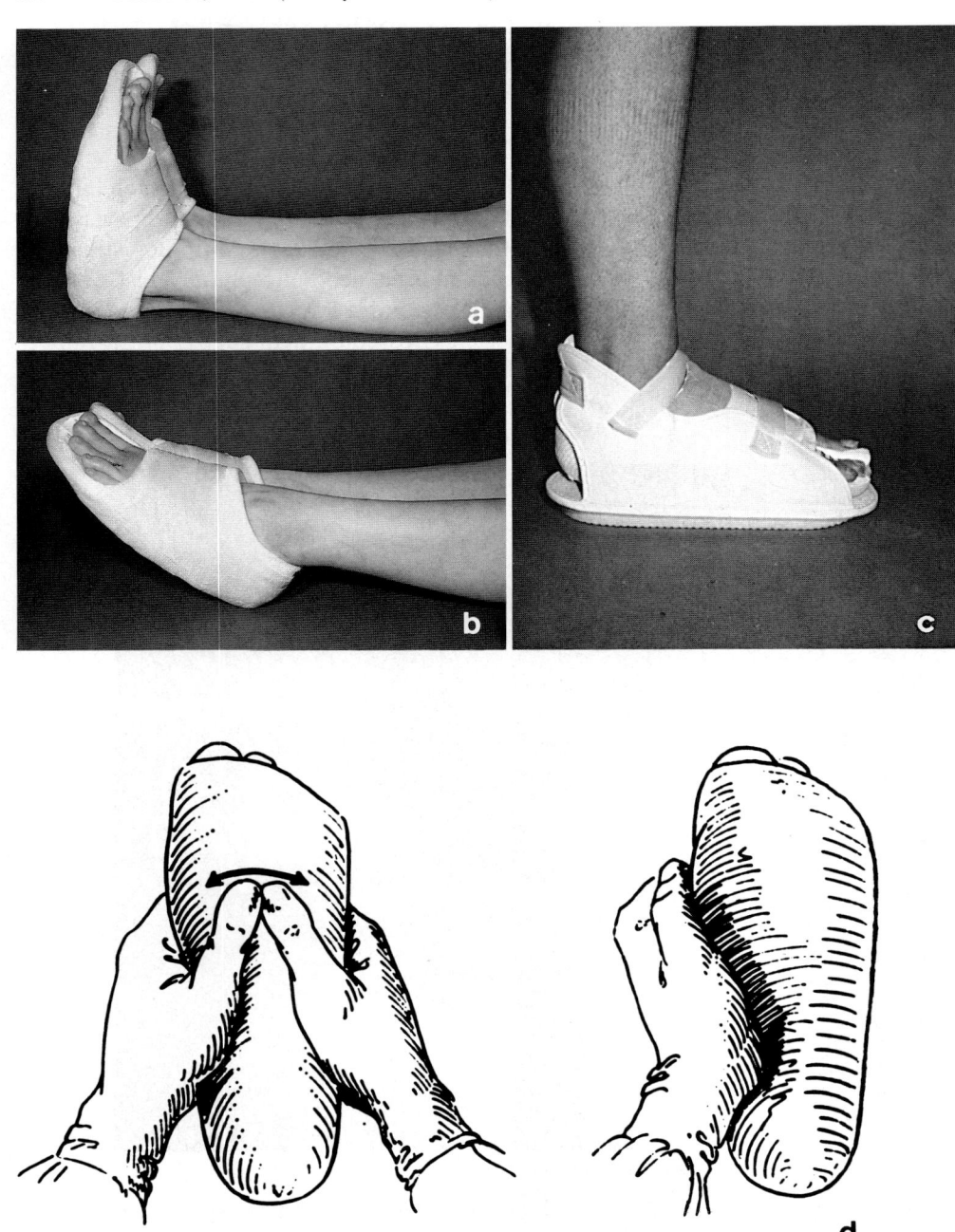

Abb. 3.97. Der Lopresti-Slipper bewährt sich sehr bei allen konservatien und operativen Frakturversorgungen sowie Rekonstruktionen im Mittelfuß- und Vorfußbereich. **a, b** Er erlaubt die volle Beweglichkeit im OSG und minimiert das Thromembolierisiko bei erhaltener physiologischer Muskelpumpe des Unterschenkels. **c** Die Laufsohle wird am Abend abgenommen und gewährleistet einen sauberen Gipsschuh. **d** Von größter Bedeutung beim Anlegen eines Gipsschuhes ist das exakte Ausmodellieren des Längs- und Quergewölbes

des 1. Strahles und 5. Strahles sollte bei einer Gesamtruhigstellung von 6 Wochen in den ersten 3 Wochen nur teilbelastet werden. Bei Fraktur des 2., 3., 4. Strahles ist eine initiale Vollbelastung im Gipsschuh möglich, eine 5 wöchige Ruhigstellung ausreichend. Nicht-dislozierte Frakturen des 2.-5. Strahles können alternativ auch funktionell im Tape-Verband, im Spezialschuh (z.B. Adimed 2) oder mittels Orthesen (z.B. Caligamed-Schiene) behandelt werden.

Dislozierte Schaftfrakturen, offene und/oder geschlossene Frakturen, insbesondere bei Serienfraktur, sollten besser mittels perkutaner Spickdrahtfixation von distal her unter Bildwandlerkontrolle reponiert und temporär für 5 Wochen fixiert werden. Für den 1. Strahl sollten zwei 1.6er bis 2.0er Spickdrähte verwendet werden, für den 2.-5. Strahl genügt jeweils 1 Spickdraht. Technisch erleichternd ist oftmals der axiale Zug mit einer quergesetzten Backhausklemme in die Endgliedbasis des jeweiligen Strahles. Das Einbringen erfolgt unter Bildwandlerkontrolle in 2 Ebenen bei mäßig plantarflektierter Zehe unter Fassen der volaren Grundgliedbasis über das Metatarsale-Köpfchen bis in die Basis des jeweiligen Metatarsale. Damit wird zwar das Grundgliedgelenk temporär mitfixiert, verhindert aber so eine konsekutive plantare Achsendeviation des Metatarsale mit zwanghafter Fixation der Zehengrundgliedbasis in Dorsalflexion (Abb. 3.98).

Eine *Plättchenosteosynthese* ist gelegentlich beim erheblich dislozierten/verkürzten Metatarsale I angezeigt. Dabei sollte ein Drittelrohrplättchen oder bei kräftigem Knochen eine 3.5er DCP medioplantar angelegt werden, da sie hier biomechanisch günstiger, besser weichteilbedeckt ist und lokal im Schuh nicht irritiert. Sie sollte *nur bei absolut blanken Weichteilen* zur Anwendung kommen.

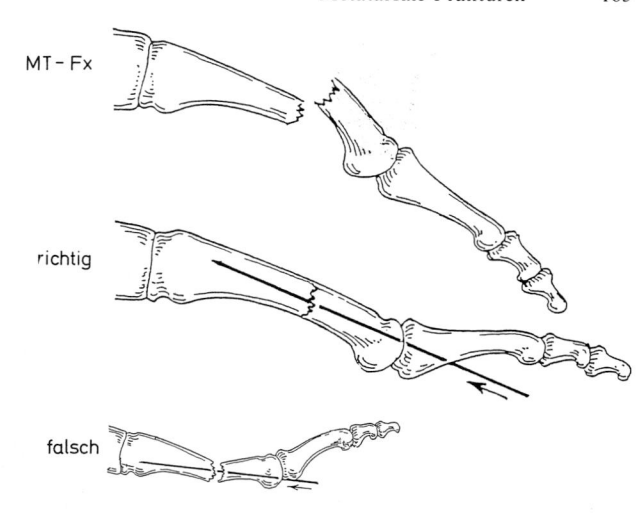

Abb. 3.98. Bei der perkutanen Spickdrahtfixation von Metatarsalia-Frakturen ist auf die physiologische Stellung der Zehengrundgliedbasis zu achten, die gegenüber dem Mittelfußköpfchen temporär mitfixiert werden soll (mod. n. AO-Manual [65])

Bei offenen Frakturen, Defektbrüchen und/oder schweren begleitenden Weichteilschäden sollten immer Minimalosteosynthesen – auch des 1. Strahles – durchgeführt werden (Abb. 3.99).

Wird dies nicht beachtet, kann es leicht bei den relativ großflächigen Implantaten, besonders am 5. Strahl zu Weichteilkomplikationen kommen.

3.8.3. Subcapitale Frakturen

Dislozierte subcapitale Frakturen, die meist im Rahmen von Komplexverletzungen beobachtbar sind, sollten wie dislozierte Schaftfrakturen perkutan verspickt werden. Nur selten ist bei Gelenkzerstörung eine offene Reposition erforderlich.

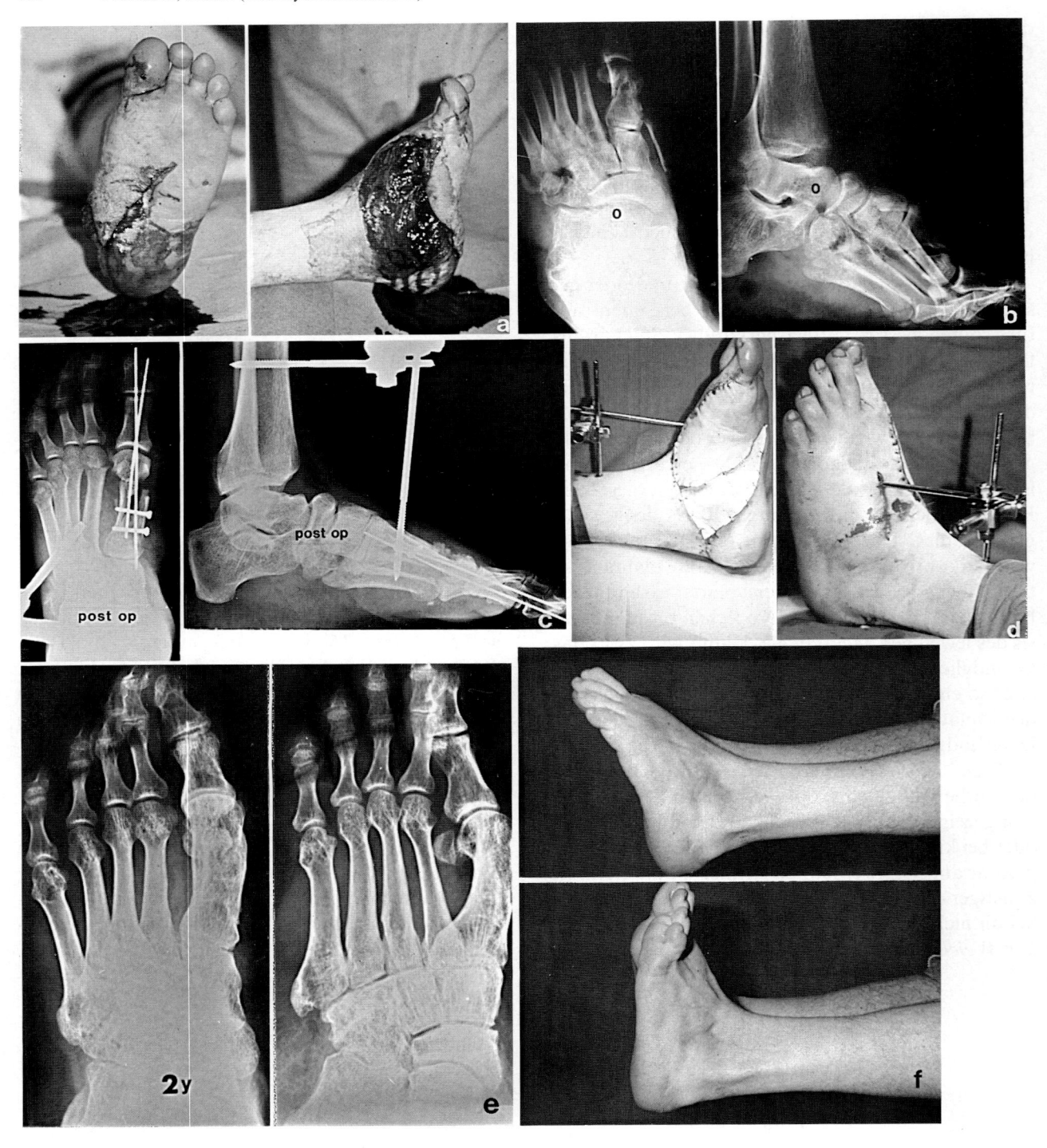

Abb. 3.99. Bedeutung der Minimalosteosynthese bei allen komplexen Fußverletzungen: Zweitgradig offene Metatarsale I-Defektfraktur, Cuboidkompressions- und MFK-5-Basisabscherfraktur bei einem 25-jährigen Motorradfahrer, der statt Lederstiefel Turnschuhe trug und sich an der Leitplanke den medialen Fußrand weit aufriß (**a, b**). Nach Debridement Minimalosteosynthese mit Schrauben und Spickdrähten, tibio-tarsale Transfixation und Epigarddeckung (**c, d**) kann nach sekundärer Spongiosaplastik und Spalthautdeckung (10. Tag) ein gutes Resultat erzielt werden, was die 2-Jahres-Kontrolle zeigt (**e, f**)

3.9. Phalanx-Luxationen/Frakturen

„Das, was ihr einem meiner Geringsten tut, das habt ihr mir getan"
Matth 25:40

Für normales Gehen sind gut verheilte Zehenluxationen und -frakturen genauso wichtig wie für jeden anderen Bruch des Fußes. Besondere Bedeutung hat dabei die Großzehe, die beim Abstoßen wesentliche Kräfte auf den Boden überträgt und auch als „Tastorgan" normale Innervation und Gelenkbeweglichkeit haben sollte.

Jede Luxation im Zehenbereich ist zügig zu reponieren, wobei eine Leitungsanästhesie meist nur bei der Reposition der Großzehe notwendig ist. Nur bei Reluxationstendenz ist die temporäre Spickdrahtfixation für 3 Wochen notwendig. Eine Ruhigstellung im Lopresti-Slipper für 10 Tage ist nur bei der Großzehe sinnvoll. Luxationen und Frakturen der kleinen Zehen werden in der Regel nach Reposition gegen ihre Nachbarn hin mit Heftpflaster für 2–3 Wochen geschient und rein funktionell behandelt. Nur bei Fraktur des Großzehengrundgliedes kommt gelegentlich eine perkutane Spickdrahtfixation, selten eine offene Osteosynthese mit Schrauben oder Spickdrähten in Frage, insbesondere nur dann, wenn es notwendig ist die Gelenkkongruenz wiederherzustellen.

Besondere Beachtung sollte luxierten oder frakturierten Sesambeinen an der Großzehe geschenkt werden, da sie oft nur Indiz für komplexere Verletzungen sind und auf eine Subluxation oder Luxation der Großzehe im Grundgliedgelenk aufmerksam machen.

Luxationen und Brüche im Bereich des Fußes distal der Lisfranc-Reihe sind in ihrer Bedeutung für die spätere Leistungsfähigkeit nicht zu unterschätzen. Form und Funktion sind auch hier voneinander nicht zu trennen. Eine möglichst genaue anatomische Heilung unter Berücksichtigung funktioneller Nachbehandlung sind die Grundpfeiler einer erfolgversprechenden Behandlung. Zur anatomisch korrekten Heilung, ganz besonders bei Gelenkbrüchen und zur Emöglichung der funktionellen Nachbehandlung, sind Osteosynthesen gelegentlich unumgänglich. Die primäre Reposition bei konservativer Behandlung und/oder Osteosynthesen können nie unter günstigeren und risikoärmeren Bedingungen vorgenommen werden, als unmittelbar nach dem Unfall. Ödem und Blasenbildung der Haut als Ausdruck gestörter Durchblutung verbieten oft schon wenige Stunden später aktives Vorgehen. Unter strenger Hochlagerung ist die Abschwellung abzuwarten, bis mit verzögerter Dringlichkeit Versäumtes nachgeholt werden kann.

Literatur

1. Aitken AP, Poulsen D (1963) Dislocation of the tarsometatarsal joint. J Bone Joint Surg (Am) 45:246–260
2. Anderson HG (1919) The medical and surgical aspects of aviation. Frowde, Oxford University Press, London
3. Arntz CT, Veith RG, Hansen ST (1988) Fractures and fracture-dislocations of the tarsometatarsal joint. J Bone Joint Surg (Am) 70:173–181
4. Bell C (1882) Compound fracture of the os calcis. Edinburgh M J 27:1100
5. Blecher (1907) Luxation aller 3 Keilbeine. Dtsch Z Chir 88:332
6. Böhler L (1957) Die Technik der Knochenbruchbehandlung, Band II/2, 10–13. Aufl. Maudrich, Wien
7. Boyd HB (1939) Amputation of the foot, with calcaneotibial arthrodesis. J Bone Joint Surg 21:997–1000
8. Broca P (1953) Memoire sur les luxations sous-astragaliennes. Mem Soc Chir (Paris) 3:566–656
9. Brodén B (1949) Roentgen examination of the subtaloid joint in fractures of the calcaneus. Acta Radiol 31:85–88
10. Canale ST, Kelly FB (1979) Fractures of the neck of the talus. J Bone Joint Surg (Am) 60:143–156
11. Clark LeG (1855) Fracture of the os calcis. Lancet 1:403
12. Comfort T, Behrens F, Gaither DW (1985) Long-term results of displaced talar neck fractures. Clin Orthop 199:81–87
13. Conn HR (1926) Fractures of the os calcis: diagnosis and treatment. Radiology 6:228
14. Coltart WD (1952) Aviator's atragalus. J Bone Joint Surg (Br) 34:545–566
15. Cooper B (1835) Lectures on the principles and practice of surgery. Banchard and Lea, Philadelphia p 248
16. Cotton FJ, Henderson FF (1916) Results of fractures of the os calcis. Am J Orthop Surg 14:290–298
17. Danis R (1949) Theorie et pratique de l'osteosynthese. Desoer et Masson, Liege

18. Destot E (1911) Traumatisme du pied et rayons X. Masson, Paris
19. Drummond DS, Hastings DE (1969) Total dislocation of the cuboid bone: report of a case. J Bone Joint Surg (Br) 51:716–718
20. Eisendraht DN (1905) Fracture of the os calcis. Ann Surg 41:363
21. Engber WD, Roberts JM (1982) Irreducible tarsometatarsal fracture-dislocation. Clin Orthop 168:102–104
22. English TA (1969) Dislocations of the metatarsal bone and adjacent toe. J Bone Joint Surg (Br) 46:700–704
23. Essex-Lopresti P (1952) Mechanism, reduction technique and results in fractures of the os calcis. Br J Surg 39:395–419
24. Faciszewski T, Burks RT, Manaster BJ (1990) Subtle injuries of the lisfranc joint. J Bone Joint Surg (Am) 72:1519–1522
25. Finsterer H (1908) Ueber Verletzungen im Bereiche der Fußwurzelknochen mit besonderer Berücksichtigung des Os naviculare. Bruns Beitr Klin Chir 59:99–173
26. Florian K (1924) Über seltene Fußverletzungen: Arch Klin Chir 131:474–486
27. Fuhr (1892) Verrenkung im Chopart'Gelenk nach außen. Muench Med Wochenschr 10:159
28. Gallie WE (1943) Subastragalar arthrodesis in fractures of the os calcis. J Bone Joint Surg 25:731–736
29. Gay R, Evrard J (1963) Les fractures recentes du pilon tibial chez l'adulte. Rev Chir Orthop 49:397–512
30. Gissane W (1951) A dangerous type of fracture of the foot. J Bone Joint Surg (Br) 33:535–538
31. Goff CW (1938) Fresh fractures of the os calcis. Arch Surg 36:744–765
32. Hardcastle PH, Reschauer R, Kutscha-Lissberg E, Schoffmann W (1982) Injuries to the tarso-metatarsal joint incidence, classification and treatment. J Bone Joint Surg (Br) 64:349–356
33. Harty M (1973) Anatomic considerations in injuries of the calcaneus. Orthop Clin North Am 4:179–183
34. Hanke J (1988) Luxationsfrakturen des oberen Sprunggelenkes. Hefte Unfallheilkd 190:1–122
35. Hawkins LG (1970) Fractures of the neck of the talus. J Bone Joint Surg (Am) 52:991–1002
36. Heckman JD, Champine MJ (1989) New techniques in the management of foot trauma. Clin Orthop 240:105–114
37. Heim U (1986) Arthrosehäufigkeit nach Osteosynthesen des Volkmannschen Dreiecks bei Malleolarfrakturen. Z Unfallchir Versicherungsmed Berufskr 79:99–113
38. Heim U (1991) Die Pilon-tibiale-Fraktur: Klassifikation, Operationstechnik, Ergebnisse. Springer, Berlin Heidelberg New York Tokyo
39. Heim U, Näser M (1976) Die operative Behandlung der Pilon tibial-Fraktur. Technik der Osteosynthese und Resultate bei 128 Patienten. Arch Orthop Unfallchir 86:341–356
40. Hellpap W (1963) Das vernachlässigte untere Sprunggelenk. Die „Frakturlinie der Supination". Arch Orthop Unfallchir 55:289–300
41. Henke W (1958) Die Luxation der Fußwurzel. Zeitschrift f. rationelle Medizin, 3. Reihe. 2:183–192
42. Hermel MB, Gershon-Cohen J (1953) Radiol 60:850–854
43. Hitzig E (1865) Über die Luxation im Tarso-Metatarsal-Gelenk. Berl Klin Wochenschr 2:393–395
44. Jahna H, Wittich H (1985) Konservative Methoden in der Frakturbehandlung. Urban und Schwarzenberg, Wien, S 454–469
45. Jeffreys TE (1963) Lisfranc's fracture dislocation: a clinical and experimental study of tarso-metatarsal dislocations. J Bone Joint Surg (Br) 45:546–551
46. Judet R, Judet J, Lagrange J (1954) Traitement des fractures du calcaneum compartant une disjunction astragalo-calcaneenne. Mem Acad Chir 80:158–160
47. Kavanaugh H, Brower TD, Mann RV (1978) The Jones fracture revisted. J Bone Joint Surg 60 (Am):776–782
48. Krämer W (1923) Ein Fall von Luxation im Chopartschen Gelenk. Dtsch Z Chir 178:136–139
49. Kuner EH, Lindenmeier HL (1983) Zur Behandlung der Talusfraktur. Kontrollstudie von 262 Behandlungsfällen. Unfallchirurgie 9:35–40
50. Lane WA (1912) The operative treatment of fractures. Med Pub 6, London
51. Lambotte A (1913) Chirurgie operatoire des fractures. Masson, Paris
52. Lauge-Hansen N (1948) Fractures of the ankle. Analytic-historic survey as the basis of new experimental, roentgenologic and clinical investigations. Arch Surg 56:259–317
53. Lauge-Hansen N (1963) Die genetische Reposition und Retention. Zentralbl Chir 88:545–561
54. Leitner B (1952) Behandlungen und Behandlungsergebnisse von 42 frischen Fälle von Luxatio pedis sub talo im Unfallkrankenhaus Wien 1925–50. Ergebnisse Chir Orthop 37:501–577
55. Lenormant C, Wilmoth P, Lecoeur P (1928) A propos du traitement sanglant des fractures du calcaneum. Bull Mem Soc Nat Chir 54:1353–1355
56. Leriche R (1929) Traitement chirurgical des fractures du calcaneum. Bull Mem Soc Nat Chir 55:8–9
57. Lowe J, Yosipovitch Z (1976) Tarsometatarsal dislocation: a mechanism blocking manipulative reduction. J Bone Joint Surg (Am) 58:1029
58. Malgaigne JF (1843) Memoir sur la fracture par ecrasement du calcaneum. J Chir 1:2
59. Manoli A (1990) Compartment syndromes of the foot. Foot Ankle 10:340–344
60. Marti R (1978) Talus und Calcaneusfrakturen. In: Weber BG, Brunner CF, Freuler F (Hrsg) Die Frakturenbehandlung von Kindern und Jugendlichen. Springer, Berlin Heidelberg New York

61. Merle D'Aubigne R (1937) Deux cas de fractures du calcanéum traitées par boulonnage après réduction au moyen de deux broches de Kirschner. Bull Mem Soc Nat Chir 63:784–787
62. Moreau L (1921) Fractures directes du calcaneum. Paris Med 11:305
63. Müller TH (1978) Die Läsionen des Talus. Eine Literatur-Sammelstatistik. Inaugural-Dissertation, Freiburg
64. Müller ME, Allgöwer M, Schneider R, Willenegger H (1969) Manual der Osteosynthese. Springer, Berlin Heidelberg New York
65. Müller ME, Allgöwer M, Schneider R, Willenegger H (1991) Manual of internal fixation. Techniques recommended by the AO-ASIF Group, 3rd Ed. Springer, Berlin Heidelberg New York
66. Murray G (1940) Compression fractures of the os calcis. Canad M A J 42:422–424
67. Myerson M (1987) Acute compartment syndrome of the foot. Bull Hosp J Dis Orthop Inst 47:251
68. Nadal J (1843) Du mecanisme de la fracture du calcaneum. Thesis, Paris, No 64
69. Omoto H, Sakurada K, Sugi M, Nakamura K (1983) A new method of manual reduction for intraarticular fracture of the calcaneus. Clin Orthop 177:104–111
70. Ovadia DN, Beals RK (1986) Fractures of the tibial plafond. J Bone Joint Surg (Am) 68:543–551
71. Palmer I (1948) The mechanism and treatment of fractures of the calcaneus. Open reduction with the use cancellous grafts. J Bone Joint Surg (Am) 30:2–8
72. Petit JL (1723) Fraite de maladies des os. Hocheran, Paris
73. Piednagel (1831) Journ. univ. et hebdom. T II:208
74. Pirogoff NI (1864) Grundzüge der allgemeinen Kriegschirurgie. Vogel, Leipzig
75. Pott P (1768) Some few general remarks on fractures and dislocations. London, p 59
76. Pridie KH (1946) A new method of treatment for severe fractures of the os calcis. Surg Gynecol Obstet 82:671–675
77. Quenu E, Küss G (1909) Etudes sur le luxations du metatarse. Rev Chir 39:281, 720, 1093
78. Revenko TA (1977) An operation to salvage the troublesome midtarsal amputation. SICOT, Int Orthop 1:70–71
79. Reynolds Mc IS (1972) Open reduction and internal fixation of calcaneal fractures. J. Bone Joint Surg (Br) 54:176–177
80. Rheinbaben v. M (1993) Fußfrakturen bei PKW-Insassen. Dissertation, Med. Hochschule Hannover (im Druck)
81. Rüedi Th, Allgöwer M (1978) Spätresultate nach operativer Behandlung der Gelenkbrüche am distalen Tibiaende (sog. Pilon-Frakturen). Unfallheilkunde 81:319–323
82. Rowe CR, Sakellarides HT, Sorbie C, Freeman PA (1963) Fractures of the os calcis: long-term follow-up study of 146 patients. JAMA 184:920–923
83. Schiller MG, Ray RD (1970) Isolated dislocation of the medical cuneiform bone – a rare injury of the tarsus. J Bone Joint Surg (Am) 52:1632–1636
84. Schlein U (1991) Luxationen und Luxationsfrakturen der Subtalar-, Chopart- und Lisfranc-Gelenke. Dissertation, Med. Hochschule Hannover
85. Sneppen O, Christensen SB, Krogsoe O, Lorentzen J (1977) Fracture of the body of the talus. Acta Orthop Scand 48:317–324
86. Soubeyran P, Rives A (1913) Fractures du calcanéum. Rev de Chir. 47:429–473
87. Sommer R (1928) Die traumatischen Verrenkungen der Gelenke. 14. Teil. Enke, Stuttgart, S 431–531
88. Stealy JH (1909) Fracture of the astragalus. Surg Gynecol Obstet 8:36–48
89. Steffen L (1892) Luxation im Lisfrac'schen Gelenk mit Interposition der Sehne des M. tib. ant. Dtsch Z Chir 47:619
90. Suren EG, Zwipp H (1989) Luxationsfrakturen im Chopart- und Lisfranc-Gelenk. Unfallchirurg 92:130–139
91. Swiontkokwski MF (1990) Limb reconstruction or primary amputation in massive lower extremity trauma? The development of a decision making scale AO/ASIF dialogue, Vol III, Issue I, June 1990, pp 1–4
92. Swoboda B, Scola E, Zwipp H (1991) Operative Behandlung und Spätergebnisse des Fußkompartmentsyndroms. Unfallchirurg 94:262–266
93. Syme J (1848) Contributions of the pathology and practice of surgery. Sutherland and Knox, Edinburgh
94. Szyszkowitz R, Reschauer R, Seggl W (1985) Eightyfive talus fractures treated by ORIF with five to eight years of follow-up study of 69 patients. Clin Orthop 199:97–106
95. Thoren O (1964) Experimental os calcis fractures on autopsy specimens. Acta Chir Scand [Suppl] 70:11
96. Trillat A, Lerat J, Leclerc P, Schuster P (1976) Les fractures-luxations tarso-metatarsiennes. Rev Chir Orthop 62:685–702
97. Trojan E, Jahna H (1956) Zur Behandlung der Stauchungsbrüche am distalen Unterschenkelende. Klin Med 11:313–317
98. Tscherne H (1986) Management der Verletzungen am distalen Unterschenkel und Fuß. Langenbecks Arch Chir 369–539
99. Tscherne H, Zwipp H (1992) Calcaneal Fractures. In: J Schatzker, H Tscherne (eds) Major fractures of the pilon, talus and calcaneus. Springer, Berlin Heidelberg New York, Tokyo, pp 154–174
100. Warwick CK, Bremner AE (1953) Fractures of the calcaneum. J Bone Joint Surg (Br) 35:33–45
101. Weber BG (1966) Die Verletzungen des oberen Sprunggelenkes, II. Aufl. 1972. Huber, Bern Stuttgart Wien
102. Westhues H (1934) Eine neue Behandlungsmethode

der Kalkaneusfraktur. Arch Orthop Unfallchir 35:121–128
103. Whiteside GS (1918) A case of fracture of the os calcis. US Nav M Bull 12:267
104. Wilson DW (1972) Injuries of the tarsometatarsal joints. J Bone Joint Surg (Br) 54:677–686
105. Wülker N, Zwipp H, Tscherne H (1991) Experimentelle Untersuchung zur Klassifikation von intraartikulären Fersenbeinfrakturen. Unfallchirurg 94:198–203
106. Zwipp H, Oestern JH (1983) Die Knorpelläsion am oberen Sprunggelenk – eine häufig verkannte Verletzung? Hefte Unfallheilkd 165:241
107. Zwipp H, Tscherne H, Wülker N (1988) Osteosynthese dislozierter intraartikulärer Calcaneusfrakturen. Unfallchirurg 91:507–515
108. Zwipp H, Tscherne H, Wülker N, Grote R (1989) Der intraartikuläre Fersenbeinbruch. Unfallchirurg 92:117–129
109. Zwipp H, Scola E, Schlein U, Riechers D (1991) Verrenkungen der Sprunggelenke und der Fußwurzel. Hefte Unfallheilkd 220:81–82
110. Zwipp H, Ranft T (1991) Fehlverheilte kindliche Frakturen im Fußbereich. Orthopäde 20:374–380
111. Zwipp H (1992) Severe foot trauma in combination with talar injuries. In: Schatzker, J, Tscherne H (eds) Major fractures of the pilon, talus and calcaneus. Springer, Berlin Heidelberg New York Tokyo, pp 124–135

4. Frakturen – fehlverheilt (Korrektur/Arthrodese)

„Und griff ihn bey der rechten Hand, und richtete ihn auf. Alsobald standen seine Schenkel und Knöchel vest"

Apostelgeschichte 3,7

4.1. Supramalleolare Korrekturen

Eine Fehlstellung der oberen Sprunggelenksebene zur Gesamtbeinachse führt zu einer biomechanisch-relevanten Fehlbelastung des ganzen Fußes. Mit einer posttraumatischen Früharthrose im oberen und hinteren unteren Sprunggelenk muß besonders bei Varus-/Valgusfehlstellung gerechnet werden. Anschlußarthrosen im Chopart-/Lisfranc-Gelenk sind bei kompensatorischer Hyperpronation-/supination des Vorfußes ebenfalls möglich. Supramalleolare Ante-/Rekurvationsfehlstellungen mit konsekutivem Spitz- oder Hackenfuß sind praearthrotische Deformitäten. Auch Drehfehler des supramalleolären Unterschenkels können zwangsläufig zum Pes valgo planus (vermehrte Innenrotation) oder zum Pes cavus (vermehrte Außenrotation) führen. Deshalb müssen bei supramalleolaren Korrekturen alle 3 Ebenen überprüft und ggf. korrigiert werden.

Varus-Valgus-Fehlstellungen sowie Ante-/Rekurvationsfehler sind radiologisch leicht erfaßbar, Drehfehler können nach der Methode von Clementz [4] oder mittels CT [5] erfaßt und exakt evaluiert werden (Abb. 4.1).

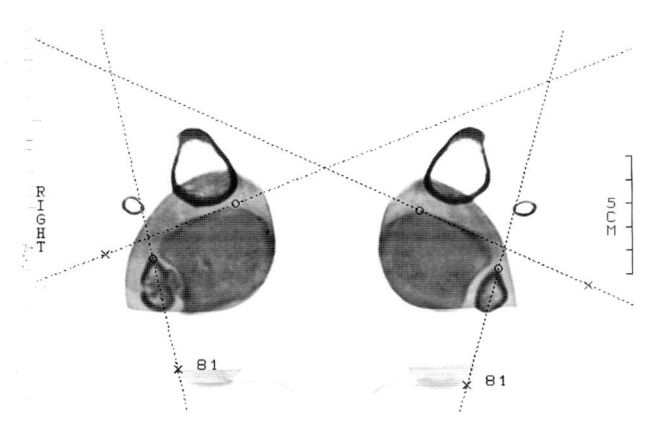

Abb. 4.1. Drehfehler-CT-Bestimmung bei fehlverheilten Außenknöchelfrakturen. Zur Vermeidung von Fehlbestimmungen ist es wichtig, exakt in der seitengleichen Höhe beider Sprunggelenke zu schichten und identische Tangenten an der Tibiavorderkante anzulegen. In diesem Fall kein nachweisbarer Rotationsfehler bei diskreter Erweiterung und heterotoper Ossifikation der Incisura fibularis rechts

Konservativ behandelte supramalleolare Stauchungsbrüche, operativ versorgte Pilonfrakturen mit gut rekonstruiertem Gelenk aber fehlverheilter Gelenkebene und kindliche OSG-Frakturen mit vorzeitiger einseitiger Epiphysiodese, sind die häufigsten Indikationen der insgesamt seltenen supramalleolaren Fehlstellungen im OSG-Bereich.

Supramalleolare Pseudarthrosen nach konservativer Behandlung oder Infekt-Defekt-Pseudarthrosen nach operativem Vorgehen erfordern insbesondere bei schlechten Weichteilverhältnissen und/oder sklerosierten Knochenarealen ein differenziertes Vorgehen.

a) Supramalleolare Osteotomie (extraartikuläre Fehlstellung)

Je nach Beinlängendifferenz, Weichteil- und Knochensituation sollten Technik (open/closed wedge), Implantatwahl (Fixateur externe, Platte, Schrauben) und Osteotomiehöhe (abhängig von Sklerosezonen) variiert werden. Vorzugsweise erfolgt die Osteotomie der Tibia von medial im spongiösen Bereich so nahe zum Gelenk, daß mindestens 2 Schrauben der anzulegenden 3.5er DCP das distale Fragment gut fassen.

Bei Korrekturen von über 10 Grad muß in der Regel zusätzlich die Fibula über einen gesonderten kleinen lateralen Zugang osteotomiert und mit interfragmentärer Zugschraube oder 4-Loch-Drittelrohrplättchen stabilisiert werden (Abb. 4.2 und 4.3).

b) Supramalleolare Osteotomie (extraartikuläre Fehlstellung und/oder Pseudarthose)

Schlechte Weichteile, besonders in der Knöchelgegend, erfordern bei notwendiger Korrektur den dorsalen Zugang. Das Risiko einer Weichteil-/Knocheninfektion ist hierbei minimiert, da vitale Weichteile in der Regel vorhanden sind, die zudem das Implantat gut bedecken (Abb. 4.4). Sehr gelenknahe Pseudarthosen mit oder ohne Fehlstellungen, insbesondere bei schlechten Weichteilen und/oder Osteoporose sind ideale Indikationen für den Ilizarov-Apparat (Abb. 4.5).

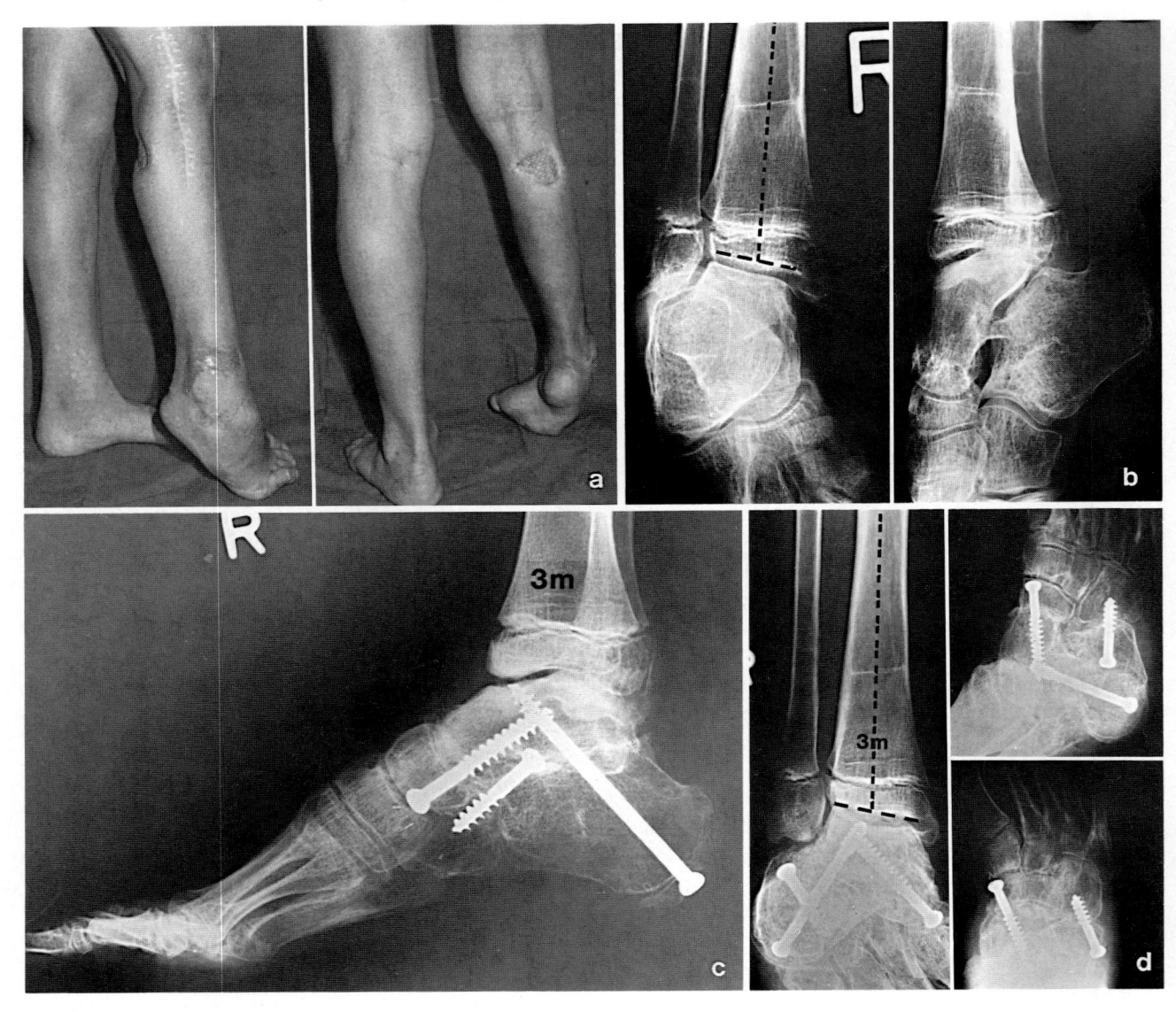

172 Frakturen – fehlverheilt (Korrektur/Arthrodese)

Abb. 4.2 a–d

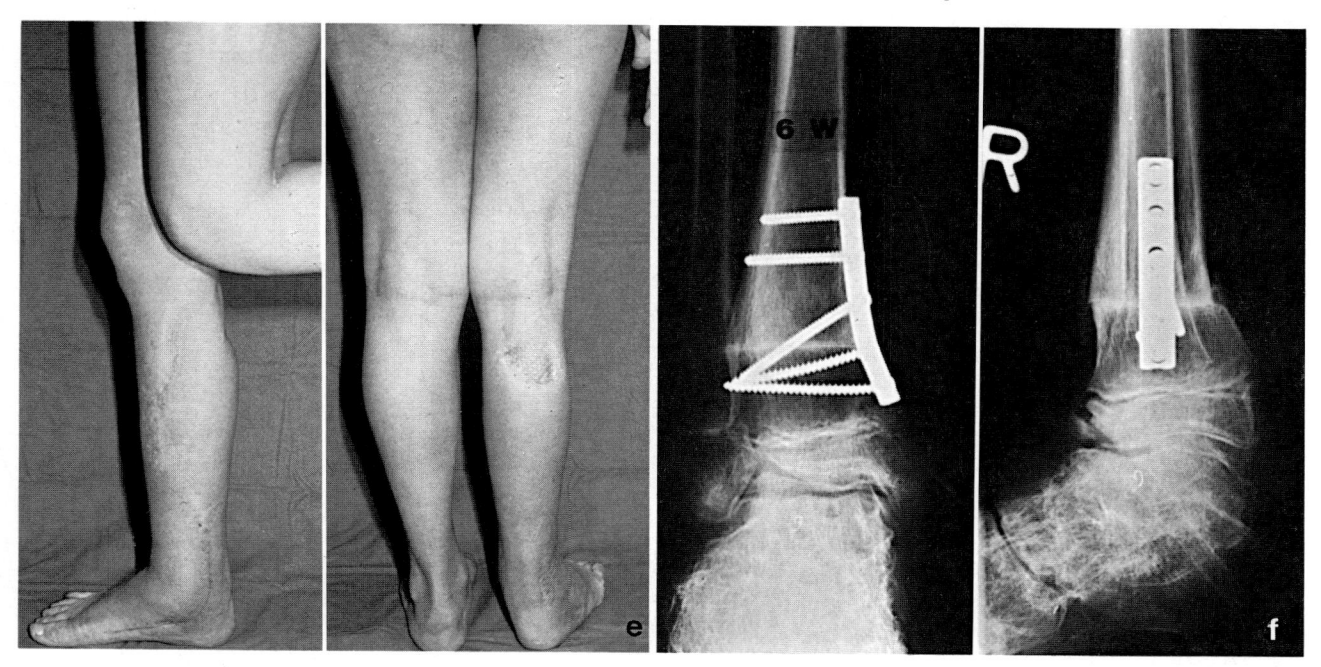

Abb. 4.2 e, f

Abb. 4.2. Supramalleolare, offene Tibia-wedge-Osteotomie bei einem 14-jährigen Jungen nach vorausgegangener komplexer Fußrekonstruktion. **a** Im Rahmen eines Polytraumas hatte der seinerzeit 12-jährige Junge bei offener Tibiakopffraktur mit Läsion der A. poplitea ein Kompartement-/Postischämie-Syndrom erlitten, das konsekutiv zu einem schweren postischämischen Pes equino varus führte. **b** Im Sprunggelenks- und Fußbereich bestanden keine knöchernen Läsionen. Durch die komplexe Fußfehlstellung war es zur konsekutiven Valgusfehlstellung im OSG gekommen. **c** 3 Monate nach rekonstruktiver Triple-Arthrodese ist der Fuß in einer guten Stellung. Auch am Talus ist durch die langdauernde Fehlbelastung die Deformität erkennbar. **d** Der Valgus ist jetzt mit 10° in der Sprunggelenksebene deutlicher als zuvor erkennbar, was klinisch (**e**), insbesondere durch den Rückfußvalgus auffällt und der dringlichen Korrektur bedarf. **f** 6 Wochen nach Schraubenentfernung und 10° varisierender open-wedge-Osteotomie supramalleolar ist die OSG-Achse gut korrigiert. Die posttraumatische Talusdeformität tritt deutlich in Erscheinung. Besonders bei notwendigen Triple-Arthrodesen der unteren Sprunggelenke ist eine korrekte OSG-Achse Grundvoraussetzung zur Vermeidung von Anschlußarthrosen im OSG

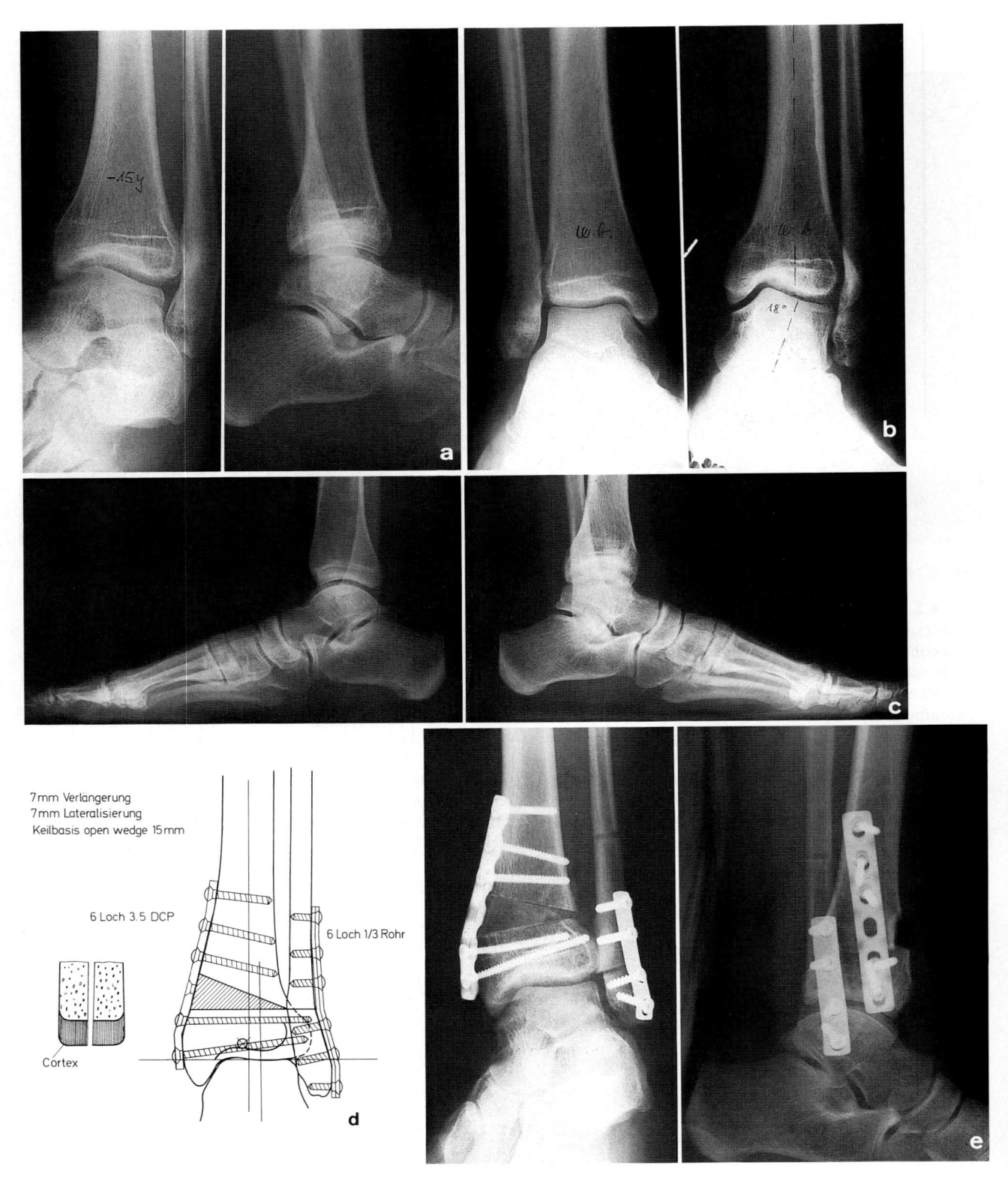

Abb. 4.3. Bimalleoläre OSG-Korrektur. **a** 15 Jahre nach kindlicher OSG-Luxationsfraktur ist es vermutlich durch vorzeitige mediale Epiphyseodese zur erheblichen Varusfehlstellung im OSG gekommen. **b** Besonders die weight-bearing-Aufnahmen des oberen Sprunggelenkes ap zeigen die Pathologie im OSG mit 18° Varus und relativem lateralem shift. **c** Die Belastungsaufnahmen seitlich zeigen ebenfalls die Fehlstellung im OSG und die konsekutive Varusfehlstellung im Rückfuß mit klaffendem dorsalem Subtalargelenkspalt. **d** Die praeoperative Planung läßt erkennen, daß nur eine open-wedge-Osteotomie mit 15 mm Keilbasis normale Achsen- und Längenverhältnisse erwarten läßt. **e** Das intraoperative Röntgenbild zeigt die korrigierte Tibiaachse und kongruente Fibula, die entgegen der Planung aufgrund der Rigidität im Syndesmosenbereich auf Gelenkhöhe durchgeführt werden mußte, um eine Kongruenz zwischen Talus und Fibula zu erhalten

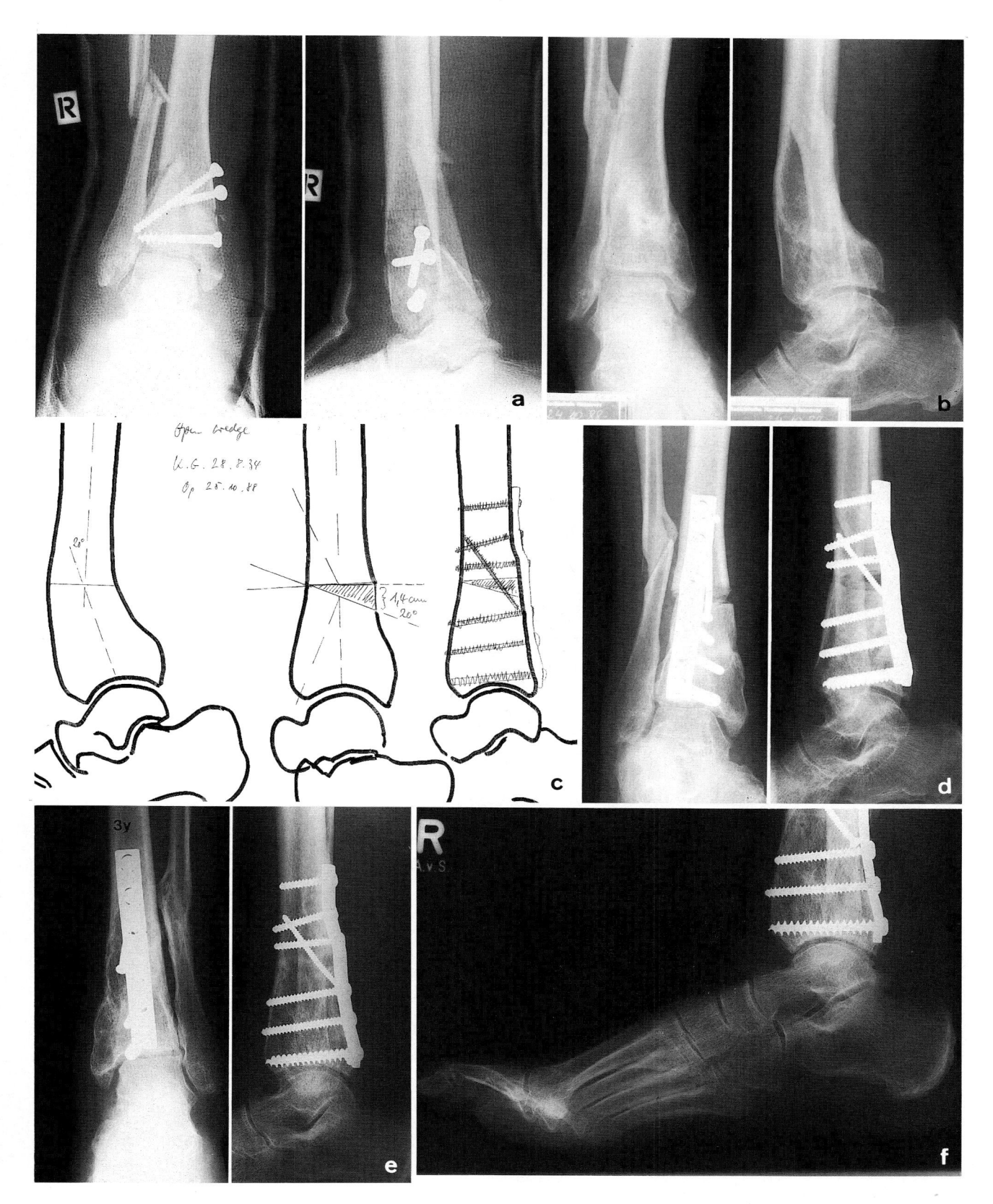

Abb. 4.4. Supramalleolare Korrekturosteotomie mit dorsaler Plattenlage bei schlechten Weichteilverhältnissen. **a** Wegen schlechter Weichteile auswärtige Minimalosteosynthese und Gipsbehandlung mit programmierter Fehlverheilung. **b** Die 46-jährige Patientin kommt 2 Jahre nach dem Unfall mit 6° Valgus- und 20° Antekurvationsfehlstellung und OSG-Beschwerdesymptomatik zur Behandlung. **c** Aufgrund der schlechten Weichteile und der Hautpathologie in der seitlichen Ebene wird eine dorsale Plattenlage geplant. Zur Wiederherstellung der exakten Beinlänge ist eine open wedge-Osteotomie mit Keilbasishöhe von 14 mm notwendig. **d** Kontrollbild nach Korrektur mit zusätzlich notwendiger Schrägosteotomie der Fibula besteht eine nur geringgradige posttraumatische OSG-Arthrose bei korrekten Achsenverhältnissen, voller Beweglichkeit und klinischer Beschwerdefreiheit, 3 Jahre postoperativ (**e, f**)

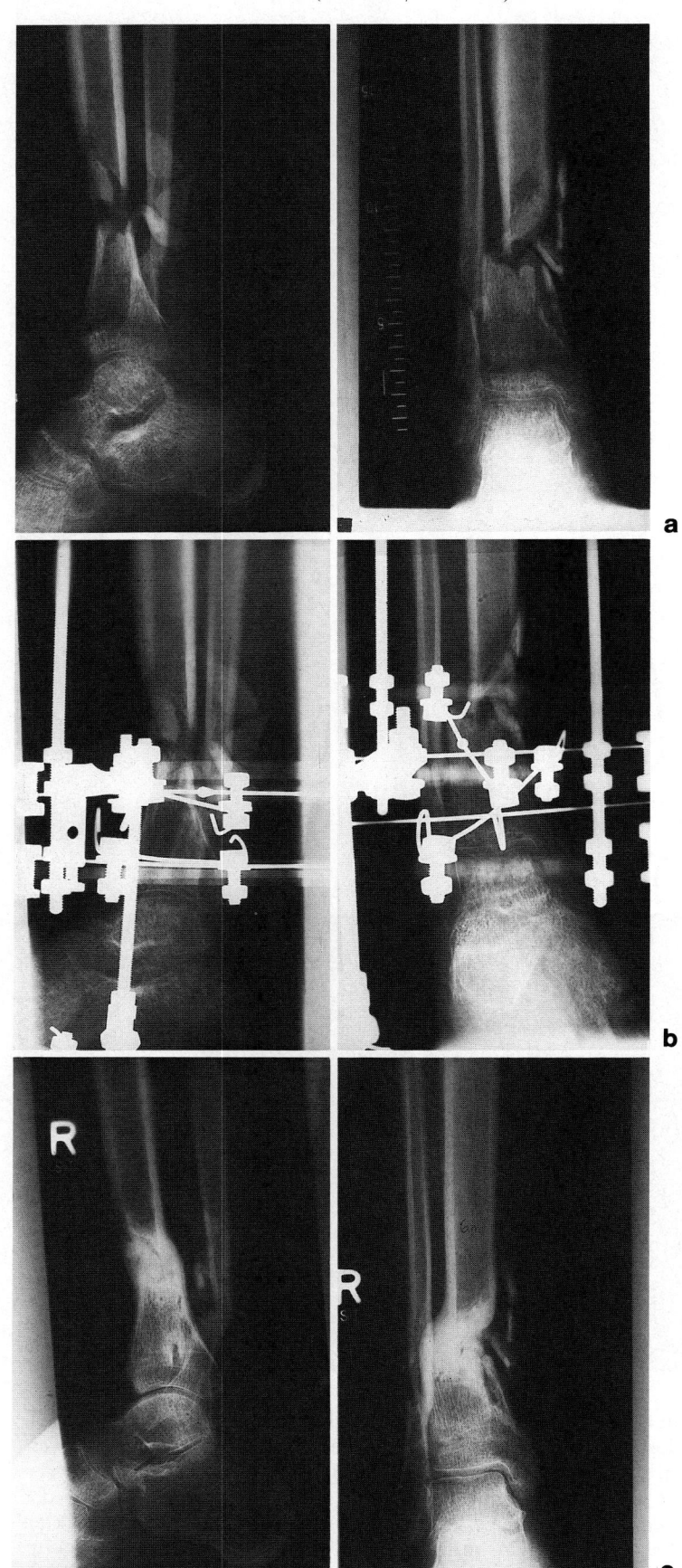

Abb. 4.5. Atrophe Pseudarthrose des distalen Unterschenkel bei einem 20-jährigen Patienten 5 Monate nach auswärtiger konservativer Behandlung mit schwerster Inaktivitätsosteoporose des gesamten Unterschenkels und Fußes. **a** Aufgrund der OSG-Nähe und der hochgradigen Osteoporose Entschluß zum Ilizarov-Procedere (**b**). **c** Stabile Verheilung mit Rekalzifizierung nach 6 Monaten

4.2. Malleolare OSG-Rekonstruktion

Fehlverheilungen der Malleoli mit konsekutiver Gelenkinkongruenz, Pseudarthrosen nach konservativer Behandlung und Infekt/Defekt-Situationen mit oder ohne Fehlstellung der Malleoli erfordern die möglichst frühzeitige Korrektur, um die zwangsläufige OSG-Arthrose und posttraumatische Anschlußarthrosen zu verhindern oder zeitlich hinauszuzögern.

a) Achsenfehler der Malleoli

Sie betreffen meist den Außenknöchel, der bei unzureichender Reposition oder Retention in der Regel unter Verkürzung, Außenrotation und Valgusposition fehlverheilt. Dadurch fehlt lateral der exakte Gabelschluß, der Talus subluxiert nach lateral und in Valgusposition. Bei der seltenen Fibulaverlängerung kippt der Talus in Varusstellung. Frühkorrekturen bei konservativer Behandlung sollten noch vor Auftreten der posttraumatischen Knochendystrophie, bei operativer Vorbehandlung sofort nach Erkennen der inadäquaten Osteosynthese erfolgen. Spätkorrekturen sind erfahrungsgemäß vor Manifestation einer Sekundärarthrose am erfolgreichsten.

Während nach Weller und Knapp [9] Patientenalter, Ausmaß der Fehlstellung und Zeitpunkt der Korrektur den Erfolg der Rekonstrukton bestimmen, sind nach Rosen [11] initiale Behandlungsart, Patientenalter, Frakturtyp und Ausmaß der Fehlstellung nicht in Relation zum Erfolg zu stellen. Nach Rosen [11] sind falsche chirurgische Techniken, die definitive Qualität der Rekonstruktion und der Gelenksitus (Knorpel) sicher korrelierend zum Operationserfolg, wobei für diesen Autor selbst der Zeitfaktor fraglich erscheint. Nach Weller und Knapp [9] ist das funktionelle Resultat nach Korrektur einer fehlverheilten Weber-B-Fraktur in 52% der Fälle sehr gut und gut, nach Weber-C-Fraktur nur in 43%, nach Pilon-Faktur nur in jedem 5. Fall.

Für die *praeoperative Planung* sind besonders exakte ap-Aufnahmen des oberen Sprunggelenkes im Seitenvergleich bei 20 Grad Innenrotation bedeutsam, um medial und lateral das Gelenk voll einsehen zu können. Bei Normvarianten des OSG muß gelegentlich mehr oder weniger innengedreht werden, um eine optimale Darstellung der sog. Weber-Nase und Weber-Linie zu erhalten. Hilfreich zur Fibulalängenbestimmung ist auch der tangierende Zirkel von Processus fibularis und Außenknöchelspitze (Abb. 4.6).

Bei komplexeren Fehlstellungen und/oder heterotopen Ossifikatonen der Syndesmose gibt ein transversales CT im Seitenvergleich wertvollen Aufschluß (Abb. 4.7).

Für die *operative Korrektur* sind neben Achsen- und Rotationskorrektur in erster Linie der absolut

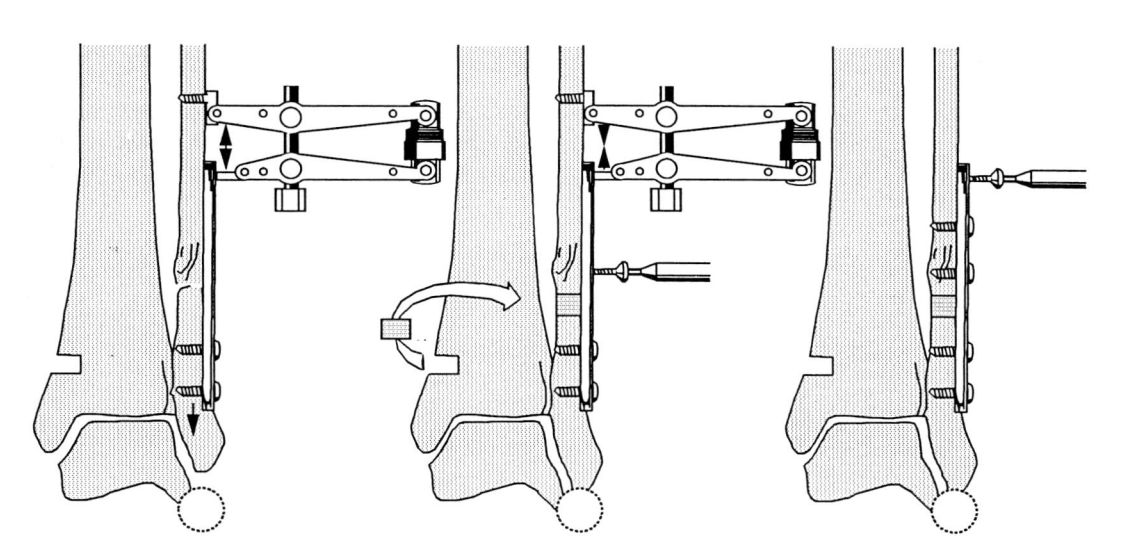

Abb. 4.6. Korrekturosteotomie des Außenknöchels bei Fehlverheilung. Intraoperativ ist neben Beachtung der sog. Weber-Nase und Weber-Linie die absolute Parallelität von Außenknöchel und lateraler Taluswand wichtig. Ist dies erreicht, ergibt sich ein Zirkel, der Processus fibularis und Außenknöchelspitze exakt kreisförmig tangiert

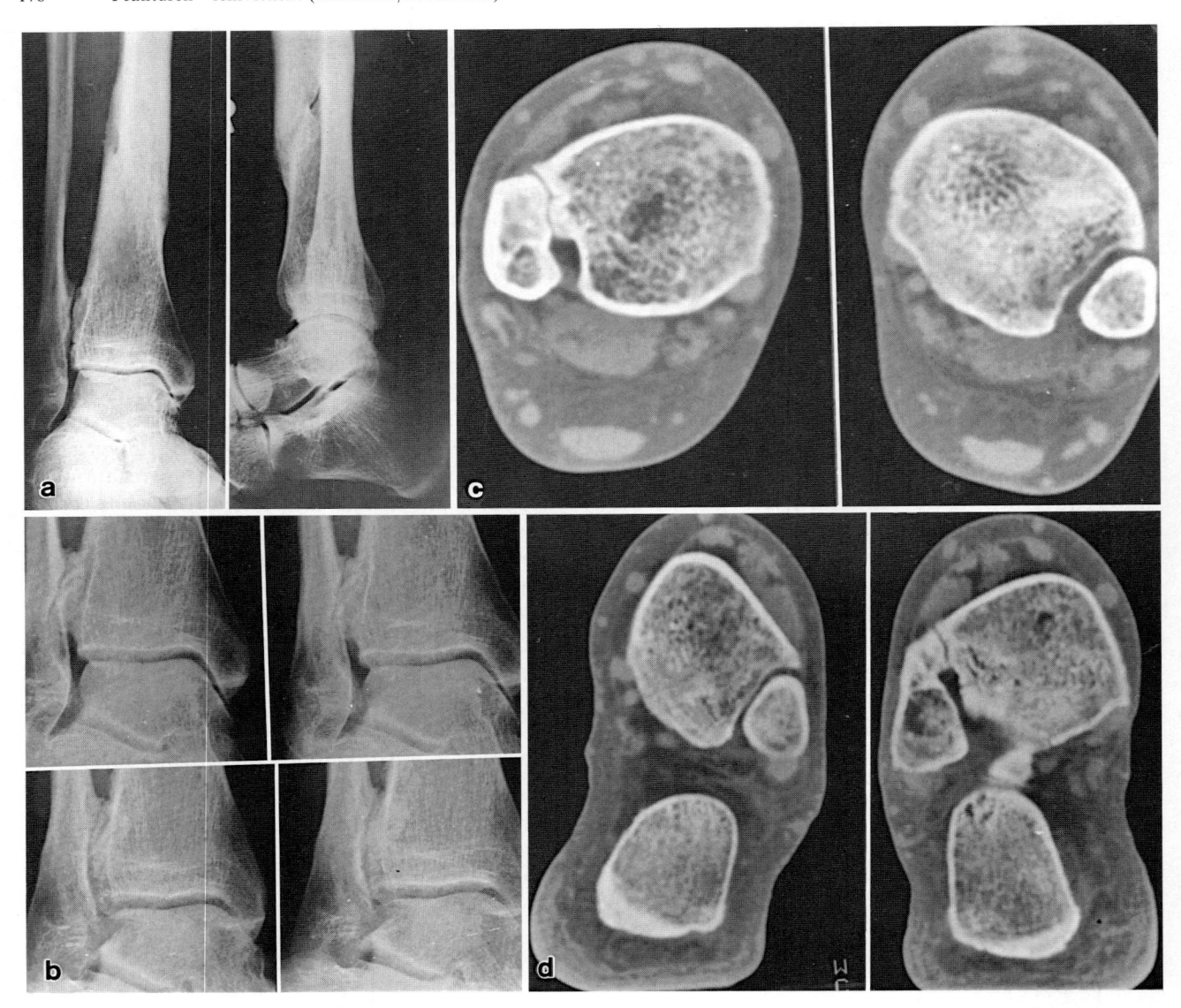

178   Frakturen – fehlverheilt (Korrektur/Arthrodese)

Abb. 4.7. Heterotope Ossifikation der tibio-fibularen Syndesmose 3 Jahre nach distaler Unterschenkelfraktur. **a** Übersichtsaufnahme schwer zu beurteilen. **b** Drehzielaufnahmen zeigen besser die Pathologie. **c, d** Erst das praeoperative CT zeigt deutlich die synostotische Verbindung zwischen Fibula und Tibia bei klinisch relevanter tibio-fibularer Funktionsstarre

korrekte Längenausgleich bedeutsam, der intraoperativ bei liegendem Distraktor (Abb. 4.6) überprüft werden muß. Ist damit besonders bei Spätkorrektur die Talussubluxation nicht behebbar, muß über einen zusätzlichen medialen Zugang das zwischenzeitlich entstandene Pannusgewebe aus dem medialen Gelenkspalt entfernt werden. Abb. 4.8 zeigt die Möglichkeiten einer erfolgreichen Korrektur bei kindlicher Fehlverheilung.

b) Pseudarthrosen der Malleoli

Nach Beck [1] sind Pseudarthrosen des Innenknöchels 4 × häufiger als die des Außenköchels und bei operativer Behandlung heute kaum mehr beobachtbar. Noch in der Aera der konservativen Behandlung sah Riess [10] immerhin 30% Pseudarthosen, bei Pronationsfrakturen sogar 63%. Heute, bei meist primär operativer Behandlung sind am ehesten Infekt-Defekt-Pseudarthrosen beobachtbar, die ein differenziertes Vorgehen erfordern.

Die *Innenknöchelpseudarthrose* kann durch Anfrischung, Spanbolzung und stabile Schrauben- oder Zuggurtungsosteosynthese erfolgreich behandelt werden (s. Abb. 4.9).

Die *Außenknöchelpseudarthrose* ist meist mit relevanter Fehlstellung verbunden. Achse, Länge und Rotation müssen korrigiert, sklerotische Zonen sollten angefrischt und mit Spongiosa aufgefüllt werden, um zuletzt mit einer stabilen Osteosynthese (3.5er DCP oder Rekonstruktionsplatte) die sichere Ausheilung zu garantieren (Abb. 4.10).

Infekt-Defekt-Pseudarthrosen, die am ehesten nach schwerem initialen Weichteiltrauma im Rahmen operativ versorgter Frakturen zu beobachten sind, unterliegen den Prinzipien der Osteitisbehandlung wie am übrigen Skelett auch: Debridement, Sequestrektomie, Segmentresektion, temporäre PMMA-Ketteneinlage, Verfahrenswechsel auf Minifixateur, sekundärer Knochenaufbau, evtl. plastische Weichteildeckung (Abb. 4.11).

Septische Knochennekrosen des Außenknöchels erfordern nach notwendiger, vollständiger Außenknöchelresektion aus Stabilitätsgründen i.d.R. die ein- oder zweitzeitige OSG-Arthrodese (Abb. 4.12). Bei septischer Innenknöchelnekrose kann trotz totaler Resektion des Malleolus medialis im Sinne des radikalen Debridements ein stabiles Gelenk erhalten bleiben, was lateral selten gegeben ist (Abb. 4.13).

c) Intraartikuläre Fehlverheilungen (disloziertes Volkmann-Dreieck)

Korrektureingriffe sind hier dringlich und zeitlich limitiert, da nach Konsolidation (>6 Wochen) praktisch unmöglich. Abb. 4.14 zeigt eine erfolgreiche Frühkorrektur (nach 4 Wochen) über einen dorsalen Zugang bei prekärer Weichteilsituation medial.

d) Heterotope Ossifikationen

Nicht selten kommt es im suprasyndesmalen Bereich trotz korrekter operativer Versorgung und anatomischer Ausheilung der Fibulafraktur zu heterotopen Ossifikationen, die eine tibio-fibulare Funktionsstarre verursachen. Ein praeoperatives CT zeigt deutlich die Pathologie, die das notwendige Bewegungsspiel der Fibula einschränkt und die praearthrotische Deformität bedingt. Nur die radikale operative Auflösung und frühfunktionelle Nachbehandlung können physiologische Verhältnisse wiederherstellen (Abb. 4.8).

e) posttraumatische Syndesmoseninsuffizienz

Eine Knöchelgabelinstabilität ist in der Regel rein mechanisch bedingt (Abb. 4.15). Eine ligamentäre Insuffizienz der Syndesmosenhaft ist als Rarität anzusehen (Abb. 4.16). Nur bei sicherem Ausschluß eines mechanischen Problems kommt bei Beschwerden eine Ersatzplastik, z.B. nach Castaing [3] in Frage.

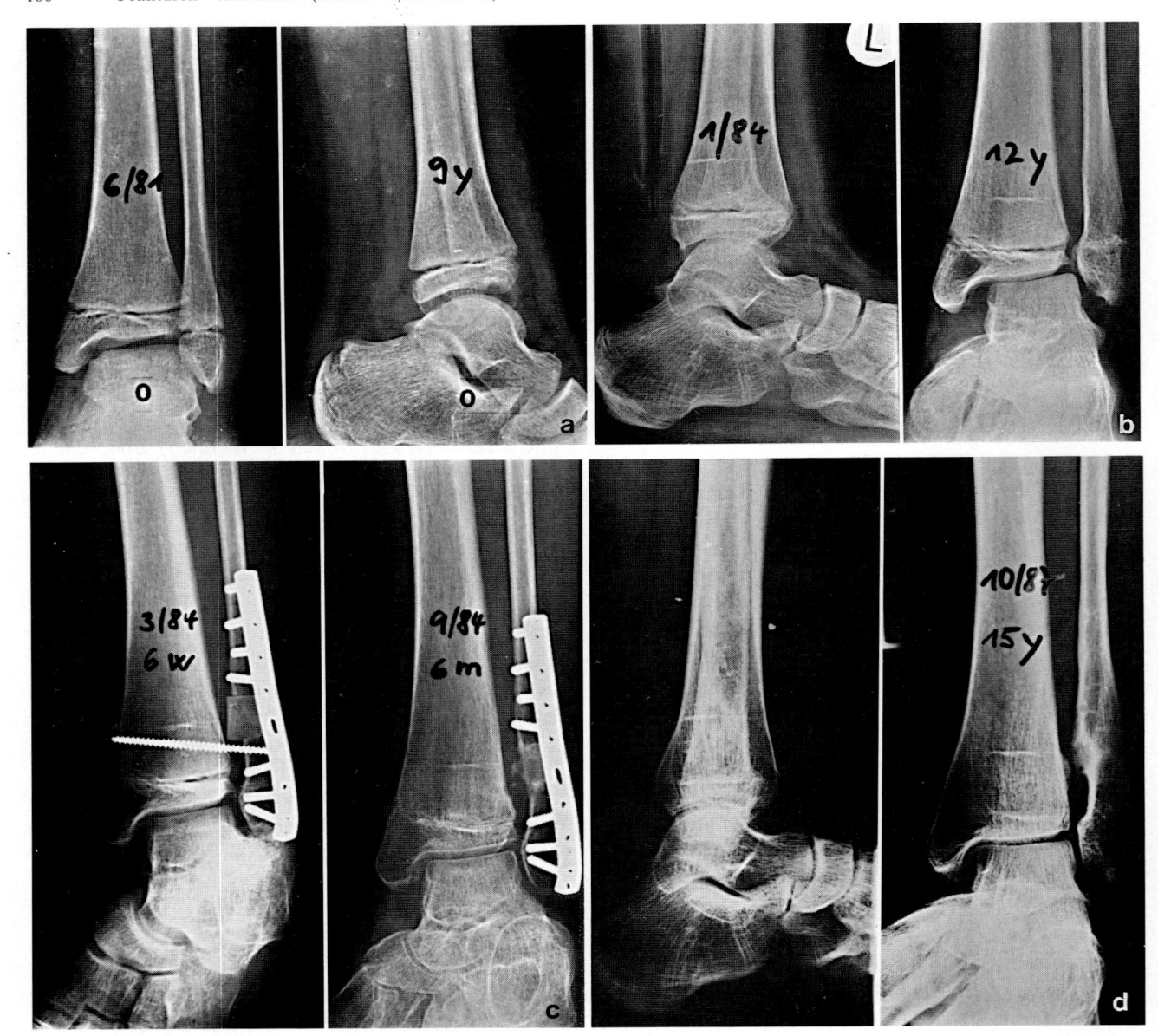

Abb. 4.8. Fibulakorrektur am wachsenden Skelett. **a, b** 3 Jahre nach Crush-Verletzung der Außenknöchelwachstumszone ist es hier zur vorzeitigen Epiphysiodese mit Minderwachstum und lateraler Subluxation des Talus gekommen, so daß bei dem jetzt 12-jährigen Mädchen eine praeliminäre Korrekturosteotomie notwendig wird. **c** Homologe Spaninterposition von 12 mm und temporäre Stellschraube zum Gabelschluß. 6 Monate später besteht eine stabile Gabel mit exakter Fibulalänge. **d** Nach nahezu vollständigem Abschluß des Wachstums ist bei dem jetzt 15-jährigen Mädchen die Fibula erneut um 2 mm zu kurz, der Gabelschluß ist gut, eine Zweitkorrektur bei vollständiger Beschwerdefreiheit wird vorerst von den Eltern abgelehnt

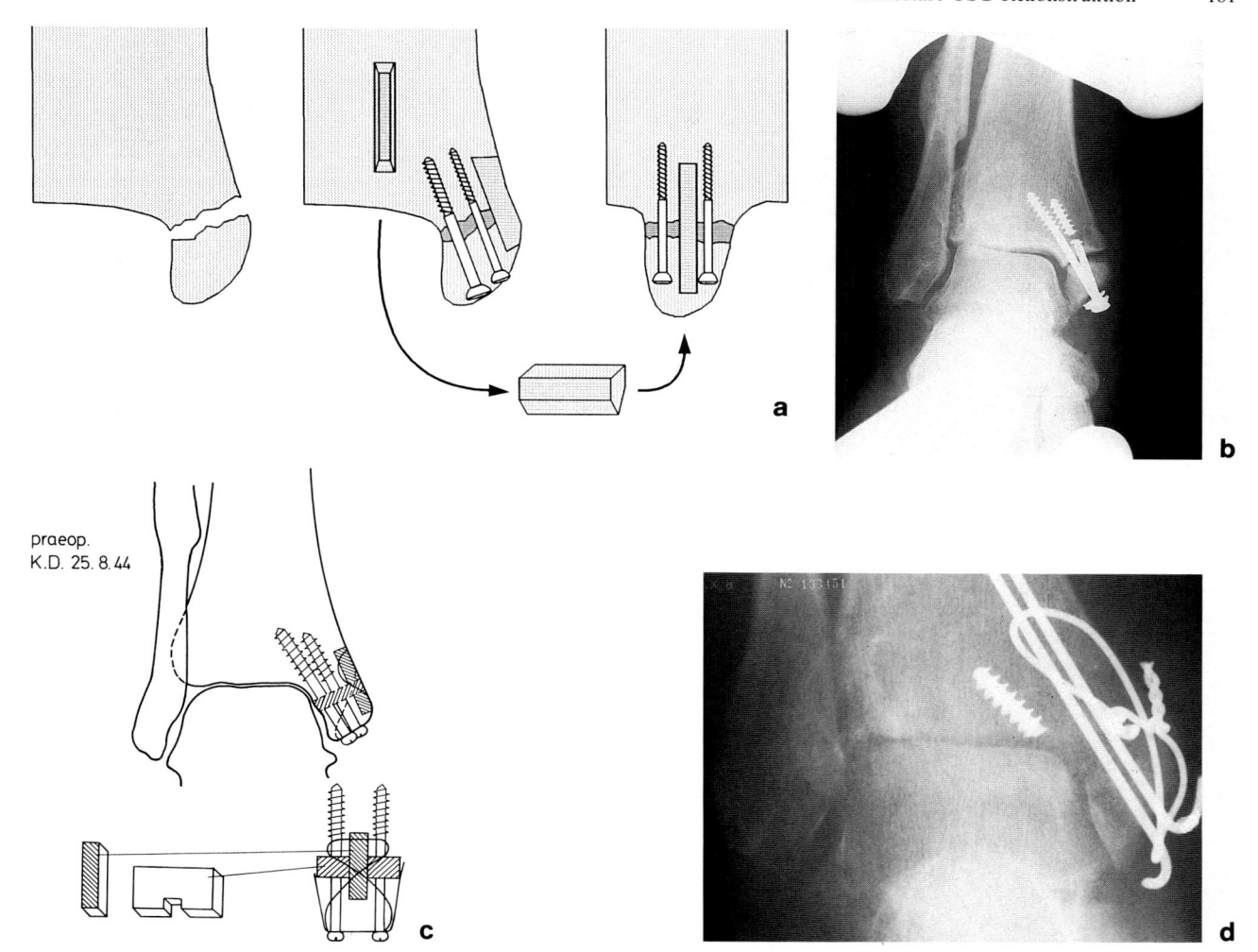

Abb. 4.9. Korrektur einer Innenknöchelpseudarthrose. **a** Schematische Darstellung des ipsilateralen corticospongiösen Block-Transfers und Innenknöchelverschraubung. **b** Innenknöchelpseudarthrose 6 Monate nach auswärtiger Behandlung einer bimalleolären OSG-Luxationsfraktur mit nur operativer Versorgung des Innenknöchels. Bereits fortgeschrittene Arthrose im lateralen tibio-talaren Kompartiment bei relativer Syndesmoseninstabilität. **c** Praeoperativ Planung mit kreuzförmiger cortico-spongiöser Spaninterposition zur Korrektur der Länge und der rascheren Verheilung. **d** Aufgrund des kleinen Innenknöchelfragmentes und der ausgeweiteten Schraubenlöcher ist eine stabile Fixation nur mit einer Zuggurtung erzielbar, die in der Schichtaufnahme 6 Monate postoperativ die knöcherne Konsolidierung mit festem Gabelschluß erkennen läßt

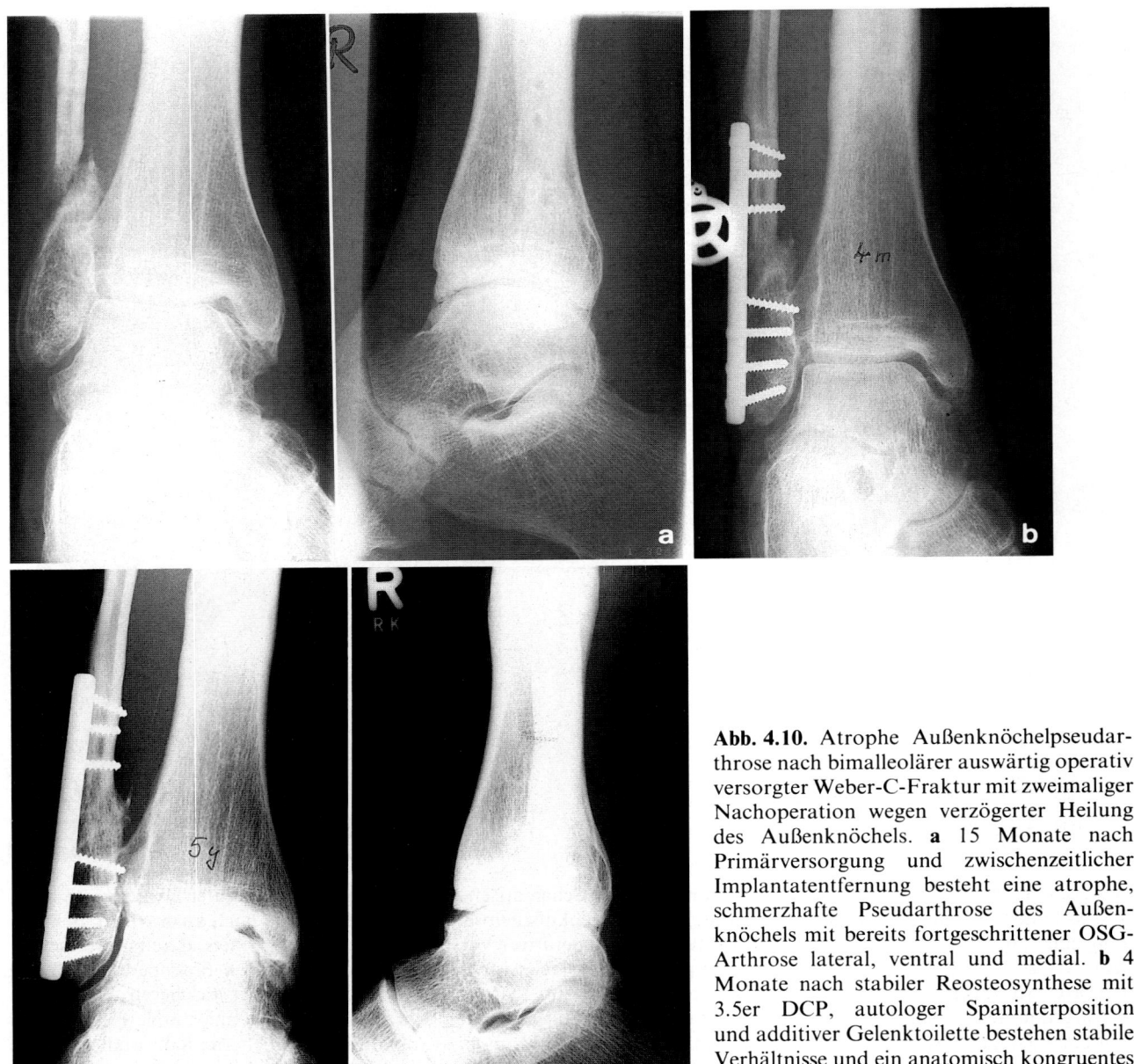

Abb. 4.10. Atrophe Außenknöchelpseudarthrose nach bimalleolärer auswärtig operativ versorgter Weber-C-Fraktur mit zweimaliger Nachoperation wegen verzögerter Heilung des Außenknöchels. **a** 15 Monate nach Primärversorgung und zwischenzeitlicher Implantatentfernung besteht eine atrophe, schmerzhafte Pseudarthrose des Außenknöchels mit bereits fortgeschrittener OSG-Arthrose lateral, ventral und medial. **b** 4 Monate nach stabiler Reosteosynthese mit 3.5er DCP, autologer Spaninterposition und additiver Gelenktoilette bestehen stabile Verhältnisse und ein anatomisch kongruentes Gelenk. **c** 5 Jahre später ist die Arthrose nur mäßig weiter fortgeschritten. Bei klinisch subjektiver Beschwerdefreiheit wurde selbst die empfohlene Implantatentfernung abgelehnt

Abb. 4.11. Aseptische partielle Fibulanekrose bei Implantat-Overkill. **a** Monomalleoläre spiralförmige Weber-C-Fraktur mit erstgradigem Weichteilschaden bei einem 33-jährigen Patienten. **b** 3 Monate postoperativ ist noch keine sichere Verheilung der Knöchelfraktur erkennbar (Pfeile). **c** Bei persistierender Schwellneigung und Schmerzhaftigkeit zeigt die 5-Monats-Kontrolle bei der Schichtaufnahme eine eindeutige aseptische Sequestrierung (*s*). Bei der Revision findet sich ein völlig avitaler Knochensequester der caudodorsalen Fibulafragmentcorticalis, so daß ein vollständiger Defekt von 18 mm nach radikaler Sequestrektomie entsteht. **d** Temporäre PMMA-Miniketten-Einlage und Stabilisation wegen der prekären Weichteilsituation mit Minifixateur externe. **e** Nach Erholung der Weichteile und nach Redebridement wird bei liegendem Fixateur externe ein autologer spongiöser Span aus dem vorderen Beckenkamm interponiert. **f** Nach 12 Wochen Fixateur externe-Entfernung und Vollbelastung für weitere 6 Wochen im Unterschenkelgehgipsverband mit sukzessiver Durchbauung. **g** 1 Jahr nach dem Unfall besteht eine vollständige Wiederherstellung der Sprunggelenksgabel

Malleolare OSG-Rekonstruktion 183

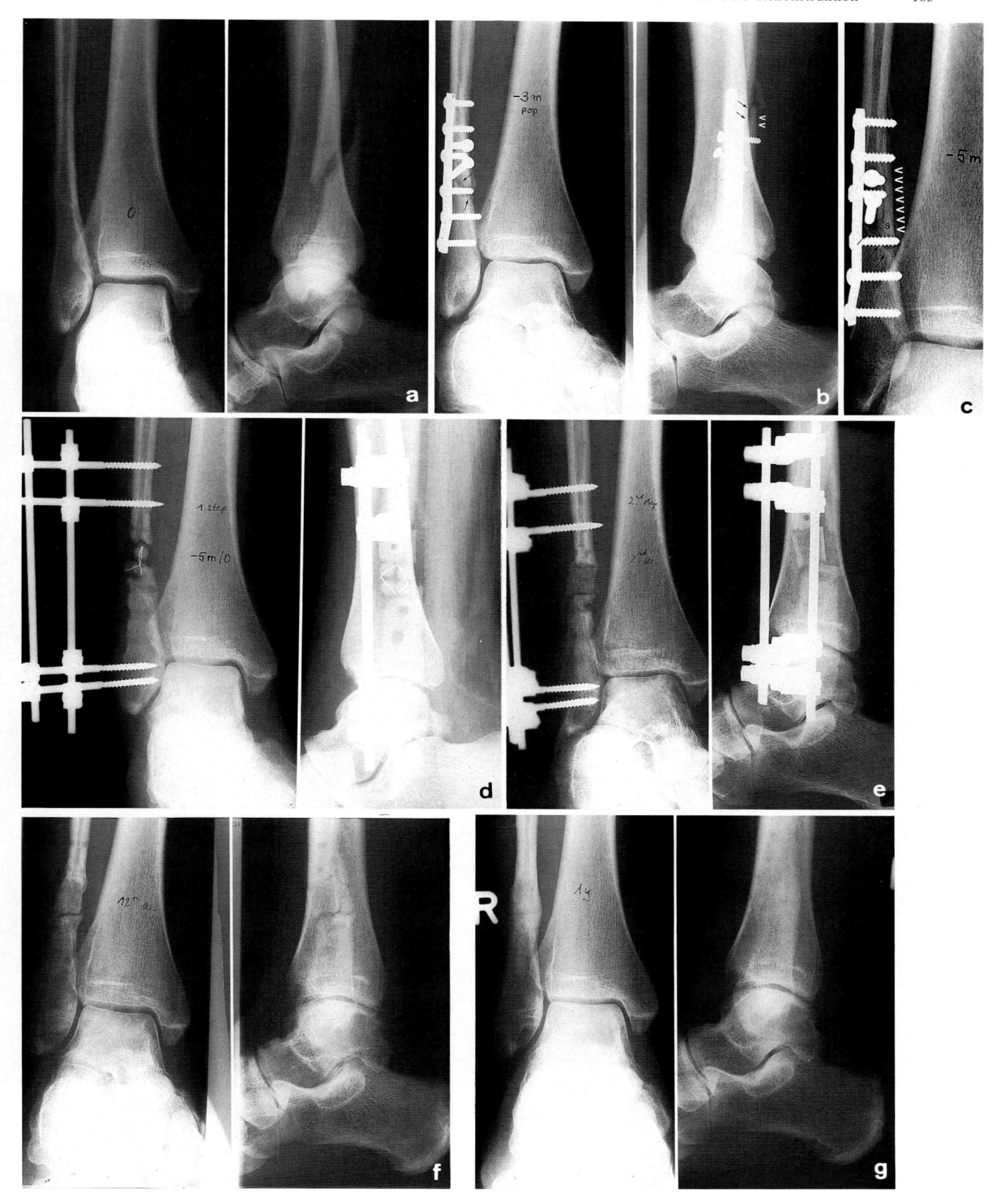

Abb. 4.11

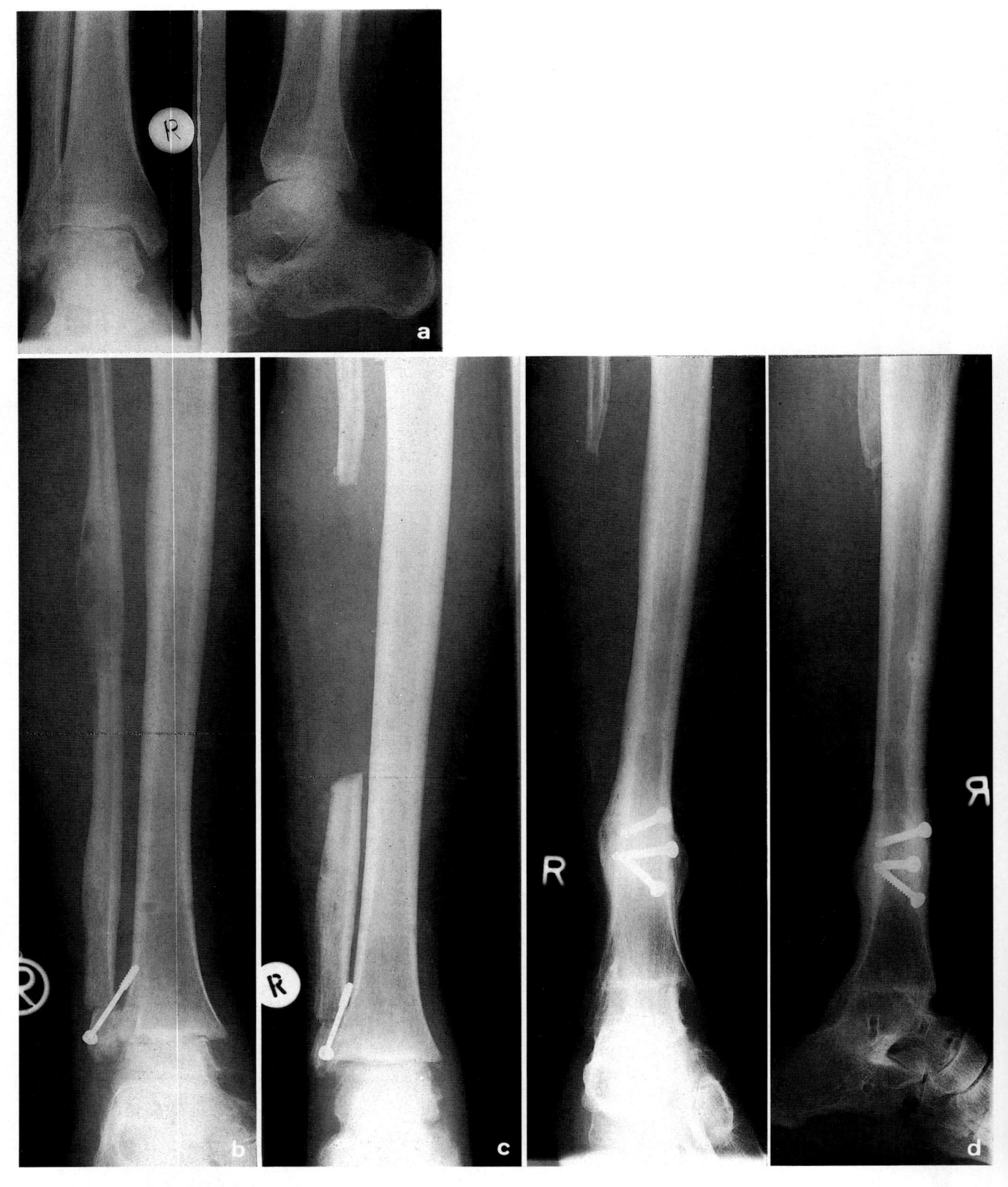

Abb. 4.12. Ascendierende Osteitis nach SprunggelenksEmpyem. **a** 3 Monate nach auswärtiger operativer Behandlung einer fibularen Bandruptur besteht bei dem 26-jährigen Patienten eine bereits fortgeschrittene septische Arthritis des Sprunggelenkes mit nahezu aufgebrauchtem Sprunggelenksspalt und schwerer Periostitis der Fibula. **b** Nach Infektsanierung des oberen Sprunggelenkes und Kompressionsarthrodese Weiterschwelen des Infektes entlang der Fibula nach cranial mit jetzt osteolytischer Auftreibung der cranialen Fibula. **c** Wegen subkutaner Abszessbildungen radikales Debridement der Weichteile und Resektion der Fibula einen Monat nach Arthrodese. **d** Erst die radikale Resektion der nahezu gesamten Fibula führt zur Infektsanierung. Kontrollbild 7 Jahre nach vorausgegangener Fibularesektion mit zwischenzeitlich verheiltem Tibiaermüdungsbruch nach Kompressionsarthrodese

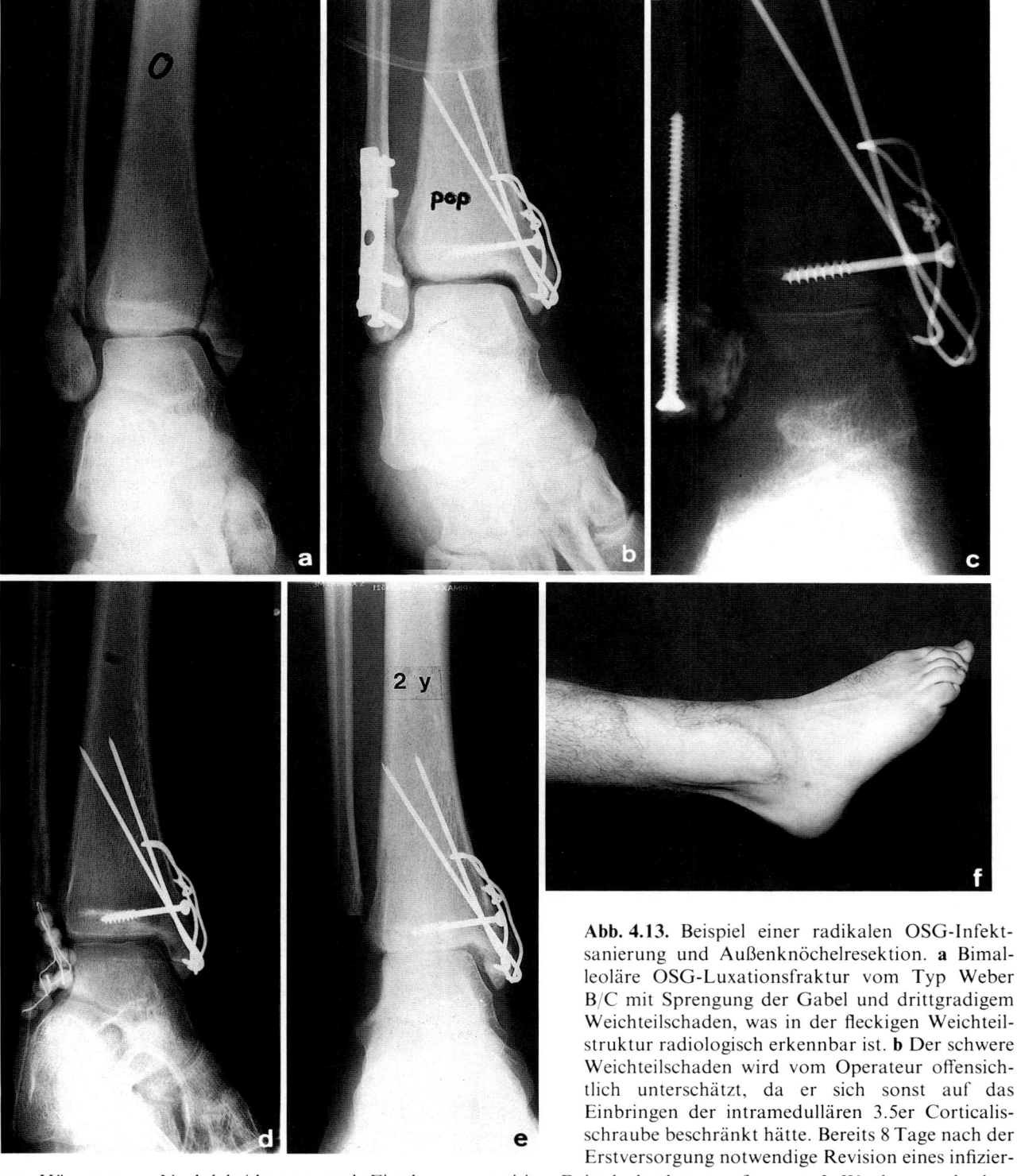

Abb. 4.13. Beispiel einer radikalen OSG-Infektsanierung und Außenknöchelresektion. **a** Bimalleoläre OSG-Luxationsfraktur vom Typ Weber B/C mit Sprengung der Gabel und drittgradigem Weichteilschaden, was in der fleckigen Weichteilstruktur radiologisch erkennbar ist. **b** Der schwere Weichteilschaden wird vom Operateur offensichtlich unterschätzt, da er sich sonst auf das Einbringen der intramedullären 3.5er Corticalisschraube beschränkt hätte. Bereits 8 Tage nach der Erstversorgung notwendige Revision eines infizierten Hämatomes, Nachdebridement und Fistelung, vorzeitige Drittelrohrplattenentfernung 3 Wochen nach dem Ersteingriff. Wegen der schweren Hautkontusionen bei direktem Quetschtrauma ist zwischenzeitlich auch ein freier Radialislappen zur Weichteildeckung bei Vollhautnekrose notwendig geworden. **c** 3 Monate später besteht trotz guter Weichteildeckung eine persistierende kleine Fistel. Die Darstellung über Fistelfüllung zeigt die Gelenkbeteiligung und einen bereits entzündlich verschmälerten Gelenkspalt. **d** Entschluß zur erneuten Revision. Dabei zeigt sich eine vollständige septische Nekrose des Außenknöchels, sodaß dieser radikal entfernt werden muß, temporäres Einlegen von PMMA-Ketten und Nachdebridement 10 Tage später. **e** Trotz fehlenden Außenknöchels besteht ein stabiles Gelenk mit nur mäßig fortgeschrittener postinfektiöser Arthrose. **f** Freie Beweglichkeit, gute Weichteile und volle Arbeitsfähigkeit. Dieses **Negativbeispiel** zeigt die absolut notwendige Minimalosteo-synthese nicht nur bei offenen, sondern auch bei geschlossenen Frakturen mit schwerem Weichteilschaden

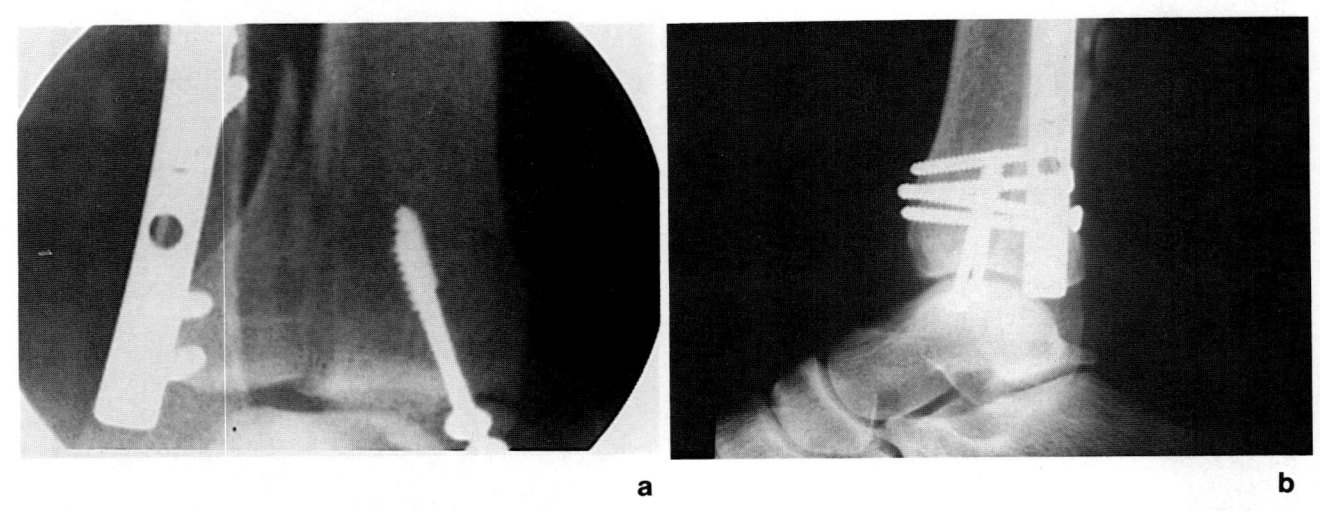

186   Frakturen – fehlverheilt (Korrektur/Arthrodese)

Abb. 4.14. Frühkorrektur eines nicht-reponierten hinteren Volkmann-Kantenfragmentes. **a** Die Drehzielaufnahme zeigt die deutliche Stufe des hinterern Volkmann-Dreieckes bei einer 43-jährigen Patientin nach auswärtiger Erstversorgung des Außen- und Innenknöchels unter Vernachlässigung der offenen Reposition und stabilen Verschraubung des dislozierten Volkmann-Dreieckes. **b** 4 Wochen nach dem Ersteingriff ist bei kritischen Weichteilen die offene Reposition und Verschraubung nur über einen gesonderten dorso-lateralen Zugang ohne Infektgefährdung möglich. Nach Kalluslösung ist zu diesem Zeitpunkt noch eine anatomische Reposition und stabile Verschraubung möglich

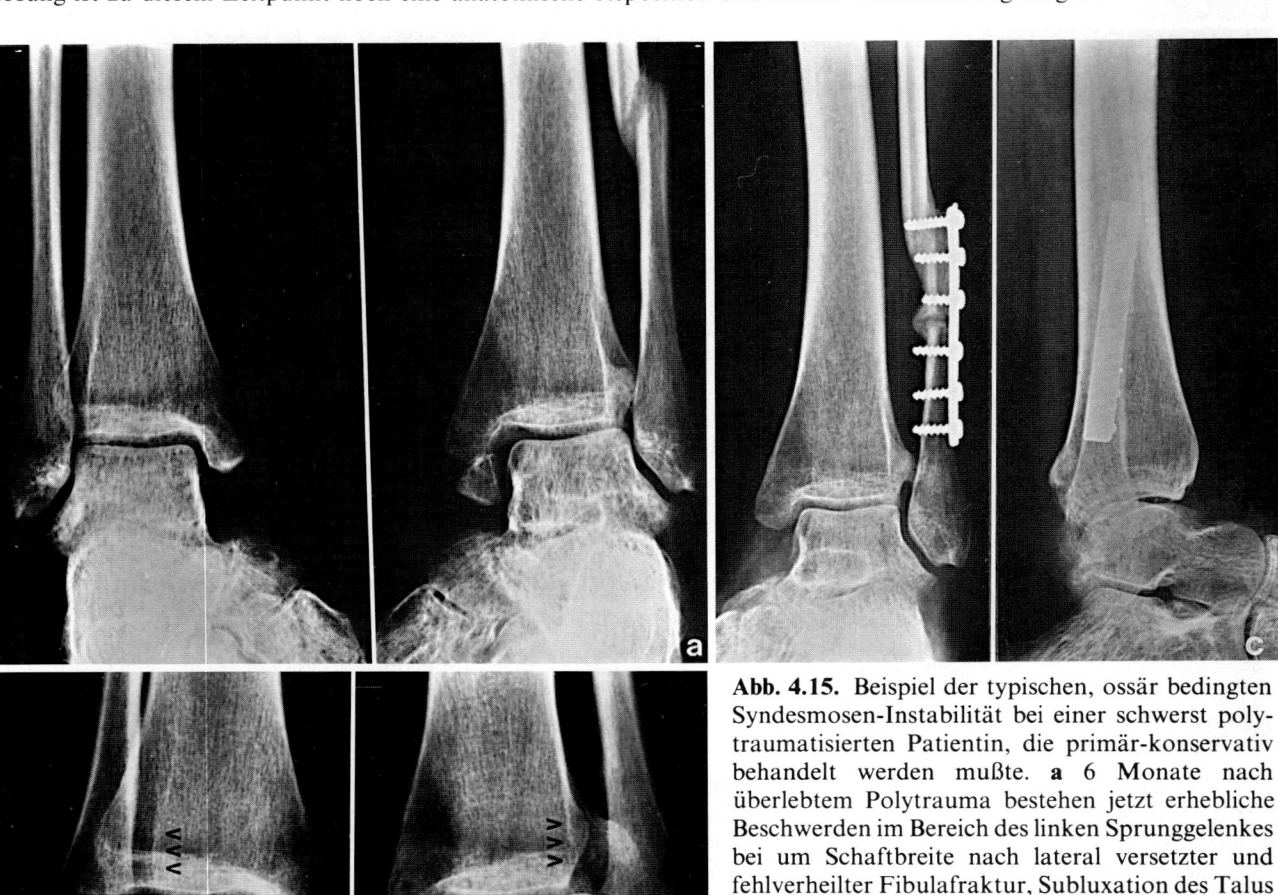

Abb. 4.15. Beispiel der typischen, ossär bedingten Syndesmosen-Instabilität bei einer schwerst polytraumatisierten Patientin, die primär-konservativ behandelt werden mußte. **a** 6 Monate nach überlebtem Polytrauma bestehen jetzt erhebliche Beschwerden im Bereich des linken Sprunggelenkes bei um Schaftbreite nach lateral versetzter und fehlverheilter Fibulafraktur, Subluxation des Talus nach lateral und Innenknöchelpseudarthrose. **b** Die gehaltenen Syndesmosenaufnahmen zeigen deutlich die Gabelerweiterung. **c** Nach Korrekturosteotomie und Fibulaverplattung sowie Innenknöchelpseudarthrosenresektion besteht nun 3 Monate nach dem Korrektureingriff ein stabiles und längenkongruentes Sprunggelenk

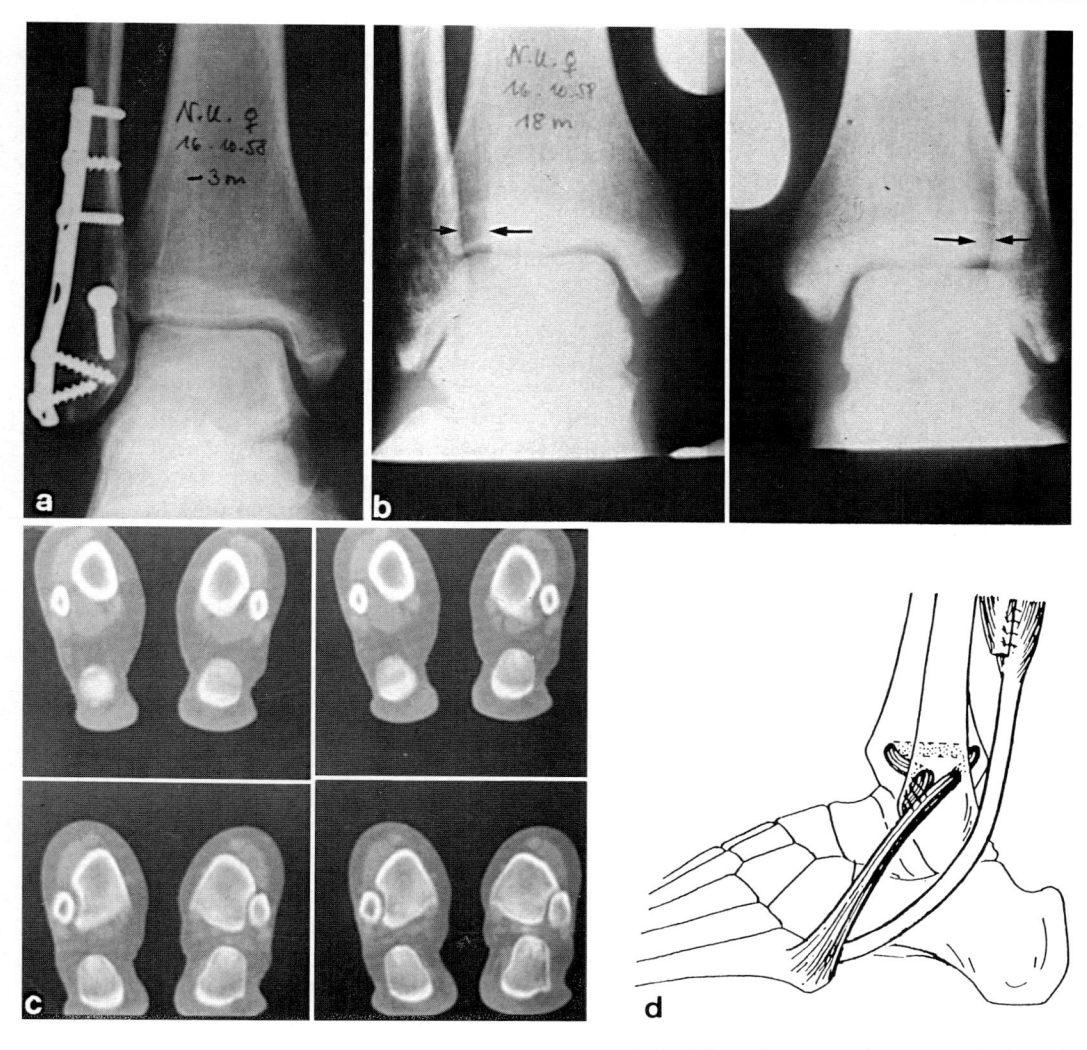

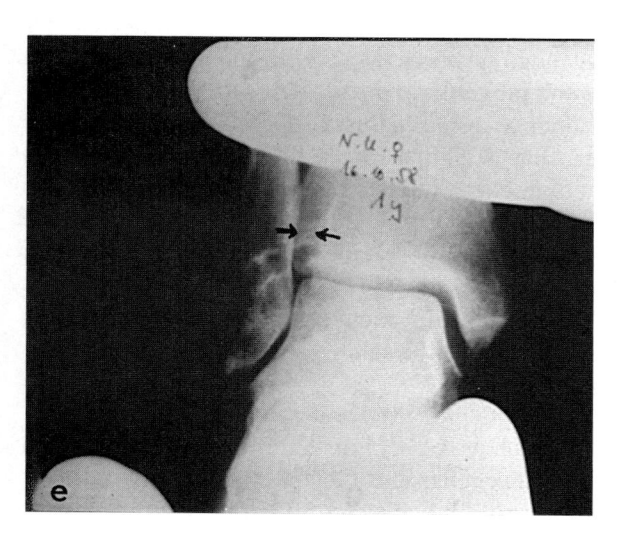

Abb. 4.16. Extrem seltener Fall einer ligamentären Syndesmosen-Instabilität. **a** 3 Monate nach auswärtiger Versorgung einer Weber-B-Fraktur mit kompletter Ruptur des vorderen Syndesmosenbandes bestehen bei der 30-jährigen Patientin noch uncharakteristische Beschwerden im Sprunggelenksbereich. **b** 18 Monate nach der Versorgung und zwischenzeitlicher Entfernung des Implantates bestehen im Syndesmosenbereich nach wie vor hartnäckige Beschwerden mit "giving way". Die gehaltenen Syndesmosenaufnahmen zeigen eine deutliche Erweiterung rechts gegenüber links mit Verbreiterung der „Ligne claire" um 4 mm mehr gegenüber der unverletzten linken Seite. Das praeoperativ CT (**c**) zeigt in allen Ebenen eine Erweiterung des Abstandes zwischen Fibula und Tibia, wenngleich hier durch ungleiche Schnittebenen die Beurteilung in der Regel erschwert ist. **d** Syndesmosenplastik nach Castaing zum Ersatz des hinteren und vorderen Syndesmosenbandes. **e** 1 Jahr nach der Syndesmosenplastik ist die Patientin bei der Kontrolluntersuchung beschwerdefrei. Die Gabelweite unter Syndesmosenstreß ist nahezu normal, Residuen der Bohrlöcher zur Spanplastik sind erkennbar

4.3. Arthrodese OSG

Beim normalen Gehen kann im oberen Sprunggelenk eine Drucklast bis zum 5-fachen des Körpergewichtes entstehen, bei stärkerer körperlicher Belastung eine 6 bis 9-fache [2]. Der Bewegungsumfang im OSG beträgt beim Gehen im Mittel 24 Grad, davon 10 Grad für die Dorsalflexion, 14 Grad für die Plantarflexion [8].

Nach ganganalytischen Untersuchungen sind Arthrodesen des oberen Sprunggelenkes in Spitzfußstellung biomechanisch ungünstiger als solche in Rechtwinkelstellung [6]. Nach eigenen klinischen Beobachtungen [12] sind Anschlußarthrosen bei Früharthrodese des OSG in korrekter Stellung die Ausnahme. Darüberhinaus kann bei frühfunktioneller und intensiver krankengymnastischer Nachbehandlung eine kompensatorische Hypermobilität im Chopart-Gelenk für die Dorsal-/Plantarflexion des Fußes bis zu 21 Grad erreicht werden [12].

Wie bei jeder Arthrodese an der unteren Extremität soll das Ziel der Operation nicht nur die stabile Fusion beinhalten, sondern muß den korrekten Achsen- und Längenausgleich mit einbeziehen, um nicht nur den Arthroseschmerz zu beseitigen, sondern auch die gesamte Fußstatik wiederherzustellen. Eigene Erfahrungen haben gezeigt, daß für ein gutes funktionelles Resultat folgende Konditionen entscheidend sind:

1. Frühe Indikationsstellung vor Ausbildung von Anschlußarthrosen,
2. physiologische Rechtwinkelstellung unter Korrektur aller Achsen,
3. Schraubenarthrodese als Verfahren erster Wahl,
4. früh-funktionelle Nachbehandlung zur kompensatorischen Chopart-Hypermobilität,
5. Kompressionsarthrodesen mit Fixateur externe nur bei Infekt-/Osteoporose-Situation vorteilhaft.

Die stabile Schraubenarthrodese erlaubt die interne Stabilisation mit einem Minimum an Implantaten und einem Maximum an primärer Stabilität. Sie ist nach eigener Erfahrung im Vergleich zur Fixateur-Kompressions-Arthrodese insbesondere deswegen empfehlenswert:

1. Operativ-induzierte Fehlstellungen wie Varus-/Valgus- oder Rotationsfehler sind bei unnotwendiger Osteotomie kaum möglich.
2. Eine primär übungs- und teilbelastungsstabile Osteosynthese erlaubt die früh-funktionelle Nachbehandlung im patienteneigenen Schuhwerk unter physiologischer Abrollung im Chopart-Gelenk.
3. Bei Verwendung der 6.5er Spongiosaschrauben ist in der Regel nach 6–8 Wochen eine stabile ossäre Fusion beobachtbar, was gegenüber der Fixateur-Arthrodese einen Zeitgewinn von 4–6 Wochen beinhaltet.

Operative Technik

Über eine ausreichend lange anteriore, mediane Inzision wird nach z-förmiger Spaltung des proximalen Retinaculum extensorum zur sicheren Schonung der A. tibialis anterior zwischen den Sehnen des M. extensor hallucis longus und M. extensor digitorum longus zum Gelenk vorgegangen (Abb. 4.17).

Nach ausreichender Mobilisation der Sehnen wird nach radikaler Synovektomie lediglich der gesamte Restknorpel aller gelenktragenden Flächen medial und lateral an Talus, Außen- und Innenknöchel sowie am Tibiaplafond abgeschält und vorhandene Sklerosezonen abgefräst. Nur bei fehlgestellter und erweiterter Knöchelgabel wird zusätzlich der gesamte Syndesmosenbereich ventral ausgeräumt. Jede Subluxation des Talus nach vorne oder hinten, nach lateral oder medial muß beseitigt, ggf. mit corticospongiösen Spänen abgestützt werden, damit er seine anatomische und damit biomechanisch exakte Position wieder einnimmt. Nur so können fortgeleitete Rückfuß- und Mittelfußfehlstellungen mitkorrigiert werden.

Die stabile Fusion gelingt am besten mit vier 6.5er Spongiosaschrauben, evtl. als kanülierte 6.5er Schrauben (Abb. 4.18). 2 Schrauben werden parallel ganz tangential zur distalen Tibia in den medialen und lateralen Taluskörper plaziert, eine dritte über eine Stichinzision, vom hinteren Anteil des Innenknöchels in die antero-laterale Portion des Taluskopfes. Die 4. und zuletzt zu plazierende Schraube wird über eine Stichinzision, quer vom Außenknöchel in den Taluskörper gesetzt. Eine 5. Schraube ist nur nach Syndesmosenausräumung zum festeren Gabelschluß supramalleolär notwendig (Abb. 4.19).

Bei einfacher Arthrodese des oberen Sprunggelenkes ohne Achsenkorrektur kann alternativ zum offenen Vorgehen das Gelenk auch arthroskopisch ausgeräumt und alle Schrauben perkutan gesetzt werden (Abb. 4.18). Ein Bildwandler ist allenfalls bei diesem Vorgehen notwendig.

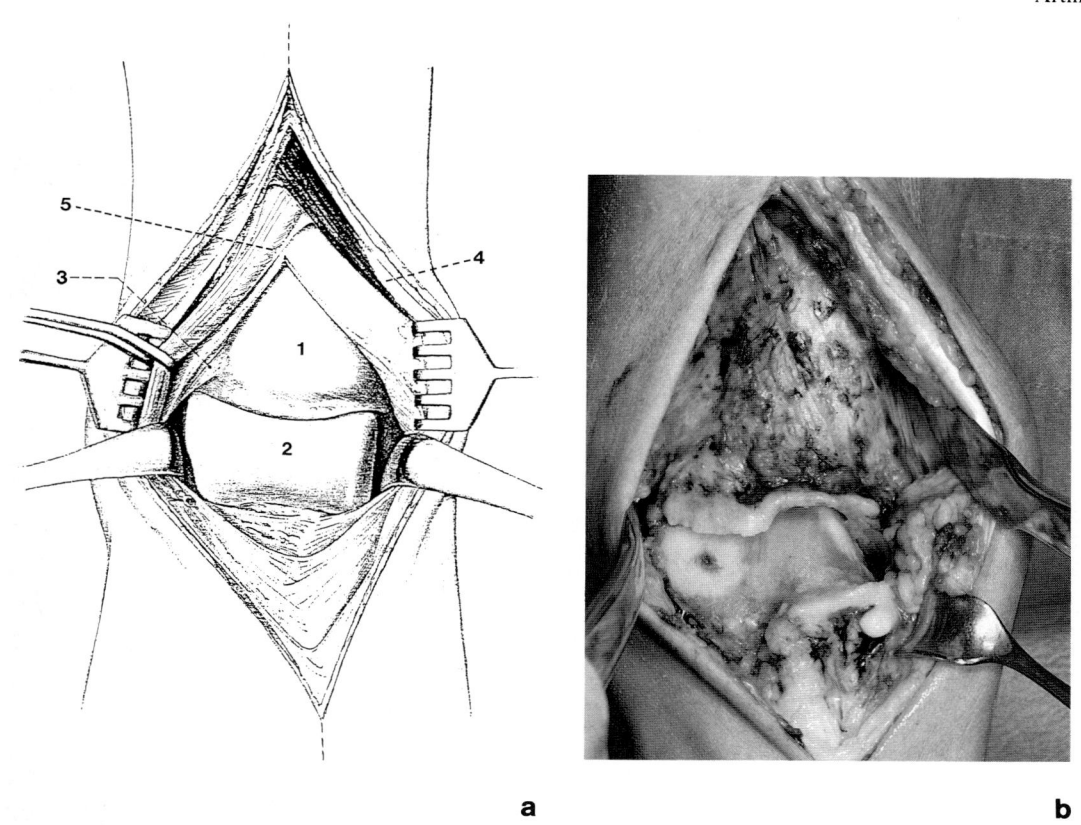

Abb. 4.17. Anteriorer OSG-Zugang. **a** Über eine exakt dorso-mediane Längsinzision wird das proximale Extensorenretinakulum treppenförmig durchtrennt, so daß es am Ende der Operation im Sinne der Z-Plastik wieder vernäht werden kann. Eingehen zwischen Extensor hallucis longus und Extensor digitorum longus, um das tibiale Gefäßnervenbündel sicher zu schonen. *1* = Tibia, *2* = Talus, *3* = vorderes Syndesmosenband, *4* = Sehne des M. extensor hallucis longus, *5* = musculo-tendinöser Übergang des M. extensor digitorum longus. Das Gefäßnervenbündel kann sicherheitshalber angeschlungen werden. Bei ausreichend langen Inzisionen kann sowohl der mediale als auch der laterale OSG-Spalt gut eingesehen, entknorpelt und Sklerosezonen abradiert werden. **b** Intraoperativer Situs bei schwerster OSG-Arthrose mit ausgedehnter Knochenglatze des Talus und nur kleiner Restknorpelinsel

Die *Nachbehandlung* erfolgt nach Wundheilung im initialen Unterschenkelspaltgipsverband *funktionell* im patienteneigenen Schuh mit flexibler Sohle unter Teilbelastung mit 15 kp. Unter krankengymnastischer Gangschulung ist besonders darauf zu achten, daß von Anfang an der Fuß gut abgerollt wird, um eine Überbeweglichkeit des Chopart-Gelenkes zu erzielen. Die Vollbelastung ist in der Regel nach 6 Wochen möglich, bei Verwendung eines flexiblen Arthrodesenstiefels (Variostabil-Schuh®) sofort nach Wundheilung.

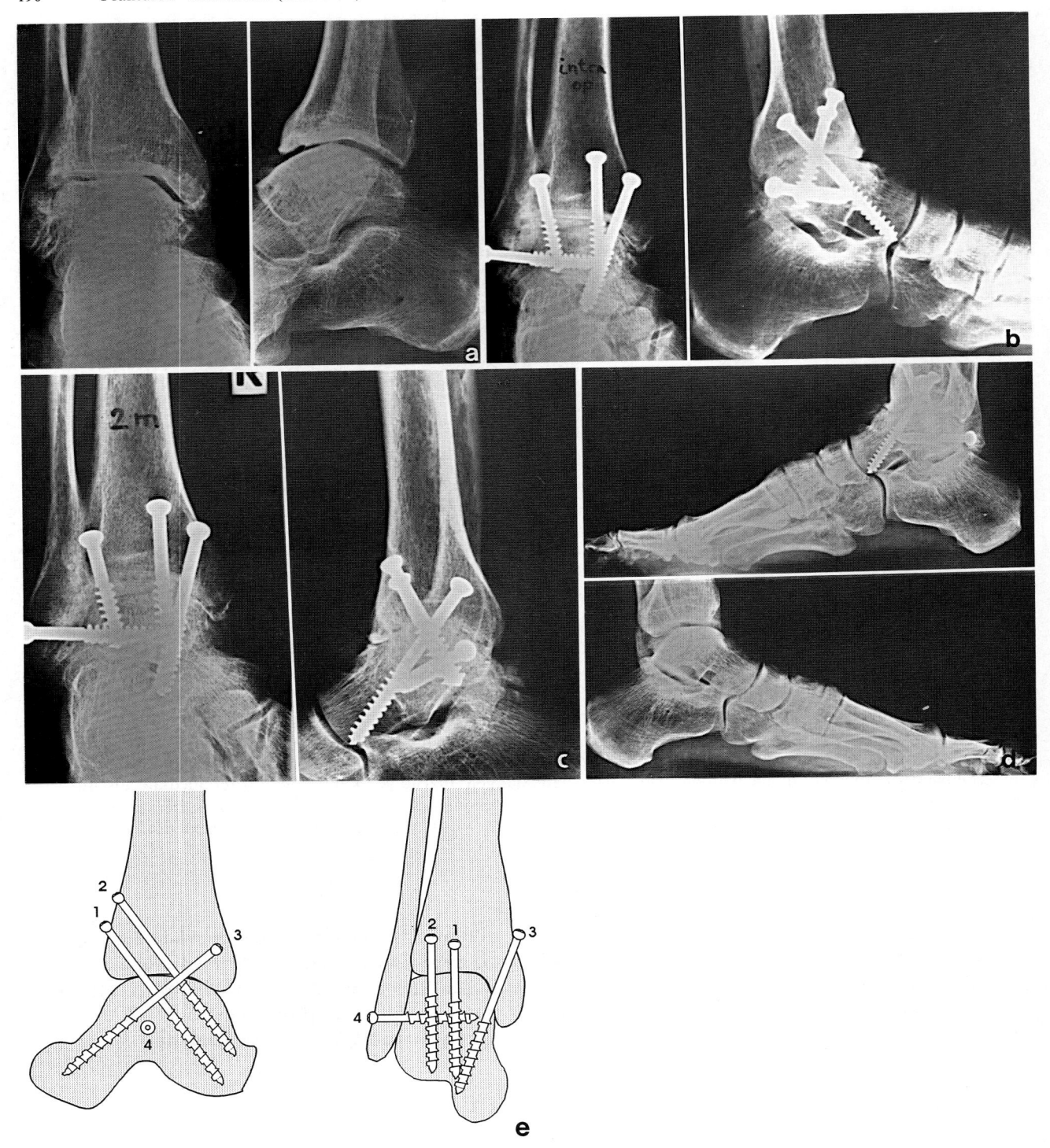

190 Frakturen – fehlverheilt (Korrektur/Arthrodese)

Abb. 4.18. Übungsstabile OSG-Schraubenarthrodese. **a** Schwere posttraumatische OSG-Arthrose 10 Jahre nach konservativ behandelter Weber-B-Fraktur mit erheblichen Abstützreaktionen an der Tibiavorderkante. **b** Intraoperatives Röntgenbild nach Ausräumung des Restknorperls und Abfräsen der Sklerosezonen mit Einbringen der vier 6.5er Spongiosa-Schrauben. **c** Bereits nach 2 Monaten ist bei funktioneller Nachbehandlung die Arthrodese fest. **d** Belastungsaufnahmen 1 Jahr postoperativ. **e** Positionierung der 4 Standardschrauben. Die beiden tibio-talaren Schrauben 1 und 2 werden möglichst parallel so plaziert, daß sie die hintere Portion des Taluskörpers fassen. Sie werden über den anterioren Zugang eingebracht. Die 3. Standardschraube wird über eine Stichinzision vom Hinterrand des Innenknöchels in die anterolaterale Portion des Taluskopfes eingebracht. Die 4. Schraube wird ebenfalls über eine Stichinzision vom Außenknöchel in den Taluskörper plaziert

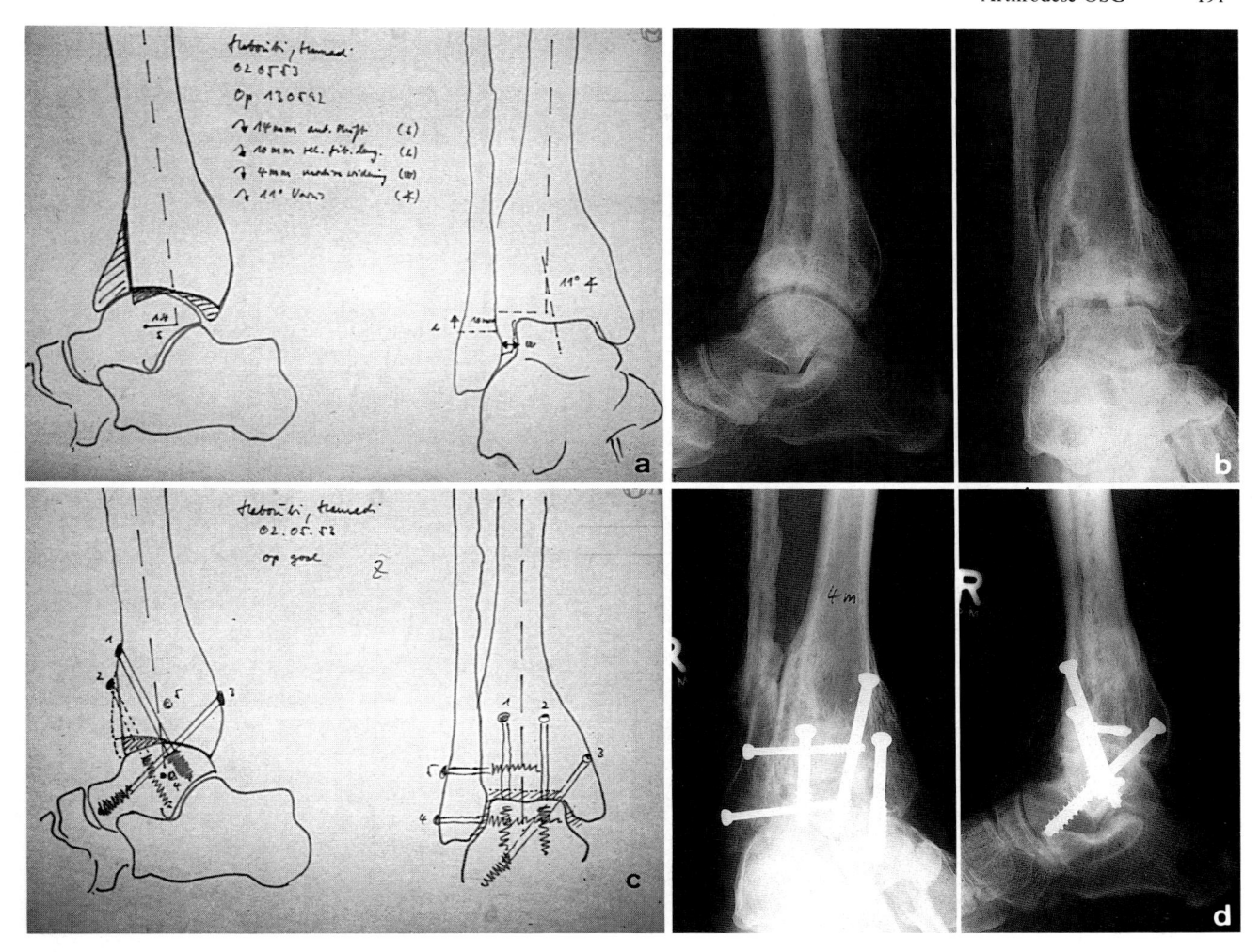

Abb. 4.19. Beispiel einer korrigierenden OSG-Schraubenarthrodese: Schwerste posttraumatische Arthrose nach auswärts operativ behandelter Pilon tibiale Fraktur 2 Jahre zuvor. Ziel der Operation ist nicht nur die Fusion des oberen Sprunggelenkes, sondern die Wiederherstellung der physiologischen Achsenverhältnisse, um Anschlußarthrosen in den unteren Sprunggelenken zu minimieren. **a, b** Der praeoperative Ist-Zustand zeigt einen anterioren Shift des Taluszentrums gegenüber der Tibiaschaftachse um 14 mm, eine relativ Fibulaverlängerung von 10 mm, eine additive Erweiterung der Knöchelgabel um 4 mm und eine Varusfehlstellung von 11°. **c** Praeoperative Planung zur Wiederherstellung der biomechanischen Verhältnisse mit Fusion des oberen Sprunggelenkes. In diesem Fall muß unbedingt die Dorsalversetzung des Talus angestrebt werden, damit das Zentrum des Talus sich mit der Achse der Tibia deckt. Der ventral entstehende Defekt kann mit den Resektaten der ausgezogenen Tibiavorderkante gefüllt werden. Zu den 4 Standardschrauben ist eine 5. notwendig, um den Außenknöchel fest in die auszuräumende Inzisur zu pressen. **d** Das praeoperative Soll ist bei der intraoperativen Kontrolle erreicht. Die in diesem Fall verwandten Hohlschrauben werden über die vorgelegten Spickdrähte plaziert, welche bei diesen komplexen Rekonstruktionen mittels Bildwandler intraoperativ leicht kontrolliert oder korrigiert werden können

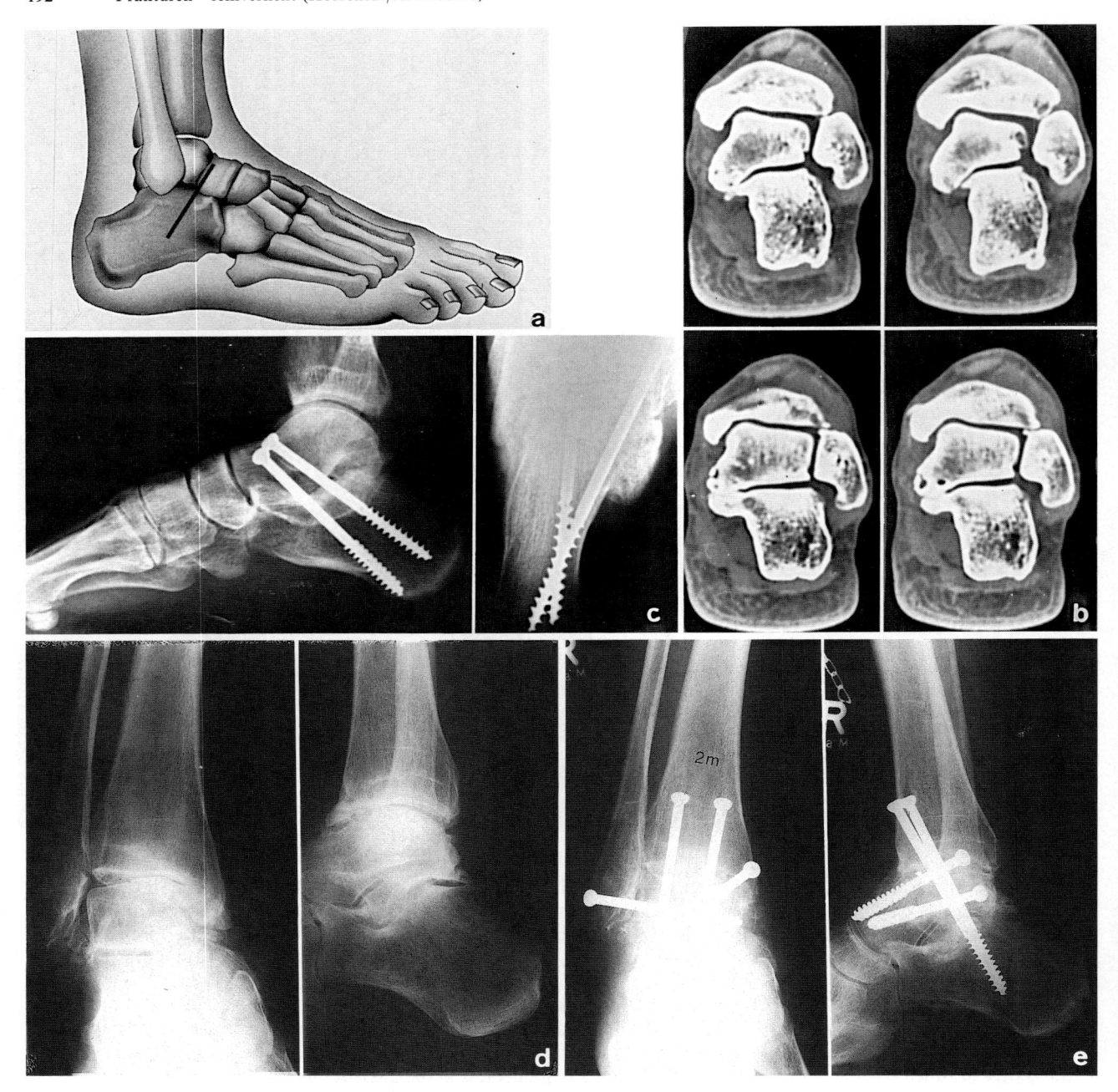

Abb. 4.20. Subtalare Schraubenarthrodese sowie Fusion des OSG + Subtalargelenk (Double-Arthrodese). **a** Ollier-Zugang zum Subtalargelenk bei isolierter Subtalararthrodese ohne/mit Rückfußkorrektur. **b** Beispiel einer subtalaren Arthrose nach isolierter Sustentaculum-Fraktur und konsekutiver posttraumatischer Arthrose der medialen und posterioren Facette 3 Jahre nach dem Trauma. **c** Fusion des Subtalargelenkes mit zwei 6.5er Spongiosaschrauben, wobei die laterale Schraube über den Ollier-Zugang eingebracht wird, die mediale über eine Stichinzision am Übergang des Taluskörpers zum-hals. **d** Arthrose des oberen Sprunggelenkes mit Anschlußarthrose im Subtalargelenk. **e** Double-Arthrodese mit Schrauben

4.4. Talus- und Calcaneusrekonstruktion

Dem Talus kommt mit seiner dreigelenkigen Schlüsselfunktion zum oberen, hinteren unteren Sprunggelenk und Talo-Navicularglenk eine funktionell extrem bedeutsame Funktion zu. Daher sollte bei allen Formen der Fehlverheilung im Leistungsalter des Patienten eine Rekonstruktion angestrebt werden.

a) Taluspseudarthrose

Während pseudarthrotische Fehlverheilungen des Processus fibularis und des Processus posterior tali relativ häufig zu beobachten sind, und je nach Größe eher reseziert werden, sind Pseudarthrosen des Corpus extreme Seltenheiten. Die konventionelle Tomographie in 2 Ebenen oder ein coronares CT geben Aufschluß über das Ausmaß der Gelenkverwerfung und erleichtern die praeoperative Planung. Zur Korrektur ist ein bilaterales Zugehen evtl. mit Innenknöchelosteotomie vorteilhaft. Der Pseudarthosenspalt muß bei Gelenkstufenbildung ausgeräumt werden, um eine anatomische Reposition zu ermöglichen. Sklerosezonen müssen abgefräst oder zumindest durchbrochen und Defekte mit autologer Spongiosa aufgefüllt werden. Mit 2 Zugschrauben ist in der Regel die notwendige Kompression erzielbar. Abb. 4.22 zeigt eine 10 Monate alte Pseudarthrose, die erfolgreich zur Ausheilung gebracht werden konnte.

b) Talus-Fehlverheilung

Fehlverheilungen des Sprungbeines mit Verwerfung des oberen und/oder unteren Sprunggelenkes sind zwar sehr schwierig operativ zu beseitigen, sollten aber beim jungen aktiven Patienten in jedem Fall durch eine rekonstruktive Maßnahme korrigiert werden. Die Abb. 4.21 zeigt eine 3 Monate alte, fehlverheilte Talus-Corpus-Luxationsfraktur mit Verwerfung des oberen und hinteren unteren Sprunggelenkes, die durch bilateralen Zugang einschließlich Innenknöchelosteotomie vollständig gelöst und anatomisch rekonstruiert werden konnte. Die 2-Jahres-Kontrolle bestätigt den erfolgreichen Rekonstruktionsversuch.

c) Talus-Pseudarthrose und Osteonekrose

Diese Kombinaton mit zwangsläufig assoziierter Fehlstellung des Talus stellt die schwerwiegendste Komplikation nach Talusfraktur dar und sollte bei jungen Menschen im Leistungsalter versuchsweise einer Rekonstruktion zugeführt werden, um zumindest günstigere Bedingungen für eine später notwendige Arthrodese oder einen alloarthroplastischen Ersatz zu schaffen (Abb. 4.22).

d) Calcaneus-Fehlverheilung

Rekonstruktive Maßnahmen, die allein diesen tarsalen Knochen betreffen, erscheinen bis heute nur dann sinnvoll, solange keine Gelenkbeteiligung vorliegt. Bei kombinierter Gelenkverletzung kommen Rekonstruktionen des Rückfußes mit subtalarer Fusion eher in Betracht (s. Kap. 4.5). Die biomechanische Bedeutung der korrekten Rückfußposition wird in Abb. 4.23 deutlich. Da im praeoperativen CT ein relativ gutes Subtalargelenk zur Darstellung kommt, ist eine Fusion nicht zwingend notwendig.

e) Calcaneus-Pseudarthrose

Pseudarthrosen des Calcaneus sind nach eigener operativer Erfahrung selten (1,3%), in der Regel schmerzhaft und nur durch einen korrigierenden operativen Eingiff zur Ausheilung zu bringen [13]. Da sie am ehesten bei operativ versorgten Trümmerbrüchen des Calcaneus im Sinne von partiellen Osteonekrosen verständlich werden, muß auf operativem Wege das minderdurchblutete Knochenareal angefrischt, mit autologer Spongiosa osteogenetisch induziert und biomechanisch stabil verschraubt werden (Abb. 4.24).

Gelenknahe Pseudarthrosen sollten eher mit gleichzeitiger Fusion des betroffenen Gelenkabschnittes saniert werden.

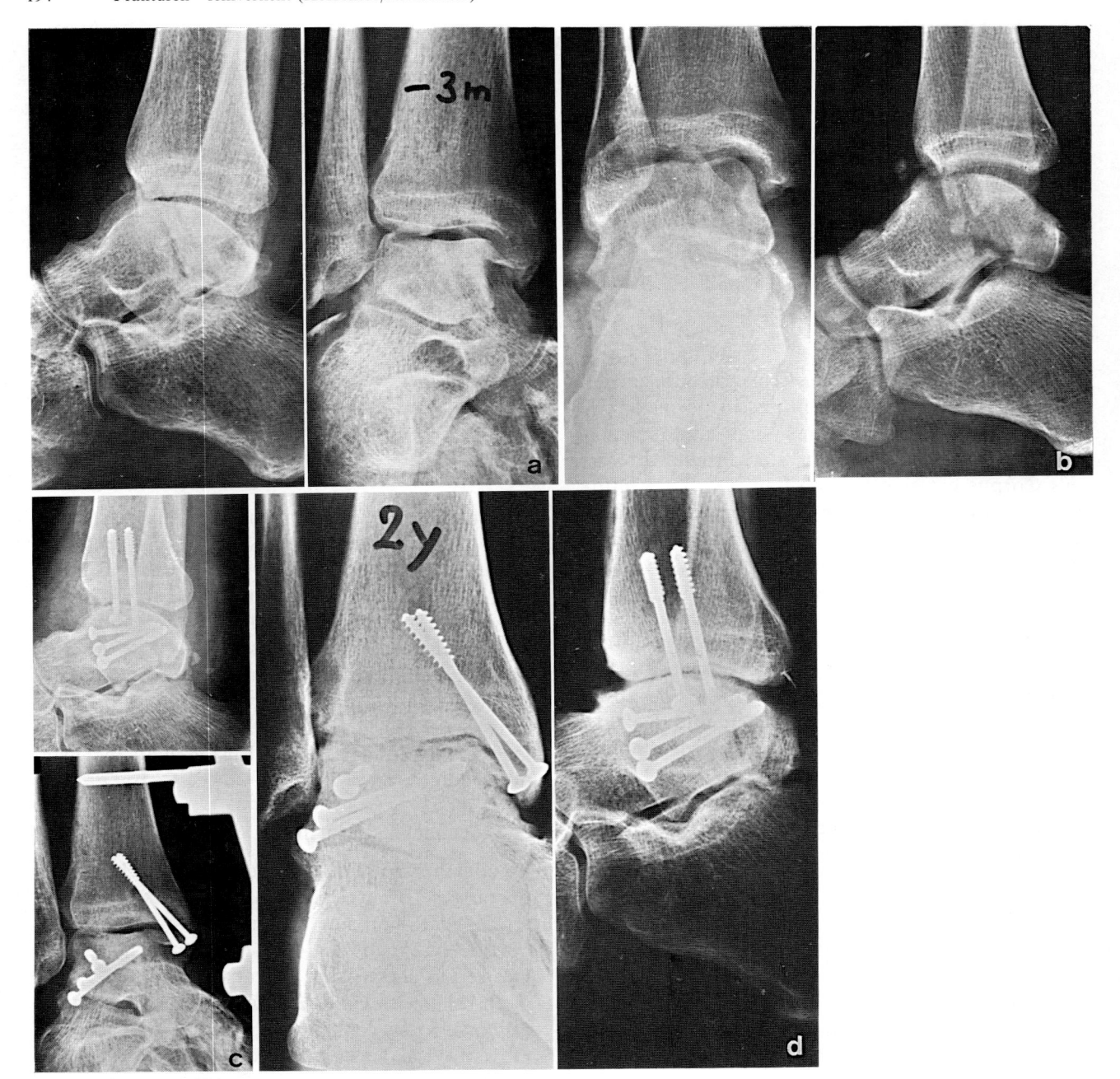

194 Frakturen – fehlverheilt (Korrektur/Arthrodese)

Abb. 4.21. Beispiel einer 3 Monate alten, mit Gelenkstufen verheilten Taluscorpus-Luxationsfraktur und erfolgreicher Spätrekonstruktion. Die Verwerfung ist in der Übersichtsaufnahme (**a**) gut erkennbar und wird in der Schichtaufnahme (**b**) noch deutlicher, insbesondere mit der Verwerfung zusätzlich im Subtalargelenk. **c** Unmittelbar postoperativ anatomische Wiederherstellung des Talus nach bilateralem Vorgehan mit zusätzlicher Innenknöchelosteotomie und Verschraubung des Talus mit kleinen Spongiosaschrauben und 3-wöchiger tibiotarsaler Transfixation. **d** Die 2-Jahres-Kontrolle zeigt eine fortgeschrittene posttraumatische Arthrose in beiden Ebenen, wobei klinisch jedoch kaum Beschwerden bestehen

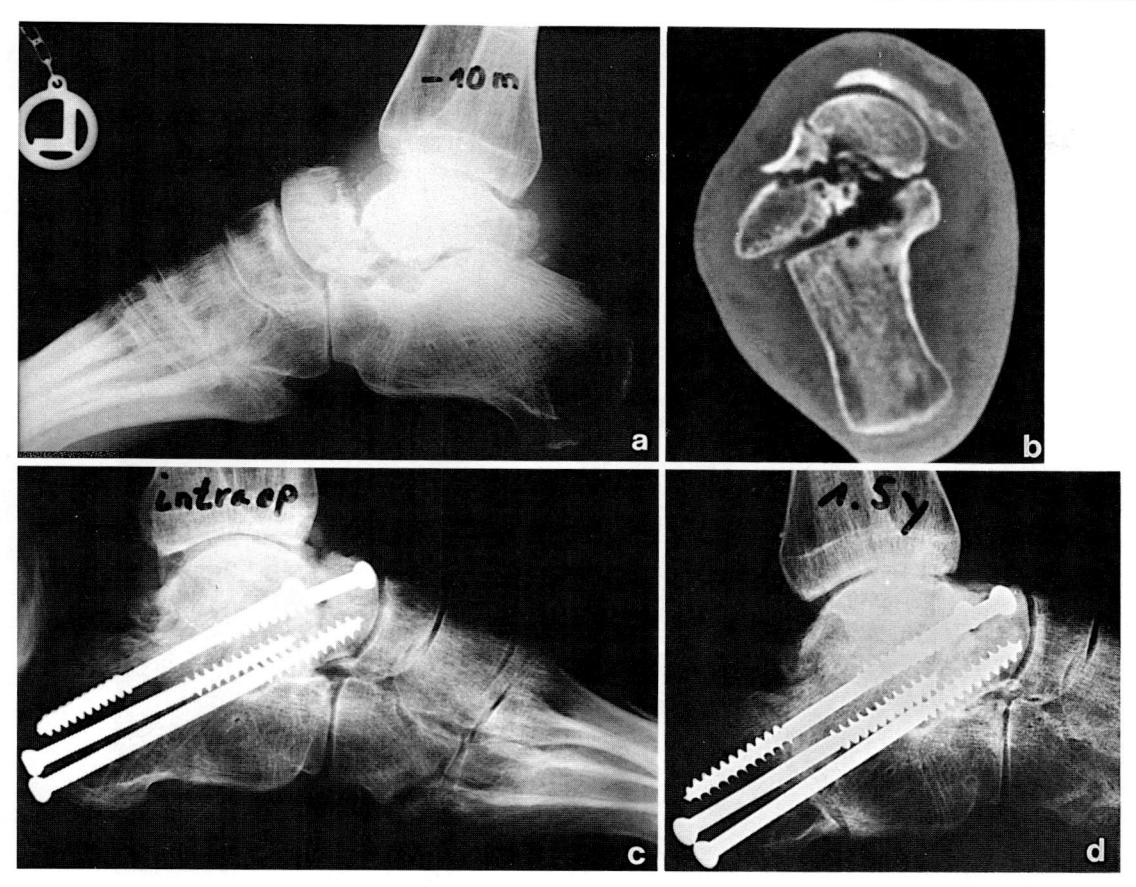

Abb. 4.22. Problem der Taluspseudarthrose und Partialnekrose bei einem 23-jährigen Patienten nach Talusluxationsfraktur mit schwerer Weichteilkompromittierung aufgrund einer Marcumarblutung bei mechanischem Herzklappenersatz. Wegen der notwendigen Marcumarisierung war auswärts eine konservative Behandlung angestrebt worden, die jetzt 10 Monate nach dem Unfall zu dieser problematischen Situation geführt hat. **a** Talushalspseudarthrose und Partialnekrose des Corpus. Erhebliche Schmerzhaftigkeit und Gehunfähigkeit. **b** Das praeoperativ CT zeigt die deletäre Situation hinsichtlich Instabilität und Partialnekrose sowie posttraumatischer Arthrose des Subtalargelenkes. **c** Unter temporärer Vollheparinisierung wird die schwere Fehlstellung mit Ausräumung des Pseudarthrosenspaltes, Anfrischung und autologer Spaninterposition einschließlich subtalarer Arthrodese korrigiert. **d** 1,5 Jahre nach dem Ersteingriff, mit zusätzlich notwendig gewordener zwischenzeitlicher Dwyer-Osteotomie zur Rückfußachsenkorrektur ist der Patient voll gehfähig und weitestgehend beschwerdefrei. Die Pseudarthrose ist fest durchbaut, die Partialnekrose des Taluskörpers nicht korrigierbar

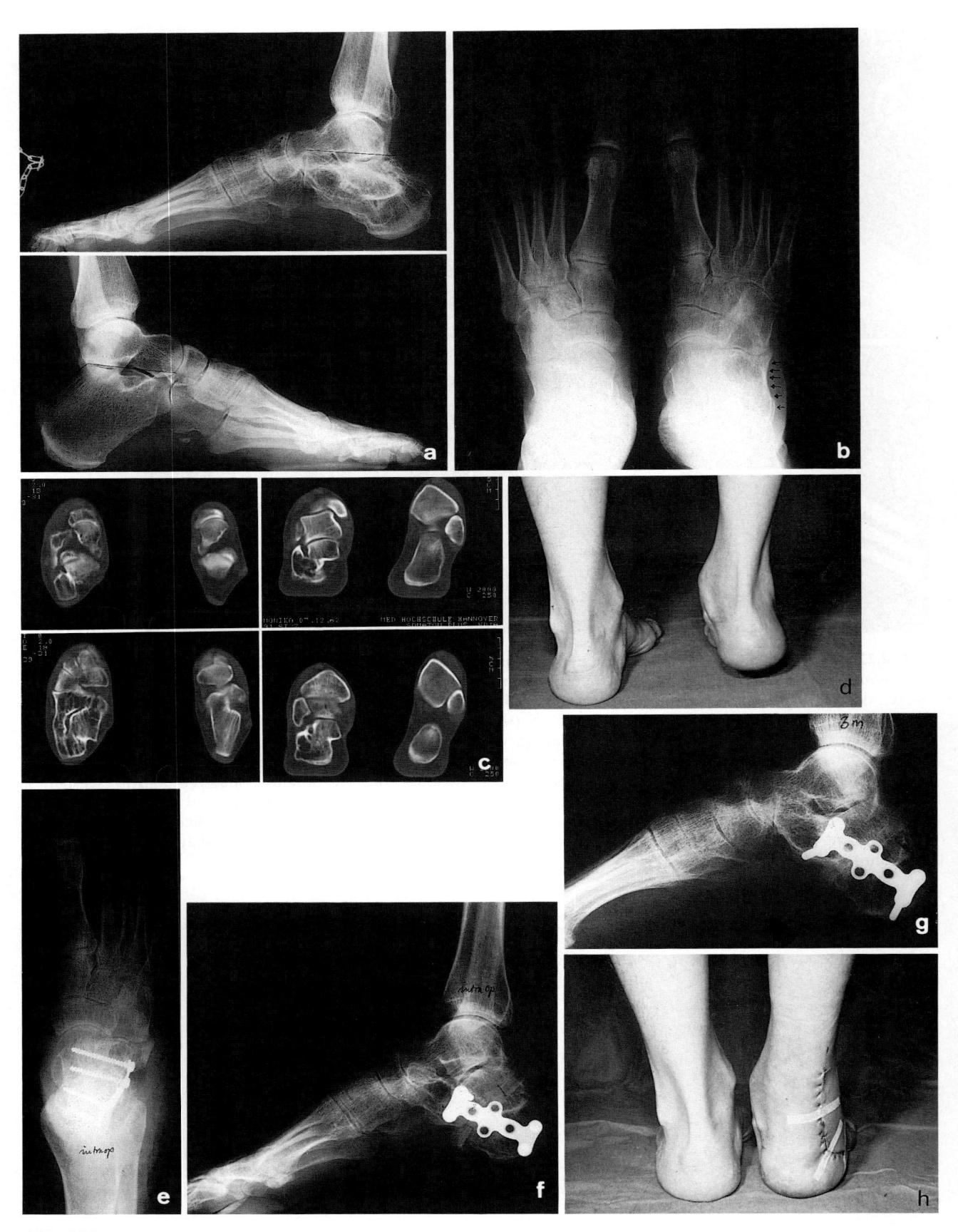

Abb. 4.23

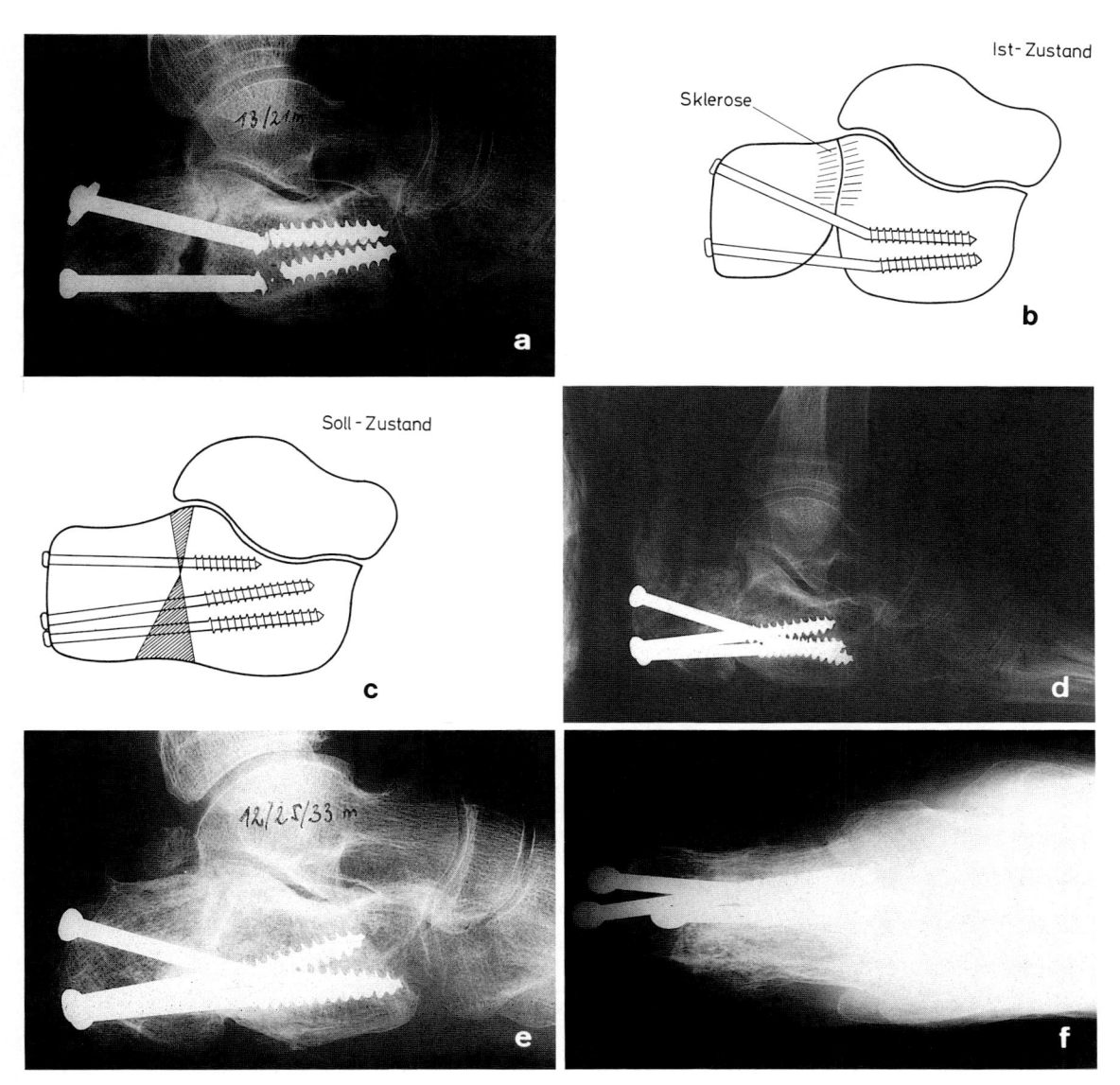

Abb. 4.24. Beispiel einer Calcaneus-Pseudarthrose (**a**) nach lateraler Plättchen-Osteosynthese bei Calcaneus-Trümmerfraktur, Plättchenbruch und versuchter Reosteosynthese mit 2 großen Spongiosaschrauben, die bereits 2 Monate später brachen. Das Problem der Calcaneuspseudarthrose liegt in der gestörten Druchblutung des Knochens selbst. **b, c** Die zeichnerische Ist- und Soll-Situation beinhaltet zum einen die notwendige Aufrichtung des Rückfußes mit Beseitigung der Sklerosezone unmittelbar subtalar und der autologen Spongiosatransplantation zur notwendigen Fusion. **d** Das intraoperative Röntgenbild zeigt die Verbesserung der Rückfußsituation. **e, f** 33 Monate nach dem Unfall, 25 Monate nach dem ersten Reeingriff und 12 Monate nach dem letzten Korrektureingriff mit Reverschraubung, Rückfußkorrektur und Spongiosaspaninterposition ist das Fersenbein jetzt fest verheilt, der Patient mit mäßigen Beschwerden gehfähig

◀

Abb. 4.23. Beispiel einer extraartikulären Fersenbeinkorrektur nach erheblicher Calcaneus-Fehlverheilung (18 Monate) bei medialseitig zweitgradig offener, extraartikulärer Fersenbeinfraktur und konservativer auswärtiger Behandlung einer 25-jährigen Patientin. Die gelernte Kellnerin ist bei erheblich gestörter Rückfußstatik berufs- und arbeitsunfähig. **a, b** Die praeoperativen Belastungsaufnahmen seitlich und ap zeigen den erheblich abgeflachten Tubergelenkwinkel im Seitenvergleich mit bereits exostotischer Abstützreaktion am Naviculare sowie Verbleib eines kräftigen lateralen Fersenwandbuckels (Pfeil). **c** Erst das axiale (links) und das coronare CT (rechts) lassen die durchgemachte Frakturpathologie richtig erkennen. Dabei wird deutlich, daß bei der seinerzeit extraartikulären Fraktur das tuberositäre Hauptfragment gegenüber dem sustentacularen Fragment weit nach lateral disloziert verblieben ist und somit zur Höhenminderung des Rückfußes, Verkürzung und Verbreiterung des Calcaneus führte. **d** Der klinische Aspekt von hinten läßt den Rückfußvalgus mit Lateralversetzung gut erkennen. Durch den Höhenverlust kann der Rückfuß die Körperkraft nicht aufnehmen, ein physiologischer Abrollvorgang durch die zwischenzeitlich eingetretene Vorfußeinsteifung ist nicht möglich. **e, f** Aufgrund des intakten Subtalargelenkes wird lediglich die Rückfußkorrektur über einen lateralen Zugang mit Osteotomie und autologer cortico-spongiöser Spaninterposition mit stabiler Plättchenosteosynthese angestrebt, der laterale Bulge wird reseziert, eine früh-funktionelle Behandlung ist möglich. **g** Bereits nach 3 Monaten ist der Rückfuß konsolidiert und schmerzfrei voll belastbar. **h** Der klinische Aspekt bereits 8 Tage nach dem Eingriff zeigt die Achsenkorrektur und das physiologische Auffußen des Rückfußes

198 Frakturen – fehlverheilt (Korrektur/Arthrodese)

4.5. Subtalare Arthrodese

Während in der Literatur hierzu zahlreiche Methoden beschrieben sind, hat sich im eigenen Vorgehen der großzügige Ollier-Zugang, die einfache Schraubenarthrodese mit 6.5er Spongiosaschrauben unter evtl. gleichzeitiger Aufrichtung des Calcaneus mit Varus- oder Valguskorrektur (Abb. 4.20, 4.25, 4.26) bewährt.

a) Einfache Fusion

Bei normalem Rückfuß und isolierter Gelenkzerstörung nach Infektion, intraartikulärer Calcaneusfraktur, bei bestimmten Formen der Coalitio, ist die einfache Fusion der posterioren Facette ausreichend. Wird keine Spongiosa interponiert, sollte grundsätzlich auch die mediale Facette mit ausgeräumt werden, um einem arthrodese-bedingten Rückfuß-Valgus entgegenzuwirken. Der Zugang erfolgt über einen Ollier-Zugang. Der Sinus tarsi wird dabei soweit ausgeräumt, um die posteriore Facette gut einsehen zu können. Diese wird schrittweise entknorpelt und unter Einsetzen eines Arthrodesenspreizers besser dargestellt. Dadurch kann der Gelenkknorpel und die subchondrale Sklerose sowohl am Talus als auch am Calcaneus mit Kürrette, Meißel oder kleinen Fräsen sicher entfernt werden. Auch die mediale Facette ist über diesen Zugang gut darstellbar und leicht zu entknorpeln. Unter Schonung des N. cutaneus dorsalis intermedius (Ast des N. peroneus superficialis) kann der laterale Talushals gut dargestellt weden. Hier wird nach vollständiger Entknorpelung der Facetten exakt am Übergang der Knorpelzone des Corpus tali zum Talushals die erste 6.5er Spongio-

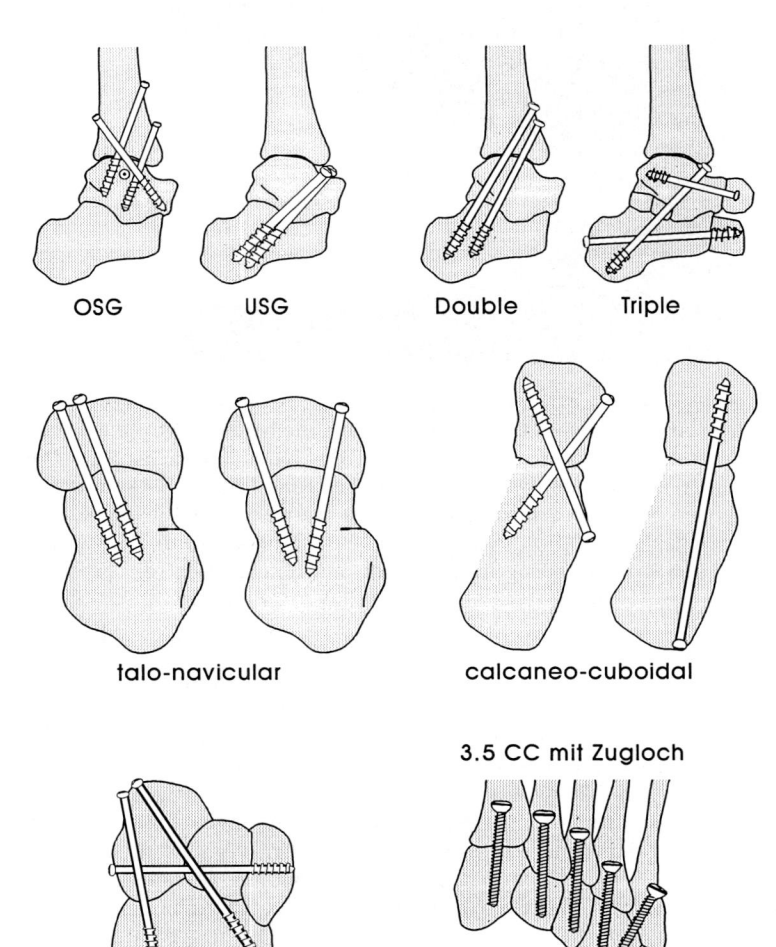

Abb. 4.25. Schemata der diversen Schraubenarthrodesen im OSG- und Fußbereich Für das OSG/USG empfehlen sich 6.5er Spongiosaschrauben mit 32er Gewinde, im Cuboid mit 16er Gewinde. Mögliche Verwendung auch von Hohlschrauben. Vorzugsweiser Einsatz von kleinen Spongiosaschrauben im Talo-Navicular- und Calcaneo-Cuboidbereich sowie zur Cuneiformia-Naviculare-Blockbildung. Zur Lisfranc-Gelenkfusion bewähren sich besonders 3.5er Corticalis Zugschrauben

saschraube (evtl. kanüliert) perpendicular zum Subtalargelenk in das lateralseitige Fersenbein eingebracht. Parallel dazu wird über eine Stichinzision die 2. Schraube medialseitig vom Talushals in den medialseitigen Fersenbeinkörper parallel zur ersten plaziert. Damit ergibt sich eine extrem stabile subtalare Fusion, die in einem flexiblen Arthrodesenstiefel (Variostabil-Schuh®) nach Wundheilung voll belastbar ist.

b) Fusion mit Rückfußachsenkorrektur

Da konservativ behandelte intraartikuläre Calcaneusfrakturen in der Regel mit einer Fehlstellung des Rückfußes einhergehen, sollte neben der Gelenkfusion eine möglichst anatomische Rückfußrekonstruktion angestrebt werden.

Das Ausmaß der Rückfußfehlstellung kann bereits in den Übersichtsaufnahmen seitlich und axial unter Belastung, der Umfang der Gelenkzerstörung auf den Brodén-Aufnahmen erkennbar werden.

Ein coronares und axiales CT beschreiben am sichersten die Pathologie. Für die intraoperative Röntgenkontrolle sind Vergleichsaufnahmen des gesunden Fußes hilfreich. Das Vorgehen ist analog zur einfachen Fusion nach eigener Erfahrung über einen großzügigen Ollier-Zugang möglich, nach Hansen [6] besser über einen posterolateralen Zugang. Durch das Einsetzen von einem Arthrodesenspreizer können beispielsweise bei Deklination und Varusfehlstellung des Fersenbeines entsprechende corticospongiöse Blöcke, die aus dem ipsilateralen Beckenkamm gewonnen werden, in korrigierender Weise interponiert werden. Die Stabilisation ist in der Regel mit 2 großen 6.5er Spongiosaschrauben ausreichend (Abb. 4.26). Eine frühfunktionelle Nachbehandlung ist anzustreben, die Vollbelastung

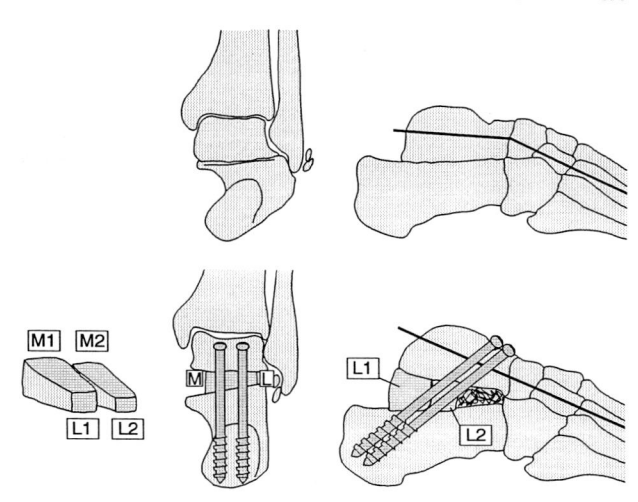

Abb. 4.26. Prinzip der subtalaren Arthrodese mit Rückfußkorrektur, was am besten über einen Ollier-Zugang möglich ist. Mit Hilfe eines Arthrodesenspreizers können die zweidimensional geschnittenen cortico-spongiösen Späne so plaziert werden, daß sie einerseits den Rückfuß von hinten nach vorne anheben und medial (*M*) nach lateral (*L*) korrigieren

je nach Ausmaß der Spongiosainterposition erst nach 8–12 Wochen möglich.

c) Fusion mit Calcaneusrekonstruktion

Bei komplexen Fehlstellungen ist neben der oben erwähnten Diagnostik zusätzlich die Anfertigung eines 3-dimensionalen Modelles sehr hilfreich. Meist ist zum lateralen Ollier-Zugang ein zusätzlicher medialer Zugang, mod. nach McReynolds, für die Fersenbeinosteotomie notwendig. Bei veralteten Calcaneusluxationsfrakturen mit Luxation des Talus aus der Sprunggelenksgabel (Abb. 4.27) ist ein dritter anteriorer, medianer Zugang zum OSG notwendig.

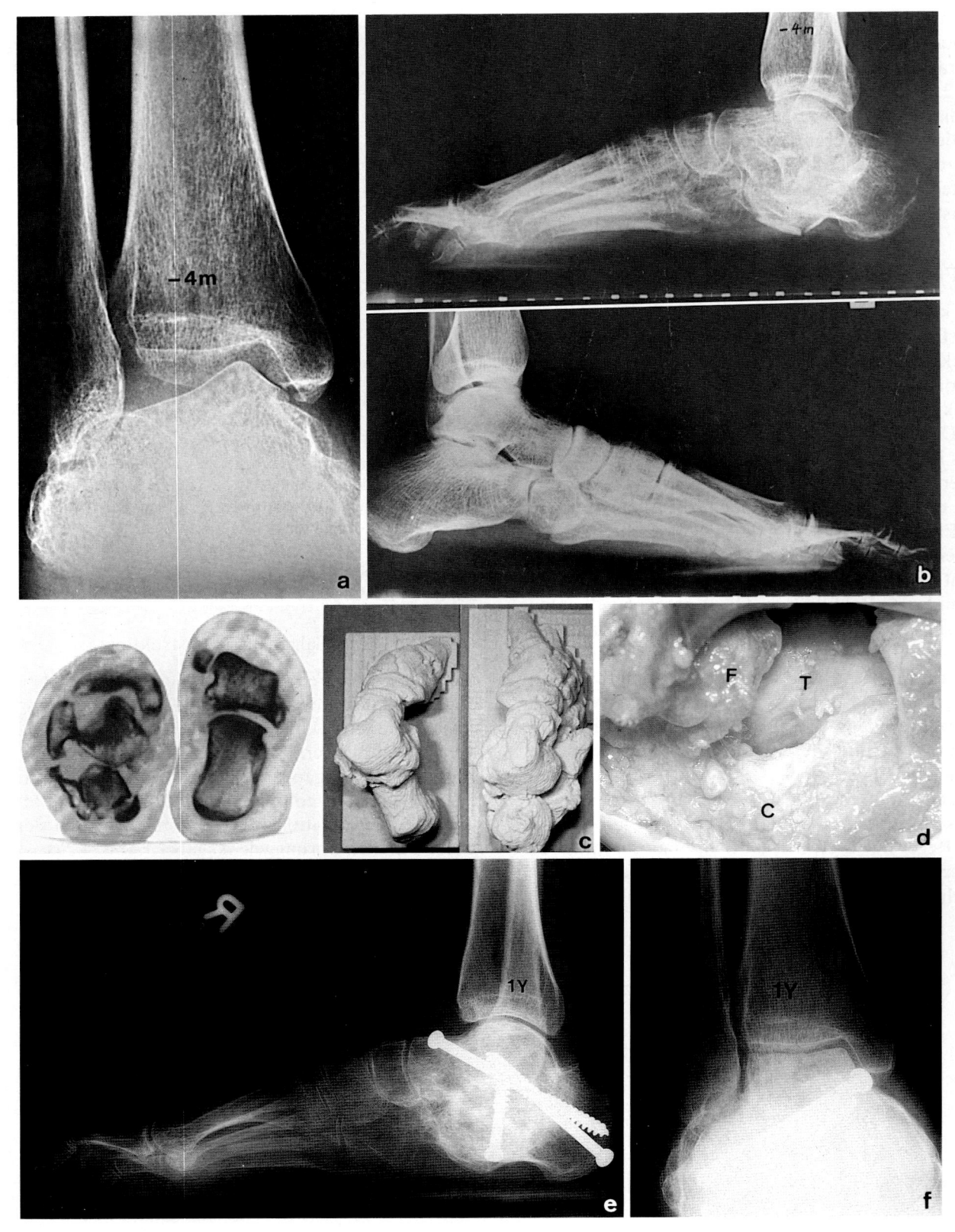

200 Frakturen – fehlverheilt (Korrektur/Arthrodese)

Abb. 4.27

4.6. Double-Arthrodese (OSG und Subtalargelenk)

Die Indikation zur Double-Arthrodese besteht bei Verwerfung des oberen und hinteren unteren Sprunggelenkes, z.B. bei fehlverheilten Talusluxationsfrakturen, Calcaneusluxationsfrakturen mit Subluxation des Talus aus der Gabel, bei posttraumatischer Arthrose des OSG und bereits eingetretener Anschlußarthrose im hinteren USG, bei entzündlichen Prozessen und/oder posttraumatischen Infektionen des OSG und USG.

Dabei wird das obere Sprunggelenk wie bei der OSG-Arthrodese über einen anterioren Zugang dargestellt, das Subtalargelenk über einen kleinen zusätzlichen Ollier-Schnitt ausgeräumt und beide Gelenkebenen mit 2 großen 6.5er Spongiosaschauben von der distalen Tibia durch den Talus in den Calcaneus hinein stabilisiert. Das Einbringen dieser Schrauben ist in der Regel einfacher als bei isolierter OSG-Arthrodese, da diese nicht so tangential gebohrt werden müssen.

Abb. 4.20d, e, 4.25 und 4.28 zeigen die stabile Schraubenfusion beider Gelenkebenen. Die Nachbehandlung erfolgt wie bei der einfachen OSG- bzw. USG-Fusion funktionell (Variostabil-Schuh®).

4.7. Arthrodesen des Chopart-Gelenkes

a) Talo-Naviculare-Arthrodese

Eine isolierte Arthrodese von Talus und Naviculare kommt bei isolierter Arthrose in Betracht, z.B. nach Taluskopffraktur oder Naviculare-Bruch ohne radiologische Veränderungen im Calcaneo-Cuboid-Gelenk. Wichtig ist die Längenwiederherstellung der medialen Fußsäule. Der Zugang entspricht der Versorgung von Naviculare-Frakturen. Das Gelenk wird nach Entknorpelung bei korrekten Achsen- und Längenverhältnissen mit 2 Zugschrauben vom Naviculare zum Talus hin fusioniert. Abb. 4.29 zeigt ein Spätresultat nach talonavicularer Fusion, ohne daß Veränderungen im Calcaneo-Cuboidgelenk im Sinne einer praearthrotischen Funktionsstarre zu beobachten sind.

b) Calcaneo-Cuboid-Arthrodese

Die isolierte Fusion dieses Gelenkabschnittes kommt in Betracht nach Frakturen des Processus anterior calcanei mit Gelenkzerstörung oder nach Verwerfung des Gelenkes aufgrund einer Cuboidfraktur. Gelegentlich kann eine chronische Instabilität im unteren Sprunggelenk mit bereits erkennbarer posttraumatischer Arthrose die Indikation zur Fusion dieses Gelenkabschnittes darstellen (Abb. 4.30). Der Zugang ist der gleiche wie zu den Cuboidfrakturen. Nach Entknorpelung des Gelenkes erfolgt die Fusion entweder mit kleinen Zugschrauben, die am günstigsten vom Calcaneus in das Cuboid zu plazieren sind. Abb. 4.30 zeigt ein Spätergebnis nach Calcaneo-Cuboid-Fusion ohne

---

Abb. 4.27. Komplexe OSG- und Rückfußrekonstruktion mit subtalarer Arthrodese bei einem 23-jährigen Patienten 4 Monate nach Calcaneus-Luxationsfraktur. Bei dem seinerzeit polytraumatisierten Patienten war bei konservativer Behandlung des Fersenbeinbruches offensichtlich die Subluxation im OSG nicht erkannt worden, die jetzt nach Konsolidierung der Fersenbeinfraktur zur erheblichen Schmerzhaftigkeit besonders im OSG geführt hat (**a**). Die seitliche Fußbelastungsaufnahme zeigt den Kollaps des gesamten Rückfußes im Sinne des posttraumatischen Plattfußes (**b**). **c** Erst die Computertomographie (links) und ein danach geschnittenes dreidimensionales Modell (rechts) lassen die massiven Traumafolgen gut erkennen. Besonders durch das Modell wird die praeoperative Planung erleichtert. **d–f** Über 3 Zugänge: anterior zum OSG, ausgedehnt lateral und medial zum Fersenbein gelingt es den tief impaktierten, nach lateral gekippten und bereits im Calcaneus eingewachsenen Talus wieder zu heben, wobei der Knorpel der Facies lateralis tali nach 4 Monaten noch erstaunlich gut erhalten ist (**d**). Durch korrigierende Osteotomien und entsprechende autologe cortico-spongiöse Spaninterpositionen kann der Rückfuß zur Positionierung des Talus im OSG entsprechend unterfüttert und im Sinne der korrigierenden Schraubenarthrodese stabilisiert werden. **e** 1 Jahr nach der Rekonstruktion ist das obere Sprunggelenk gut darstellbar, der Patient schmerzfrei in seinem Beruf als Klempner arbeitsfähig. OSG-Beweglichkeit 0/0/30 Grad

Hinweise für eine praearthrotische Funktionsstarre im Talo-Navicular-Gelenk. Abb. 4.31 verdeutlicht die Notwendigkeit zur Wiederherstellung der biomechanisch wichtigen, exakten lateralen Fußsäulenlänge.

c) Arthodese des Talo-Navicular- und Calcaneo-Cuboid-Gelenkes (Chopart)

Bei erheblicher Verkürzung der medialen Fußsäule, z.B. nach Naviculare-Trümmerfraktur kommt es aufgrund der gestörten Biomechanik rasch zu einer Anschlußarthose im Calcaneo-Cuboidgelenk, so daß in diesen Fällen unter korrektem Fußsäulen-Längenausgleich die Fusion beider Gelenkabschnitte indiziert ist. Abb. 4.31 zeigt die korrekte Achsenlängenwiederherstellung der medialen Fußsäule als Grundvoraussetzung für eine ungestörte Biomechanik.

d) Komplexe Rekonstruktionen im Chopartgelenk mit Fusion

Komplexverletzungen des Fußes mit Fehlstellungen, die vorrangig im Chopart-Gelenk zustande kommen, erfordern die Achsenkorrektur und bei Gelenkzerstörung die Fusion in diesem Gelenkabschnitt. Die Abb. 4.33 zeigt den Vorteil eines praeoperativen Fußmodelles zur Erkennung der Pathologie, Operationsplanung und -taktik komplexer Chopart-Läsionen.

Abb. 4.28. Beispiel zur biomechanisch essentiellen Rolle des Talus: 43-jährige Patientin, polytraumatisiert, u.a. schwere Fußverletzungen beidseits, rechts drittgradig offene komplexe Fußverletzung auf mehreren Etagen mit traumatischem Talusverlust (**a**). Sekundärverlegung nach 2 Wochen aus dem Ausland. **b** Bei fehlverheilter Talusluxationsfraktur links mit begleitenden Chopart-und Lisfranc sowie Vorfußläsionen besteht wie auch rechts eine erhebliche Rückfußfehlstellung, die besonders im 3 D-CT gut zur Darstellung kommt. Rechts ist das leere Naviculare erkennbar. Durch den fehlenden Talus kommt es zur fast rechtwinkligen Abwinklung des Mittel- und Vorfußes gegenüber dem Rückfuß. **c** Praeoperatives klinisches Bild vor homologer Talustransplantation rechts. **d–g** In der Vorstellung zur Erhaltung des Chopart-Gelenkes wird ein homologer Talusersatz mittels Double-Arthrodese durchgeführt. Unmittelbar postoperativ ist die Normalisierung der Fußform (**g**) überzeugend erkennbar

Arthrodesen des Chopart-Gelenkes 203

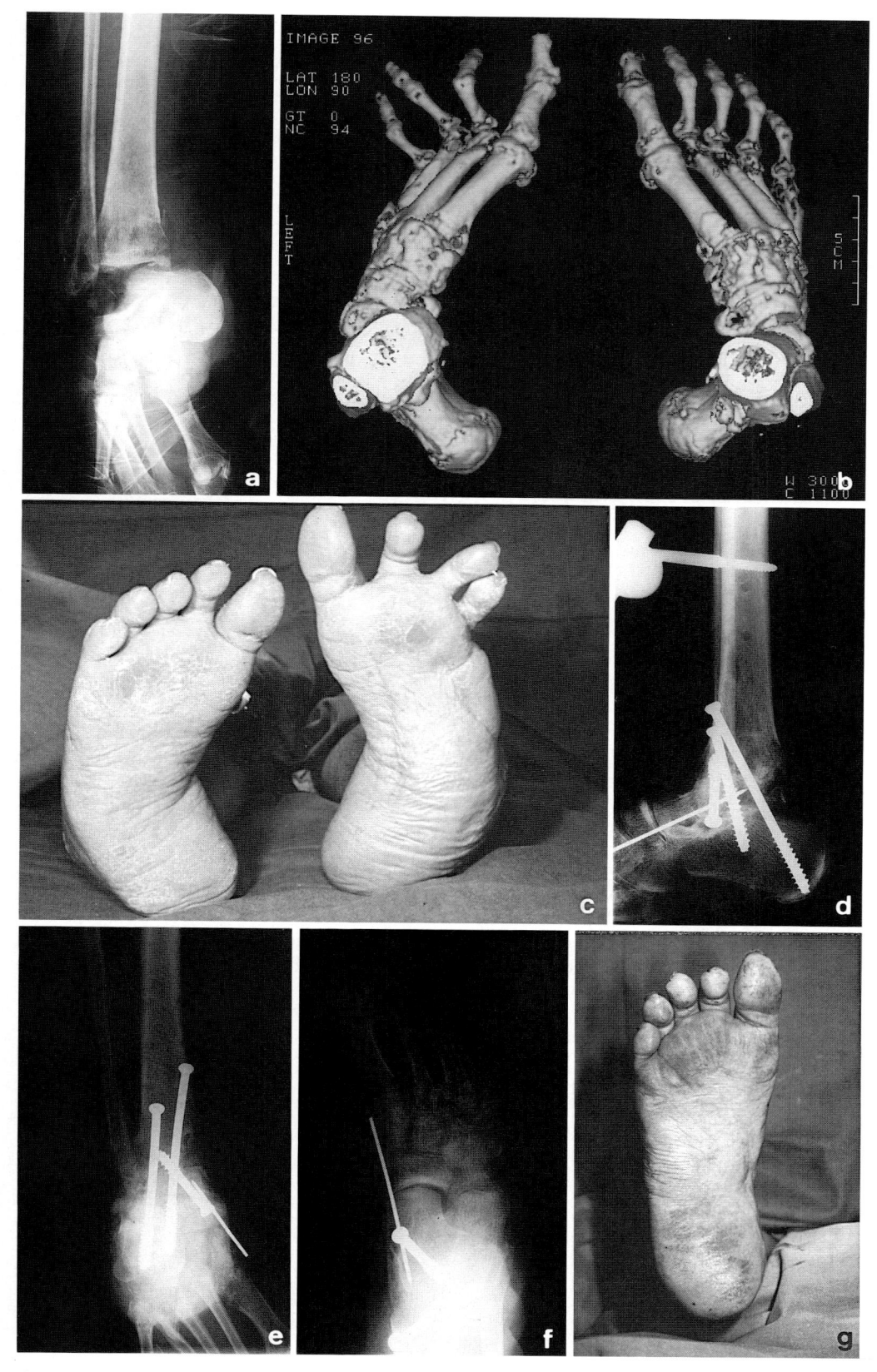

Abb. 4.28

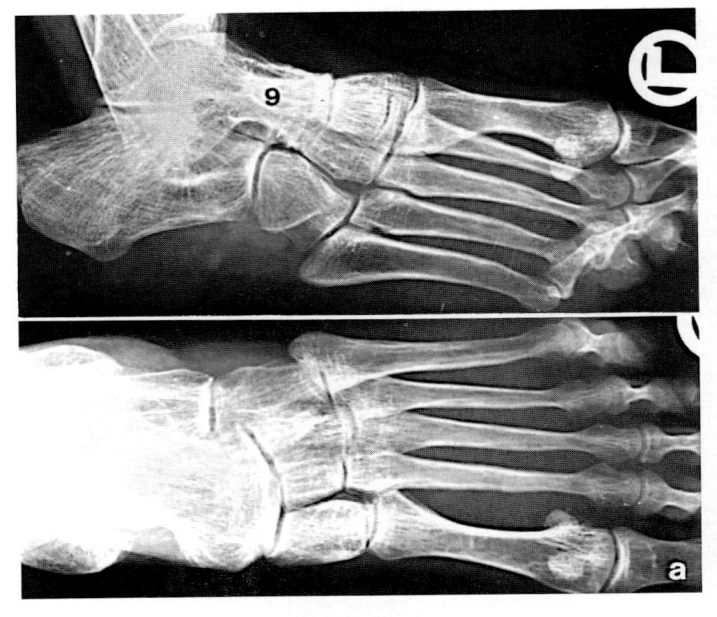

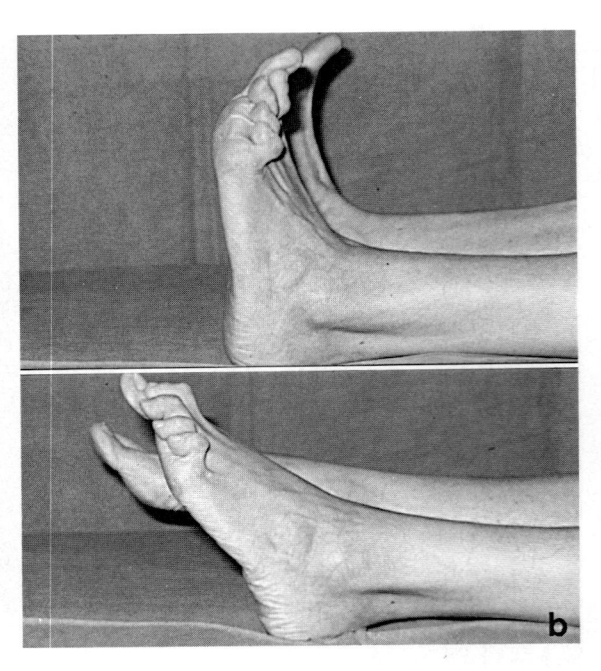

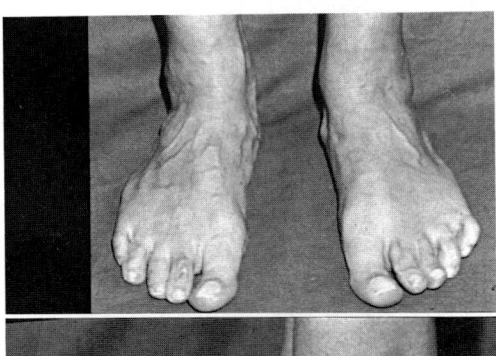

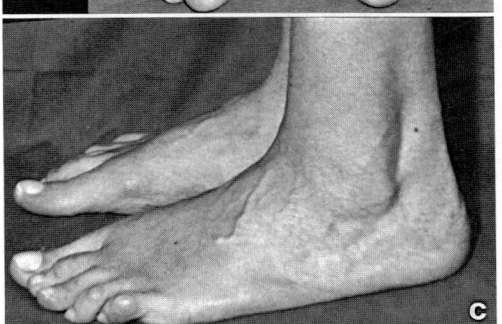

Abb. 4.29. Isolierte talo-naviculare Arthrodese wegen 9 Wochen veralteter, nicht reponierter subtalarer Luxation. **a** 9 Jahre postoperativ ist trotz der Funktionsstarre im Calcaneo-Cuboidgelenk keine Arthrose hier erkennbar. **b** Einschränkung der Plantar- und Dorsalflexion mit Hammerzehen 2–5 nach additivem Fuß-Kompartment-Syndrom. **c** 1 Jahr nach Korrektur der Hammerzehen 2 und 3 mittels Intrinsic-Procedere (s. Abb. 5.3)

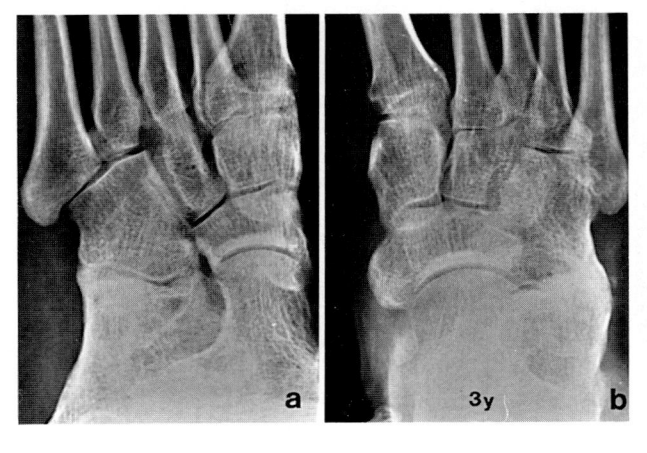

Abb. 4.30. Isolierte Calcaneo-Cuboid-Fusion. **a** Seinerzeit indiziert bei chronischer Instabilität im Calcaneo-Cuboidgelenk mit bereits fortgeschrittener Arthrose. **b** 33 Monate nach dieser Fusion ist eine Zunahme der arthrotischen Veränderungen im Talo-Navicular-Gelenk bei relativer Funktionsstarre nicht erkennbar

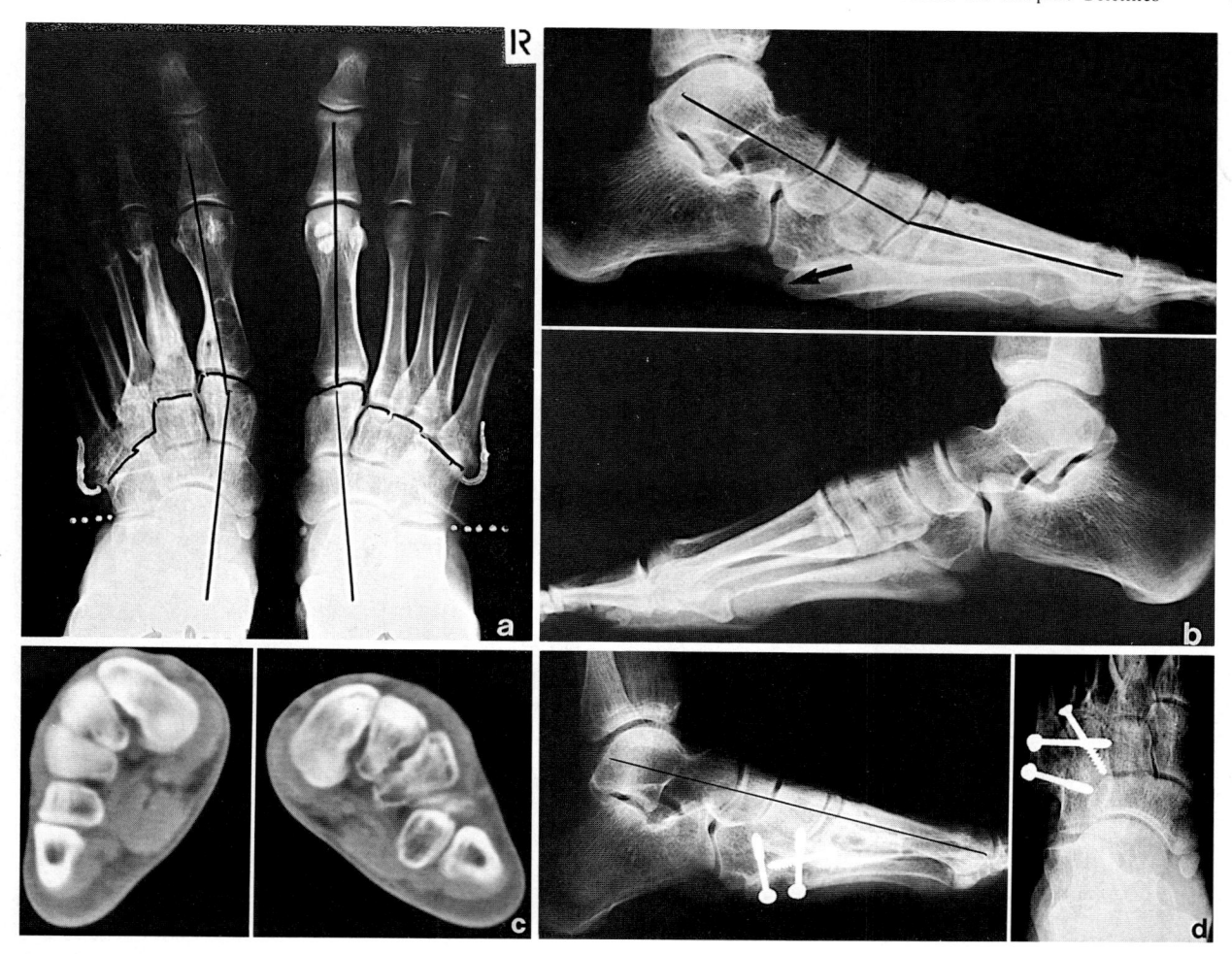

Abb. 4.31. Statisch-dynamische Bedeutung der biomechanisch exakten lateralen Fußsäulenlänge. Im Rahmen eines schweren Mittelfußtraumas ist es bei einem 19-jährigen Jungen neben den Mittelfußfrakturen 2 und 3, die unter konservativer Behandlung gut verheilten, zur Instabilität des 4. Strahles mit volarem Abweichen gegenüber dem Cuboid gekommen. Gleichsinniges Abrutschen auch des 5. Strahles gegenüber dem Cuboid mit sukzessiver Verkürzung der lateralen Fußsäule, was an dem treppenartigen Muster der Lisfranc-Reihe und der konsekutiven Vorfußabduktion gut erkennbar ist (**a**). Durch das plantare Abgleiten des 4. und 5. Strahles kommt es zusätzlich zum Einbruch des Längsgewölbes mit deutlicher Knickbildung zwischen Cuneiforme und Metatarsalereihe (**b**). Erst das CT (**c**) läßt eindeutig erkennen, daß nicht das Cuboid verkürzt ist, sondern daß es zum plantaren Abgleiten primär des ohnehin instabilen 4. Strahles mit zusätzlichem Abrutschen des 5. Metatarsale konsekutiv gekommen ist. **d** Erst die offene Reposition mit Fusion des 4. und 5. Strahles gegenüber dem Cuboid kann die exakte laterale Säulenlänge wiederherstellen und damit die Biomechanik des Fußes gewährleisten

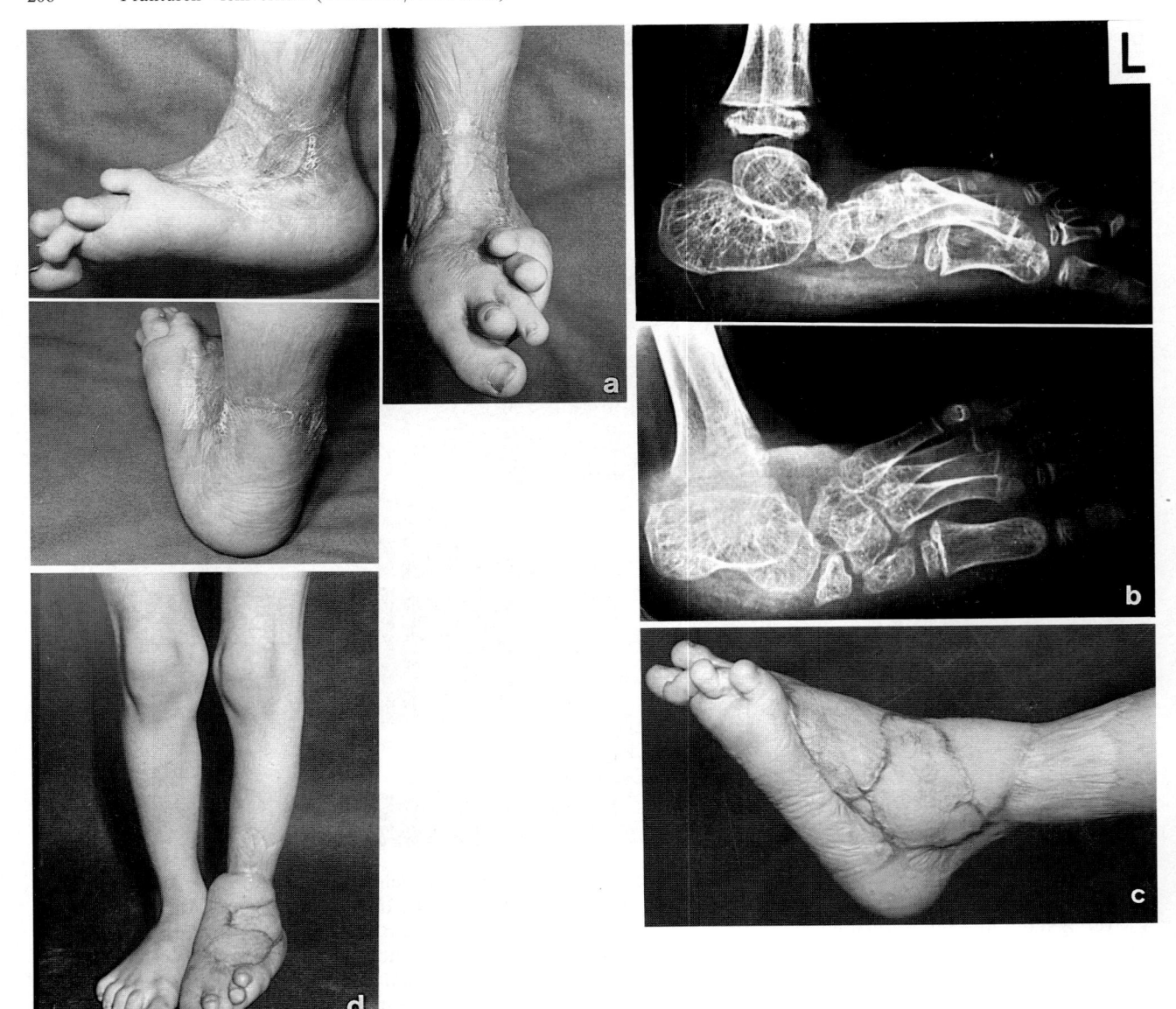

206 Frakturen – fehlverheilt (Korrektur/Arthrodese)

Abb. 4.32 a–d

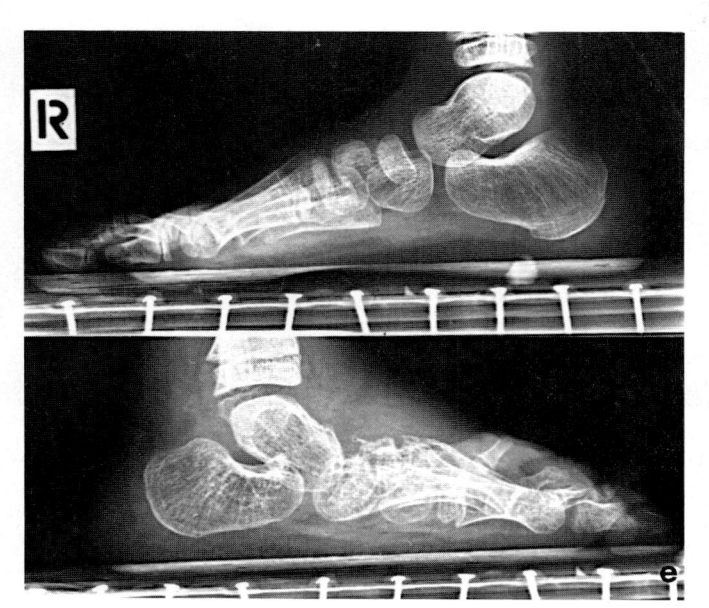

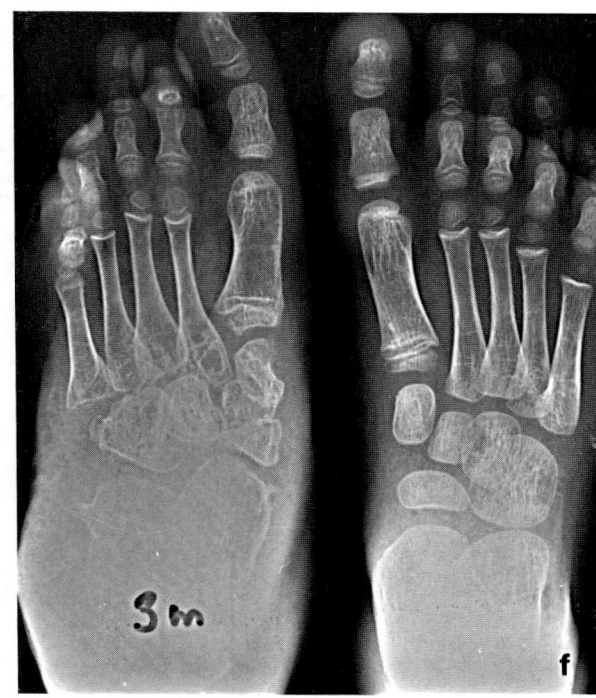

Abb. 4.32 e, f

Abb. 4.32. Komplexe Fußdeformität nach indirektem und direktem Trauma eines seinerzeit 6-jährigen türkischen Knabens, der im Rahmen eines Erdbebens eine schwere Quetschverletzung des linken Fußes erlitt sowie Verbrennungen der Haut mittels aufgelegter Asche zur Schmerzlinderung durch die herbeigeeilten Nachbarn. **a** Ausgedehnte Narbenbildungen im Bereich des oberen Sprunggelenkes und am Dorsum pedis mit extremer pronatorischer Fehlstellung des Fußes. **b** Praeoperatives Röntgenbild des Fußes in 2 Ebenen. Bei fehlenden Unfallaufnahmen sind die ossären Läsionen der Fußwurzel kaum nachvollziehbar. Der Talus ist vertikal gestellt. Die Hauptfehlstellung ist sowohl seitlich als auch ap vorwiegend im Chopart- und Lisfranc-Gelenk erkennbar. Eine Operationsplanung ist kaum möglich, jedoch sollen Fusionen vermieden werden. **c–f** Sanierung der Weichteile mittels freiem Latissimus dorsi Transfer*. Nach gleichzeitiger Calcaneus-wedge-Verlängerungs-Osteotomie sowie aufrichtender wedge-Osteotomien des Cuboids und der Cuneiformia zeigen die Belastungsaufnahmen eine weitaus bessere Fußstatik. Der Knabe ist in einem korrigierten Sportschuh voll gehfähig. Durch die erfolgreiche plastische Maßnahme sind später notwendige Korrekturen im weiteren Wachstum bei mehrzeitigem Vorgehen erst hierdurch möglich geworden

---

* Durch PD Dr. W. Schneider (Plastische-Hand- und Wiederherstellungschirurgie, Medizinische Hochschule Hannover, Direktor Prof. Dr. A. Berger)

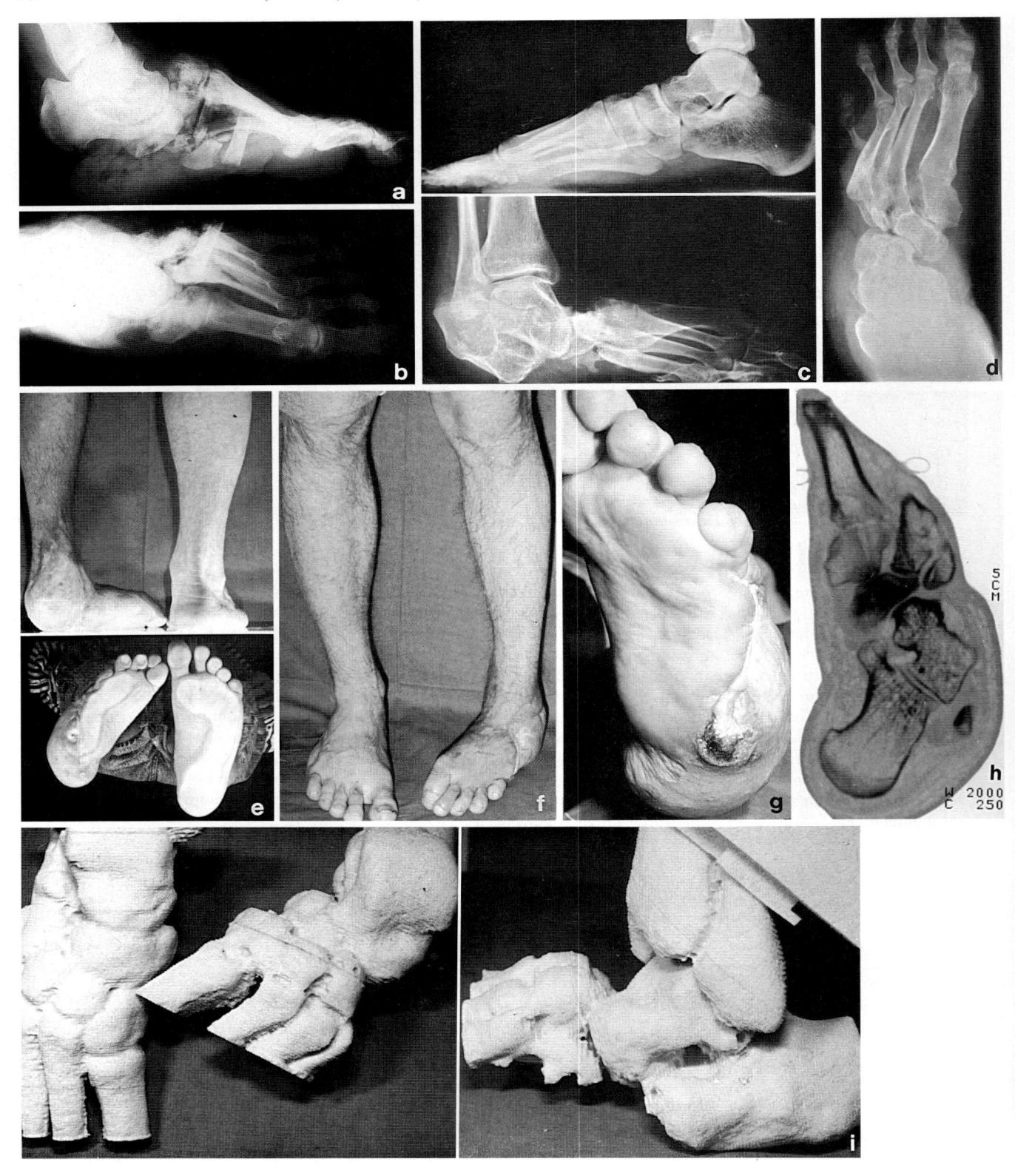

208　Frakturen – fehlverheilt (Korrektur/Arthrodese)

Abb. 4.33 a–i

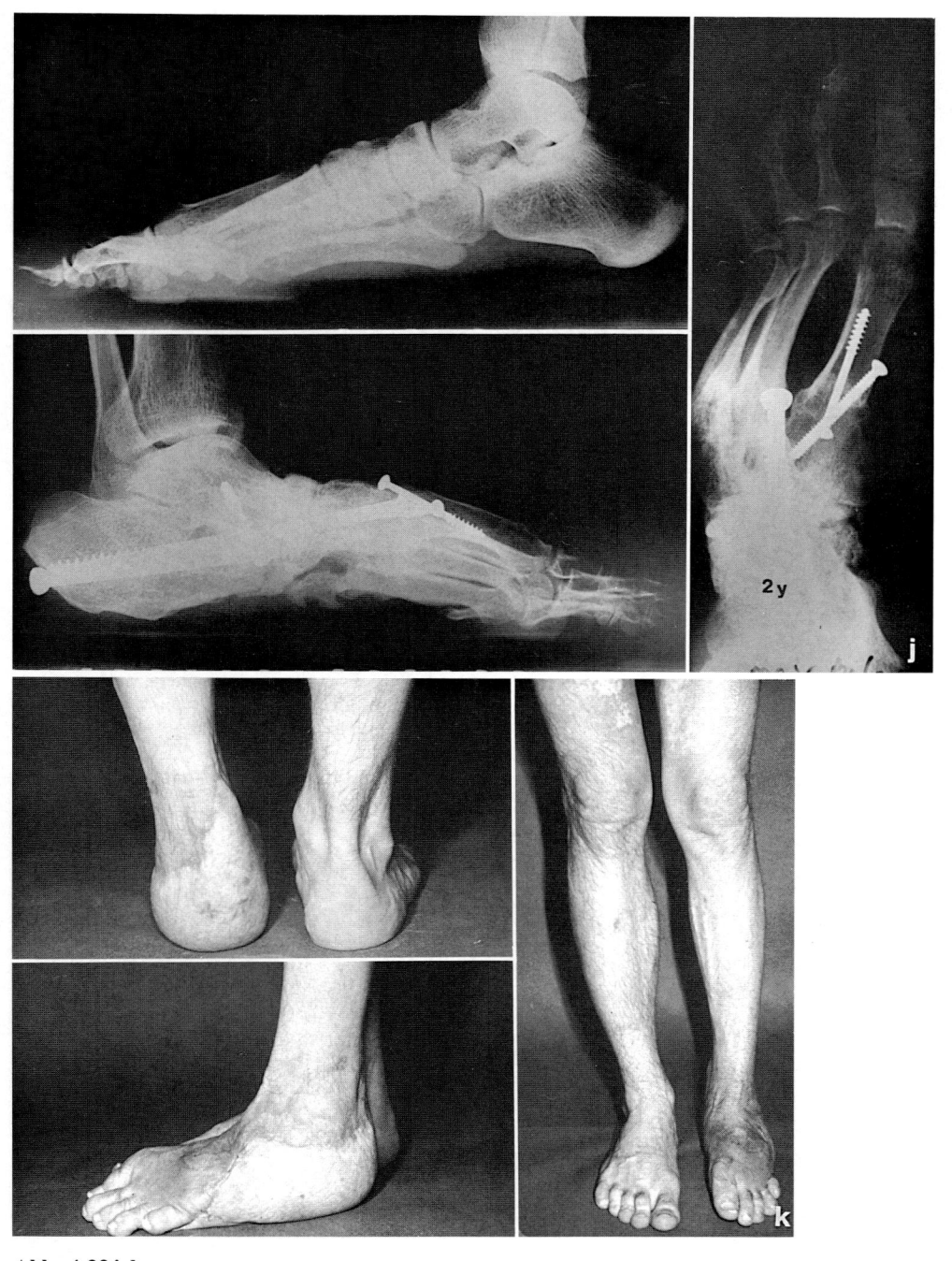

Abb. 4.33 j, k

Abb. 4.33. Bedeutung der guten Weichteilbedeckung bei komplexen rekonstruktiven Eingriffen am Fuß. 23-jähriger Patient, der 3 Jahre zuvor mit dem linken Fuß bei der Arbeit in eine Walze geraten war und bei subtotaler Amputation (**a, b**) im Sinne der Fußerhaltung primär einen freien Latissimus dorsi-Lappen erhielt (Plastische-Hand- und Wiederherstellungschirurgie, Direktor Prof. Dr. A. Berger). Bei erfolgreichem Erhaltungsversuch und Defekten vor allem in der lateralen Fußwurzel (**c, d**) kommt es zur grotesken Fußfehlstellung im Sinne der Innenrotation, Adduktion und Supination, sodaß ein schmerzfreies Gehen selbst im orthopädischen Schuh nicht möglich ist (**e–g**). Das praeoperative axiale CT (**h**), vor allem aber erst das danach erstellte Fußmodell (**i**) läßt den eigentlichen Ort der Fehlstellung dreidimensional deutlich werden: Bei fehlendem Os cuboideum und einem Restnaviculare ist der gesamte Mittelfußblock nach dorsal und medial fehlrotiert, was die extreme Innenrotation des Fußes erklärt. **j, k** Unter gleichzeitiger Narbenkorrektur mit Hebung des Latissimus dorsi-Lappens wird bei Lösung der Fußwurzel von lateral nach medial die Chopart-Gelenklinie wieder ausgerichtet, die Defekte mit Spongiosa aufgefüllt, der Mittelfuß gegenüber dem Rückfuß mit 6.5er Spongiosaschrauben stabil fixiert. Bei der 2-Jahres-Kontrolle ist der Patient mit einem orthopädischem Halbschuh schmerzfrei voll gehfähig und schult zum Orthopädie-Schuhmacher um

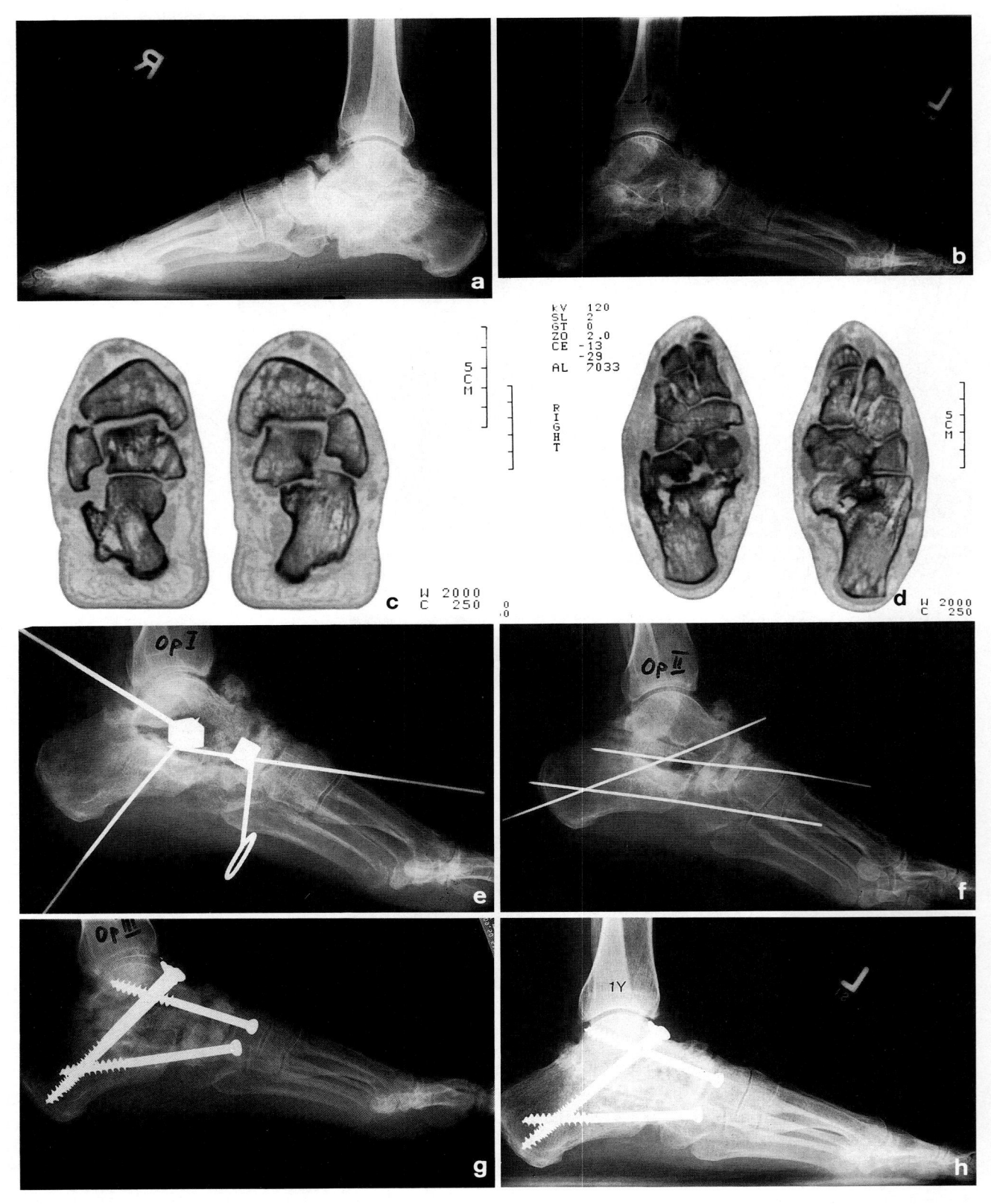

210 Frakturen – fehlverheilt (Korrektur/Arthrodese)

Abb. 4.34

4.8. Triple-Arthrodese

Die Arthrodese der unteren Sprunggelenke erfordert in der Regel einen großen medialseitigen retromalleolären, bumerangförmigen Zugang, von dem aus die meist notwendigen Weichteileingriffe an den Sehnen und die Entknorpelung des Subtalar- und Talo-Navicular-Gelenkes erfolgen. Vom lateralseitigen Ollier-Zugang kann anschließend das Subtalargelenk und die Calcaneo-Cuboid-Artikulation entknorpelt, ausgeräumt und mobilisiert werden. Bei komplexen Fehlstellungen ist es ganz entscheidend, die gesamte Chopart-Linie vollständig auszuräumen, um den Fuß in die korrekte plantigrade Position zu überführen.

Eine passagere Spickdrahtfixation mit intraoperativer Röntgenkontrolle des Fußes seitlich und dorsoplantar wird vor der definitiven Schraubenosteosynthese durchgeführt, um die Achsenverhältnisse und die notwendige Größe cortico-spongiöser Blöcke zu überprüfen (Abb. 4.34). Bei Verwendung von perforierten 6.5er Spongiosaschrauben und idealem Sitz der Spickdrähte zwischen Naviculare und Talus, Cuboid und Calcaneus sowie Talus und Calcaneus können die Hohlschrauben über diese Spickdrähte in situ eingebracht werden (Abb. 4.34).

Über die beschriebenen medialen und lateralen Zugänge können zusätzlich notwendige Korrektureingriffe in der Regel mit durchgeführt werden, wie z.B. erforderliche Sehnentranspositionen (s. Kap. 5).

4.9. Lisfranc-Arthrodese

Die *Indikation* zur Fusion der gesamten Lisfranc-Gelenkreihe besteht bei veralteten Lisfranc-Luxationsfrakturen, die zu posttraumatischer Inkongruenz-Arthrose und/oder erheblicher Vorfuß-Abduktion mit posttraumatischem Pes valgo planus geführt haben und erhebliche Schmerzen verursachen können. Präparationstechnik und operatives Vorgehen erfolgen wie bei frischer Lisfranc-Luxationsfraktur nur mit dem Unterschied, daß bei veralteten Verletzungen mindestens 2 dorsale Inzisionen zu verwenden sind: Längsinzision zwischen dem 1. und 2. Strahl sowie zwischen dem 3. und 4. Strahl. Meist ist eine 3. Inzision über dem 4. und 5. Strahl zur Fusion der randständigen Metatarsalia zum Cuboid hin notwendig. Die Abb. 4.35 und 4.36 zeigen deutlich die praeoperative Pathologie und den erheblichen funktionellen Gewinn nach Arthrodese dieses Gelenkabschnittes.

◄

Abb. 4.34. Beispiel zur Bedeutung der exakten intraoperativen Röntgenkontrolle zur rekonstruktiven Triple-Arthrodese nach fehlverheilten Gelenkbrüchen: 40-jähriger Patient, der vor 18 Monaten im Ausland beidseitige Fersenbeinfrakturen mit Chopart-Läsion erlitt, die unter konservativer Behandlung zu erheblichen posttraumatischen Beschwerden führten. Die seitlichen Belastungsaufnahmen des Fußes (**a, b**) zeigen die Verwerfung der Fußform in der Lagebeziehung zum Calcaneus und Naviculare. Das Computertomogramm coronar (**c**) und axial (**d**) zeigt vor allem die intraartikuläre Verwerfung im Subtalargelenk links mit Reiten des Außenknöchels auf dem Fersenbein (Abutment), Höhenminderung und Verkürzung des Fersenbeines mit fehlverheilter Lagebeziehung im Calcaneo-Cuboid-Gelenk rechts. Im Rahmen der angestrebten Triple-Arthrodese, zunächst links, werden zur Achsen- und Längenkorrektur vorgefertigte Metallwürfel zur Bestimmung der notwendigen cortico-spongiösen Späne eingesetzt, um exakte Maße zu erhalten: intraop. Rö I. (**e**). Nach Einsetzen der ausgemessenen cortico-spongiösen Späne aus dem gleichseitigen vorderen Beckenkamm ist die Fußform wieder hergestellt. **f** Über die liegenden Spickdrähte (intraoperatives Röntgen II) können kanülierte 6.5er Spongiosaschrauben eingebracht werden, 3. intraoperatives Röntgen (**g**). Die 1-Jahres-Kontrolle (**h**) zeigt den physiologischen und biomechanisch korrekten Wiederaufbau des Rückfußes bei klinisch subjektiver Beschwerdefreiheit des Patienten

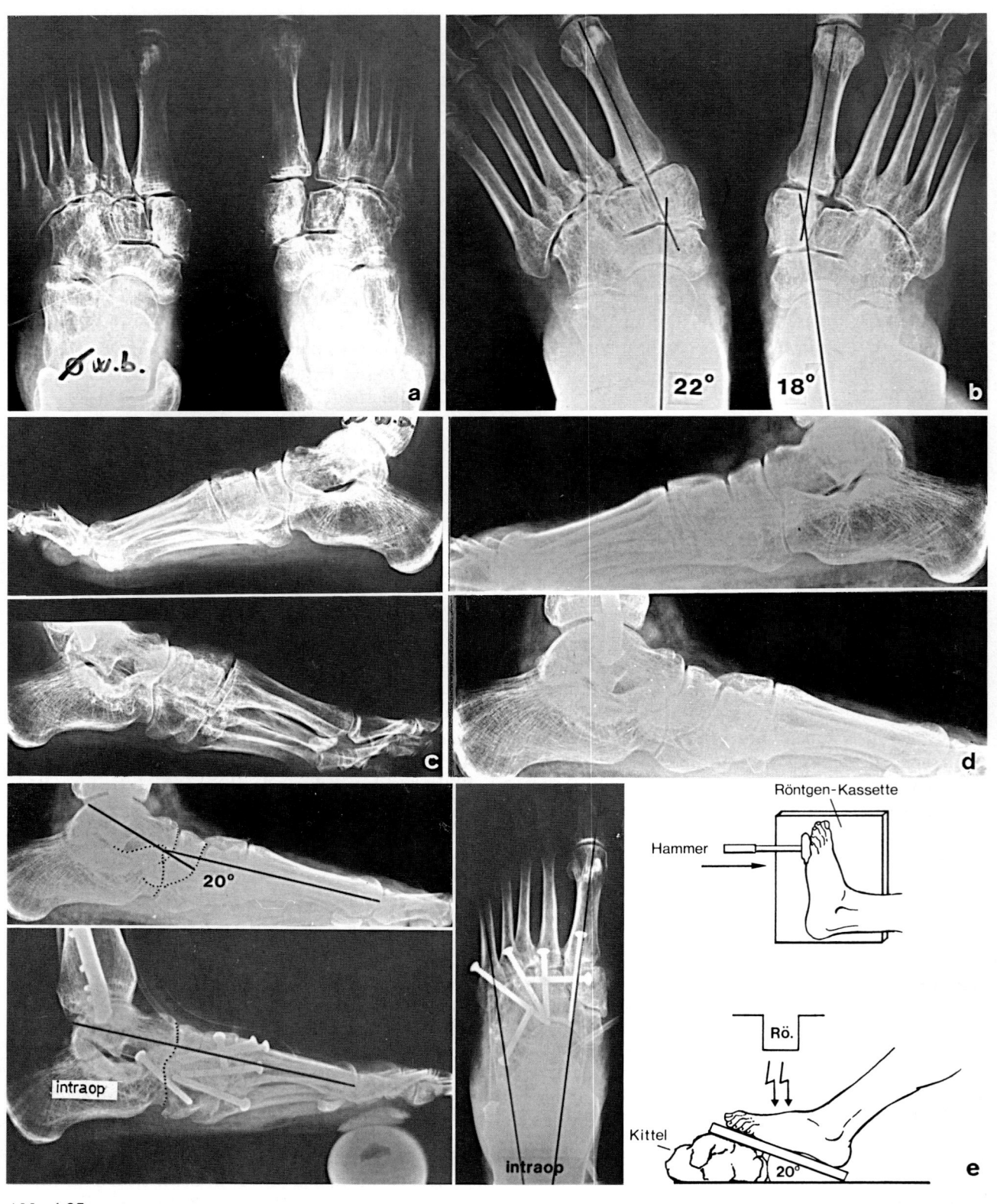

212   Frakturen – fehlverheilt (Korrektur/Arthrodese)

Abb. 4.35 a–e

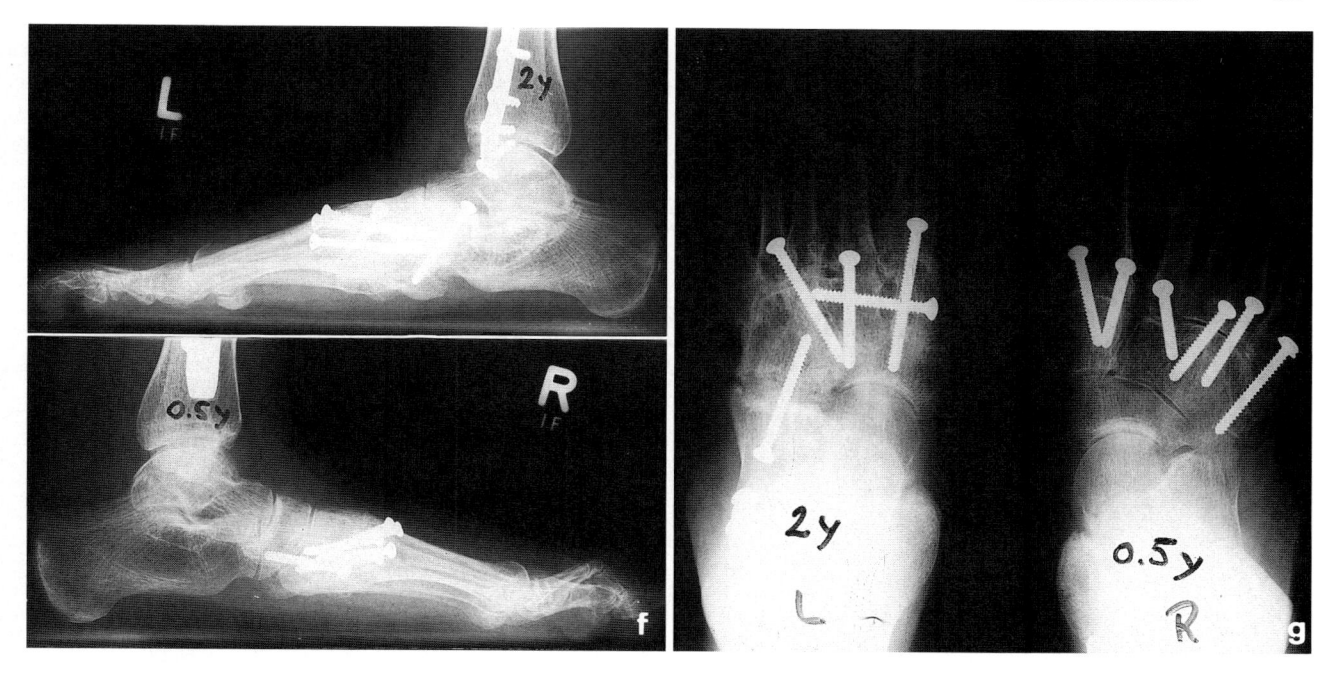

Abb. 4.35 f, g

Abb. 4.35. Beispiel der Bedeutung von Belastungsaufnahmen des Fußes zur Erkennung der zugrundeliegenden Pathomechanik. 1 Jahr nach überlebtem Polytrauma klagt die 30-jährige Ärztin über erhebliche Fußbeschwerden nach komplexen Lisfranc-Luxationsfrakturen, die seinerzeit auswärts perkutan reponiert und verspickt wurden. **a** Die dorsoplantare Fußaufnahme beider Füße ohne Belastung zeigt zwar die Subluxation der Metatarsalereihe links mehr als rechts mit Fehlen der Verzahnung des 2. Metatarsale zum Cuneiforme II. Erst die dorso-plantare Fußaufnahme unter Belastung (**b**) läßt die schwere Valgus-Instabilität des Fußes erkennen. Sie zeigt den Vorfuß-Valgus mit einem Achsenknick von 22° links und 18° rechts. Die Dekompensation des Längs- und Quergewölbes kommt auch in der seitlichen unbelasteten Aufnahme (**c**) kaum, jedoch unter Körperlast (**d**) deutlich zum Ausdruck mit erheblicher Abflachung des gesamten Fußes. **e** Das intraoperative Röntgen ist zur Beurteilung des Fußgewölbes ebenfalls unter imitierter Körperlast notwendig, indem mit einem Hammer die Metatarsalereihe belastet wird. Entscheidende Röntgenkriterien intraoperativ sind die Wiederherstellung der sog. Cyma-Linie (gepunktet) und die korrekte Achse des Fußes seitlich, wobei die mittlere Talusachse mit der Achse des 1. Strahles eine durchgehende Linie ergeben soll. In der dorso-plantaren Aufnahme ist auf die symmetrische V-Form des Fußes zu achten. **f, g** Zeigen den Zustand nach Lisfranc-Fusion links nach 2 Jahren, rechts nach einem halben Jahr, wobei die Belastungsaufnahme vor allem dorsoplantar den korrigierten und stabilen Fuß zeigen. Die Patientin ist mit Schuheinlagen wieder berufsfähig

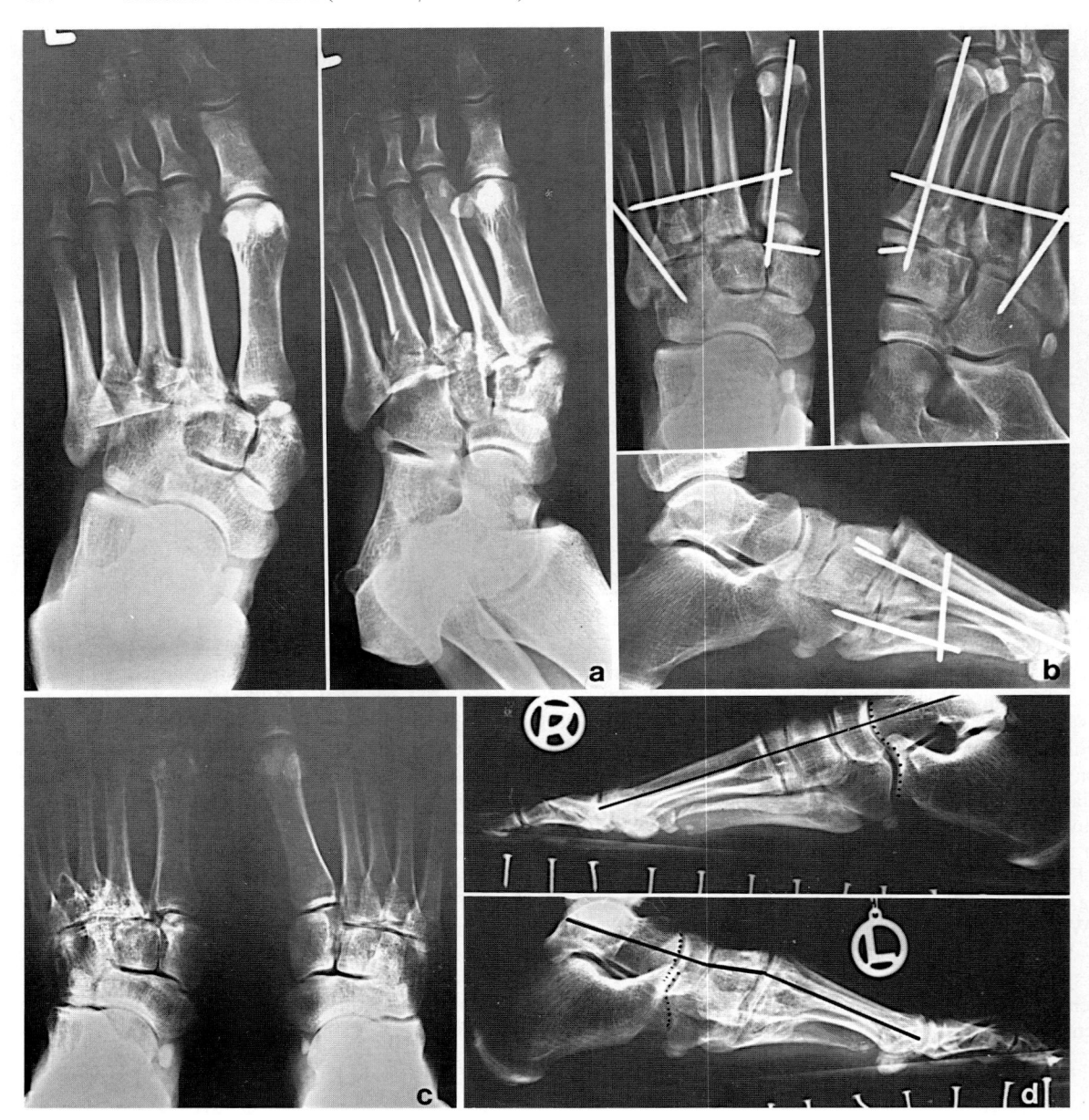

214 Frakturen – fehlverheilt (Korrektur/Arthrodese)

Abb. 4.36 a–d

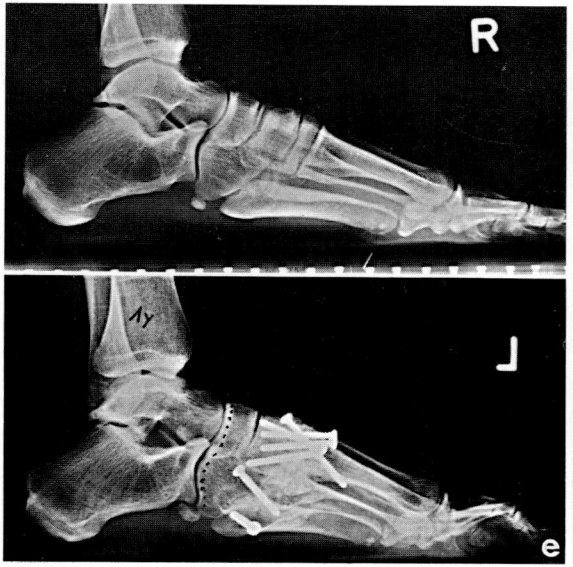

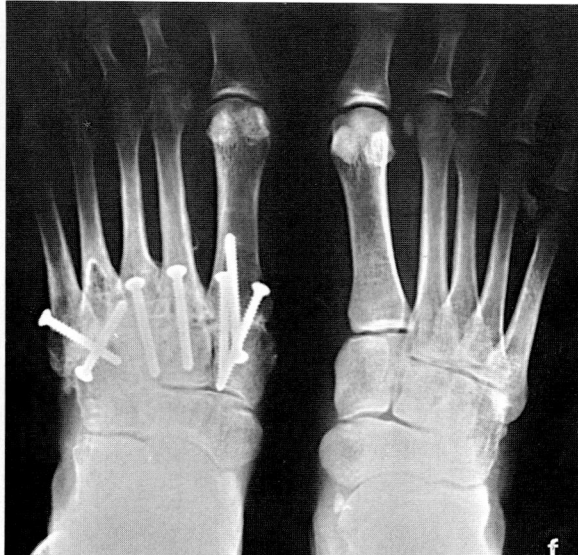

Abb. 4.36 e, f

Abb. 4.36. Beispiel einer Lisfranc-Arthrodese. **a** 31-jährige Patientin mit homolateraler vollständiger Luxation im Lisfranc-Gelenk nach lateral. **b** Nach auswärtiger, perkutaner Spickdrahtosteosynthese ist vor allem im ap-Bild die persistierende Subluxation nach lateral erkennbar. Insbesondere steht der 2. Mittelfußstrahl nicht in seiner Lücke zum Cuneiforme intermedium. Die Schrägaufnahme läßt die persistierende Subluxation vermuten, die exakt seitliche Projektion zeigt sehr deutlich die zusätzliche Subluxation nach dorsal (untere Bildhälfte). **c** Die praeoperativen dorso-plantaren Belastungsaufnahmen 9 Monate nach Trauma zeigen die persistierende laterale Subluxation aller Metatarsalia nach lateral und die bereits fortgeschrittene Arthrose im Lisfranc-Gelenk. **d** Die seitlichen praeoperativen Belastungsaufnahmen verdeutlichen sehr eindrucksvoll die Störung der gesamten Fußstatik mit Verwerfung der axialen Traglinie und der Cyma-Linie (gepunktete Linie). **e, f** Die Belastungsaufnahmen bei der 1-Jahres-Kontrolluntersuchung zeigen die vollständige Wiederherstellung der sog. Cyma-Linie sowie ein stabiles Längs- und Quergewölbe des linken Fußes. Die Implantate werden belassen. Bereits 3 Monate nach diesem Eingriff ist die Patientin in ihrem Beruf als Friseurin beschwerdefrei arbeitsfähig

Literatur

1. Beck E (1978) Pseudarthrosen des OSG. Hefte Unfallheilkd 133:64–70
2. Brewster RC, Chao EY, Stauffer RN (1974) Force analysis of the ankle joint during the stance phase of gait. Abstract of a communication at the 27th ACEMB, Marriott Hotel, Philadelphia, USA, October 6–10
3. Castaing J, Le Chevalier PL, Meunier M (1961) Entorse à répétition ou subluxation récidivante de la tibiotarsienne. Une technique simple de ligamentoplastie externe. Rev Chir Orthop 47:598–608
4. Clementz BG (1989) Assessment of tibiae torsion and rotational deformity with a new fluoroscopic technique. Clin Orthop 245:199–209
5. Elgeti H, Grote R, Giebel G (1980) Bestimmung der Tibiatorsion mit der axialen Computertomographie. Unfallheilkd 83:14–19
6. Hansen ST, McReynolds IS, Sanders R (1991) Fractures of the calcaneus. In: Jahss (ed) Disorders of the foot und ankle, Vol III, 2nd Ed. Saunders, p 2326
7. Hefti F, Baumann JU, Morscher E (1979) Ganganalysen bei Arthrodesen des oberen Sprunggelenkes in „Funktionelle Diagnostik in der Orthopädie". Enke, Stuttgart, S 73–78
8. Stauffer Rn, Chao EYS, Brewster RC (1977) Force and motion analysis of the normal diseased and prothetic ankle joint. Clin Orthop 127:189–196
9. Weller S, Knapp U (1978) Korrigierende Eingriffe am OSG. Hefte Unfallheilkd 133:57–63
10. Riess J (1955) Die Indikationsstellung zur operativen

Behandlung frischer Brüche des inneren Knöchels. Chirurg 26:103–107
11. Rosen H (1991) Reconstructive procedures about the ankle joint. In: Jahss (ed) Disorders of the foot und ankle, 2nd Ed, Vol III. Saunders, Philadelphia p 2593
12. Zwipp H, Gotzen L, Krettek C (1984) Die Kompressionsarthrodese des oberen Sprunggelenkes: Indikation, OP-Technik und Ergebnisse. In: Rahmanzadeh R, Faensen M (Hrsg) Posttraumatische Fehlstellungen der unteren Extremität. Schetztor, Konstanz, S 106
13. Zwipp H (1992) Severe foot trauma in combination with talar injuries. In: Schatzker J, Tscherne H (eds) Major fractures of the pilon, talus and calcaneus. Springer, Berlin Heidelberg New York Tokyo, p 124–135

5. Rekonstruktion nach Kompartment-Syndrom

„Nicht wir haben die Revolution, sondern die Revolution hat uns gemacht"
Robespierre, 1794

5.1. Historisches

Um „Spasmus und Konvulsionen" der Muskulatur zu vermeiden, empfahl Hippokrates (460–375 v. Chr.) Frakturen des Unterschenkels entweder am 1. oder erst am 7. Tag zu reponieren, bei eingetretenem $\delta\pi\alpha\sigma\mu\sigma o\varsigma$ (Spasmus, Verhärtung der Mm. i.S. des Kompartment-Syndromes) notfallmäßig die Fraktur zu reduzieren. Letzteres kam als therapeutischer Ansatz ex iuvantibus einer Muskellogenentlastung gleich.

1869 beschrieb Richard von Volkmann [9] eine postischämische Fußdeformität und deutete als Erster die Pathophysiologie dieses Vorganges durch „massenhaften Zerfall der kontraktilen Substanz". Den Begriff „Volkmann'sche ischämische Kontrakur", der für die obere Extremität bekannt wurde, hat Hildebrandt [3], ein Schüler Volkmanns, in die Literatur eingebracht.

Bardenheuer [1] empfahl als erster die therapeutische Fascienspaltung der betroffenen Extremität „zur Entfernung des intramuskulären Exsudates".

Der heute für diese Entität gebräuchliche Begriff „Kompartment-Syndrom" wurde erst 1963 von Reszeli und Mitarbeitern [7] geprägt.

5.2. Definition

Beim Kompartment-Syndrom sind 4 Faktoren miteinander verknüpft: Ein geschlossener Raum, in dem durch äußeren Anlaß ein erhöhter Gewebedruck, eine Verminderung der Gewebedurchblutung erzeugt, führt, ohne rasche Eröffnung desselben, zu Störungen der neuromuskulären Funktion. Frakturen, Arterienverletzungen und schwere Kontusionen sind die häufigsten Ursachen des Kompartment-Syndromes [2, 5].

5.3. Pathophysiologie

Deformitäten des Fußes und der Zehen nach nicht oder insuffizient behandelten Kompartment-Syndromen sind aufgrund der funktionellen Beteiligung extrinsischer und intrinsischer Muskulatur am Erfolgsorgan Fuß sowohl nach Kompartment-Syndrom des Unterschenkels, nach Kompartment-Syndrom der Fußbinnenmuskulatur oder durch Kombination beider möglich.

Entsprechend den 4 Kompartimenten am Unterschenkel sind isolierte oder kombinierte Folgeschäden bei unzureichend entlastetem Kompartment-Syndrom möglich:

1. Der ausschließliche Befall der *Tibialis anterior Loge* imponiert wie eine Lähmung des tiefen Astes des N. peroneus. Es besteht die Unfähigkeit, den Fuß dorsal zu flektieren und die Zehen zu heben. Sensibel bestehen Ausfälle am 1. Zehenzwischenraum, es finden sich keine Kontrakturen. Als isolierter Folgezustand ist dieser in knapp 40% aller Fälle nach Gefäßverletzung zu beobachten [6].
2. Beim Kompartment-Syndrom der *Peroneusloge* ist die Pronation des Fußes aufgehoben, Sensibilitätsstörungen am Fußrücken sind nicht beobachtbar.
3. Beim Befall der *tiefen Beugerloge,* dem sicherlich am häufigsten übersehenen Logen-Syndrom, kommt es in Extremfällen zum schweren Pes equino varus mit typischer Supinations-Adduktion des Vorfußes mit Rückfußvarus, was durch die Muskelimbalance, besonders durch die Kontraktur des M. tibialis posterior zu erklären ist. Bei Muskelnekrosen des M. flexor hallucis longus und M. flexor digitorum longus kommt es zur Ausbildung von Krallenzehen, die isoliert

dann auftreten, wenn nur die distalen Anteile der tiefen Beugesehnenloge betroffen sind. Zusätzlich können Sensibilitätsstörungen an der Fußsohle bestehen, kombiniert mit trophischen Störungen der Haut bis hin zu unbemerkten Druckulcera.
4. Die *oberflächliche Beugerloge* ist nur selten befallen und führt zur kontrakten Spitzfußstellung ohne Sensibilitätsstörungen, da in dieser Loge keine wesentlichen Nerven verlaufen.

Rekonstruktive Operationen am Fuß zur Behebung von Folgeschäden nach Kompartment-Syndrom sind daher meist notwendig bei Muskelnekrosen und -kontrakturen der extrinsischen Muskulatur im vorgeschalteten Unterschenkelsegment, seltener bei vorausgegangenen Kompartment-Syndromen der Fußbinnenmuskulatur.

Schwere „postischämische" Fußdeformitäten, die über Kurzfuß-, Hammer- oder Krallenzehenbildung hinausgehen, sind bei meist unzureichend behandelten Unterschenkel-Kompartment-Syndromen am wachsenden Skelett, d.h. bei Kindern und Jugendlichen zu beobachten [10]. Dies gilt insbesondere, wenn z.B. neben einer Unterschenkelfraktur mit Kompartment-Syndrom noch zusätzlich eine Gefäßzerreißung bestand, die im Sinne des Postischämie-Syndroms und/oder Kompartment-Syndroms vor allem zu Nekrosen in der tiefen Beugesehnenloge führte. Gerade der posttraumatische, indirekt entstehende Pes equino varus zeigt in Sonographie und NMR Nekrosen und Narben im Bereich des M. tibialis posterior, M. flexor hallucis longus und M. flexor digitorum longus. Auch bleibende Nervenschäden, z.B. des N. ischiadicus, N. tibials oder N. peroneus führen besonders am wachsenden Skelett zur Muskelimbalance und zu konsekutiven kontrakten Fußfehlstellungen.

Außerdem können erhebliche Fußeinsteifungen mit Kontrakturen der großen und kleinen Fußgelenke, mit Schrumpfung und Verklebung der extrinsischen und intrinsischen Muskeln durch Inaktivität und/oder Entzündung bei chronischer Osteomyelitis am Unterschenkel beobachtet werden, die ein komplexes Weichteilrelease erfordern. (s. Abb. 5.8).

Während nach Echtermeyer [2] ein Kompartment-Syndrom des Unterschenkels bei 17% aller Unterschenkelfrakturen beobachtbar ist, kann, nach eigener Analyse [8] ein isoliertes Kompartment-Syndrom des Fußes vornehmlich bei Lisfranc- und Chopart-Luxationsfrakturen in knapp 40% der Fälle gesehen werden, gelegentlich aber auch bei Talus- und Calcaneus-Frakturen. Die Kombination von Unterschenkel- und Fuß-Kompartment-Syndrom ist in einer eigenen 7-Jahres-Statistik [8] in 8 von 29 Kompartment-Syndromen des Fußes beobachtbar.

Die *4 Kompartments des Fußes* (vergl. Kap. 2,3, Abb. 2.27, 3.11) umfassen das mediale, das laterale, das zentrale und das interossale Kompartment. Das *laterale Kompartment* enthält die Mm. flexor et abductor digiti minimi, das *mediale Kompartment* die Muskulatur des Großzehenballens (Mm. flexor hallucis brevis et abductor hallucis). Das *zentrale Kompartment* schließt die Mm. adductor hallucis, quadratus plantae, flexor digitorum brevis sowie die Sehnen der Mm. flexor digitorum longus et flexor hallucis longus ein. Am weitesten dorsal gelegen ist das *interossale Kompartment*, das die Mm. interossei enthält. Bei Brüchen der Fußwurzel ist damit zu rechnen, daß es neben Kapsel- und Bänderzerreißungen auch zu ausgedehnten Fascienrissen kommt, so daß die einzelnen Muskellogen eröffnet sind und miteinander kommunizieren. Daher reicht beim traumatisch bedingten Kompartment-Syndrom des Fußes in der Regel die Dermatofasciotomie am Fußrücken mit Spaltung des Retinaculum extensorum superius et inferius einschließlich der Fußrückenfascie. Bei rechtzeitig entlastetem Kompartment-Syndrom des Fußes ist die Entwicklung von Hammerzehen wenig wahrscheinlich (ca. 8%), beim Postischämie-Syndrom ohne Spaltung aller 4 Logen sehr wahrscheinlich [8].

5.4. Operative Techniken am Fuß nach Kompartment-Syndrom

5.4.1. Zehenkorrekturen

Grundsätzlich sollten 3 posttraumatische Zehendeformitäten (Abb. 5.1) unterschieden werden:

a) Die *Hammerzehe*, die durch überwiegende Kontraktur der kurzen Beugersehne entsteht, also vor allem nach Kompartment-Syndrom der

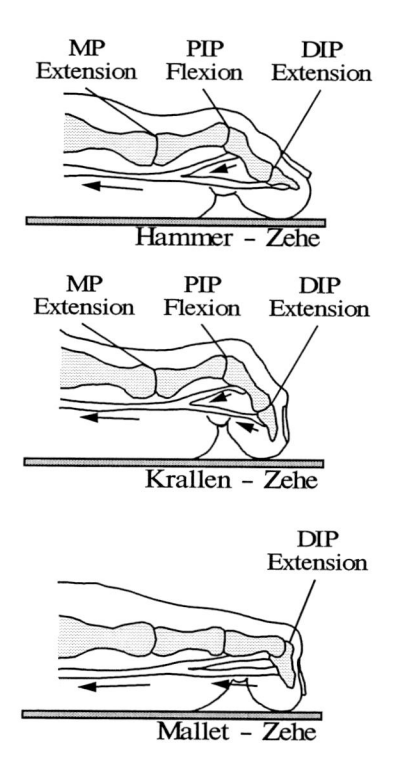

Abb. 5.1. Die 3 Typen der Zehendeformität

Fußbinnenmuskulatur, z.B. bei Calcaneusfraktur.

b) Die *Krallenzehe*, die vor allem nach Unterschenkel-/Fuß-Kompartment-Syndrom mit überwiegender Kontraktur des M. flexor digitorum longus gegenüber dem M. flexor digitorum brevis zu beobachten ist und

c) die selten vorkommende *Mallet-Zehe* bei isolierter Kontraktur der langen Beugersehne.

Mallet-Zehen und mittelgradige Krallenzehen können über eine perkutane Tenotomie (Abb. 5.2) auf Höhe der Endgliedbasis, milde Hammerzehen mittels Tenotomie sowohl der langen als auch der kurzen Beugesehne auf Höhe der Mittelgliedbasis korrigiert werden. Nicht ankylosierte Hammerzehen sind geeignet für das Intrinsic-Procedere nach Hansen*: Dabei wird über einen dorsalen oder interdigitalen Zugang (Abb. 5.3) die Flexor longus und brevis-Sehne plantar abgelöst. Die Longussehne wird über einen 3.5 mm Bohrkanal im Zehengrundglied von plantar nach dorsal durchgezogen und die Flexor brevis-Sehne jeweils zur Hälfte seitlich nach dorsal herumgeführt, um diese dort gemeinsam mit der Flexor longus-Sehne zu vernähen. Die Zehen werden mit einem 1.0er Spickdraht passager für 3 Wochen axial fixiert.

5.4.2. Weichteilrekonstruktionen

a) Tenotomie versus Tenolyse

Einfache Sehnendurchtrennungen sollten, wenn überhaupt, nur im Zehenbereich vorgenommen werden. Im Bereich der proximalen Sehnen des M. flexor digitorum longus und M. flexor hallucis longus, sollte bei posttraumatischem Kompartment-Syndrom mit Krallen-/Hammerzehenentwicklung und starker Sehnenverklebung zur Ver-

---

* Persönliche Mitteilung 1988, Harborview Hospital, Seattle (Abb. 5.3).

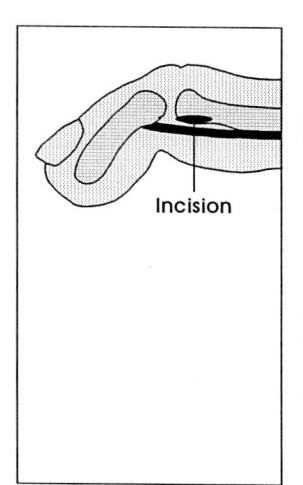

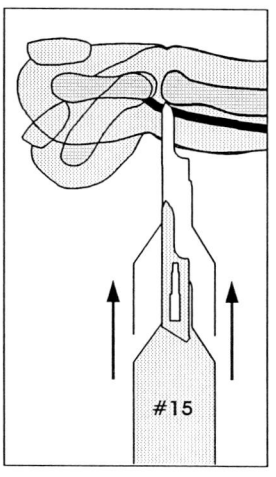

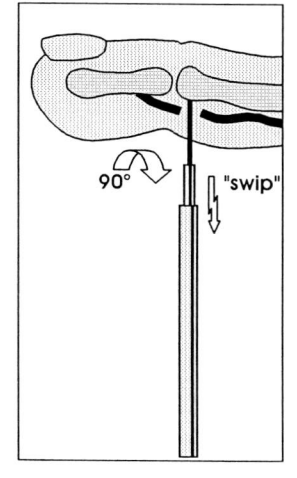

Abb. 5.2. Perkutane Tenotomie der kontrakten Flexor digitorum longus-Sehne mit einem 15-er Skalpell, das waagerecht dicht zur ossären Endgliedbasis eingeführt und unter gleichzeitiger Streckung des Zehenendgliedes um 90° vertikal gedreht wird. Mit einem „swip"-ähnlichen Geräusch ist die Tenotomie hör- und fühlbar.

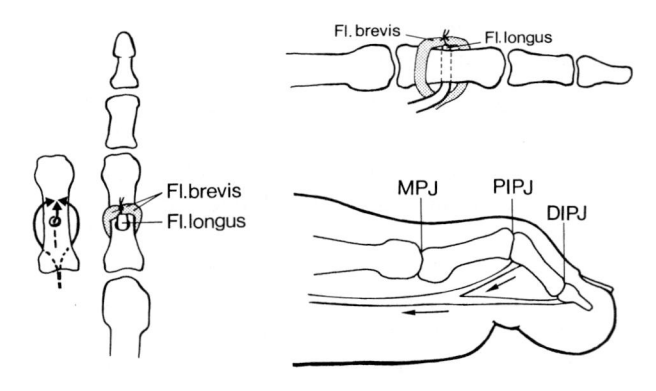

Abb. 5.3. Intrinsic-Procedere nach Hansen (s. Text). *MPJ* = Metatarsophalangeal-Gelenk, *PIPJ* = proximales Interphalangeal-Gelenk, *DIPJ* = distales Interphalangeal-Gelenk

meidung eines Rezidives ausreichend reseziert (5–10 cm), bei geringen Adhäsionen tenolysiert werden.

b) Sehnenverlängerung (Abb. 5.4)

Da Sehnengewebe aufgrund der bradytrophen Gewebsreaktion bei Einbringung von Nahtmaterial eher infektgefährdet ist als andere Gewebe, sollte bei Sehnenverlängerung im Fußbereich und besonders auch an der Achillessehne eine Naht selbst mit resorbierbarem Material vermieden werden. Besonders bewährt hat sich hierbei die *nahtlose Z-Plastik*: Das Z wird nur unvollständig scharf vorgegeben, d.h. nur proximal und distal wird quer gegenseitig die Sehne zur Hälfte eingekerbt und der Fuß anschließend maximal dorsalflektiert. Dadurch wird die Sehne sich verlängernd aufgepleißt, aber

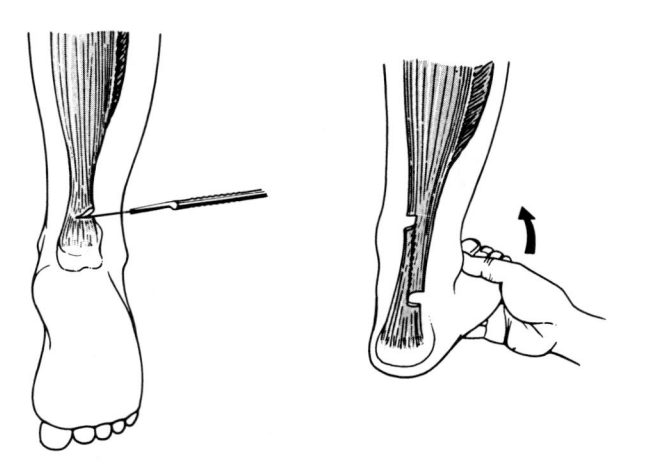

Abb. 5.4. Nahtlose Achillessehnen-Z-Plastik nach Dockery (persönliche Mitteilung 1988, Foot & Ankle Clinic, Seattle)

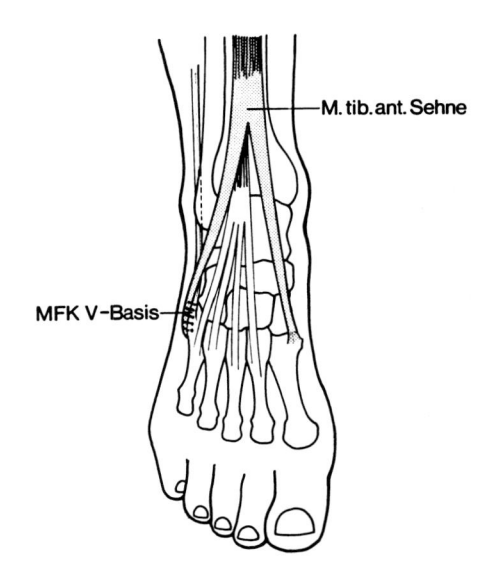

Abb. 5.5. Partieller M. tibialis ant.-Transfer zur Verbesserung der pronatorischen Fußhebung (in Anlehnung an McGlamry [4])

nicht in der Kontinuität durchtrennt. Mit dieser Maßnahme erübrigt sich jedes Einbringen von Nahtmaterial.

c) Sehnentransfer

M. tibialis anterior-Transfer (Abb. 5.5)

Bei kombiniertem Kompartment-Syndrom des Unterschenkels und Fußes mit Muskelimbalance durch Überwiegen der Supinatoren am Fuß, beispielsweise bei Ausfall der Peronealmuskulatur, ist zur Behebung der supinatorischen Dominanz ein partieller Tibialis-anterior-Transfer möglich. Dabei wird die M. tibialis anterior Sehne zur Hälfte über das proximale Retinakulum hinaus gespalten und der laterale Schenkel der Tibialis anterior-Sehne subkutan zur Basis des 5. Mittelfußknochens hin tunneliert. Der Sehnenspan wird hierbei an den Peroneus tertius oder an den Peroneus brevis angesteppt.

M. tibialis posterior-Transfer (Abb. 5.6)

Beim dauerhaften Ausfall der aktiven Fußhebung, z.B. beim vollständigen Ausfall des M. tibialis anterior oder der Peronealmuskulatur nach Kompartment-Syndrom oder irreparablem Nervenschaden des N. peroneus, ist bei neurologisch intaktem M. tibialis posterior der Transfer dieses Muskels angezeigt.

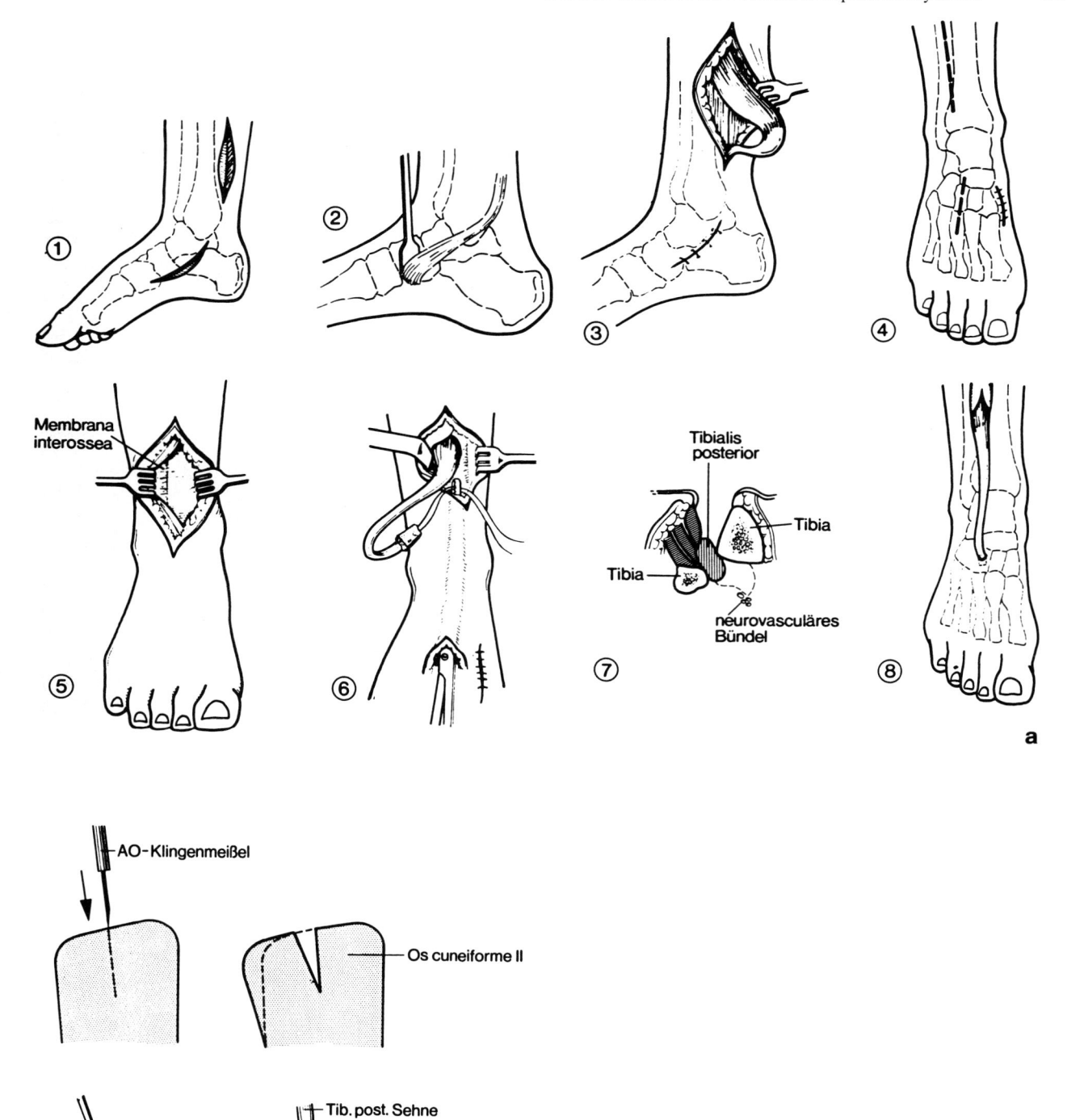

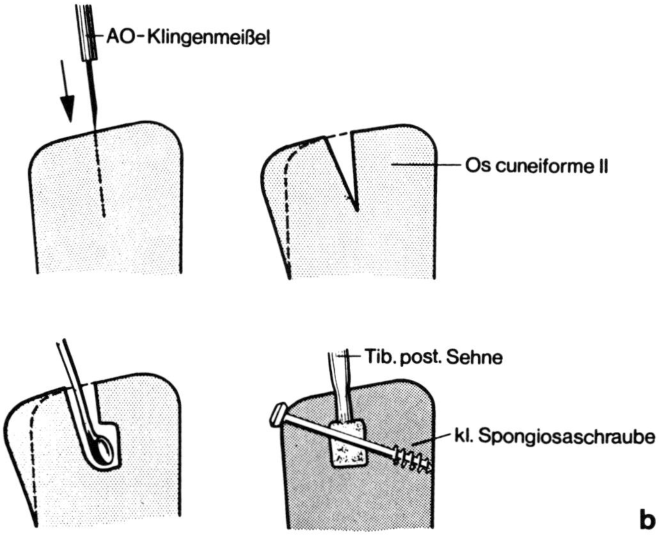

Operative Techniken am Fuß nach Kompartment-Syndrom   221

Abb. 5.6. M. tibialis post.-Transfer zur aktiven Fußhebung mod. nach McGlamry [4] **a, b:** eigene Technik mit entnommenen Knochenblock vom Naviculare, Spaltung der Membrana interossea unter Schonung des neurovaskulären Bündels und Verschraubung des Knochenblocks im Cuboid (**b**)

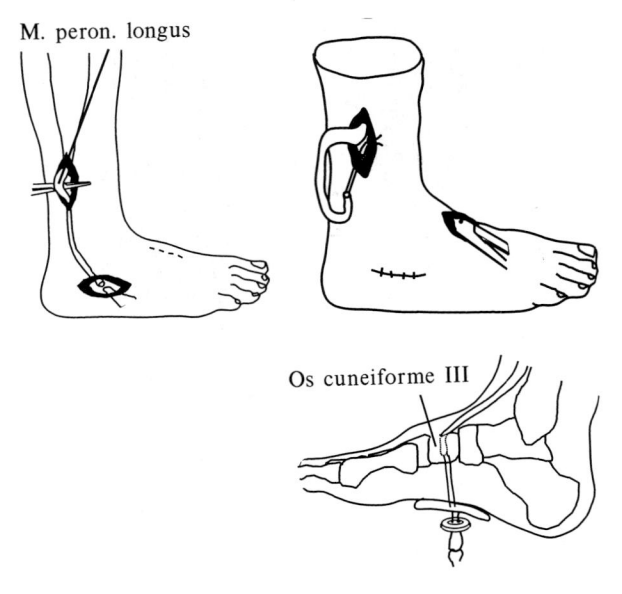

Abb. 5.7. M. peron. longus/brevis-Transfer

M. peroneus longus/brevis-Transfer (Abb. 5.7)

Gelegentlich ist es notwendig, einen der Mm. peronei zur aktiven Fußhebung, z.B. im Rahmen einer Triple-Arthrodese einzusetzen, wenn es zum Ausfall der aktiven Fußhebung durch Nekrosen in der Extensorengruppe gekommen ist. Hierbei wird die Sehne ausgelöst und entweder über eine Lengemann-Ausziehnaht nach plantar durch das Cuneiforme intermedium geführt oder, wie es sich im eigenen Vorgehen bewährt hat, mit einem Knochenblock unter einem Knochendeckel versenkt und verschraubt.

d) Komplexe Fußmobilisation

Nach Kompartment-Syndrom, Reflexdystrophie und/oder nach rezidivierenden Infekten im Unterschenkelbereich ist es gelegentlich bei extremer Rigidität notwendig, eine komplexe Weichteilmobilisation durchzuführen, die Sehnenverlängerungen, Sehnenresektionen und gleichzeitige mehrfache Releaseeingriffe beinhalten kann. Dies soll im *Fallbeispiel 27* verdeutlicht werden:

Ein 39-jähriger Patient hatte vor 12 Jahren eine posttraumatische Osteomyelitis des Unterschenkels, welche mehrfache Eingriffe im Bereich des Unterschenkels notwendig machte. Im Gefolge davon kam es zur Ausbildung eines kontrakten Spitzfußes, der zwischenzeitlich mit einer Achillessehnenverlängerung nur vorübergehend gebessert

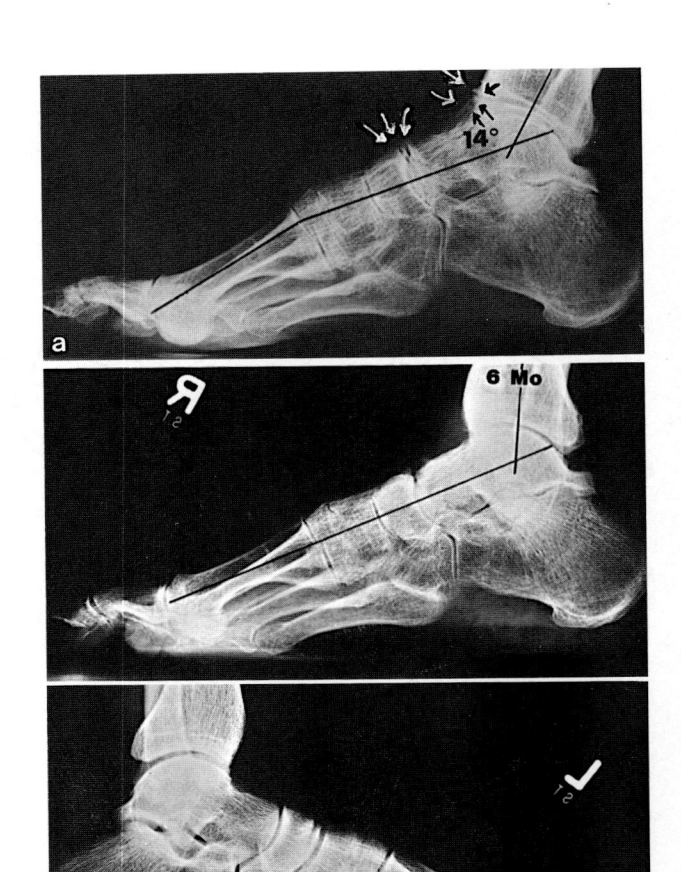

Abb. 5.8. a, b Komplexe Fußmobilisation (s. Text zu Kap. 5.4.2 d)

werden konnte. Trotz des Tragens von orthopädischen Schuhen entwickelte der Patient in den letzten Monaten eine schwere Metatarsalgie 1–5 bei deutlichem Pes cavus anterior von 14° (s. Abb. 5.8).

Die praeoperative Röntgenaufnahme des rechten Fußes zeigt bei fixierter Plantarflexion im Sprunggelenk einen OSG-/Vorfuß-Spitzfuß ausgehend vom oberen Sprunggelenk mit Osteophyten im ventralen tibiotalaren Gelenk und im talonavicularen Bereich im Sinne von Abstützreaktionen bei 14° plantarflektierten Metatarsalia.

Da der gesamte Fuß vom OSG bis in den Vorfuß hinein aufgrund der vorausgegangenen Infektionen im distalen Unterschenkelbereich mit wiederholten Operationen und Immobilisationsphasen zu einer „starren Platte" fusionierte, ist das Problem der bestehenden Metatarsalgie allein durch eine

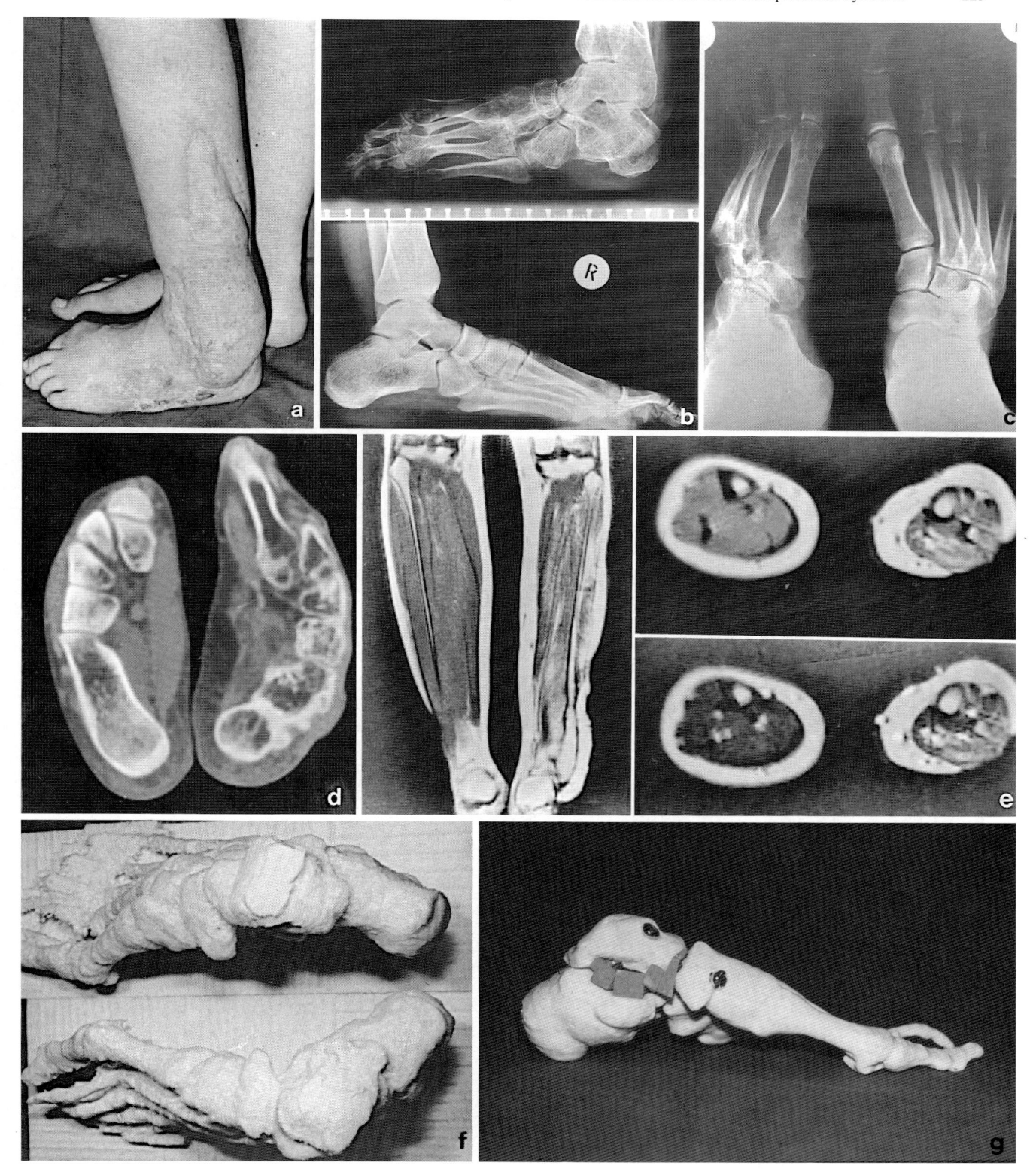

Operative Techniken am Fuß nach Kompartment-Syndrom 223

Abb. 5.9 a–g (Legende s. S. 225)

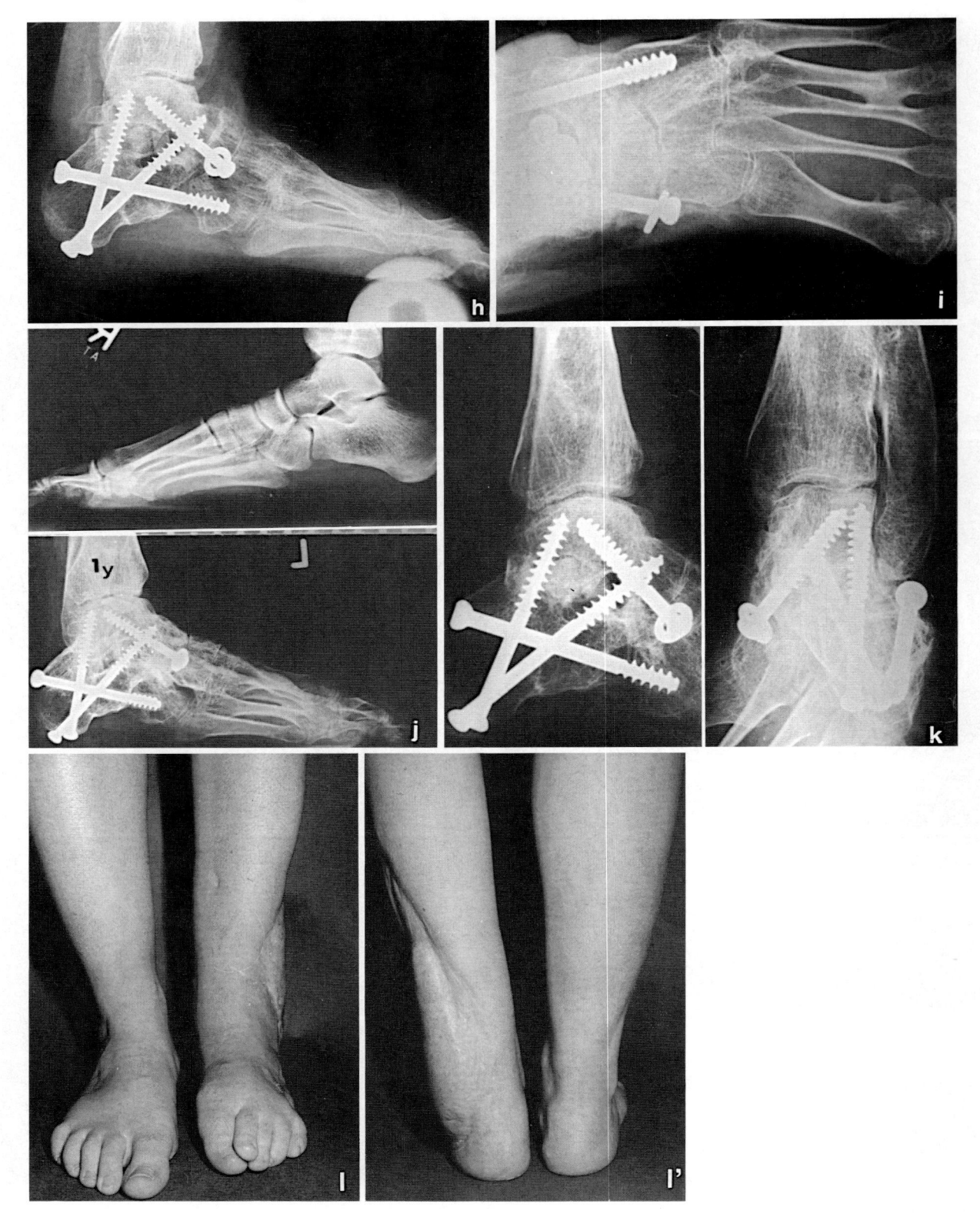

Abb. 5.9 h–l

deflektierende metatarsale Osteotomie nicht ausreichend zu lösen. Um die extreme Rigidität dieses hyperflektierten Fußes zu lösen, um damit eine geringere Hypomochlionfunktion der Metatarsaleköpfchen und bessere Funktion des Gesamtfußes zu erreichen, war eine komplexe Weichteilmobilisation erforderlich, die folgende 10 Schritte umfaßt:

1. Achillessehnenverlängerung (nahtlos)
2. hintere OSG-Kapsulotomie
3. Resektion der M. tibialis posterior-Sehne
4. Resektion der M. flexor digitorum longus-S.
5. Resektion der M. flexor hallucis longus-S.
6. Release der Plantaraponeurose
7. Release des volaren Lisfranc-Gelenkes
8. Exophytenabtragung tibiotalar
9. Exophytenabtragung talonavicular
10. Mobilisation aller Fußwurzelgelenke.

Durch eine frühe, rein funktionelle Nachbehandlung unter Vollbelastung im flexiblen Schuh kann die Flexibilität der Fußkette wiederhergestellt werden, was die 6-Monatskontrollaufnahme (Abb. 5.8 b) mit einem völlig normal ausgerichteten Fuß zeigt. Ein Laufen in Rechtwinkelstellung des Fußes mit Konfektionsschuhen ist möglich, die Metatarsalgie ist komplett verschwunden.

5.4.3. Triple-Arthrodese

Über einen großen medialseitigen, retromalleolären Zugang werden neben den meist notwendigen Weichteileingriffen an den Sehnen (Resektion der Sehnen M. tib. post., M. flexor dig. longus und M. flexor hallucis longus) von medial das Subtalar- und Talonavicular-Gelenk entknorpelt und gelöst.

Danach wird über einen Ollier-Zugang lateral das Subtalar- und Calcaneocuboid-Gelenk entknorpelt, ausgeräumt und mobilisiert, wodurch sich der Fuß allmählich in die gewünschte neutrale Position bringen läßt. Eine passagere Spickdrahtfixation mit intraoperativer Röntgenkontrolle des Fußes seitlich und dorsoplantar wird vor der definitiven Schraubenosteosynthese durchgeführt, um die Achsenverhältnisse zu überprüfen. Bei Verwendung von kanülierten 6.5er Spongiosaschrauben und idealem Sitz der Spickdrähte zwischen Naviculare und Talus, Cuboid und Calcaneus sowie Talus und Calcaneus, können die Hohlschrauben über diese Spickdrähte jetzt in situ eingebracht werden. Gleichzeitig bestehende Krallenzehen werden durch die Resektion der Flexor hallucis longus- und Flexor digitorum longus-Sehne mitkorrigiert, evtl. mit Spickdrähten temporär gehalten.

Bei Hohlfußkorrekturen nach Kompartment-Syndrom sind in der Regel die Zehenextensoren Z-förmig nahtlos zu verlängern.

Im *Fallbeispiel 28* (Abb. 5.9) sollen die Vorteile eines praeoperativen dreidimensionalen Fußmodelles aufgezeigt werden. Ein jetzt 18-jähriges Mädchen erlitt als 11-Jährige eine schwere distale Unterschenkelfraktur mit schwerstem Weichteilschaden. Bei erfolgreicher Extremitätenerhaltung war wegen der schlechten Weichteile vor 4 Jahren ein freier M. latissimus dorsi-Transfer notwendig geworden. Zusätzlich zu diesem Eingriff war seinerzeit ein Tibialis-posterior-Transfer zur aktiven Fußhebung durchgeführt worden sowie eine Rückfußvalgisierung bei posttraumatischem Rückfußvarus. Im Laufe des weiteren Wachstumes war es zwischenzeitlich zu einem erheblichen Sichelfuß gekommen mit supinatorischer Kippung des gesamten Vorfußes unter extrem pathologischer Belastung des lateralen Fußrandes.

Die schlechten Weichteile und die pathologische Belastung des Fußes sind in Abb. 5.9 deutlich zu erkennen. Die Belastungsaufnahmen im Stehen

Abb. 5.9. *Fallbeispiel 28*: Triple-Arthrodese nach Kompartement-Syndrom bei schwerer posttraumatischer Fußdeformität mit praeoperativer Planung anhand eines dreidimensionalen Modelles. **a** zeigt die schlechten Weichteile und die pathologische Belastungszone am lateralen Fußrand. Die Belastungsaufnahmen (**b, c**) verdeutlichen ebenfalls den extrem supinierten posttraumatischen Sichelfuß. Das axiale praeoperative CT (**d**) zeigt den Zustand nach Rückfußosteotomie bei progredientem Sichelfuß. Das NMR (**e**) läßt Muskelnarben und -nekrosen vor allem in der tiefen Beugersehnenloge erkennen. Das Modell (**f**) verdeutlicht die bestehende Fußdeformität links in der Aufsicht von oben bei erheblich nach außengedrehtem Talus und medial angehobenem Fußgewölbe als Ausdruck des schweren Sichelfußes. Die praeoperativ geplante und am Modell durchgeführte Korrektur (**g**) zeigt die Auflösung des Talonaviculargelenkes, des Calcaneocuboidgelenkes und des Talocalcaneargelenkes bei entsprechender medialer Anhebung mit corticospongiösen Spänen zwischen Talus und Calcaneus und valgisierender Ausrichtung zwischen Naviculare und Talus. Die intraoperativen Röntgenkontrollaufnahmen (**h, i**) zeigen die Triple-Arthrodese mittels 6.5er Hohlschrauben bei ausschließlich medialem Zugang wegen schlechter Weichteile lateral, **j–l** demonstrieren den radiologischen klinischen Befund nach einem Jahr, wobei die Patientin jetzt mit einem normalen Konfektionsschuh völlig beschwerdefrei gehfähig ist.

226 Rekonstruktion nach Kompartment-Syndrom

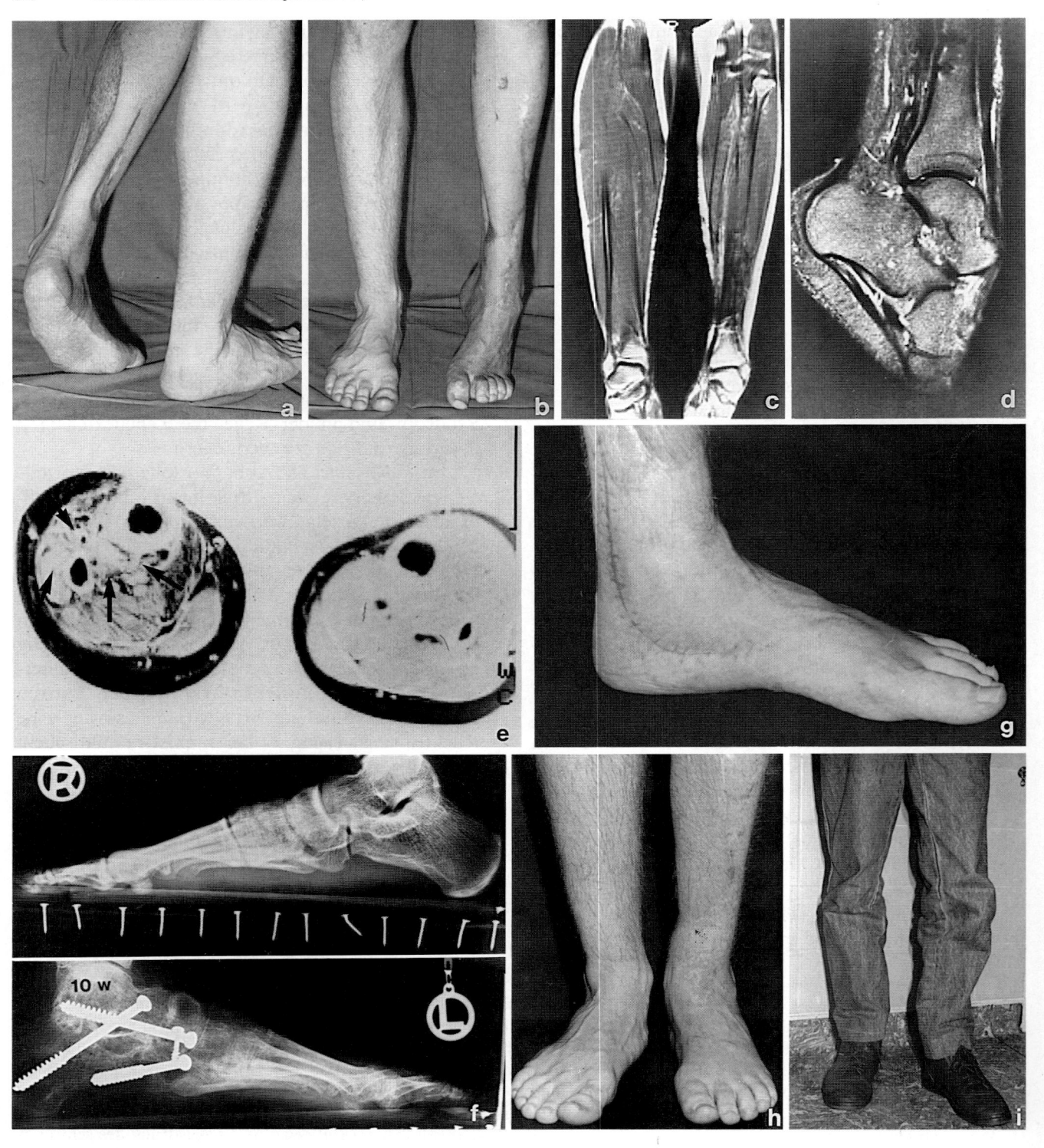

Abb. 5.10 a–i

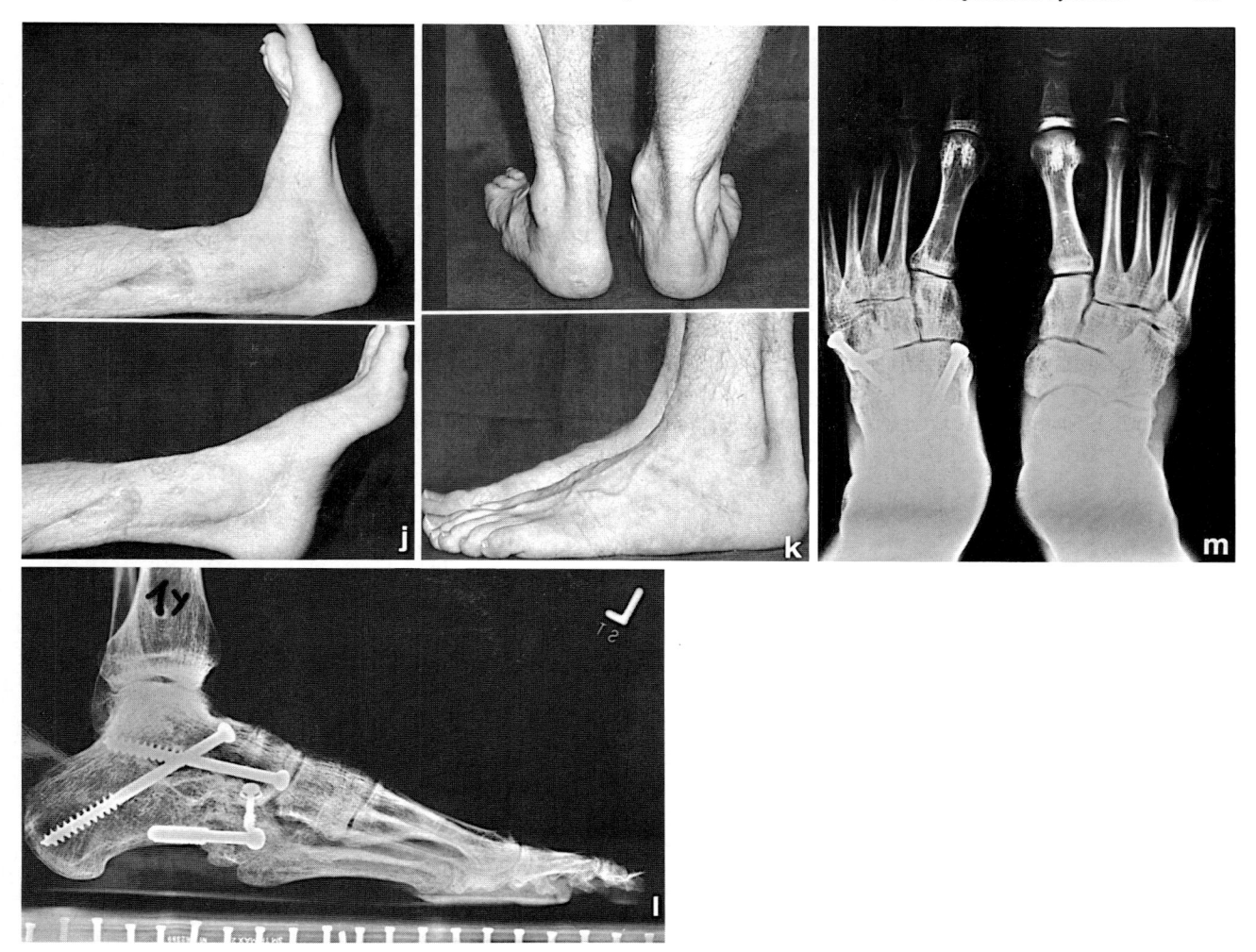

Abb. 5.10 j–m

Abb. 5.10. *Fallbeispiel 29*: Triple-Arthrodese nach Postischämie-/Kompartment-Syndrom des Unterschenkels und Fußes mit kontraktem Pes equino varus 1 Jahr nach Unterschenkelfraktur mit Ruptur und Naht der A. poplitea. **a, b** zeigen den Spitzfuß, Rückfußvarus und adduzierten Vorfuß mit erheblicher Hammerzehenentwicklung 1–5, sodaß der Junge bei gebeugtem Knie mehr oder weniger nur auf den äußeren 3 Mittelfußköpfchen belastet. **c–e** zeigen das NMR vom Fuß und Unterschenkel (axial und coronar), wobei im Fußbereich keine Hinweise für eine Vernarbung der Muskulatur bestehen. Jedoch sind deutliche Nekrosen in der tiefen Beugersehnenloge erkennbar (Pfeile). **f–k** zeigen den frühpostoperativen Zustand nach Triple-Arthrodese Resektion der Tibialis posterior, Flexor dig. und Flexor hallucis longus-Sehne mit vollständiger Rückbildung der Hammerzehen bei plantigrad ausgerichtetem Fuß. **l, m** Das 1-Jahres-Kontrollbild in der seitlichen und ap Belastungsaufnahme zeigt die vollständig wiederhergestellte Biomechanik des Fußes

zeigen ebenfalls den extrem supinierten posttraumatischen Sichelfuß (Abb. 5.9b,c). Das praeoperativ CT (Abb. 5.9d) zeigt in der axialen Schichtung sehr eindrucksvoll den extremen Sichelfuß bei Zustand nach Fersenbeinosteotomie. Das praeoperative MR (Abb. 5.9e) zeigt die insgesamt bestehende erhebliche Muskelverschmächtigung des linken Unterschenkels mit teilweisem Verlust der Muskelstrukturen, Narben und Nekrosen, besonders in der tiefen Beugesehnenloge. Aufgrund der schwierigen Weichteilsituation mußte die notwendige Triple-Arthrodese des Fußes ausschließlich von medial her vorgenommen werden, so daß in dieser schwierigen Situation ein dreidimensionales Fußmodell (Abb. 5.9f,g) zur entsprechenden Operationsplanung eine sehr hilfreiche Maßnahme darstellte.

Im *Fallbeispiel 29* (Abb. 5.10) soll die Bedeutung der konsekutiven komplexen Fußfehlstellung nach Kompartment-Syndrom und/oder Postischämie-

Folge am wachsenden Skelett gezeigt werden:

17-jähriger Adoleszent, der knapp 2 Jahre zuvor auswärtig polytraumatisiert u.a. eine geschlossene Unterschenkelfraktur rechts mit Ruptur der poplitealen Trifurkation bei verzögerter Gefäßrekonstruktion nach 2 Tagen ein konsekutives Postischämie-/Kompartment-Syndrom erlitt. Hiernach entwickelte sich progredient ein Pes equino varus mit zunehmender Gehunfähigkeit und pathologischer Belastung nur des lateralen Vorfußes (Abb. 5.10 a, b). Das MR des Unterschenkels und Fußes im axialen (Abb. 5.10 c, d) und coronaren (Abb. 5.10 e) Schnitt zeigt die ausgedehnte Muskelnarbe, besonders der tiefen Beugemuskulatur.

Nach korrigierender Triple-Arthrodese wird der halbe M. tibialis anterior entsprechend dem EMG-Befund zur lateralen Fußrandhebung auf das Cuboid transferiert. Nach 10 Wochen ist die Triple-Arthrodese der unteren Sprunggelenke fest fusioniert. Der Junge zeigt jetzt bereits nach zunehmender Vollbelastung ab der 7. Woche ein normales Gangbild und kann wieder Konfektionsschuhe tragen (Abb. 5.10 g–i). Die aktive Bewegung im oberen Sprunggelenk für Heben/Senken beträgt 10/0/30. Der Patient ist vollkommen beschwerdefrei, trägt lediglich Einlagen zur Stützung des Fußlängs- und Quergewölbes und setzt seine Schreinerlehre fort.

Literatur

1. Bardenheuer B (1911) Die Entstehung und Behandlung der ischämischen Muskelkontraktur und Gangrän. Dtsch Z Chir 108:44–201
2. Echtermeyer V (1985) Das Kompartment-Syndrom. Hefte Unfallheilkd 169:1–105
3. Hildebrandt O (1906) Die Lehre von den ischämischen Muskellähmungen und -kontrakturen. Samml Klin Vorträge 437:559–588
4. McGlamry ED (1987) Comprehensive textbook of foot surgery, Vol I. Williams and Wilkins, Baltimore, p 421
5. Matsen FA (1980) Compartmental syndromes. Grune and Stratton, New York
6. Mumenthaler M, Baasch E, Ulrich J (1960) Das tibialis-anterior-Syndrom. Fußheberparese. Schweiz Arch Neurol Neurochir Psychiatr 86:136
7. Reszel PA, Janes JM, Spittel JA (1963) Ischemic necrosis of the peroneal musculature, a lateral compartment syndrome: report of a case. Proc Staff Med Mayo Clin 38:130–137
8. Swoboda B, Scola E, Zwipp H (1991) Operative Behandlung und Spätergebnisse des Fußkompartment-Syndroms. Unfallchirurg 94:262–266
9. Volkmann von R (1875) Über einige seltenere Arten von Muskelkontrakturen. Beiträge zur Chirurgie. Breikopf und Hartel, Leipzig, S 218–223
10. Zwipp H (1991) Rekonstruktive Maßnahmen am Fuß nach Kompartment-Syndrom. Unfallchirurg 94:274–179

6. Rekonstruktion bei primärer/sekundärer Fußdeformität

„An ihren Früchten sollt ihr sie erkennen"
Bergpredigt

Fußfehlstellungen sind seit dem Altertum bekannt. So war beispielsweise Hippokrates (460–375 v. Chr.) einer der ersten, der die sehr frühe, subtile Manipulation und Redression des angeboren Klumpfußes propagierte. Neben dem Spektrum unzähliger operativer Methoden am komplexen Weichteilapparat des Fußes und/oder am ossären Fußgerüst bei primären oder sekundären Fußdeformitäten, werden bei Versagen konservativer Maßnahmen heute auch unblutige Methoden mit dem Ilizarov-Apparat am defomierten kindlichen, adoleszenten und Erwachsenen-Fuß angegeben [15].

Entscheidend für die effektive Maßnahme zum rechten Zeitpunkt ist die Realisation der der Anomalie zugrundeliegenden Pathophysiologie und -mechanik dynamischer und statischer Elemente in der einheitlichen Gesamtbetrachtung des Fußes als Erfolgsorgan der Lokomotorik. Bei angeborenen Deformitäten, erworbenen Lähmungsfüßen, posttraumatischen Fußfehlstellungen durch neuromuskuläre Defizite, wie beim Kompartment-Syndrom, sind neben ossären Deformitäten vor allem die imbalance-bedingenden dynamischen Elemente am wachsenden Fußskelett durch subtile neurologische Tests incl. EMG, pedographische Ganganalysen einschließlich Videotracking, Sonographie, NMR und andere bildgebende Verfahren abzuklären.

Da kongenitale Formen des *Pes supinatus* (Kletterfuß), *Pes adductus* (Sichelfuß), *Pes abductus* (Knickfuß) und des *Pes calcaneus* (Hackenfuß) in der Regel flexiblen intrauterinen Fehlhaltungen oder phylogenetischen Frühformen entsprechen, sind diese durch Manipulation, Redression, Nachtschienen und Fußgymnastik problemlos behandelbar.

6.1. Pes equinus (Spitzfuß)

Der *kongenitale Spitzfuß* ist extrem selten, führt aber unbehandelt gelegentlich zum sog. *tip toe walking* (Abb. 6.1).

Der *erworbene Spitzfuß* ist als spastischer, schlaffer und myogener Lähmungsspitzfuß bekannt. Posttraumatisch oder postoperativ entsteht beim liegenden Patienten und fehlender Redression des Fußes in Neutral-0-Stellung durch einen Gipsverband rasch progredient ein Spitzfuß durch das vielfache Übergewicht der Plantarflektoren.

Durch Beugung im Kniegelenk kann ein *muskulärer OSG-Equinus* als Gastrocnemius- oder Gastrosoleus- Equinus von einem *ossären OSG-Equinus* abgegrenzt werden, welcher bei Kniebeugung nicht in Dorsalflexion redressierbar ist.

Ein sog. *Pseudoequinus* ist beim ossären Vorfuß-Spitzfuß beobachtbar, der aber gelegentlich mit einem OSG-Spitzfuß kombiniert sein kann. Versucht ein Patient den OSG-Spitzfuß zu kompensieren, um plantigrad aufzufußen, verlagert er entweder sein Gewicht nach hinten (→Fersenschmerz), geht vornüber durch Beugung in der Hüfte (→Rückenschmerz) oder überstreckt im Kniegelenk (Abb. 6.2), was zu Knieschmerzen führen kann.

Umgekehrt kann durch eine Hamstring-Verhärtung ein OSG-Equinus induziert werden.

Die *Behandlung* des OSG-Equinus richtet sich je nach neurologischer Ursache: Reflextrainierende Krankengymnastik, Neurectomie der tibialen Gastrocnemiusäste, proximales Release der spastischen Gastrocnemiusköpfe, Sektion der Triceps surae-Aponeurose, diverse Formen der Achillessehnen- Tenotomie, Ventralisierung der Achillessehne nach Esteve [13] zur Verkürzung des Hebelarmes.

Entsprechend der eigenen Erfahrung mit posttraumatischer/postoperativer OSG-Spitzfußstellung hat sich die nahtlose Achillessehnenverlängerung sehr bewährt (Abb. 5.4). Die Nachbehandlung erfolgt funktionell im Variostabil-Schuh.

Beim frühkindlichen *tip-toe-walking* (Abb. 6.1) ohne neurologische Störung sollte bei konservativrefraktärem muskulärem Pes equinus zur Vermeidung von Rezidiven ausschließlich im proximalen Sehnenspiegel entlastet und die Plantarissehne in jedem Fall mitdurchtrennt werden (Dockery, 1991, Foot und Ankle Clinic, Seattle, persönliche Mitteilung).

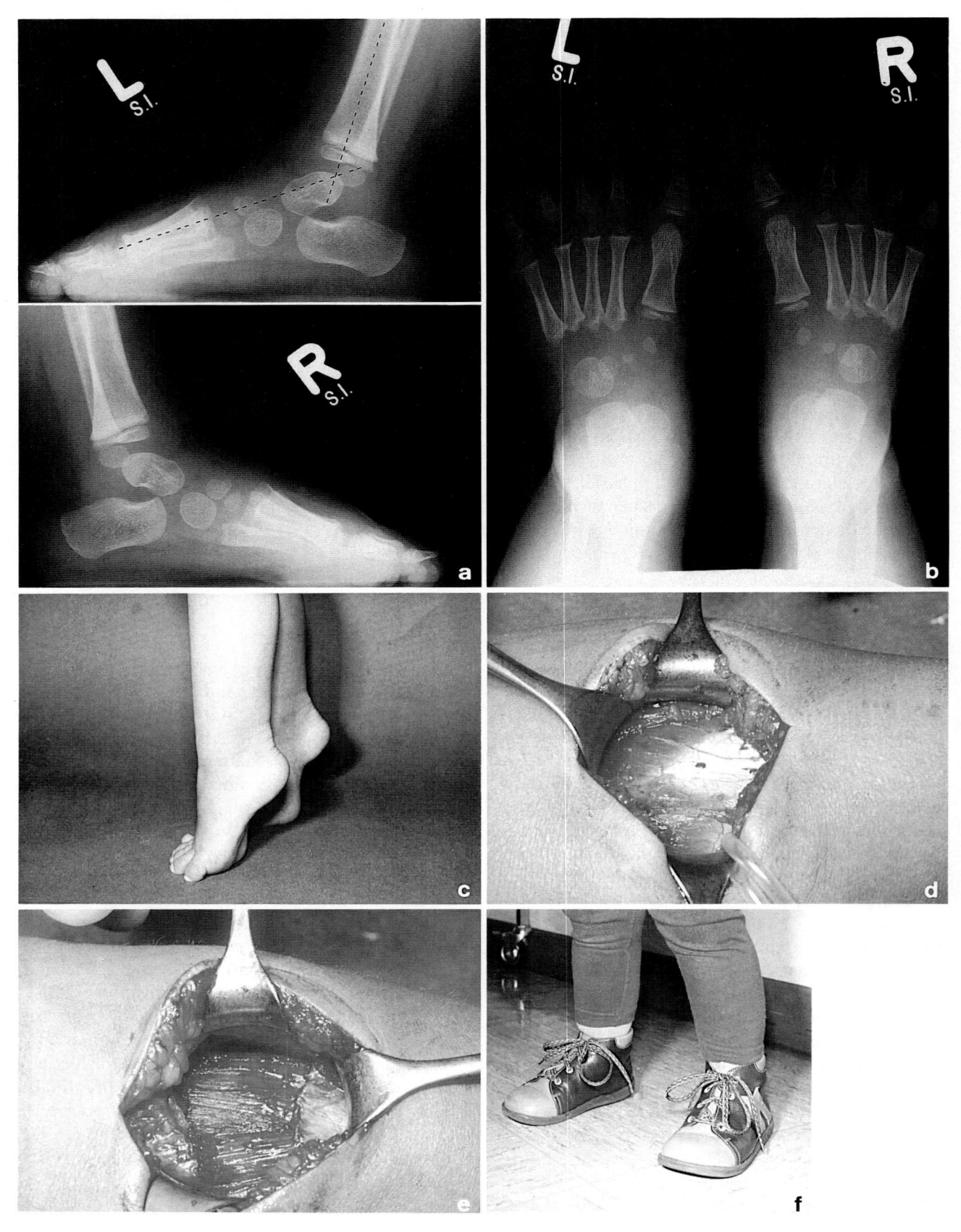

230 Rekonstruktion bei primärer/sekundärer Fußdeformität

Abb. 6.1

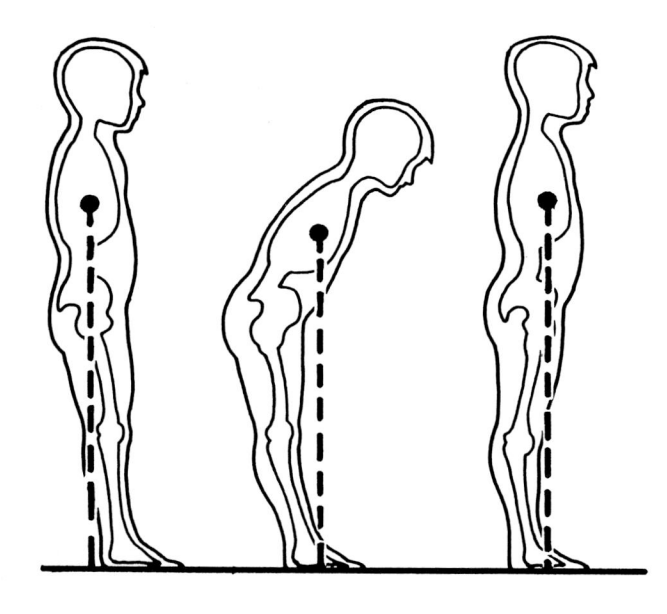

Abb. 6.2. Pathophysiologische Kompensationsmechanismen beim Sprunggelenks-Equinus. Sie führen konsekutiv entweder zu vermehrten Fersen-, Rücken- oder Kniegelenksschmerzen

6.2. Pes equino varus (Klumpfuß)

a) angeboren

Ätiologisch werden germplasmatische Defekte der Knorpelanlage des Talus, intrauterine Traumen, Nervenläsionen, Knochenanomalien, Zirkulationsstörungen der Tarsalknochendurchblutung und Muskelkontrakturen diskutiert [36]. Nach diesem Autor ist mit 6,8 Fällen auf 1000 Geburten der Klumpfuß am häufigsten bei der polynesischen Rasse beobachtbar. Palmer [34] gibt zur Heridität eine autosomale Dominanz mit einer Penetranz von 40% an.

Pathophysiologisch ist nach Untersuchungen von Irani und Sherman [21] die Hauptpathologie des angeborenen Klumpfußes in der Minderentwicklung von Talushals und -kopf gegeben. Beim gesunden Säugling beträgt die Talushals-Corpus-Adduktion 125°, beim Klumpfuß 80°, die Plantarflexion des Taluskopfes 25° gegenüber 60° beim Klumpfuß, wodurch die Superimposition des Taluskopfes zur cuboidalen Gelenkfläche des Calcaneus entsteht. Damit ist das typische Klumpfußphänomen als intertarsale Luxation im Drehzentrum des Chopart-Gelenkes gegeben. Talonavicular-Gelenk, Subtalar- und Calcaneo-Cuboidal-Gelenk sind subluxiert wie bei der Luxatio pedis sub talo medialis.

Alle Weichteilkontrakturen der Muskeln, Sehnen, Ligamente, Nerven, Gefäße und Haut sind sekundärer Natur, weshalb heute *therapeutisch* von der Mehrzahl der Autoren die frühestmögliche postnatale Manipulation, Redression und operative Korrektur bei Versagen dieser Maßnahmen (ca. 30%) zwischen dem 3. und 6. Lebensmonat gefordert wird. Das komplexe Weichteilrelease nach Crawferd [11] vorzugsweise über einen *Cincinnati-*

Abb. 6.1. Sog. "tip toe walker": 2-jähriges Mädchen, das seit einem Jahr trotz permanenter krankengymnastischer Übungsbehandlung ausschließlich auf den Zehenspitzen läuft. Beim erzwungenen Auffußen werden die Kniegelenke erheblich überstreckt, was dem genuinen Sprunggelenks-Equinus entspricht. **a, b** Eine Fußdeformität liegt nicht vor. Die Belastungsaufnahmen seitlich zeigen, daß ein plantigrades Auffußen nur durch Dorsalflexion des Unterschenkels möglich ist. Neurologisch ist das Kind unauffällig. **c** Permanente Entlastung der Kniegelenke durch unwillkürliches Laufen auf den Zehenspitzen. **d, e** Über eine Längsinzision im musculo-tendinösen Übergang wird unter Schonung des N. suralis (angeschlungen) der Sehnenspiegel V-förmig durchtrennt. Unter Dorsalflexion des Fußes entsteht ein *gap* von etwa 5 cm. Die Plantarissehne wird zur Vermeidung eines Rezidives mitdurchtrennt. Die Nachbehandlung erfolgt im Unterschenkelgehgipsverband beidseits für 4 Wochen. **f** Unter fortgesetzter krankengymnastischer Übungsbehandlung kann das Mädchen bei der 8-Wochen-Kontrolle physiologisch plantigrad laufen

Zugang mit temporärer Spickdrahtfixation des Talonavicular- und des Subtalargelenkes erfordert eine subtile Präparation (Lupenbrille) und sollte auf diesem Gebiet erfahrenden Operateuren vorbehalten bleiben.

Der vernachlässigte Klumpfuß kann diverse Weichteiloperationen und Osteotomien erfordern, wobei die vor über 100 Jahren von Lund [27] inaugurierte und von einigen Autoren heute noch empfohlene Talektomie im Alter von 1–5 Jahren (zitiert nach [36]) aus biomechanischer Sicht keinesfalls als Therapie der Wahl betrachtet werden kann.

b) erworben

Der beim Adoleszenten oder Erwachsenen sekundär erworbene Pes equino varus, z.B. nach Kompartment-Syndrom (s. Kap. 5), ist einfach, sicher und dauerhaft durch eine korrekte Triple-Arthrodese der unteren Sprunggelenke korrigierbar.

6.3. Pes valgo planus (Knick-Plattfuß)

a) angeboren

Der angeborene Knick-Plattfuß wird heute als „*kongenitaler konvexer Pes plano valgus*" bezeichnet und wurde 1863 erstmals von Henke [16] beschrieben. Synonyma wie "vertical talus", "rigid flatfoot", "reverse club foot," "rocker-bottom-flatfoot" oder "persian slipper foot" sollten heute nicht mehr gebraucht werden [28].

Ätiologisch werden Heredität, Myelodysplasie, Trisomie-Anomalien und neuromuskuläre Störungen diskutiert [16].

Therapeutisch werden frühe Manipulation, Redression und die frühestmögliche operative Intervention (3.–6. Lebensmonat) bei Versagen dieser Maßnahmen empfohlen. Das Weichteilrelease nach Goldner mit Reposition des vertikal fehlgestellten Talus und temporärer Spickdrahtfixation [1] ist anderen Verfahren wie beispielsweise der Naviculektomie überlegen, da biomechanischen Prinzipien folgend [16].

b) erworben

Der *Pes valgo planus* des Adoleszenten oder Erwachsenen wird zur Pathogenese kontrovers diskutiert:

a) *idiopathisch* bei Überlänge des Talus, fehlender anteriorer Facette des Calcaneus, Fehlinsertionen des M. tib. ant. oder des M. tib. post., extremer Bandlaxidität und Dysproportion von lateraler und medialer Fußsäule (zitiert nach [29]).

b) *posttraumatisch* nach Frakturen, Luxationen, M. tib. post.-Sehnenruptur und

c) *entzündlich* bei metabolischen Krankheiten (z.B. Charcot-Fuß bei Diabetes mellitus).

Pathomechanisch ist das in den 3 Raumebenen bewegliche Subtalargelenk durch seine Lagebeziehung zum Talus dergestalt verändert, daß der Talus im Chopart-Gelenk zu weit nach innen rotiert und zu weit plantarflektiert ist. Kombiniert damit steht das Fersenbein in einer pathologischen Valgusposition (Abb. 6.3). Nach McGlamry [29] ist die abnorme Pronation im Subtalargelenk dafür entscheidend, daß in dieser evertierten Rückfußposition das

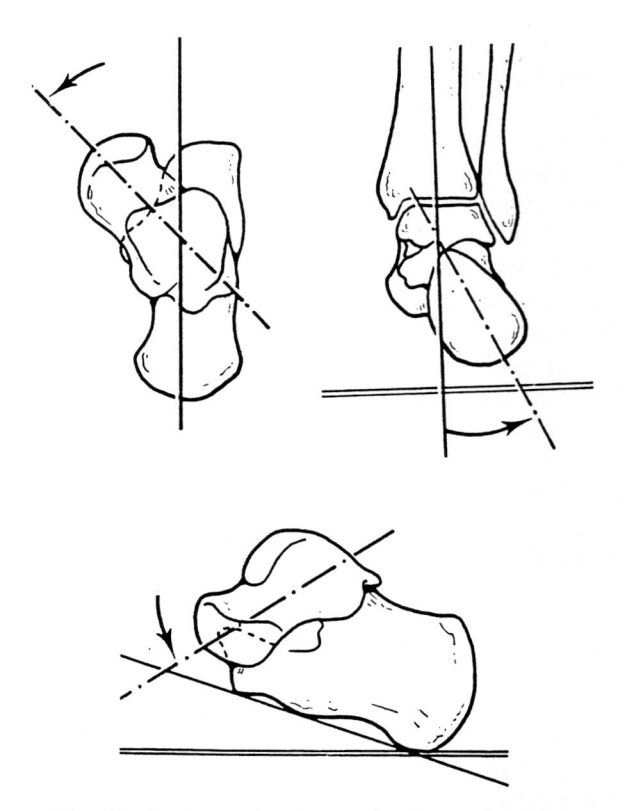

Abb. 6.3. Pathomechanismus des Pes valgo planus mit pathologischer Innenrotation und Deklination des Talus sowie konsekutivem Rückfußvalgus, mod. n. McGlamry [29]

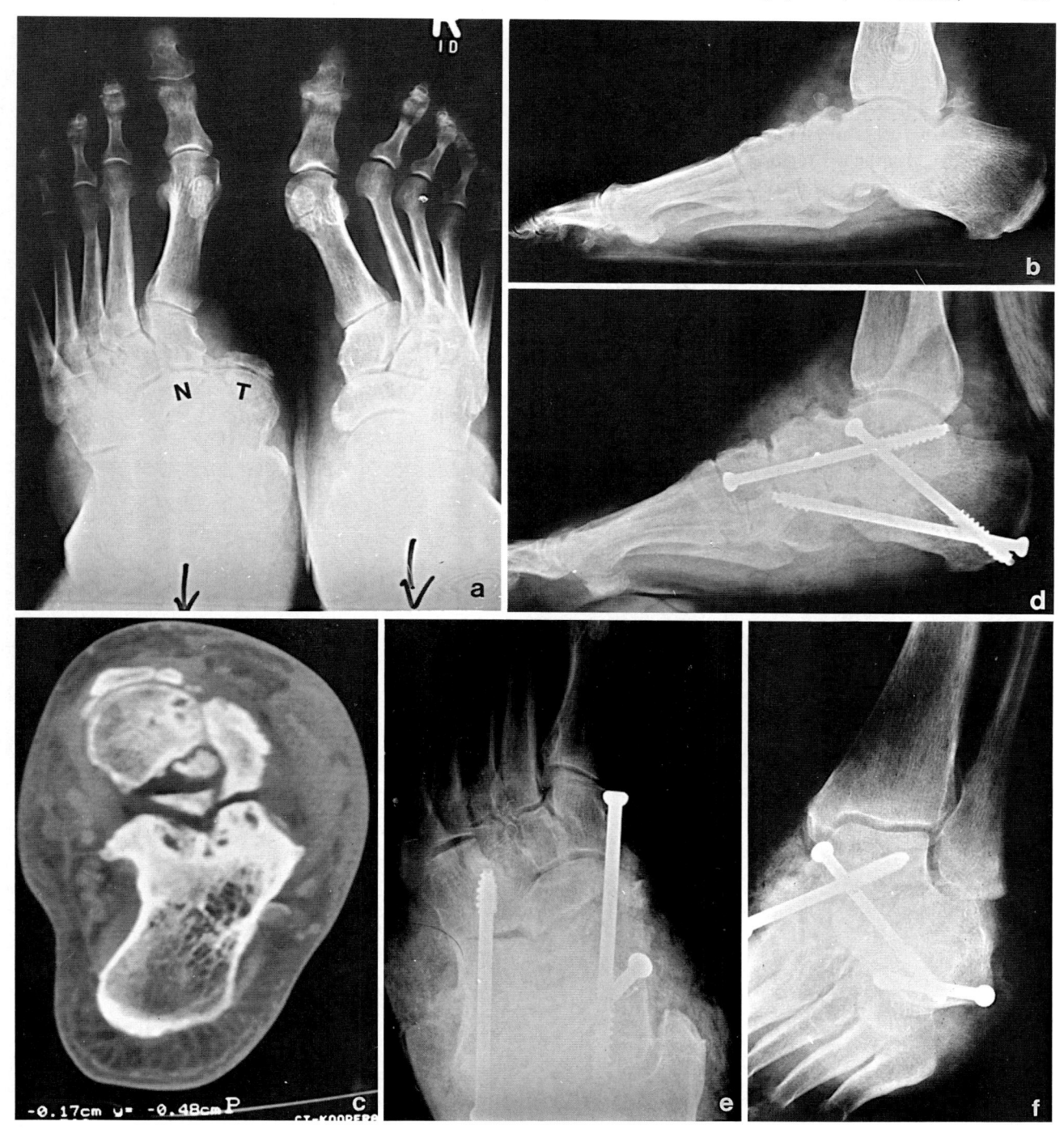

Abb. 6.4. Mechanisch bedingter Pes valgo planus bei vermutlich spontaner Naviculare-Nekrose und Kollaps der medialen Fußäule, 60-jährige, stark übergewichtige Patientin ohne erkennbaren Diabetes mellitus, ohne relevantes Trauma. **a** Die Belastungsaufnahmen zeigen deutlich, daß der Taluskopf (*T*) nach medial unter Mitnahme eines Naviculareanteiles aus seiner medialen Säulenposition zum Naviculare (*N*) förmlich herausgebrochen und nach medial abgeschiftet ist. Infolge davon bricht die Einheit Sprunggelenk und Talus nach plantar durch (**b**), der gesamte Fuß ist erheblich abgeflacht, die physiologische subtalare Kongruenz ist aufgehoben. **c** Das praeoperative CT läßt bei den erheblichen Sklerosierungsprozessen am ehesten eine durchblutungsbedingte Spontannekrose vermuten. **d–f** Durch eine Triple-Arthrodese ist die physiologische Fußform annähernd wiederhergestellt

234 Rekonstruktion bei primärer/sekundärer Fußdeformität

Chopart-Gelenk bei Divergenz von Calcaneo-Cuboid- und Talo-Navicular-Gelenk die größte Bewegungsfreiheit besteht und dieses Gelenk in dieser Position entblockt ist.

Posttraumatisch entsteht ein Pes valgo planus, wenn der M. tibialis posterior als primärer Supinator oder Dezelerator der Pronation gegenüber den anderen extrinsischen Muskelgruppen geschwächt wird. Dies führt innerhalb kurzer Zeit zu einem pronierten Fußtyp. Durch Entblockung des Chopart-Gelenkes mit Subluxation des Rückfußes gegenüber dem Vorfuß entsteht funktionell gesehen eine schwere Pes valgus-Deformität. Dieses Phänomen ist regelmäßig beobachtbar bei Ruptur der M. tibialis posterior-Sehne und pathomechanisch äußerst relevant am wachsenden Fußskelett (Abb. 6.4).

Die pronatorischen Kräfte auf den Vorfuß unter Belastung führen zur Subluxation im Chopart-Gelenk, während die Achillessehne noch zusätzlich den Rückfuß in Plantarflexion zwingt. Die laterale Fußsäule wird sukzessive instabil. Die extrinsische und intrinsische Fußmuskulatur kann nicht mehr dagegensteuern. Abstützreaktionen am Knochen werden deutlich, der Fuß kollabiert immer mehr plantarwärts. Zuletzt kann selbst durch Außenrotation des Unterschenkels bei feststehendem Fuß das Quer- und Längsgewölbe nicht mehr angehoben werden, was dem diagnostischen Test des dekompensierten Pes valgo planus entspricht (Abb. 6.5).

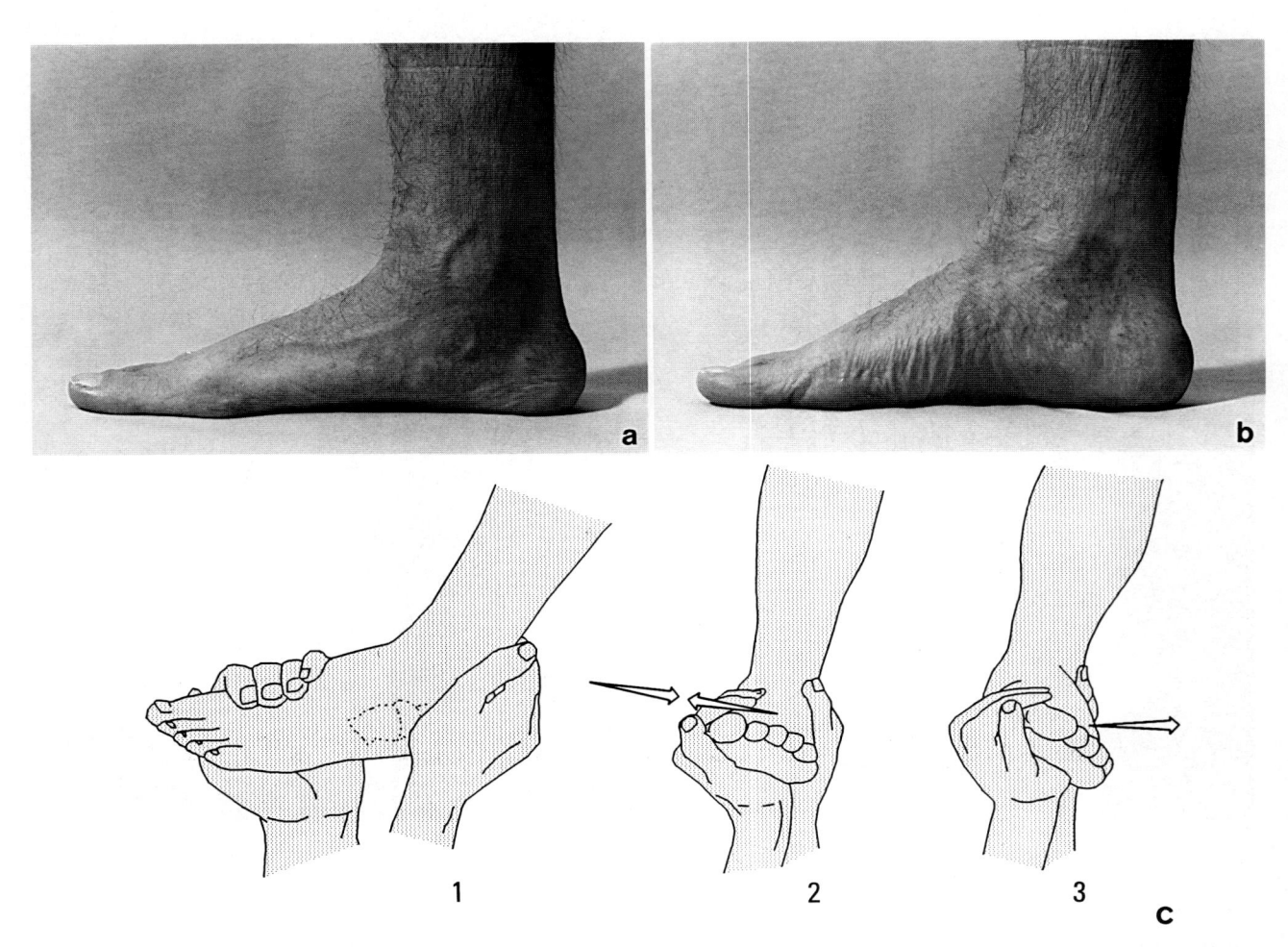

Abb. 6.5. Klinische Tests zur Beurteilung eines Pes valgo planus. **a, b** Richtet sich bei stehendem Fuß das Gewölbe bei Außenrotation des Unterschenkels auf, besteht ein noch kompensierter Pes valgo planus, andernfalls ein dekompensierter. **c** Zur klinischen Beurteilung der Tibialis posterior-Funktion werden Vorfuß und Rückfuß umfaßt (**1**), der Patient wird aufgefordert, mit dem Vorfuß die innen angelegte Hand des Untersuchers wegzudrücken (**2**). Bei Insuffizienz oder Ruptur der Tibialis posterior-Sehne kann vom Patienten kein aktiver Widerstand geleistet werden, der Fuß weicht nach lateral ab (**3**)

Pes valgo planus

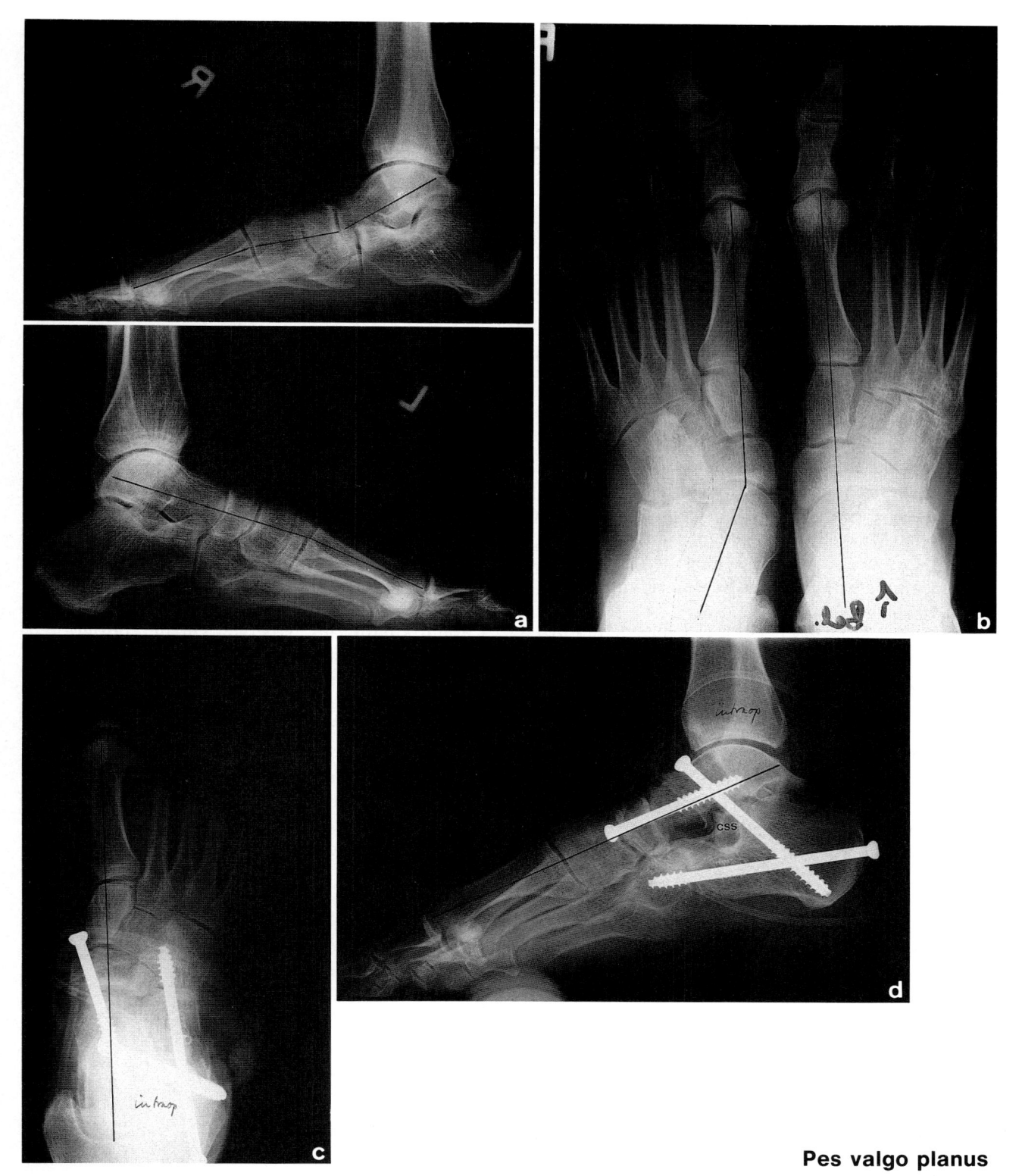

Abb. 6.6. Klinisches Beispiel eines genuinen Pes valgo planus rechts bei einem 40-jährigen Architekten, der wegen chronischer Tendovaginitis der Tibialis posterior-Sehne zur Behandlung kommt. In der Kindheit bereits orthopädische Einlagenbehandlung, jetzt dekompensierter Pes valgo planus. **a** Die Belastungsaufnahmen seitlich zeigen besonders deutlich im Seitenvergleich die Deklination des Talus mit Knickbildung und Verwerfung der Cyma-Linie als Ausdruck der Fehlstellung im Chopart-Gelenk. **b** Die dorso-plantare Belastungsaufnahme veranschaulicht das mediale Abschiften des Talus gegenüber dem Naviculare im Sinne der instabilen medialen Säule. **c, d** Die physiologischen Achsenverhältnisse, hier intraoperativ, können beim dekompensierten Pes valgo planus nur durch eine Triple-Arthrodese dauerhaft wiederhergestellt werden. Zur Stützung des Talus in der korrekten Position ist das Einpassen eines großen cortico-spongiösen Blockes (*CSS*) im Bereich des Sinus tarsi notwendig

Therapeutisch werden neben konservativer Behandlung mit Stützung des Längs- und Quergewölbes durch Einlagen und spezielles Schuhwerk zahlreiche Weichteiloperationen mit Versetzung des M. tib. post., die talonaviculare Arthrodese, die Arthroereisis incl. Arthroereisis-Implantaten, Verlängerungsosteotomien der lateralen Fußsäule, die Rückfußvarisierung und die Triple-Arthrodese angegeben [29]. Beim funktionell dekompensierten und mechanisch zusammengebrochenen Pes valgo planus ist die Triple-Arthrodese das Verfahren der Wahl (Abb. 6.6).

6.4. Pes cavus (Hohlfuß)

Ätiologisch ist der *angeborene Pes cavus* nach Brewerton *et al.* [4] nur in 11% idiopathisch, in 14% hereditär und in 75% der Fälle bei neuromuskulären Erkrankungen beobachtbar, wobei die Myelodysplasie, Myelomenigocele und Spina bifida ätiologisch bedeutsam sind. Familiäre degenerative Nervenerkankungen wie die Charcot-Marie-Tooth-Erkrankung, die Friedreich'sche Ataxie und das Roussy-Levy-Syndrom lassen als Frühsymptom durch Muskelimbalance einen Pes cavus entstehen. Cerebralparesen, Formen der Muskeldystrophie und die angeborene Syphilis können einen Pes cavus bedingen.

Der *erworbene Pes cavus* war früher häufig bei der Poliomyelitis beobachtbar und ist praedisponierend bei spinalen Läsionen wie der Syringomyelie, spinalen Tumoren und Affektionen besonders in Höhe der ersten 2 sacralen Nervensegmente. Seltenere Ursachen sind Traumen mit Kompartment-Syndrom des Fußes, Infektionen und die Fibromatosis plantaris (Morbus Ledderhose).

Pathophysiologie und Pathomechanik des Pes cavus, die sich vor allem in der sagittalen Ebene abspielen, sind durch die Imbalance der extrinsischen Muskulatur oder der primär spastischen intrinsischen Muskulatur erklärbar. So führt nach Root [37] ein geschwächter Triceps surae zur verminderten Fähigkeit, die Ferse in der späten Standphase abzuheben. Dadurch versuchen die Muskeln, die mit ihren Sehnen hinter dem Sprunggelenk verlaufen (M. flexor digitorum longus, M. flexor hallucis longus, M. tibialis posterior, M. peroneus longus und M. peroneus brevis) die Plantarflexion zu unterstützen. Mit Ausnahme des Peroneus brevis sind die vorgenannten Muskeln beim gewichttragenden Fuß an der Supination beteiligt. Selbst der Peroneus longus wirkt durch Plantarflexion des 1. Metatarsale unter Belastung initial supinatorisch. Der Tibialis posterior ist als primärer Supinator des Fußes ohnedies maximal aktiviert während Flexor hallucis und Flexor digitorum longus ihre supinatorische Kraft zu steigern versuchen, wodurch eine erhebliche Kontraktion der Zehen erfolgt. Der Peroneus brevis ist derjenige Muskel, der das Subtalargelenk proniert, während er gleichzeitig im oberen Sprunggelenk eine Plantarflexion bewirkt. Das Endresultat dieser aufgezeigten Muskelimbalance führt zum supinierten Fuß mit vermehrter Plantarflexion im Vorfußbereich, was funktionell gesehen zum *Pes cavus anterior* führt [14].

Bei Spastik des M. tibialis posterior, der als primärer Supinator und Dezelerator der Pronation gilt, besteht die Tendenz vorwiegend zum supinierten Fuß.

Bei Schwäche der anterioren extrinsischen Fußmuskulatur mit Übergewicht der posterioren Muskelgruppen entsteht funktionell der sog. *"drop foot"*, der seinerseits zu einem Pes cavus anterior führen kann. Wenn der Tibialis anterior kräftig und Extensor hallucis longus sowie Extensor digitorum longus dagegen schwach sind, entsteht ein *"invertierter drop foot"*. Bei Schwäche des Tibialis anterior und bei Übergewicht des Peroneus longus kommt es zum sekundär plantarflektierten 1. Fußstrahl. Dadurch wird die Pes cavus anterior-

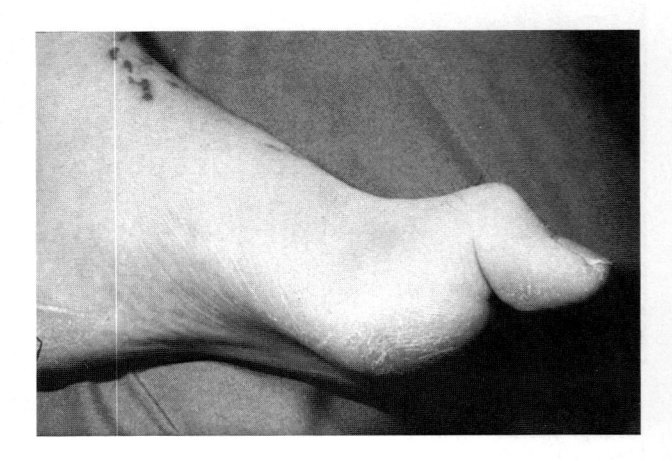

Abb. 6.7. Sog. "Cock-up"-Großzehendeformität bei Zustand nach Postischämie-/Kompartmentsyndrom des Unterschenkels mit konsekutivem isoliertem Ausfall des M. tibialis anterior

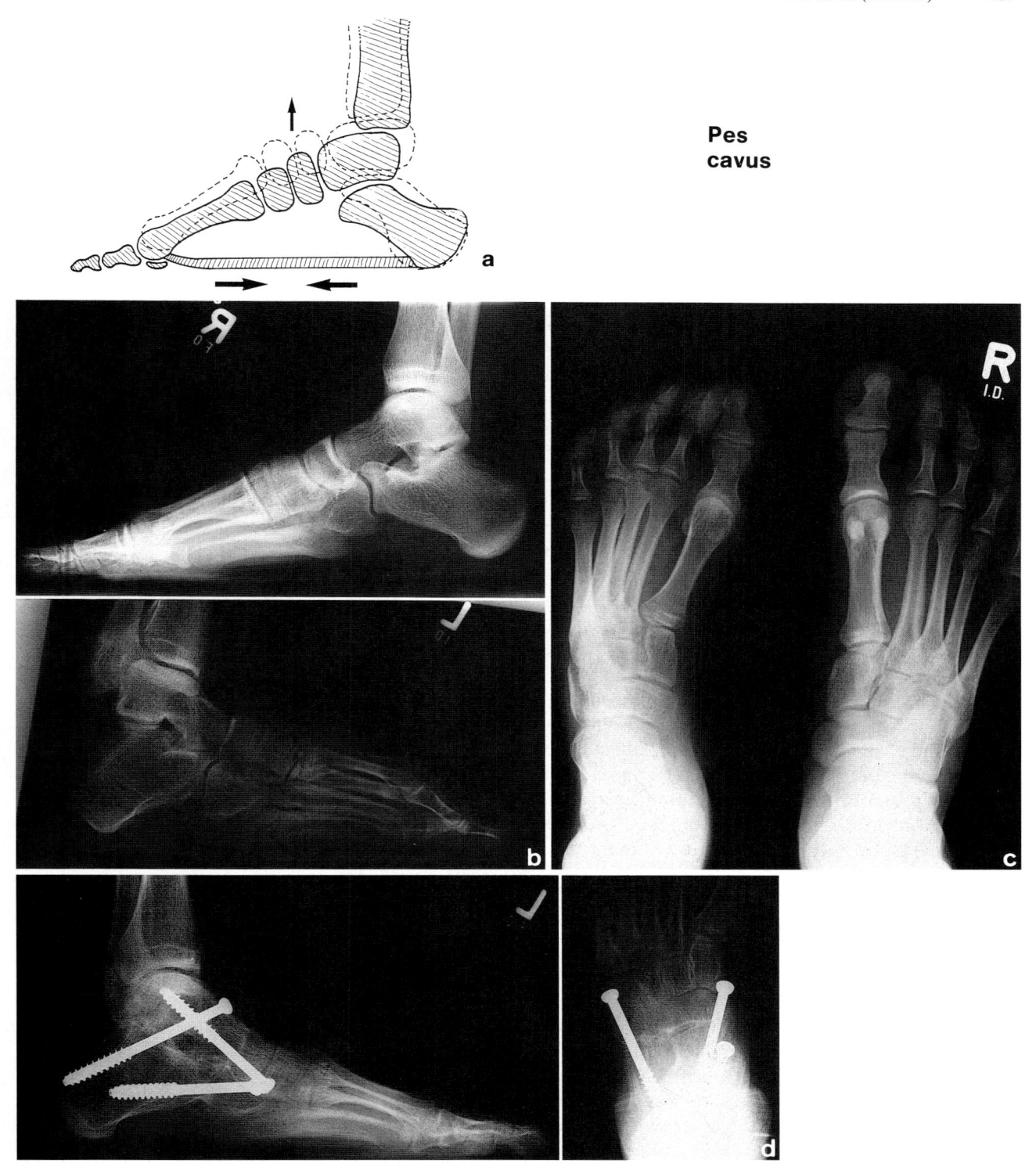

Abb. 6.8. Entwicklung des Hohlfußes. **a** Schematische Darstellung mit progressiver Inklination des Rückfußes und Deklination des Vorfußes. **b–d** Beispiel zur Bedeutung der nerval bedingten Muskelinbalance am wachsenden Skelett bei einem jetzt 15-jährigen Knaben, der sich als 8-jähriger Junge eine isolierte Weichteilläsion der Kniekehle mit bleibender Schädigung des N. peroneus zuzog. Durch das permanente Übergewicht der tibialen Muskelgruppe ist es konsekutiv zu einem erheblichen Pes cavus supinatus et adductus (**b, c**) gekommen. Weitere Fehlentwicklungen konnten durch eine Transposition des Tibialis posterior zur aktiven Fußhebung 4 Jahre zuvor abgefangen werden. Die physiologische Fußform ist nur durch eine Triple-Arthrodese zu korrigieren, wie die 4-Monatskontrolle (**d**) zeigt

Komponente verstärkt. Ist die Tibialis anterior Muskulatur geschwächt, während der Extensor hallucis longus normal funktioniert, entsteht die sog. "Cock up" Deformität der Großzehe (Abb. 6.7).

Bei Schwäche der intrinsischen Muskulatur des Fußes setzt die Funktion der extrinsischen Muskeln früher und länger ein, ohne den stabilisierenden Effekt der intrinsischen Muskulatur über die Metatarsophalangeal-Gelenke hinaus. Dies führt zum sog. *„Extensor-substitution-Phänomen"*, d.h. zur vermehrten dorsalen Abknickung der Zehengrundglieder im Metatarsophalangeal-Gelenk und zur vermehrten plantaren Deklination des Vorfußes gegenüber dem Rückfuß im Sinne des progredienten Hohlfußes. Bei Spastizität der intrinsischen Fußmuskulatur kommt es am wachsenden Fußskelett zur zunehmenden Aufrichtung des Fersenbeines und zur gleichzeitigen Deklination des Vorfußes, wodurch die extreme Pathologie verständlich wird (Abb. 6.8). Unter Einbeziehung des physiologischen *„sling-Mechanismus der Extensoren"* ist es leicht erklärlich, daß es bei pathologischer Inklination der Metatarsalia zur relativen Verkürzung der Extensorensehnen der Zehen kommt, welche die kontrakten Hammer-/Krallenzehen beim lange bestehenden Hohlfuß erklären.

Ein *Pes cavus posterior* muß nach biomechanischen Gesichtspunkten hinsichtlich operativer Korrekturmöglichkeiten prinzipiell von einem *Pes cavus anterior* unterschieden werden. Während der Pes cavus posterior in erster Linie durch einen steilgestellten Calcaneus bedingt ist, kann der Pes cavus anterior sich an 3 Abschnitten auswirken (Abb. 6.9), d.h. als

a) metatarsaler Cavus,
b) metatarso-tarsaler Cavus,
c) tarsaler Cavus.

Therapeutisch werden beim *flexiblen Pes cavus* zahlreiche Weichteilverfahren empfohlen, angefangen von der Fasciotomie der fersennahen Plantaraponeurose (Steindler-Procedere) über Sehnenverlängerungen und entlastende plantare Kapsulotomien bis hin zu Sehnentranspositionen sowie diversen kombinierten Verfahren nach Jones, Heyman oder Hibbs [25, 17, 18].

Beim rigiden Pes cavus wird je nach Lokalisation der ossären Fehlstellung die deflektierende, basisnahe Osteotomie der Metatarsale (metatarsaler Cavus), die dorsalflektierende Lisfranc-Fusion nach Jahss [22], das Cole- oder Japas-Procedere

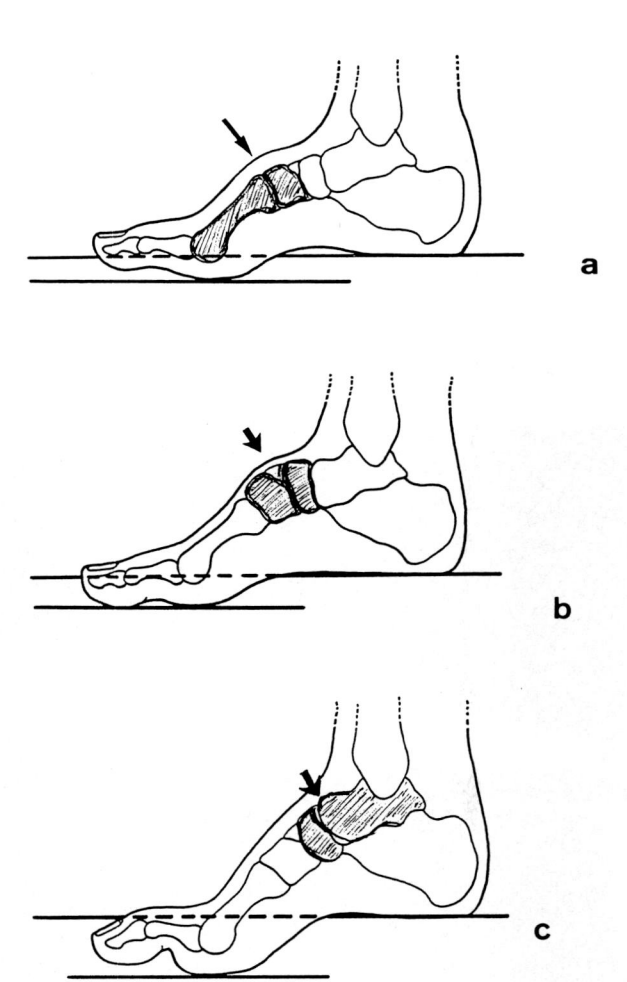

Abb. 6.9. Beim Pes cavus anterior kann die pathologische Deklination des Vorfußes vorwiegend im Tarsometatarsalgelenk (**a**), zwischen distaler und proximaler Fußwurzelreihe (**b**) oder im Chopart-Gelenk (**c**) lokalisiert sein, wobei Kombinationen am häufigsten beobachtbar sind

[9, 23] beim metatarso-tarsalen und tarsalen Cavus empfohlen. Gleichzeitige Adduktionsfehlstellungen sind bei den korrigierenden Osteotomien miteinzubeziehen.

Beim sog. *Pes cavus posterior* mit steilgestelltem Fersenbein und gleichzeitigem Rückfußvarus erfolgt die flektierende und valgisierende Osteotomie des Fersenbeines nach Dwyer [8].

Nur bei Extremformen des Hohlfußes mit Steilstellung im Rückfuß und Vorfuß ist eine Triple-Arthrodese nach Hoke, Dunn oder Ryerson [6, 20, 38] zu empfehlen. Das eigene Vorgehen entspricht dem von Green et al. [14] empfohlenen abgestuften Procedere (Abb. 6.10-6.12).

Pes cavus (Hohlfuß) 239

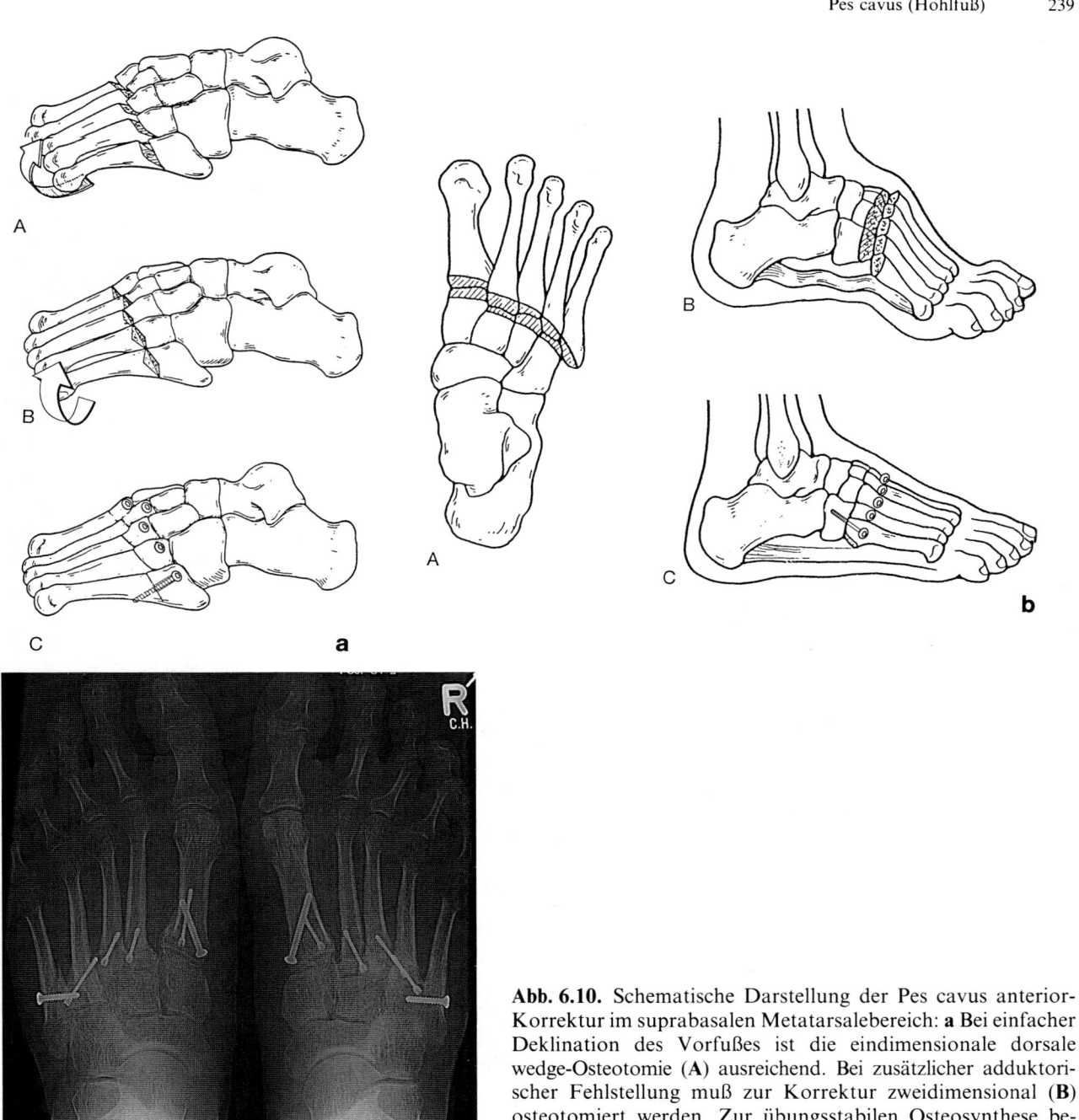

Abb. 6.10. Schematische Darstellung der Pes cavus anterior-Korrektur im suprabasalen Metatarsalebereich: **a** Bei einfacher Deklination des Vorfußes ist die eindimensionale dorsale wedge-Osteotomie (**A**) ausreichend. Bei zusätzlicher adduktorischer Fehlstellung muß zur Korrektur zweidimensional (**B**) osteotomiert werden. Zur übungsstabilen Osteosynthese bewähren sich 3.5er Corticalis-Zugschrauben (**C**). **b** Bei erheblicher Fehlstellung eines Pes cavus anterior empfiehlt sich die keilförmige Lisfranc-Resektion und Fusion (**A, B, C**). **c** Auch Herberth-Schrauben sind für die suprabasale Wedge-Osteotomie geeignet

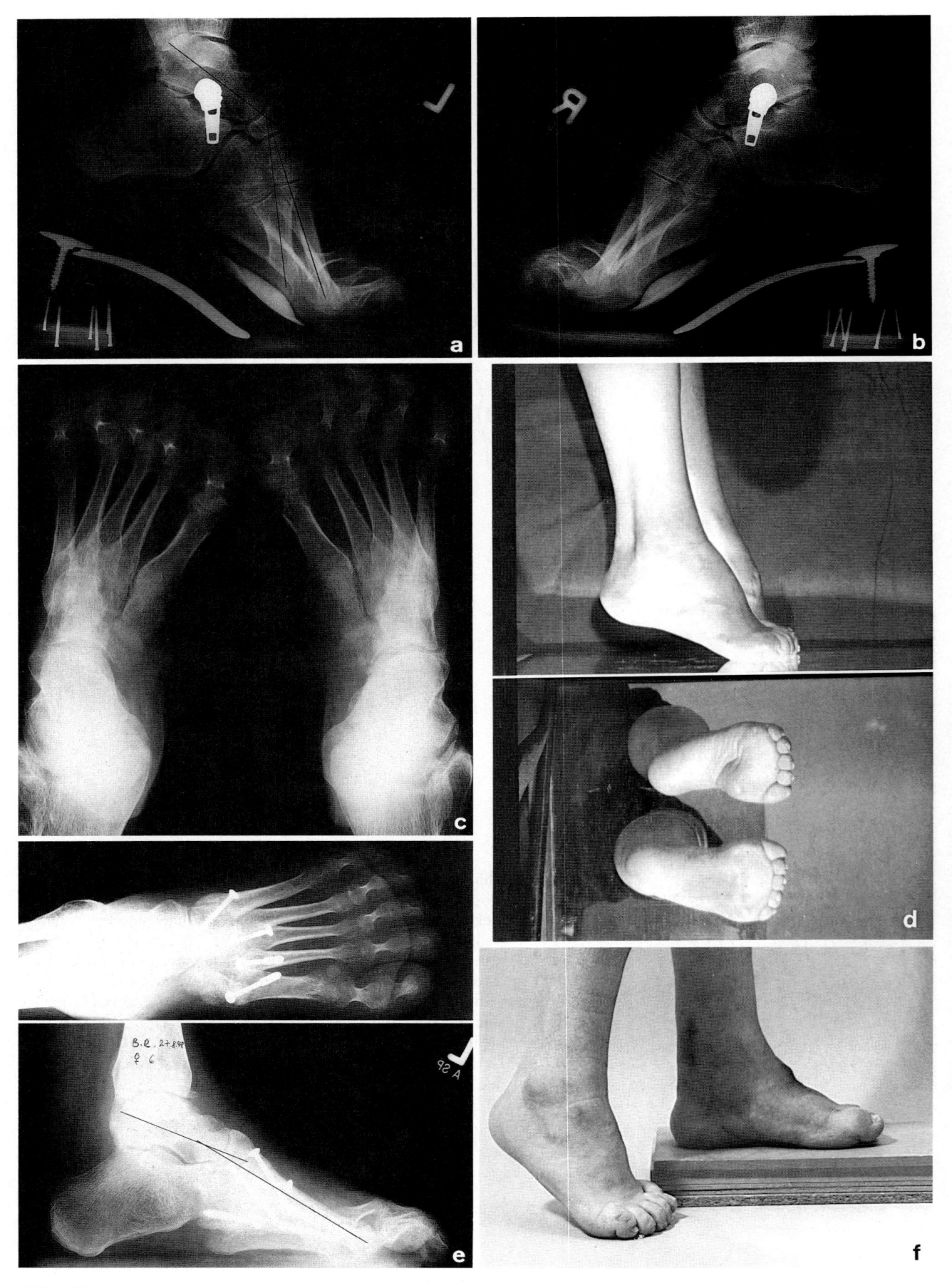

Abb. 6.11

Pes cavus (Hohlfuß) 241

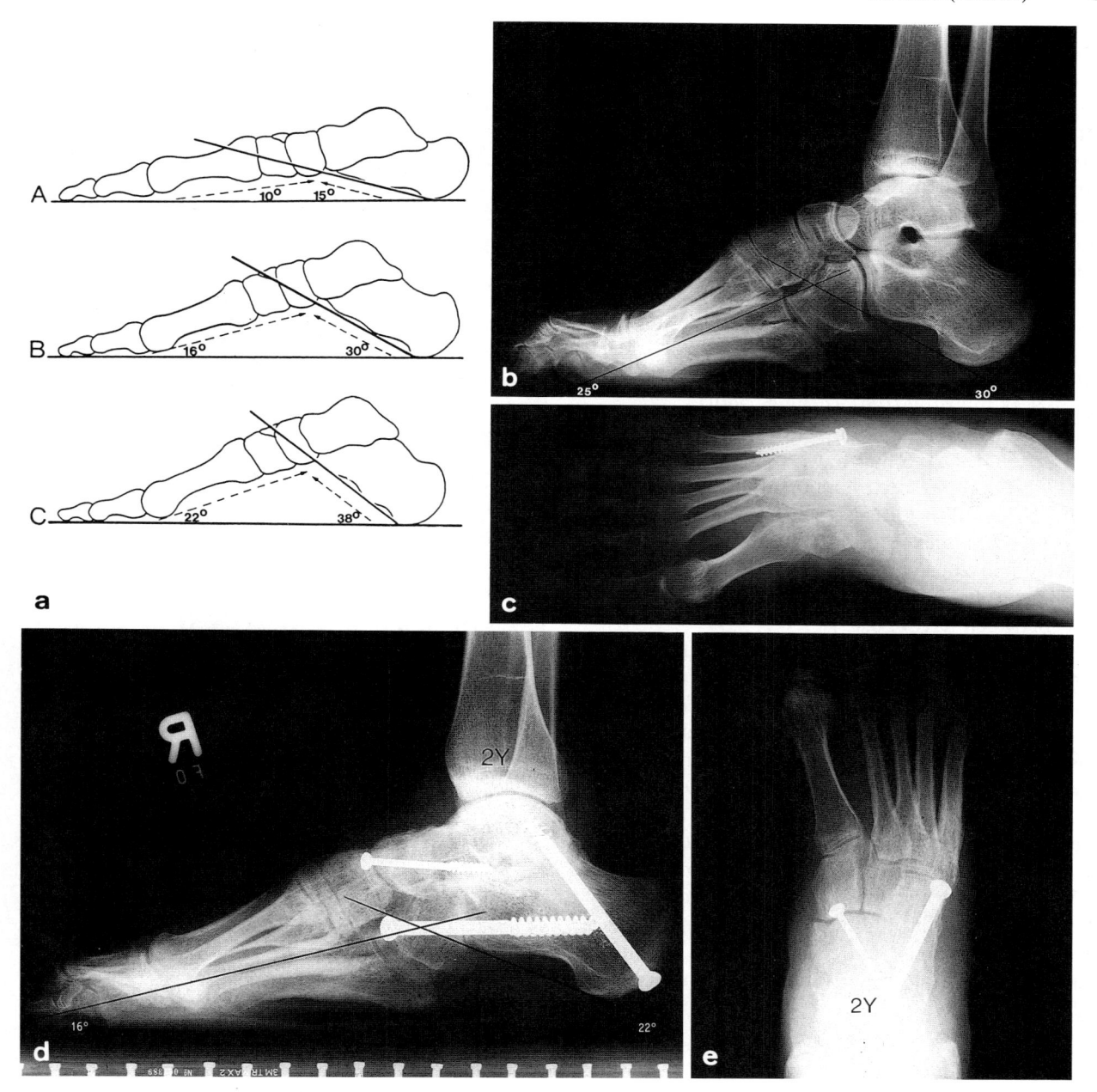

Abb. 6.12. Inklinations- und Deklinationswinkel des Fußes. **a** Der Inklinationswinkel des Rückfußes variiert stärker als der Deklinationswinkel des Vorfußes. Der normale Fuß weist einen Gesamtwinkel von ca. 45 Grad auf, davon 2/3 Inklination, 1/3 Deklination. **A** = Pes valgo planus, **B** = normaler Fuß, **C** = Pes cavus. **b** Beim Pes cavus posterior ist die Inklination des Rückfußes stärker ausgeprägt als die Deklination des Vorfußes. **c–e** Triple-Arthrodese bei kontraktem Pes cavus (anterior + posterior)

◀─────────────────────────────

Abb. 6.11. Pes cavus anterior: 42-jährige Patientin, die seit Kindheit orthopädische Schuhe trägt und seit 2 Jahren wegen schwerster Metatarsalgie-Beschwerden selbst mit orthopädischen Schuhen kaum gehfähig ist, nachts auf den Knien ins Bad rutscht. **a, b** Die Belastungsaufnahmen präoperativ sind nur mit Schuhen möglich. Der Rückfuß ist annähernd normal, die extreme Cavusfehlstellung vollzieht sich vorwiegend im intertarsalen Bereich, der 1. Strahl weist eine Deklination von 64° links auf. Für die praeoperative Planung muß die Fehlstellung jedes einzelnen Metatarsale evaluiert werden. **c** Die praeoperative dorso-plantare Fußaufnahme ohne Belastung zeigt die erhebliche Torquierung des Fußes im Chopart-Gelenk mit pathologischer Adduktion. **d** Praeoperatives Podogramm. **e** Bereits 6 Wochen nach nahtloser Achillessehnen-Z-Plastik und korrigierender Lisfranc-Fusion in beiden Ebenen stehen die korrigierten Metatarsalia in nahezu physiologischer Position. **f** Der linke Fuß kann jetzt plantigrad bei noch kontraktem rechten Fuß aufgesetzt werden

6.5. Metatarsus adductus (C-Fuß)

Der kongenitale Metatarsus adductus wurde 1863 erstmals von Henke [16], danach 1921 von Bankart [2] beschrieben und wird im anglo-amerikanischen Schrifttum mit den Attributen "in-toeing", "pigeontoed" oder "ding foot" versehen. Diese von Hohmann [19] offensichtlich noch als "isolierte Supinationskontraktur des Vorfußes" betrachtete Anomalie hat erst nach dem 2. Weltkrieg an Häufigkeit und Bedeutung erheblich zugenommen.

Der Metatarsus adductus ist in 50% der Fälle bilateral beobachtbar [26] und 10 × häufiger als der angebore Klumpfuß (zitiert nach [40]).

Ätiologisch werden Kontrakturen, eine abnorme Insertion des M. tib. ant., M. tib. post. und/oder des M. abd. hall. 1. sowie eine unzureichende fetale Rotation diskutiert (zitiert nach [40]). Nach Engel *et al.* [12] kann der Metatarsus adductus-Winkel am sichersten zur Achse des Cuneiforme intermedium bestimmt werden und sollte nicht mehr als 24 Grad betragen (Abb. 6.13).

Neben zahlreichen konservativen Maßnahmen wie Manipulation und Gipsredression, Verordnung von Einlagen und Orthesen können in refraktären Fällen diverse Weichteiloperationen und/oder transmetatarsale-basisnahe Wedge- oder Rundosteotomien zur Anwendung kommen [40].

Der *Serpentinen- oder Z-Fuß* stellt eine ähnliche Deformität dar, die von Hohmann [19] bereits als Extremform der isolierten Supinationskontraktur des Vorfußes beschrieben wurde. Er unterscheidet sich vom Metatarsus adductus durch einen zusätzlichen Rückfußvalgus und eine additive Vorfußsupination, wodurch in der Gesamtfußachse ein Z resultiert.

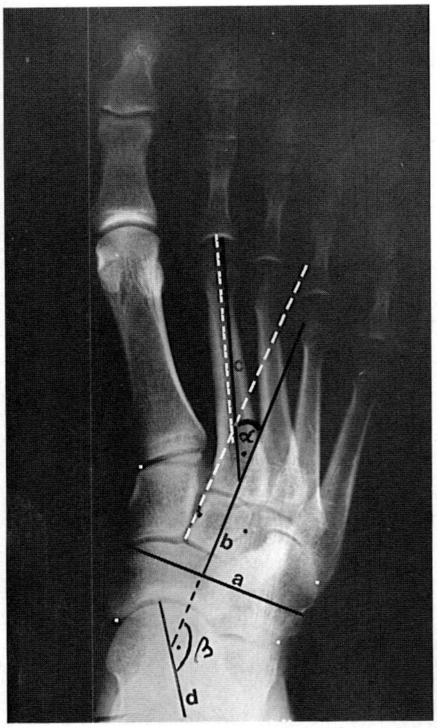

Abb. 6.13. Der Metatarsus adductus-Winkel kann am einfachsten durch die mediale Cuneiforme II-Tangente und die Metatarsale II-Schaftachse (weiß gepunktete Linien) bestimmt werden. Normwerte betragen nach dieser Bestimmung bis zu 24°. Alternative Meßmethode (weiße Punkte, schwarze Linien): Die Eckpunkte von Cuneiforme I, Naviculare und Cuboid sind weiß markiert. Die Bisektion entspricht der Linie *a*. Darauf wird die Senkrechte *b* durch die mittlere Hälfte des Cuneiforme II gelegt und die Metatarsale II-Schaftachse als Linie *c* eingezeichnet. Aus *b* und *c* ergibt sich der Metatarsus-Winkel α, der nach dieser Meßmethode über 21° betragen sollte (zitiert nach [40]). Im vorliegenden Fall beträgt der Metatarsus-Winkel 28°. Die Linie *d* entspricht der mittleren Achse des Talus. Es handelt sich hier um einen Z- oder Serpentinenfuß. Das Z entspricht den Linien *d*, *b* und *c*

6.6. Hallux valgus

Diese Deformität ist in seiner Pathologie etymologisch (Hallux = Hallus = hallistein = springen, gleichsam auf den anderen Zehen) sehr gut charakterisiert. Da diese seit der Antike aufgrund ihrer ubiquitären Erscheinungsform das einschlägige Schrifttum füllt und in der Monographie von Blauth [3] sehr gut dargestellt ist, soll im folgenden nur auf das wesentliche dieser Entität hingewiesen werden.

Der *Hallux valgus congenitus* oder der *Hallux primus varus* ist, sofern keine anderen Entwicklungsstörungen des Vorfußes oder Tumore der Nachbarmetatarsalia vorliegen, als Teilaspekt des Metatarsus adductus (siehe Kap. 6.5) zu verstehen und in das Gesamtbehandlungskonzept miteinzubeziehen.

Der *erworbene Hallux valgus* ist in der Regel Prodrom oder Begleitaspekt des Spreizfußes und/

Hallux valgus 243

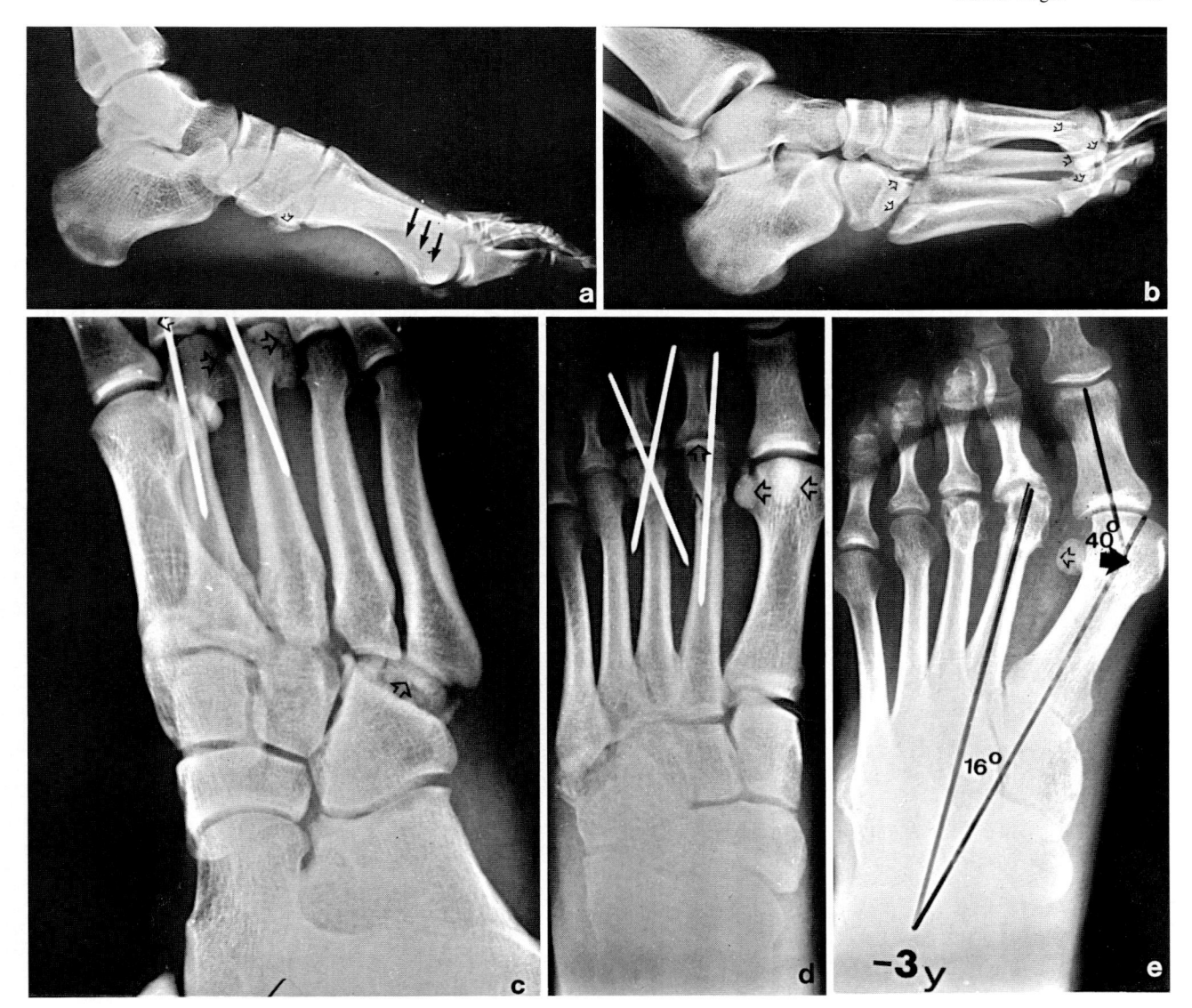

Abb. 6.14. Beispiel einer posttraumatischen Hallux valgus-Deformität. Vorfußtrauma im Rahmen eines Pkw-Auffahrunfalles bei einem 23-jährigen Pkw-Fahrer. **a–d** Außer den subcapitalen Metatarsalefrakturen II und III, die bei der perkutanen Spickdrahtosteosynthese nicht gut reponiert und retiniert sind, ist eine vermehrte Plantarkippung des 1. Strahles (Pfeile) erkennbar. Darüberhinaus besteht ein knöcherner Ausriß an der plantaren Basis des Cuneiforme I sowie eine Fraktur des lateralen Sesambeines mit Subluxation beider Sesamoide nach lateral (Hohlpfeile). Zusätzliche Cuboidimpressionsfraktur mit Subluxation des 4. und 5. Strahles. Nach konservativer Gipsimmobilisation und perkutaner Spickdrahtfixation besteht 3 Jahre nach dem Unfall (**e**) ein schwerster posttraumatischer Hallux valgus im Rahmen dieser komplexeren Verletzung des Vorfußes. Pathophysiologisch muß am ehesten von einer partiellen knöchernen Ausrißfraktur der Tibialis anterior-Sehne (Hohlpfeil in (**a**)) an der plantaren Cuneiforme I-/Metatarsale I-Einheit ausgegangen werden

oder Knick-Senk-Spreizfußes. Neben den zahlreichen Ursachen zur Entstehung, Pathophysiologie und -mechanik sei nur in Ergänzung zur weiterführenden Literatur erwähnt, daß direkte Vorfußtraumen mit Zerreißung der intermetatarsalen Aufhängung, Luxationen und Luxationsfrakturen der Sesambeine, eine direkte oder indirekte Schwächung der am Metatarsale I ansetzenden extrinsischen Muskeln (M. tib. post., M. tib. ant., M. peron. long.) einen Hallux valgus induzieren können (Abb. 6.14).

Ein posttraumatischer Hallux valgus kann ebenfalls durch traumatische Nervenlähmung oder myogene Störungen (z.B. Kompartment-Syndrom) sekundär entstehen (Abb. 6.15).

Entscheidend für die *Therapie* ist neben den zahlreichen Formen des konservativen Vorgehens die klinische und radiologische Feststellung und Differenzierung einer *Instabilität des Hallux valgus in 1 oder 2 Ebenen*, d.h. in der a.p.- und/oder Sagittal-Ebene. Die klinische Testung ist in Abb. 6.16 beschrieben, die Belastungsaufnahmen des Fußes

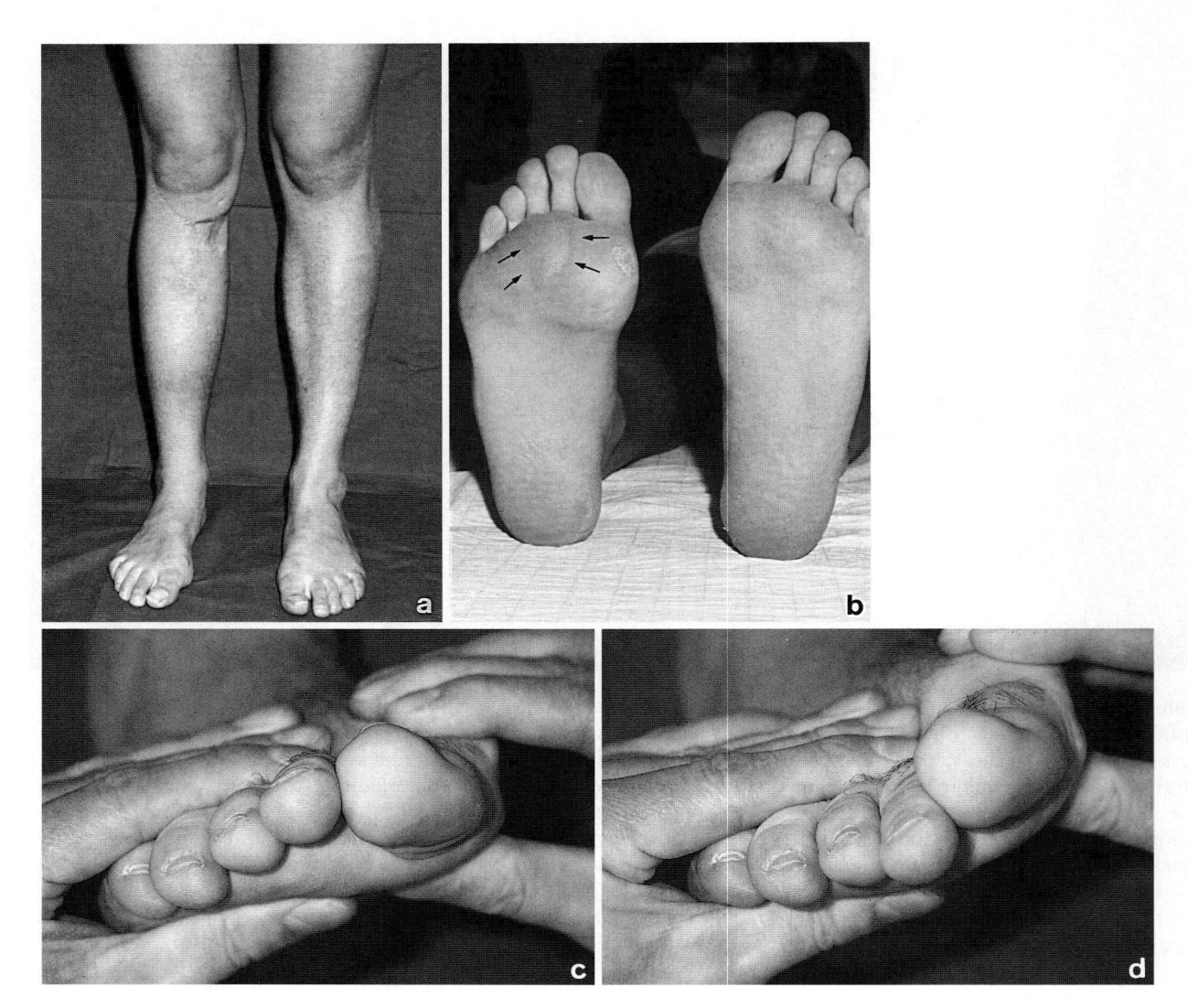

Abb. 6.15. Posttraumatische Hallux valgus-Deformität mit Instabilität in 2 Ebenen nach N. tibialis Lähmung: Bei der seinerzeit 23-jährigen Patientin war es vor 5 Jahren bei drittgradig offener proximaler Unterschenkelfraktur zu einer traumatischen persistierenden N. tibialis-Läsion gekommen. Zustand nach N. suralis-Transplantation 3 Jahre später. Bei allmählicher Reinnervation ist es in der Zwischenzeit zu einem Hallux valgus rechts mit erheblicher Instabilität vor allem nach dorsal gekommen und zu einer erheblichen Metatarsalgie II/III: **a, b** Die ap Deviation ist nicht sehr ausgeprägt. Die pathologische Fußbeschwielung über dem Metatarsale-Köpfchen II und III dagegen beachtlich, was indirekter Beweis für die dorsale Instabilität des 1. Strahles ist. **c, d** Beeindruckend ist vor allem die Instabilität nach dorsal

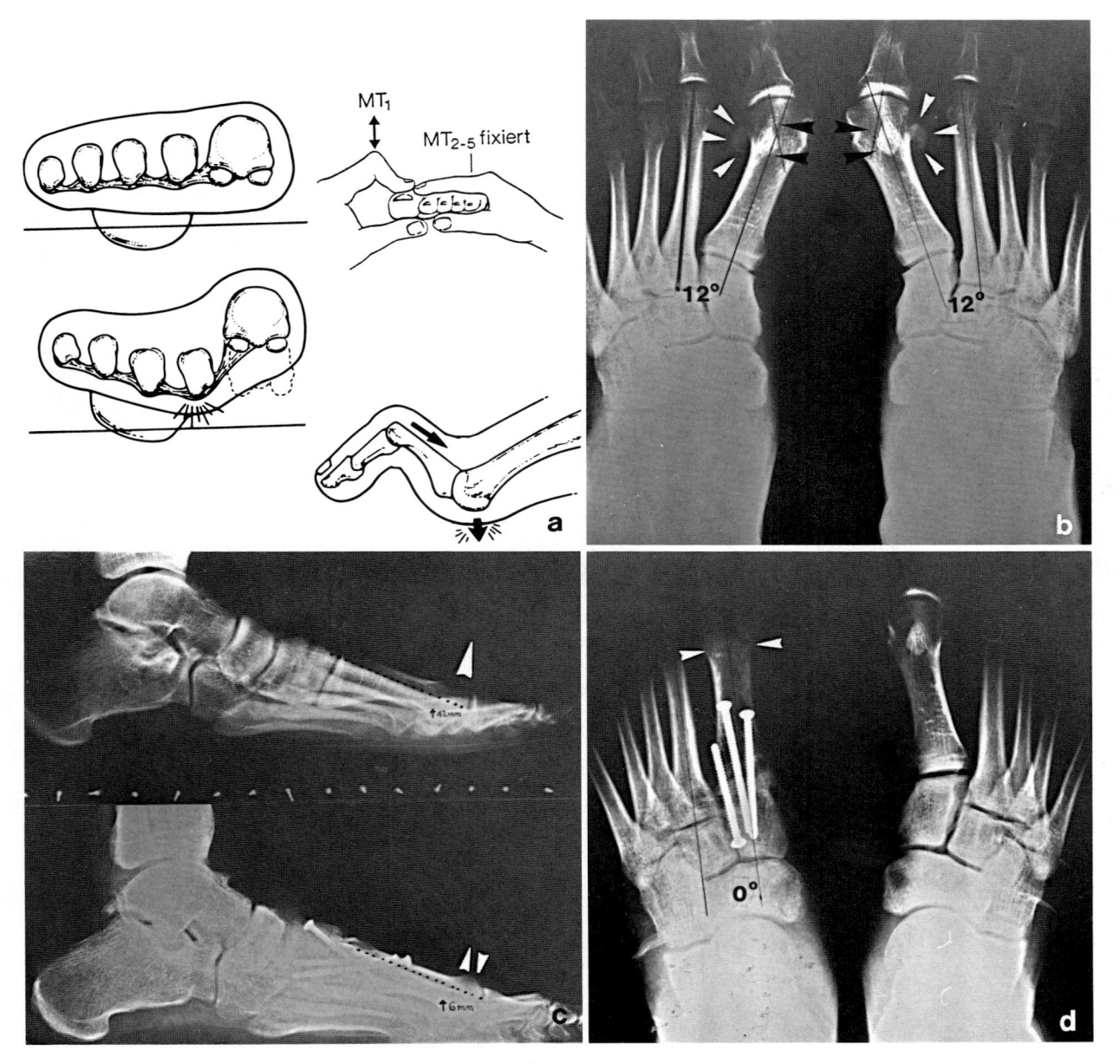

Abb. 6.16. Klinik, Radiologie und operative Therapie des instabilen 1. Fußstrahles. **a** Beim sog. „Hyperload-Syndrom" des 2. und/oder 3. Mittelfußköpfchens ist meist der 1. Fußstrahl im Sinne des Hallux valgus nicht nur nach medial instabil, sondern auch nach dorsal. Es kommt zur Zunahme der Schwielenbildung unter den Köpfchen II und III und vermindert unter dem I. Beim klinischen Instabilitäts-Test werden die Metatarsalia II–V mit der einen Hand fixiert, mit der anderen Hand wird zwischen Zeigefinger und Daumen der 1. Strahl in der Abweichung nach dorsal geprüft. **b** Die ap Belastungsaufnahme im Stehen zeigt bei einem 26-jährigen Patienten einen Hallux valgus beidseits mit einer Abweichung gegenüber dem 2. Strahl von 12° beidseits sowie eine deutliche Subluxation der Sesambeine (Pfeile). **c** Die seitliche Belastungsaufnahme läßt praeoperativ ein Abweichen des 1. Fußstrahles gegenüber der Oberkante des 2. Mittelfußstrahles von 12 mm, 3 Monate postoperativ nach Fusion des 1. Strahles von nur 6 mm (Pfeile) erkennen. **d** Die Belastungsaufnahmen 3 Monate postoperativ belegen die Achsenkorrektur mit verheilter Fusion zwischen Metatarsale I und Cuneiforme I sowie Parallelität des 1. und 2. Strahles. Die Sesambeine sind anatomisch reponiert (Pfeile)

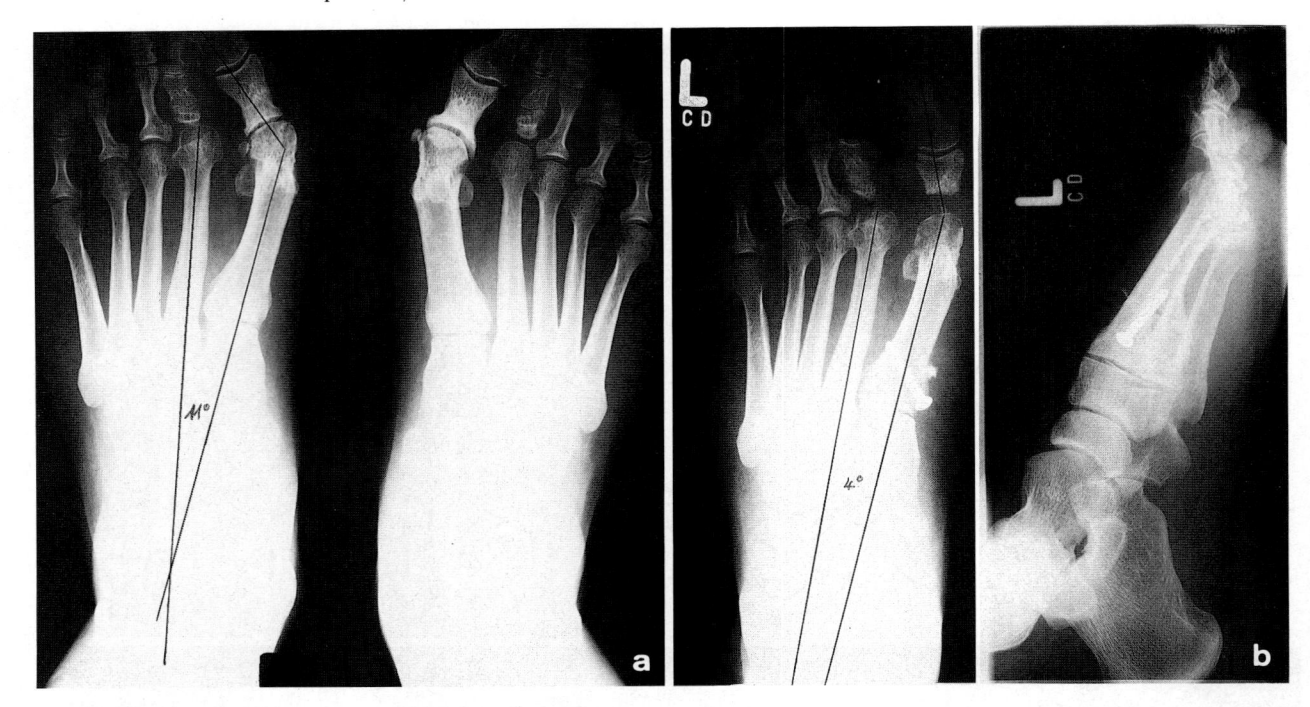

246 Rekonstruktion bei primärer/sekundärer Fußdeformität

Abb. 6.17. Beispiel der suprabasalen Rundosteotomie bei Instabilität nur in der ap-Ebene. Hier der Zustand 10 Jahre nach kombinierter Hohmann und Brandes-OP bei einer jetzt 28-jährigen Krankenschwester. **a** Praeoperativ: 11° Deviation und erkennbare Abtragung des sog. „bunion", zu sparsame Brandes-OP und Hammerzehenbehandlung auf beiden Seiten mit Resektion der Grundgliedbasis, Subluxation der Sesamoide. **b** 3 Monate nach suprabasaler Rundosteotomie, Sesamreduktion und Brandes-Nachresektion

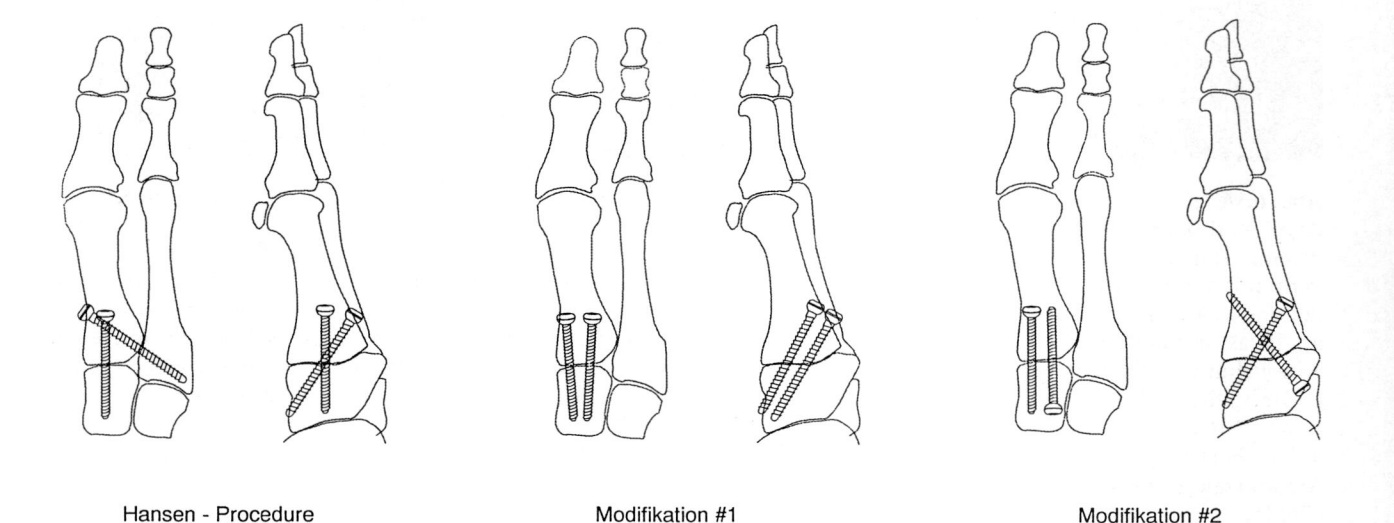

Hansen - Procedure   Modifikation #1   Modifikation #2

Abb. 6.18. Eigene biomechanisch-experimentelle Untersuchungen zur primären mechanischen Stabilität durch verschiedene Schraubenanordnung beim modifizierten Lapidus-Procedere zeigen, daß mit der Modifikation 2 die signifikant höchste primäre Stabilität erzielt werden kann

ap und seitlich lassen die Achsenabweichung des Metatarsale I in beiden Ebenen exakt evaluieren (Abb. 6.16).

Beim *Hallus valgus mit Instabilität nur in der a.p.-Ebene* ist neben zahlreichen anderen operativen Möglichkeiten die basisnahe Rundosteotomie mit 3.5er Schraubenfixation empfehlenswert. Bei relevanter Subluxation der Sesambeine sollte diese durch laterales Release und mediale Kapselraffung mitkorrigiert werden. Bei erheblichen Achsenabweichungen (>30°) sind Doppelosteotomien (proximal und distal) und/oder bei zusätzlicher extremer Valgusfehlstellung der Großzehe die varisierende Grundgliedosteotomie ratsam, um eine biomechanisch-anatomische Achse des 1. Strahles wiederherzustellen.

Beim *Hallux valgus mit Instabilität in 2 Ebenen*, insbesondere bei bereits bestehender konsekutiver Metatarsalgie II/III ist ein modifiziertes Lapidus-Procedere anzustreben, da die Hauptpathologie dieser Erscheinungsform des Hallux valgus in der dorsalen Instabilität besteht. Der erste Strahl ist nicht in der Lage, die üblichen 2/5 des Körpergewichtes aufzunehmen, so daß die Kraftübertragung am Vorfuß hauptsächlich über den 2. und 3. Strahl erfolgt. Das eigene Vorgehen ist in Abb. 6.18 illustriert. Die biomechanisch günstigste Anordnung der Metatarsale-I–Cuneiforme-I-Fusion erfolgt mit 2 gegenläufigen parallelen 3.5er Corticalis-Zugschrauben Schrauben, die von der Metatarsale I-Basis in das Cuneiforme I reichen und umgekehrt (Abb. 6.18). Bei sparsamer Gelenkresektion ist i.d.R. ein autogener cortico-spongiöser Span zu interponieren, der sowohl valgisiert als auch plantarflektiert.

Wegen der eigenen, häufigen Beobachtung einer konsekutiven Metatarsalgie II/III bis hin zu Ermüdungsbrüchen nach Brandes-Operation bei noch relativ jungen' aktiven Patient(inn)en, muß die Indikation zur Brandes-Operation für entzündliche Erkrankungen eingegrenzt und allenfalls bei schweren degenerativen Veränderungen im Gelenk der Arthrodese im Indikationsspektrum nachgestellt werden. Ebenso sind alle operativen Verfahren, die zu einer relevanten Verkürzung des 1. Strahles führen, vom biomechanischen Gesichtspunkt her sehr kritisch zu werten. Resektionen des Metatarsale-Köpfchens sind bei primär nicht-entzündlicher Genese als obsolet zu betrachten. Das gleiche gilt für die Resektion der Sesambeine, sofern diese nicht schwer entzündlich verändert oder nekrotisch sind.

Postoperative Deformitäten jedweder Art, die mit entsprechender Beschwerdesymptomatik einhergehen, sollten dem operativen Prinzip der biomechanischen Wiederherstellung folgen. Dies kann bei jungen aktiven Patient(inn)en z.B. eine Verlängerung des 1. Strahles, einen Wiederaufbau des Grundgliedgelenkes mit Knorpelverpflanzung autogenen Rippenknorpels [24] nach insuffizienter Brandes-Operation oder sogar eine homologe Metatarsaleköpfchen-Transplantation nach vorausgegangener Resektion bedeuten (Hansen, 1988, persönliche Mitteilung).

6.7. Hallux rigidus

Der Begriff Hallux rigidus wurde 1888 von Cotterill [10] geprägt. Synonyma, die das gleiche Krankheitsbild mit Einschränkung der Beweglichkeit im 1. Metatarso-Phalangeal-Gelenk beschreiben, sind „Hallux flexus", „Hallux dolorosus", „Hallux limitus" und „Metatarsus primus elevatus".

Nach Nilsonne [33] ist der *primäre Hallux rigidus* oder kongenitale Hallux primus elevatus bei Adoleszenten oftmals assoziiert mit einem zu langen 1. Strahl.

Der *sekundäre Hallux rigidus* ist bei älteren Patienten beobachtbar und umfaßt jene Fälle, die entweder durch eine degenerative Gelenkerkrankung in Verbindung mit vorausgegangenen Deformitäten (Hallux valgus + Trauma, systemische Arthritiden, septische Arthritis) einhergehen.

Neben Immobilität, Elevation und Überlänge des 1. Metatarsale kann nach Root [37] auch die oben beschriebene Hypermobilität des 1. Strahles sekundär einen Hallux rigidus bedingen. Die Hyperpronation des Fußes im Subtalargelenk kann ihrerseits zum überbeweglichen 1. Strahl führen, wobei die Hypermobilität der distalen Fußplatte in der späten Stand- und Propulsivphase des Gehens entsteht. Durch Rückfußeversion wird die laterale Fußsäule zunehmend instabil. Durch das Höhertreten des 1. Strahles geht die Hypomochlionfunktion für den inserierenden Peroneus longus einschließlich aktiver Plantarflexion des 1. Strahles verloren. Der 1. Strahl wird dadurch zunehmend dorsalflektiert und invertiert, die Artikulation des 1. Metatarsale-Köpfchens zu den Sesambeinen

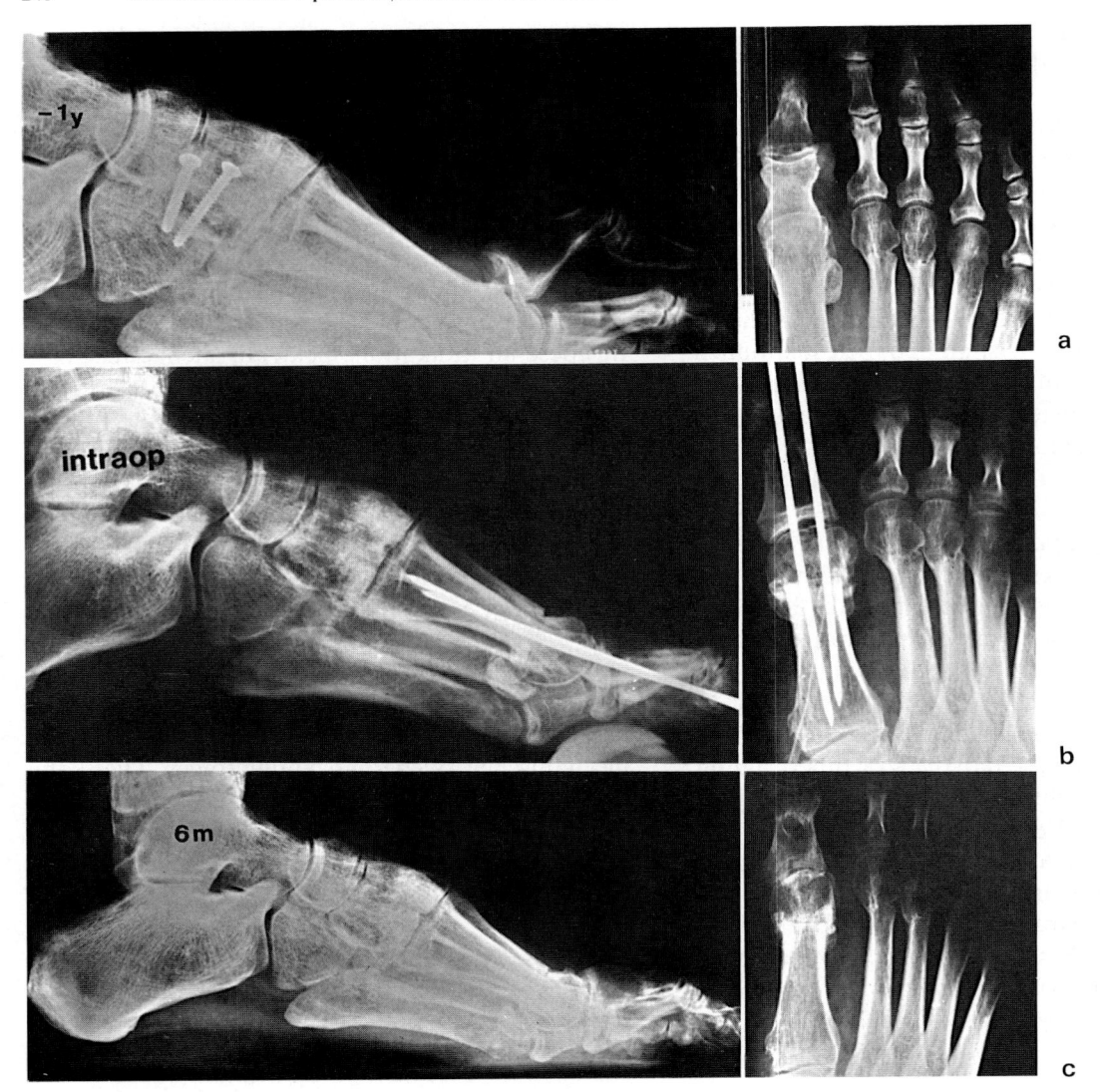

Abb. 6.19. Veraltete Großzehenluxation: Rekonstruktion versus Arthrodese. Bei dem seinerzeit 43-jährigen polytraumatisierten Patienten war eine Großzehenluxation übersehen worden, jetzt 12 Monate veraltet. **a** Nur in der seitlichen Projektion ist die dorsale Großzehenluxation nicht übersehbar. **b** Eine Reposition verbunden mit einem modifizierten Intrinsic-Procedere wie für die Kleinzehen beschrieben (Abb. 6.21) ist nur unter geringfügiger Verkürzungsosteotomie von 2 mm mit 5° Dorsalflexion möglich. **c** 6 Monate später bestehen bei guter Großzehenposition und mittelgradiger Bewegungseinschränkung nur geringfügige Beschwerden

wird gestört und eine Behinderung der Dorsalflexion im Großzehenbereich eingeleitet. Die normale Dorsalflexion von 65–70° beim physiologischen Gehen wird sukzessive eingeschränkt.

Therapeutisch hat sich im eigenen Vorgehen beim Hallux rigidus die subtile Gelenktoilette mit Abtragung aller Exostosen, Knorpelunregelmäßigkeiten incl. Synovektomie mit zusätzlicher basisnaher wedge-Osteotomie modifiziert nach Waterman [39] bewährt (Abb. 6.20).

Bei stabiler Schraubenosteosynthese ist eine funktionelle Nachbehandlung im patienteneigenen Schuh mit fester Sohle möglich. Nur bei schwersten Formen der Gelenkzerstörung oder iatrogener Metatarsale-Köpfchen-I-Resektion stellt die Arthrodese im Großzehengrundgliedgelenk mit 15° Dorsalflexion ein approbates alternatives Verfahren dar (Abb. 6.21). Eigene Erfahrungen zum alloarthroplastischen Ersatz in diesem Bereich liegen nicht vor.

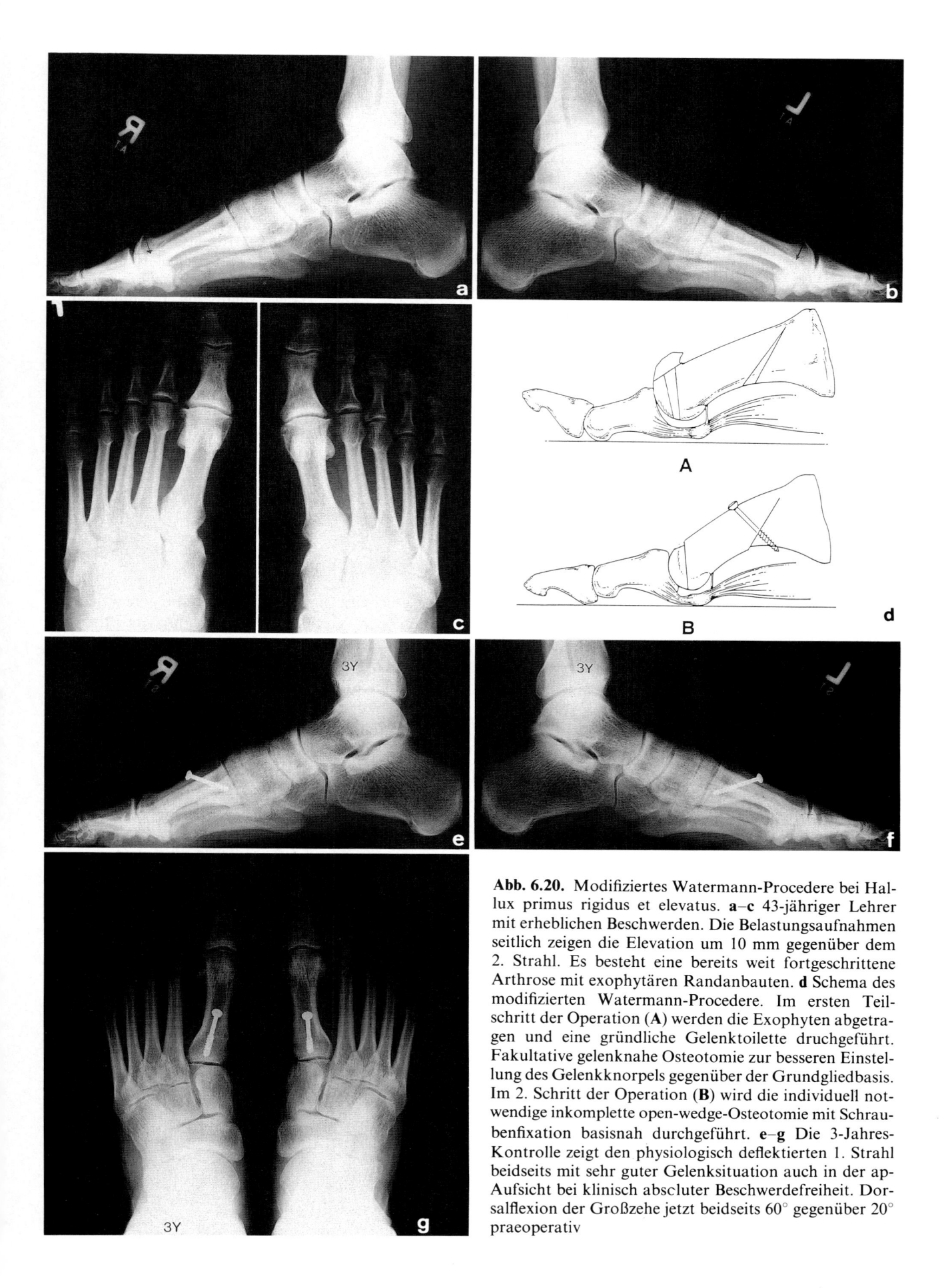

Abb. 6.20. Modifiziertes Watermann-Procedere bei Hallux primus rigidus et elevatus. **a–c** 43-jähriger Lehrer mit erheblichen Beschwerden. Die Belastungsaufnahmen seitlich zeigen die Elevation um 10 mm gegenüber dem 2. Strahl. Es besteht eine bereits weit fortgeschrittene Arthrose mit exophytären Randanbauten. **d** Schema des modifizierten Watermann-Procedere. Im ersten Teilschritt der Operation (**A**) werden die Exophyten abgetragen und eine gründliche Gelenktoilette durchgeführt. Fakultative gelenknahe Osteotomie zur besseren Einstellung des Gelenkknorpels gegenüber der Grundgliedbasis. Im 2. Schritt der Operation (**B**) wird die individuell notwendige inkomplette open-wedge-Osteotomie mit Schraubenfixation basisnah durchgeführt. **e–g** Die 3-Jahres-Kontrolle zeigt den physiologisch deflektierten 1. Strahl beidseits mit sehr guter Gelenksituation auch in der ap-Aufsicht bei klinisch abscluter Beschwerdefreiheit. Dorsalflexion der Großzehe jetzt beidseits 60° gegenüber 20° praeoperativ

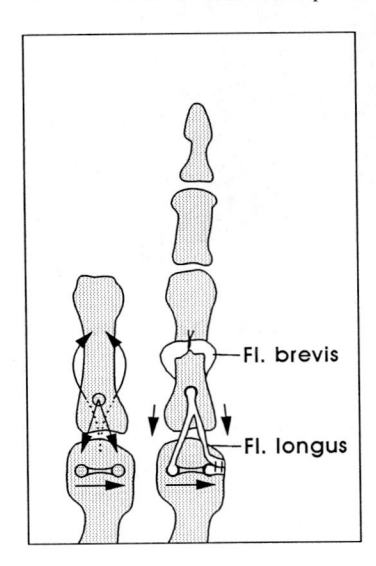

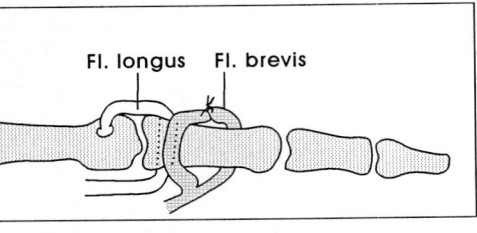

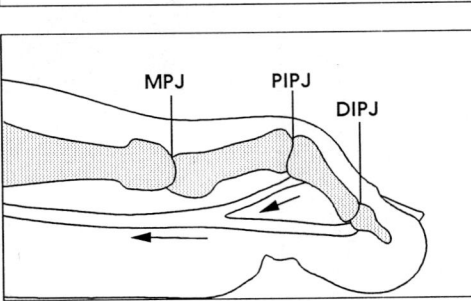

Abb. 6.21. Eigenes Vorgehen bei beralteter Luxation einer Hammerzehe, meist der 2. Zehe bei erheblichem Hallux valgus mit Instabilität in 2 Ebenen. Durch Schaffung einer stabilen dorsalen Neokapsel mit transossärem Durchzug der jeweils halbierten Flexor longus-Sehne ist nach temporärer Fixierung mit einem Spickdraht (3 W) eine rezidivfreie Stabilität gegeben

6.8. Zehendeformitäten

Für die nicht-kompartment-bedingten Formen der *Hammerzehe, Krallenzehe* und *Mallet-Zehe* kommen grundsätzlich die dort (Kap. 5) beschriebenen Verfahren, insbesondere das *Intrinsic-Procedere* nach Hansen zur Anwendung. Früher beschriebene Formen der Resektionsarthroplastik sollten nur bei absolut kontraktem Gelenk, beim alten Menschen oder am rheumatischen Fuß zur Anwendung kommen.

Luxierte 2. Zehe: Das Intrinsic-Procedere nach Hansen wird im eigenen Vorgehen bei der nach dorsal luxierten 2. Hammerzehe, meist bei unbehandeltem Hallux valgus dahingehend modifiziert, daß die von plantar nach dorsal im Zehengrundglied geführte Flexor hallucis longus-Sehne über das Grundgliedgelenk hinaus nach proximal durch einen V-förmigen Kanal am dorsalseitigen Metatarsalehals nach distal zurückgeführt wird (Abb. 6.22). Dadurch entsteht nach temporärer Spickdrahtfixation (3 Wochen) eine stabile dorsale Neokapsel unter Erhaltung aller ossärer Strukturen ohne die Gefahr einer Reluxation. Die von anderen Autoren hierfür empfohlene Resektionsarthroplastik erscheint im Vergleich zum eigenen gelenkerhaltenden Verfahren biomechanischen Prinzipien weniger gerecht zu werden.

Der *Digitus quintus varus*, meist beim Spreizfuß zu beobachten, ist bei refraktärer konservativer Therapie chirurgisch am einfachsten durch eine distale Schrägosteotomie mit lateraler Exostosenabtragung, ausreichender Medialverschiebung und temporärer Spickdrahtfixation (axial retrograd vom Zehengrundgliedgelenk aus in den Metatarsaleschaft hinein) zu korrigieren. Nur bei stärkerer Varusfehlstellung im Sinne eines *Metatarsus quintus abductus* ist eine basisnahe Metatarsaleosteotomie im Sinne einer open wedge-Osteotomie mit medialseitiger Basis und 3.5er Schrauben-Fixation zu empfehlen (Abb. 6.22), bei Extremformen kombiniert mit distaler Osteotomie.

Bei zusätzlicher Deformität der kleinen Zehe im Sinne des *Digitus quintus superductus* reicht in der Regel die perkutane Flexoren-Tenotomie mit temporärer achsengerechter Stellung der Kleinzehe mittels Kirschnerdraht (3 Wochen) aus.

Zehendeformitäten 251

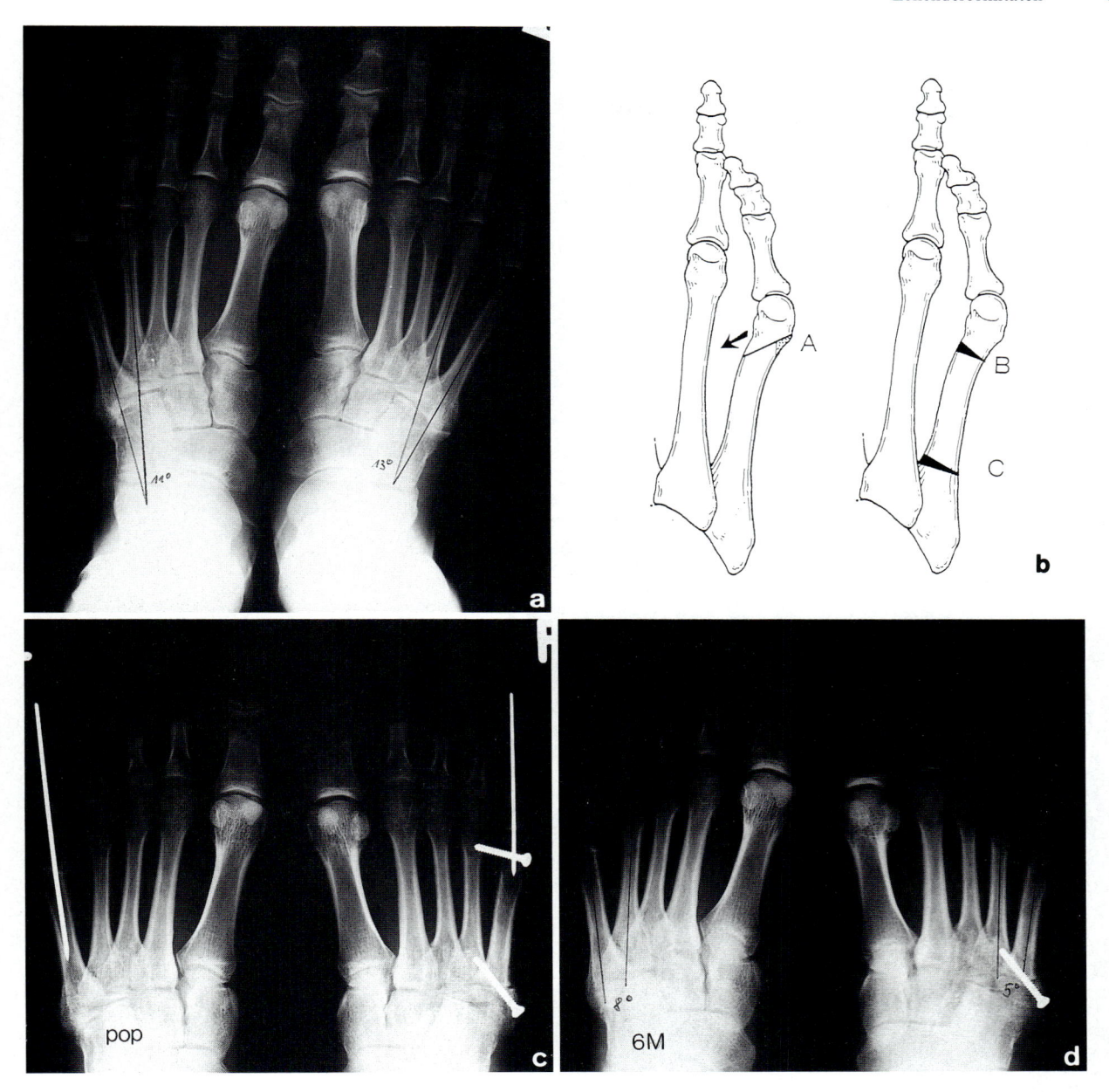

Abb. 6.22. Digitus quintus varus beim Spreizfuß: **a** Ausgeprägte Form beidseits bei einer 18-jährigen Abiturientin. **b** Schema der möglichen Osteotomieformen. **c** Operative Korrektur in einer Sitzung beidseits. Rechts bei klinisch-radiologisch ausgeprägterem Befund wird proximal im Sinne der korrigierenden wedge-Osteotomie vorgegangen, zusätzlich der 5. Strahl mit einer Stellschraube für 6 Wochen gehalten, die lange Flexorsehne der Kleinzehe perkutan tenotomiert und mit einem Spickdraht achsengerecht gehalten (3W). Linksseitig wird schräg distal osteotomiert, die lange Kleinzehen-Flexorsehne perkutan tenotomiert und der Strahl für 3 Wochen mit einem Spickdraht temporär fixiert. **d** Die 6-Monatskontrolle zeigt eine achsengerechte Ausrichtung des 5. Strahls rechts besser als links

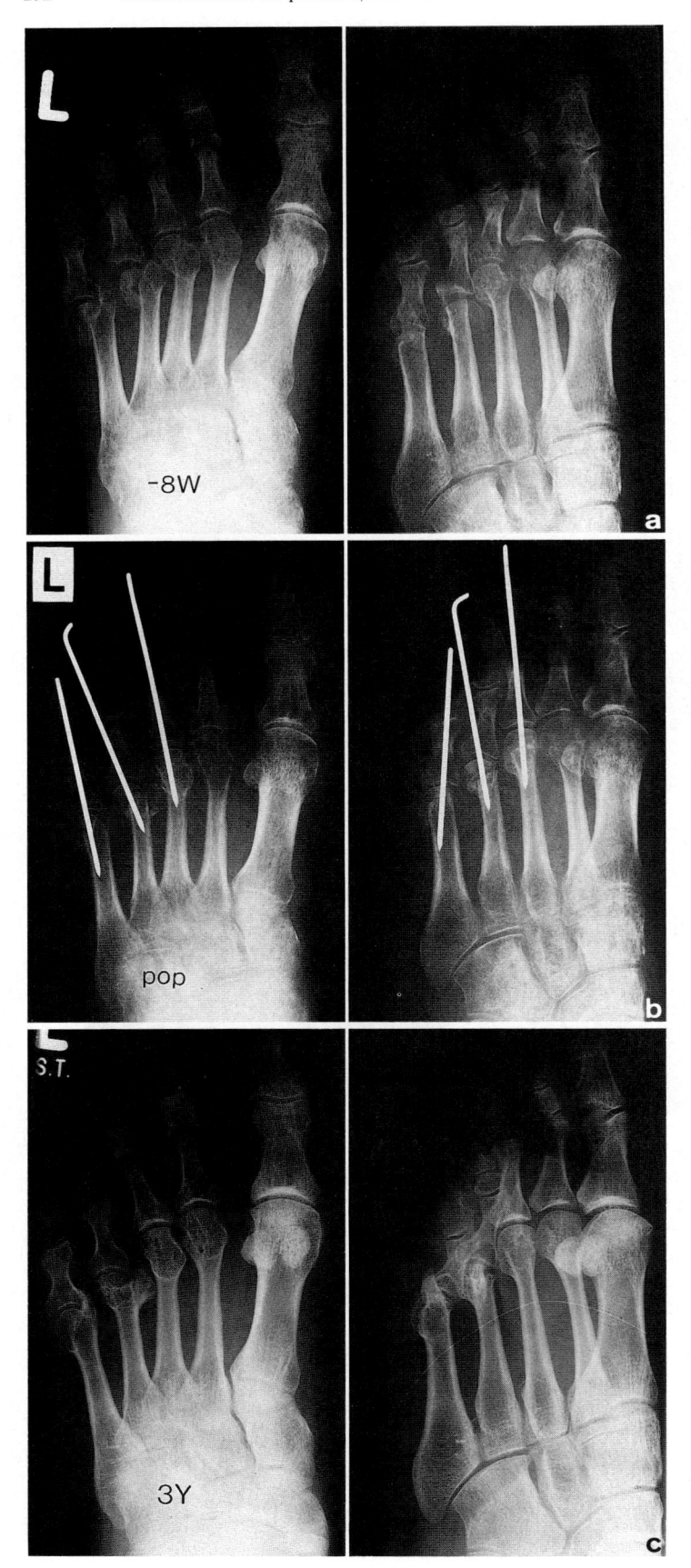

Abb. 6.23. Frühkorrektur fehlverheilter Metatarsaleköpfchen-Frakturen: 25-jährige Patientin, die sich neben einer OSG-Luxationsfraktur subkapitale Metatarsale-Luxations-frakturen III–V derselben Seite zuzog, die bei auswärtiger Behandlung erst nach 8 Wochen erkannt wurden. **a** Bei bestehender erheblicher Inaktivitätsosteoporose ist jetzt die operative Versorgung schwierig. Wegen erheblicher Schmerzhaftigkeit wird dennoch über eine dorsale Darstellung die offene Reposition und Rekonstruktion i. S. der Frühkorrektur versucht. **b** Nach offener Einrichtung temporäre Spickdrahtfixation für 5 Wochen. **c** Die 3-Jahres-Kontrolle zeigt eine gute Gelenkkongruenz mit nur minimaler Beschwerdesymptomatik durch den medialen Sporn am 5. Metatarsale

6.9. Andere Vorfußprobleme

a) Metatarsalgien

Ein häufiges Vorfußproblem ist nach Brandes- oder Hohmann-Operation (wegen Hallux valgus) die persistierende *Metatarsalgie II/III*, da in diesen Fällen die additive dorsale Instabilität mit diesen Verfahren nicht korrigiert wird. Die fehlende Fußbeschwielung über dem Metatarsaleköpfchen I und die Hyperkeratosen über II and III bestätigen die subjektiven Beschwerden. Die Belastungsaufnahmen der Metatarsaleköpfchen zeigen die tieferstehenden Metatarsaleköpfchen II and III (Abb. 6.25).

Therapeutisch ist in diesen refraktären Fällen konservativer Behandlung (wie Einlagen, Tieferfräsen der Schuhinnensohle) eine Schrägosteotomie nach Reikeras [35] mit anschließender funktioneller Behandlung angezeigt (Abb. 6.25). Diese oftmals sehr schmerzhaften und hartnäckigen Metatarsalgien sind gelegentlich aber auch ohne Hallux valgus-Symptomatik oder -voroperation im Sinne eines idiopathischen Geschehens zu beobachten. Gerade in diesen Fällen ist die subkapitale Osteotomie nach Reikeras [35] empfehlenswert. Voraussetzung für den Erfolg dieser Operation ist die Bereitschaft der Patienten, den Fuß spätestens am 3. Tag im normalen Schuhwerk voll zu belasten und über den Vorfuß abzurollen, da sonst die gewünschte Ausrichtung der Metatarsaleköpfchen in der notwendigen Plantarebene nicht erfolgen kann.

b) Morton-Neurom

Lassen die Belastungsaufnahmen der Mittelfußköpfchen keine „durchgetretenen Metatarsalia" erkennen, ist bei Metatarsalgie differentialdiagnostisch ein Morton-Neurom sicher abzugrenzen. Diese 1845 von einem englischen Chiropodisten namens Durlacher [7] erstmals beobachtete und 1893 nach Morton [32] benannte Metatarsalgie stellt eine Entität dar, die meist den 3. Intermetatarsalraum betrifft.

Bestehen unter Belastung oder bei Kompression des Fußes in querer Richtung elektrisierende Schmerzen, liegt der Verdacht auf die Morton'sche Erkrankung nahe. Eine probatorische Infiltration von dorsal in den entsprechenden Intermetatarsalraum mit einem Lokalanästhetikum zeigt sofortige Wirkung (Cave: aber auch bei mechanischer Metatarsalgie!).

Während von einigen Autoren neben rein konservativen Maßnahmen (Einlagen) die sklerosierende Infiltration mit Vitamin B 12, Cyanocobalamin, 1%igem Benzylalkohol, 4%igem Alkohol oder Steroiden empfohlen wird (zitiert nach [31]), sollte nach eigener Erfahrung bei Versagen einer 3-maligen Injektion mit einem Steroid (z.B. Triam 40) der operativen Revision mit Neuromresektion über einen dorsalen Zugang wie von McKever [30] empfohlen, der Vorzug gegeben werden. Dies deshalb, weil bei Versagen dieser Maßnahmen die Wundheilung bei letztlich notwendiger operativer Therapie erheblich gestört werden kann. Um eine Gefäßverletzung und unvollständige Neuromresektion mit sekundärer Stumpf-Neurom-Formation zu vermeiden, ist die Operation mit Hilfe einer Lupenbrille zu empfehlen.

c) Fehlverheilte subcapitale Metatarsale Frakturen

Hyperplantarflektiert-fehlverheilte Metatarsale-Köpfchen sollten frühzeitig korrigiert werden (Abb. 6.23), da sie leicht zur primär-mechanischen Metatarsalgie führen können. Aber auch ein fehlverheiltes, dorsalflektiertes Metatarsale-Köpfchen, besonders des biomechanisch wichtigen MT V führt reaktiv zur Metatarsalgie der dadurch überbelasteten Nachbarköpfchen des 4. und 3. Strahles (Abb. 6.24).

d) distale Metatarsale-IV/V-Instabilität

Ein sehr seltenes, unter pronatorischer Abwicklung des Vorfußes schmerzhaftes, bisher unbekanntes Phänomen bei Instabilität der intermetatarsalen Bandverbindung zwischen Metatarsale-Köpfchen IV/V, ist im eigenen Krankengut bisher nur zweimal beobachtet worden. Eine eigene inaugurierte Fesselungsoperation mit der körpereigenen Plantarissehne nach temporärer Fixation des 5. Strahles zum 4. mit einer 3.5er Corticalisschraube hat dabei zur schmerzfreien, dauerhaften Stabilität geführt.

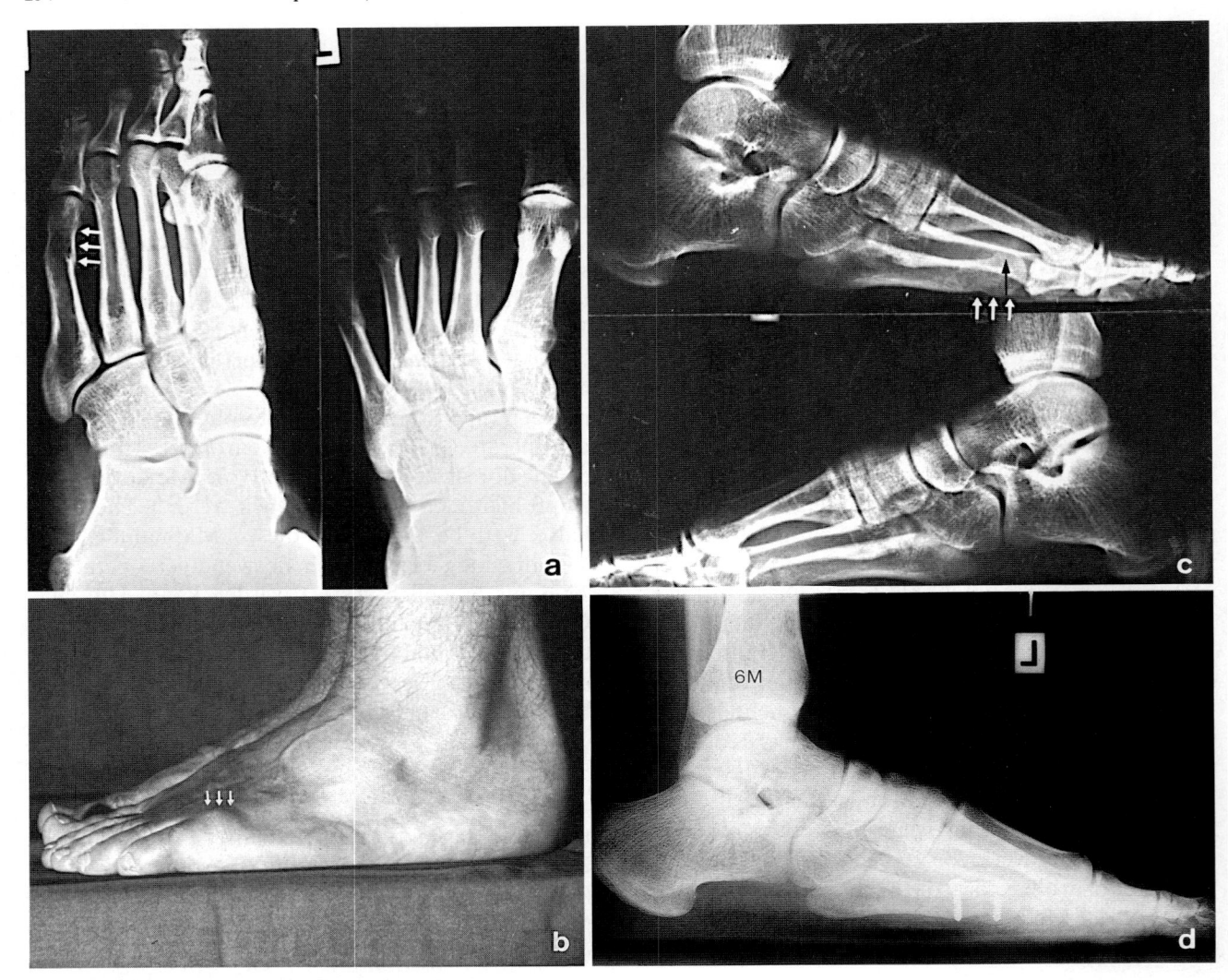

Abb. 6.24. Mechanisch bedingte Metatarsalgie: 25-jähriger Patient, der sich 2 Jahre zuvor eine distale Metatarsale V-fraktur zuzog, die seinerzeit konservativ behandelt wurde. Wegen hartnäckiger Metatarsalgie-Beschwerden III/IV ist auswärts bereits eine Operation bei vermeintlicher Morton'scher Erkrankung durchgeführt worden. Wegen Persistenz der Beschwerden Vorstellung hier. **a–c** Sowohl klinisch als auch radiologisch besteht eine deutliche Fehlverheilung des 5. Metatarsale-Köpfchens mit Kippung nach dorsal um annähernd 10°, so daß der biomechanisch wichtige 5. Strahl die Körperlast nicht ausreichend aufnehmen kann. Durch die insuffiziente 3-Punkte-Belastung kommt es mechanisch bedingt zur Metatarsalgie, besonders am 4. Strahl. **d** Erst die flektierende Korrekturosteotomie kann die Biomechanik des Fußes wiederherstellen und zum Verschwinden der metatarsalgieformen Beschwerden führen

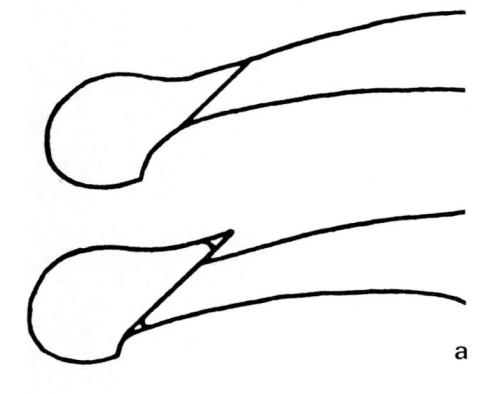

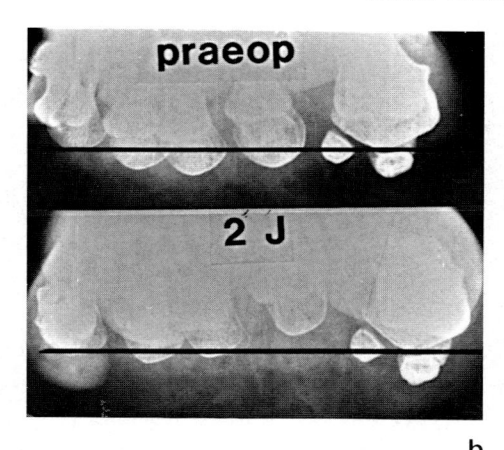

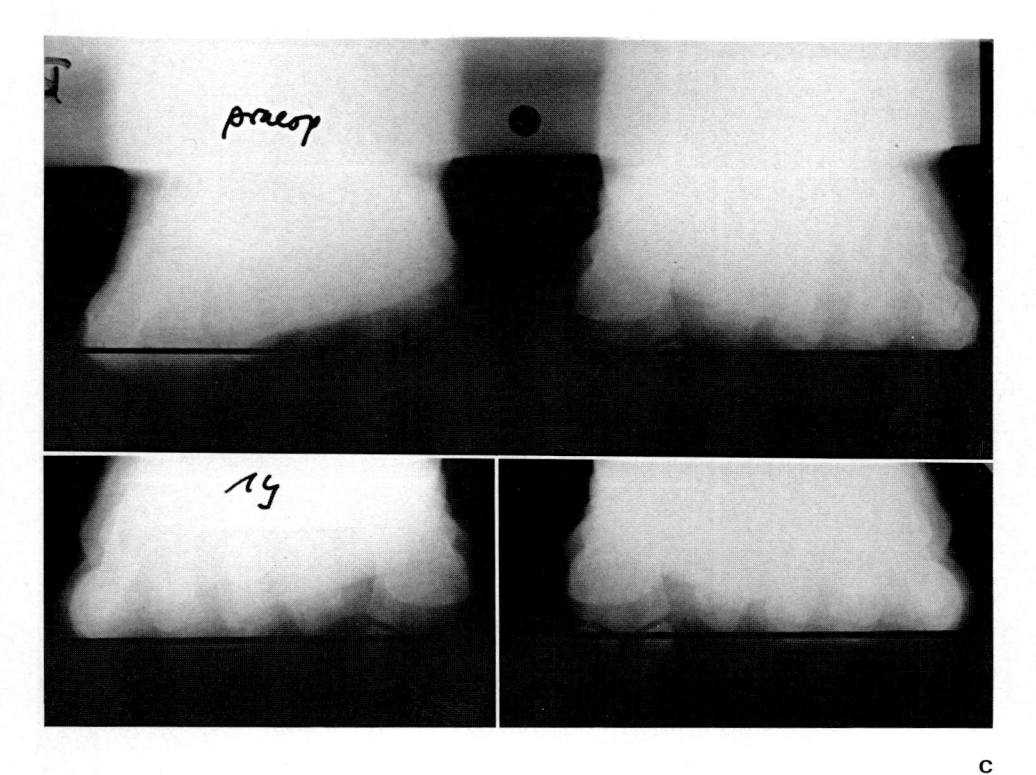

Abb. 6.25. Konsekutive oder sekundäre Metatarsalgie beim instabilen 1. Strahl. **a** Technik der subcapitalen Schrägosteotomie mit funktioneller Nachbehandlung nach der Methode von Reikeras [35]. **b** Die praeoperative Mittelfußköpfchenbelastungsaufnahme im Stehen zeigt die sog. „durchgetretenen" Mittelfußköpfchen II–IV, die in diesem Fall bei instabilem 1. Strahl in beiden Ebenen eines Hallux valgus eher korrekt, der 1. Strahl aufgrund der Instabilität zu weit dorsal steht. 2 Jahre nach Reikeras-Osteotomie II–IV mit funktioneller Nachbehandlung zeigt sich eine Überkorrektur des 2. bei unbehandelter dorsaler Instabilität des 1. Strahles. **c** Seltener Fall einer Metatarsalgie IV/V nach Calcaneusluxationsfraktur vor 2 Jahren mit konsekutiver pathologischer Plantarflexion durch posttraumatische relative Kippstellung des Cuboids. 1 Jahr nach Reikeras-Schrägosteotomie stehen auch der 4. und 5. Strahl in der Belastungsebene, die Metatarsalgie ist beseitigt

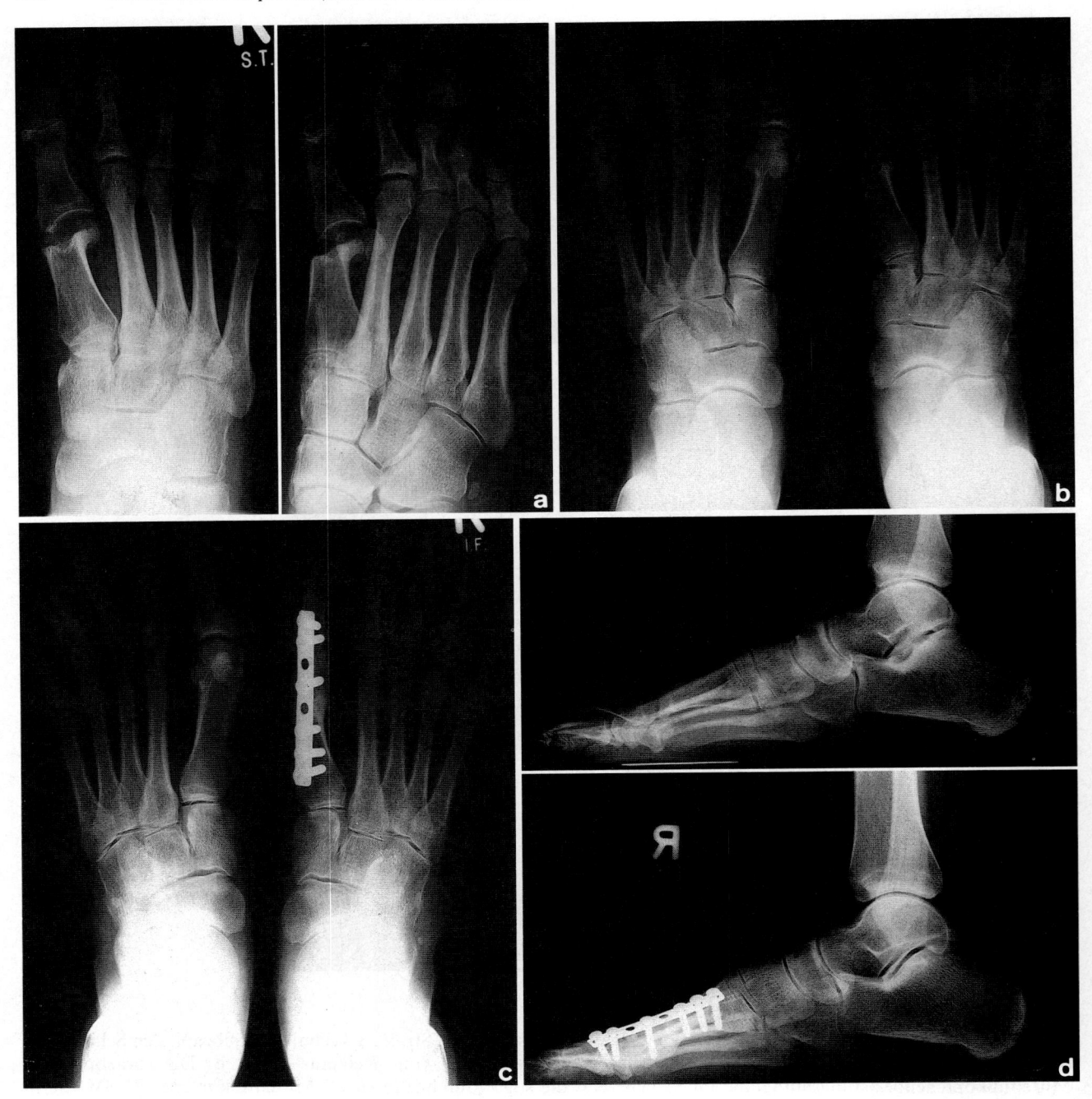

Abb. 6.26. Negativ-Beispiel der Hallux valgus-Chirurgie: Bei einer 35-jährigen Patientin wurde wegen Hallux valgus-Beschwerden das 1. Mittelfußköpfchen reseziert, wodurch die Patientin erst recht gehuntüchtig wurde. **a** Die Übersichtsaufnahme des Vorfußes in 2 Ebenen zeigt die desolate Situation nach Mittelfußköpfchen-Resektion. **b** Die Belastungsaufnahme ap im Stehen zeigt die Verkürzung des 1. Strahles um 22 mm. **c, d** Zur Wiedergewinnung der Belastbarkeit des 1. Strahles kommt in dieser Sitation im Prinzip nur noch die Arthrodese in Frage, die mit einem 20 mm langen autogenen cortico-spongiösen Span vom gleichseitigen vorderen Beckenkamm interponiert wird. Stabilisation mit 8-Loch-Drittelrohrplatte. 18 Monate postoperativ: die Länge des 1. Strahles ist wiederhergestellt, die Achse korrekt. Die Schrauben sind zwar gelockert, die Arthrodese aber stabil durchbaut

Literatur

1. Adelaar RS, Williams RM, Gould JS (1980) Congenital convex pes valgus: results of an early comprehensive release and a review of congenital vertical talus at Richmond Crippled Childrens Hospital in the University of Alabama in Birmingham. Foot Ankle 1:62–73
2. Bankert B (1921) Metatarsus varus. Br Med J 2:685
3. Blauth W (1986) Hallux valgus. Springer, Berlin Heidelberg New York Tokyo
4. Brewerton DA, Sandifer PH, Sweetnam DR (1963) „Idiopathic" pes cavus. An investigation into its aetiology. Br Med J 2:659–661
5. Downey ED, Mahan KT, Green DR (1987) Pes Valgus Planus Deformity. In: McGlamry ED (ed) Foot surgery, Vol I, Chapter 11. Williams and Wilkins, Baltimore, p 368
6. Dunn N (1928) Suggestions based on ten years experience of arthrodesis of the tarsus in the treatment of deformities of the foot. In: Robert Jones Birthday Volume. Oxford University Press, London
7. Durlacher L (1845) A treatise on corns, bunions, the diseases of nail and the general management of the feet. Simkin, Marshall, London, p 52
8. Dwyer FC (1959) Osteotomy of the calcaneum for pes cavus. J Bone Joint Surg (Br) 41:80–86
9. Cole HW (1940) The treatment of claw foot. J Bone Joint Surg 22:895–908
10. Cotterill JM (1888) Stiffness of the great toe in adolescents. Br Med J 1:1158–1162
11. Crawferd A (1982) The Cincinnati incision: a comprehensive approach for surgical procedures of the foot and ankle in childhood. J Bone Joint Surg (Am) 64:1355–1358
12. Engel E, Erlich N, Krems I (1983) A simplified metatarsus adductus angle. J Am Podiatr Med Assoc 73:620
13. Esteve R (1970) Un procede d'equilibration des pieds spastiques. La Vie Medicale 1:51
14. Green DR, Lepow GM, Smith HF (1987) Pes cavus. In: McGlamry ED (ed) Foot surgery, Vol I, Chapter 8. Williams and Wilkins, Baltimore, p 287
15. Grill F, Franke J (1987) The Ilizarov distractor for correction of relapsed or neglected Clubfeet. J Bone Joint Surg (Br) 69:593–597
16. Henke W (1863) Contractur des Metatarsus. Zeitschr Ration Med 17:118
17. Heyman CH (1932) The operative treatment of clawfoot. J Bone Joint Surg 14:335–338
18. Hibbs RA (1919) An operation for „claw foot". JAMA 73:1583–1585
19. Hohmann G (1948) Fuß und Bein. Bergmann, München
20. Hoke M (1921) An operation for stabilizing paralytic feet. Am J Orthop Surg 3:484–507
21. Irani R, Sherman MS (1963) The pathological anatomy of clubfoot. J Bone Joint Surg (Am) 45:1341
22. Jahss MH (1980) Tarsometatarsal truncated-wedge arthrodesis for pes vavus and equinovarus deformity of the fore part of the foot. J Bone Joint Surg (Am) 62:713–722
23. Japas LM (1968) Surgical treatment of pes cavus by tarsal V-osteotomy. J Bone Joint Surg (Am) 50:927–944
24. Johannson SH, Engkvist O (1981) Small joint reconstruction by perichondral arthroplasty. Clin Plast Surg 8:107–114
25. Jones R (1917) Notes on military orthopedics. Cassel, London
26. Kite JH (1950) Congenital metatarsus varus. Report of 300 cases. J Bone Joint Surg (Am) 32:500
27. Lund (1872) zitiert nach [26].
28. Marcinko DE, Schwartz NH (1987) Congenital pes plano valgus deformity. In: McGlamry ED (ed) Foot surgery, Vol I, Chapter 13. Williams and Wilkins, Baltimore, p 466
29. McGlamry ED, Mahan KT, Green DR (1987) Pes valgo planus deformity. In: McGlamry ED (ed) Foot surgery, Vol I, Chapter 12. Williams and Wilkins, Baltimore, p 403
30. McKeever DC (1952) Surgical approach for neuroma of plantar digital nerve (Morton's metatarsalgia). J Bone Joint Surg (Am) 34:490
31. Müller S (1987) Morton's neuroma a syndrome. In: McGlamry ED (ed) Foot surgery, Vol I, Chapter 2. Williams and Wilkins, Baltimore, p 38
32. Morton TSK (1893) Metatarsalgia (Morton's painful affection of the foot) with an account of six cases cured by operation. Ann Surg 17:680
33. Nilsonne H (1930) Hallux rigidus and its treatment. Acta Orthop Scand 1:295–303
34. Palmer RM (1964) Hereditary clubfoot. Clin Orthop 33:138
35. Reikeras O (1983) Metatarsal osteotomy for relief of metatarsalgia. Arch Orthop Trauma Surg 101:177–178
36. Rodgveller BN (1987) Clubfoot. In: McGlamry ED (ed) Foot surgery, Vol I, Chapter 10. Williams and Wilkins, Baltimore, p 354
37. Root ML, Orien WP, Weed JH (1977) Normal and abnormal function of the foot. Clinical biomechanics, Vol 2. Clinical Biomechanics Corp
38. Ryerson EW (1923) Arthrodesing operations on the feet. J Bone Joint Surg 5:453–479
39. Watermann H (1927) Die Arthritis deformans des Großzehengrundgelenkes als selbständiges Krankheitsbild. Z Chir Orthop Chir 48:346–357
40. Yu GV, Wallace GF (1987) Metatarsus adductus. In: McGlamry ED (ed) Foot surgery, Vol I, Chapter 2. Williams and Wilkins, Baltimore, p 38

7. Bandläsionen (akut/chronisch)

> "The lack of knowledge regarding the ligaments has resulted in so many cripples that the belief among the laity was crystallized into the maxime: 'A sprain is worse than a break'. This probably has a substantial element of truth in it."
>
> *Charles E. Philipps, 1914*

7.1. Akute ALRI-OSG

7.1.1. Historisches

Einen ersten anschaulichen Bericht einer schweren Bandverletzung überlieferte uns Herodot (490–430 v. Chr.) in seinen Historien: Danach erlitt der Perserkönig Darius I. (550–486 v. Chr.) bei der Löwenjagd eine Verrenkung des Fußes (Abb. 7.1), die bisher in der Literatur als offene Knöchel- oder Talusfraktur interpretiert wurde. Jedoch zeigen Originaltext und Verlauf, daß es sich am ehesten um eine Luxato pedis cum talo gehandelt haben muß:

καίκως ἰσχυροτέρως ἐστράφη· ὁ γὰρ οἱ ἀστράγαλος ἐξεχώρησε ἐκτῶν ἄρθρων. (ΙΣΤΟΡΙΩΝ Γ III, 129, 2):
"Es war eine starke Verstauchung, denn der Astragalos ragte aus dem Gelenk heraus".

Da der König 7 Tage und Nächte keinen Schlaf fand, seine ägyptischen Hofärzte mit gewaltsamen Einrenkungsversuchen das Übel verschlimmerten, wurde ein gewisser Demokedes aus Kroton, ein verwahrloster Sklave des Oroites herbeigeholt. Nachdem er sich erst nach Gewaltandrohung als Arzt zu erkennen gab, stellte er den König mit griechischer Heilkunst durch Anwendung linder Mittel in ganz kurzer Zeit wieder völlig her. Darius beschenkte ihn mit Gold, gab ihm ein sehr großes Haus und nahm ihn in seine Tafelrunde auf.

Nach den gesammelten Werken der Susruta, der alten indischen Medizinwissenschaft, die zeitlich vor dem 8. Jahrhundert n. Chr. einzuordnen ist, sind Verstauchungen des Fußes durch kalte Umschläge und Pflaster zu behandeln.

Der berühmte arabische chirurgische Schriftsteller Abu 1-Quasim (1013 n. Chr.) gibt in seinem Medizinwerk „Altasrif" bereits 8 verschiedene Formen für Pflaster an, die bei Frakturen, Luxationen und Distorsionen anzuwenden sind (zitiert nach [48]).

Auf die arabische Medizin und auf die Schule von Salerno (13. Jahrhundert) bezieht sich der bolognesische Chirurg Pietro D'Argellata (1423) in seinem Werk „De chirurgia" (zitiert nach [48]). Er unterschied und definierte 4 Typen der ligamentären Gelenkverletzung, deren Aktualität heute noch besteht:

1. „Dislocatio" („Est quando unum os separatur ab alio separatione integra") = Luxation
2. „Torsio" („Est quando separatione non est integra") = Subluxation
3. „Gamau" („Est extorsio ligamenti iuncture") = Ruptur
4. „Elongatio" („Silicet quando elongatur et non ligamenti extorquetur") = Distorsion

Bromfeild [11] wies 1773 als erster auf die biomechanisch-funktionelle Bedeutung der Ligamente

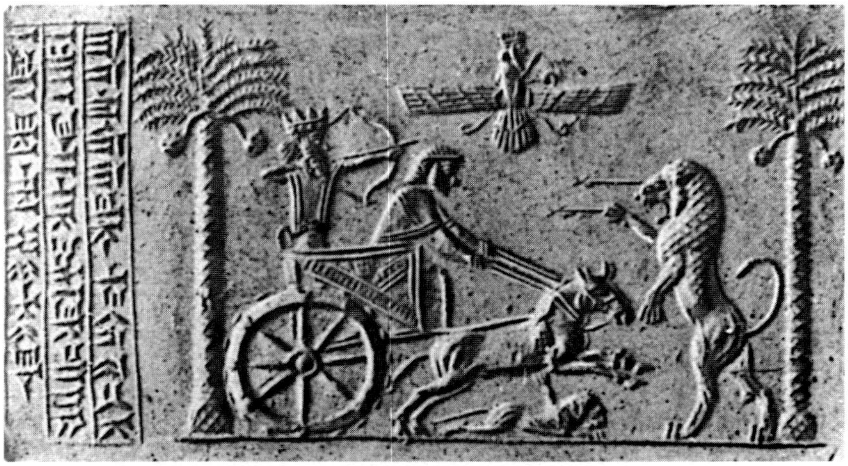

Abb. 7.1. Darius I. auf der Löwenjagd (um 500 v. Chr). nach einem Abbruck eines Rollsiegels, British Museum, London

hin, insbesondere auf die Notwendigkeit der nichtstarren Verbindung zwischen Fibula und Tibia. Er mutmaßte, daß es bereits nach wenigen Schritten zum Knöchelbruch käme, wenn die distale Fibula Teil der Tibia wäre und den Knöchelgabelschluß ohne bewegliches Spiel gewährleistete.

Erst Maisonneuve [76] konnte 1840 durch pathomechanische Untersuchungen an Sprunggelenken von Leichen zum wesentlichen Verständnis der Syndesmologie beitragen. Durch den Nachweis des primär-ligamentären Pathomechanismus, der zur hohen – nach Maisonneuve benannten – Fibulafraktur führt, konnte dieser Autor als Novität den direkten, untrennbaren funktionellen Zusammenhang von Band und Knochen in der Gelenkmechanik erklären.

1877 lenkte erstmals Hönigschmied [56] das Augenmerk der damaligen Zeit von der Knöchelbruch-Pathologie zur bis dahin weniger beachteten Pathogenese der Knöchelbandzerreißungen am Sprunggelenk. Er konnte an Kadavern zeigen, daß bei forcierter Plantarhyperflexion zunächst das Ligamentum talo-fibulare anterius, kombiniert mit dem Lig. deltoideum zerreißt, danach das Lig. calcaneo-fibulare und zuletzt das Lig. talo-fibulare posterius.

Möhring [82] stellte 1916 einen Fall von „habitueller Luxatio pedis" vor. Als erster dokumentierte er radiologisch den Ort der Instabilität und inaugurierte damit die gehaltene Aufnahme des oberen Sprunggelenkes zum Nachweis der pathologischen Varuskippung des Talus bei Adduktionsstreß (s. Abb. 1.12). Als pathomorphologisches Substrat dieses Erscheinungsbildes mutmaßte er eine chronische Insuffizienz des fibularen Kollateralbandes.

Als pathomechanische Faktoren der „habituellen Distorsion des Fußes" [102], wurden statische Deformitäten wie der Platt-Knick-Fuß [69], der Pes cavus varus [24], das Genu valgum und die Varusfehlstellung der Ferse [102] diskutiert.

Erst Dehne [26] erkannte 1933, daß die „frische und habituelle Adduktions-Supinations-Distorsion des Fußes" ein eigenständiges Krankheitsbild darstellt, das sich klinisch-radiologisch durch die ligamentäre Instabilität im oberen Sprunggelenk definieren läßt.

Die operativ-wiederherstellende Bandchirurgie der fibularen Ligamente begann nach deutscher Literatur 1927 mit Katzenstein [63], nach dem englischen Schrifttum mit Elmslie [35], der bereits 1928 den chronisch-instabilen fibularen Bandapparat eines 18-jährigen Tennisspielers mit Fascia lata anatomisch rekonstruierte. Bis heute sind annähernd 50 verschiedene operative Verfahren bekannt geworden.

Die primäre fibulare Bandnaht wurde nach der französischen Literatur erstmals 1934 von Seneque [105] durchgeführt, 1945 von Leger und Olivier [74] als „l'intervention sanglante précoce" gefordert.

Erst in den 60iger und 70iger Jahren kam es aufgrund tierexperimenteller Untersuchungen [23], die zeigten, daß nur genähte Kollateralbänder stabil verheilen würden und bestätigt durch erste klinische Beobachtungen [4, 5, 29, 32, 33, 38, 61, 77, 87, 93, 96, 97, 99, 104, 107, 118,] zu einem operativen Boom der fibularen Bandruptur am oberen Sprunggelenk. Erst in den 80iger Jahren wurde aufgrund prospektiv-randomisierter Studien das primär-operative Vorgehen in Frage gestellt [37, 58, 66, 85, 109, 128, 129] und zugunsten einer primär-funtionellen Behandlung nur noch bei Rest-Indikationen gefordert [129, 131].

7.1.2. Ätiologie und Pathomechanik

Der Pathomechanismus der akuten ALRI-OSG (**A**ntero-**L**aterale-**R**otations-**I**nstabilität) wurde erstmals 1933 exakt von Dehne [26] definiert: Bei Ruptur des Lig. fibulotalare anterius und/oder des Lig. fibulocalcaneare führt ein Adduktions-Supinations-Streß des Fußes zu 3 charakteristischen Dislokationen des Talus:

1. in der Frontalebene zur Varuskippung,
2. in der Sagittalebene zum Schubladen-Symptom,
3. in der Transversalebene zur abnormen Innenrotation des Talus.

Der Begriff: *anterolaterale Rotationsinstabilität* des oberen Sprunggelenkes war durch Dehne [26] sinngemäß bereits definiert, gebräuchlich wurde er jedoch erst mit Beginn der 80iger Jahre in Anlehnung an die Terminologie der Kniegelenkspathologie (Abb. 7.2). In der anglo-amerikanischen Literatur wird auch heute noch am Sprunggelenk von einer „two plane instability" gesprochen [112].

Analog zu den Untersuchungen von Kapandji [62], der am Kniemodell nachwies, daß die Gelenkbewegungen von den Bändern und nicht von den Gelenkflächen bestimmt werden, konnte Wirth [120] für das obere Sprunggelenk an einem Fadenmodell zeigen, das ausschließlich der anatomisch korrekte Verlauf der fibularen Bänder eine physiologische Bewegung im oberen und unteren Sprunggelenk erlaubt. Jede Abweichung vom natürlichen Verlauf des Bandes führt entweder zur Einschränkung der

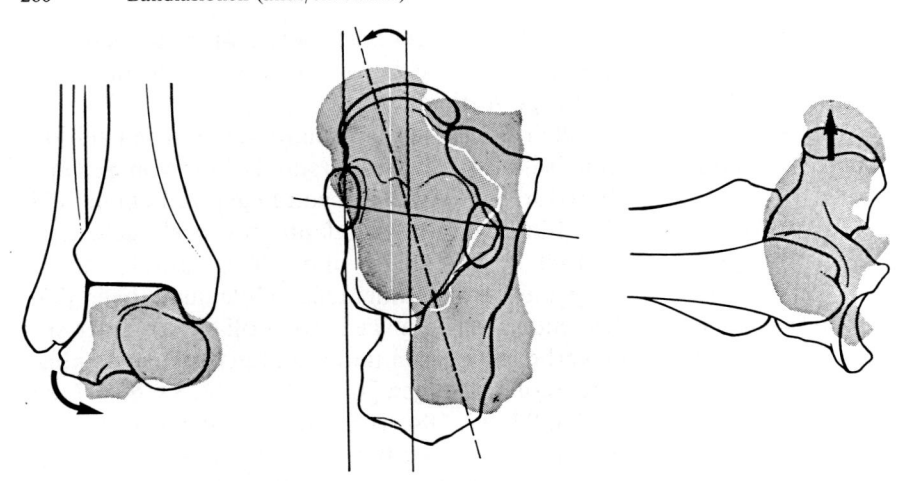

Abb. 7.2. Pathomechanik der anterolateralen Rotationsinstabilität des oberen Sprunggelenkes: Taluskippung, Talusvorschub und pathologische Talusinnenrotation

Beweglichkeit oder zur Erschlaffung des Bandes ohne Stabilisierungseffekt.

Angesichts dieser Erkenntnisse rückte die topographische und funktionelle Anatomie der fibularen Bänder mehr in das Interesse von Chirurgen und Orthopäden, da nur exakte anatomische Kenntnisse eine erfolgreiche Bandchirurgie erwarten lassen. Daher sind diese Ligamente im Kap. 2.2.2.3 detailliert beschrieben.

Die *Mm. peronaei* bezeichnete Castaing [19] als die „aktiven Außenbänder" des oberen Sprunggelenkes. 75% der pronatorischen Gesamtarbeitsleistung werden von den Peronealmuskeln (M. peron. long., peron. brevis, peron. tertius) geleistet. Die max. Arbeitsleistung der Pronatoren (4,6 mkg) verglichen mit der der Supinatoren (9,3 mkg) ist gering [72], potentielle Störungen der Muskelbalance umso bedeutender.

Der *Eigenreflexbogen* hat nach Freeman [40] für die dynamische Stabilisierung des OSG die gleiche Bedeutung, wie die Peronealmuskulatur für Castaing [19]. Anhand klinischer und experimenteller Beobachtungen konnte Freman [39, 41, 42] folgende Theorie entwickelt:

1. Die in Gelenkkapseln und Bändern lokalisierten afferenten Nervenfasern (Mechanorezeptoren I und II) rupturieren aufgrund ihrer geringeren Reißfestigkeit gegenüber kollagenen Fasern eher, z.B. bereits bei Distorsion oder inkompletten Kapselbandrupturen.
2. Der Eigenreflexbogen wird dadurch unterbrochen und es entsteht – auch ohne mechanische Instabilität – das sog. „giving way".
3. Erst wiederholte Distorsionen können aufgrund einer funktionellen Instabilität zum erneuten Supinationstrauma mit Ruptur der Bänder im Sinne der mechanischen Instabilität führen.
4. Funktionelle und mechanische Instabilität können nebeneinander bestehen und sich gegenseitig unterhalten.
5. Durch intensives Koordinationstraining mit Balanceübungen des Sprunggelenkes können nervale Defizite wieder ausgeglichen werden.

Aus diesem Grunde ist bei allen Verletzungen des ligamentären Bandapparates am Sprunggelenk wiederholt auf die Bedeutung des Eigenreflexbogens und des Auftrainierens der Peronealmuskulatur hingewiesen worden [128–131].

Nach Watson [116] ist die Diagnose „sprained ankle" die häufigste Verletzung im Sport (31%).

Eine eigene Analyse [127] von 1307 Patienten mit frischer fibularer Bandruptur hinsichtlich Alter und Geschlecht zeigte, daß 93,9% aller Patienten jünger als 40 Jahre sind. 10–29-jährige sind am häufigsten betroffen, besonders die Altersklasse 15–19 Jahre. Während durchschnittlich auf 3 männliche 2 weibliche Verletzte entfallen (Fm/w = 1,46) ist dieser Proporz nicht in allen Altersklassen gegeben. 10–14-jährige Mädchen sind häufiger betroffen als gleichaltrige Jungen (Fm/w = 0,72) dagegen 20–24-jährige Männer häufiger als gleichaltrige Frauen (Fm/w = 2,41).

Als Unfallursache hat der Freizeit- und Schulsport mit 50,5% die größte Bedeutung, häuslicher Bereich 34,2%, Arbeitsplatz 13,8%, Verkehrsunfälle 1,5%. Bezogen auf die unfallauslösende Sportart kommt dem Ballsport mit Körperkontakt wie Fußball (35,2%), Volleyball (16,1%) und Basketball (14,1%) die größte Bedeutung zu [127].

Ätiologisch sind exogene und endogene Faktoren bedeutsam, wobei als *exogene* Faktoren folgende dominieren:

1. Bodenbeschaffenheit (z.B. unebenes Gelände, Hindernisse),
2. Schuhwerk (z.B. hohe Absätze, ungewohnter Schuh),
3. Schuh-Boden-Kontakt-Änderung (z.B. Rasen/Halle).

Als *endogene* Faktoren sind möglich:

1. statische Fehlstellung (z.B. Calcaneus varus),
2. muskuläre Dekompensation (z.B. bei Wettkampfende),
3. neurologisches Defizit (z.B. bei Peroneusparese).

Inwieweit der sog. „inborne weak ankle" [7] als endogenes Substrat anzusehen ist, ist bisher nicht bekannt.

Die Pathogenese und Pathomechanik der fibularen Bandruptur ist bedingt:

1. durch einen der verschiedenen ätiologischen Faktoren,
2. durch einen gestörten Bewegungsablauf mit fehlender dynamischer Kompensation der akuten Streßsituation,
3. letztlich durch die Überforderung der kollagenen Fasern bei fortdauernder Gewalteinwirkung.

Der typische Unfallhergang ist die forcierte Supination/Adduktion/Inversion des oberen Sprunggelenkes, wobei zunächst in Plantarflexion das biomechanisch instabilste Lig. fibulotalare anterius zerreißt, danach bei forciertem Inversionsstreß des Rückfußes das zweitstärkste Lig. fibulocalcaneare und zuletzt bei schwerster Gewalteinwirkung mit abnormer Innenrotation des Talus das kräftigste der 3 fibularen Bänder rupturiert, das Lig. fibulotalare posterius. Letzteres ist außerdem ein wesentlicher Stabilisator der Außenknöchelrotation [3].

Als entwicklungsgeschichtlich jüngstes Band [55, 64], substantiell und biomechanisch schwächstes Ligament [101], ist das Lig. fibulotalare anterius bei fibularer Bandruptur in 93% rupturiert, davon in 3/4 der Fälle intraligamentär komplett zerrissen [127].

Das Lig. fibulocalcaneare als wichtiger Stabilisator auch des hinteren unteren Sprunggelenkes ist in 60% mitrupuriert und in 24,5% elongiert, d.h. interstitiell desintegriert [127]. Der 3. Bandzügel, das Lig. fibulotalare posterius ist das substantiell und biomechanisch stabilste Band, welches nur

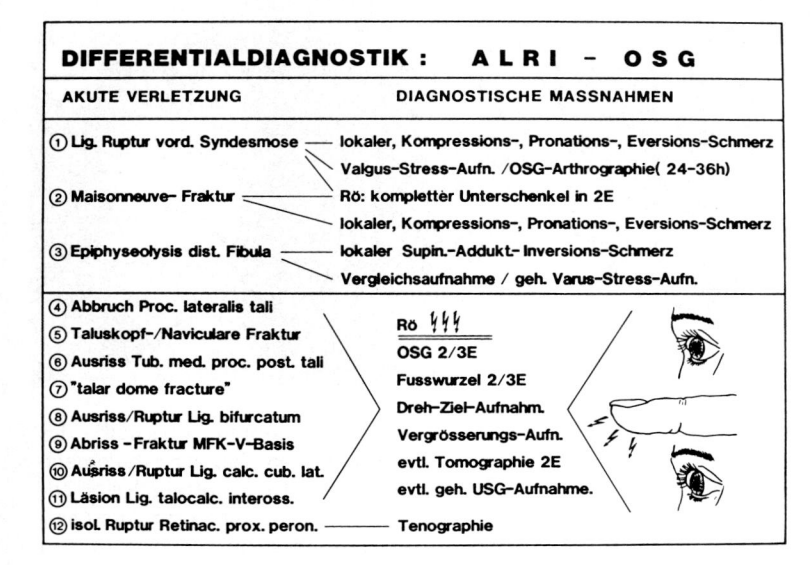

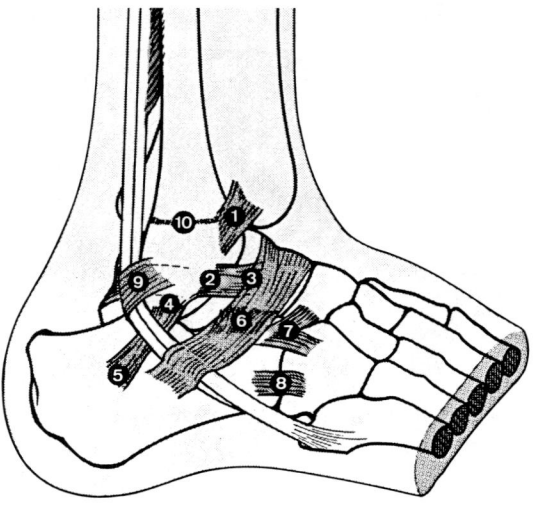

Abb. 7.3. Klinisch-radiologische Differentialdiagnostik der akuten ALRI-OSG (**a**) und Lokalisation der Druckschmerzmaxima (**b**): *1* = vorderes Syndesmosenband, *2* = Lig. fibulotalare anterius am Außenknöchel, *3* = Lig. fibulotalare anterius am Talushals, *4* = Lig. fibulocalcaneare am Außenknöchel, *5* = Lig. fibulocalcaneare am Fersenbein, *6* = Sinus tarsi, *7* = Lig. bifurcatum, *8* = Lig. calcaneo-cuboidale laterale, *9* = proximales Retinaculum mm. peron., *10* = distale Fibulaepiphyse (bei kindlicher OSG-Verletzung)

262 Bandläsionen (akut/chronisch)

sehr selten reißt (4,2%), biomechanisch vor allem die Rotation des Talus und des Außenknöchels sichert und eine komplette Luxatio pedis cum talo verhindert [3, 127]. Die konkomitante Taluskantenfraktur ist nur in 2,4% der Fälle zu beobachten [127].

7.1.3. Diagnostik

Bei akuter Verletzung lassen die klinischen Stabilitäts-Tests, wie Talusvorschub und -kippung (Abb. 7.13) sowie die gehaltenen Aufnahmen des oberen Sprunggelenkes beidseits in 2 Ebenen unter Leitungsanästhesie (Abb. 7.4) eindeutig zwischen stabiler Läsion (Zerrung) und instabiler Verletzung (Ruptur) unterschieden. Als radiologischer Parameter der Instabilität gelten nach eigenen früheren Untersuchungen [124]: *Taluskippung >7°, Talusvorschub >7mm oder >5°/>5mm gegenüber der unverletzten Seite*, was besonders bei Kindern gilt.

Die subtile klinische Untersuchung mit Auslösen der Druckschmerzmaxima läßt in der Regel die exakte Rupturstelle (Abb. 7.3) eruieren. Mittels definierter Methodik anhand sonographischer Streßaufnahmen läßt sich dynamisch und statisch das Ausmaß der vorderen Schublade überprüfen (Abb. 7.5). Anamnestisch wegweisend sind außerdem das sog. „Klick-Phänomen" (das Gefühl des Patienten, als sei etwas im Sprunggelenk gerissen) und das meist ausgeprägte perimalleoläre Hämatom. Arthrographie und Streßtenographie sind nach Keyl [65] der gehaltenen Aufnahme gegenüber in der Aussagekraft nicht überlegen. Die

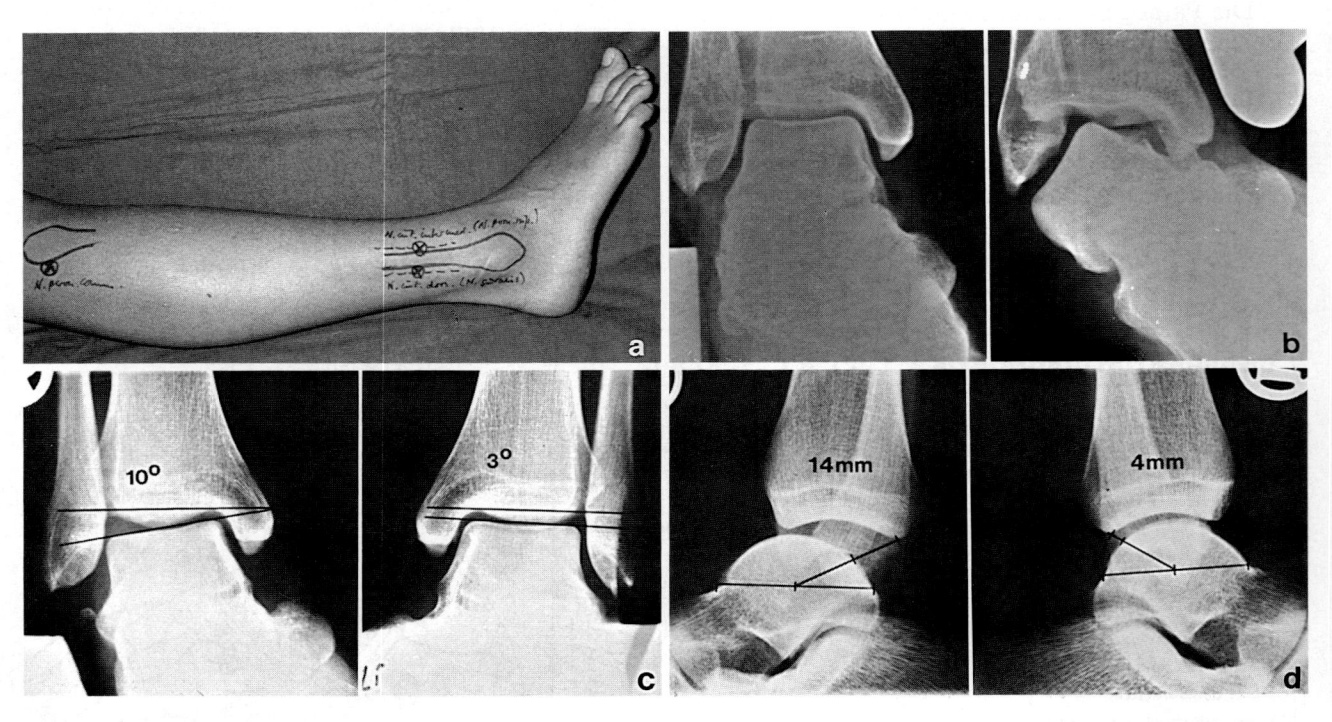

Abb. 7.4. Radiologische Diagnostik der akuten ALRI-OSG. **a** Leitungsanästhesie handbreit oberhalb des Außenknöchels bei frischer Verletzung. 2 ccm Lokalanaesthetikum werden bei der Injektion mitten über der Fibula nach ventral zur Betäubung des N. cutaneus intermedius (N. peron. sup.) und 2 ccm nach dorsal zur Ausschaltung des N. cutaneus dorsalis (N. suralis) gesetzt. Nur gelegentlich ist eine zentrale Blockade hinter dem Fibuläköpfchen zur Ausschaltung des N. peroneus communis notwendig. **b** Bei unzureichender Anästhesie kann ein falschnegatives Bild gewonnen werden (links). Beim muskelkräftigen jungen Sportler kann gelegentlich erst die N. peroneus communis-Blockade die pronatorische, gegenspielerische Muskulatur lahmlegen, wodurch das Sprunggelenk leicht aufgeklappt werden kann (rechts). **c** Meßmethodik der Taluskippung durch Einzeichnen von 2 Tangenten, wovon die eine dem tibialen, die andere dem talaren Plateau entspricht. **d** Radiologische Ausmessung des Talusvorschubes. Von der ventralen zur dorsalen Knorpel-Knochen-Grenze wird eine Linie gezogen und halbiert, was in der Regel auch dem Zentrum des Taluskörpers entspricht. Von hier aus wird eine Linie zur Tibiahinterkante gezogen. Die Wegstrecke von diesem Punkt bis zum Schnittpunkt mit der Talusrolle wird als Talusvorschub in mm gemessen

Streß-Sonographie hat sich nach eigenen bisherigen Untersuchungen [57] als Screening-Methode nichtinvasiver Art bewährt.

7.1.4. Klassifikation

Entsprechend der klinischen Einteilung kann radiologisch und sonographisch in eine 1+ bis 3+ Instabilität graduiert werden (Abb. 7.5). Eine Taluskippung über 30° muß als Luxatio pedis supinatoria angesehen werden. Bei zusätzlich auslösbarer anteromedialer Schublade besteht der unmittelbare Übergang zur Luxatio pedis cum talo. Eine hintere Schublade bei fibularer Bandruptur ist nach eigenen experimentellen Untersuchungen [127] nicht nachweisbar. Eine Luxatio pedis cum talo mit anterolateraler oder posteromedialer Luxation ist experimentell nur auslösbar bei vollständiger Durchtrennung aller medialer und lateraler Bandstrukturen [127].

Kriterien der ALRI - OSG		
Klinisch	Radiologisch	Sonographisch
TK & TV	TK° TVmm	STV (mm) print
1+	5-9 5-7	3-4
2+	10-15 8-10	5-6
3+	16-30 >10	>7

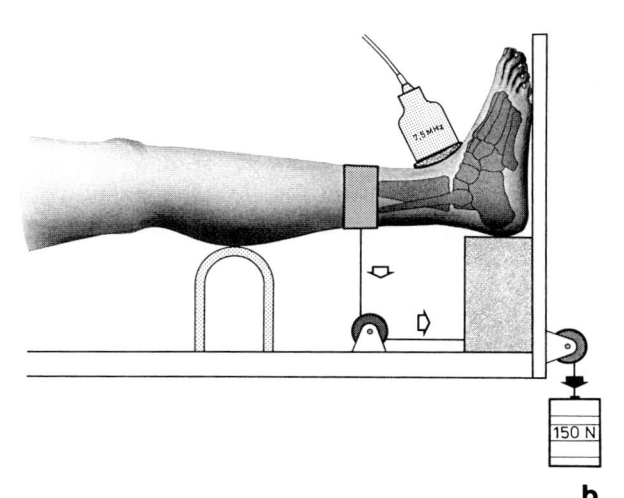

Abb. 7.5. Die Diagnostik der akuten ALRI-OSG ist klinisch, sonographisch und/oder radiologisch graduierbar. **a** Die exakteste, aber aufwendigste Diagnostik entspricht der radiologischen Bestimmung von Taluskippung und -vorschub im Seitenvergleich. **b** Die sonographische Diagnostik wird ebenfalls unter Leitungsanästhesie durchgeführt und nur der Talusvorschub gemessen. **c, d** Mit dem 7,5 MHz Schallkopf wird über dem streckseitigen OSG mit Silikon-Vorlaufstrecke ein Längsschnitt angelegt (Vergrößerungsfaktor 1,5). Darstellung von Tibiavorderkante und Taluskörper. Die dynamische Streßuntersuchung auf Talusvorschub mit 150 N Gewicht ist in der Regel klinisch eindrucksvoll. Die Dokumentation erfolgt mit Video-Printbildern. Einzeichnen der Tibiavorderkante und des Taluskopf-Zentrums mittels Goniometer. Fällen eines Lotes von der Tangente zum Kreismittelpunkt mit Bestimmung der Strecke zwischen Schnittpunkt von Kreis/Lot und Tibiavorderkantentangente/Lot. Die Differenz der Wegstrecken am belasteten und unbelasteten Sprunggelenk entspricht dem sonographisch gemessenen Talusvorschub. *STV* = sonographisch ermittelter Talusvorschub, *TK* = Taluskippung; *TV* = Talusvorschub

7.1.5. Indikation

a) konservativ

Stabile Verletzungen (Distorsionen) sind die Domäne konservativer Behandlung. Instabile Verletzungen (Rupturen) ohne Anhalt für eine Dreiband-Ruptur (Luxatio pedis supinatoria) und ohne Hinweis für eine osteochondrale Taluskantenfraktur oder einen irreponiblen knöchernen Bandausriß sind bei anamnestisch gesicherter Erstruptur unabhängig vom Alter und sportlicher Qualifikation eine klassische Indikation für das primär-funktionelle Behandlungskonzept.

b) operativ

1. Extreme Formen der Instabilität wie die Luxatio pedis cum talo (Inzidenz 0,2%) oder die Luxatio pedis supinatoria mit wahrscheinlicher Ruptur aller 3 fibularen Bänder (Inzidenz 4%), sollten operativ angegangen werden. Bei der Luxatio pedis cum talo sind auch die medialen Bandstrukturen zu versorgen [127].
2. Konkomitante osteochondrale Läsionen des Talus, die nach eigenen früheren Untersuchungen [127] in 2,4% vorkommen, sollten je nach Größe reseziert (< 0,5 cm Fläche), fibrin-geklebt und/oder mit resorbierbaren Stiften (Ethipin®) bzw. Spickdrähten subchondral fixiert werden.
3. Irreponible ossäre/osteochondrale Bandausrisse, besonders bei Kindern und Jugendlichen (Inzidenz < 1%) sollten je nach Größe mit resorbierbaren Nähten, kleinen Spickdrähten oder kleiner Spongiosaschraube refixiert werden.

Gelegentlich kann auch ein extrem gespanntes Hämatom (Inzidenz < 0,1%) Anlaß zur Operation sein [131]

7.1.6. Therapie

a) Distorsion

Stabile Verletzungen sind problemlos mit Kühlung, Entlastung und Bandagen für einige Tage behandelbar. Danach Rp 6 × Eigenreflextraining.

b) Erstruptur: primär-funktionell

Sofern keine Indikation im Sinne der Restindikation bei Erstruptur besteht, erfolgt die primär-funktionelle Behandlung: 3–5 Tage Unterschenkelspaltgips, Hochlagerung, Antiphlogistikagabe/Eiskühlung, danach Anlegen einer Orthese (Abb. 7.6) mit Vollbelastung bei Schmerzfreiheit (meist zwischen dem 5. und 10 Tag) für insgesamt 5 Wochen. Nachbehandlung: 6 × Eigenreflex- und Pronatorentraining. Die Arbeitsfähigkeit ist je nach Beruf nach 1–3 Wochen unter dieser Behandlung gegeben, nur bei Schwerstarbeit nach 6–8 Wochen. Die Sportfähigkeit ist unter Aufbautraining nach 8–12 Wochen wieder gegeben.

c) 3-Band-Ruptur/Zweitruptur: operativ-funktionell

Bei den angegebenen Rest-Indikationen bei primärer Ruptur und bei second stage Rupturen wird die Versorgung in Allgemein- oder Regionalanästhesie in Rückenlage des Patienten mit Keilunterfütterung des Gesäßes der betroffenen Seite durchgeführt, um eine Innendrehung des Außenknöchelbereiches zu bewirken. Nach steriler Abdeckung kann in der Regel auf eine Folie im Operationsbereich verzichtet werden. Eine Blutsperre mit 200–250 mm Hg ist zur besseren Darstellung der Bandstrukturen erforderlich. Die *Schnittführung* sollte in frischen, veralteten, aber auch chronischen Situationen immer *epimalleolär* sein (Abb. 7.7).

Bei frischer Ruptur sollen die Bänder in unten angegebener Reihenfolge versorgt werden, wobei die gelegten Fäden geklöppelt und erst zum Schluß unter fortgesetzter Haltung des Fußes in Pronation/Eversion geknotet werden und die Ferse zu jedem Zeitpunkt der Operation nicht aufliegen soll, um eine vordere Schublade zu vermeiden.

7.1.6.1. Ligamentum fibulotalare posterius

Die Exploration und eventuell notwendige Versorgung beginnt stets mit diesem Band, da es nur bei klaffendem Gelenk zugänglich ist. Ein Abscheren der kurzen Faserbündel vom lateralen Hinterrand des Talus entlang der Fawcett'schen Linie erfordert allenfalls ein Aufrauhen dieses Bereiches mit dem Raspatorium, da sich diese Bündel nach Reposition des Talus wieder gut anlegen. Ist das Band komplett am Tuberculum laterale des Processus posterior tali subperiostal abgerissen, so muß es hier bei maximal aufgehaltenem Gelenk mit einer transossären Naht refixiert werden (Abb. 7.8). Eine intraligamentäre komplette Ruptur wird nach Durchflechtung, ebenso wie der subperiostale Abriß an der Fibula mittels transossären Nähten zum anatomischen Insertionspunkt in der medialgelegenen Grube des Außenknöchels fixiert (Abb. 7.8).

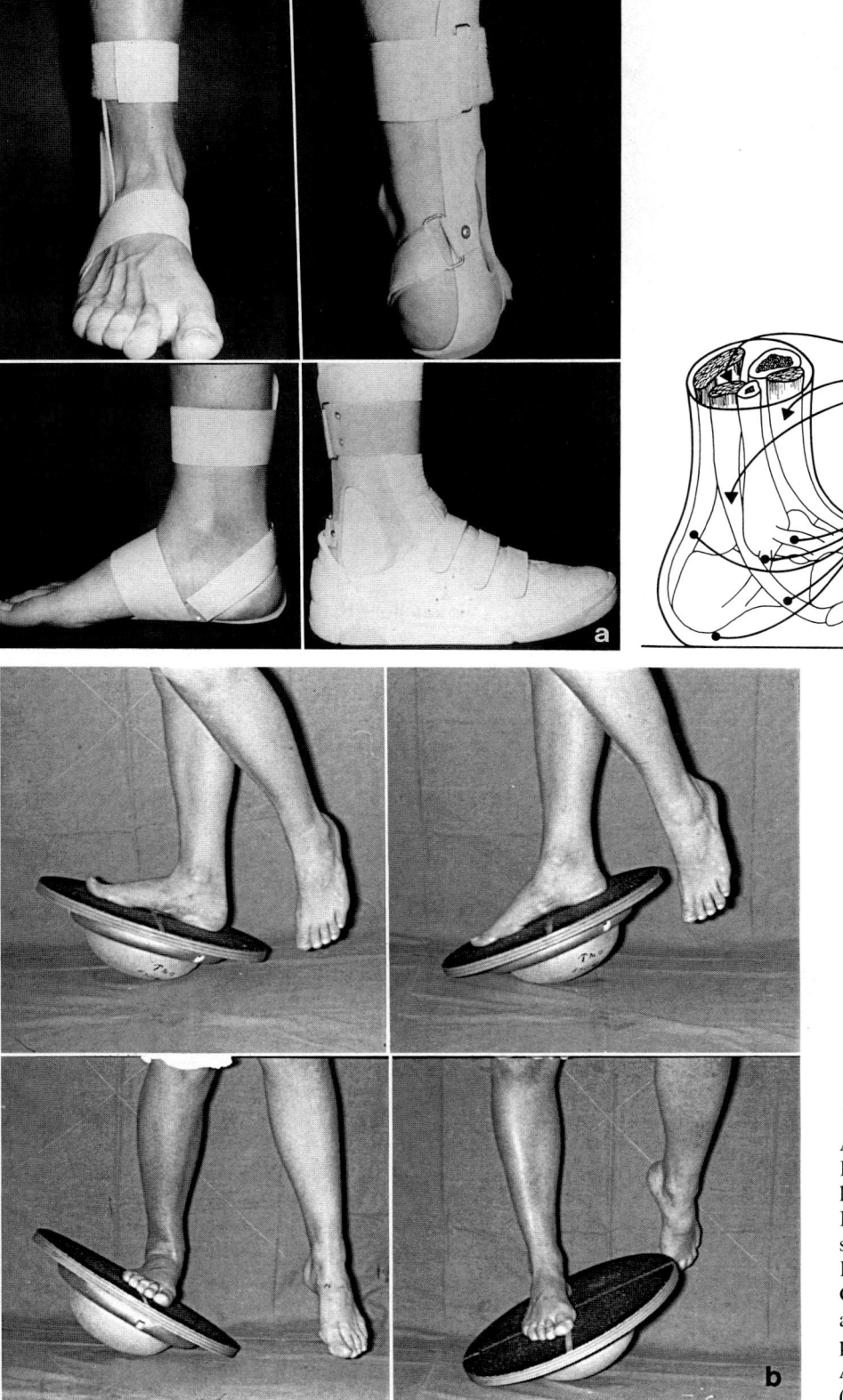

Abb. 7.6. Primär funktionelles Behandlungskonzept der fibularen Erstruptur. **a** Caligamed-Knöchelschiene mit stabiler seitlicher Führung, lateraler Fersenumfassung, medialer Gurtung und Außenknöchelaussparung. **b, c** Bedeutung des propriozeptiven Trainings im Anschluß an die Bandheilung (ab der 6. Woche)

266 Bandläsionen (akut/chronisch)

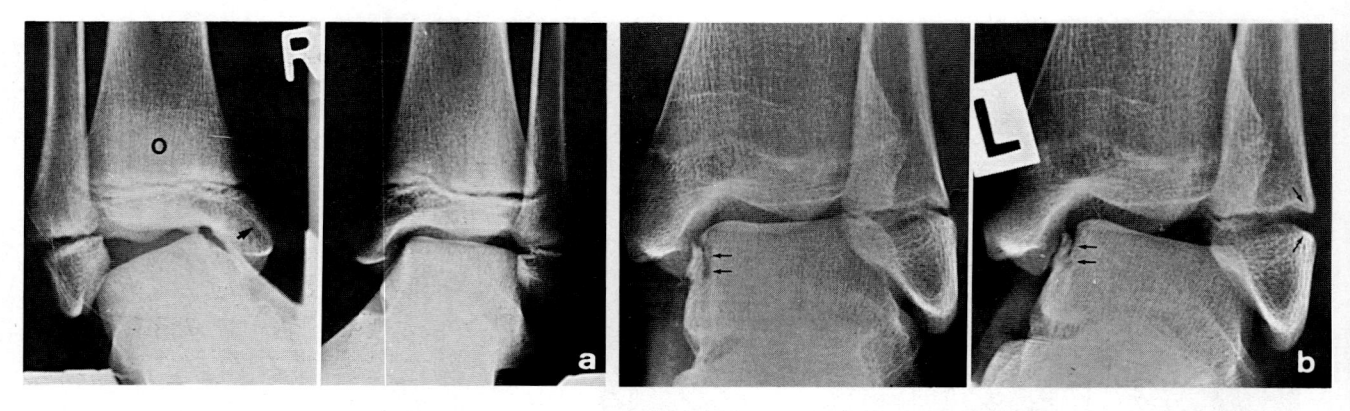

Abb. 7.7. Gelegentliche Trias beim Kind. **a** Fibulare Bandruptur-Epiphyseolysis-Innenknöchelfraktur bei einem 9-jährigen Jungen. **b** Fibulare Bandruptur – Epiphyseolysis – mediale Taluskantenfraktur bei einem 12-jährigen Mädchen

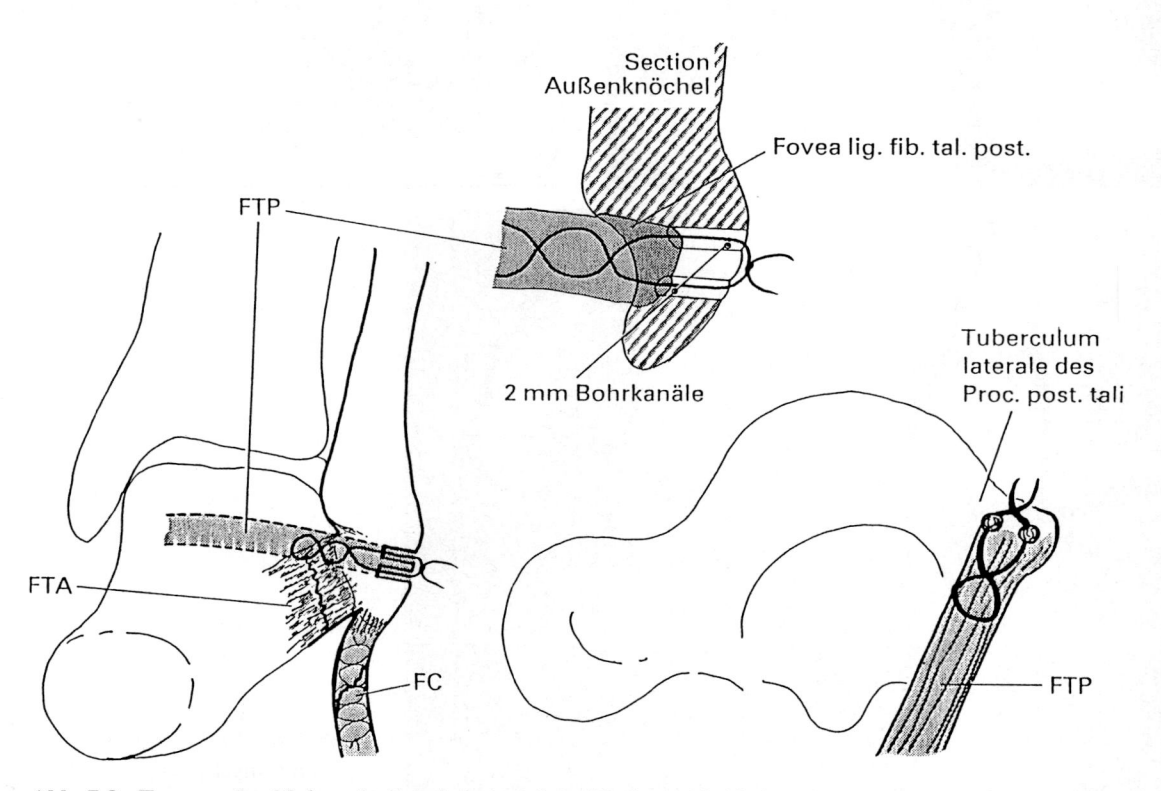

Abb. 7.8. Transossäre Nahttechnik bei periostalem frischem Abriß des Lig. fibulotalare posterius am Talus bzw. an der Fibula. Zur Versorgung, die vor Naht des FC und FTA erfolgen muß, wird des Gelenk maximal nach lateral aufgeklappt, der Fuß innenrotiert. *FTA* = Lig. fibulotalare anterius, *FC* = Lig. fibulocalcaneare, *FTP* = Lig. fibulotalare posterius

7.1.6.2. Ligamentum fibulotalare anterius

Die intraligamentäre Ruptur sowie der Riß der antero-lateralen Kapsel werden mit U-Nähten versorgt, periostale Abrisse am Talus oder an der Fibula werden nach Aufrauhen des Bandanheftungsbereiches mit transossär geführten Nähten readaptiert (Abb. 7.9).

7.1.6.3. Ligamentum fibulocalcaneare (Abb. 7.10)

Die fibulanahe Ruptur oder der periostale Abriß des Bandes kann ohne Mobilisation der Peronealsehnen mit Sehnenscheide erfolgen. Intraligamentäre Rupturen können nur durch wechselweises Weghalten der Peronealsehnen mit der teilmobilisierten Peronealsehnenscheide nach cranial bzw. caudal dargestellt und vernäht werden. Die calcaneusnahe Ruptur erfordert die sorgfältige Exploration des blutig imbibierten Fettgewebes im Calcaneusbereich, die Darstellung des Stumpfes und die gegenläufige Durchflechtungsnaht. Beim periostalen Ausriß am Calcaneus kann eine sichere Einheilung nur durch Aufrauhen des Insertionsbereiches und transossäre Naht ermöglicht werden. Bei allen Manipulationen in diesem Bereich sollte der N. cutaneus dorsalis lateralis (Ast des N. suralis) sicher geschont werden, der in der Regel dicht dorsalseitig der Peronealsehnenscheide verläuft. Ein erheblich elongiertes, chronisch vernarbtes Lig. fibulocalcaneare, insbesondere bei second stage Ruptur sollte mit oder ohne Knochenlamelle – entsprechend dem Faserverlauf – in einen 4,5 mm Bohrkanal der Fibula hineingezogen werden, um eine erneute biomechanische Stabilität zu erzielen (Abb. 7.45).

Für die Bandnaht am oberen Sprunggelenk empfiehlt sich atraumatisches, resorbierbares Nahtmaterial der Stärke 2×0.

Bei second stage-Rupturen und chronischen Formen der Instabilität sind direkte bandrekonstruktive Maßnahmen, Techniken der Periostlappenplastik, die anatomische Ersatzplastik mit dem halben M. peroneus brevis-Span oder andere Tenodesetechniken empfehlenswert (s. Kap. 7.7.6).

7.1.7. Nachbehandlung

Da bei jeder Zerrung des fibularen Bandapparates und erst recht bei jeder Ruptur der fibularen Bänder noch vor Zerreißung der kollagenen Fasern die intraligamentär verlaufenden afferenten Nervenfasern zerreißen, ist für die Nachbehandlung, gleichgültig ob operativ-funktionell oder konservativ-funktionell vorgegangen wird, ein gezieltes Koordinationstraining zum Wiederaufbau des Eigenreflexbogens notwendig. Daher sollte immer mindestens $6 \times$ Eigenreflextraining mit dem Therapiekreisel und $6 \times$ gezieltes Pronatorentraining verordnet werden. Empfehlenswert sind außerdem Seilspringen und intensives Fahrradfahren mit schrittweisem Aufbau der Sportfähigkeit.

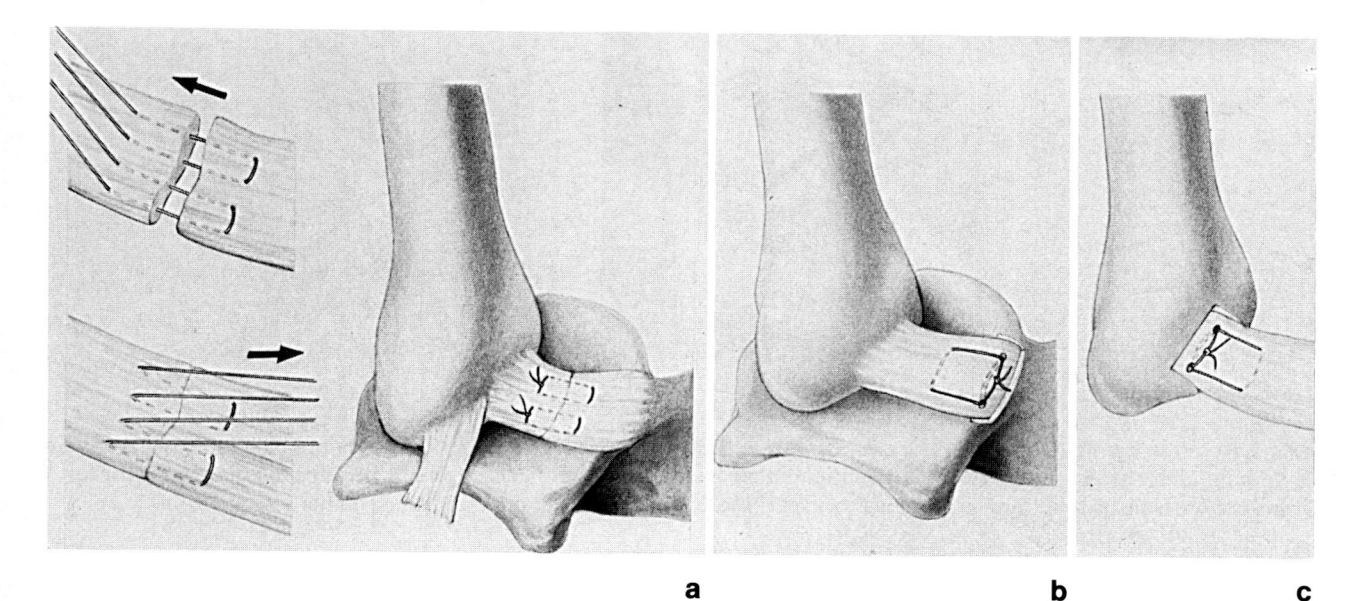

Abb. 7.9. Operative Versorgung des Lig. fibulotalare anterius. **a** U-Nähte bei intraligamentärer Ruptur. **b** Transossäre Nahttechnik bei periostaler Abscherung am Talus oder an der Fibula (**c**)

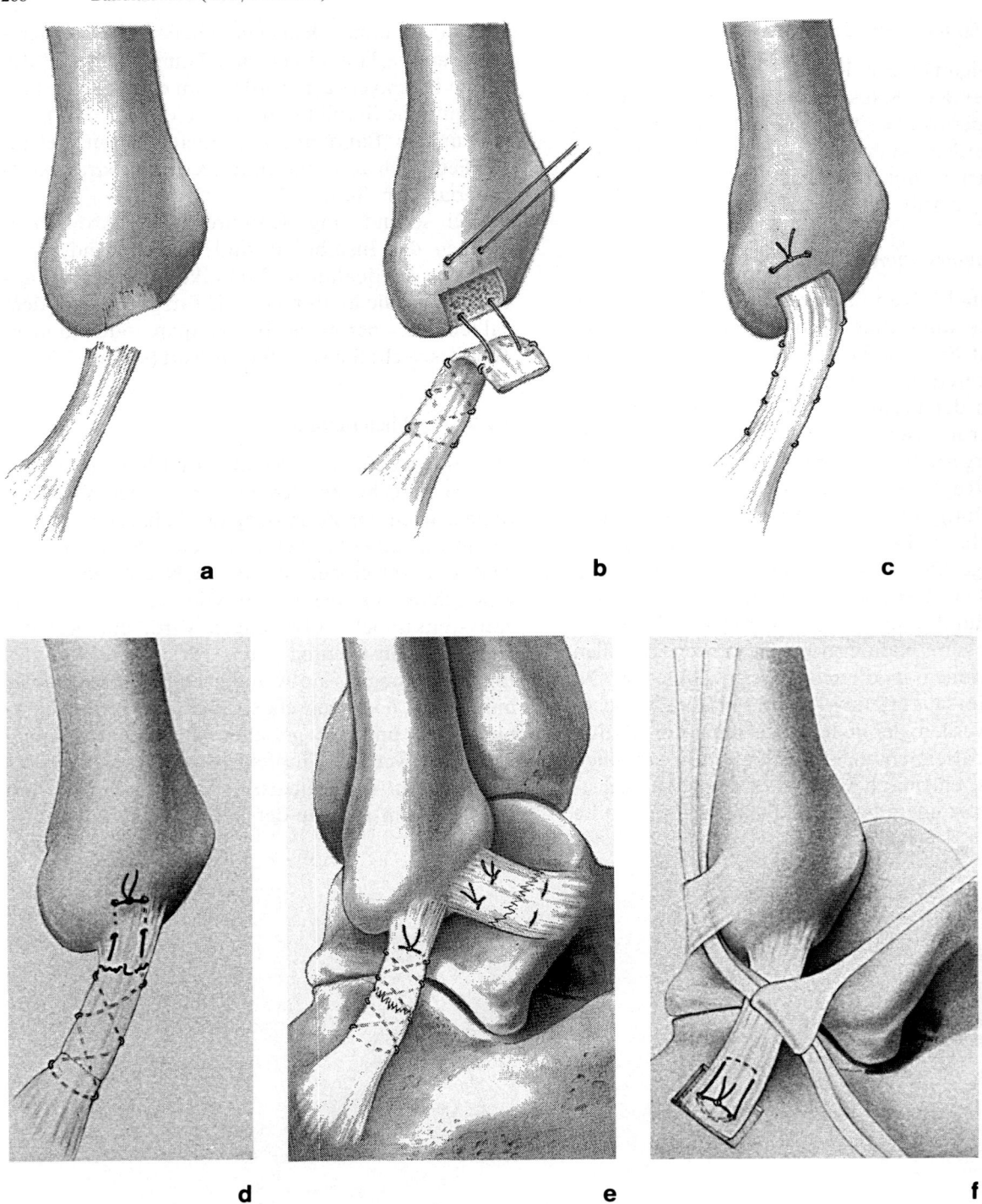

Abb. 7.10. Versorgung des Lig. fibulocalcaneare. **a–c** Refixation mit transossärer Naht bei periostaler Abscherung an der Fibula. **d** Transossäre Nahttechnik bei fibulanaher Ruptur. **e** Durchflechtungsnaht bei intraligamentärer Ruptur. **f** Transossäre Nahttechnik am Calcaneus bei periostaler Abscherung oder calcaneusnaher Ruptur

7.1.8. Komplikationen

Sollte es nach einer Bandnaht oder Bandrekonstruktion zu einer *Infektion* im Bereich des oberen Sprunggelenkes kommen, ist chirurgisch ein radikales Debridement notwendig. Bei schwersten Infekten ist bei Sequestrierung der Peronealsehnen im Sinne der radikalen Nekrektomie gelegentlich sogar die Resektion der Peronealsehnen erforderlich. Hartnäckige Infektionen können nur über ein solch radikales Vorgehen zur Infektsanierung führen.

Mögliche *Neurombildungen* sind durch Neurolyse oder in hartnäckigen Fällen nur durch Neuronresektion und/oder ein Nerventransplantat (Berger, 1984, persönliche Mitteilung) zu bessern.

Sollte nach konservativer Behandlung eine *chronische Instabilität* resultieren, können erfahrungsgemäß bandrekonstruktive Maßnahmen mittels einfacher anatomischer Techniken innerhalb der ersten 2 Jahre sicher zum Erfolg führen [126]. Während dieses Zeitraumes sind bandplastische Maßnahmen, wie Tenodesetechniken, die die Supination hemmen können, in der Regel nicht erforderlich.

7.1.9. Prognose

Im Gegensatz zum Kniegelenk sind posttraumatische Arthrosen im oberen Sprunggelenk nach Bandzerreissung und instabiler Verheilung sehr selten. Pathomechanisch kann sich eine Arthrose nur bei mechanischer Instabilität mit dekompensierter dynamischer Komponente entwickeln. Der Arthrosegrad Bargon 1–2 kann selbst bei 10-jähriger chronischer mechanischer Instabilität nur in 38%, der Grad 3 in keinem der Fälle gesehen werden [127].

Die Wahrscheinlichkeit einer notwendigen Arthrodese des oberen Sprunggelenkes ist nach eigener klinischer Erfahrung größer nach operativer Bandnaht als nach konservativer Therapie. So wurden beispielsweise in der eigenen Klinik im Beobachtungszeitraum 1971 bis 1987 von 137 Arthrodesen des oberen Sprunggelenkes allein 3 wegen Infektes nach auswärtiger, primärer Bandnaht und keine nach konservativer Behandlung durchgeführt.

7.2. Akute ALRI-USG

Während Bandverletzungen des oberen Sprunggelenkes einen weiten Raum der traumatologischen Praxis einnehmen und anhand heute meist apparativ gehaltener Aufnahmen relativ einfach als stabile oder instabile ligamentäre Läsionen klassifiziert werden können, sind Bandschäden des unteren Sprunggelenkes eher selten und/oder oft verkannt, da vergleichbare standardisierte Röntgen-Haltetechniken wenig bekannt sind. Der Begriff anterolaterale Rotationsinstabilität des unteren Sprunggelenkes (ALRI-USG) wurde 1982 [123] erstmals verwandt und soll im folgenden erläutert werden.

7.2.1. Ätiologie und Pathomechanik

Wenngleich Hellpap [52] auf die Bedeutung der „Frakturlinie der Supination" hinwies, insbesondere auf knöcherne Bandausrisse des Lig. bifurcatum und des Lig. calcaneocuboidale laterale, so finden sich nur wenige Hinweise zur radiologischen Stabilitätsprüfung des vorderen [46, 106] und des hinteren unteren Sprunggelenkes [9, 28, 59, 73, 114].

Noch spärlicher sind chirurgische Empfehlungen zur Behandlung der chronischen kombinierten Instabilität des OSG/USG [25, 59, 73, 113, 114, 126] oder der isolierten Instabilität des Subtalargelenkes als pathologische Entität [113, 114, 126].

Meyer [80] beschrieb 1853 als Erster, daß Talus und Calcaneus sich um eine schräge Achse drehen. Henke [53] zeigte 1863 die schraubenähnliche Rotationsbewegung nach links am linken, nach rechts am rechten Subtalargelenk. Nach neueren Untersuchungen von Inman [60] rotieren Sprung- und Fersenbein um eine einzige schräge Achse, die mit großen Streubreiten in der Sagittalebene im Mittel 42°, in der Transversalebene im Mittel 23° und in der Horizontalebene im Mittel 92° beträgt, wobei eine schraubenähnliche Rotation nur bei jedem 2. gesunden Probanden goniometrisch feststellbar ist. An Kadavern konnte derselbe Autor eine mittlere Rotationsbewegung zwischen Talus und Calcaneus um 18° (10–59°) messen, die sich nach Durchtrennung der Ligamente verdoppelt.

Eigene experimentelle Untersuchungen zur Rotationsinstabilität des unteren Sprunggelenkes

270 Bandläsionen (akut/chronisch)

[123] zeigten bei isolierten und kombinierten Sektionen des Lig. talocalcaneare interosseum (TCI) des Lig. fibulocalcaneare (FC) und des Lig. bifurcatum (B) Folgendes:

Die Sektion des TCI bewirkt eine vermehrte Ventralverschiebung und Innenrotation des Calcaneus bei Varusstreß. Diese Rotationsinstabilität wird verstärkt durch zusätzliche Durchtrennung des FC und B, wobei das FC sekundär das OSG, das B primär das vordere USG stabilisiert. Erst nach Durchtrennung aller Bänder und der lateralen talonavicularen Kapsel kommt es zum erheblichen Klaffen des Subtalargelenkes (Abb. 7.11).

Im Gegensatz zu Laurin *et al.* [73] konnte durch die eigene Untersuchung gezeigt werden, daß nicht der Nachweis einer geringen Kippung zwischen Talus und Calcaneus für eine Instabilität im hinteren unteren Sprunggelenk beweisend ist, sondern die Kombination von Ventralverschiebung, Medialversetzung und/oder die geringe Varuskippung des Fersenbeines gegenüber dem Sprungbein. Daher kann analog zur physiologischen, schraubenähnlichen Rotationsbwegung von einer anterolateralen Rotationsinstabilität des Subtalargelenkes gesprochen werden.

Pathomechanisch scheint dabei die Insuffizienz (Teilruptur oder chronische Elongation), des Lig. talocalcaneare interosseum – das von Mazzinari

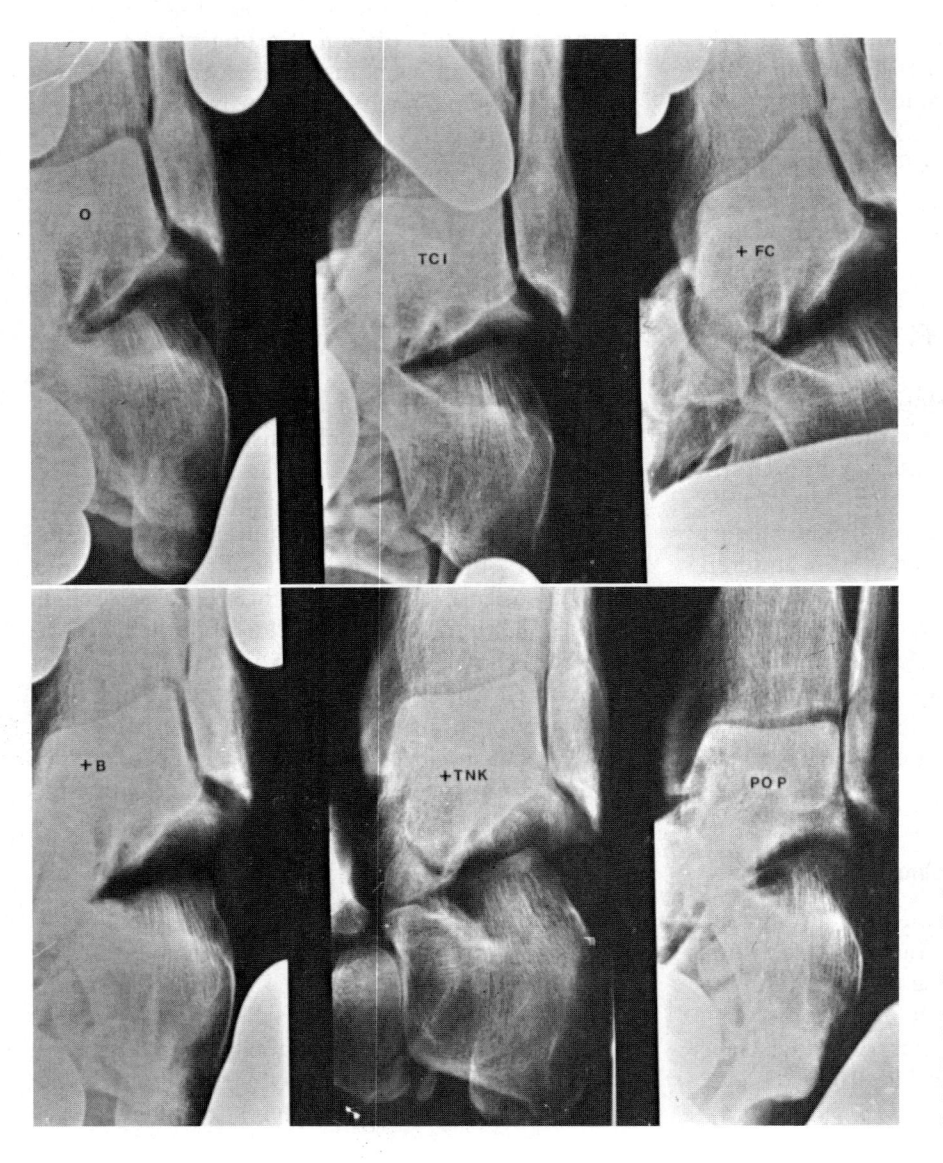

Abb. 7.11. Gehaltene Aufnahme des Subtalargelenkes nach successiver experimenteller Sektion: *TCI* = Lig. talocalcaneare interosseum, *FC* = Lig. fibulocalcaneare, *B* = Lig. bifurcatum, *TNK* = Talonaviculare Kapsel, *POP* = Zustand nach experimenteller Ausführung einer mod. Elmslie-Plastik

und Bertini [78] mit den Kreuzbändern des Kniegelenkes verglichen wird – eine zentrale Rolle zu spielen.

Vidal et al. [114] postulierten, daß sogar bei Supinationsbewegungen des Fußes noch vor dem Lig. fibulotalare anterius der antero-laterale Anteil des Lig. talocalcaneare interosseum angespannt wird, der nach Rubin und Witten [98] sogar bei passiver Adduktion des rechtwinklig gestellten Fußes von allen Bändern zuerst reißt. In einer eigenen Statistik von 1235 operativ versorgten akuten fibularen Bandrupturen des oberen Sprunggelenkes [127] konnte bei gezielter Exploration des Sinus tarsi in weniger als 1% der Fälle eine isolierte partielle Ruptur des Lig. talocalcaneare interosseum dokumentiert werden (Abb. 7.12). Diese Beobachtung kann jedoch nicht ausschließen, daß rezidivierende Mikrotraumen zur sukzessiven, interstitiellen Desintegration der Kollagenfasern des Lig. talocalcaneare interosseum mit chronischer Elongation führen.

Die funktionelle Bedeutung des Lig. fibulocalcaneare für das Subtalargelenk wurde besonders von Broström [13], Pipkin [92] und Huggler [59] gewürdigt, wobei Pipkin im Lig. fibulocalcaneare, Lig. talocalcaneare laterale und Lig. talocalcaneare interosseum eine funktionelle Einheit für das Subtalargelenk sieht.

Während zahlreiche Autoren isolierte Rupturen des Lig. fibulocalcaneare nicht beschreiben, beobachtete Bouretz [8] dies in 3% der Fälle. In einer eigenen Analyse [127] konnte dieser Verletzungstypus bei 1235 kontrollierten intraoperativen Befunden einer akuten ALRI-OSG nur in 0,4% der Fälle gesehen werden.

Die eigenen experimentellen Untersuchungen zur ALRI-USG zeigen, daß neben dem Lig. talocalcaneare interosseum, dem Lig. fibulocalcaneare, auch das Lig. bifurcatum und die talonaviculare Kapsel eine stabilisierende Funktion auf das Subtalargelenk ausüben. Danach ist denkbar, daß partielle Rupturen auf mehreren Ebenen entlang der Supinationslinie summarisch zu einer anterolateralen Rotationsinstabilität des OSG/USG führen. Vorstellbar ist danach ebenso, was Rubin und Witten [98] vermuteten, daß Tenodeseverfahren des M. peroneus brevis/longus deshalb zur Behandlung der OSG-Instabilität erfolgreich angewandt wurden, weil potentielle Instabilitäten des USG mitstabilisiert werden. Aus diesem Grund soll bei allen direkt-bandrekonstruktiven Eingriffen am OSG prae- und intraoperativ sichergestellt sein, daß keine zusätzliche Instabilität im USG vorliegt.

7.2.2. Diagnostik

Die *klinische Diagnostik* der isolierten subtalaren Instabilität ist schwierig, da sich sowohl Anamnese und objektiver Befund gegenüber einer chronischen Instabilität im OSG nicht sehr auffällig unterschei-

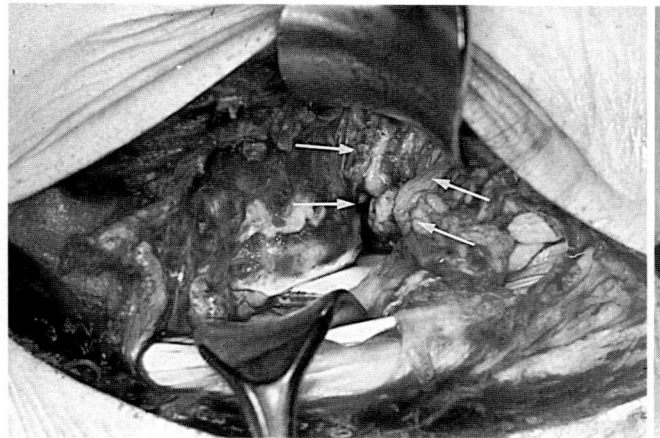

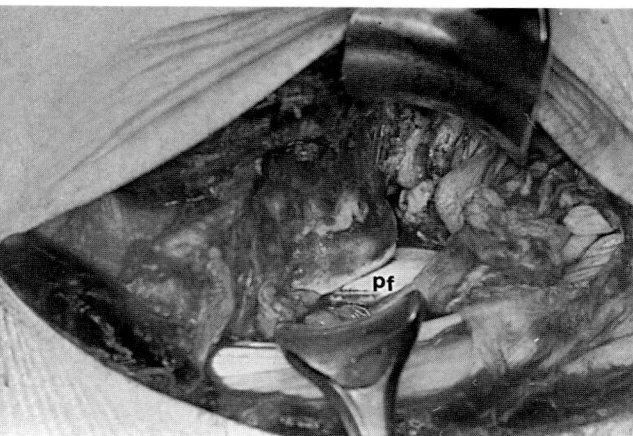

Abb. 7.12. Seltene Ruptur des Lig. talocalcaneare interosseum. **a** Die Pfeile deuten auf das rupturierte, kräftige und retrahierte Band, das am calcanearen Ansatz abgerissen ist. Der gesamte Sinus tarsi ist blutig imbibiert. **b** Bei Varusrückfuß-Streß schiebt sich die posteriore Facette (*pf*) weiter nach ventral, wie bei chronischer Subtalargelenkinstabilität. Die Peronealsehnen sind bei zusätzlicher Ruptur der Sehnenscheide unter dem Venenhaken erkennbar

272 Bandläsionen (akut/chronisch)

den. Anamnestisch wegweisend ist allenfalls der Hinweis, daß bei Instabilität im hinteren USG flache, bei der ALRI-OSG eher hohe Schuhabsätze gemieden werden. Bei frischer Verletzung kann das subtile Abtasten entlang der Supinationslinie mit Evaluation von Druckschmerzmaxima (Abb. 7.3) diagnostisch wegweisend sein. Zur klinischen Testung der Instabilität kann bei ausgeprägter Schmerzhaftigkeit die Leitungsanästhesie, wie sie bei frischer fibularer Bandruptur empfohlen wird (Kap. 7.1.3) hilfreich sein. Bei chronischer Instabilität ist bei fehlender Schmerzhaftigkeit eine Leitungsanästhesie nicht erforderlich. Die *differentialdiagnostische Stabilitätsprüfung* des hinteren unteren Sprunggelenkes ist nur möglich bei dorsalflektiertem Fuß, da nur in dieser Position der Talus aufgrund des ventral breiteren Durchmessers fest in der Knöchelgabel sitzt. Bei Varusstreß auf den Calcaneus kann so eine pathologische Innenrotation des Calcaneus gegenüber dem Talus abgegrenzt werden (Abb. 7.13c). Die klinische Stabilitätsprüfung des vorderen USG wird durch Varusstreß zwischen Rückfuß und Vorfuß evaluiert (Abb. 7.13d).

Die *radiologische Diagnostik* des hinteren USG erlaubt eine exakte Differenzierung durch die experimentell gewonnene gehaltene Aufnahme im Seitenvergleich (Abb. 7.15). Dabei sind folgende Punkte zu beachten:

1. Der Unterschenkel muß 30° innenrotiert liegen,
2. der Fuß muß in Rechtwinkelstellung gehalten werden,
3. der Inversionsstreß muß ausschließlich am lateralen Fersenbein ansetzen, wobei die linke Hand z.B. den Unterschenkel im distalen Drittel umfaßt und fixiert, während die rechte Hand mit der Fläche des Daumenballens gegen das Fersenbein drückt,
4. der Strahlengang muß mit 45° Neigung auf das Subtalargelenk treffen,
5. der Unterrand der Ferse soll mit dem Unterrand der Röntgenplatte (18 × 24) abschließen,
6. das Achsenkreuz der Lichtblende soll etwas unterhalb des Außenknöchels zu liegen kommen,
7. der Abstand Röntgenröhre/Fuß soll konstant 1 m betragen.

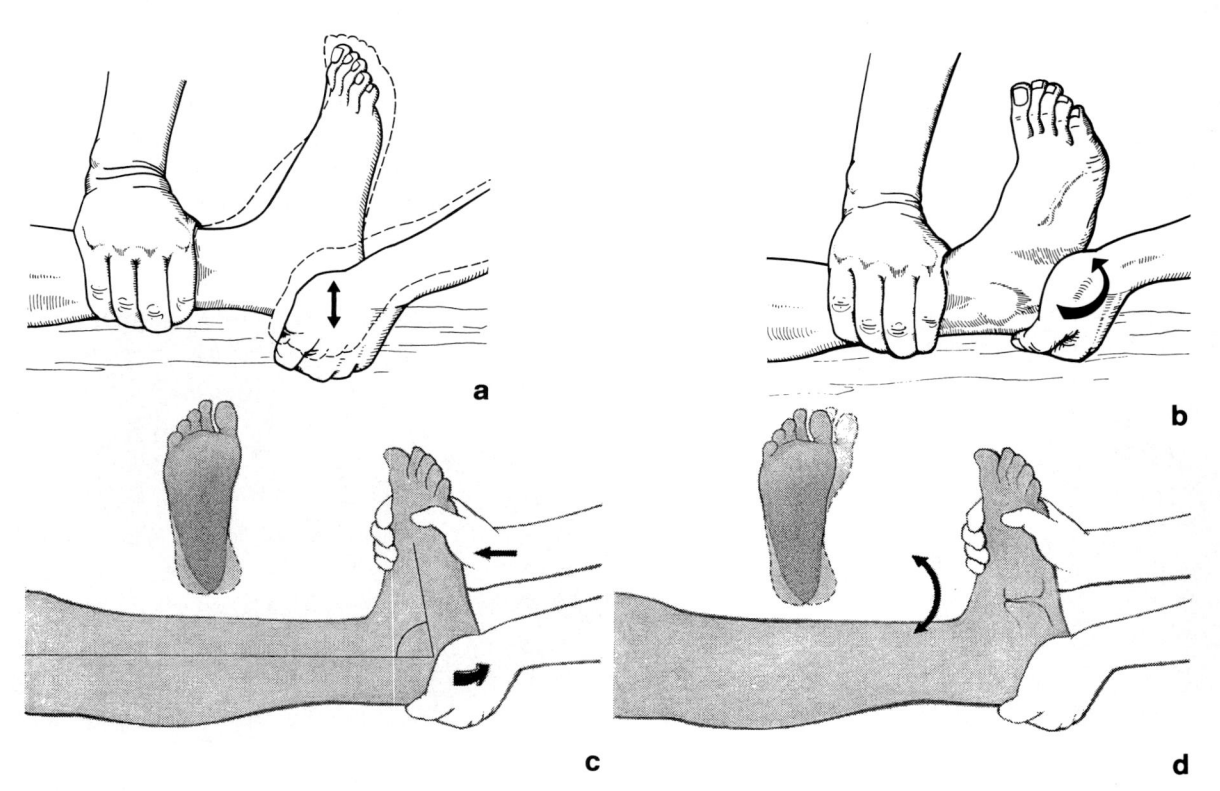

Abb. 7.13. Klinische Differentialdiagnostik der ALRI-OSG versus ALRI-USG. **a, b** Während Talusvorschub und -kippung in leichter Spitzfußstellung des Fußes getestet werden, muß die Prüfung der subtalaren Instabilität in Dorsalflexion des Fußes (**c**) geprüft werden. Nur in dieser Position stellt sich die breitere Trochlea tali fest in der Knöchelgabel ein und ist damit fixiert, so daß jetzt die vermehrte Inversion des Rückfußes getestet werden kann. **d** Das Calcaneo-Cuboidgelenk wird durch Varusstreß des Rückfußes gegenüber dem Vorfuß getestet

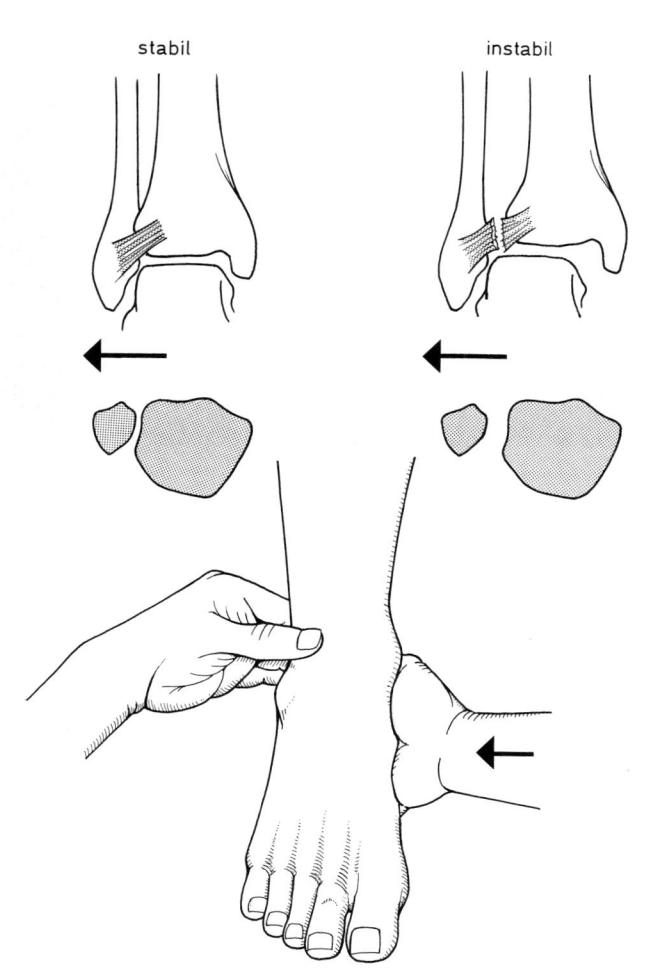

Abb. 7.14. Klinische Testung der Knöchelgabelstabilität: Es ist darauf zu achten, daß die lateral fixierende Hand des Untersuchers der Fibula freies Bewegungsspiel läßt. Bei isolierter Ruptur des vorderen Syndesmosenbandes besteht außerdem ein Gabelkompressionsschmerz sowie ein Funktionsschmerz bei Außenrotation des Fußes

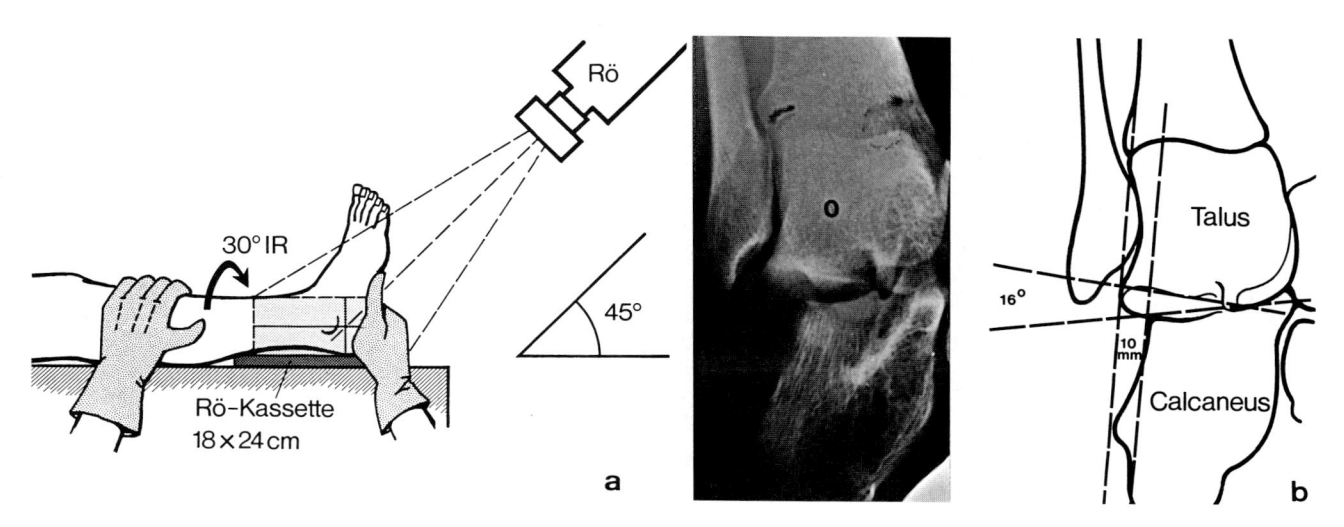

Abb. 7.15. Technik der handgehaltenen Aufnahme des Subtalargelenkes (**a**). Radiologische Ausmessung (**b**) des talo-calcanearen Kippwinkels (16°) und Medialverschiebung des Calcaneus gegenüber dem Talus (10 mm)

274 Bandläsionen (akut/chronisch)

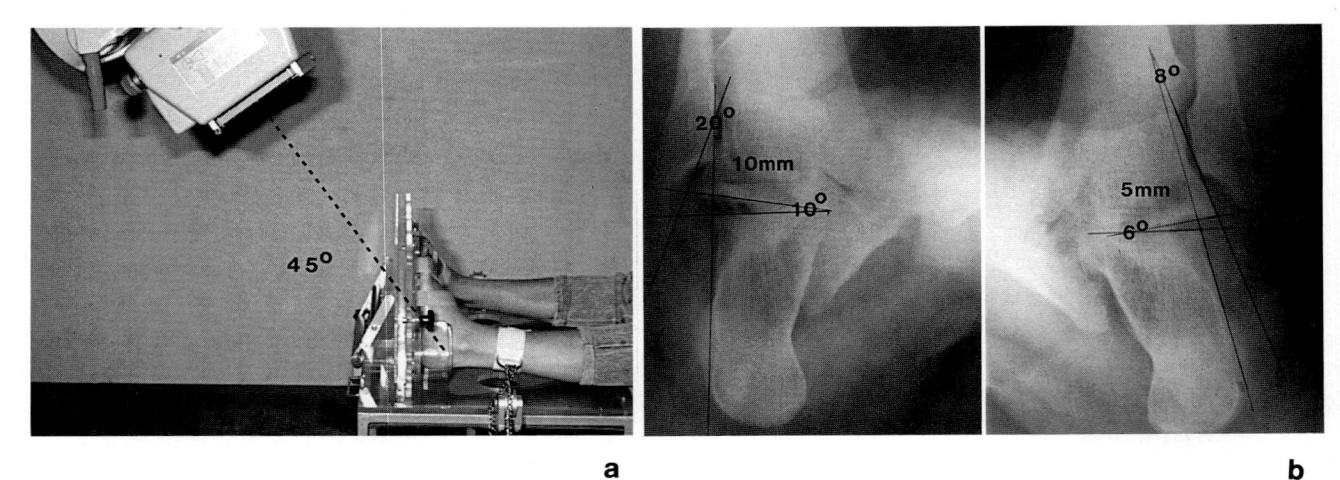

Abb. 7.16. Standardisierte gehaltene Aufnahme des Subtalargelenkes im eigenen Plexiglas-Haltegerät mit 15 kp Belastung (**a**). Bei apparativ gehaltener Aufnahme (**b**) kann durch die gute Übersicht (fehlender Bleihandschuh) zusätzlich eine Tangente zum lateralen Taluskörper und zur lateralen Fersenbeinwand gelegt werden, deren Winkelbestimmung sensitivere Daten über die Rotationsinstabilität des Subtalargelenkes liefert, hier rechts 20°, links 8°

Standardisierte gehaltene Aufnahmen des hinteren unteren Sprunggelenkes sind mit einem selbst entwickelten Haltegerät (Abb. 7.16a) exakt evaluierbar (Abb. 7.16b) und neuerdings durch ein Zusatzteil mit dem Telos-Gerät möglich. Nach eigenen Untersuchungen [127] sind dabei Werte bis zu 5 mm Medialversetzung des Calcaneus gegenüber dem Talus bzw. 5° talocalcaneare Kippung als Normwerte (Abb. 7.17) anzusehen. Bei apparativ gehaltenen Aufnahmen kann zusätzlich der talocalcaneare laterale Winkel bei Inversionsstreß zur Beurteilung miteinbezogen werden (Abb. 7.16b).

Zur radiologischen Diagnostik des *vorderen USG* sind Übersichtsaufnahmen der Fußwurzel in 2 Ebenen unerläßlich. Diese lassen in der Regel knöcherne Bandausrisse des Lig. bifurcatum am Processus anterior calcanei, am Cuboid oder Naviculare meist deutlich erkennen, auch knöcherne Abrisse der talonavicularen Kapsel. Knöcherne Bandausrisse des Lig. calcaneocuboidale laterale sind ebenfalls am Calcaneus oder Cuboid in der Regel erkennbar. Rein ligamentäre Rupturen erfordern bei klinischem Verdacht einer akuten Instabilität im vorderen USG die zusätzliche gehaltene Aufnahme (Abb. 7.18).

7.2.3. Therapie

Frische, instabile Bandverletzungen des USG werden je nach Befund und Schweregrad 3–5 Wochen nach initialer Ruhigstellung im Unterschenkelgipsverband für 3–5 Tage, anschließend im Tape-Verband oder mit einer Orthese (z.B. MHH-Knöchelschiene/Caligamed) konservativ-funktionell behandelt.

Nur die Versager dieser konservativen Therapie sollten einer Operation zugeführt werden, wobei die praeoperative Diagnostik möglichst genau den Ort der Instabilität aufdecken soll. Zur Therapie der chronischen ALRI-USG siehe Kap. 7.8.

Abb. 7.17. Normalwerte der subtalaren Streßaufnahme: bis 5 mm Medialversetzung, bis 5° talo-calcaneare Kippung

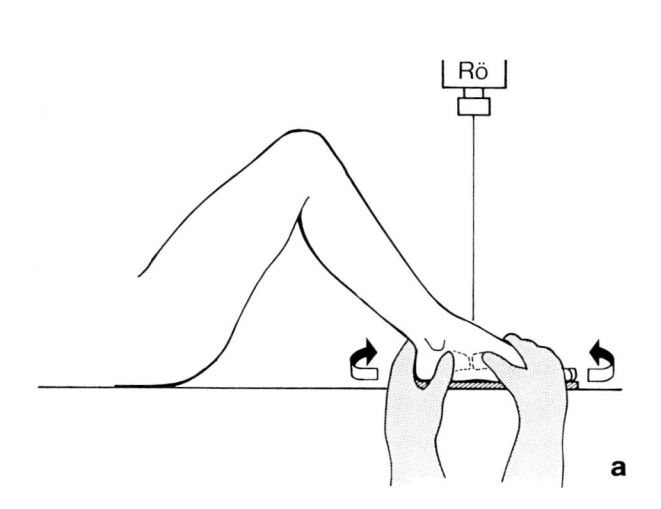

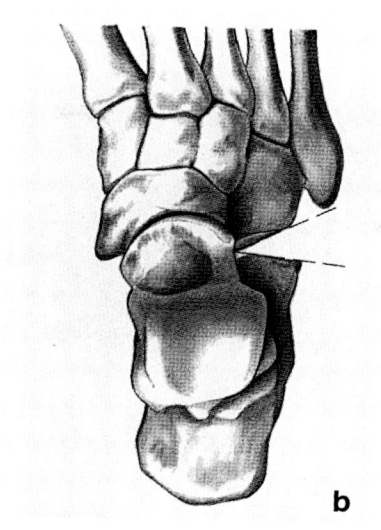

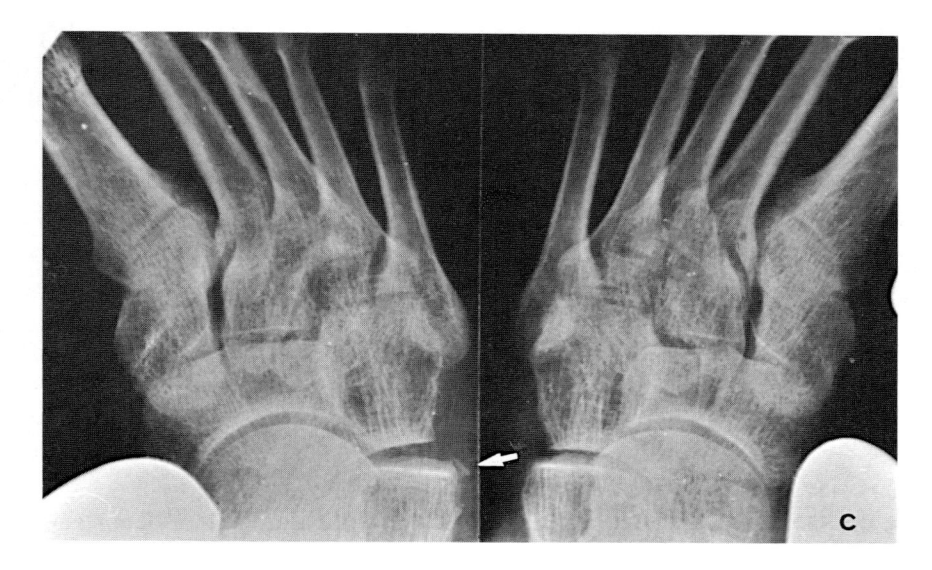

Abb. 7.18. Röntgen-Streßaufnahme des Calcaneo-Cuboidgelenkes. **a** Hierbei wird der Fuß plantigrad auf die Röntgenkassette gesetzt und vom Untersucher ein Varusstreß zwischen Rückfuß und Vorfuß ausgeübt. **b, c** Die Tangenten von calcanearer und cuboidaler Gelenkfläche zeigen das Ausmaß der Instabilität, hier (**c**) bei frischem knöchernem Ausriß des Lig. calcaneo-cuboidale laterale (Pfeil)

7.3. Akute und chronische Instabilität der vorderen Syndesmose

7.3.1. Ätiologie und Pathogenese

Bromfeild [11] wies 1773 als erster auf die Notwendigkeit der syndesmotischen Aufhängung der Fibula zum freien Bewegungsspiel des oberen Sprunggelenkes im dorsoplantaren Bewegungsablauf hin. Auch heute gilt die tibiofibulare Funktionsstarre als praearthrotische Deformität [118].

Da die Trochlea tali im vorderen Abschnitt breiter ist als im hinteren Segment, muß sich die Knöchelgabel bei Dorsalflektion elastisch erweitern und anpassen können.

Nach experimentellen Untersuchungen von Henkemeyer *et al.* [54] bewegt sich die distale Fibula bei *Dorsalflexion* nach dorsal, lateral, cranial und im Sinne der Außenrotation; bei *Plantarflexion* nach ventral, medial, caudal und im Sinne der Innenrotation. Während knöcherne Bandausrisse des Lig. tibiofibulare anterius am Tubercule de Chaput der Tibia oder an der Fibula (Wagstaffe-Fraktur) und knöcherne Bandausrisse des hinteren Syndesmosenbandes im Sinne der Volkmann-Fraktur meist nur bei OSG-Luxationsfrakturen beobachtbar sind und operationspflichtige Verletzungen dar-

276 Bandläsionen (akut/chronisch)

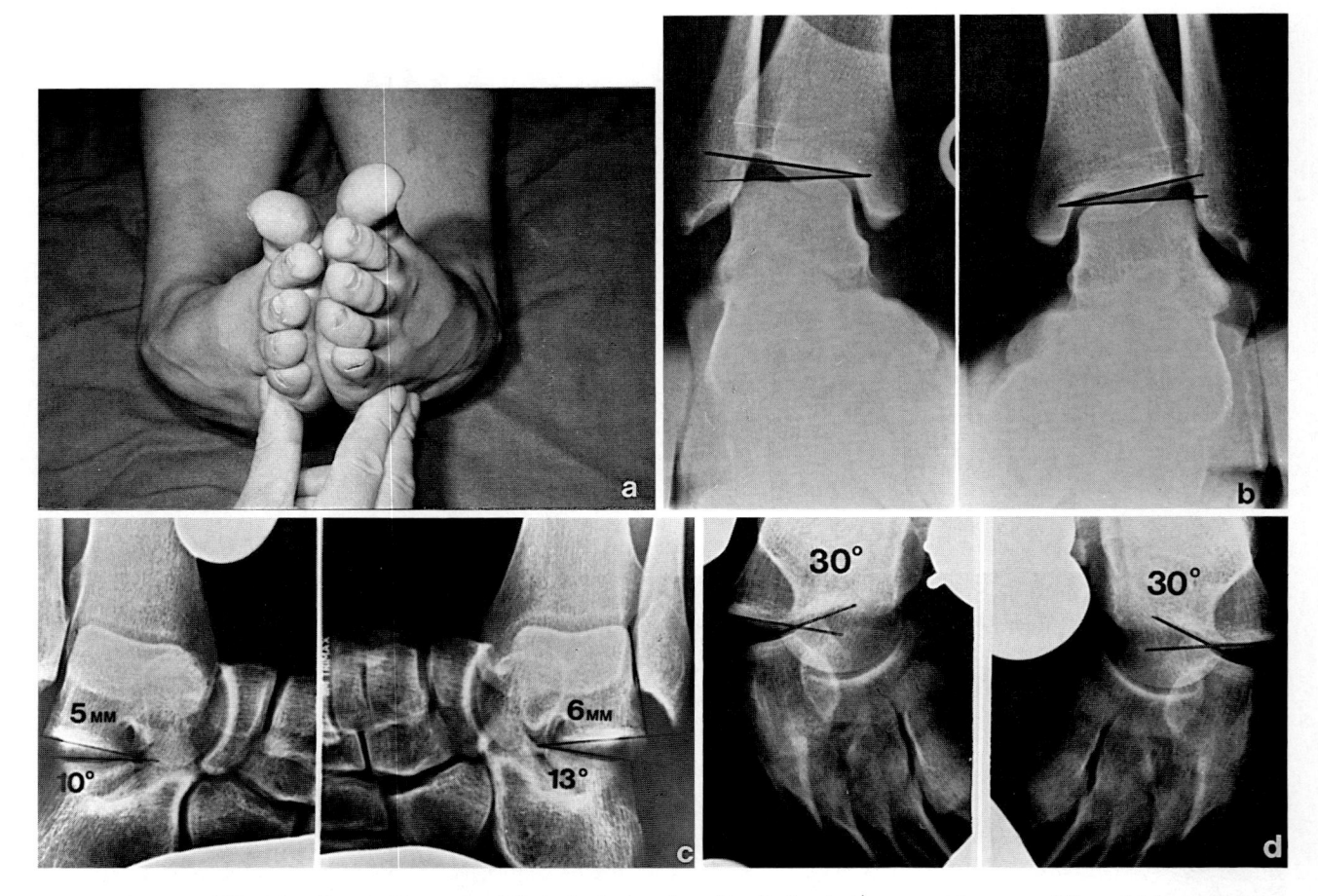

Abb. 7.19. Instabilität in allen 3 Ebenen: **a** Klinisch eindrucksvoller Befund eines sog. "hypermobile ankle". **b** Mäßige Instabilität im OSG. **c** Mittelgradige Instabilität im Subtalargelenk. **d** Erhebliche Instabilität im Calcaneo-Cuboidgelenk

stellen, ist die operative Versorgung der isolierten vorderen Syndesmose umstritten (Tscherne 1985, persönliche Mitteilung).

Die syndesmotische Aufhängung der Fibula an der Tibia wird durch 4 Bandstrukturen gewährleistet: Die Ligg. tibiofibulare anterius et posterius verlaufen von der Fibula distal schräg aufsteigend zur Tibia in einem Winkel von 25–30° bezogen auf die OSG-Gelenksebene [119]. Die distalen Faserzüge des Lig. tibiofibulare anterius sind stärker als die proximalen [83]. Insgesamt ist das vordere Syndesmosenband schwächer als das hintere, was durch experimentelle Untersuchungen von Sauer *et al.* [101] biomechanisch bestätigt wurde.

Das Lig. tibiofibulare interosseum ist eine kurzes, kräftiges Band zwischen den sich gegenüberliegenden Flächen der Tibia und Fibula in Höhe der Incisura fibularis, welches einen distalen Verstärkungszug der Membrana interossea darstellt [49].

Die Stärke des Lig. tibiofibulare interosseum variiert nach Monk [83] erheblich. Die 4. Bandverbindung, das Lig. tibiofibulare transversum stellt mit querverlaufenden Fasern eine Sicherung des rückwärtigen Teiles der Syndesmosenkomplexes dar. Es ist stärker als das Lig. tibiofibulare posterius und verläuft ventral und distal von diesem.

Nach Weber [118] betragen die normalen Zugkräfte auf die Syndesmose beim physiologischen Gehen 20–40 kp. Nach experimentellen Untersuchungen [49, 83, 113] führt die Durchtrennung des Lig. tibiofibulare anterius zu einer Verbreiterung der Incisura fibulae um 4–10 mm bei Außenrotation der distalen Fibula, die Durchtrennung des Lig. tibiofibulare posterius und transversum, nur zu einer geringfügigen Syndesmosenerweiterung. Die Durchtrennung des Lig. tibiofibulare anterius und interosseum hingegen bewirkt eine Syndesmosenerweiterung von 10 mm, die Durchtrennung aller

Syndesmosenbänder eine Verbreiterung von mehr als 10 mm, wenn zusätzlich das Lig. deltoideum und die Membrana interossea durchtrennt wird.

Nach Lauge-Hansen [71] ereignet sich die Ruptur des vorderen Syndesmosenbandes im Stadium I der Supinations/Eversions-Verletzung.

Frick [43, 44], der über eine der größten Serien isolierter vorderer Syndesmosenrupturen verfügt, konnte beobachten, daß diese Entität nicht nur beim Skifahren, sondern auch bei Fußballspielern häufig zu beobachten ist. Kommt es bei supiniertem Fuß zur Außenrotation der Tibia, wird der Talus zwangsläufig in der Gabel mitgenommen und zerreißt im Rahmen der Außenrotation des Talus (Eversions-Definition nach Lauge-Hansen) das vordere Syndesmosenband meist im Sinne einer intraligamentären Ruptur.

Während nach Frick [43, 44] die isolierte Ruptur des vorderen Syndesmosenbandes relativ häufig zu beobachten ist, entfallen nach eigener Statistik im definierten Beobachtungszeitraum auf 100 Rupturen der fibularen Bänder 9,9 auf die Bänder der unteren Sprunggelenke und nur 0,8 auf das vordere Syndesmosenband.

7.3.2. Diagnostik

Die *klinische Diagnostik* ist gekennzeichnet durch eine regionale Schwellung und einen lokalisierten Druckschmerz über dem vorderen Syndesmosenband.

Bei Außenrotation des Fußes wird ein Schmerz in der vorderen Malleolengabel angegeben, ebenso ein Gabelkompressionsschmerz. Die klinische Stabilitäspüfung des OSG wird am liegenden Patienten durchgeführt. Dabei wird z.B. mit dem linken Daumen und Zeigefinger unter Aussparung der Fibula der lateralseitige Unterschenkel fixiert und mit der rechten Hand Calcaneus und Talus en bloc nach lateral gedrückt. Bei Instabilität der Syndesmose läßt sich die talocalcaneare Einheit nach lateral subluxieren (Abb. 7.14).

Die *radiologische Diagnostik* umfaßt zunächst Übersichtsaufnahmen des oberen Sprunggelenkes in 2 Ebenen und zumindest eine ap-Aufnahme des gesamten Unterschenkels, um differentialdiagnostisch eine Maisonneuve-Verletzung oder Luxation der proximalen Fibula ausschließen zu können. Bei fehlenden knöchernen Verletzungen kann eine, wie oben beschrieben, gehaltene Aufnahme durchgeführt werden. Der sicherste Nachweis einer frischen isolierten vorderen Syndesmosenruptur ist nach Frick [43, 44] und auch nach eigenen Beobachtungen nur durch eine Arthrographie innerhalb der ersten 24–48 Stunden gegeben (Abb. 7.20).

7.3.3. Therapie

Während Frick [43, 44] grundsätzlich bei jeder isolierten Ruptur des vorderen Syndesmosenbandes eine Indikation zum operativen Vorgehen sieht, ist nach eigener Erfahrung differenziert vorzugehen. Ist nur die Arthrographie positiv und besteht

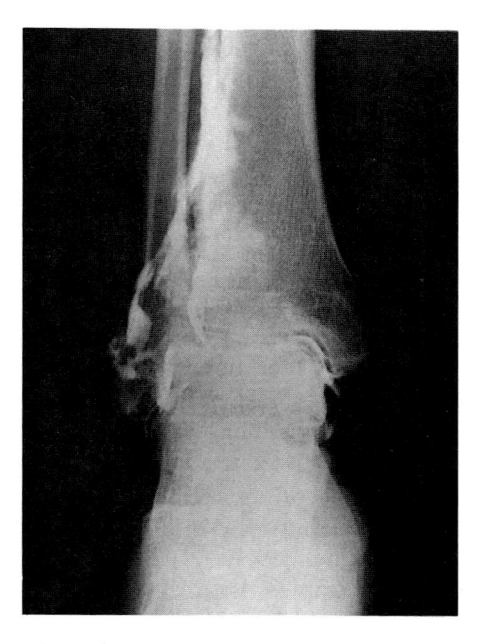

Abb. 7.20. Arthrographie OSG mit Ruptur des vorderen Syndesmosenbandes

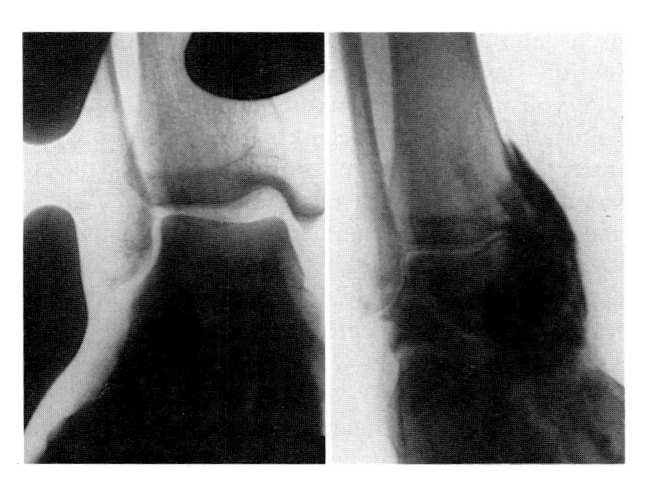

Abb. 7.21. Seltene isolierte Ruptur des Lig. deltoideum mit medialer Kippung des Talus im Rahmen der gehaltenen Aufnahme (links positives Arthrogramm) bei isolierter Ruptur des Lig. deltoideum

klinisch-radiologisch keine Gabelinstabilität, kann konservativ-funktionell vorgegangen werden (z.B. Caligamed-Knöchelschiene ohne Pronationskeil für 5 Wochen).

Besteht dagegen eine relevante Instabilität der Knöchelgabel, sollte das vordere Syndesmosenband genäht und temporär mit einer Stellschraube für 6 Wochen gesichert werden.

7.4. Luxatio pedis cum talo

Die vollständige Verrenkung des Fußes mit dem Sprungbein aus der Gabel heraus ist ein extrem seltenes Unfallgeschehen. Nach eigenen Beobachtungen entfallen auf 1000 fibulare Bandrupturen nur 2 vollständige Verrenkungen. Die Luxatio supinatoria, als Vorstufe zur Luxatio pedis cum talo, ist nach eigenen Analysen [127] mit einem lateralen Aufklappwinkel von über 30 Grad nur in 2,5% aller fibularen Bandrupturen beobachtbar, eine intraoperativ beobachtbare Rupur aller 3 fibularen Ligamente (FTA + FC + FTP) in 1,9% von 1235 operierten Fällen [127].

Seit über 100 Jahren ist durch die Leichenversuche von Hönigschmied [56] bekannt, daß bei forcierter Plantarflexion des Fußes nicht nur das laterale, sondern auch das mediale Kollateralband am OSG zerreißt. Erst in den letzten Jahren konnte gezeigt werden [127], daß durch isolierte Sektion des Lig. deltoideum eine antero-mediale Rotationsinstabilität des Talus entstehen kann. Broström [14] konnte bei 239 Arthrographien des oberen Sprunggelenkes immerhin in insgesamt 9% der Fälle eine Ruptur des Lig. deltoideum nachweisen.

Eigene Untersuchungen an Sprunggelenken von Leichen haben gezeigt [127], daß hochpathologische laterale Taluskippwinkel nur bei zusätzlicher Sektion des Lig. deltoideum nachweisbar sind. Eine vollständige Verrenkung des Fußes mit dem Talus aus der Sprunggelenksgabel im Sinne einer anterolateralen oder posteromedialen Luxation war dabei nur möglich nach vollständiger Durchtrennung aller lateralen und medialen Bandstrukturen (Abb. 7.22). Im Gegensatz zu Wirth *et al.* [120] konnte eine posterolaterale Rotationsinstabilität des Talus nach Durchtrennung aller 3 fibularer Bänder nicht bestätigt werden [127]. Während ein Talusvorschub sowohl nach Durchtrennung der fibularen Bänder als auch der medialen Bänder im vergleichbaren Ausmaße experimentell auslösbar ist, vollzieht sich ein Talusrückschub im Sinne der Luxation erst bei Durchtrennung aller medialen und lateralen Bandstrukturen.

Nach eigenen klinischen Beobachtungen sind begleitende Deltoidverletzungen fast ausschließlich nur bei gravierenden lateralen Instabilitätsformen zu finden, so daß bei der selten zu beobachtenden Luxatio pedis cum talo hohe Energien notwendig sind, meist als Supinationstrauma beim Sturz aus großer Höhe (Abb. 7.23). Dabei zerreißen wie bei der Luxatio supinatoria sämtliche lateralen Bandstrukturen und anschließend bei fortgesetzter Gewalt durch Schub nach vorne oder hinten die medialen Bandstrukturen. Da diese Luxationsform leicht einzurenken ist und Spontanrepositionen anzunehmen sind, könnte die Inzidenz solch einer Verletzung höher sein als oben angenommen.

Die *Diagnose* einer Luxatio pedis cum talo kann klinisch bei entsprechender Fehlstellung des gesamten Fußes nach posteromedial oder nach anterolateral vermutet und *radiologisch* durch Übersichtsaufnahmen in 2 Ebenen gesichert werden (Abb. 7.24), sofern nicht vor der klinisch-radiologischen Diagnostik eine Spontanreposition eingetreten ist. Ist das Sprunggelenk bereits reponiert, kann die Diagnose durch extreme anterolaterale/anteromediale Taluskippung oder durch einen hochpathologischen Talusvorschub bei der klinischen Streßtestung verifiziert werden. Eine erneute Luxation sollte jedoch dabei vermieden werden.

Die *Therapie* einer Luxatio pedis cum talo besteht in aller Regel in der operativen Stabilisierung sowohl der fibularen als auch der medialen Bandstrukturen über 2 gesonderte epimalleoläre Schnitte. Dabei ist besonders das Lig. fibulotalare posterius, wie im Kap. 7.1.6 beschrieben, operativ zu sichern.

Die *Prognose* dieser seltenen Verletzung (5 eigene Fälle in 20 Jahren) ist gegenüber der Luxatio pedis supinatoria und der akuten ALRI-OSG trotz operativer Bandstabilisierung infolge einer posttraumatischen Arthrose schlechter (Bargon II–III in 3 von 5 Fällen). Diese Verletzungen gehen häufig mit einem schweren Weichteiltrauma (2 von 5 zweitgradig offen) und mit einer osteochondralen Fraktur des Talus (3 von 5) sowie unkontrollierbaren Knorpelkontusionen einher (Abb. 7.25).

Luxatio pedis cum talo   279

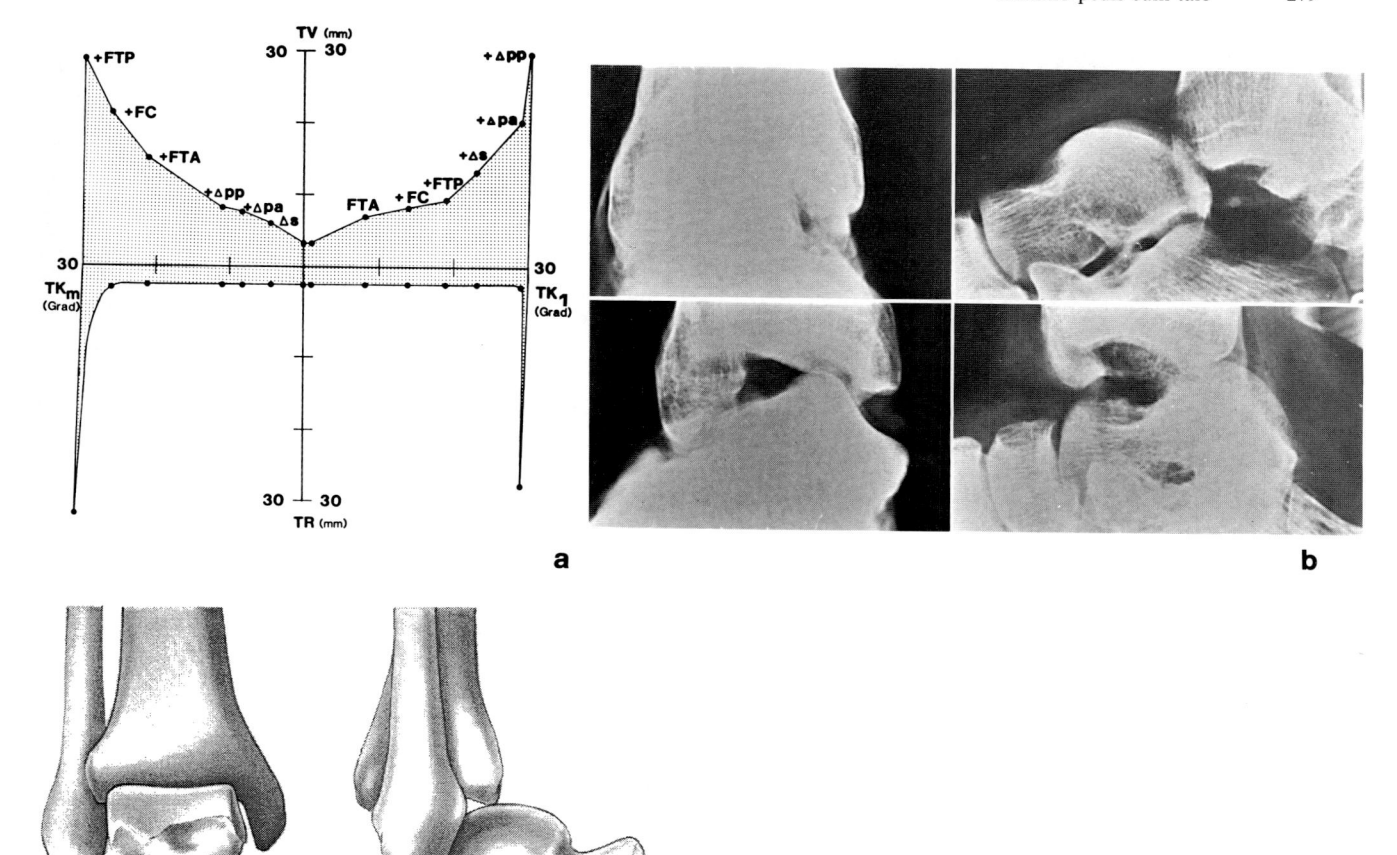

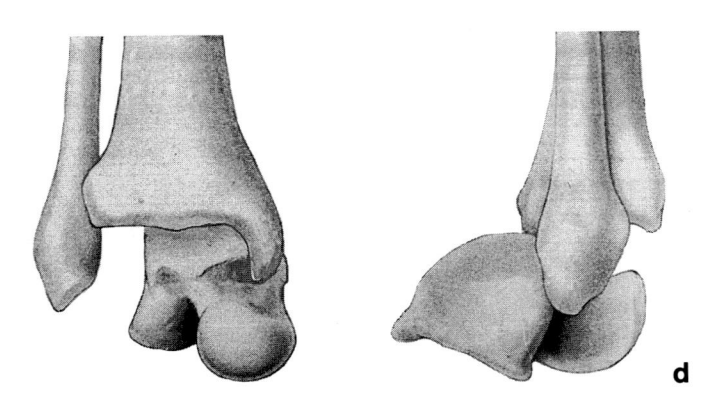

Abb. 7.22. Experimentelle Untersuchung zur Luxatio pedis cum talo. **a** Schrittweise Durchtrennung der fibularen und tibialen Ligamente des Talo-Crural-Gelenkes, TK_l = laterale Taluskippung, TK_m = mediale Taluskippung, TV = Talusvorschub, TR = Talusrückschub, s = superficiales Deltoid, pa = pars anterior deltoidei, pp = pars posterior deltoidei. Posteromediale und anterolaterale Luxation des OSG erst nach Durchtrennung aller Bänder möglich. **b** Röntgenbefund bei experimenteller Luxatio pedis cum talo: (oben) anterolaterale Luxation, (unten) posteromediale Luxaion. **c, d** Schematische Darstellung der beiden Luxationsformen anterolateral (**c**) und posteromedial (**d**)

280 Bandläsionen (akut/chronisch)

a b

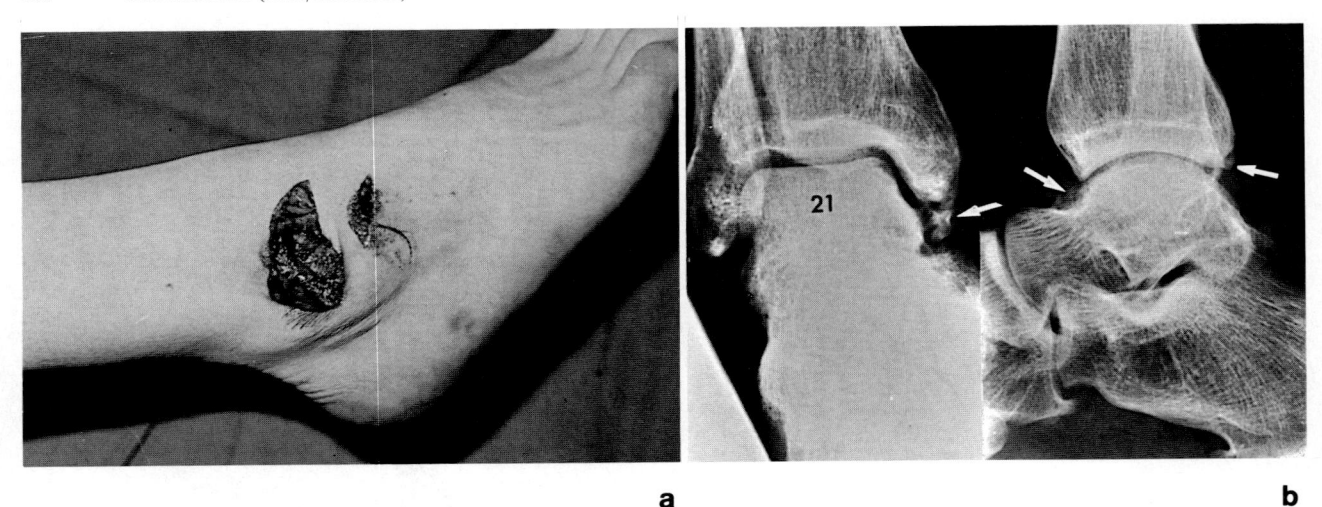

Abb. 7.23. Zweitgradig offene, anterolaterale Luxatio pedis cum talo bei einem 20-jährigen Patienten im Rahmen eines Fallschirmspringer-Absturzes. Reposition noch am Unfallort. Befund vor operativer Versorgung (**a**). Bereits 21 Monate nach dem Unfall bestehen trotz operativer Versorgung deutliche Zeichen einer posttraumatischen Arthrose (Bargon II), die vor allem dem axialen Stauchungstrauma bei Sturz aus großer Höhe anzulasten sind (**b**)

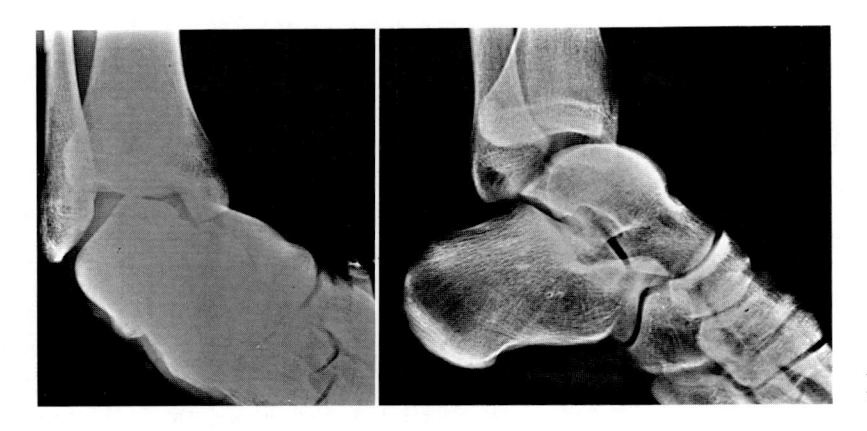

Abb. 7.24. Luxatio supinatoria mit Ruptur aller 3 fibularer Bänder

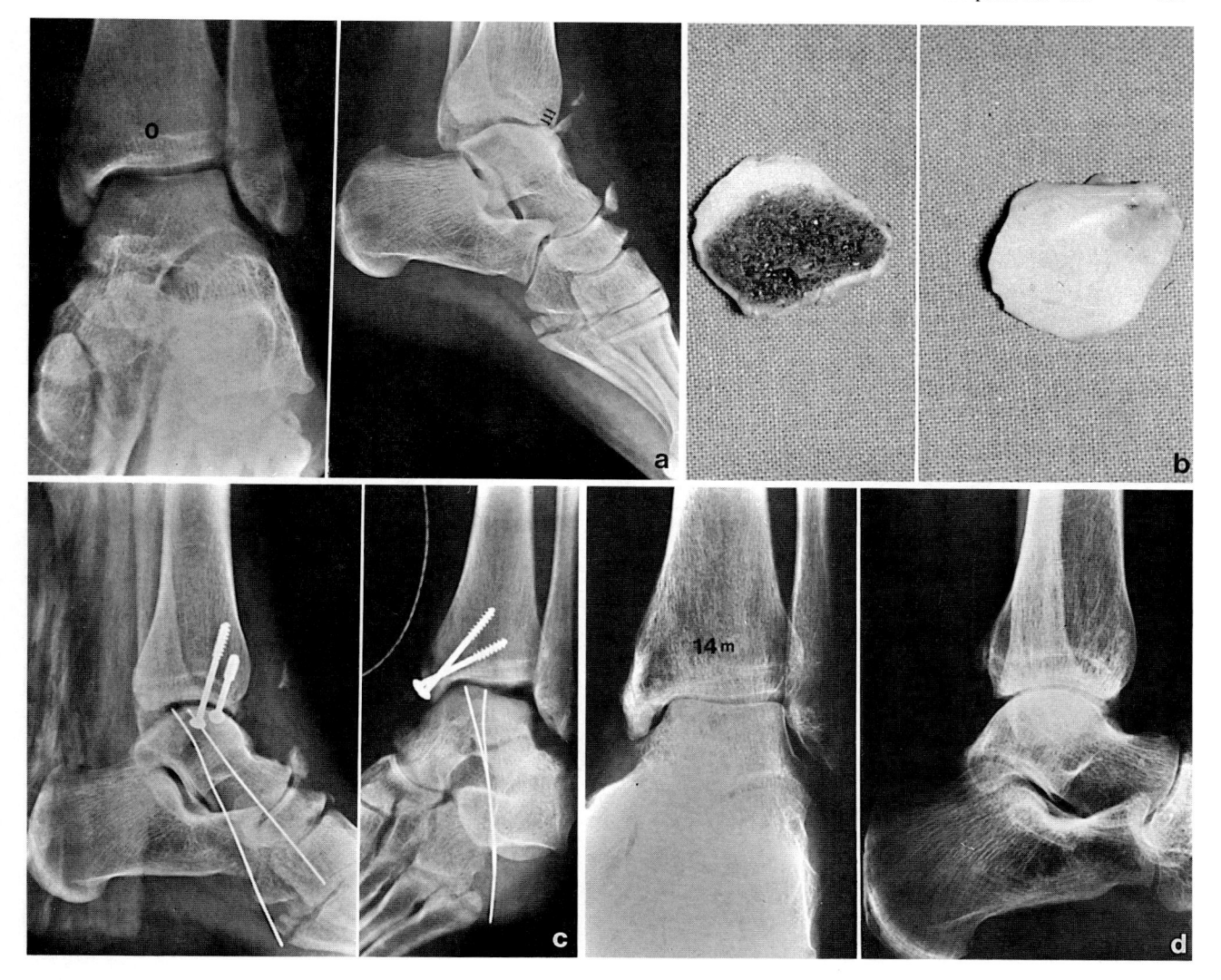

Abb. 7.25. Komplexere Knorpel-Knochen-Verletzung des linken Fußes bei einer 19-jährigen Sozia-Fahrerin. **a** Innenknöchelbruch mit Luxatio pedis cum talo, hier bereits reponiert, radiologisch erkennbare, größere posteromediale Taluskantenfraktur (**b**) sowie knöcherner Ausriß der talo-navicularen Kapsel und MFK-5-Basis-Mehrfragmentbruch. **c** Bei der operativen Versorgung wird vor Innenknöchelverschraubung das posteromediale Taluskantenfragment mit Fibrin refixiert und mit retrograd eingebrachten Spickdrähten fixiert. Danach Naht des Lig. fibulotalare anterius und fibulocalcaneare, das intraligamentär zerfetzte Lig. fibulotalare posterius ist nicht rekonstruierbar. Die laterale Subluxation des Talus intraoperativ ist erkennbar. **d** Bereits nach 14 Monaten besteht eine schwere posttraumatische Arthrose (Bargon III) mit erheblicher Gelenkspaltverschmälerung und klinischer Arthrose-Symptomatik. Die rasch progrediente Arthrose ist am ehesten auf den schweren Knorpelschaden bei additivem axialem Stauchungstrauma zurückzuführen, gegebenenfalls auch auf den additiven Funktionsverlust des Lig. fibulotalare posterius

7.5. Luxatio pedis sub talo

In seiner Arbeit „Memoire sur les luxations sous-astragaliennes" grenzte 1853 Broca [10] erstmals die Talusluxationen im oberen Sprunggelenk von denen im unteren Sprunggelenk ab und führte den Begriff „Luxations sous-astragaliennes" ein. Er differenzierte je nach Luxationsrichtung eine Verrenkung nach innen, außen und hinten. Während Henke [53] einen 4. Luxationstyp nach vorne hinzu-

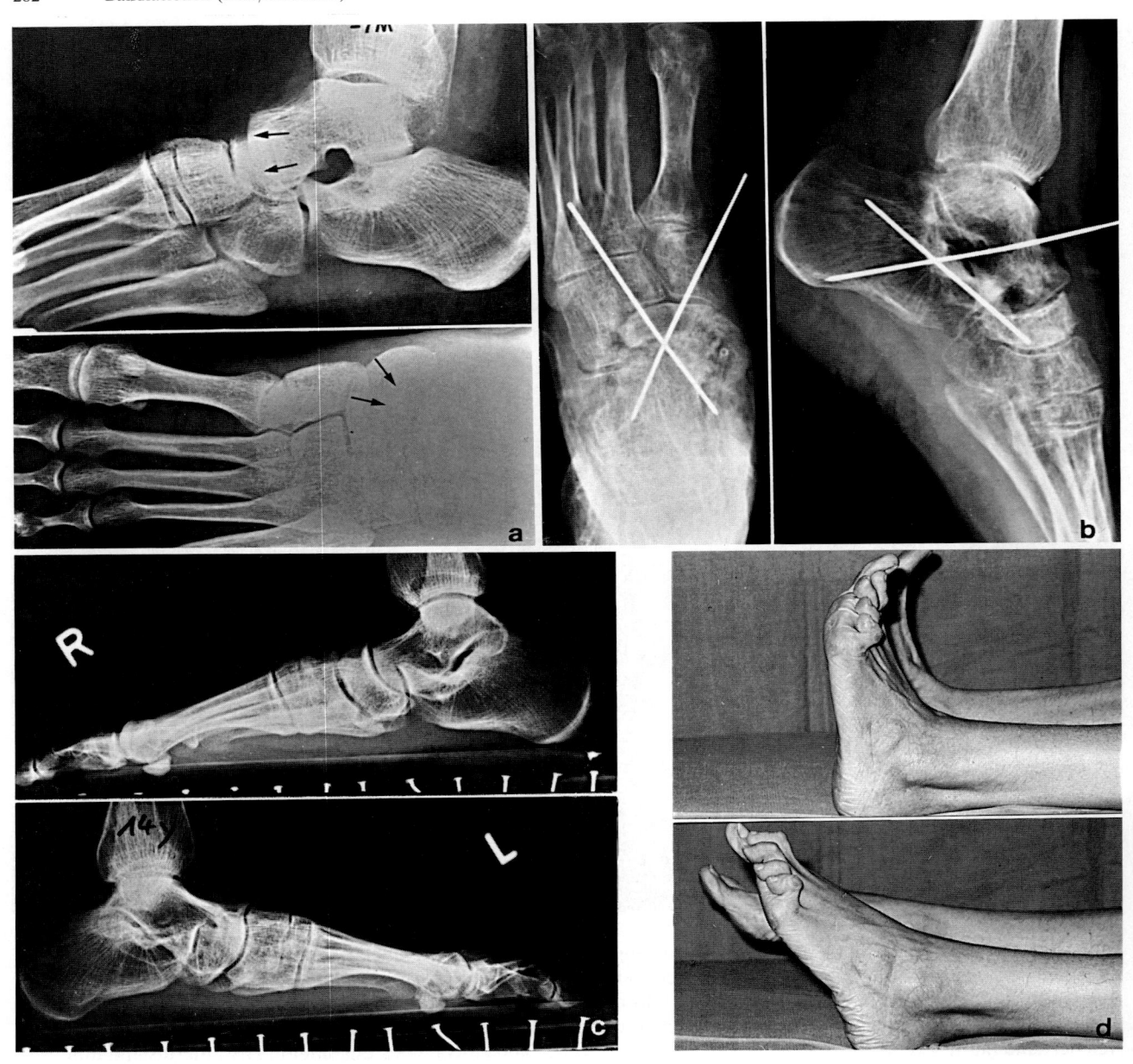

Abb. 7.26. 9-Monate veraltete, mediale subtalare Luxation, die sich eine 28-jährige Patientin beim Tanzen zuzog und die durch verschiedene behandelnde Ärzte unerkannt blieb. **a** Die seitliche Aufnahme zeigt die deutliche Überlagerung des Taluskopfes über das Naviculare, die ap-Aufnahme läßt das leere Naviculare erahnen. **b** Bei schwerster schmerzbedingter Inaktivitätsosteoporose ist eine talo-naviculare Arthrodese nur mit Spickdrahtfixation möglich. **c, d** 14 Jahre nach talo-navicularer Arthrodese klagt die nach wie vor leidenschaftliche Tänzerin lediglich über eine Minderung der Plantarflexion und eine Entwicklung von schmerzhaften Hammerzehen

fügte, unterscheiden Autoren neuerer Zeit [17, 75, 103, 132] nur einen Luxationstyp nach innen und außen. Lediglich Ecke [34] konnte einen radiologisch dokumentierten Fall einer hinteren subtalaren Luxation beweisend vorlegen.

Baumgartner und Huguier [3] konnten an der Leiche trotz erheblicher Brachialgewalt keine Luxatio pedis sub talo erzeugen, da nach Meinung dieser Autoren das Ligamentum talocalcaneare interosseum extrem kräftig ist und eine Luxation verhindert.

Nach neueren experimentellen Untersuchungen von Buckingham [17] zerreißen nach Sektion des Lig. talocalcaneare interosseum die tiefe Portion des Lig. deltoideum und das Lig. fibulocalcaneare, wohingegen das Lig. fibulotalare anterius bei der Luxatio pedis sub talo unversehrt bleibt.

Luxatio pedis sub talo medialis

Henke [53] erklärte diese Luxationsform durch die Hebelwirkung zwischen Sustentaculum tali und der medialen hinteren Taluskante bei forcierter Adduktion des Fußes in Plantarflexion und Supination. Je nach Krafteinwirkung zerreißen zunächst die äußeren talo-tarsalen Bänder, dann die medialen Fasern des Lig. talocalcaneare interosseum, wodurch schließlich unter vollständiger Zerreißung des Bandes der Fuß mit dem Calcaneus unter den Talus nach innen luxiert (Abb. 7.26, 7.27).

Luxatio pedis sub talo lateralis

Dabei kommt es beim forcierten Abduktionsstreß in Pronation und Dorsalflexion des Fußes zur Hebelwirkung zwischen dem Processus anterior calcaneil und dem anterolateralen Anteil des Talus. Dabei zerreißen die talonavicularen Strukturen, das Lig. talocalcaneare interosseum und meist auch das Lig. deltoideum (Abb. 7.29).

Nach eigenen Untersuchungen an präparierten Kadaverfüßen stellt sich radiologisch eine vordere Luxatio pedis sub talo ähnlich dar wie eine Luxatio nach innen, die hintere Luxatio pedis cum talo ähnlich wie eine Luxationsform nach außen. Danach ist es wahrscheinlich, daß es nur 2 Luxationsformen gibt: 1. Die anteromediale subtalare

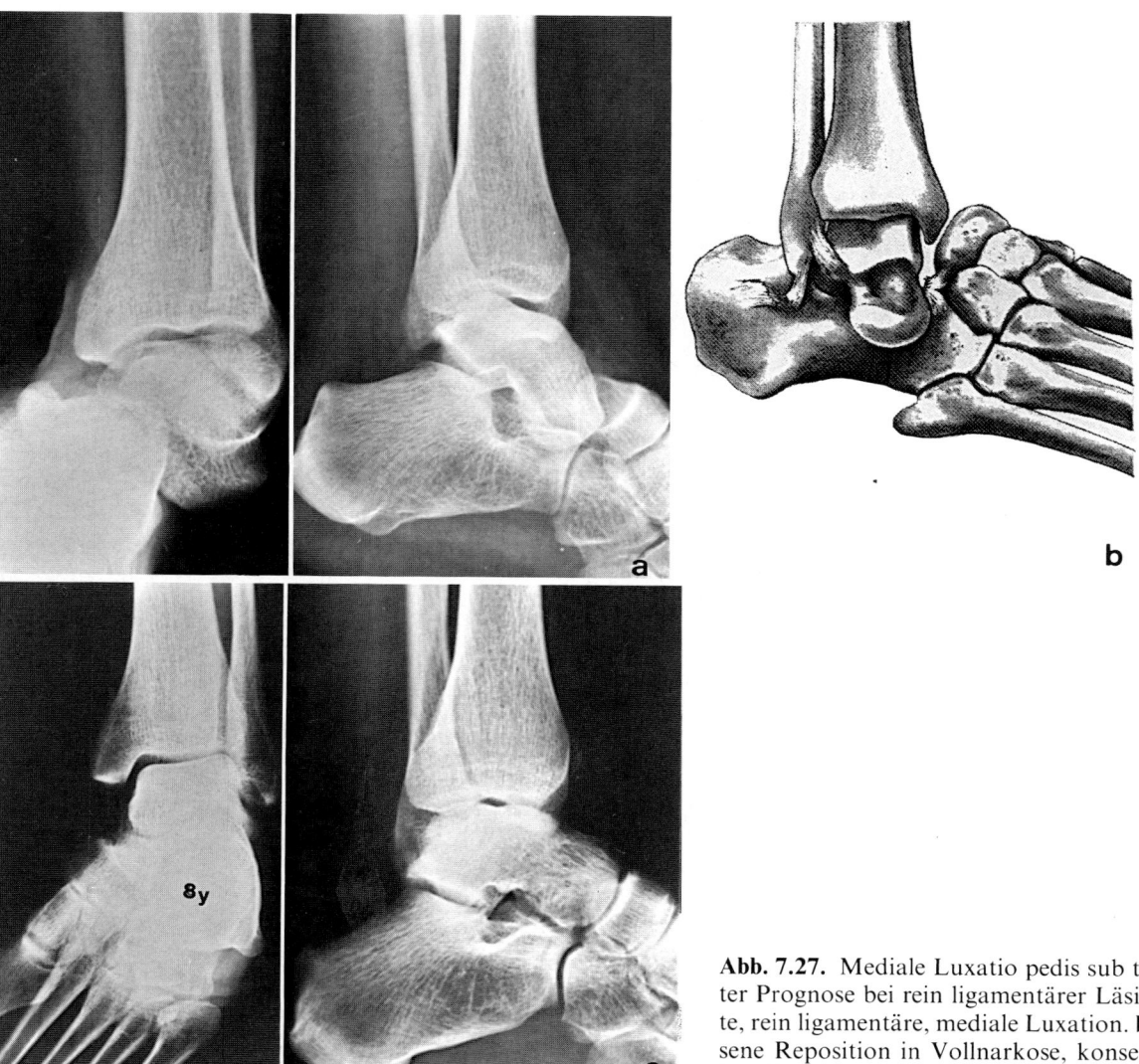

Abb. 7.27. Mediale Luxatio pedis sub talo mit guter Prognose bei rein ligamentärer Läsion. **a** Akute, rein ligamentäre, mediale Luxation. **b** Geschlossene Reposition in Vollnarkose, konservative Behandlung. Keinerlei Arthrose nach 8 Jahren (**c**)

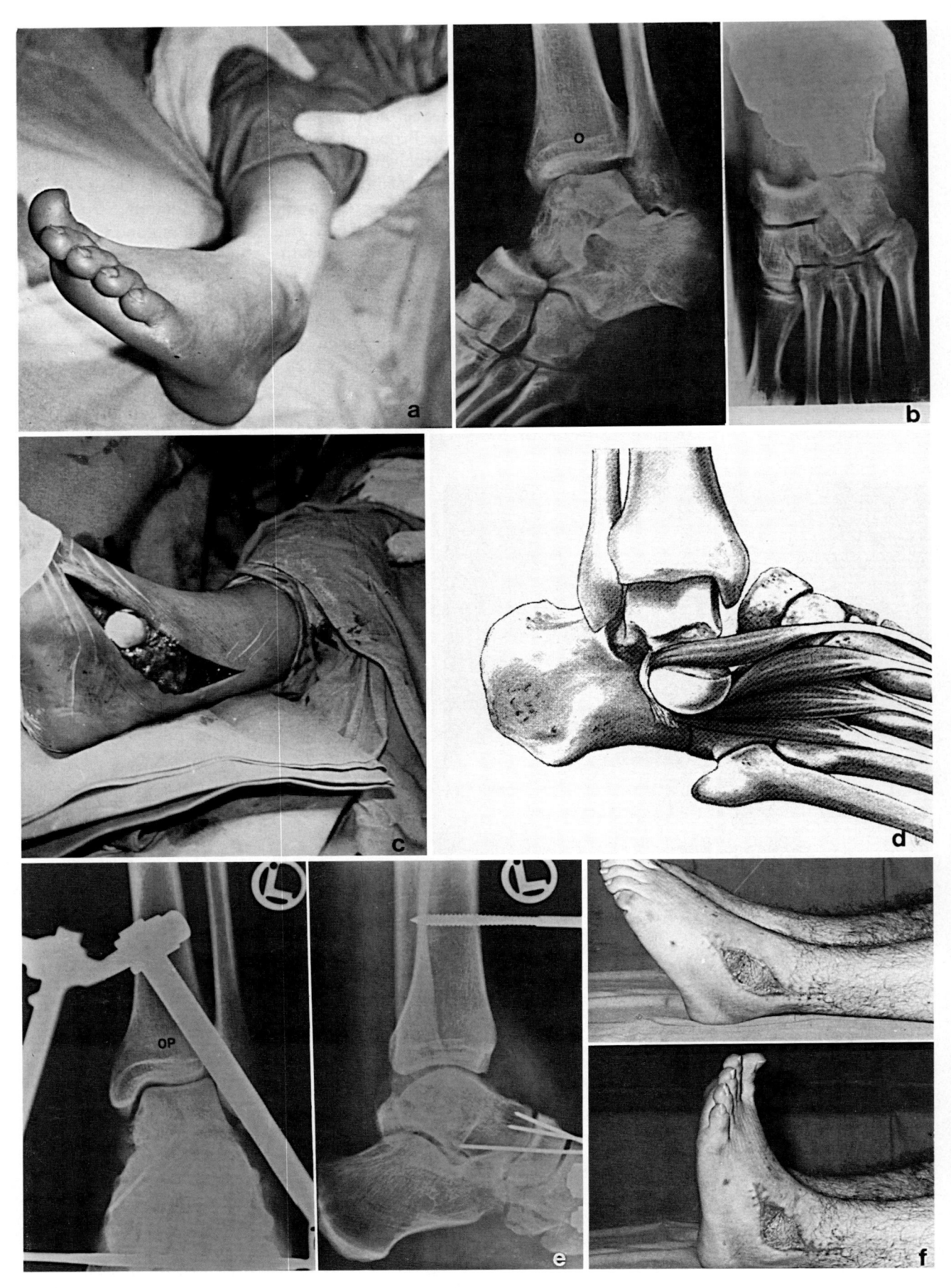

Abb. 7.28 a–f

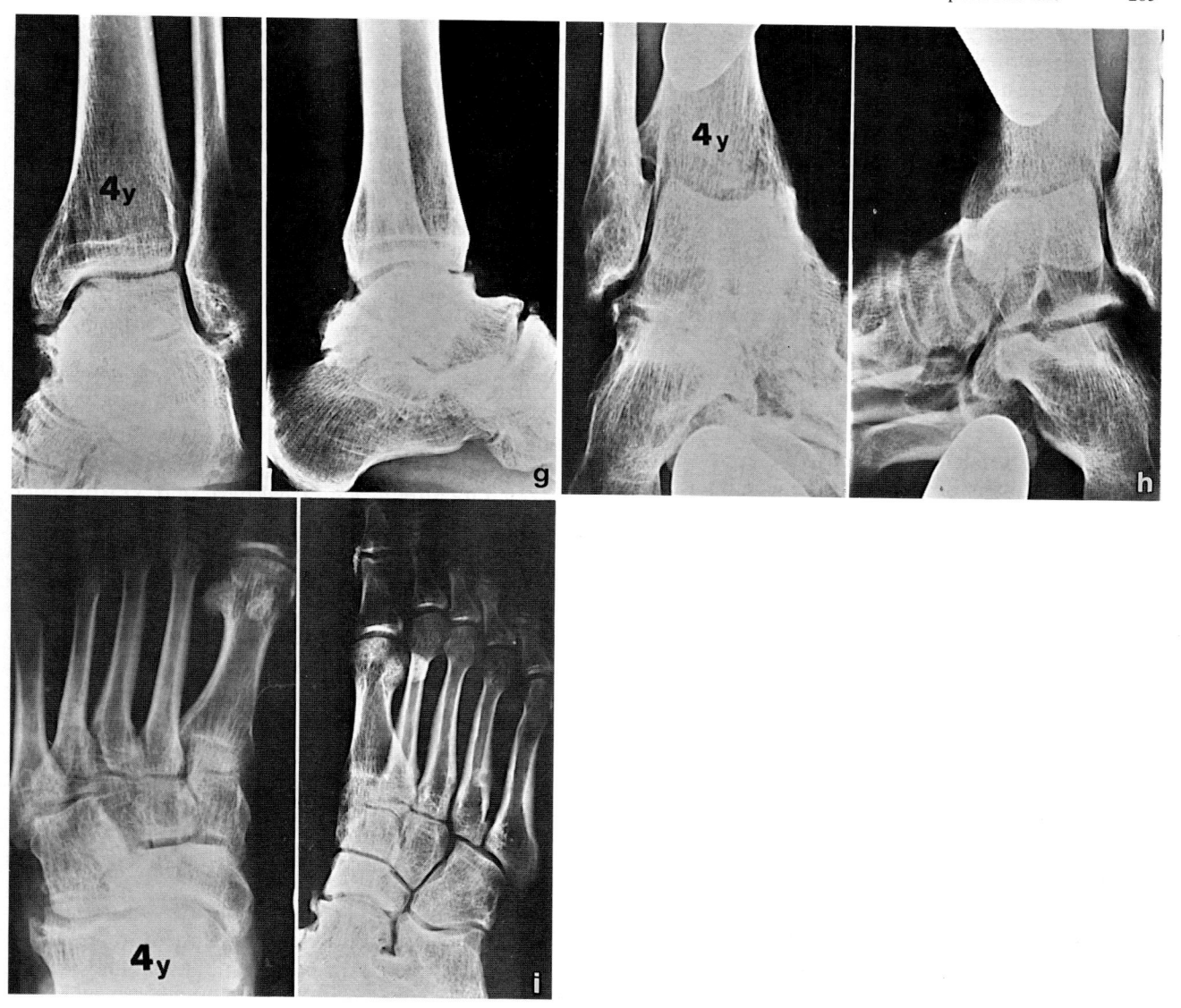

Abb. 7.28 g–i

Abb. 7.28. Beispiel einer nicht geschlossenen reponiblen Luxatio pedis sub talo medialis bei einem 28-jährigen Drachenflieger mit unglücklicher Landung. **a** Fixierte Fehlhaltung des Fußes nach innen, geschlossene Reposition in Vollnarkose nicht möglich. **b** das Röntgenbild zeigt die mediale subtalare Luxation mit leerem Naviculare. **c, d** Beim anterolateralen Zugehen zeigt sich, daß der Taluskopf in der kurzen Extensormuskulatur inkarzeriert ist und nur offen aus dieser herausgelöst werden kann. **e** Nach Reposition temporäre Spickdrahtfixation talo-navicular, tibio-tarsale Transfixtion aufgrund des schweren Weichteilschadens. In der seitlichen Aufnahme ist ein zusätzlicher Abbruch des Processus posterior tali erkennbar sowie kleinere Fragmente unterhalb des Innen- und Außenknöchels in der ap-Aufnahme als Audruck der ligamentären Verletzung auch im oberen Sprunggelenk. **f** Deckung der Weichteile nur mittels Meshgraft möglich, gute Funktion bereits nach 12 Wochen. **g** Die 4-Jahres-Kontrolle des oberen Sprunggelenkes zeigt deutliche arthrotische Veränderungen an der Taluskörpervorderkante und am Taluskopf sowie im Bereich des Processus posterior tali neben den ligamentären Ossikeln unterhalb der Knöchel. **h** Die subtalare Streßaufnahme zeigt stabile Verhältnisse, hier im Sinne der Rigidität bei ebenfalls erkennbarer subtalarer Arthrose. **i** Die 4-Jahres-Kontrollaufnahme der Fußwurzel zeigt sowohl im Talo-Navicular- als auch im Calcaneo-Cuboid-Gelenk deutlich arthrotische Veränderungen. Klinisch ist der Patient beschwerdearm und kommt seinem Hobby, dem Drachenfliegen, in vollem Umfang nach

Luxation und 2. die posterolaterale subtalare Luxation, wobei die eine oder andere Luxationskomponente überwiegen kann.

Leitner [75] konnte bei einer Analyse von 4521 traumatischen Luxationen, die an der Böhler-Klinik in den Jahren 1925 bis 1950 behandelt wurden, keinen einzigen Fall einer Luxatio pedis cum talo, dagegen 42 frische Fälle einer Luxatio pedis sub talo finden. Er wies als erster darauf hin, daß Repositionshindernisse zum offenen Einrenken zwingen können. So kann bei der medialen subtalaren Luxation der Taluskopf in der kurzen Extensormuskulatur oder im Ligamentum cruciatum inkarzerieren, und damit irreponibel werden (Abb. 7.28).

Bei der lateralen Form der subtalaren Luxation kann die Tibialis posterior-Sehne sich im Rahmen der Luxation über den Talushals nach lateral verschieben und inkarzerieren lassen, so daß ein geschlossener Repositionsversuch unmöglich wird (Abb. 7.29).

Leitner [75] sieht sowohl in der medialen als auch in der lateralen Form der subtalaren Luxation die Vorstufe zur vollständigen Enukleation des Talus, was definitionsgemäß der Luxatio tali totalis entspricht. Das Verhältnis der medialen zur lateralen subtalaren Luxation entspricht nach Leitner [75] mit 36 zu 6 Fällen einem Verhältnis von 6:1.

In einer eigenen 20-Jahres-Statistik wurden insgesamt 24 subtalare Luxationen behandelt, davon 21 mediale, 3 laterale Luxationen (7:1). In 5 Fällen bestand eine zweit- bis drittgradig offene Luxation, davon in einem Fall mit Ruptur der A. dorsalis pedis, in einem weiteren Fall mit Ruptur der A. tibialis posterior. Nur eine mediale subtalare Luxation konnte bei Inkarzeration des Taluskopfes im M. extensor brevis (Abb. 7.28) nicht geschlossen reponiert werden. 2 laterale Luxationen mußten ebenfalls offen eingerichtet werden bei Inkarzeration der Tibialis posterior-Sehne (Abb. 7.29). An knöchernen Zusatzverletzungen fand sich am häufigsten ein Abbruch des Processus posterior tali (n=8), eine Fraktur des Sustentaculum tali (n=4) und ein Abbruch des Processus lateralis tali (n=3). Eine Sonderform der lateralen subtalaren Luxation ist in Abb. 7.30 dargestellt.

7.5.1. Therapie

a) konservativ

Die subtalare Luxation ist in voller Relaxationsnarkose in der Regel anatomisch reponibel. Bei der medialen Luxationsform wird bei 90 Grad gebeugtem und vom Assistenten gehaltenen Knie der Fuß vom Operateur plantarflektiert und kräftig nach distal gezogen. Danach wird der Fuß proniert und dorsalflektiert, wodurch die Reposition meist mit einem Schnappen gelingt. Bei der lateralen Luxatio pedis sub talo hält ein Assistent den Vorfuß und die Ferse. Der Operateur hält mit einer Hand den Unterschenkel des Patienten und preßt gleichzeitig das Fersenbein auf sein Knie, so daß er eine Hand frei hat, um Taluskopf und Fuß dirigieren zu können. Ist eine Reposition in dieser Weise nicht möglich, muß eine Interposition der M. tibialis posterius oder M. flexor digitorum-longus-Sehne angenommen werden, was ein blutiges Vorgehen erfordert.

b) Operativ

Handelt es sich um eine rein ligamentäre geschlossene Verletzung ohne knöcherne Beteiligung und ist die Verrenkung geschlossen nicht zu korrigieren, besteht bei medialer Luxation der Verdacht auf Inkarzeration des Kopfes im Lig. cruciatum oder in der kurzen Extensormuskulatur, sodaß über

Abb. 7.29. Laterale Luxatio pedis sub talo: Bei dieser seltenen Luxationsform kann gelegentlich, wie in diesem Fall, die Tibialis posterior-Sehne inkarzeriert sein. Eine geschlossene Luxation ist hierbei unmöglich. In diesem Fall kommt prognostisch erschwerend ein Abbruch des Processus posterior tali hinzu. **a** Der Talus ist aus dem Naviculare nach lateral und cranial luxiert, die seitliche Aufnahme zeigt die Inkongruenz im Subtalargelenk und den Abbruch des Processus posterior tali mit Trümmerzone zwischen luxiertem Taluskörper und posteriorer Facette. **b** Schema der lateralen Luxatio pedis sub talo mit inkarzerierter Tibialis posterior Sehne, wodurch die Irreponibilität erklärlich wird. **c** Nach offener Einrichtung über einen lateralen Zugang wird nach gelungener Reposition wegen des zwischenzeitlich erheblichen Weichteiltraumas auf die anatomische Verschraubung des Processus posterior tali verzichtet und die bestehende Instabilität in den Sprunggelenken temporär mit Spickdrähten fixiert, einschließlich Processus posterior tali. **d** Bereits das 12-Monats-Ergebnis läßt in der OSG-Projektion eine subtalare posttraumatische Arthrose vermuten. **e** Die gehaltene Aufnahme des Subtalargelenkes zeigt den vollständigen Aufbrauch des Subtalargelenkspaltes mit der Empfehlung zur subtalaren Arthrodese

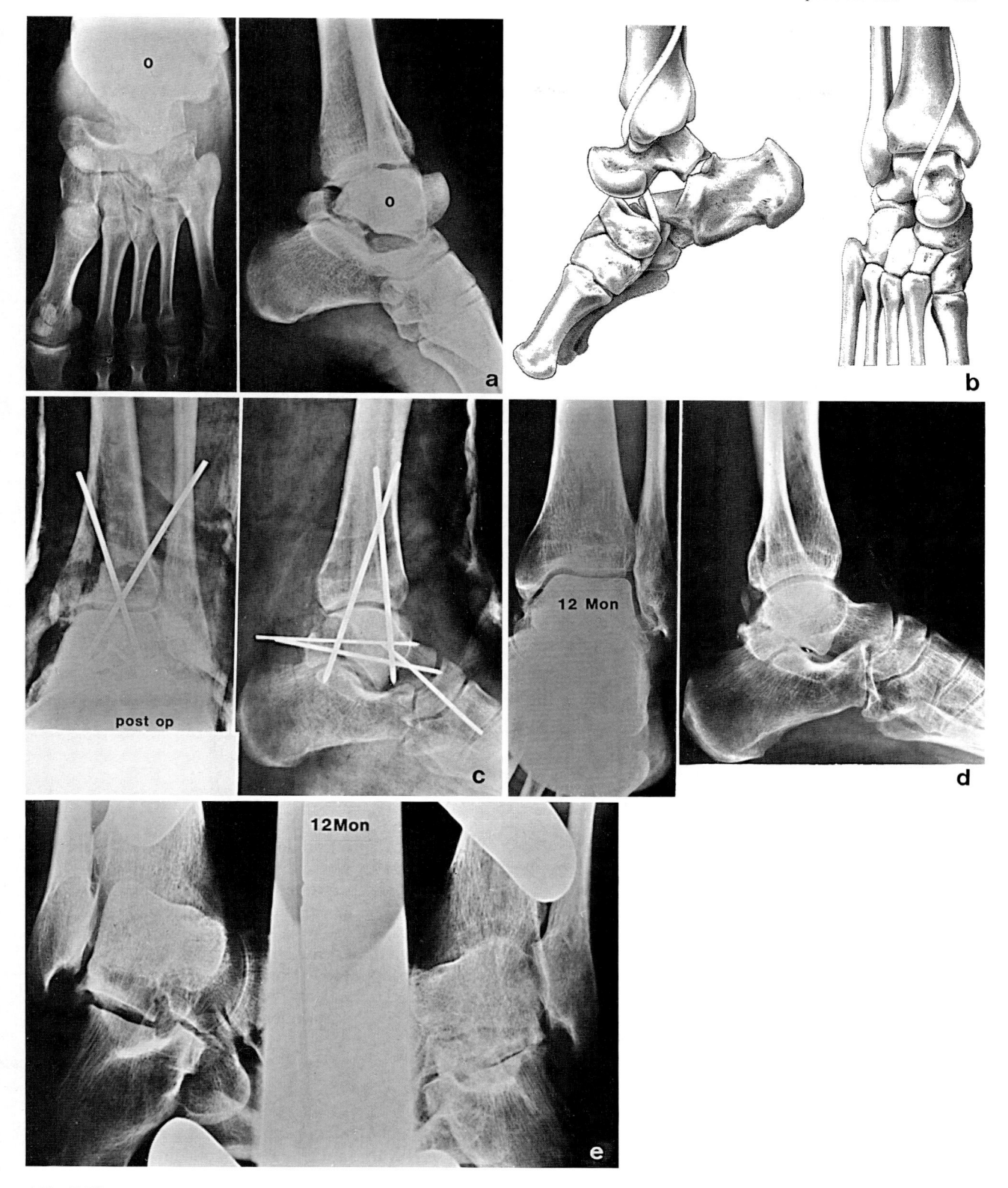

Abb. 7.29

288　Bandläsionen (akut/chronisch)

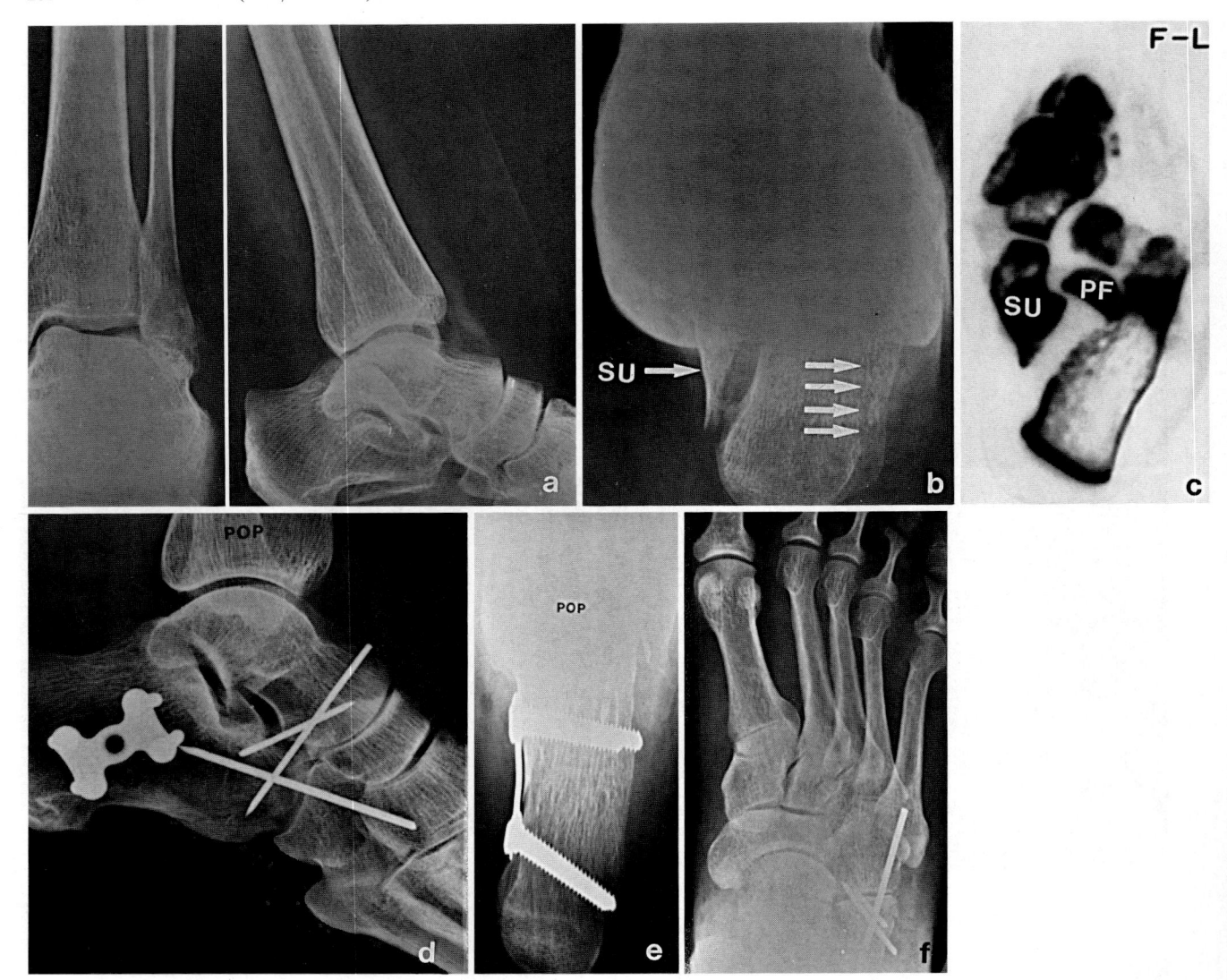

Abb. 7.30. Sonderform der lateralen Luxatio pedis sub talo mit zusätzlicher Fraktur des Sustentaculum tali. Diese Verletzung kann auch zu den Sonderformen der Fersenbeinfrakturen gezählt werden. **a** Die Übersichtsaufnahme des Sprunggelenkes seitlich und a.p. zeigt die erhebliche Versetzung des Taluskörpers gegenüber dem Calcaneus mit Subluxation im OSG, außerdem die Dissoziation im Calcaneo-Cuboid-Gelenk mit einem plantaren Fragment des Processus anterior calcanei. **b** Die axiale Fersenbeinaufnahme läßt einen großen sustentacularen Spike und die erhebliche Lateralverschiebung des Fersenbeines erkennen. **c** Das axiale CT verdeutlicht den isolierten Abbruch des Sustentaculum tali mit erheblicher Lateralisierung der korrespondierenden posterioren Facette und des Fersenbeinkörpers. **d** Das unmittelbar postoperative Bild nach bilateralem Zugehen zeigt die Wiederherstellung des Subtalargelenkes, die stabile Plättchenosteosynthese bei medialer Plattenlage (**e**) und das kongruente, temporär mit Spickdrähten gehaltene Calcaneo-Cuboid-Gelenk (**f**). *SU* = Sustentaculum, *PF* = posteriore Facette

einen anterolateralen Zugang, wie zu den fibularen Bändern oder über einen Ollier-Zugang, wie bei der Triple-Arthodese, zugegangen wird. Auch für die laterale Luxation ist dieser Zugang geeignet, vom dem aus die interponierten Sehnen reponiert werden können.

Bei zusätzlichem Abbruch des *Processus posterior tali* sollte nach Möglichkeit ein Ollier-Zugang gewählt werden, der gefahrlos mit einem posterolateralen Zugang (siehe Kap. 3.4.6) zur dorsalen Verschraubung des Processus kombiniert werden kann.

Ein zusätzlich abgebrochener *Processus lateralis tali* kann dagegen über den alleinigen anterolateralen oder Ollier-Zugang eingesehen und anatomisch verschraubt werden.

Die Fraktur des *Sustentaculum tali* kann einen zusätzlichen medialen Zugang direkt über dem Sustentaculum erfordern (s. Abb. 3.64).

Bei offenen Frakturen müssen die Zugänge entsprechend den vorgegebenen Weichteilen modifiziert werden.

c) semioperativ

Bei subtalarer Luxation, die sich zwar anatomisch geschlossen einrichten läßt, jedoch erhebliche Reluxationstendenz zeigt, ist eine perkutane Spickdrahttransfixation des Subtalargelenkes transcalcanear für 6 Wochen zu empfehlen.

Die *Nachbehandlung* erfolgt in einer Unterschenkelgehgipsfixation für 6 Wochen, danach Krankengymnastik, Gehschulung und Propriozeptivtraining.

7.5.2. Prognose

Die Prognose der subtalaren Luxation ist in der Regel gut, sofern eine anatomische Reposition gelingt. Pseudarthrotische Fehlverheilungen des Processus posterior tali und/oder eine erhebliche posttraumatische Arthrose des Subtalargelenkes ist zu erwarten, sofern der Processus posterior tali nicht anatomisch reponiert und stabil verschraubt wird (Abb. 7.29). Das gleiche gilt für dislozierte Abrißfrakturen des Processus lateralis tali und Verwerfungen des Sustentaculums bzw. Zerstörungen der medialen Facette von Talus oder Calcaneus.

Ligamentäre Instabilitäten nach geschlossener Einrichtung einer subtalaren Luxation können auch bei langjähriger Beobachtung nicht gesehen werden, weder im Sinne einer subtalaren Instabilität noch einer calcaneo-cuboidalen Subluxierbarkeit. Eine Einschränkung der Eversion/Inversion des Rückfußes ist dagegen eher zu erwarten [132].

7.6. Luxatio tali totalis

Bei der Luxatio tali totalis, der 3-gelenkigen Sprungbeinverrenkung, wird der Talus aus allen seinen Bandverbindungen herausgerissen. Broca [10] hat diesen Vorgang bildlich als Talusenukleation bezeichnet. Diese Luxationsform ist die seltenste, gewaltsamste und folgenschwerste Verrenkung des Fußes: Typische Komplikationen wie Hautnekrosen, Ischämie-Syndrom, septische Talusnekrose und schließlich die feuchte Gangrän zwangen noch Chirurgen unseres Jahrhunderts zur Amputation des betroffenen Unterschenkels, um das Leben der Patienten zu retten. Sprach man seinerzeit in diesen Fällen von Heilung, so war in der Regel die erfolgreiche Erhaltung der Extremität gemeint.

Leitner [75] konnte in einer eigenen 25-Jahres-Statistik 42 subtalare Luxationen beobachten, dagegen nur 3 Fälle einer Luxatio tali totalis, die retrospektiv jedoch als Talusluxationsfrakturen zu klassifizieren sind.

Detenbeck [27] publizierte 9 Fälle einer Luxatio tali totalis, davon 7 offen. In 7 der 9 Fälle kam es zur septischen Talusnekrose mit notwendiger Talektomie, in einem Fall zur Arthrodese und in einem weiteren Fall sogar zur Amputation.

Dagegen berichtete Pestessy [90] über 4 eigene Fälle einer Luxatio tali totalis mit erfolgreicher Behandlung in allen Fällen. In der eigenen 20-Jahres-Statistik kamen 4 Fälle einer Luxatio tali totalis zur Behandlung, die nach offener Reposition, temporärer Spickdrahtfixation und tibiotarsaler Transfixation für 3–6 Wochen zur Ausheilung kamen und nur in einem Fall eine Früharthrodese erforderten (Abb. 7.31–7.33 sowie Abb. 3.51).

7.6.1. Therapie

Sie erfordert nach den wenigen Fallbeschreibungen in der Literatur wie im eigenen Vorgehen immer ein *sofortiges operatives Vorgehen*. Bei bereits bestehendem Kompartment-Syndrom muß eine mediane Dermatofasciotomie unter Spaltung des proximalen und distalen Retinaculum extensorum vorgenommen werden. Kann über diesen ausgedehnt dorso-medianen Zugang allein die Reposition nicht erfolgen, sind Hilfsschnitte lateral und medial notwendig, sofern nicht bei offener Verletzung die Zugänge ohnehin vorgegeben werden.

290 Bandläsionen (akut/chronisch)

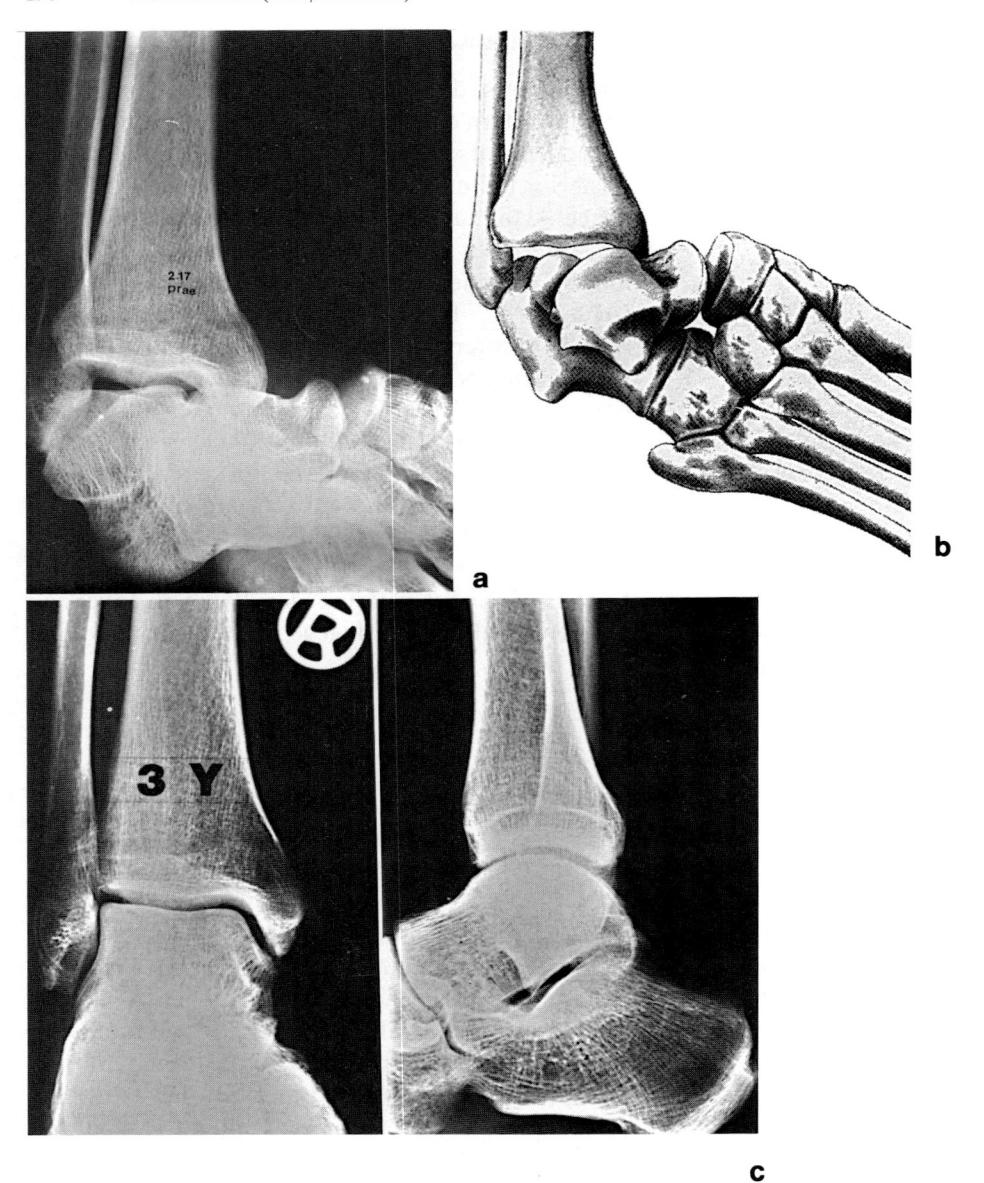

Abb. 7.31. Luxatio tali totalis: Die vollständige ligamentäre Enukleation des Talus im Sinne der dreigelenkigen Verrenkung ist eine sehr seltene und meist mit schwerstem Weichteiltrauma einhergehende Verletzung. **a, b** Totale Zerreißung aller ligamentären Strukturen am oberen und unteren Sprunggelenk. Die anatomische Einrichtung gelingt in der Regel nur offen. Wegen des schweren Weichteiltraumas sollte nur die offene Reposition und temporäre Transfixation angestrebt werden. **c** 3-Jahres-Ergebnis bei voller Funktion und keinerlei Hinweisen auf eine durchgemachte Talusnekrose

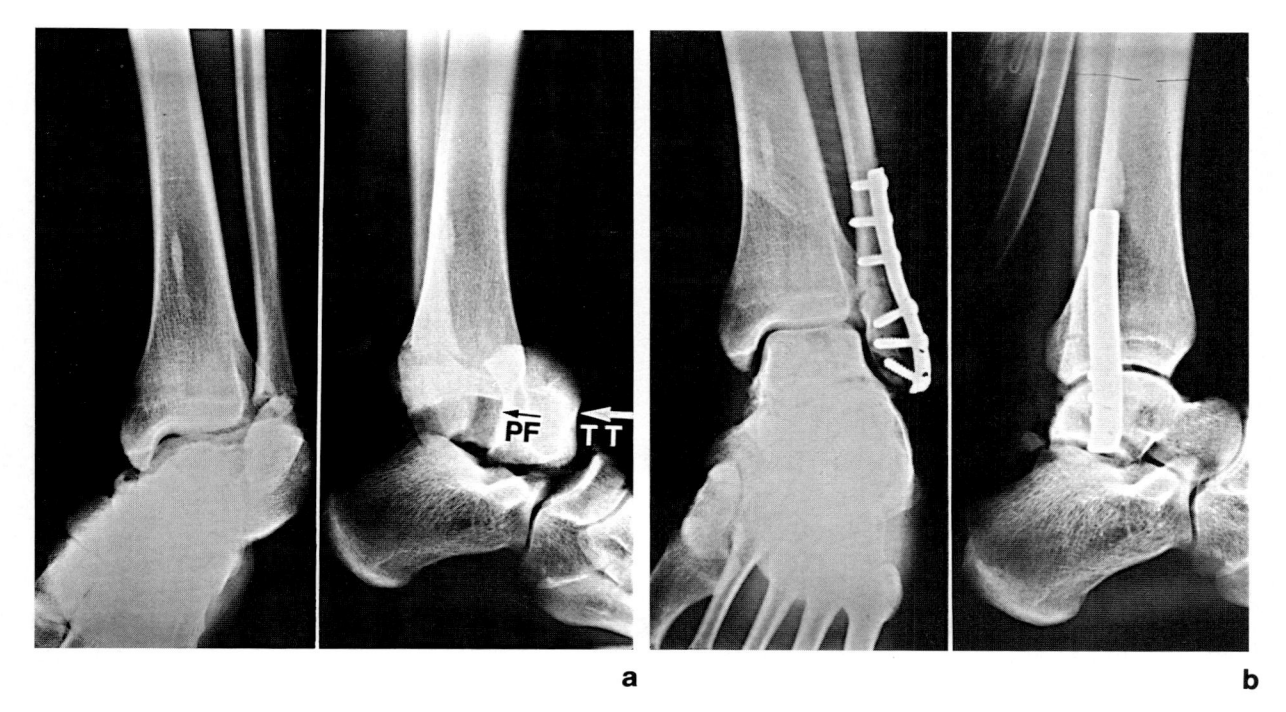

Abb. 7.32. Luxatio tali totalis mit Fraktur des Außenknöchels nach einem Sturz vom Pferd. **a** Der Talus ist komplett aus der Sprunggelenksgabel, aus dem Subtalargelenk und aus dem Naviculare enukleiert und zwar so, daß die Trochlea tali zum Naviculare zeigt, die posteriore Facette senkrecht steht und der gesamte Talus um 90° nach außen gedreht ist. Pathomechanisch vermutbar wird das Sprungbein im Rahmen der Luxation zunächst nach ventral herausgepreßt, dreht sich dabei um 90° nach unten und zusätzlich um 90° nach außen. **b** Nach offener Reposition Plättchenosteosynthese am Außenknöchel. Das 5-Jahres-Kontrollergebnis zeigt bei annähernd normaler Fußbeweglichkeit und geringer Beschwerdesymptomatik eine mäßig fortgeschrittene posttraumatische Arthrose und Hinweise auf eine partielle Talusnekrose des Körpers ohne jeden Einbruch. *TT* = Trochlea tali, *PF* = posteriore Facette

Da bei diesen schweren Verletzungen immer erhebliche Weichteilschäden bestehen, muß das Ziel der Behandlung im Debridement und im Minimum des iatrogenen operativen Schadens bestehen, d.h.: immer *primär offene Reposition* unter Schonung der Weichteile, Minimalosteosynthese mit Spickdrahttransfixation, temporäre Epigarddeckung und tibio-tarsale Transfixation für mindestens 3 Wochen.

Danach schließt sich ein Unterschenkelgehgipsverband für 3 Wochen an.

Bei drohender Talusnekrose empfiehlt sich die Entlastung im Allgöwer-Apparat für 3–6 Monate.

Cave
Bei diesen schweren Weichteilverletzungen sollte auf jedes Einbringen von Fremdmaterial verzichtete werden, d.h. Bandrekonstruktionen sollten besser vermieden werden.

Prognose
Der prognostische Verlauf kann aufgrund der seltenen Verletzung nur schwer beurteilt werden. Die eigenen günstigen Verläufe, ähnlich wie bei Pestessy [90], sind nur durch die notfallmäßige Sofortversorgung, die offene schonende Reposition und das Minimum des operativen Traumas zu erklären.

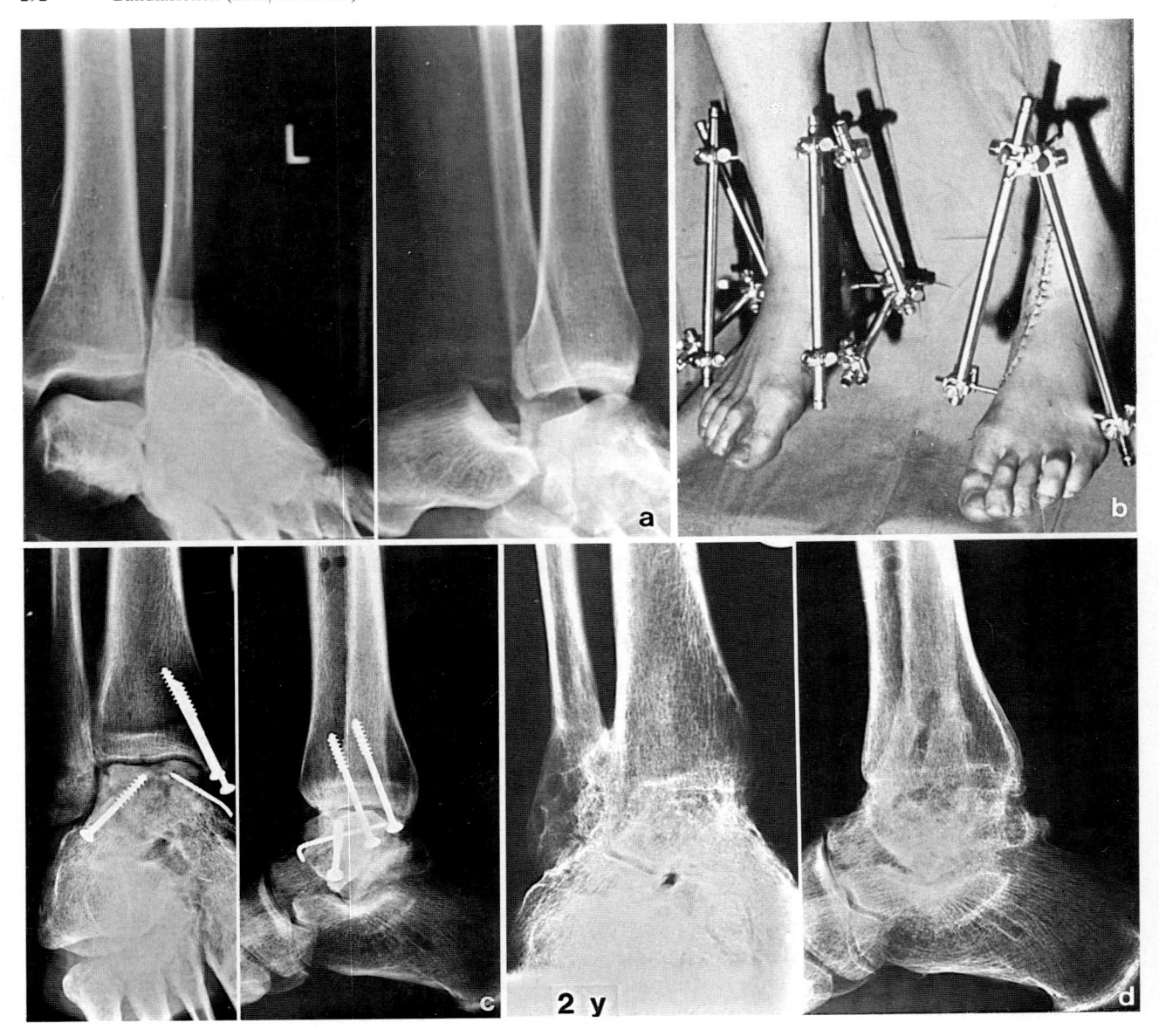

Abb. 7.33. Luxatio tali totalis mit Taluskörperfraktur: schlechtere Prognose. **a** Enukleation des Talus, Fraktur hier noch nicht erkennbar. **b** Offene Einrichtung und Transfixation beidseits, rechts wegen komplexer Chopart-Läsion. **c** Talusnekrose bereits nach 3 Monaten. **d** OSG-Arthrodese, 2 Jahre nach Trauma

7.7. Chronische ALRI-OSG

Die chronische anterolaterale Rotationsisntabiltät des oberen Sprunggelenkes ist die häufigste Entität in der rekonstruktiven Fußchirurgie. Seit Einführung des primär-funktionellen Behandlungskonzeptes der fibularen Erstruptur (ca. 1985) und der damit verbundenen zunehmend geringeren Erfahrung auszubildender Chirurgen hinsichtlich frischer, fibularer Bandrupturen muß den anatomisch rekonstruktiven Verfahren besonderes Augenmerk geschenkt werden. Dies gilt umsomehr, da heute

Tenodese-Verfahren, die exakte anatomische Kenntnisse der Bänder nicht erfordern, nur Techniken 3. Wahl darstellen.

7.7.1. Historisches

Das klinische Bild der „habituellen Luxatio pedis" wurde erstmals 1916 durch Möhring [82] am Fallbeispiel eines jungen Soldaten radiologisch erkannt und dokumentiert. Er inaugurierte die gehaltene Aufnahme des oberen Sprunggelenkes zum Nachweis der pathologischen Varuskippung des Talus bei Adduktionsstreß. Als pathomorphologisches Substrat dieses Erscheinungsbildes mutmaßte er eine chronische Insuffizienz des fibularen Kollateralbandes.

Erst Dehne [26] wies 1933 ausdrücklich darauf hin, daß sowohl die „frische und habituelle Adduktions-Supinations-Distorsion des Fußes" eine Entität darstellt, welche sich klinisch-radiologisch durch die ligamentäre Instabilität im oberen Sprunggelenk definieren läßt. Die wiederherstellende Bandchirurgie der fibularen Ligamente begann 1927 nach der deutschen Literatur mit *Katzenstein* [63], nach dem englischen Schrifttum mit Elmslie [35], der bereits 1928 den chronisch instabilen fibularen Bandapparat eines 18-jährigen Tennisspielers mit Fascia lata rekonstruierte.

Den bis heute annähernd 50 verschiedenen Operationstechniken zur Wiederherstellung des fibularen Bandapparates am oberen Sprunggelenk liegen im wesentlichen 3 Prinzipien zugrunde:

1. Tenodeseverfahren,
2. Fersenbeinvalgisation,
3. direkter Bandersatz.

Die Tenodeseverfahren des M. peroneus brevis oder longus gehen auf eine Sehnenfixation zurück, die noch vor Gallie [45] 1901 durch Sangiori [100] zur Prävention der Fußdeformität bei Kinderlähmung inauguriert wurde. Nilsonne [86] führte 1932 die M. peroneus brevis-Tenodese zur Behandlung der chronischen Instabilität am oberen Sprunggelenk ein. Watson-Jones [117] imitierte 1940 mit dem Sehnenspan zusätzlich den Verlauf des Lig. fibulotalare anterius.

Evans [36] empfahl 1953 zum Ersatz der fibularen Bänder eine methodisch einfache M. peroneus brevis-Plastik, wies aber auf ein erhebliches konsekutives Supinationsdefizit bereits hin.

McLaughlin [79] machte 1959 auf die Bedeutung der pronatorisch-evertierenden Komponente der Mm. peronaei aufmerksam und enpfahl, nur einen halben Sehnenspan zu verwenden.

Alle späteren Modifikationen und Submodifikationen der Watson-Jones- oder Evans-Plastik folgten dem gleichen Prinzip: Das instabile obere Sprunggelenk wird durch die Fesselung eines der Pronatoren so stabilisiert, daß die gegenspielerische dynamisch-supinatorische Komponente nicht überwiegen kann. Durch die Überbrückung des Subtalar-, des Chopart- und Lisfranc-Gelenkes wurden diese Verfahren als unphysiologisch später kritisiert. Erst neuere Tendenzen, bei denen die M. peroneus brevis-Sehne weniger zur Tenodese als vielmehr zum direkten Bandersatz benutzt wird, wie das Verfahren nach Gianella und Huggler [46], Paar und Riehl [88], Rehm und Momberg [94] sowie das eigene Vorgehen [129] werden anatomisch-physiologischen Prinzipien eher gerecht (Abb. 7.48).

Valgisierende Fersenbeinosteotomie

Erst durch modernere Techniken der Ganganalyse wurden statische Probleme, wie die des Calcaneus varus [102] wieder neu entdeckt. So empfehlen Morscher *et al.* [84] bei Rückfußvarus zusätzlich zur Sehnenplastik die valgisierende Fersenbeinosteotomie nach Dwyer [32]; s. Abb. 7.50.

Direkter Bandersatz

Analog zu den Untersuchungen von Kapandji [62], der am Kniemodell nachwies, daß die Gelenkbewegungen von den Bändern und nicht von den Gelenkflächen bestimmt werden, konnte Wirth [120] für das obere Sprunggelenk an einem Fadenmodell zeigen, daß ausschließlich der anatomisch-korrekte Verlauf der fibularen Bänder eine physiologische Bewegung im oberen und unteren Sprunggelenk erlaubt. Jede Abweichung vom natürlichen Verlauf des Bandes führt entweder zur Einschänkung der Beweglichkeit oder zur Erschlaffung des Bandes ohne Stabilisierungseffekt.

Angesichts dieser Erkenntnisse rückte die topographische und funktionelle Anatomie der fibularen Bänder mehr in das Interesse von Chirurgen und Orthopäden, da nur exakte anatomische Kenntnisse eine erfolgreiche Bandchirurgie erwarten lassen. Daher wird heute allgemein gefordert:

1. Beachtung der statischen Prinzipien
2. Schonung der dynamischen Stabilisatoren (Peronealmuskeln)

3. Berücksichtigung des exakt anatomischen Bandverlaufes
4. Verwendung ortsständigen Ersatzgewebes (z.B. Periost)
5. direkte Rekonstruktion der fehlverheilten, elongierten oder narbig degenerierten Bänder zur Wiederherstellung der anatomischen, biomechanischen und biologischen Konditionen.

Hierzu wurden in den letzten Jahren direkte Bandrekonstruktionen mit ortsständigen Bandanteilen [6, 16, 29, 81, 108, 125]. und indirekte Bandrekonstruktionen mittels lokalem Gewebe, wie Lig. talocalcaneare laterale [16, 47], Lig. tibiofibulare anterius [50], proximales Retinaculum Mm. peron. [21], Lig. cruciforme [47] oder Periost [18, 67, 68, 88, 111] angewandt, die anderen Methoden des freien auto-/allogenen- oder alloplastischen Bandersatz überlegen erscheinen [126].

7.7.2. Ätiologie und Pathomechanik

Nach eigenen Analysen [126] entwickelt sich nach einem relativ asymptomatischen Intervall von mehreren Jahren (im Mittel 8 Jahre) in den meisten Fällen nach einem Begatelltrauma eine rasch progrediente fibulare Bandinsuffizienz durch reflektorische und muskuläre Dekompensation der jahrelang bestehenden mechanischen Instabilität.

Ätiologisch ereignet sich das erste relevante Supinationstrauma meist beim Spiel, Freizeit- oder Schulsport [58%], in 29% beim normalen Gehen über ein nicht erkanntes Hindernis (Erdloch, Bordsteinkante, Treppe, Kirschkern o.ä.), durch mangelnde reflektorische Anpassung oder nach muskulärer Ermüdung (Marsch, Wandern). Nur in 13% der Fälle liegt ein Arbeits- oder Wegeunfall vor.

Das typische *Beschwerdebild* der chronischen ALRI-OSG ist gekennzeichnet durch Gangunsicherheit auf unebenem Gelände, Sportunfähigkeit oder bedingte Sportfähigkeit (mit Bandagen) sowie durch Angst vor dem rezidivierenden Fußvertreten. Die durchschnittliche Frequenz der habituellen Distorsion liegt bei 1 × pro Woche mit dem Extremen von 30 × pro Tag oder 3 × pro Jahr, wobei häufiges Vertreten als wenig, selteneres Vertreten als stark schmerzhaftes Ereignis von den Patienten geschildert wird. Bei jahrelang bestehender chronischer ALRI-OSG findet sich *klinisch* bei jedem 2. Patienten eine synovitische Reizung des oberen Sprunggelenkes, bei einem Drittel der Patienten eine chronische Tendovaginitis, schmerzhafte Kontraktur oder Atrophie der Peronealmuskulatur. Nur selten [1,5%] besteht eine chronische epimalleoläre Bursitis des Außenknöchels.

Radiologisch imponiert eine mittlere Taluskippung von 14° (8–32°) und ein durchschnittlicher Talusvorschub von 8,3 mm (2–16 mm). Der radiologische Arthrosebefund nach Bargon zeigt bei 10-Jahre bestehender ALRI-OSG den Grad I in 20%, den Grad II in 18% der Fälle [123].

Die „weight bearing-Aufnahme" macht bei fortgeschrittener, langjähriger chronischer Instabilität

DIFFERENTIALDIAGNOSTIK : A L R I - O S G	
CHRONISCHES LEIDEN	> DIAGNOSTISCHE MÖGLICHKEITEN
① Instabilität Knöchelgabel	klin.-rad. Valgus-Stress (Rö ; 90°)
② Instabilität hinteres USG	klin.-rad. Varus-Stress (Rö ; 45°)
③ Instabilität vorderes USG	klin.-rad. Varus-Stress (Rö ; 90°)
④ posttraumat. Osteochondr. dissec. tali	Schräg-, Extens.-, Flexions-, Vergröss.-Ziel-Rö-Aufnahmen, Tomographie 2E, CT
⑤ posttraumat. Sinus tarsi-Syndrom	Infiltrations-Test, Arthrographie bei USG
⑥ posttraumat. Peron. Sehnenluxation/-defekt	klinisch, Tenographie
⑦ posttraumat. OSG-"Meniskoid"	Arthrographie/Arthroskopie
⑧ N. peron. superfic. Entrappement	klinisch, Hoffmann-Tinell-Zeichen
⑨ schmerzhafter pseudarthrot. Bandausriss	klinisch, Rö-Dreh-Ziel-Aufn., evtl. Tomogr.
⑩ Varusfehlstellung des Fersenbeines	klin., Rö-Tang. Aufn. bds., im Stehen
⑪ Kompensat. Pes varus bei Genum valgum	klin., Bein-Achsenaufn. bds.
⑫ funktionelle Instab./neurolog. Leiden	Romberg-Test, neurolog. Untersuchung

Abb. 7.34. Differentialdiagnostik der chronischen ALRI-OSG

eine laterale Subluxation mit vermehrter Sklerosierung des medialen Kompartimentes als Ausdruck der unphysiologischen Belastung beim normalen Stehen und Gehen (Abb. 7.35) deutlich.

Da die objektiven Befunde mit Synovitis, Tendovagintitis der peronealen Muskeln in der Regel nur Begleitsymptome der rezidivierenden Distorsion sind, kommt den klinischen Stress-Tests besondere Bedeutung zu.

a) klinische Stabilitätsprüfung OSG/USG

Während sich die Instabilität im OSG durch Auslösen der vorderen Schublade und der lateralen Kippung des Talus am leichtesten in Spitzfußstellung des Fußes nachweisen läßt (Abb. 7.37), ist die Untersuchung des hinteren unteren Sprunggelenkes wesentlich schwieriger. Eine Instabilität im Subtalargelenk kann am ehesten durch Varusstreß bei dorsalflektiertem Fuß erkannt werden, da in dieser Position die breitere vordere Trochlea tali in der Knöchelgabel fixiert werden kann. Erst in dieser Stellung kann eine vermehrte Rotation des Calcaneus gegenüber dem Talus von einer alleinigen Varuskippung des Talus abgegrenzt werden (Abb. 7.13c). Eine Instabilität des vorderen USG wird durch Varusstreß des Vorfußes gegenüber dem fixierten Rückfuß überprüft (Abb. 7.13d).

Kann durch die Stabilitäts-Tests klinisch keine Instabilität festgestellt werden, muß differential-

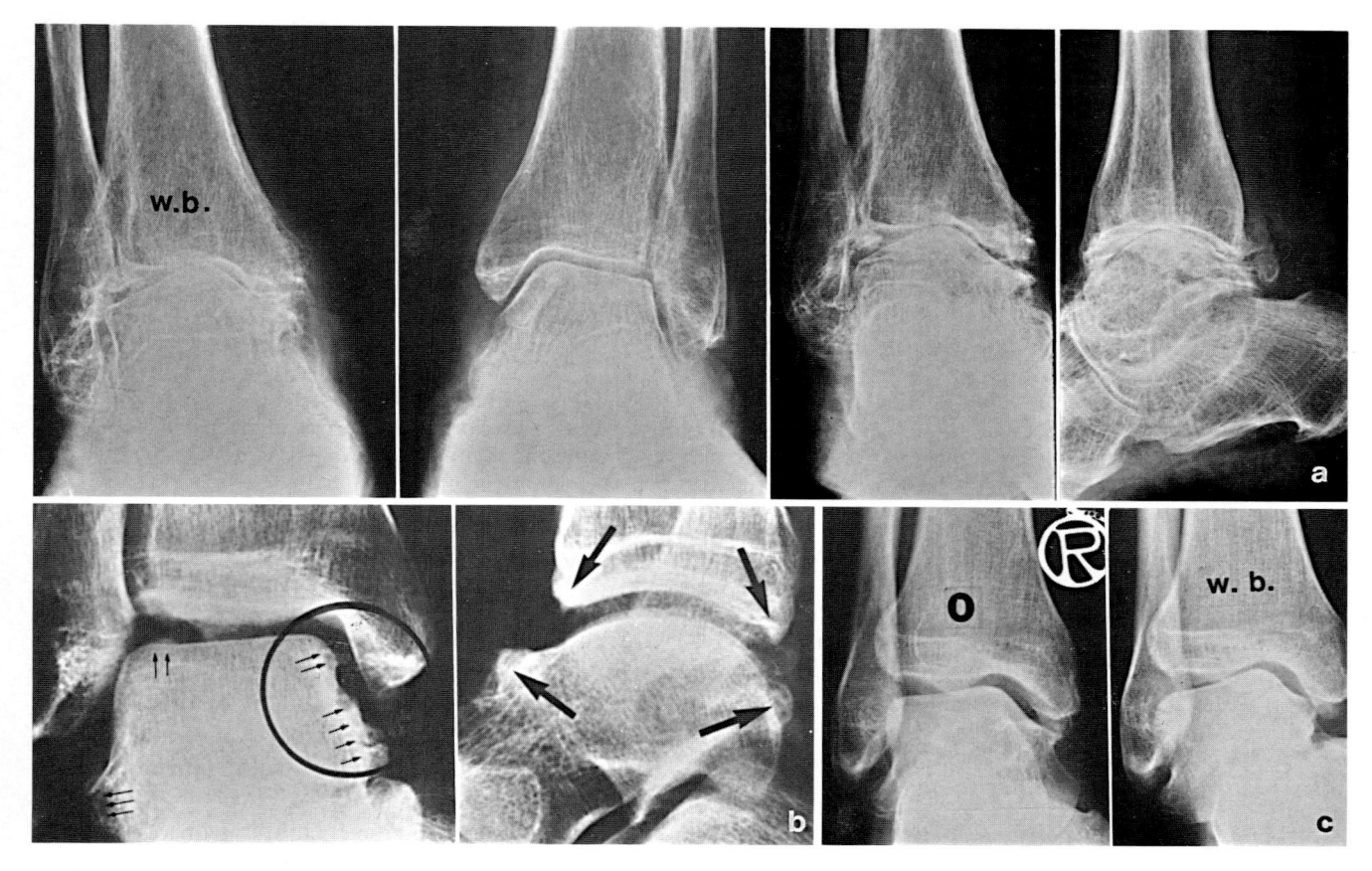

Abb. 7.35. „weight bearing"-Aufnahme-OSG: **a** In der ap-Aufnahme re OSG ist die laterale Subluxation als Ausdruck einer fortgeschrittenen, längjährigen Arthrose (Bargon III) unklarer Genese erkennbar. Die vermehrte Sklerosierung des medialen Kompartimentes zeigt die unphysiologische Belastung bereits beim normalen Stehen (links), fixierte Subluxation auch unbelastet (rechts). **b** Bei unbelasteter OSG-Aufnahme mit Subluxation besteht eine Arthrose aller Kompartimente. **c** Chronische ALRI-OSG unbelastet (O), belastet (w.b.) mit beginnender Sklerosierung des medialen Kompartimentes

296 Bandläsionen (akut/chronisch)

Arthrosegrad I–II: 38%   **Tendovaginitis: 14%**

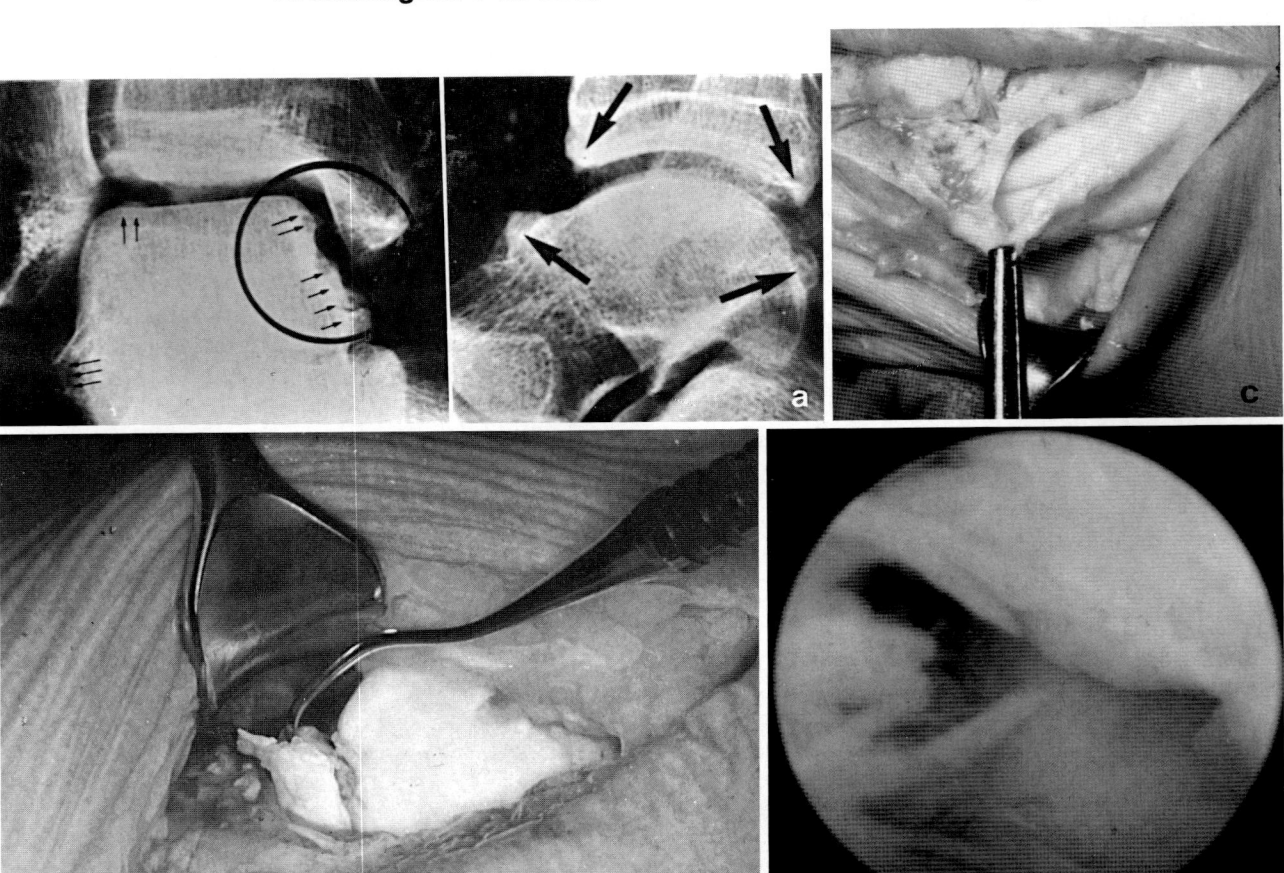

Knorpelläsionen: 5%   **Synovitis: 24%**

Abb. 7.36. Typische Begleitbefunde bei chronischer anterolateraler Instabilität des OSG. **a** Arthrosebefund Grad II nach Bargon [5] bei 12-jähriger Anamnese. **b** Schwere Tendovaginitis der Mm. peron. **c** Veraltete osteochondrale Fraktur der anterolateralen Trochlea tali. **d** Arthroskopischer Befund mit Synovitis (links oben) und arthrotischen Knorpelalterationen der lateralen Tibiavorderkante rechts oben, Talus (unten)

diagnostisch bereits an eine rein funktionelle Instabilität oder eine Sinus tarsi-Syndrom gedacht werden.

b) radiologische Stabilitätsprüfung

Neben Übersichtsaufnahmen des oberen Sprunggelenkes in 2 Ebenen zur Beurteilung des Gelenkstatus (Arthrose-Graduierung nach Bargon [5]) sind stets gehaltene Aufnahmen des oberen Sprunggelenkes in 2 Ebenen im Seitenvergleich hand- oder apparativ gehalten zu fordern. Das Ausmaß der Instabilität im oberen Sprunggelen kann, wie in Abb. 7.4 dargestellt, ausgemessen werden. Bei langjährig bestehender Instabilität empfehlen sich zusätzlich sog. „weight bearing-Aufnahmen" zur Beurteilung einer möglichen Subluxation bereits beim normalen Stehen (vergl. Abb. 7.35).

Ist radiologisch keine Instabilität im OSG feststellbar und es besteht klinisch der Verdacht auf eine isolierte oder zusätzliche Instabilität im Subtalargelenk, sind zusätzliche gehaltene Aufnahmen des Subtalargelenkes und des vorderen USG zu fordern, wie sie in Kap. 7.2.2 beschrieben sind. Zu

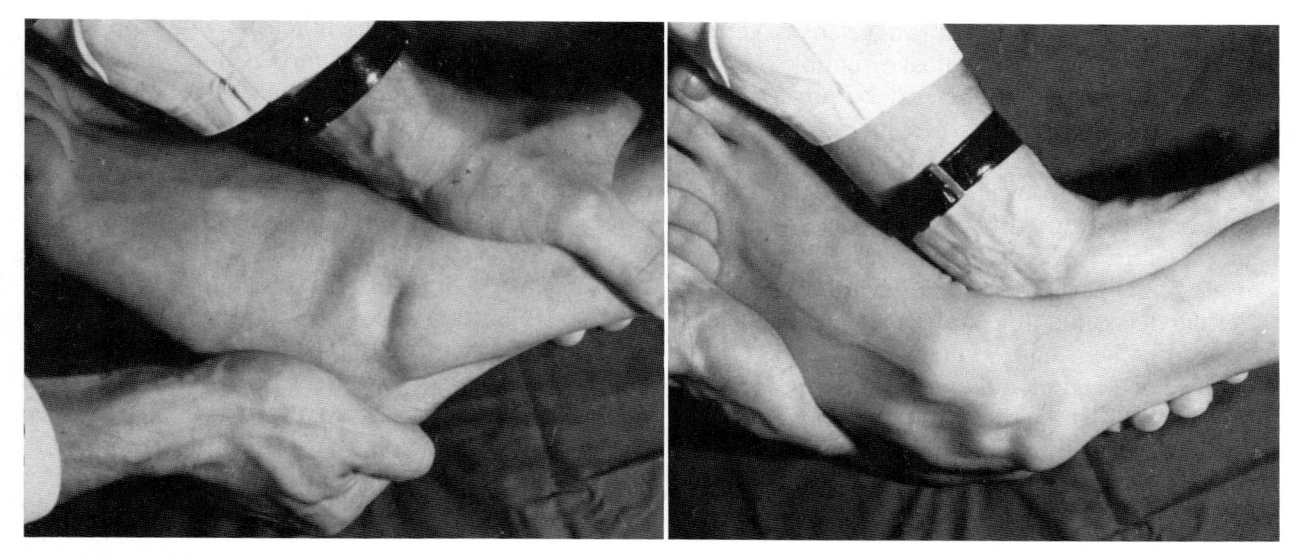

Abb. 7.37. Klinische Stabilitäts-Testung bei chronischer ALRI-OSG. Links: Subkutan ist die Facies malleolaris lateralis tali bei erheblichem Talusvorschub schattenhaft erkennbar. Rechts: Subluxierender Taluskopf und lateraler Körper deutlich erkennbar

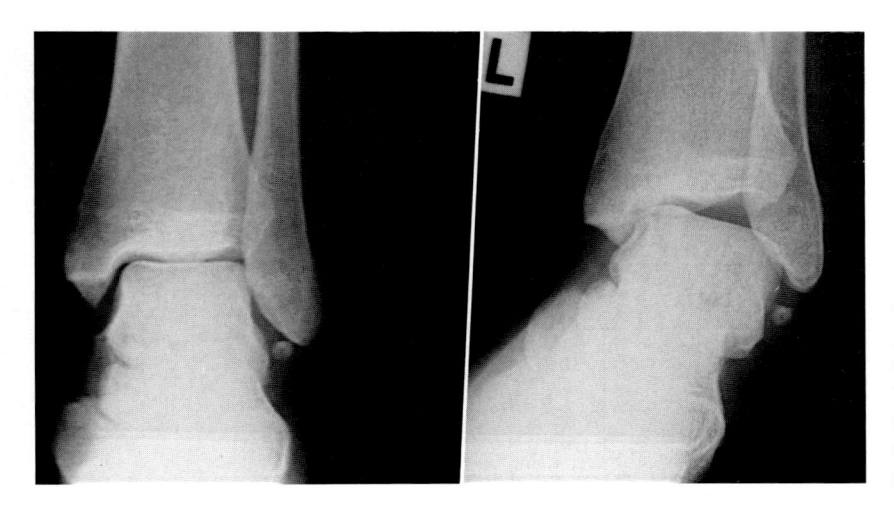

Abb. 7.38. Typische Läsion nach kindlicher osteochondraler Abrißfraktur des Lig. fibulotalare anterius. Bei der gehaltenen Aufnahme ist eindeutig zu erkennen, daß das rundliche Fragment nicht einem sog. Os subfibulare entspricht, sondern einer pseudarthrotischen Fehlverheilung des Bandansatzes am Talus

achten ist außerdem auf eine mögliche Rückfuß-Varusfehlstellung, die ein supinatorisches Umkippen des Fußes begünstigen kann (→ Rückfußachsenaufnahmen unter Belastung).

c) *Differentialdiagnostik*

Gegenüber einer mechanischen ALRI im OSG oder USG muß ein Sinus tarsi-Syndrom, eine funktionelle Instabilität, ein Meniscoid, eine Osteochondrosis dissecans tali, ein N. peron. sup. Entrapment oder andere seltene Syndrome (siehe Kap. 10) sowie neurologische Störungen abgegrenzt werden.

7.7.3. Klassifikation

Die Klassifikation der ALRI-OSG/USG muß differenzieren zwischen einer isolierten Instabilität des oberen Sprunggelenkes, des Subtalargelenkes oder des Calcaneo-Cuboid-Gelenkes. Darüberhinaus, ob es sich um eine kombinierte Instabilität auf 2 oder 3 Etagen handelt. Als radiologische Parameter

298 Bandläsionen (akut/chronisch)

der Instabilität des oberen Sprunggelenkes gelten Taluskippung >7° und Talusvorschub >7mm oder >5°/5mm gegenüber der unverletzten Seite. Für das Subtalargelenk gelten pathologische Werte über 5° talocalcaneare Kippung und Werte über 5mm Medialverschiebung der Calcaneus gegenüber dem Talus. Für das Calcaneo-Cuboidgelenk ist eine calcaneocuboidale Kippung von mehr als 5° als pathologisch zu werten.

Bei der Klassifikation muß nicht nur zwischen einer chronischen und akuten-ALRI-OSG/USG unterschieden, sondern außerdem die *second-stage-Ruptur* abgegrenzt werden: Unter einer second-stage-Ruptur der fibularen Bänder wird ein frischer Riß in einer alten Narbe verstanden. Klinisch besteht das Vollbild einer frischen Verletzung, wenngleich radiologisch Hinweise für eine vorausgegangene Läsion bestehen, wie z.B. ein alter subfibularer knöcherner Bandausriß, Ossikel am Lig. deltoideum-Ansatz oder anamnestische Hinweise früher behandelter oder unbehandelter Supinatiostraumen.

Nomenklatur der chronisch geschädigten fibularen Bänder

Die qualitative Bandbeschreibung eines chronisch instabilen Sprunggelenkes ist diffizil und muß zur besseren Übersicht schematisiert werden (Abb. 7.39).

Dabei wird im Wesentlichen zwischen stabilen und instabilen Bandnarben unterschieden. So wird ein „*intaktes Band*" nur als solches bezeichnet, wenn es völlig unversehrt ist, als „*narbig-stabil*", wenn es in der Testung mit dem Meniskushaken intraoperativ als kräftig vernarbtes Band mit korrekter Topographie biomechanisch stabil imponiert.

„*Pseudarthotisch*" bedeutet die Fehlverheilung eines zuvor isolierten oder kombinierten knöchernen Bandausrisses, wobei alle 3 fibularen Ligamente gemeinsam, jeweils isoliert oder in verschiedener 2er-Kombination an einem ossären, rundlichen Fragment haften, das meist im Sinne einer straffen Pseudarthose mit dem Außenknöchel in Verbindung steht. Mit „*dystop verheilt*" werden Bänder beschrieben, die nach periostalem Abriß am nicht anatomischen Ort mit biomechanischer Insuffizienz fehlverheilt sind. Als „*elongiert*" wird ein Band bezeichnet, sofern es in toto erhalten ist, aber durch rezidivierende Stretch-Traumen im Sinne interstitieller Rupturen in sich zu lang und damit biomechanisch insuffizient geworden sind. Mit „*narbig-instabil*" werden solche Bänder beschrieben, die nur als dünne, ausgewalzte Narbenplatte erkennbar sind.

Als „*second-stage-Ruptur*" wird ein frischer Riß in einer alten Narbe umschrieben. Mit „*rupturiert*" ist die frische Ruptur eines bis dahin unverletzten

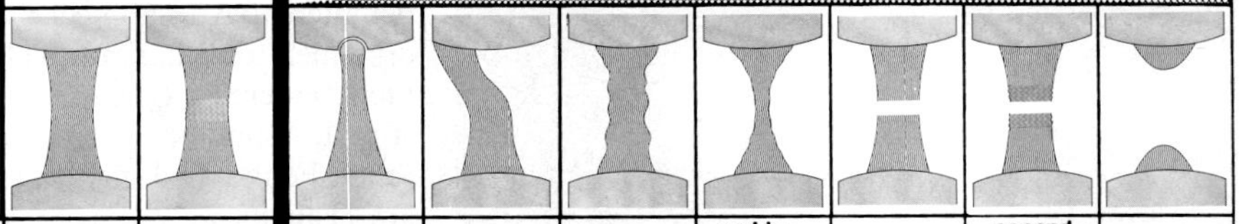

BAND-SITUS n=101	STABIL		INSTABIL						
Nomenklatur	intakt	narbig-stab.	pseudarthr.	dystop	elongiert	narbig-instabil	rupturiert	second-stage R.	resorbiert
FTA	2	3	16*●	9	12	32	2	7	18
FC	2	2	14*●	18	36	9	6	9	5
FTP	71	6	6*	0	12	4	2	0	0

* davon 5x komb. Ausriss : FTA + FC + FTP
● davon 4x komb. Ausriss : FTA + FC

Abb. 7.39. Analyse und Nomenklatur von intraoperativen Bandsitus (n=101) bei second-stage-Verletzungen und chronischer Instabilität. *FTA* = Lig. fibulotalare anterius, *FC* = Lig. fibulocalcaneare, *FTP* = Lig. fibulotalare posterius

Einzelbandes gemeint. Als „*resorbiert*" wird ein überhaupt nicht mehr oder nur noch durch kleine Bandstümpfe erkennbares Band beschrieben (Abb. 7.39).

7.7.4. Indikation

Besteht klinisch und radiologisch eine anterolaterale Rotationsinstabilität des oberen Sprunggelenkes, eine Instabilität des Subtalargelenkes, des Calcaneo-Cuboid-Gelenkes oder eine kombinierte Instabilität mit rezidivierenden Supinationstraumen und typischer Begleit-Symptomatik, ist besonders im jugendlichen Alter oder bei sportlichen Anforderungen die Indikation zur Operation gegeben.

7.7.5. Therapie

a) konservativ

Bei allgemeinen oder lokalen Kontraindikationen sind konservative Maßnahmen, wie gezieltes Pronatorentraining und Eigenreflexaufschulung, ggf. auch die Verordnung einer lateralen Schuhranderhöhung (0,5 cm) oder Orthese angezeigt.

b) operativ

Im eigenen Vorgehen hat sich ein klar definiertes Konzept zur Behandlung der verschiedenen Instabilitätsformen entwickelt, das sich streng an physiologischen und biomechanischen Prinzipien orientiert:

Operativer Algorithmus (Abb. 7.40)

1. Wenn immer möglich, sollten bei subtiler Präparation vorhandene *Bandstrukturen direkt rekonstruiert* werden, um die Anatomie und Physiologie des Ligamentes wiederherzustellen. Ist z.B. das Lig. fibulotalare anterius (FTA) oder das Lig. fibulocalcaneare (FC) dystop verheilt und damit biomechanisch insuffizient, wird es am Ort der narbigen Fehlverheilung abgelöst und an den anatomischen Ort zurückverlagert. Ist ein Band chronisch elongiert, wird es unter Verkürzung reinseriert.
2. Ist nur eines der Bänder (FTA oder FC) narbiginstabil, z.B. als dünne Narbenplatte, oder ist es als Band überhaupt nicht mehr darstellbar, so wird es durch eine ortsständige, körpereigene Periostlappenplastik exakt anatomisch mittels gedoppeltem periostalen Streifen von der Fibula verstärkt oder ersetzt.
3. Ist eine direkte Rekonstruktion der Bänder nicht möglich und müssen 2 Bänder ersetzt werden, sollte eine *anatomische Peroneus brevis-Ersatzplastik* mit halbem Sehnenspan durchgeführt werden, um einen wichtigen Pronator zugunsten der mechanischen Gelenkstabilisierung nicht zu opfern.
4. Besteht eine langjährige ALRI-OSG mit erheblicher Instabilität (3+), eine laterale Subluxation im Stehen (weight bearing-Aufnahme) oder sind bereits verschiedene operative Verfahren vorausgegangen, sollte als definitive stabilisierende Maßnahme eine Tenodese im Sinne der modifizierten *Evans-Plastik* unter Inkaufnahme einer Supinationseinbuße durchgeführt werden.
5. Besteht eine isolierte Instabilität des Subtalargelenkes, ist eine modifizierte *Elmslie-Plastik* zu empfehlen.
6. Bei isolierter Instabilität des Calcaneo-Cuboid-Gelenkes mit bereits fortgeschrittener Arthrose ist die calcaneo-cuboidale Fusion empfehlenswert.
7. Bei ALRI-OSG/USG auf 2 oder 3 Etagen sollte eine *modifizierte Elmslie-Plastik* durchgeführt werden, die bei relevantem Talusvorschub die Fesselung des Talus miteinbeziehen soll.
8. Bei allen notwendigen Tenodeseverfahren soll bei arthrotischen Gelenken als zusätzliche Maßnahme gleichzeitig eine *Arthroskopie* des oberen Sprunggelenkes durchgeführt werden, die im Sinne der Lysis und Lavage ggf. mit Resektion tibiotalarer Exostosen die Gelenksituation zusätzlich verbessern kann.

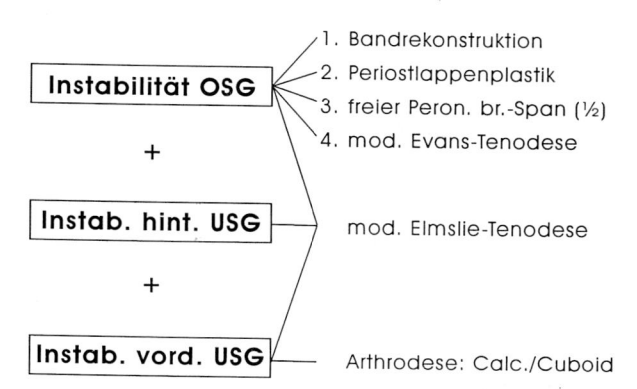

Abb. 7.40. Eigener Behandlungs-Algorhithmus der chronischen ALRI-OSG/USG

Instabilität OSG:
1. Bandrekonstruktion
2. Periostlappenplastik
3. freier Peron. br.-Span (½)
4. mod. Evans-Tenodese

+

Instab. hint. USG — mod. Elmslie-Tenodese

+

Instab. vord. USG — Arthrodese: Calc./Cuboid

9. Nur bei fortgeschrittenen Arthrosen (Bargon III) aufgrund einer Gelenkinstabilität ist die frühzeitige OSG-Arthrodese als dauerhafte Maßnahme in Betracht zu ziehen.

Operative Techniken:

Bei oben angegebenen Indikationen wird die operative Versorgung in Allgemein- oder Regionalanästhesie in Rückenlage des Patienten mit Keilunterfütterung des Gesäßes der betroffenen Seite durchgeführt, um eine Innendrehung des Außenknöchelbereiches zu bewirken. Nach steriler Abdeckung kann in der Regel auf eine Folie im Operationsbereich verzichtet werden. Eine Blutsperre mit 200–250 mmHg ist zur besseren Darstellung der Bandstrukturen notwendig.

Die *Schnittführung* sollte *immer*, auch bei abweichender Inzision nach vorausgegangenen Operationen, *epimalleolär* sein, um von dieser Standardinzision wahlweise nach distal oder proximal erweitern zu können (Abb. 7.41). Nur durch diese Schnittführung ist ein Minimum an Weichteiltrauma und potentieller Nervenverletzung möglich. Wenn das operative Verfahren nicht bereits praeoperativ festgelegt kann, soll intraoperativ nach Exploration des oberen und ggf. des hinteren unteren Sprunggelenkes nach dem vorgeschlagenen Behandlungsalgorithmus vorgegangen werden.

7.7.5.1. Ligamentoplastik (Abb. 7.42–7.45)

Wenn immer möglich, soll bei subtiler Präparation des oberen Sprunggelenkes vorhandenes Bandgewebe direkt rekonstruiert werden, um die Anatomie und Physiologie des Ligamentes wiederherzustellen. Ist z.B. das Lig. fibulotalare anterius (FTA) oder das Lig. fibulocalcaneare (FC) dystop verheilt und damit biomechanisch insuffizient, wird es an den anatomischen Ort zurückverlagert. Ist ein Band chronisch elongiert, wird es unter Verkürzung reinseriert. Sollte bei der Exploration das Lig. fibulotalare posterius relevant elongiert sein (>5 mm), ist mit der Rekonstruktion dieses Bandes zu beginnen, da es nur bei maximaler. Varuskippung des Talus gut zugänglich ist.

a) Ligamentum fibulotalare posterius (FTP)

Ist dieses Band nach vorausgegangener *periostaler Abscherung* am Talus oder an der Fibula nicht im anatomischen Ursprungs- oder Ansatzbereich verheilt, wird dieses Band im fehlverheilten Bereich ausgelöst und ein neues Bett im anatomischen Anheftungsbereich geschaffen.

Dabei wird zur sicheren Einheilung das Areal mit dem Raspatorium oder Meißel so tief angefrischt, bis es aus der Spongiosa blutet. Danach wird das Band unter guter Vorspannung über einen V-förmigen Bohrkanal transossär readaptiert. Die Technik ist dabei die gleiche wie bei frischer Ruptur (siehe Abb. 7.8).

Ist dagegen das Lig. fibulotalare posterius chronisch *elongiert*, wird es in der Fovea malleolaris scharf ausgelöst und nach Durchflechtung in einen 3.5er Bohrkanal hineingezogen, der nur von außen nach innen gebohrt werden kann. Über einen

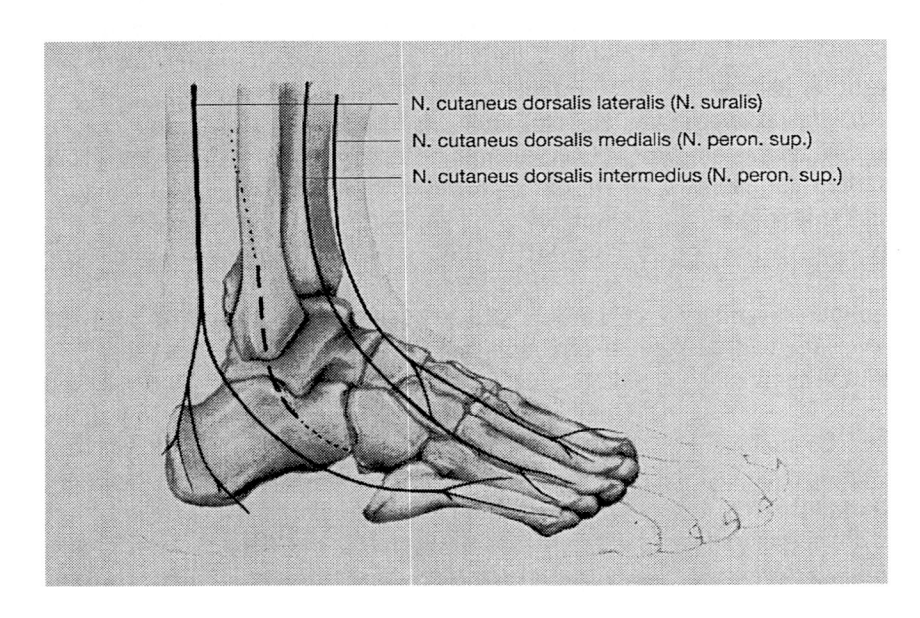

Abb. 7.41. Standard-Zugang bei akuter und/oder chronischer ALRI-OSG/USG. Bei notwendiger Tenodese, Verlängerung der Inzision nach cranial und/oder distal (kleingepunktet)

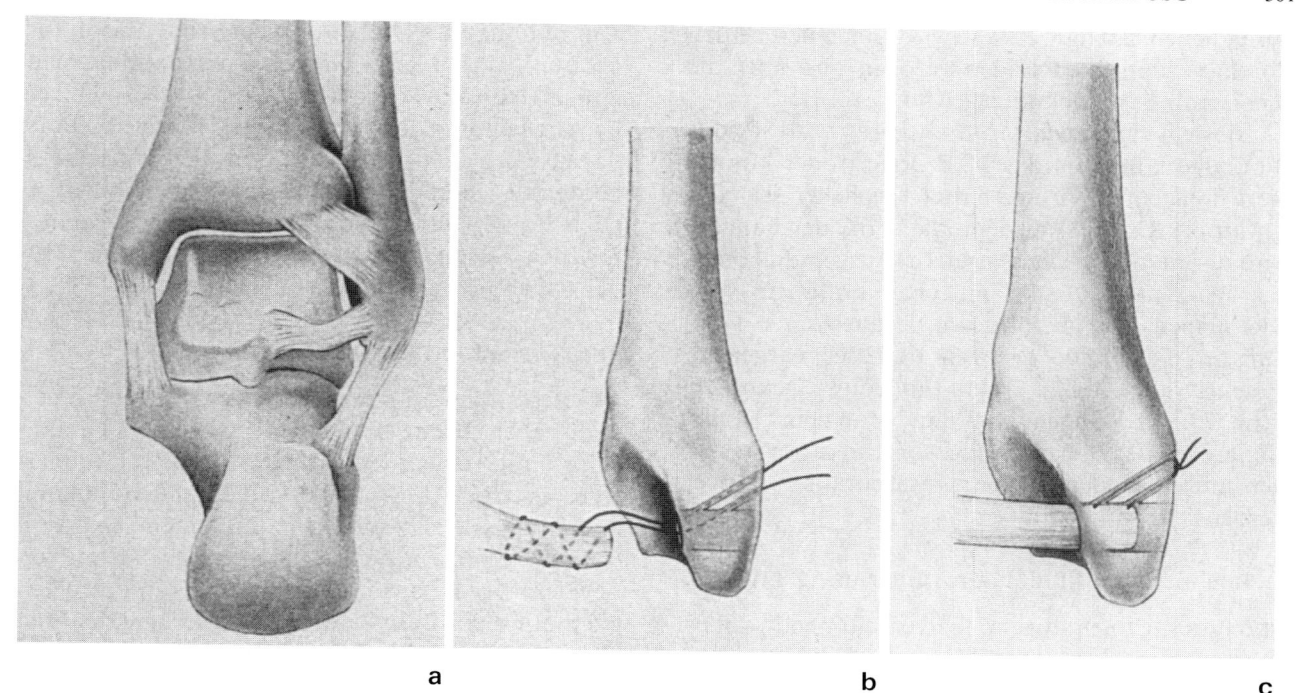

Abb. 7.42. Transossäre Straffung des Lig. fibulotalare posterius bei chronischer Elongation. **a** Schematische Darstellung der chronischen Elongation, Aufsicht von hinten. Intraoperative Testung der Elongation mit dem Meniskushaken. **b** Nach Auslösen des Bandes an der Fibula Durchflechtung und Durchzug des Bandes von innen nach außen. **c** Transossärer Fadendurchzug und Fixation unter guter Vorspannung

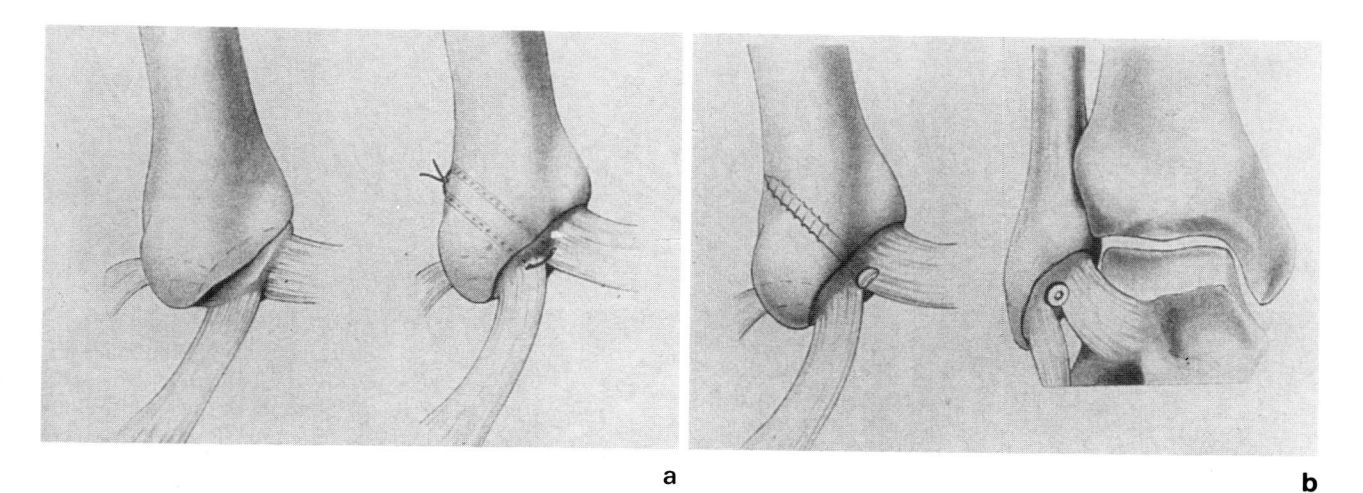

Abb. 7.43. Reinsertion pseudarthrotisch fehlverheilter Ligamente an der Fibula. **a** Kleine Fragmente werden paßgenau in die angefrischte Mulde transossär mit einem kräftigen Faden oder einer kleinen Drahtschlinge gezogen. **b** Größere Fragmente werden mit einer kleinen Spongiosaschraube refixiert

zusätzlichen 2.0 mm Kanal wird einer der beiden durchgeschlungenen Fäden gezogen und über die Knochenbrücke geknotet (Abb. 7.42).

Besteht ein *pseudarthrotischer Ausriß* als sog. Os subfibulare, an dem das FTP isoliert oder kombiniert mit dem FTA angeheftet verblieben ist oder ein großes Ossikel, an dem alle 3 Bänder hängen, wird der ursprüngliche Ansatzort ausgemuldet und das ligamentäre Ossikel mit einer kräftigen Naht oder feinen Drahtcerclage mit transossärer Führung in die Mulde gezogen und der vorgelegte Faden/Draht außen am Malleolus geknotet (Abb. 7.43 a). Hängen alle 3 Bänder an dem Os subfibulare und ist es groß genug, so kann es am sichersten mit einer kleinen Spongiosaschraube refixiert werden (Abb. 7.43 b).

b) Ligamentum fibulotalare anterius (FTA)

Ist dieses Ligament dystop fehlverheilt und in voller Substanz vorhanden, so wird es ebenfalls ausgelöst und am anatomischen Ort nach entsprechender Aufrauhung des Anheftungsbereiches mit transossärer Naht unter kräftiger Vorspannung readaptiert (Abb. 7.44). Bei pseudarthrotischer Fehlverheilung gilt die gleiche Technik wie für das FTP. Ist das Ossikel jedoch mehr zur ventralen Umschlagskante gelegen und ausreichend groß genug, wird es nach Anfrischung und Ausmuldung des anatomischen Ansatzbereiches möglichst mit einer kleinen Spongiosaschraube stabil fixiert.

c) Ligamentum fibulocalcaneare (FC)

Ist dieses Band im anatomischen Verlauf regelrecht, aber chronisch elongiert, was unter Umfahrung mit einem Instrument exakt evaluiert werden kann (Abb. 7.45a), wird es an der fibularen Anheftungsstelle zusammen mit einem ca. 6 × 4 × 4 mm großen Knochenblock ausgelöst, mit einem kräftigen Faden angeschlungen und in einen 4,5 mm weiten Bohrkanal in Faserverlaufsrichtung hineingezogen (Abb. 7.45b). Die Fadenenden werden durch 2 mm weite parallele Bohrkanäle gezo-

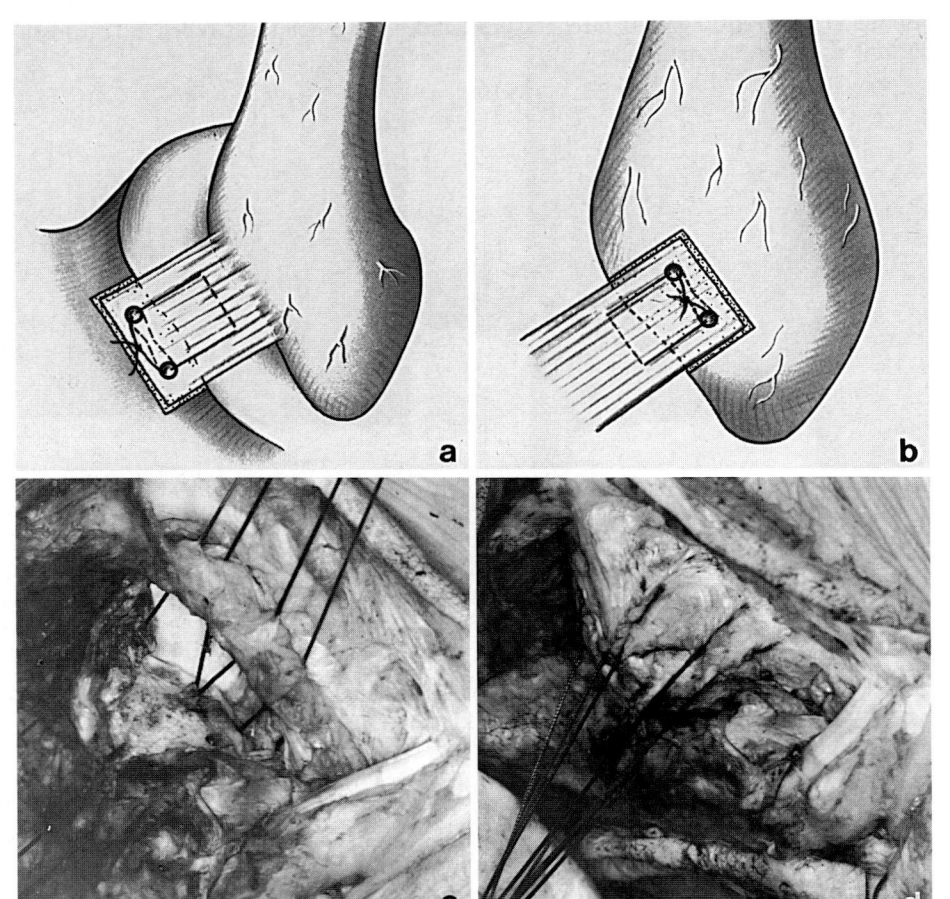

Abb. 7.44. a Technik der Reinsertion des Lig. fibulotalare anterius am Talus mit transossärer Naht. **b** Vorgehen bei elongiertem Lig. fibulotalare anterius mit Ablösen des Bandes an der Fibula, Anfrischung des Insertionsbereiches und transossärer Naht. **c** Chronisch elongiertes Lig. fibulotalare anterius an der Fibula abgelöst. **d** Nach Anfrischung des Insertionsbettes Refixation mit transossärer Nahttechnik unter Verkürzung und Vorspannung des Bandes

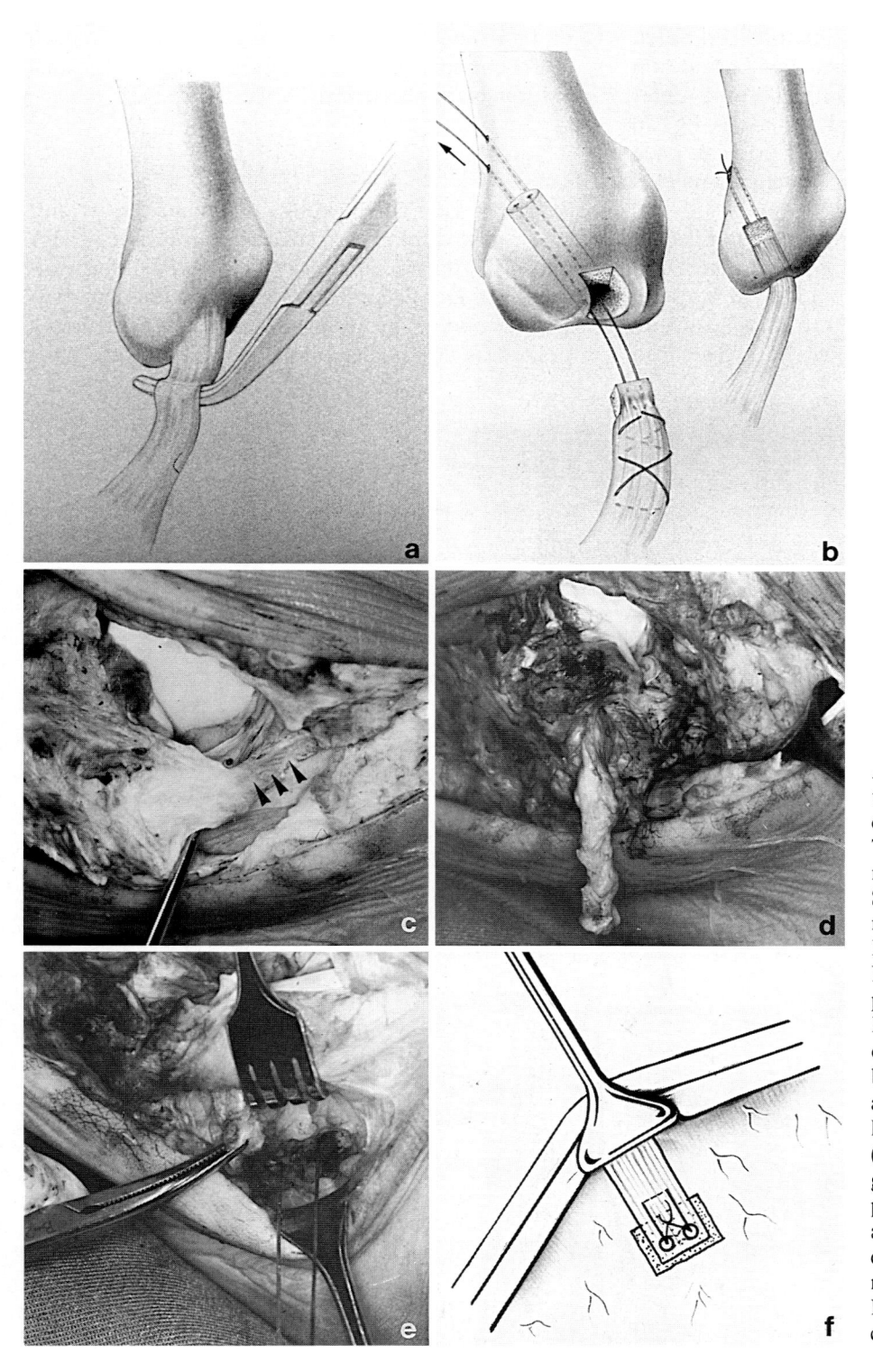

Abb. 7.45. Direkte rekonstruktive Techniken des Lig. fibulocalcaneare. **a** Intraoperative Testung der Elongation mit einem Instrument. **b** Transossäre Straffung des Lig. fibulocalcaneare bei reiner Elongation mit Knochenblock, bei instabiler Narbe nach vorausgegangener periostaler Abscherung an der Fibula transossäre Straffung ohne Knochenblock. **c** Lig. fibulocalcaneare nach calcaneaarem Abriß medio-ventral der Peronealsehnen fehlverheilt (unter dem Haken). **d** Kräftiges, erhaltenes Band nach Präparation. **e,f** Refixation am anatomischen Ort dorso-medial der (weggehaltenen) Peronealsehnen mit transossärer Naht nach Anfrischung der calcanearen Insertionsfläche

ns und an der dorsalen Fibulakante verknotet. Die Peronealsehnen müssen dazu mit Scheide im supramalleolären Bereich mobilisiert und unter einem Haken weggehalten werden. Ist das FC an der Fibula narbig verheilt und elongiert, z.B. nach periostalem Abriß, wird es ohne Knochenlamelle in gleicher Technik versorgt.

Bei dystop verheiltem Band nach vorausgegangener periostaler Abscherung am Calcaneus und Luxation ventral der Peronealsehnen wird es im Bereich der Fehlverheilung in toto ausgelöst, mediodorsal der Peronealsehnenscheide durchgezogen und im anatomischen, ursprünglichen Bereich nach Anfrischung des Anheftungsbereiches mittels transossärer Naht reinseriert (Abb. 7.45 c–f).

7.7.5.2. Periostlappenplastik (Abb. 7.46–7.47)

Sie dient zur Verstärkung oder zum Ersatz nur eines nicht direkt rekonstruierbaren Bandes (FTA oder FC), da für 2 Bänder (FTA und FC) bei notwendiger Doppelung des Periostreifens zur besseren Stabilität zu wenig Material zur Verfügung steht. Das Periost der Fibula ist als einfaches Blatt

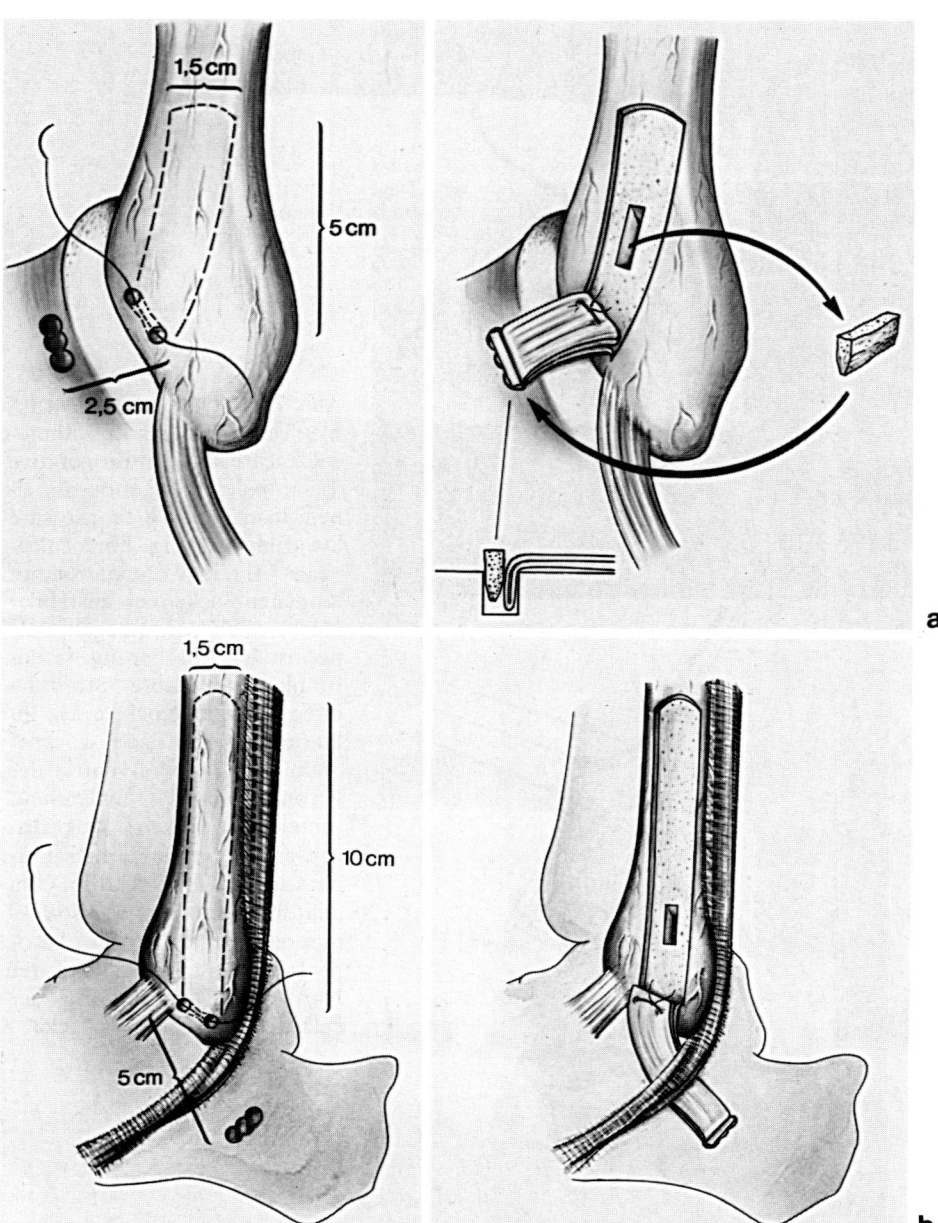

Abb. 7.46. Technik der gedoppelten Periostlappenplastik zum Ersatz entweder des Lig. fibulotalare anterius (**a**) oder des Lig. fibulocalcaneare (**b**) mit Knochenblockfixation

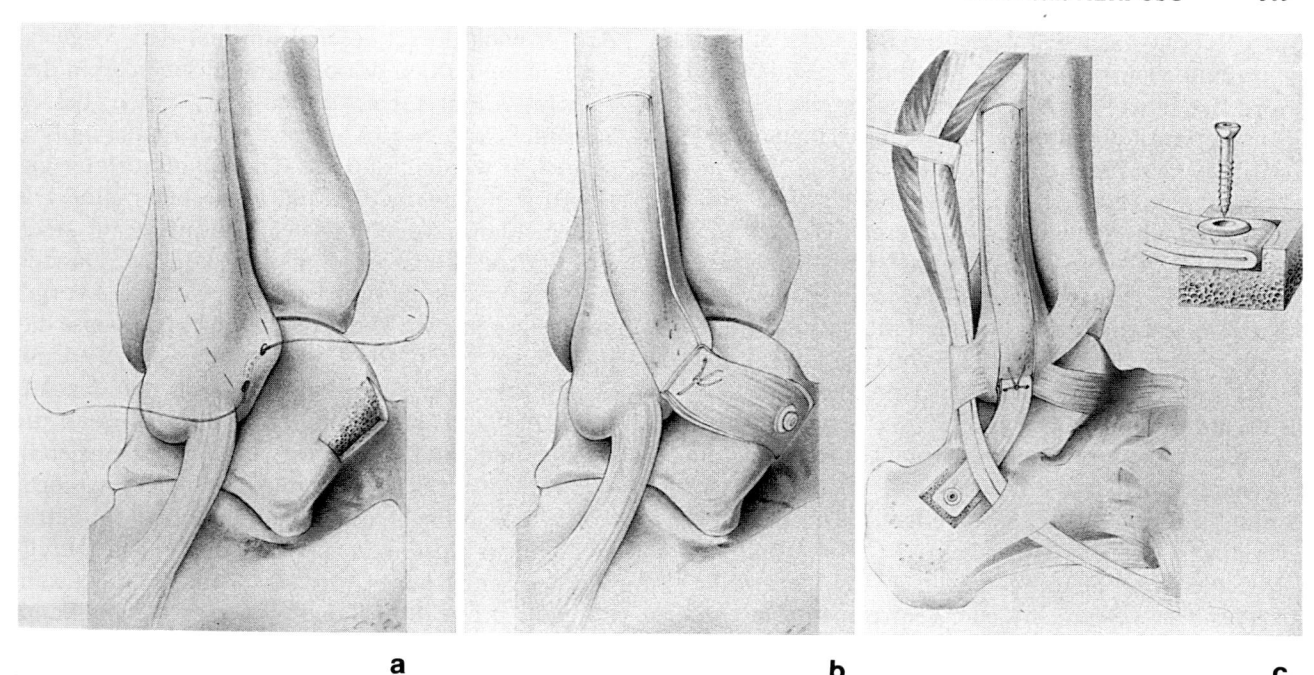

Abb. 7.47. Gedoppelte Periostlappen-Plastik zum Ersatz des Lig. fibulotalare anterius: **a, b** Schaffung eines spongiösen Insertionsbettes und Befestigung mit Schraube und Ligament-Unterlegscheibe. **c** Ersatz des Lig. fibulocalcaneare mit längerem Periostlappenspan

nur bei langjährigem chronischen Verlauf der Instabilität oder bei jugendlichen Patienten ausreichend kräftig. Ist das FTA oder FC nach meist intraligamentärer Ruptur dünn und zerreißlich in sich vernarbt, wird ein ausreichend breiter und langer Perioststreifen mit dem Skalpell ausgeschnitten und mit dem Raspatorium nach distal bis zur

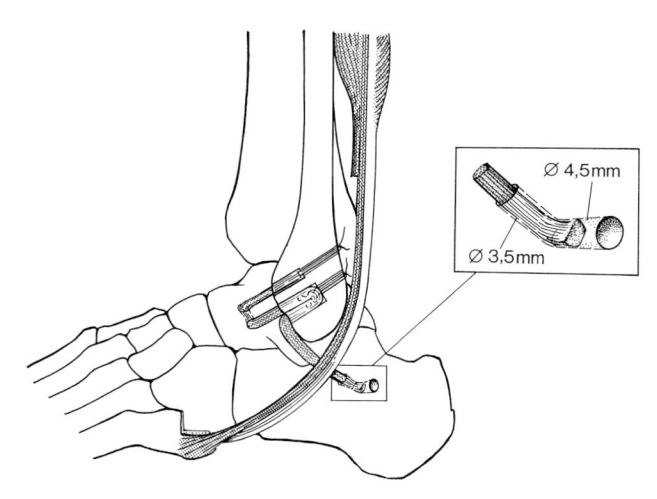

Abb. 7.48. Eigene anatomische Peroneus brevis-Plastik mit halbem Sehnenspan und Knochenblock zum Ersatz beider Bänder (s. Text)

Umschlagsfalte abgeschoben. Zur Doppelung des FTA reicht eine Periostlappengröße von 5 × 1,5 cm (Abb. 7.46a). Nahe der Umschlagstelle wird der Perioststreifen mit einer transossären Naht gefaßt, der Lappen so gedoppelt, daß das innere, dem Knochen anliegende Periostblatt aufeinander zu liegen kommt. Das gedoppelte periphere Lappenende wird in einen queren, ca. 10 mm breiten, 4,5 mm weiten und 10 mm tiefen Bohrkanal unmittelbar distal der Anheftungsstelle hineingestülpt und mit einem kleinen, an der Fibula entnommenen corticospongiösen Span unter kräftiger Vorspannung eingebolzt. Sollte eine stabile Verankerung damit nicht gelingen, ist eine Fixation mittels kleiner Spongiosaschraube mit Plastikunterlegscheibe notwendig (Abb. 7.47). Das Vorgehen zum Ersatz des FC mit einem entsprechend längeren Periostlappen (10 cm × 1,5 cm) ist in Abb. 7.46b dargestellt.

7.7.5.3. Anatomische Peroneus brevis-Plastik (Abb. 7.48)

Sind beide Bänder, das FTA und FC narbig-instabil, nicht rekonstruierbar und biomechanisch insuffizient, so kommt der anatomische Ersatz beider Bänder mittels halber Peroneus brevis-Sehne zur Anwendung. Der initiale epimalleoläre Schnitt wird hierzu nach distal bis zur Basis des 5. Mittelfußknochens erweitert. Der halbe Sehnenspan wird mit einem knöchernen Block in einer Größe von 4,5 mm Durchmesser und 6 mm Länge dorsalseitig an der Basis des 5. MFK gehoben, was am besten mit einer kleinen Säge und einem Meißel gelingt. Nach Hebung des knöchernen Blockes wird die halbe Peroneus brevis-Sehne von distal nach proximal halbiert, zunächst bis zum distalen Retinaculum peroneorum, welches nicht durchtrennt werden soll. Durch starke Pronation des Fußes wird die Halbierungslinie proximal des distalen Retinakulums erkennbar und die Spaltung kann nach proximal bis zum proximalen Retinaculum peroneorum fortgesetzt werden. Danach wird der epimalleoläre Schnitt entweder nach proximal verlängert oder ein Hilfsschnitt 3 QF oberhalb des epimalleolären Schnittes angelegt, um hier die Peroneus brevis-Sehne in seiner ventro-medialen Lage zu identifizieren und vom Muskel abzulösen. Auch das proximale Retinakulum sollte nicht durchtrennt werden. Durch erneute Pronation wird die Halbierungslinie proximal des Retinakulums erkennbar und kann bis zur vollständigen Auslösung des halben Spanes verlängert werden. Nach Gewinnung des freien Transplantates mit Knochenblock, der mindestens 15 cm lang sein sollte, wird dieser vorerst in feuchter Kompresse eingeschlagen. Danach erfolgt die Präparation des exakt anatomischen Ansatzortes des Lig. fibulocalcaneare, welcher durch Reste des ursprünglich vorhandenen Bandes in der Regel immer erkennbar ist. Nach Identifikation wird ein V-förmiger Bohrkanal angelegt. Der dorsale Schenkel des Bohrkanales wird mit 4,5 mm gebohrt, der ventrale Schenkel, der direkt am Ansatzort des FC münden soll, wird von dort aus mit dem 3,5 mm Bohrer angelegt. Danach kann der angeschlungene Span in den V-förmigen Bohrkanal, dessen Winkel zum besseren Durchzug des Sehnenspanes nicht weniger als 30° betragen darf, in diesen hineingezogen werden bis sich der Knochenblock im Kanal ausreichend verklemmt. Danach wird der Sehnenspan medial der Peronealsehnen zur Ventralseite des Außenknöchels durchgezogen. Exakt an der Stelle, wo FTA und FC anatomischerweise in unmittelbarer Nachbarschaft liegen, wird nun von der ventralen Umschlagskante des Außenknöchels ein 4,5 mm Bohrkanal nach dorsal mit einer Tiefe von etwa 1 cm vorgegeben, um hier den Sehnenspan im Sinne eines doppelläufigen Schenkels hineinziehen zu können. Von diesem Kanal aus werden 2 Bohrungen mit dem 2,0

Bohrer nach dorsal gesetzt, um hier den vorgelegten Faden, der den doppelläufigen Schenkel in den 4,5 mm Kanal zieht, dorsal mit seinen beiden Schenkeln knoten zu können. Dieser Faden muß so gestochen werden, daß das Transplantat unter guter Anspannung in den Kanal zu liegen kommt. Die Fadenenden werden zunächst geklöppelt, um noch evtl. Korrekturen vornehmen zu können. Danach wird der V-förmige Bohrkanal am Talushals vorgenommen und zwar exakt da, wo normalerweise das FTA ansetzt, d.h. die Eintrittsstellen des V-förmigen Bohrkanales sind etwa 1 cm voneinander entfernt und sind im unmittelbaren Anschluß an die Facies malleolaris lateralis tali zu lokalisieren. Ebenso wie am Calcaneus muß auch hier die Corticalisbrücke im lichten Maß mindestens 1 cm betragen, um ein Ausreißen zu vermeiden. Nach Durchzug des Sehnespanes wird ein Kanal parallel zum doppelläufigen Bohrkanal von der Ventralkante des Außenknöchels nach dorsal von mindestens 1 cm Tiefe mit dem 3,5 mm Bohrer angelegt und die vorgelegten Fäden am Ende des proximalen Spanes durch 2 getrennte 2 mm Bohrkanäle nach außen geführt, um dort dann bei korrekter Lage und guter biomechanischer Anspannung des Transplantates unter leichter Pronations/Eversionshaltung des Rückfußes geknotet zu werden. Durch dieses technisch anspruchsvolle Verfahren kann die anatomische Lagebeziehung zwischen FTA und FC exakt wiederhergestellt werden. Reste des Lig. fibulotalare anterius können am Ende der Operation auf die beiden Schenkel des FTA-Ersatzes gesteppt werden.

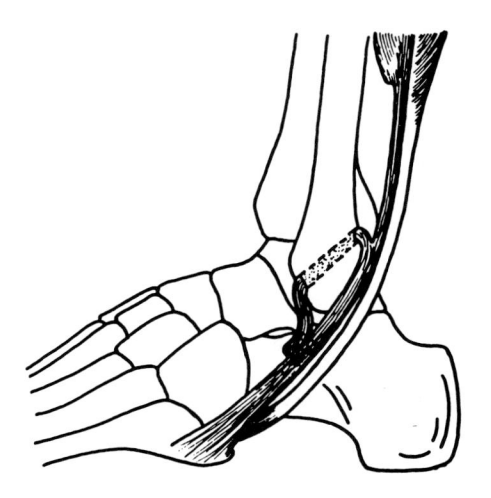

Abb. 7.49. Modifizierte Evans-Plastik bei chronischer ALRI-OSG (Therapie 4. Wahl)

7.7.5.4. Modifizierte Evans-Tenodese (Abb. 7.49)

Ist weder eine direkte Bandrekonstruktion noch eine Periostlappenplastik, noch ein anatomischer Bandersatz mittels freiem halbem Peroneus brevis-Span möglich, ist als 4. Wahl des operativen Vorgehens, insbesondere bei zahlreichen Voroperationen, erheblicher Taluskippung und lange bestehender Instabilität mit bereits fortgeschrittener Arthrose ein definitives Verfahren im Sinne der Tenodese indiziert. Nach Möglichkeit sollte auch für dieses Verfahren immer nur der halbe Peroneus brevis-Span benutzt werden. Ist er durch Voroperationen bereits geopfert, kann hierfür der halbe Peroneus longus alternativ verwandt werden. Nach Erweiterung des epimalleolären Schnittes nach cranial oder durch einen 2. Schnitt 3 cm cranial von diesem, werden die Muskelbäuche des Peroneus brevis bzw. longus identifiziert und die Sehne vom Muskelbauch zur Hälfte abgesetzt. Zur Spaltung des Sehnenspanes bei 2 gesonderten Schnitten wird die Halbierung mit Sehnenstripper oder mit einem Dexonfaden durchgeführt und die Sehne bis an den Oberrand des proximalen Retinakulums gespalten und mit einem Faden angeschlungen. Danach wird der Sehnenspan durch einen 50–60° geneigten und 4,5 mm weiten Bohrkanal gezogen, der 2 Querfinger oberhalb der Außenknöchelspitze von dorso-cranial nach ventro-caudal angelegt wird (Abb. 7.49). Unterhalb des proximalen Retinakulums wird der Span bei Pronations-/Eversionshaltung des Fußes an der in situ belassenen Sehne mittels Durchflechtungsnaht in sich vernäht. Dieses technisch einfache Verfahren gibt in der Regel

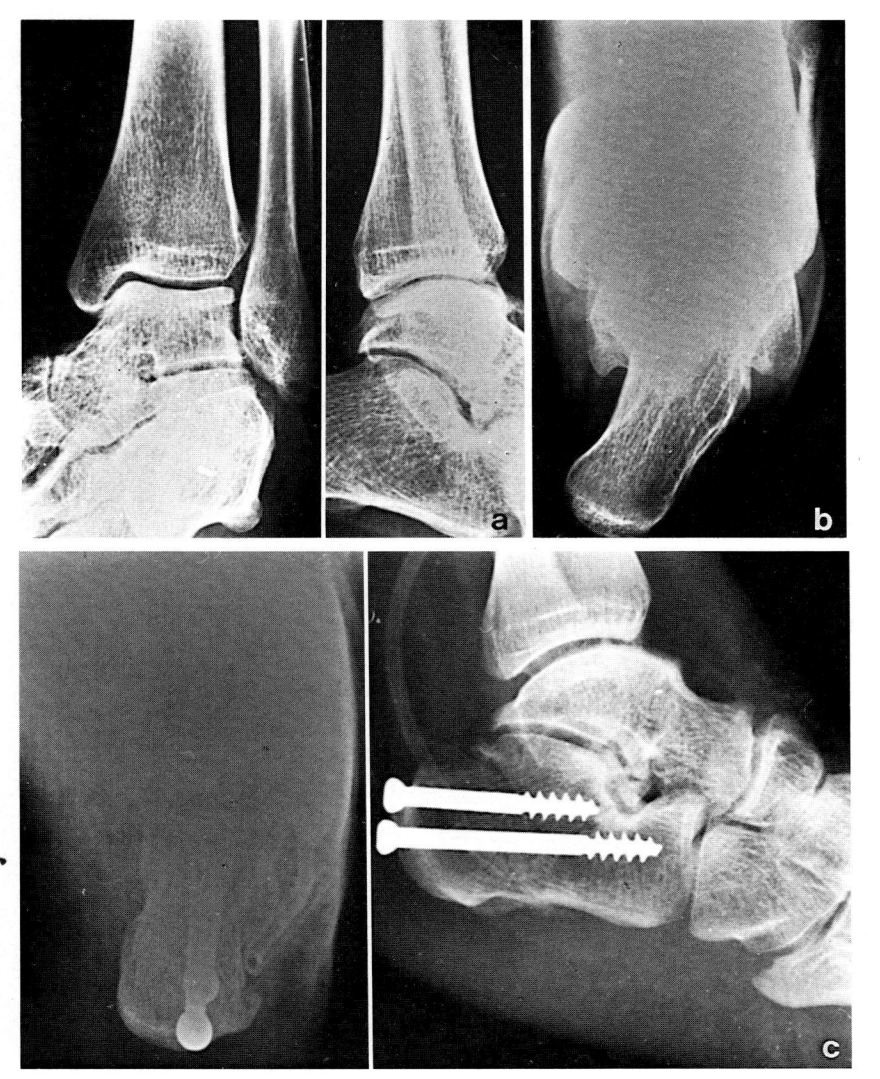

Abb. 7.50. Chronische ALRI bei erheblichem Rückfußvarus. **a** Die OSG-Aufnahme läßt die Varusrückfußstellung nicht erkennen. **b** Erst die Calcaneusbelastungsaufnahme im Stehen zeigt das Ausmaß des Fersenbein-Varus. **c** Valgisierende Dwyer-Osteotomie

zwar ausreichende Stabilität, führt aber in einem Drittel der Fälle zu einer relevanten Supinationseinbuße von 7.5 Grad im Mittel [126].

7.7.5.5. Valgisierende Dwyer-Osteotomie (Abb. 7.50)

Besteht praeoperativ klinisch-radiologisch eine relevante Varusrückfußstellung, sollte neben den bandrekonstruktiven Maßnahmen die Rückfußachse mittels valgisierender open wedge-Osteotomie des Calcaneus korrigiert werden. Die Rück-Fußkorrektur mit anschließender Bandrekonstruktion ist hierbei am leichtesten durch einen ausgedehnten, fibulanahen Ollier-Zugang durchführbar.

7.7.6. Nachbehandlung

Nach unmittelbar postoperativer Ruhigstellung im Unterschenkelspaltgipsverband für die Phase der Wundheilung kann am 8.–10. Tag entweder im Unterschenkelgehgipsverband oder mit einer Orthese (z.B. Caligamed) funktionell nachbehandelt werden, was im wesentlichen vom Operateur aufgrund der intraoperativ erzielten Stabilität entschieden werden sollte. An die 6-wöchige postoperativ protektive Phase sollte sich grundsätzlich immer das bereits praeoperativ eingeleitete Propriozeptiv- und Pronatorentraining anschließen. Zusätzlich kann eine pronatorische Schuheinlage oder eine Schuhaußenranderhöhung von 0,5 cm für 6 Monate empfohlen werden.

7.7.7. Komplikationen

Sollte es nach einer Rekonstruktion oder einem Tenodeseverfahren zu einer Weichteilinfektion im Bereich des oberen Sprunggelenkes kommen, ist chirurgisch ein radikales Debridement notwendig, welches gelegentlich bei Sequestrierung der Peronealsehnen eine radikale Nekrektomie auch der Peronealsehnen erforderlich machen kann. Hartnäckige Infektionen können nur über ein solch radikales Vorgehen zur Ausheilung führen. Die Inzidenz einer schweren Weichteilinfektion mit Sequestrierung der Peronelasehnen beträgt 2% [131].

Nervenverletzungen mit sekundärer Neurombildung sind bei strenger Einhaltung der epimalleolären Schnittführung und bei Verwendung einer Blutsperre kaum möglich. Besondere Vorsicht gilt bei Hebung eines Sehnenspanes (M. peroneus brevis/longus) im distalen Bereich, wo der N. cutaneus dorsalis lateralis in unmittelbarer Nachbarschaft plantarwärts zur Peronealsehnenscheide verläuft. Dies gilt insbesondere auch bei der Mobilisation der Peronelsehnen samt Sehnenscheide bei der Darstellung des Lig. fibulocalcaneare.

7.7.8. Prognose

Im Gegensatz zum Kniegelenk sind posttraumatische Arthrosen bei chronischer Instabilität am oberen Sprunggelenk selten [127]. Der Arthrosegrad Bargon I kann selbst bei 10-jähriger chronischer mechanischer Instabilität nur in 20% aller Fälle, der Grad II in 18% und der Grad III in keinem von 149 kontrollierten Fällen [123] gesehen werden.

Harrington [51] wies 1979 besonders deutlich darauf hin, daß das Ausmaß des Knorpelschadens bei lange bestehender Bandinsuffizienz röntgenologisch häufig eher unterschätzt wird, da der Autor arthroskopisch schwerste Knorpelalterationen bei noch relativ harmlosen Röntgenbefunden sah. Daher wird im eigenen Vorgehen bei langjähriger mechanischer Instabilität mit notwendiger Tenodese die zusätzliche Arthroskopie mit Lyse, Debridement und Lavage zum besseren Heilverlauf empfohlen.

Inwieweit ein neuerlicher Bericht [95] über 22 Jahre-Spätergebnisse nach Waton-Jones-Plastik mit relativ schlechten Resultaten durch die Operationsmethode oder eine im Mittel 5-jährige praeoperative Instabilitätsperiode erklärbar ist, bleibt offen. Arthrotische Deformitäten konnten nach diesen Autoren abhängig und proportional zur präoperativen Instabilität gesehen werden. Nicht zuletzt gibt diese Mitteilung zu bedenken, daß eine chronische Instabilität durch ein unphysiologisches Tenodeseverfahren auf lange Sicht nicht immer günstig therapiert werden kann.

7.8. Chronische ALRI-USG

Für die Behandlung der kombinierten Instabilität des OSG/USG inaugurierten Chrisman und Snook [25] 1969 eine spezielle M. peroneus brevis-Tenodese, die sich nur entfernt an die originäre Elmslie-Plastik [35] anlehnt. Vidal et al. [114] griffen dieses Vorgehen auf und setzten erstmals diese sog. „*modifizerte Elmslie-Plastik*" zur Behandlung der isolierten Instabilität im Subtalargelenk ein. Die von diesen Autoren interpretierte trianguläre Verspannung der modifizierten Elmslie-Plastik ist zum indirekten Ersatz des Lig. talocalcaneare interosseum entscheidend, auf welches die 3 stabilisierenden Kraftvektoren zentral gerichtet sind (Abb. 7.51a). Besteht praeoperativ oder intraoperativ bei kombinierter Instabilität OSG/USG ein relevanter Talusvorschub, wird im eigenen Vorgehen diese modifizierte Elmslie-Plastik dahingehend submodifiziert, daß der Sehnenspan zusätzlich durch den Talushals hindurchgeführt wird (Abb. 7.51b).

Eine anatomische Ersatzplastik des Subtalargelenkes bei isolierter ALRI-USG ist derzeit in der Literatur nicht bekannt. Im eigenen Vorgehen derzeit noch in der experimentellen Phase.

7.8.1. Isolierte Subtalarinstabilität (Abb. 7.52)

a) konservative Behandlung wie ALRI-OSG (7.7.5)
b) operative Behandlung:

Ist praeoperativ die Art der Instabilität nicht eindeutig diagnostizierbar, wird mit einem epimalleolären Schnitt begonnen, der leicht nach dorsal konvex gebogen mitten über dem Außenknöchel 2 Querfinger oberhalb bis 2 Querfinger unterhalb der Knöchelspitze reicht. Ergibt die Exploration der Bänder am OSG keinen pathologischen Befund, wird der Schnitt nach distal bis an die Basis des 5. MFK verlängert. Findet sich nach Resektion des Fettkörpers aus dem Sinus tarsi ein schlaffes, elongiertes Lig. talocalcaneare interosseum und nach Arthrotomie des Subtalargelenkes eine nachweisbare erhebliche Rotationsinstabilität (Abb. 7.52c), so wird der Schnitt nach proximal bis gut handbreit oberhalb des Außenknöchels entlang der Fibulahinterkante erweitert. Es erfolgt die Spaltung der Peronealsehnenscheide oberhalb des proximalen Retinakulums nach cranial mit Darstellung der M. peroneus brevis-Sehne, die ventromedial zur M. peroneus longus-Sehne liegt. Ist der Sehnenspiegel des M. peroneus brevis extrem kurz, d.h. weniger als 12 cm cranialwärts des proximalen Retinakulums lang, sollte ausnahmsweise ein halber Peroneus longus-Span verwendet werden. Die Spaltung der M. peroneus brevis-Sehne erfolgt bis nahe an die Basis des 5. Mittelfußknochens, wobei der abgetrennte halbe Sehnenspan aus dem proximalen und distalen Retinaculum peron. herausluxiert wird (Abb. 7.52c). Die Spaltung der Sehne in Höhe der Retinacula geschieht am einfachsten durch wechselweises Pro- und Supinieren des Fußes.

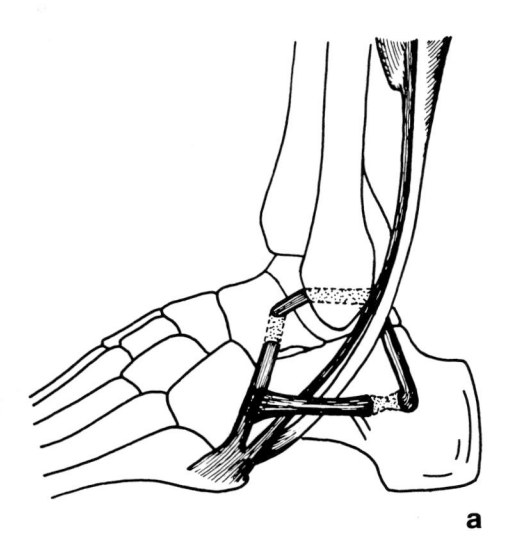

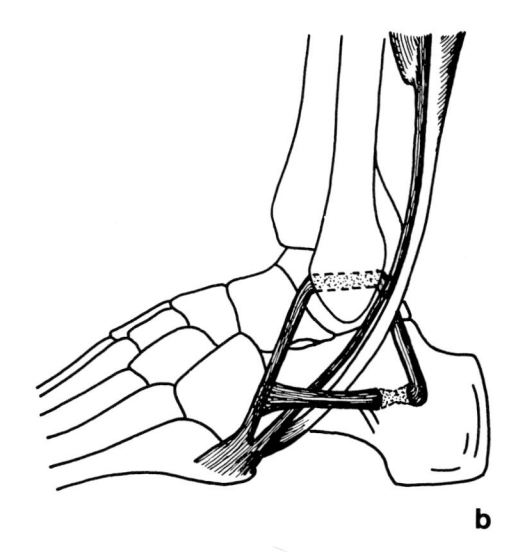

Abb. 7.51. Modifizierte Elmslie-Plastik. **a** Bei isolierter Subtalarinstabilität. **b** Bei kombinierter Instabilität OSG/USG, insbesondere wenn ein relevanter Talusvorschub besteht

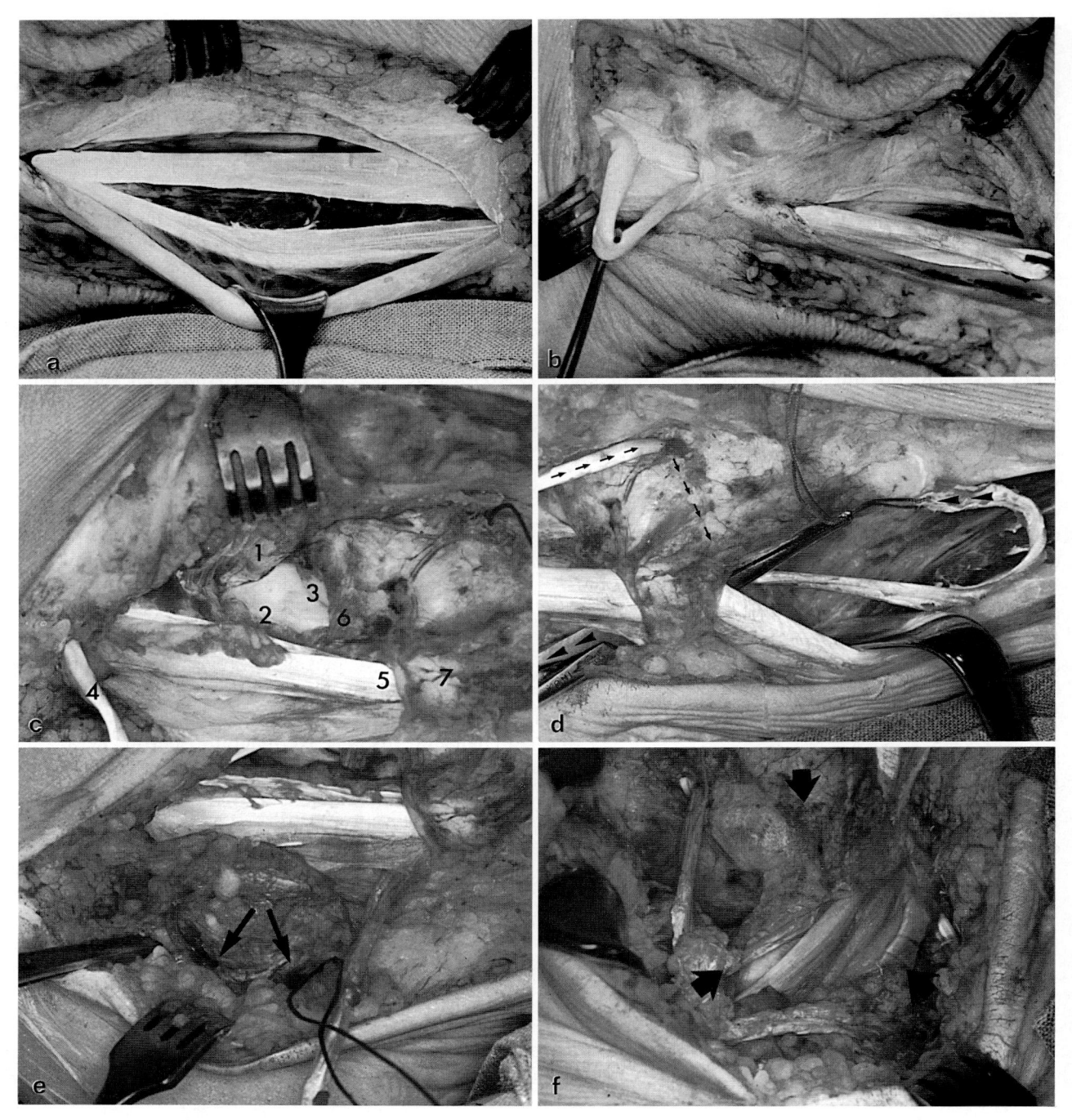

Abb. 7.52. Operative Schritte der modifizierten Elmslie-Plastik. **a** Darstellung und Spaltung der M. peroneus brevis-Sehne, die ventro-medial der weggehaltenen Longus-Sehne liegt. **b** Herausluxieren des halben Spanes aus dem proximalen (s. Haken) und distalen Retinaculum peron. **c** Situs nach Resektion des Fettkörpers im Sinus tarsi. Jetzt ist das vernarbte, schlaffe Lig. talocalcaneare interosseum (*1*) erkennbar, nach Resektion der Kapsel die subtalare (*2*) und talare (*3*) Gelenkfläche, die in Neutralstellung des Fußes kongruent aufeinanderstehen. Hier – bei Varusstreß – kommt es zur erheblichen Verschiebung des Calcaneus gegenüber dem Talus nach ventral. Halber M. peroneus brevis-Span (*4*), Peroneus longus-Sehne (*5*), Lig. talocalcaneare laterale (*6*), proximales Retinaculum mm. peron. (*7*). **d** Durchzug des Sehnenspanes von ventral nach dorsal durch den 4,5 mm starken Bohrkanal in der distalen Fibula, anschließend medial der Peronealsehnenscheide zum Calcaneus hin. **e** Nach Anlegen des flach V-förmigen Bohrkanals am Calcaneus Durchzug der Sehne. Die Pfeile zeigen auf Ein- und Austritt der eingebrachten großen Nadel. **f** Fertiger Situs mit trianguläir verspannter Sehne nach Naht des proximalen Sehnenendes mit der distalen Sehne nahe der Insertion an der fünften Mittelfußbasis

Nach Einschlagen der ausgelösten Sehne in eine feuchte Kompresse wird ein Bohrkanal mit dem 4,5 mm Bohrer zwischen Oberrand des Ligamentum fibulotalare anterius und Unterrand des vorderen Syndesmosenbandes senkrecht zur mittleren Fibulaachse angelegt. Durchzug des angeschlungenen Sehnenspanes von ventral nach dorsal und Weiterführen des Spanes medial der Peronelsehnenscheide zum Calcaneus (Abb. 7.52d). Hier wird dicht unterhalb des Ansatzes vom Ligamentum fibulocalcaneare ein V-förmiger Bohrkanal angelegt. Der Abstand beider Bohrlöcher sollte mindestens 1,5 cm betragen, der Neigungswinkel zum Calcaneus jeweils etwa 30 Grad. Nur so kann eine ausreichend weite Corticalisbrücke zwischen beiden Bohrlöchern entstehen und die Sehne relativ leicht durch diesen 4,5 mm starken, flach V-förmigen Kanal gezogen werden (Abb. 7.52e). Zuletzt wird in Rechtwinkel- und Pronations-Eversionsstellung des Fußes mittels Pulvertaftnaht die proximale Sehnenhälfte mit der distalen nahe an der Basis des 5. Mittelfußknochens in sich vernäht (Abb. 7.52f).

7.8.2. Isolierte Calcaneo-Cuboid-Instabilität

Bei nachweisbarer, isolierter Instabilität im Calcaneo-Cuboid-Gelenk und bereits fortgeschrittener Arthrose (Abb. 7.53) ist die Arthodese dieses Gelenksegmentes empfehlenswert.

Bei meist kombinierter Instabilität über 2 Etagen (Subtalargelenk und Calcaneo-Cuboid-Gelenk) oder sogar über 3 Etagen (OSG/Subtalar-/CC-Gelenk) empfiehlt sich die modifizierte Elmslie-Plastik (Abb. 7.51b).

7.8.3. Kombinierte Instabilität OSG/USG

Besteht eine kombinierte Instabilität des oberen Spunggelenkes und des Subtalargelenkes, insbesondere mit relevantem Talusvorschub, wird die oben beschriebene modifizerte Elmslie-Plastik zusätzlich dadurch submodifiziert, daß der Sehnenspan wie bei der Watson-Jones-Plastik [117] zusätzlich durch den Talushals geführt wird, um hierdurch den Talusvorschub zu hemmen (Abb. 7.51b).

Bei kombinierter Instabilität auf allen 3 Ebenen (OSG/Subtalar-/Calcaneo-Cuboid-Gelenk) hat sich die oben beschriebene modifizierte Elmslie-Plastik sehr bewährt (Abb. 7.51b).

Die *Nachbehandlung* erfolgt nach Wundheilung im initialen Unterschenkelspaltgipsverband in der Regel für 6 Wochen im anschließenden Unterschenkelgehgipsverband. Ein Peroneal-Propriozeptiv-Training sollte sich immer anschließen.

Komplikationen hinsichtlich einer tiefen Weichteilinfektion sind nach eigener Erfahrung in 2 von 68 Fällen eines revisionsbedürftigen infizierten Hämatoms geringer als bei modifizierter Evans-

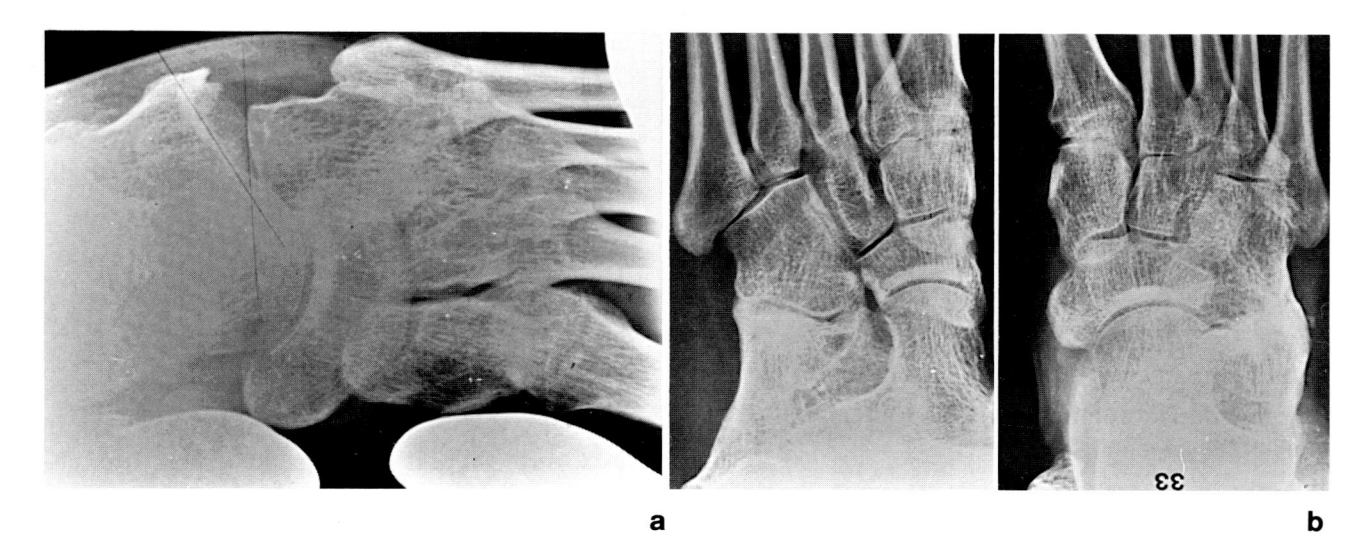

Abb. 7.53. Jahrelang bestehende chronische Instabilität im Calcaneo-Cuboid-Gelenk mit rezidivierenden Supinationstraumen. **a** Bei Instabilität und bereits vorhandener Arthrose ist die Arthrodese dieses Gelenkes die Therapie der Wahl. **b** 33 Monate nach calcaneo-cuboidaler Fusion mit Beschwerdefreiheit des Patienten, kein "giving way" mehr beobachtbar

312 Bandläsionen (akut/chronisch)

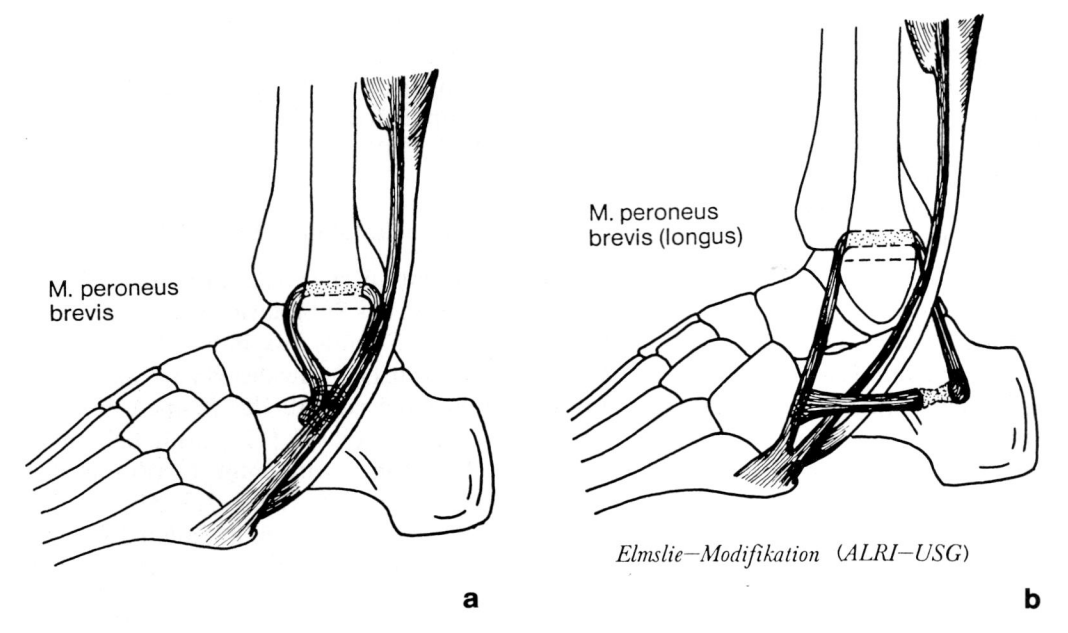

Abb. 7.54. Tenodeseverfahren bei chronischer ALRI-OSG (**a**) und bei chronischer ALRI-USG (**b**) beim Kind oder Jugendlichen sind, sofern keine direkten oder indirekten rekonstruktiven Maßnahmen möglich sind, unter Schonung der distalen Fibulaepiphyse durchzuführen

Tenodese, die wegen tiefer Weichteilinfektion in 2 von 98 Fällen eine radikale Sehnenresektion erforderte. Die Ursache hierfür mag darin begründet sein, daß der Sehnenspan bei der mod. Elmslie-Plastik durch die transossäre Führung in 2 oder sogar 3 Knochen-kanälen eine bessere Ernährung erfährt. Dagegen erscheint mit der Ausbildung von 2 Neurinombildungen des N. cutaneus dorsalis lateralis in der mod. Elmslie-Gruppe die Gefahr einer Nervenläsion größer zu sein als in dem mod. Evans-Kollektiv mit keinem Fall einer Nervenschädigung.

Die *Prognose* der mod. Elmslie-Plastik ist sehr gut bis gut sofern zum Zeitpunkt der Operation noch keine wesentliche Arthrose im OSG oder Subtalargelenk besteht.

Nach eigenen 5-Jahres-Untersuchungen [131] wurden von 31 Patienten mit modifizierter Elmslie-Plastik 26 erst durch den Eingriff wieder sportfähig, 3 bedingt sportfähig, nur 2 Patienten konnten ihre frühere sportliche Aktivität nicht wiedererlangen.

Die 5-Jahres Ergebnisse (n = 31) sind in 12 Fällen sehr gut, in 17 gut und in 2 Fällen befriedigend. Eine Arthroseentwicklung nach modifizierter Elmslie-Plastik konnte in keinem Fall gesehen werden, klinisch dagegen ein mittleres Supinations-Inversions-Defizit von 7,5 Grad in jedem 3. Fall.

7.9. Seltene Bandläsionen OSG/Fuß

7.9.1. Isolierte Ruptur des Ligamentum deltoideum

Lauge-Hansen [71] beschrieb als Erster die isolierte Ruptur des Lig. deltoideum als sog. Stadium I-Verletzung beim reinen Pronations-Eversions-Trauma des Sprunggelenkes.

Während Broström [14] eine Ruptur des Lig. deltoideum in 2–3% aller Fälle einer rein ligamentären OSG-Verletzung sah, wurde von Staples [110] die isolierte Ruptur des Lig. deltoideum für unwahrscheinlich erachtet.

In der eigenen 20-Jahres-Statistik konnte nur ein einziger Fall einer isolierten Ruptur des Lig. deltoideum gesehen werden, welcher radiologisch im Sinne der anteromedialen Rotationsinstabilität durch gehaltene Valgus-Streßaufnahmen und zu-

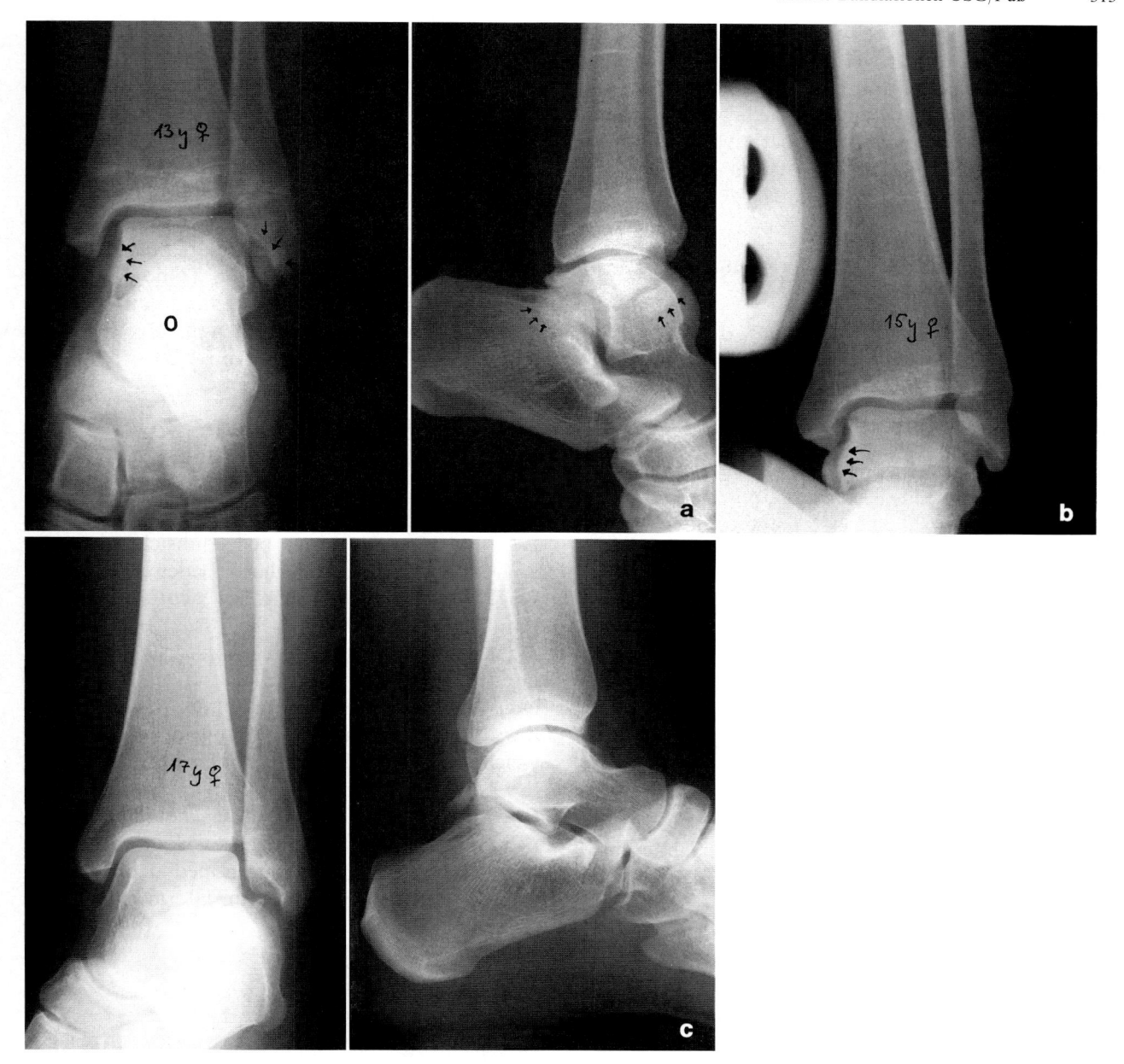

Abb. 7.55. Pseudarthrotische Fehlverheilung eines köchernen Ausrisses des Lig. tibiotalare posterius entsprechend dem Abriß des Tuberculum mediale des Processus posterior tali bei einem 13-jährigen Mädchen, 6 Monate nach Hyperextensionstrauma bei einem Weitsprung. **a** Die OSG-a.p.-Aufnahme läßt bei der Erstuntersuchung unmittelbar nach dem Hyperextensionstrauma medialseitig zwischen Innenknöchel und medialer Taluskante eine schattenfömige Verdichtung erkennen (Pfeile). Als Nebenbefund besteht ein alter knöcherner Ausriß der fibularen Bänder, der im seitlichen Strahlengang besser zu erkennen ist als das ausgerissene Tuberculum mediale. **b** Wegen persistierender Beschwerden werden 6 Monate später gehaltene Aufanhmen des OSG durchgeführt, die nun sehr deutlich einen rundlichen Schatten medial des Talus unterhalb des Innenknöchels erkennen lassen (Pfeile). Klinisch besteht ein lokaler Druckschmerz in diesem Bereich, insbesondere ist bei aktiver Beugung gegen Widerstand der Großzehe ein indirekter Schmerz auslösbar (Reizzustand der Flexor hallucis longus Sehne). **c** Nach Resektion des Tuberculum mediale ist die Patientin völlig beschwerdefrei und kommt 1 Jahr später wegen Beschwerden durch die pseudarthrotische Fehlverheilung an der Fibula erneut zur Behandlung. Nach Rekonstruktion des fibularen Bandapparates ist das 17-jährige Mädchen bandstabil und völlig beschwerdefrei, 1 Jahr postoperativ nach Zweiteingriff

sätzliche Arthrographie gesichert und folgenlos konservativ behandelt werden konnte (Abb. 7.21). Das Problem einer chronischen Instabilität des Lig. deltoideum ist in der deutschsprachigen Literatur nicht bekannt, wenngleich 2 operative Methoden im anglo-amerikanischen Schrifttum beschrieben wurden [31, 121].

7.9.2. Ossärer Ausriß des Ligamentum tibiotalare posterius

Cedell [22] beschrieb als erster diese seltene Läsion bei 4 Sportlern, die ein Hyperextensions-/Pronations-Trauma erlitten hatten. Bei allen Patienten war es bei ossärem Abriß des Tuberculum mediale des Processus posterior tali zur pseudarthrotischen Fehlverheilung gekommen, die nach Resektion desselben beschwerdefrei wurden.

In der eigenen 20-Jahresstatistik konnten ebenfalls 4 Fälle einer solchen Abrißfraktur mit entsprechender Beschwerdesymptomatik gesehen werden. In einem Fall bestand zusätzlich ein alter fibularer knöcherner Bandausriß (Abb. 7.55). Anamnestisch wurde ebenfalls ein Hyperextensionstrauma angegeben. Die Patienten klagten über Funktionsschmerzen besonders beim Treppensteigen, Zehenspitzengang mit lokalem Druckschmerz hinter dem Innenknöchel und Funktionsschmerz bei Beugung der Großzehe gegen Widerstand (topographische Nachbarschaft des Tuberculum mediale zur Flexor hallucis longus-Sehne mit regionaler Sehnenreizung). In 2 Fällen konnte die Diagnose per Tomographie, in 2 neuerlichen Fällen per CT gestellt werden. Die Resektion des pseudarthrotischen Fragmentes, das zwischen Erbs- und Bohnengröße variierte, führte in jedem Falle zur Beschwerdefreiheit (Abb. 7.55) Operativ wird über einen medialen retromalleolären Schnitt unter sorgfältiger Schonung des Gefäß-Nerven-Bündels zwischen Flexor digitorum longus und Flexor hallucis longus nach Durchtrennung des oberflächlichen Seitenbandes eingegangen. Durch Mobilisation und Beiseitehalten der Flexor hallucis longus-Sehne kann das Tuberculum mediale dargestellt und aus seiner pseudarthrotischen Bandhaft herausgelöst werden. Die Nachbehandlung ist funktionell.

7.9.3. Ossärer Ausriß des Ligamentum bifurcatum

Durch ein Adduktionstrauma des Vorfußes gegenüber dem Rückfuß kann es zum knöchernen Ausriß des Lig. bifurcatum kommen, welches bei Dislokation oder unzureichender Ruhigstellung pseudarthrotisch fehlverheilen kann. Entspricht dabei das Fragment einem größeren calcanearen Gelenkanteil des Processus anterior calcanei gegenüber dem Cuboid, kommt es zu erheblichen Beschwerden in diesem Gelenk. In der Regel führt bei veralteter Verletzung und pseudarthrotischer Fehlverheilung nur die Resektion dieses Fragmentes zur Beschwerdefreiheit des Patienten. Die Diagnose ist meist nur durch eine Tomographie der Fußwurzel in 2 Ebenen zu stellen, das operative Vorgehen ist in 4 eigenen Fällen mit Resektion des Fragmentes überzeugend (Abb. 7.56).

7.9.4. Rupturen des Ligamentum neglectum

Das früher von verschiedenen Anatomen bezeichnete Lig. calcaneo-naviculare mediodorsale oder Lig. sustentaculo-naviculare wurde v. Volkmann [115] als Lig. neglectum pedis hinsichtlich seiner anatomisch-biomechanischen Bedeutung erneut gewürdigt. Eigene klinische Beobachtungen deuten darauf hin, daß kleine frische, ossäre Bandausrisse nicht immer knöchernen Ausrissen der talonavicularen Kapsel oder des Lig. talonaviculare dorsale zugeordnet werden können, sondern auch solchen des Lig. neglectum. Dieses wenig bekannte Band, welches funktionell vor allem die Einwärtsdrehung des Taluskopfes und damit die Hyperpronation im Chopart-Gelenk einschränkt, erscheint nach eigenen klinischen Beobachtungen ein wesentlicher Stabilisator in der talonavicularen medialen Bandführung zu sein, ein Pendant zum lateralseitigen Lig.

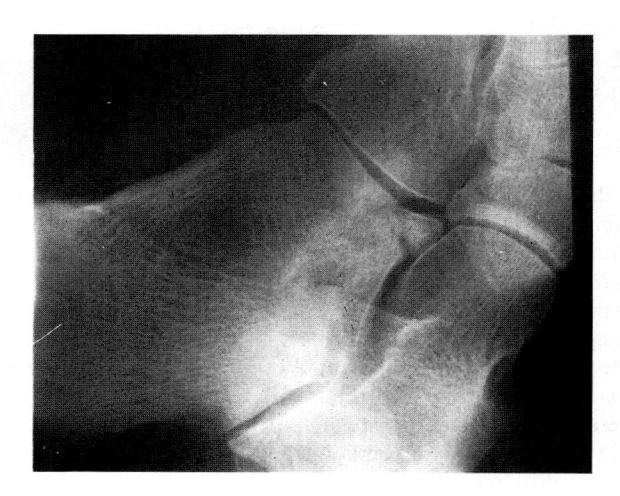

Abb. 7.56. Schmerzhafter, pseudarthrotisch fehlverheilter ossärer Ausriß des Lig. bifurcatum im Bereich des Processus anterior calcanei. Erst die Resektion bringt Beschwerdefreiheit

bifurcatum. Nach v. Volkmann [115] verläuft das Lig. neglectum als ca. 1/2 cm breiter Bandstreifen vorwärts-aufwärts und nach lateralwärts vom Sustentaculum zum Os naviculare (vergl. Abb. 2.19). Dieser Bandzug überquert die medial freiliegende Kopffläche des Talus, meist auch noch einen schmalen Streifen seines Halses, ohne mit ihm zu artikulieren. Er inseriert am Os naviculare von der Tuberositas bis zu dessen First, dem höchsten Punk des Fußrückens. Der Verlauf ist in der Vertikalen wie in der Horizontalen mehr diagonal zur Längsrichtung des Fußes, insgesamt schraubenförmig. Das rein fibröse, teils fibrocartilaginäre Lig. neglectum bildet zusammen mit dem Os naviculare und dem navicularen Schenkel des Lig. bifurcatum eine ligamentär-ossäre Schleife, die dem Taluskopf Bewegungsmöglichkeit, aber auch Lagesicherung verleiht.

Ähnlich wie die degenerative Ruptur der Tibialis posterior Sehne zum dekompensierenden Pes valgo planus führt, erscheint die Ruptur des Lig. neglectum als wesentlicher Akzelerator des posttraumatischen Pes valgo planus. Bestehen klinischradiologisch Hinweise für einen ossären Ausriß dieses funktionell wichtigen Bandes, sollte die Behandlung in einem Unterschenkelgipsverband für 3–5 Wochen erfolgen, bei dem das Längs- und Quergewölbe sehr gut abgestützt werden muß.

Literatur

1. Anderson KJ, Lecocq JF (1954) Operative treatment of injury to the fibular collateral ligament of the ankle. J Bone Joint Surg (Am) 36:825–832
2. Anderson KJ, Lecocq JF, Clayton ML (1962) Athletic injury of the fibular collateral ligament of the ankle. Clin Orthop 23:146
3. Baumgartner A, Huguier A (1907) Les luxations sous astragaliennes. Rev Chir 36:114–129
4. Baumgaertel FR (1986) Biomechanische Untersuchungen zur Stabilität des Außenknöchels durch den fibularen Bandapparat des oberen Sprunggelenkes. Dissertation, Med. Hochschule Hannover
5. Bargon G (1978) Röntgenmorphologische Gradeinteilung der post-traumatischen Arthrose im oberen Sprunggelenk. Hefte Unfallheilkd 133:28–34
6. Blanchet A (1975) La réfection capsulo-ligamentaire dans le instabilités chroniques de la tibio-tarsienne. Rev Chir Orthop 61 [Suppl II]:175–176
7. Bonnin JG (1944) The hypermobile ankle. Proc R Soc Med 37:282–286
8. Bouretz JC (1975) Entorses récentes du ligament latéral externe. Rev Chir Orthop 61 [Suppl II]:128–131
9. Brantigan JW, Pedegona LR, Lippert FR (1977) Instability of the subtalar joint. J Bone Joint Surg (Am) 59:321–324
10. Broca P (1953) Memoire sur les luxations sous-astragaliennes. Mem Soc Chir (Paris) 3:566–656
11. Bromfeild W (1773) Chirurgical observations and cases, Vol 2. Ed by William Bromfeild, Cadell, London, p 87
12. Broström L (1964) Sprained ankles. I. Anatomic lesions in recent sprains. Acta Chir Scand 128:483–495
13. Broström L (1965) Sprained ankles. III. Clinical observations in recent ligament ruptures. Acta Chir Scand 130:560–569
14. Broström L, Liljedahl SO, Lindvall N (1965) Sprained ankles. II. Arthrographic diagnosis of recent ligament ruptures. Acta Chir Scand 129:485–499
15. Broström L (1966a) Sprained ankles. V. Treatment and prognosis in recent ligament ruptures. Acta Chir Scand 132:537–550
16. Broström L (1966b) Sprained ankles VI. Surgical treatment of "chronic" ligament ruptures. Acta Chir Scand 132:551–565
17. Buckingham W (1973) Subtalar dislocation of the foot. J Trauma 13(9):753–765
18. Bühlmann H (1981) Bandersatzplastik am oberen Sprunggelenk. Helv Chir Acta 48:717–726
19. Castaing J, Le Chevalier PL, Meunier M (1961) Entorse à répétition ou subluxation récidivante de la tibiotarsienne. Une technique simple de ligamentoplastie externe. Rev Chir Orthop 47:598–608
20. Castaing J, Delplace J, Dien F (1975) Instabilités chroniques externe de la cheville. Rev Chir Orthop 61 [Suppl II]:167–174
21. Cangialosi CHP (1981) Ruptured anterior talofibular ligament. A simplified procedure for late repair. J Foot Surg 20:224–226
22. Cedell C (1974) Rupture of the posterior talotibial ligament with the avulsion of a bone fragment from the talus. Acta Orthop Scand 45:454–461
23. Clayton ML, Weir GJ (1959) Experimental investigations of ligamentous healing. Am J Surg 98:373–378
24. Chlumsky V (1928) Über wackelnde Fußgelenke. Arch Orthop 26:374–375
25. Chrisman OD, Snook GA (1969) Reconstruction of lateral ligament tears of the ankle. J Bone Joint Surg (Am) 51:904–912
26. Dehne E (1933) Die Klinik der frischen und habituellen Adduktionssupinationsdistorsion des Fußes. Dtsch Z Chir 242:40–61

27. Detenbeck, Kelly P (1969) Total dislocation of the talus. J Bone Joint Surg (Am) 51:283–288
28. Dietschi C, Zollinger H (1973) Beitrag zur Diagnostik der lateralen Bandverletzungen des oberen Sprunggelenkes. Z Orthop 111:724–731
29. Duquennoy A, Lisélélé D, Torabi DJ (1975) Résultats du traitement chirurgical de la rupture du ligament latéral externe de la cheville. Rev Chir Orthop 61 [Suppl II]:159–161
30. Duquennoy A, Letendard J, Loock PH (1980) Remise en tension ligamentaire externe dans le instabilites chroniqués de la cheville. Rev Chir Orthop 66:311–316
31. DuVries HL (1965) Surgery of the foot, 2nd Ed. CV Mosby, St Louis pp 105–106
32. Dwyer FC (1959) Osteotomy of the Calcaneum for Pes Cavus. J Bone Joint Surg 41 (Br):80–86
33. Dziob JH (1956) Ligamentous injuries about the ankle joint. Am J Surg 91:692–698
34. Ecke H (1978) Luxationen an den Fußgelenken. Schriftenreihe Unfallmed. Tagungen der Landesverbände der gewerblichen Berufsgenossenschaften 33:93–103
35. Elmslie RC (1934) Recurrent subluxation of the ankle joint. Ann Surg 100:364–367
36. Evans DL (1953) Recurrent instability of the ankle – a method of surgical treatment. Proc Roy Soc Med 46:343–344
37. Evans GA, Hardcastle P, Frenyo AD (1984) Acute rupture of the lateral ligament of the ankle, to suture or not to suture? J Bone Joint Surg (Br) 66:209–212
38. Evrard H (1962) Les lesions ligamentaires du cou-de-pied. Acta Orthop Belg 28:232
39. Freeman MAR, Wyke BD (1964) Articular contributions to limb muscle reflexes. J Physiol 171:96
40. Freeman MAR (1965a) Treatment of ruptures of the lateral ligament of the ankle. J Bone Joint Surg (Br) 47:661–668
41. Freeman MAR (1965b) The etiology and prevention of functional instability of the foot. J Bone Joint Surg (Br) 47:678–685
42. Freeman MAR (1965c) Instability of the foot after injuries to the lateral ligament of the ankle. J Bone Joint Surg (Br) 47:669–677
43. Frick H (1978) Zur Entstehung, Klinik, Diagnostik und Therapie der isolierten Verletzung der tibiofibularen Syndesmose. Unfallheilkunde 81:542–548
44. Frick H (1984) Verletzungsmechanismus der isolierten vorderen Syndesmosenruptur. In: Hackenbroch MM, Refior HJ, Jäger M, Plitz W (Hrsg) Funktionelle Anatomie und Pathomechanik des Sprunggelenkes. Thieme, Stuttgart, S 120
45. Gallie WE (1913) Tendon-fixation – an operation for the prevention of deformity in infantile paralysis. Am J Orthop Surg 11:151–155
46. Gianella FV, Huggler AH (1976) Muskelaktivierte dynamische Bandplastik bei chronischer fibularer Seitenbandinsuffizienz. Z Orthop 114:805–812
47. Gould N, Seligson D, Gassmann J (1980) Early and late repair of lateral ligament of the ankle. Foot Ankle 2:84–89
48. Gurlt E (1898) Geschichte der Chirurgie und ihre Ausübung. Nachdruck der Ausgabe Berlin 1898, Bd. 1. S 251/836, Ohms, Hildesheim, 1964
49. Grath GB (1960) Widening of the ankle mortise. Acta Chir Scand [Suppl] 263:1ff
50. Haig H (1950) Repair of ligaments in recurrent subluxation of the ankle joint. J Bone Joint Surg (Br) 32:751
51. Harrington KD (1979) Degenerative arthritis of the ankle secondary to long-standing lateral ligament instability. J Bone Joint Surg (Am) 61:354–361
52. Hellpap W (1963) Das vernachlässigte untere Sprunggelenk. Die „Frakturlinie der Supination". Arch Orthop Unfallchir 55:289–300
53. Henke JW (1863) Handbuch der Anatomie und Mechanik der Gelenke. Winter'sche Verlagsbuchhandlung, Leipzig
54. Henkemeyer U, Püschel R, Burri C (1975) Experimentelle Untersuchungen zur Biomechanik der Syndesmose. Langenbecks Arch Chir Forum [Suppl]:369–371
55. Hill WCO (1960) Primates: comparative anatomy and taxonomy, Vol 4, Part A. Edinburgh University Press, Edinburgh
56. Hönigschmied J (1877) Leichenexperimente über die Zerreißung der Bänder am Sprunggelenk mit Rücksicht auf die Entstehung der indirekten Knöchelfrakturen. Dtsch Z Chir 8:239–260
57. Hoffmann R, Thermann H, Zwipp H, Wippermann B, Tscherne H (1991) Standardisierte sonographische Diagnostik der frischen fibularen Bandruptur. Ultraschall Klin Prax 6:229–233
58. Hooge band van der CR, Moppes FI (1987) Die Behandlung der lateralen Ligamentrupturen des oberen Sprunggelenkes mit der Couman-Bandage und direkte Mobilisation (eine prospektive Vergleichsstudie). Hefte Unfallheilkd 189:1030–1034
59. Huggler AH (1978) Die Peronaeus-bresis-Plastik als muskelaktivierte dynamische Bandplastik. Hefte Unfallheilkd 133:158–168
60. Inman VT (1976) The joints of the ankle. Williams and Wilkins, Baltimore
61. Judet J (1975) Résultats du traitement chirurgical de la rupture du ligament latéral externe de la cheville. Rev Chir Orthop 61 [Suppl II]:157–158
62. Kapandji JA (1974) Physiologie articulaire. Fascicule II, 4ieme ed. Libraine Maloine SA, Paris, p 140
63. Katzenstein (1927) Zitiert nach Faber A (1932) Kippstellung des Talus. Fortschr Röntgenstr 46:457
64. Keith A (1893) The ligaments of the catarrhine monkeys, with references to corresponding structures in man. J Anat Physiol 28:149
65. Keyl W (1983) Wertigkeit von gehaltener Aufnahme, Arthrographie und Streßtenographie bei fibularen Kapsel-Bandläsionen des oberen Sprunggelenkes. In: Rahmanzadeh R, Faensen M (Hrsg)

Bandverletzungen am Schulter-, Knie- und Sprunggelenk. Schnetzor, Konstanz, S 204
66. Klein J, Schreckenberger C, Röddecker K, Tiling TH (1988) Operative und konservative Behandlung der frischen Außenbandruptur am oberen Sprunggelenk. Randomisierte klinische Studie. Unfallchirurg 91:154–160
67. Kuner EH (1978) Der gestielte Periostzügel als Möglichkeit des Außenbandersatzes. Hefte Unfallheilkd 133:191–193
68. Kuner EH (1983) Die Periostzügelplastik bei der habituellen Distorsion des oberen Sprunggelenkes – eine einfache und sichere Methode. In: Rahmanzadeh R, Faensen M (Hrsg) Bandverletzungen an Schulter-, Knie- und Sprunggelenk. Schnetzor, Konstanz, S 267
69. Lange M (1949) Unfallorthopädie einschließlich der Spätbehandlung von Kriegsverletzungen. Enke, Stuttgart, S 217
70. Lauge-Hansen N (1948) Fractures of the ankle. Analytic historic survey as the basis of new experimental, roentgenologic and clinical investigations. Arch Surg 56:259–317
71. Lauge-Hansen N (1949) „Ligamentous" ankle fractures. Diagnosis and treatment. Acta Chir Scand 97:544–550
72. Lanz T v, Wachsmuth W (1972) Praktische Anatomie, Band I, Teil 4. Bein und Statik. VI: Pes, der Fuß. Springer, Berlin Heidelberg New York
73. Laurin CA, Quellet R, St-Jacques R (1968) Talar and subtalar tilt: an experimental investigation. Can J Surg 11:270–271
74. Leger L, Olivier C (1945) Entorses du cou-de-pied et entorses du genou. Tome I. Masson et Cie, Paris
75. Leitner B (1952) Behandlungen und Behandlungsergebnisse von 42 frischen Fällen von Luxatio pedis sub talo im Unfallkrankenhaus Wien 1925–50. Ergebnisse Chir Orthop 37:501–577
76. Maisonneuve MJG (1840) Recherches sur la fracture du peroné. Arch Gen de Med Ser 3(7):165
77. Makhani JS (1962) Diagnosis and treatment of actue ruptures of the various components of the lateral ligaments of the ankle. Am J Orthop 4:224
78. Mazzinari S, Bertini E (1977) Sindrome senotarsica da lesione traumatica del legamento interosseo astragalo-calcaneale. Minerva Orthop 28:379–582
79. McLaughlin HL (1959) Trauma, Chapter 11. Saunders, Philadelphia, p 344
80. Meyer H (1853) Das aufrechte Gehen (Zweiter Beitrag zur Mechanik des menschlichen Knochengerüstes). Arch Anat Physiol wissensch Med, S 365
81. Moberg E (1973) Zitiert nach Huggler [59]
82. Moehring P (1916) Ein Fall von habitueller Luxatio pedis. Monatsschr Unfallheilkd 23:41–43
83. Monk CJE (1969) Injuries of the tibio-fibular ligaments. J Bone Joint Surg (Br) 51:330–337
84. Morscher E, Baumann JU, Hefti F (1981) Die Calcaneus-Osteotomie nach Dwyer, kombiniert mit lateraler Bandplastik bei rezidivierender Distorsio pedis. Z Unfallmed Berufskr 74:85–90
85. Niedermann B, Anderson A, Byrde-Anderson S, Funder V, Jörgensen JB, Lindholmer E, Fuust M (1981) Rupture of the lateral ligaments of the ankle: Operation or plastercast? Acta Orthop Scand 52:579–587
86. Nilsonne H (1932) Making a new ligament in ankle sprain. J Bone Joint Surg 14:380–381
87. O'Donoghue DH (1958) Treatment of ankle injuries. Northwest Med:1277–1286
88. Paar O, Riel KA (1983a) Die Therapie frischer und veralteter fibularer Kapselbandverletzungen am oberen Sprunggelenk. Chirurg 54:411–416
89. Paar O, Riel KA (1983b) Eine eigene Methode zur Therapie der chronisch-fibularen Bandinsuffizienz. Unfallheilkunde 4:187–191
90. Pestessy J, Rado S, Feczko J, Balvanyossy P, Bacs P (1975) Total luxation of the anklebone, without fracture. Magy Traum Orthop 18:67–75
91. Phillips CHE (1914) Syndesmorrhapy and syndesmoplasty. Surg Gynecol Obstet 19:729–733
92. Pipkin G (1948) Sprains. J Miss State Med Assoc 45:569–573
93. Quigley TB (1959) Fractures and ligament injuries of the ankle. Am J Surg 98:477–483
94. Rehm KE, Schultheis KH, Krauss R (1983) Indikation, Technik und Stellenwert der Arthroskopie des oberen Sprunggelenkes. Unfallchirurg 9:152–161
95. Rijt van der AJ, Evans GA (1984) The long-term results of Watson-Jones tenodesis. J Bone Joint Surg (Br) 66:371–375
96. Rivero S, Manzotti GF (1960) Indirizzo chirurgico nelle lesion i recenti dei legamenti talocrurali. Minerva Orthop 11:580–591
97. Rockenstein R (1978) Die frischen lateralen Bandverletzungen am oberen Sprunggelenk. Hefte Unfallheilkd 131:105–115
98. Rubin G, Witten M (1960) The talar-tilt ankle and the fibular collateral ligaments. J Bone Joint Surg (Am) 42:311–326
99. Ruth CJ (1961) The surgical treatment of injuries of the fibular collateral ligaments of the ankle. J Bone Joint Surg 43 (Am):229–239
100. Sangiori (1901) Zitiert nach Gallie [45]
101. Sauer HD, Jungfer E, Jungbluth KH (1978) Experimentelle Untersuchungen zur Reißfestigkeit des Bandapparates am menschlichen Sprunggelenk. Hefte Unfallheilkd 131:37–42
102. Saxl A (1930) Die habituelle Distorsion des Fußes. Arch Orthop Unfallchir 28:685–688
103. Schlein U (1991) Luxationen und Luxationsfrakturen der Subtalar-, Chopart- und Lisfranc-Gelenke. Dissertation, Medizinische Hochschule Hannover
104. Seiler H, Holzrichter D (1978) Ergebnisse nach Außenbandnaht am oberen Sprunggelenk bei frischer Ruptur. Hefte Unfallheilkd 131:116–124
105. Seneque (1934) Zitiert nach Leger und Olivier [74]
106. Seyss R (1975) Die Funktionsprüfung des unteren Sprunggelenkes. Z Orthop 112:1324–1326
107. Sherrod HH, Phillips JD (1961) The surgical care of severe sprains of the ankle. South Med J 54:1379

108. Solheim LF, Aasen AO (1976) Operativ behandling av laterale ankelbändeskader. Norske, Leageforen 96:1192–1194
109. Sommer HM, Arza D, Ahrendt J (1987) Behandlungsergebnisse von operativ und konservativ versorgten fibularen Kapselbandrupturen, Teil 1. Hefte Unfallheilkd 189:1012–1018
110. Staples OS (1975) Ruptures of the fibular collateral ligaments of the ankle. Result study of immediate surgical repair. J Bone Joint Surg 57 (Am):101–107
111. Stöhr CH, Huberty R (1980) Periostplastik bei veralteten Außenknöchelbandzerreißungen. Unfallheilkd 83:467–471
112. Torg JS (1982) Zitiert nach Balduini FC, Tetzlaff J (1982) Historical perspectives on injuries of the ligaments of the ankle. Clin Sports Med 1:3–12
113. Vidal J, Fassio B, Buscayet CH, Escare PH, Allieu Y (1974) Instabilite' externe de la cheville. Rev Chir Orthop 60:635–642
114. Vidal J, Allieu Y, Fassio B, Buscayret Ch, Escare Ph, Durand J (1982) Les laxites externes de la cheville (tibio-tarsienne-sous-astragalienne). Diffuculte' du diagnostic radiologique. Traitement chirurgical: resultats. Cheville et medicine de reeducation. Masson, Paris
115. Volkmann von R (1970) Ein Ligamentum „neglectum" pedis (Lig. calcaneonaviculare mediodorsale seu sustentaculonaviculare). Verh Anat Ges 64:483–490
116. Watson AWS (1984) Sports injuries during one academic years in 6799 irish school childern. J Sports Med 12:65–71
117. Watson-Jones R (1940) Fractures and joint injuries, Vol III, 3rd Ed. Livingstone, Edinburgh, p 765
118. Weber BG (1966) Die Verletzungen des oberen Sprunggelenkes, II Aufl, 1972. Huber, Bern Stuttgart Wien
119. Weller S (1958) Über eine neue Art zur Festigung der Malleolengabel nach Ruptur des tibio-fibularen Bandapparates. Monatsschr Unfallheilkd 61:339–343
120. Wirth CJ (1978) Biomechanische Aspekte der fibularen Bandplastik. Hefte Unfallheilkd 133:148–157
121. Wiltberger BR, Mallory TH (1972) A new method for the reconstruction of the deltoid ligament of the ankle. Orthop Rev 1:37–41
122. Zollinger H, Kubik ST, Langlotz M, Waldis M, Manestar M (1984) Instabilität des unteren Sprunggelenkes – Anatomische Grundlagen und röntgenologische Diagnostik. In: Hackenbroch MM, Refior HJ, Jäger M, Plitz W (Hrsg) Funktionelle Anatomie und Pathomechanik des Sprunggelenkes. Thieme, Stuttgart, S 131
123. Zwipp H, Tscherne H (1982) Die radiologische Diagnostik der Rotationsinstabilität im hinteren unteren Sprunggelenk. Unfallheilkunde 85:494–498
124. Zwipp H, Oestern HJ, Dralle W (1982) Zur radiologischen Diagnostik der antero-lateralen Rotationsinstabilität im oberen Sprunggelenk. Unfallheilkunde 85:419–426
125. Zwipp H, Oestern HJ (1982) Die Bandrekonstruktion am oberen Sprunggelenk. In: Rahmanzadeh R, Faensen M (Hrsg) Bandverletzungen am Schulter-, Knie- und Sprunggelenk. Schnetzor, Konstanz, S 279
126. Zwipp H, Tscherne H (1984) Zur Behandlung der chronischen antero-lateralen Instabilität des oberen Sprunggelenkes: Direkte Bandrekonstruktion – Periostlappenplastik – Tenodese. Unfallheilkd 87:405–415
127. Zwipp H (1986) Die antero-laterale Rotationsinstabilität des oberen Sprunggelenkes. Hefte Unfallheilkd 177:1–176
128. Zwipp H, Tscherne H, Hoffmann R, Wippermann B (1986) Therapie der frischen fibularen Bandruptur. Orthopäde 15:446–453
129. Zwipp H (1988) Neue Trends in Diagnostik und Therapie von Gelenkbinnen-Bandverletzungen am Sprunggelenk. Schriftenreihe: Unfallmed. Tagung der Landesverbände der gewerblichen Berufsgenossenschaften. Heft 67:257–265
130. Zwipp H, Hoffmann R, Wippermann B, Thermann H, Gottschalk F (1989) Fibulare Bandruptur am oberen Sprunggelenk. Orthopäde 18:336–341
131. Zwipp H, Scola E, Thermann H (1989) Die Sportfähigkeit nach Bandplastiken am oberen und unteren Sprunggelenk. Hefte Unfallheilkd 203:196–204
132. Zwipp H, Tscherne H (1990) Versorgung fibularer Bandläsionen am Sprunggelenk. Operative und konservative Indikationen. Chir Praxis 42:669–680
133. Zwipp H, Scola E, Schlein U, Riechers D (1991) Verrenkung der Sprunggelenke und der Fußwurzel. Hefte Unfallheilkd 220:81–82

8. Knorpelläsionen

„Der einzige Unterschied zwischen einem Weisen und einem Narren liegt darin, daß der Weise sich darüber im klaren ist, daß er spielt".

Fritz Perls

„An acute awareness that they occur" erinnert 1970 O' Donoghue [13] angesichts der hohen Dunkelziffer frischer Knorpelverletzungen am oberen Sprunggelenk. Rein chondrale Abscherverletzungen, Knorpelfissuren und Knorpelkontusionen entgehen der radiologischen Diagnostik. Nur osteochondrale Verletzungen lassen im Röntgenbild die Knorpelverletzung erkennen, welche durch Drehzielaufnahmen, Sonographie, Tomographie oder durch das Computertomogramm präziser klassifiziert werden können. Knorpelläsionen des oberen Sprunggelenkes und Fußes ereignen sich neben Luxationsfrakturen vor allem als Begleitverletzungen bei Luxationen, Subluxation und ligamentären Läsionen auf allen möglichen Ebenen der Sprunggelenke und Fußwurzel.

8.1. Tibio-fibulare Knorpelläsion

Knorpelverletzungen der Knöchelgabel sind in der Regel Begleitverletzungen bei Pilonfrakturen und Luxationsfrakturen des OSG. Gelegentlich finden sich auch osteochondrale Abscherfrakturen an der vorderen oder hinteren Tibiakante bei der Luxatio pedis cum talo. Am häufigsten ist die osteochondrale ligamentäre Ausrißfraktur an der Fibula bei akuter ALRI-OSG des Kindes. Gerade für diese Verletzung, die auch rein chondral sein kann, hat die Sonographie besonderen Stellenwert (Abb. 8.1). Hierbei stellt die irreponible chondrale/-osteochondrale Läsion und nicht die ligamentäre Instabilität die Indikation zur operativen Revision dar.

8.2. Talare Knorpelläsion

Osteochondrale Läsionen des Talus mit häufig gegebener Indikation zur operativen Revision stellen die dislozierten, peripheren Talusfrakturen dar. Diese sind in der Regel als Abbruch des Processus fibularis tali, des Processus posterior tali oder als Abscherbruch des Caput tali bei subtalarer Luxation, bei transtalarer Chopart-Luxation oder als Begleitverletzung einer Talusluxationsfraktur beobachtbar. *Chondrale Läsionen* betreffen meist die Talusschulter ("talar dome").

8.2.1. Processus fibularis tali

Die Inzidenz einer Processus fibularis-Fraktur im Rahmen eines Supinationstraumas beträgt 1% [12]. In der internationalen Literatur wurden bis 1991 allerdings nur 50 Fälle insgesamt beschrieben [14]. Der *Pathomechanismus* entspricht nach Hawkins [8] einer Dorsalflexion und Inversion, nach Dimon [7] einer Dorsalflexion und Außenrotation des Talus mit zusätzlicher Kompression durch den artikulierenden Anteil des Fersenbeines.

Nach eigener Erfahrung in über 20 Fällen ist die Fraktur dieses Processus als isolierte Verletzung am häufigsten im Sinne einer Abscherfraktur des Processus gegen die Fibula beim Pronations-Abduktionstrauma des Vorfußes gegenüber dem Rückfuß zu beobachten. Bei der im eigenen Krankengut häufig zu beobachtenden Fraktur in Rahmen eines Komplextraumas des Fußes ist der Unfallmechanismus kaum analysierbar.

Radiologisch imponiert der Abbruch des Processus fibularis tali in der seitlichen Aufnahme des Fußes meist nur durch eine Doppelkonturierung im Bereich des Sinus tarsi (Abb. 8.2a). Schichtaufnahmen oder ein CT zeigen das Ausmaß der Dislokation (Abb. 8.2b).

Da der dislozierte Abbruch in der Regel pseudarthrotisch fehlverheilt [6–9,12,14,17], ist die operative Freilegung über einen antero-lateralen Zu-

320 Knorpelläsionen

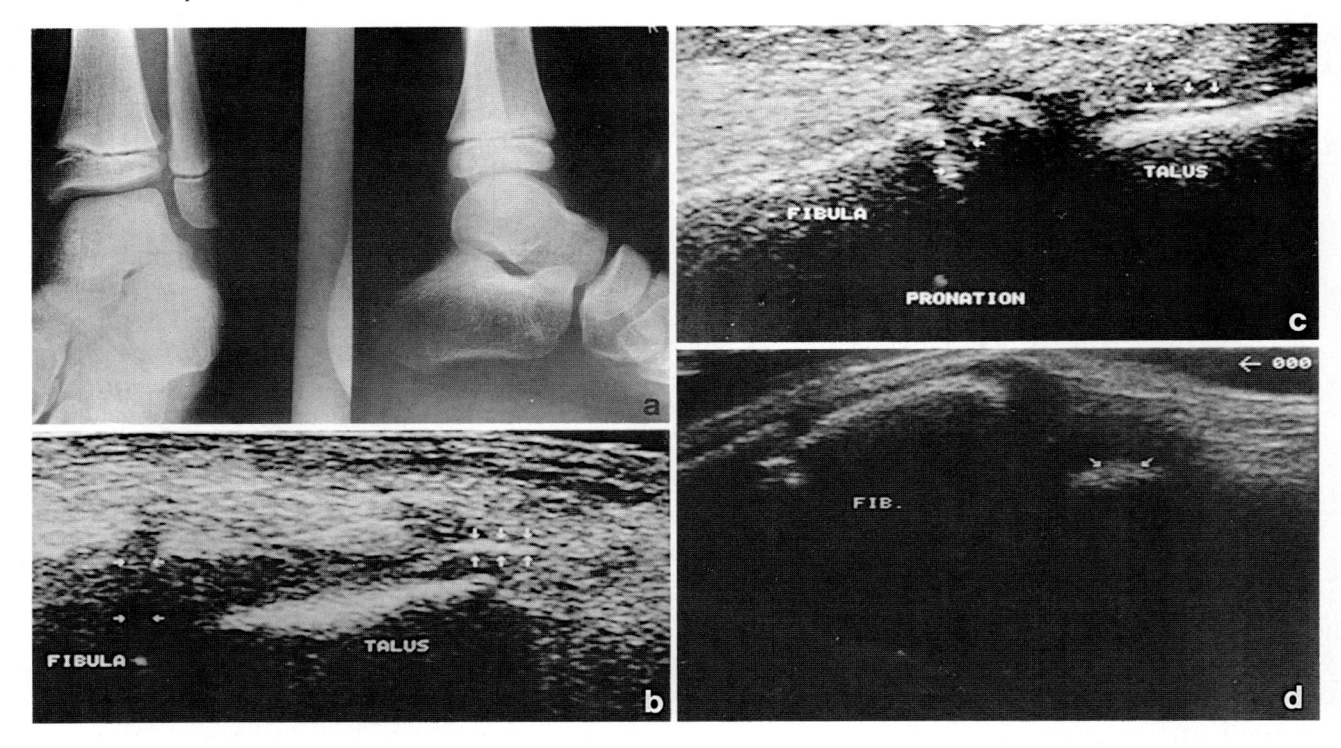

Abb. 8.1. Talarer, osteochondraler Bandausriß des Lig. fibulotalare anterius bei einem 9-jährigen Mädchen. **a** Das Nativröntgenbild läßt die Läsion nur erahnen. **b** Die Sonographie zeigt die kleine Lamelle am Talus (Pfeile). **c** Die dynamische Sonographie unter Pronation des Fußes zeigt die gute Adaptation zum Talus, was die Indikation zum konservativen Vorgehen bestimmt. **d** Vollständige Einheilung 6 Wochen nach konservativer Behandlung mit der MHH-Knöchelschiene

gang mit Reposition und Kleinfragmentschrauben-Fixation zu empfehlen. Dies gilt insbesondere für nicht-anatomisch reponible Abbrüche des Processus fibularis mit relevanter Gelenkbeteiligung. Die Schraubenköpfe müssen bei notwendiger transchondraler Einbringung subchondral versenkt werden. Trümmerbrüche des Processus fibularis sollten primär exzidiert werden [9]. Das gleiche therapeutische Procedere ist angezeigt bei subtalarer Luxation oder Talusluxationsfraktur mit Abbruch des Processus fibularis, ggf. durch additiven Zugang.

8.2.2. Processus posterior tali

Die Fraktur dieses Talusfortsatzes ist nach eigener Erfahrung nahezu ausnahmslos bei der subtalaren Luxation beobachtbar. Schichtaufnahmen oder das CT erhärten die Diagnose und lassen das Ausmaß der Dislokation erkennen. Da auch dieser periphere Sprungbeinbruch in der Regel pseudarthrotisch fehlverheilt [17] und zu erheblicher Beschwerdesymptomatik führt, empfiehlt sich im Rahmen der frischen Verletzung die anatomische Reposition und stabile Schraubenfixation über einen dorsolateralen Zugang (Kap. 3.4.6). Bei veralteter Fraktur mit pseudarthrotischer Fehlverheilung ist nur die Resektion erfolgversprechend (Abb. 8.3). Bei bereits fortgeschrittener subtalarer Arthrose ist die Resektion oder Fusion (bei großem Fragment) mit gleichzeitiger subtalarer Arthrodese sinnvoll.

8.2.3. Caput tali

Die osteochondrale Abscherfraktur des Sprungbeinkopfes ist in der Regel entweder bei subtalarer Luxation oder bei transtalarer Chopart-Verrenkung (s. Kap. 3.6.6) beobachtbar. Da es sich fast ausnahmslos um dislozierte Abscherbrüche handelt, besteht die Gefahr der talonavicularen Subluxation mit Instabilität der medialen Säule, so daß auch hierbei über einen anteromedialen Zugang die offene Reposition und stabile Fixation mit Klein-

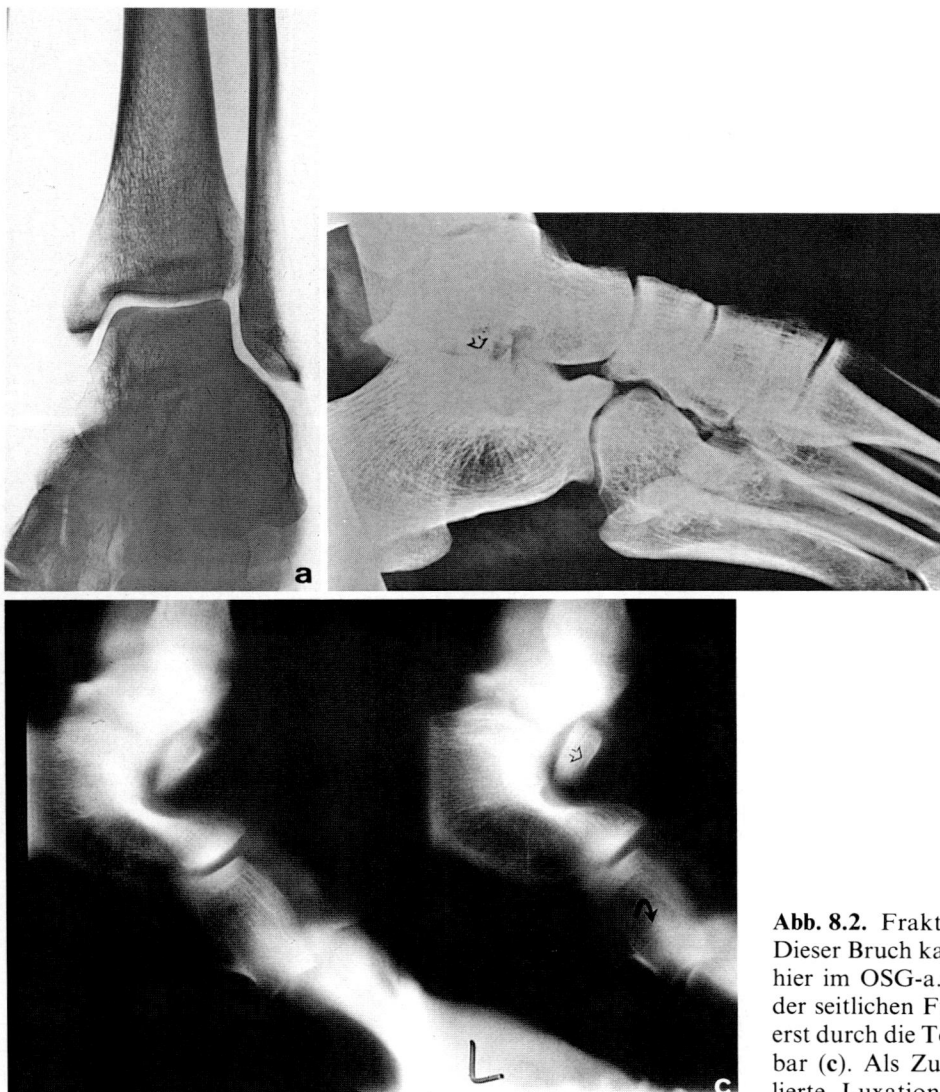

Abb. 8.2. Fraktur des Processus fibularis tali. Dieser Bruch kann leicht übersehen werden, wie hier im OSG-a.p.-Bild (**a**) kaum erkennbar, in der seitlichen Fußaufnahme (**b**) vermutbar und erst durch die Tomographie eindeutig nachweisbar (**c**). Als Zusatzbefund medio-plantare isolierte Luxation des Cuboids

fragment-Schrauben, Spickdrähten oder resorbierbaren Stiften zu empfehlen ist.

8.2.4. Trochlea tali

8.2.4.1. Talar dome

1856 wurde von Monro [11] erstmals ein "loose body" des oberen Sprunggelenkes beschrieben, der heute im anglo-amerikanischen Schrifttum als "flake fracture", osteochondral fracture", "transchondral fracture", "dome fracture" und "osteocartilaginous flake" synonym, in der deutschen Literatur als Fleck-Fraktur, Schüppchen-Fraktur oder Talus-Kantenbruch verstanden wird.

Berndt und Harty [2] analysierten 1959 in einer Übersichtsarbeit 214 Fälle einer transchondralen Talusfraktur in der bis dahin bekannten Literatur. Diese Autoren stellten heraus, daß die Osteochondrosis dissecans tali (Odt) als Entität sui generis oftmals als veraltete posttraumatische transchondrale Fraktur verstanden werden kann. Danach sind offensichtlich Verwischungen oder Fehldeutungen beider Krankheitsbilder in der Literatur beobachtbar.

Da Berndt und Harty [2] fast ausnahmslos ein Trauma in der Vorgeschichte einer „Odt" ausmachen konnten, gehen die Autoren in ihrer Interpretation so weit, daß sie die talar dome-Frakturen und die Osteochondrosis dissecans tali als Synonyma

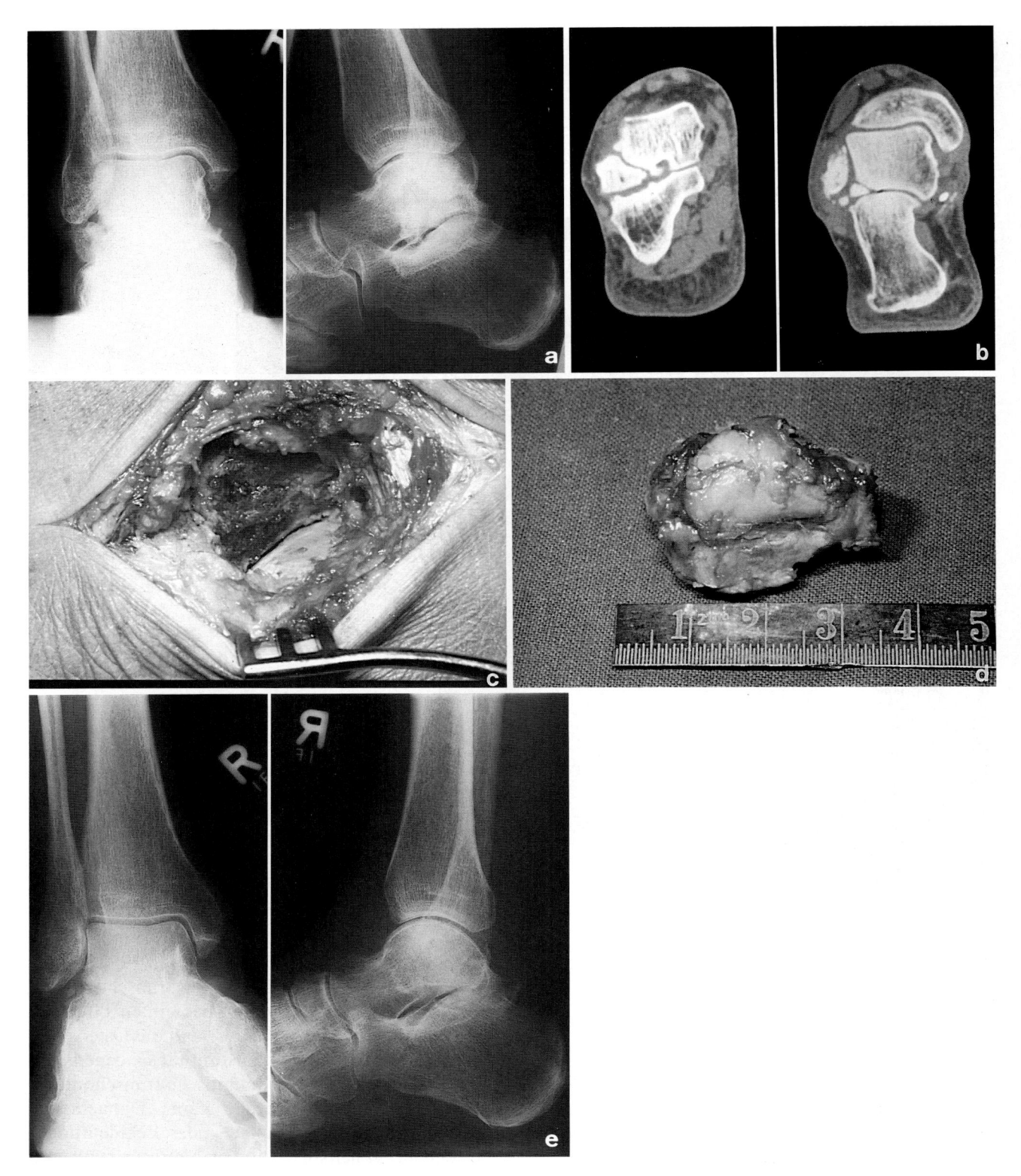

Abb. 8.3. Pseudarthrotische Fehlverheilung einer Processus fibularis tali-Fraktur bei einem 62-jährigen Patienten nach Sturz vom Kirschbaum 2 Jahre zuvor. **a** Die OSG-Übersichtsaufnahme zeigt bereits die große rundliche Verschattung subfibular mit fehlender Kongruenz des Talus zur Fibula. **b** Das praeoperative coronare CT veranschaulicht sehr eindrucksvoll den großen fehlverheilten Abbruch des Processus fibularis weit ventral zum Sinus tarsi hin gelegen, mit dem größten Durchmesser auf Höhe des Sustentaculums. Die posteriore Facette weiter dorsal zeigt einen relativ kleinen intraartikulären Anteil. **c** Intraoperativer Befund nach Resektion des großen fehlverheilten Processus, der bei Hypertrophie immerhin knapp 3 cm im größen Durchmesser mißt und 1,5 cm ehemalige Gelenkfläche trägt (**d**). Bei der Kontrolluntersuchung nach 3 Monaten ist der Patient weitestgehend beschwerdefrei. Im Bereich der posterioren Facette ist der Gelenkdefekt erkennbar und nur ein linsengroßer Knochenkern verblieben (**e**)

verstehen. In ihrer Analyse haben sie eine Klassifikation der Taluskantenfraktur geschaffen, die heute noch Gültigkeit hat. Sie unterscheiden zwischen gelockerten, teilgelösten, komplett abgelösten und verdrehten bzw, inkarzerierten osteocartilaginären Flakes (Abb. 8.4). Aufgrund experimenteller Untersuchungen konnten sie zeigen, daß forcierte Inversion und Dorsalflexion des Talus im OSG zu einer lateralen Kantenfraktur führt, wohingegen Inversion und Plantarflexion des Talus bei gleichzeitiger lateraler Rotation der Tibia zu Abscherfrakturen an der medialen Taluskante führen.

Nach einer eigenen Analyse [15] konnte bei einer osteochondralen Taluskantenfraktur (n = 32) im Rahmen einer akuten ALRI-OSG in immerhin 23 Fällen ein zusätzliches axiales Stauchungstrauma zum Supinations-Adduktions-Inversionsstreß evaluiert werden (14 beim Sprung aus der Höhe, 9 im Rahmen eines PKW-Auffahr- oder Zweiradunfalles). Auffällig war zusätzlich der hohe Taluskippwinkel (> 15 Grad) und ein erheblicher Talusvorschub (> 10 mm) in allen Fällen, was deutliche Hinweise auf einen Luxationsmechanismus erkennen läßt. Während nach eigener Erfahrung [16] frische osteochondrale Frakturen im Rahmen einer fibularen Bandruptur vornehmlich anterolateral und nur selten posteromedial (6:1) gesehen werden können, ist in veralteten, chronischen Fällen mit Ausbildung von Taluscysten und „Osteochondrosis dissecans"-Herden das topographische Verhältnis mit 1:2 umgekehrt.

Diagnostisch sind exakte ap-Aufnahmen des OSG in 20 Grad Innenrotation empfehlenswert, um die laterale und mediale Talusrolle exakt beurteilen zu können. Gelegentlich fällt die laterale Taluskantenfraktur erst im Rahmen einer gehaltenen Aufnahme auf, da durch die Scherung der lateralen Talusschulter gegenüber der Fibula eine erneute Dislokation des Kantenfragmentes bewirkt wird (Abb. 8.5). In unklaren Fällen führen Schrägaufnahmen, ap-Aufnahmen mit unterschiedlicher

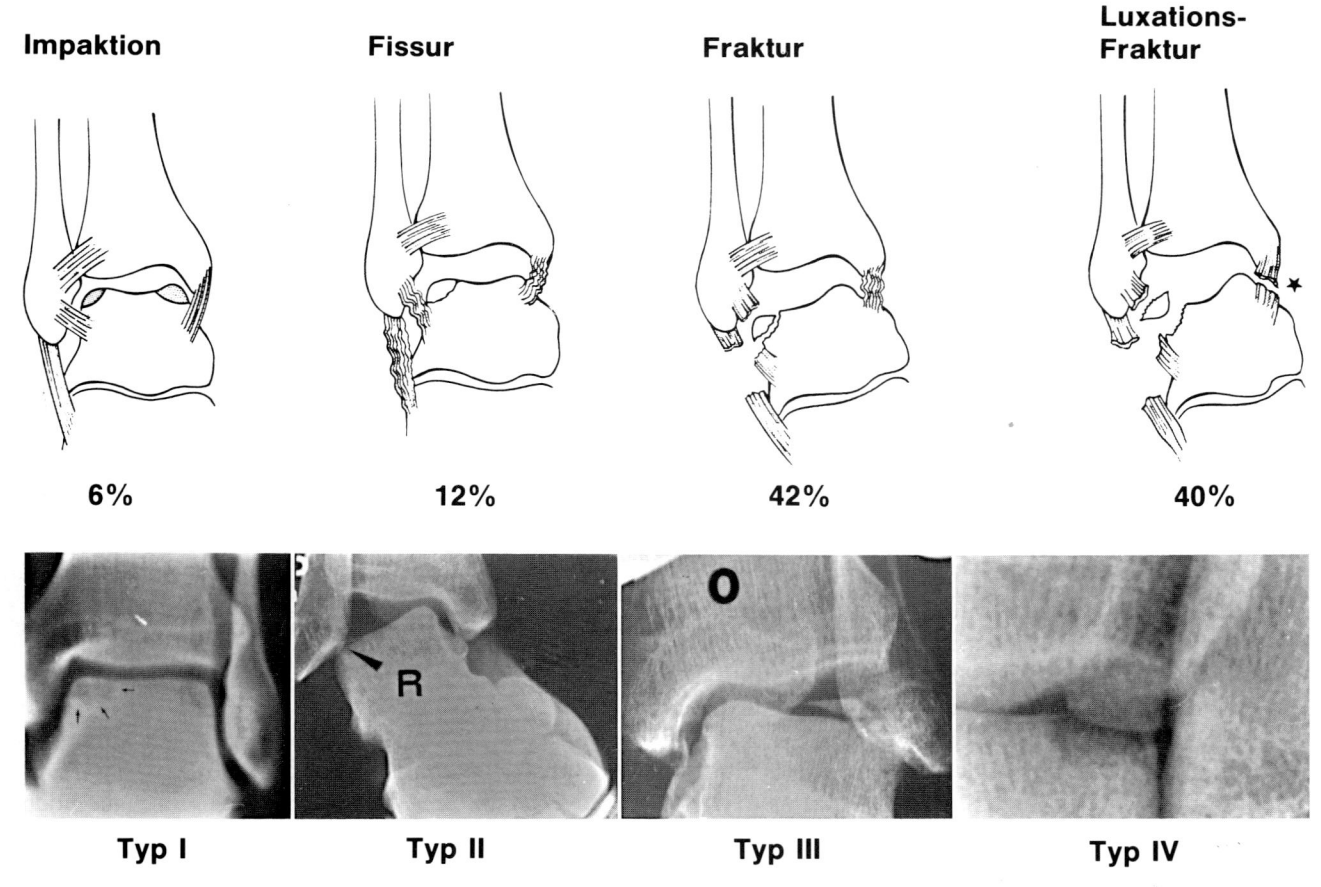

Impaktion	Fissur	Fraktur	Luxations-Fraktur
6%	12%	42%	40%
Typ I	Typ II	Typ III	Typ IV

Abb. 8.4. Klassifikation der osteochondralen Taluskantenfrakturen, mod. n. Berndt und Harty [2]

324 Knorpelläsionen

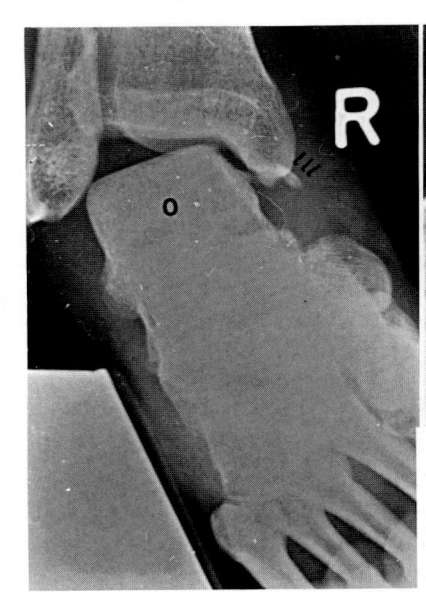

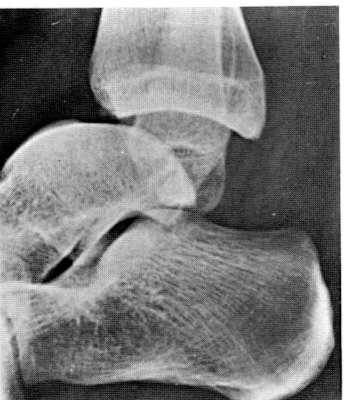

Abb. 8.5. Akute ALRI-OSG mit osteochondraler Fraktur der medialen Talusschulter. Der Pathomechanismus der Abscherung wird besonders durch die gehaltene Aufnahme hier deutlich

Plantarflexion, Drehzielaufnahmen oder am sichersten die Tomographie in 2 Ebenen bzw. das CT zur exakten Diagnose. Letzteres ist bei relevanter Verletzung wegweisend für den günstigsten operativen Zugang (Abb. 8.6).

Zur Indikation besteht in der Literatur Einigkeit darüber, daß bei den Verletzungen Typ 3 und 4 nach Berndt und Hardy [2] das operative Vorgehen die Therapie der Wahl darstellt [1, 4, 5, 10].

Da im eigenen Vorgehen die osteochondrale Taluskantenfraktur als Begleitverletzung in 2,4% der Fälle einer frischen fibularen Bandruptur die Indikation zum operativen Vorgehen bestimmt und nicht die fibulare Erstruptur als solche, stellt diese Verletzung eine der Restindikationen zum primär operativen Vorgehen bei der akuten ALRI-OSG dar.

a) offenes Vorgehen

Bei der meist häufigen anterolateralen Lokalisation der Taluskantenfraktur im Rahmen einer fibularen Bandruptur ist der Knorpeldefekt mittels anterolateraler, epimalleolärer Inzision gut zugänglich. Kleine rein chondrale Fragmente unter 0,5 cm Durchmesser können reseziert oder mit Fibrin geklebt und gegebenenfalls mit feinen Ethipins fixiert werden. Größere, vor allem osteochondrale Fragmente werden nach Möglichkeit ebenfalls geklebt und mit resorbierbaren Biofix-Stiften stabilisiert.

Besteht keine Möglichkeit zur Verwendung resorbierbarer Stifte, werden 1.6er Spickdrähte verwandt, die soweit vorgetrieben werden, daß sie jenseits des Talus 6 Wochen postoperativ über lokale Inzisionen entfernt werden können. Das hat auch den Vorteil, daß sie retrograd unter Knorpelniveau versenkt werden können (Abb. 8.8).

Bei der seltenen Kombination einer frischen fibularen Bandruptur mit medialer Taluskantenfraktur (3 von 1235 operierten Fällen) sollte zusätzlich arthroskopiert werden, um die Begleitverletzung hinsichtlich der Versorgungspflicht zu beurteilen [16]. Besteht eine relevante Verletzung medial, ohne daß sie arthroskopisch oder per anteromedialer Arthrotomie gut zugänglich wäre, besteht bei Läsionen, vor allem bei veralteten, im posteromedialen Bereich die Indikation zur Innenknöchelosteotomie (siehe Kap. 8.2.5). Veraltete Herde werden abradiert, die Sklerosezone mit zahlreichen Pridie-Bohrungen durchbrochen und der Defekt mit autologem Spongiosa-Fibrin-Gemisch auf Knorpelniveau aufgefüllt.

b) arthroskopisches Vorgehen

Bei posteromedialer Taluskantenfraktur im Rahmen einer akuten ALRI-OSG oder häufiger noch bei der Odt sui generis ist das arthroskopische Vorgehen indiziert. Über die 3 klassischen vorderen Zugänge (Abb. 8.9a) kann insbesondere bei gleich-

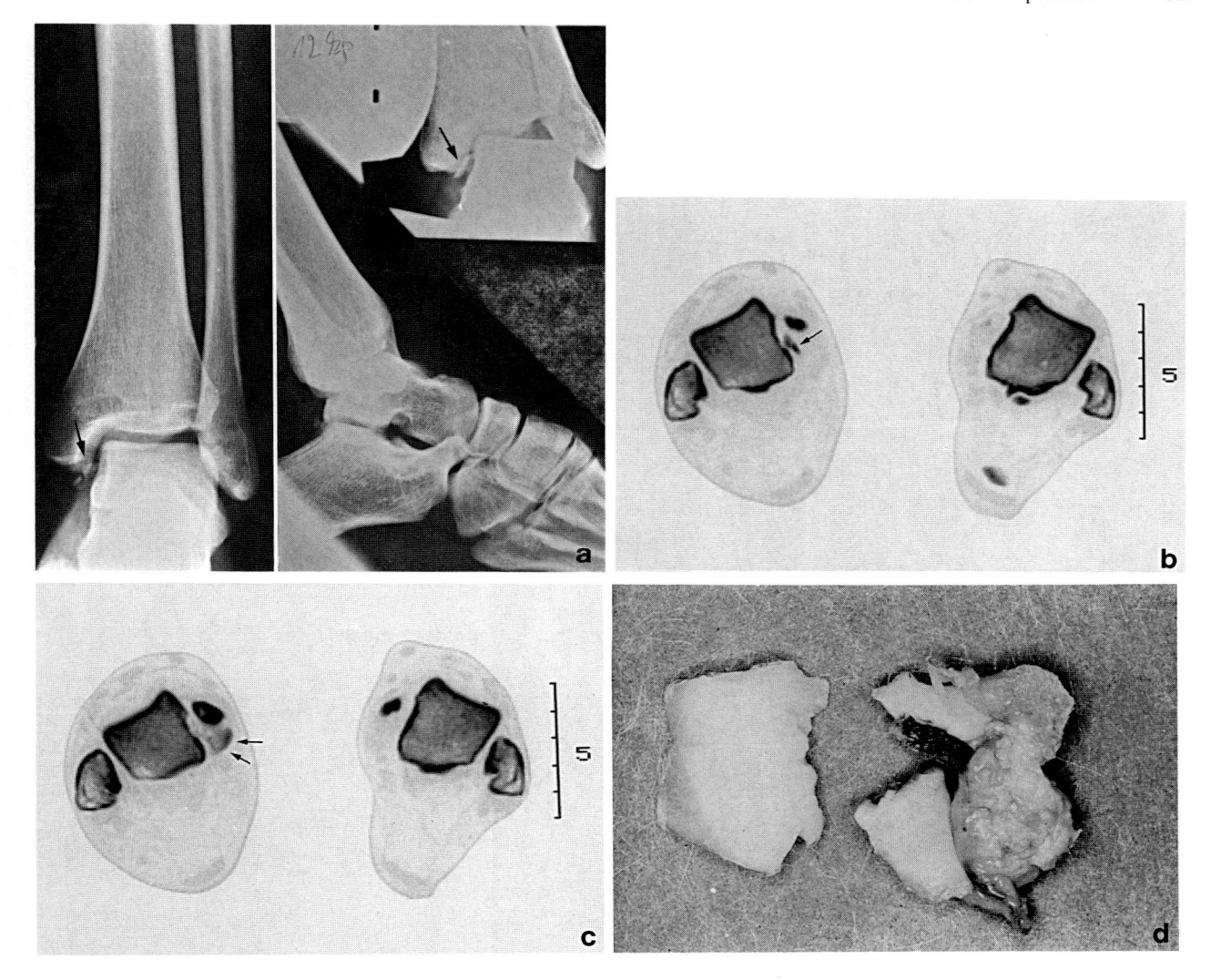

Abb. 8.6. Akute ALRI-OSG mit osteochondraler Fraktur der medialen Taluswange. **a** Übersichts- und gehaltene Aufnahme lassen die osteochondrale Verletzung zwar erkennen, aber nicht exakte lokalisieren. **b, c** Alternativ zur konventionellen Tomographie zeigt das CT die exakte Frakturlokalisation zur Entscheidung, ob von anteromedial, per Innenknöchelosteotomie oder posteromedial zugegangen werden soll. Das CT läßt eindeutig erkennen, daß die ausgesprengten Fragmente dorsal des Innenknöchels liegen, die Defektzone jedoch der ganz distalen Artikulation zwischen Talus und Innenknöchel entsprechen, sodaß von dorso-medial zugegangen werden kann. **d** Die Fragmente sind max. 0,7 mm im Durchmesser und werden wegen schlechter Rekonstruierbarkeit und peripherer Artikulationszone reseziert

zeitiger Fixateur-Distraktion nahezu das gesamte OSG eingesehen werden, so daß additive hintere Zugänge in der Regel nicht erforderlich sind [3]. Bei notwendigem arthroskopischem Operieren im medialseitigen Kompartiment wird der Distraktor medial plaziert (je 1 Schanz-Schraube in Talus und in distale Tibia), im lateralen Kompartiment lateral (Abb. 8.10). Erweichungsherde werden abradiert, die Sklerosezone wird unter arthroskopischer Sicht mit multiplen 2 mm Pridie-Bohrungen transartikulär direkt durchbrochen.

Die *Nachbehandlung* bei operativer Versorgung einer Taluskantenfraktur oder einer Odt besteht nach früh-postoperativer CPM (continuous passive motion) auf der Bewegungsschiene je nach Befund in der 6–8 wöchigen Teilbelastung des oberen Sprunggelenkes (15 kp) mit funktioneller Orthese.

326 Knorpelläsionen

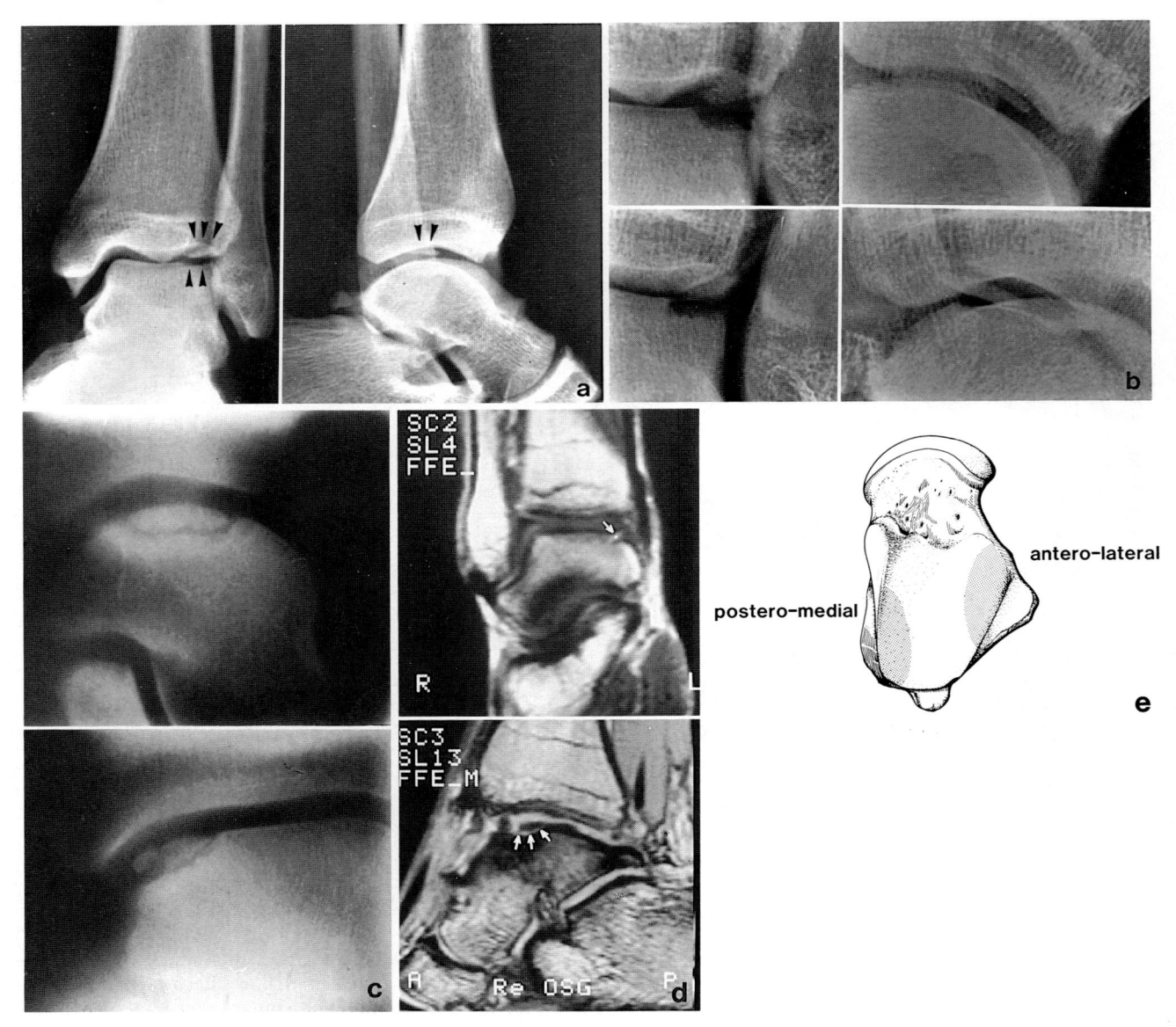

Abb. 8.7. Diagnostische Möglichkeiten der „talar dome"-Fraktur/Osteochondrosis dissecans tali. **a** Die Übersichtsaufnahme zeigt die laterale osteochondrale Taluskantenfraktur, wobei die nach plantar weisende Kontur rundlich erscheint und somit einer Luxationsfraktur mit Drehung um 180° zugeordnet werden kann, was bei zusätzlicher akuter 2+ ALRI-OSG verständlich erscheint. **b** Die Drehzielaufnahmen desselben Falles zeigen deutlich das frische „Mausbett" und die Drehung um 180°. **c** Die konventionelle Tomographie dient besonders zur Erkennung und Lokalisation des osteochondritischen Herdes. **d** Das NMR zeigt deutlich die Ablösung des Dissekates und die umgebende durchblutungsgestörte Sklerosezone veralteter osteochondraler Frakturen. **e** Während rein traumatische osteochondrale Taluskantenfrakturen vorwiegend anterolateral lokalisiert sind, werden klassische Befunde der Osteochondrosis dissecans tali in der Mehrzahl der Fälle posteromedial beobachtet

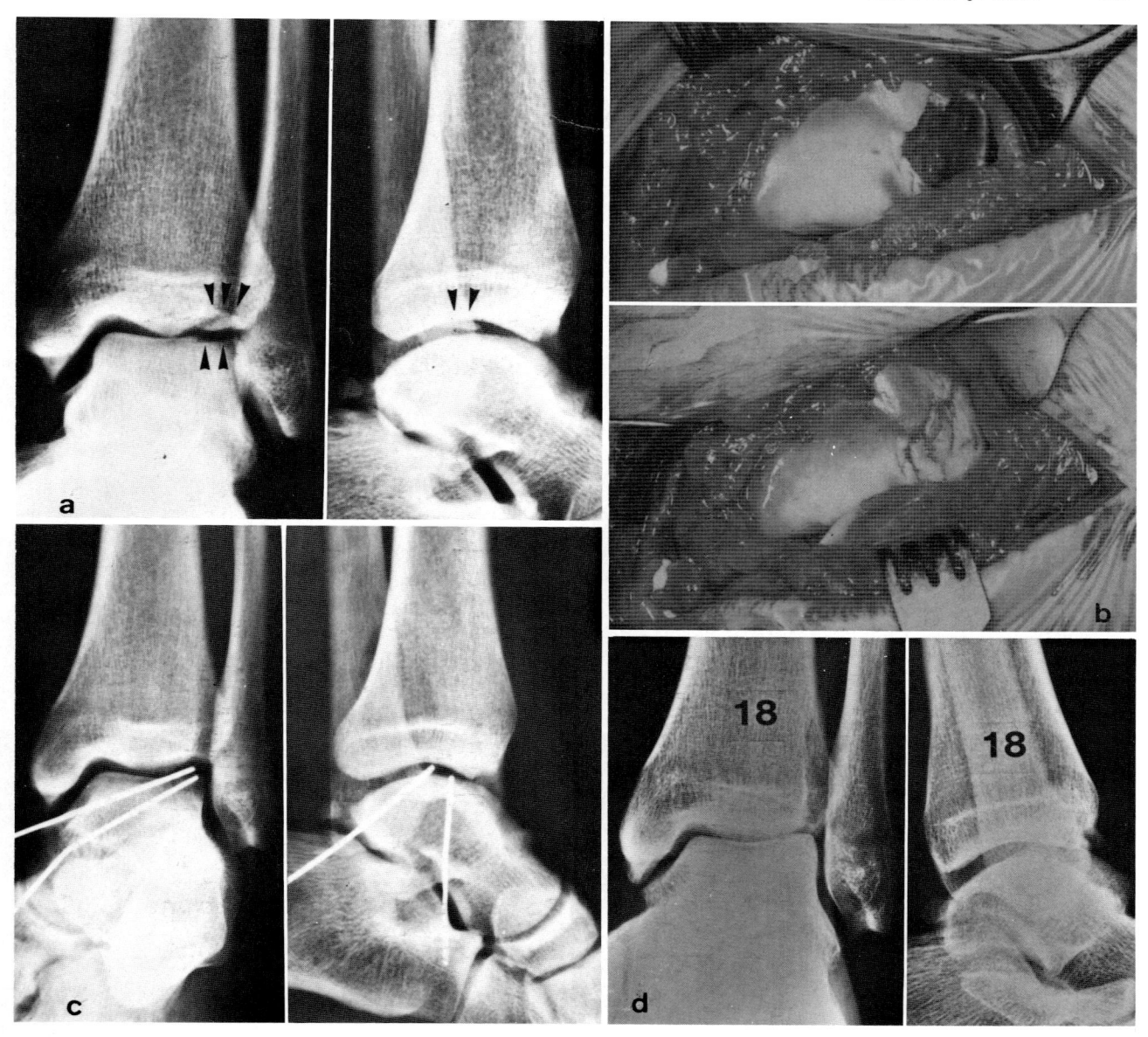

Abb. 8.8. Fallbeispiel einer osteochondralen Fraktur der lateralen Trochlea tali bei akuter ALRI-OSG. **a** Laterale talar dome-Fraktur, Typ IV nach Berndt und Harty [2], Drehung des Fragmentes um 180°. **b** Intraoperativer Situs. **c** Refixation mit Fibrinkleber und zwei retrograd plazierten Kirschner-Spickdrähten. **d** Kontrolluntersuchung nach 18 Monaten: radiologisch-klinische Restitutio ad integrum

328 Knorpelläsionen

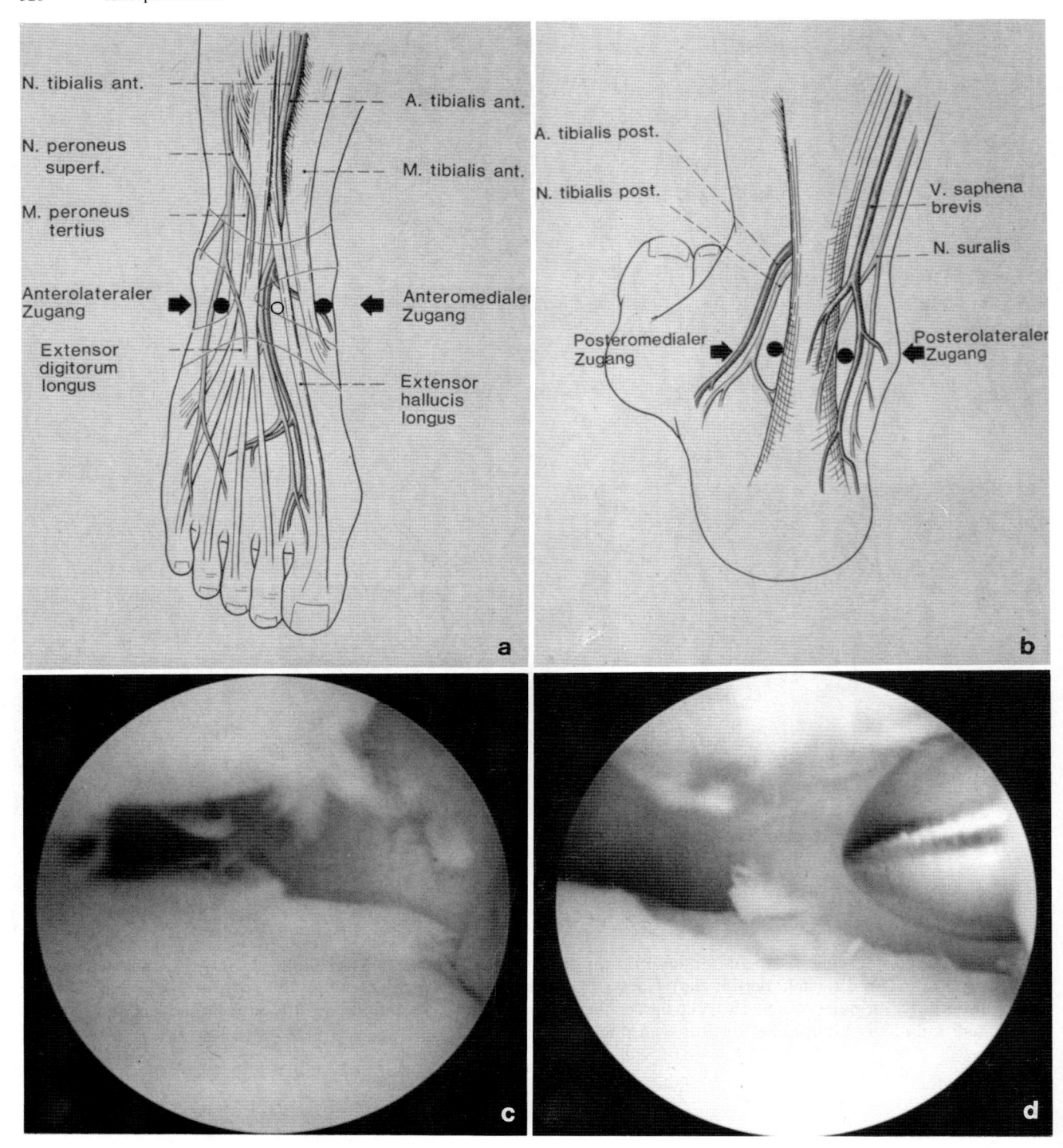

Abb. 8.9. Arthroskopie des oberen Sprunggelenkes. **a, b** Standardzugänge, wobei heute bei meist zusätzlicher Verwendung des Distraktors die hinteren Zugänge nicht mehr nötig sind. Als 3. ventraler Standardzugang unter sorgfältiger Schonung der A. dorsalis pedis eignet sich auch der zentrale Zugang direkt lateral der Extensor hallucis longus-Sehne (Hohlkreis). **c** Osteochondritischer Herd der medialen Trochlea tali. **d** Abrasio mit dem Rotationsmesser

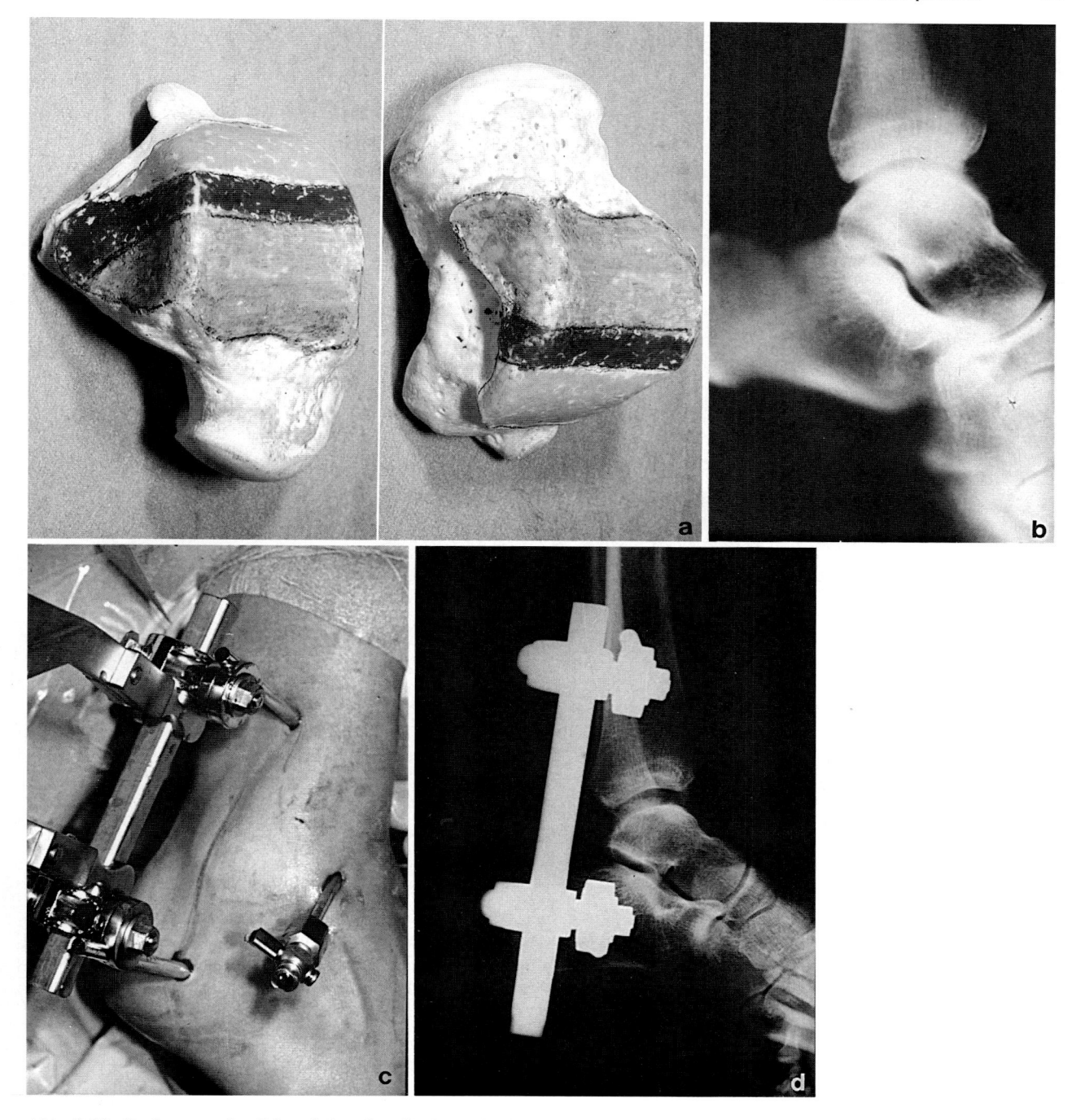

Abb. 8.10. Bedeutung der Distraktion für die OSG-Arthroskopie. **a** Während bei der Arthroskopie des oberen Sprunggelenkes ohne Distraktor über die vorderen Zugänge die anteriore Hälfte und über die posterioren Zugänge das hintere Drittel gut eingesehen werden kann, verbleibt eine unerreichbare Zone (dunkel) für das arthroskopische Operieren. **b** Situation ohne Distraktor. **c, d** Durch den Einsatz des Distraktors kann das Gelenk erheblich erweitert werden, besonders der posteromediale Bereich, der bei der O.d.t. sonst eine Innenknöchelosteotomie erfordert, kann gut eingesehen und angegangen werden. Bei der Plazierung des Distraktor ist zu beachten, daß es bei monolateraler Einbringung des Distraktors zur Kippung des Talus kommt. Daher sollte bei allen arthroskopischen Operationen, die das laterale Kompartiment betreffen lateral, bei allen medialen Processen medial distrahiert werden. Die Schanzschrauben sollen nicht senkrecht zur Schaftachse, sondern jeweils 20° zueinander geneigt plaziert werden, um einen hohen Spreizeffekt zu erzielen

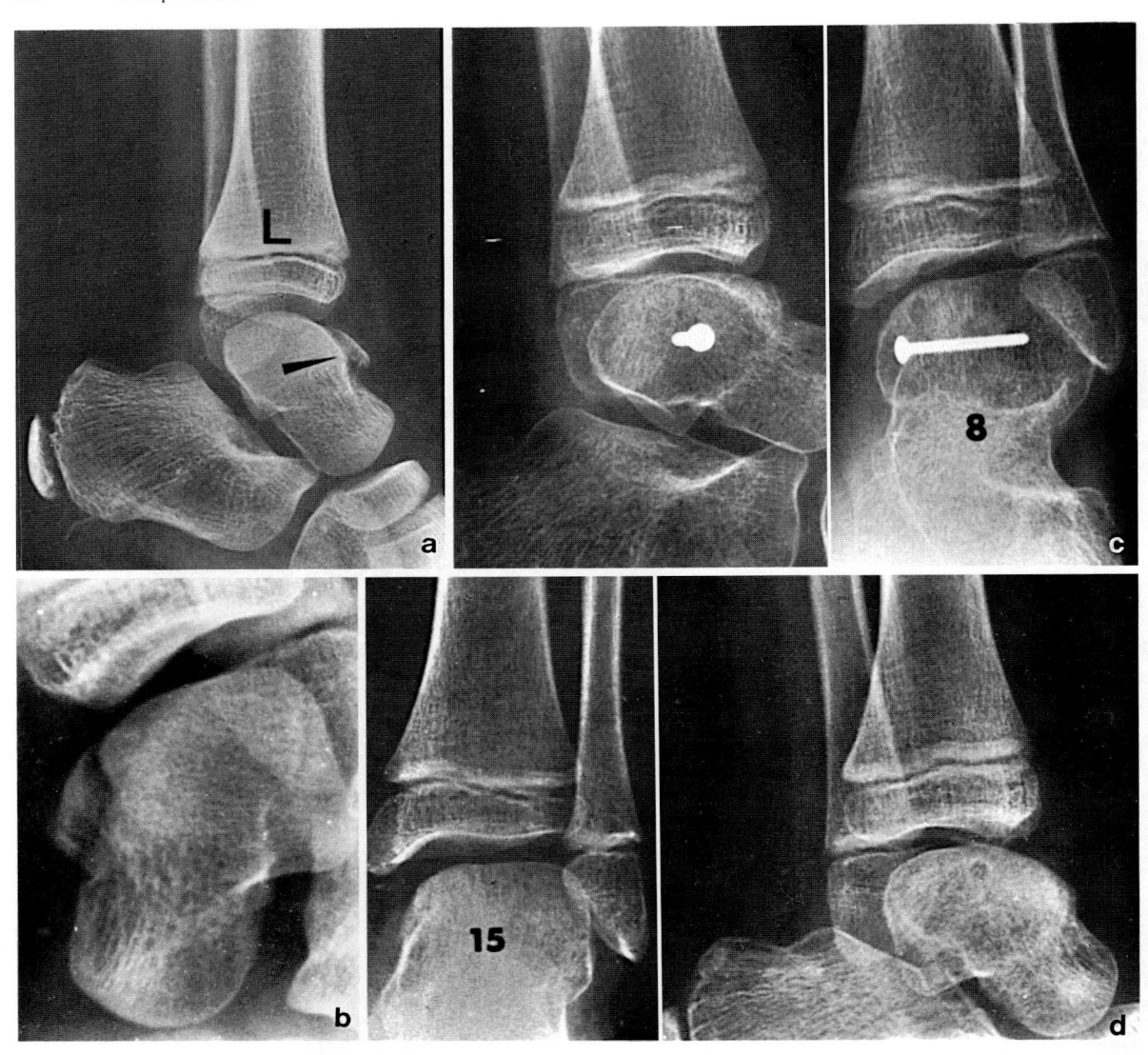

Abb. 8.11. Seltene osteochondrale Fraktur beim Kind, hier bei einem 6-jährigen Mädchen nach Hyperextensionstrauma. **a, b** Die große osteochondrale Fraktur ist im Bereich der anteromedialen Trochlea tali lokalisiert. **c** Versorgung über einen anteromedialen Zugang mit stabiler Verschraubung und Versenkung des Schraubenkopfes unter Knorpelniveau 8 Monate postoperativ. **d** Gute Verheilung nach zwischenzeitlicher Implantatentfernung bei der 15 Monats-Kontrolle

Literatur

1. Alexander AH, Lichtmann DM (1980) Surgical treatment of transchondral talar dome fractures (osteochondritis dissecans – long term follow up). J Bone Joint Surg (Am) 62:646–652
2. Berndt AL, Harty M (1959) Transchondral fracture of the talus. J Bone Joint Surg (Am) 41:988–1020
3. Berner W, Zwipp H, Lobenhoffer P, Südkamp N (1991) Vorteile der Distraktion bei der Arthroskopie des oberen Sprunggelenkes. Arthroskopie 4:32–36
4. Biedert R (1989) Osteochondrale Läsionen des Talus. Unfallchirurg 92:1999–2005
5. Canale ST, Belding RH (1980) Osteochondral lesions of the talus. J Bone Joint Surg (Am) 62:97–102
6. Cimmino CV (1963) Fracture of the lateral process of the talus. AJR 90:1277–1281
7. Dimon JH (1961) Isolated displaced fracture of the posterior facet of the talus. J Bone Joint Surg (Am) 43:275–281
8. Hawkins LG (1965) Fracture of the lateral process of the talus. J Bone Joint Surg (Am) 47:1170–1175
9. Heckmann JD, McLean MR (1985) Fractures of the lateral process of the talus. Clin Orthop 199:108–113
10. Israeli A, Ganel A, Horoszowski H, Farine I (1981) Traumatic osteochondral lesions of the talus. Br J Sports Med 15:159–162
11. Monro A (1856) Microgeologie. Ed. Th. Billroth, Berlin S 236
12. Mukherjee S, Pringle RM, Baxter AD (1974) Fracture of the lateral process of the talus. A report of thirteen cases. J Bone Joint Surg (Br) 56:263–337
13. O'Donoghue DH (1970) Treatment of injuries to athletes. Saunders, Philadelphia, p 741
14. Reber P, Steiner W, Noesberger B (1991) Frakturen des Processus lateralis tali. Unfallchirurg 94:153–156
15. Zwipp H, Oestern HJ (1983) Die Knorpelläsionen am oberen Sprunggelenk – eine häufig verkannte Verletzung? Hefte Unfallheilkd 165:241–244
16. Zwipp H (1986) Die antero-laterale Rotationsinstabilität des oberen Sprunggelenkes. Hefte Unfallheilkd 177:1–176
17. Zwipp H, Scola E, Schlein U, Riechers D (1991) Verrenkungen der Sprunggelenke und der Fußwurzel. Hefte Unfallheilkd 220:81–82

9. Sehnenläsionen

> „Die Welt erscheint in dieser Weise als ein kompliziertes Gewebe von Vorgängen, in dem sehr verschiedenartige Verknüpfungen sich abwechseln, sich überschneiden und zusammenwirken und in dieser Weise schließlich die Struktur des ganzen Gewebes bestimmen."
> *W. Heisenberg*

Wenngleich Sehnen, Aponeurosen und Ligamente gemeinsam zum straffen Bindegewebe zählen, die höchste Konzentration an Skleroprotein, die größte Ordnung ihrer Primär-Fibrillen mit Ausrichtung der Fibroblasten entlang der Längsachsen aufweisen und auch ultrastrukturell einander sehr gleichen, so bestehen biomechanisch, funktionell, anatomisch-physiologisch und auch histochemisch hinsichtlich der Relatation von Type III/I-Kollagen unterschiedliche Merkmale [2, 45, 55].

Während biomechanisch-funktionell die Kollateralbänder nach Kapandji [39] Form und Bewegung der Gelenke bestimmen, so sind Sehnen und Aponeurosen in ihrer muskulotendinösen Einheit Garant der aktiven Lokomotion.

Anatomisch-physiologisch ist der ultrastrukturelle Aufbau der Sehne wie beim Ligament. Die makroskopische Struktur ist dagegen aufgrund der unterschiedlichen Funktion mit der Ausbildung eines Endotenon, Epitenon, Paratenon, von regionalen Sehnenscheiden sowie eines Esotenon und Peritenon (Abb. 9.1) mit differenten Durchblutungsmodalitäten deutlich vom Kollateralband abweichend. Gerade die differente Sehnendurchblutung mag klinische Phänomene erklären, warum es zwar an Sehnen zu degenerativen Veränderungen bis hin zur Spontanruptur kommt [4, 11, 12, 36, 37], wohingegen degenerative Alterationen im histologischen Sinne an Kollateralbänder nicht beobachtbar sind [55, 81].

Die Sehnen erhalten über 3 Wege ihre Durchblutung:

a) einen kleinen Teil erhalten sie über die zentralen Blutgefäße, die vom Muskelbauch entspringen,
b) etwas Durchblutung erhalten sie auch von Gefäßen, die vom Knochen und Periost nahe an der Sehneninsertion entspringen
c) der größte Anteil der Durchblutung kommt jedoch von kleinen Gefäßen, die durch das Paratenon verlaufen oder vom Hilus her das Mesotenon erreichen.

Letztere verlaufen längs im Epitenon und penetrieren unter Ausbildung von Anastomosen das Endotenon, von dem aus sie die einzelnen Faszikel versorgen. Bei Abwesenheit des Mesotenons, im Abschnitt der umgebenden Sehnenscheide wird das Blut über die sog. Vincula, d.h. die proximale und distale Sehnenscheidenfalte (Plica) gefördert. Sehnen werden neben der synovialen Flüssigkeit außerdem von örtlicher lymphatischer Substanz im Bereich der avasculären Zonen ernährt [30, 54].

Neuere Untersuchungen von Ketchum [40] zur Sehnenheilung ("cicatrization and tendonization") haben gezeigt, daß in der ersten Woche der Sehnenheilung eine geleeartige Fibroblastenschienung erfolgt, in der 2. Woche eine Zunahme der Vaskularität sowie der Fibroblastenproliferation. In der 3. Woche entsteht eine lebhafte Produktion von Kollagenfibrillen und in der 4. Woche ein konzentriertes Ausrichten der fibrillären Bündel entlang der Längsachse.

Matthews und Richards [52] konnten anhand experimenteller Untersuchungen zeigen, daß eingebrachtes Nahtmaterial Adhäsionen verursacht,

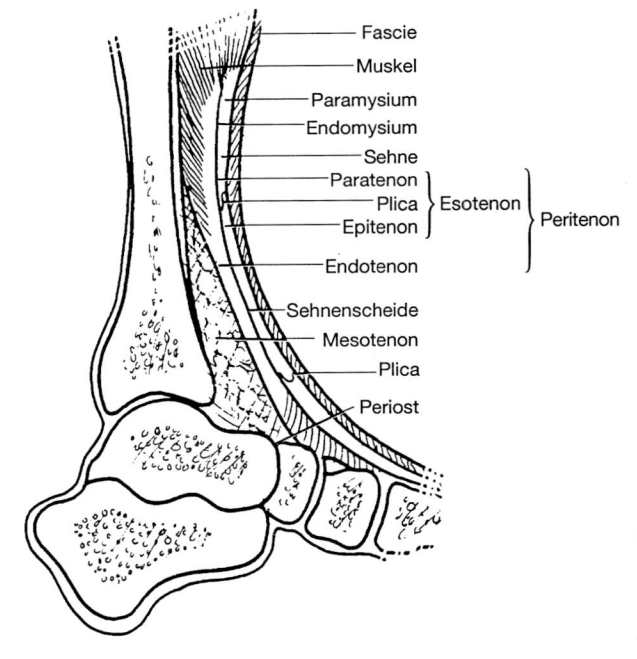

Abb. 9.1. Anatomische Besonderheiten extrinsischer Fußsehnen, mod. n. [54]

Sehnengewebe devitalisiert und eine fibröse Proliferation bedingt, die in der Nahtgegend und nicht im Bereich der Stümpfe wirksam wird.

Eigene Untersuchungen im Rahmen einer Dissertation [34] zur experimentellen Untersuchung der ultrastrukturellen Ligamentheilung haben deutlich gezeigt, daß eingebrachtes Nahtmaterial die axiale Ausrichtung von Fibroblasten stört. Dagegen wird bei primär-funktioneller Behandlung die axiale Ausrichtung von Kollagenfibrillen und Fibroblasten erheblich begünstigt, was sich mit den klinischen Erfahrungen zur primär-funktionellen Behandlung der fibularen Bandruptur und der Achillessehnenruptur deckt [82, 84].

9.1. Achillessehne (akute Ruptur)

9.1.1. Historisches

Achill, Held der griechischen Sage aus Phthia in Thessalien, Sohn des Peleus und der Thetis, soll von seiner Mutter in das Wasser des Unterweltflusses Styx getaucht worden sein, um ihn unverwundbar zu machen. Nur die Ferse, an der sie ihn hielt, blieb vulnerabel.

Hippokrates (460–375 v. Chr.) beschreibt ein gefährliches Fieber durch Verletzung der Regio achilleae, das mitunter letal endet. Er nennt die Achillessehne „Neura megala", was großfaserige Stränge bedeutet. Bis zum heutigen Namen „Achillessehne" wurden zahlreiche Synonyma bekannt. Nach „Chorda magna Hippocratis" (Avicenna, 980–1037), „Tendo latus" (Vesalius, 1514–1564) „Tendo validissimus" (Bartholinus, 1616–1680) wurde durch Verheyen Philipp V. zu Löwen in seinem 1663 verfaßten Kompendium der Anatomie „Anatoma corporis humani 1693" der Terminus „Chorda Achillis" geschaffen, den der Anatom Heister (1683–1758) in „Tendo Achillis" wandelte, der bis heute Gültigkeit hat (zitiert nach [21]).

Die erste medizinisch dokumentierte Achillessehnenruptur wurde 1575 von Ambroise Paré beschrieben [57].

Quenu und Stoianovitch [59] zählten bis 1929 in der gesamten Literatur nur 68 Achillessehnenrupturen, 2 davon aus eigenen Beobachtungen. Die größte Fallsammlung vor dem 2. Weltkrieg beschrieb Kager [38] mit 38 Achillessehnenrupturen aus der Sportheilstätte Hohenlychen. 1962 schätzte Thompson [74] alle veröffentlichten Fallzahlen auf 400. Aufgrund dieser stetigen Steigerung wurde im Jahr 1966 ein Symposium über die Achillessehnenverletzung bei Sportlern der Federation International de Medicine Sportive (FIMS) einberufen, wo über ca. 1400 Achillessehneverletzungen in Europa berichtet wurde.

Die jüngsten Sammelstatistiken stammen von Thiel [63], Inglis et al. [31] und Arndt [3], wobei letzterer allein 3628 Fälle zusammentrug.

9.1.2. Ätiologie und Pathomechanik

Ob dieses Krankheitsbild zivilisationsbedingt heute häufiger beobachtet wird als früher, ist anzunehmen, aber nicht beweisbar. Unphysiologische Arbeitsweisen seit der industriellen Revolution, veränderte Ernährungsbedingungen im heutigen Wohlstandsstaat und der gelegentliche Freizeitsport mit fehlendem Training und mangelhafter Koordination scheinen sich ätiologisch gegenseitig zu potenzieren. Dabei scheint weniger der Hochleistungssport oder die verbesserte Kenntnis und Diagnostik hauptverantwortlich für die Zunahme dieses Krankheitsbildes zu sein, sondern vielmehr der ständig wachsende Breitensport als ätiologisches Agens [60, 61, 65], wie er sich besonders in der Jogging-, Trimmdich- und Aerobicwelle äußert.

So kann nach Franke [18] bei frischer Achillessehnenruptur fast regelmäßig folgende Anamnese beobachtet werden:

1. Überlastung und Übermüdung (durch falschen Ehrgeiz und Selbstüberschätzung),
2. Mangelhafte muskuläre Koordination durch ungenügende Vorbereitung,
3. Mißachtung sportlicher Regeln durch den Sportler selbst oder seine Gegner.

Die *Pathomechanik* der Achillessehnenruptur betrifft nicht nur die Sehne, sondern stellt eine Fehlbelastung der Muskel-Sehnen-Einheit dar [65]. Nach Hohorst [29] und Thiel [73] sind 3 Faktoren für die Ruptur bedeutsam: Das Körpergewicht, das Überschreiten der normalen Zerreißfestigkeit und die Beschaffenheit der Sehne. Heim [26] fügte als 4. Faktor Angst bzw. Untrainiertheit an.

Nach der Literatur [1, 20, 70, 79, 80] beträgt die statische Reißfestigkeit 250–400 kp, die dynamische 535 kp bis 930 kp.

Wenn nach Heger [25] beim Weitsprung die Achillessehne mit ca. 1500 kp, beim Hochsprung mit ca. 1200 kp und beim Zusammentreffen aller ungünstigen Kräftemomente mit bis zu 1850 kp belastet wird, ist sogar die Ruptur einer gesunden Achillessehne möglich [20, 29, 65].

Pathophysiologisch kann nur unter bestimmten Voraussetzungen eine maximale Belastung der Achillessehne dieser Größenordnung erreicht werden, da bei der Willkürinnervation nie alle Muskelfasern gleichzeitig zur Kontraktion gebracht werden können. Durch die Zahl der kontrahierten Fasern und die Impulsfrequenz wird jede Muskelkraft abgestuft. Wird die angespannte Sehne durch Schlag oder Tritt passiv überdehnt, oder wird der beim Absprung (z.B. beim Skischanzensprung) maximal angespannte Muskel bei der Landung dadurch passiv überdehnt, daß der plantarflektierte Fuß unkoordiniert plötzlich dorsalflektiert wird, so können zusätzlich Muskeleigenreflexe des M. triceps surae ausgelöst werden. Durch den synchronen Einsatz aller motorischer Einheiten des gesamten Muskelquerschnittes und die besonders hohe Schnelligkeit der Muskelzuckung kann nach Grafe [20] in dieser Situation eine gesunde Achillessehe rupturieren.

Die Achillessehne ist zwar die stärkste Sehne des menschlichen Körpers, hat aber nach Schneider und Grilli [66] die ungünstigste Relation der Kraftübertragung (Sehnenquerschnitt zum Muskelquerschnitt 1:120 bis 1:150 gegenüber anderen Sehnen mit 1:50 bis 1:100).

Lagergren und Lindholm [48] konnten durch Mikroangiographien eine wesentliche Minderdurchblutung an der Sehnentaille nachweisen, die Fossgren [17] mit 0,93 ml/100 g/min unter dem Hinweis angibt, daß nach dem 30. Lebensjahr die Gefäßversorgung ausschließlich nur noch vom Paratendineum her erfolgt. Auch Hastad et al. [24] stellten durch Na^{23}-Injektion die verminderte arterielle Durchblutung ab dem 3. Dezennium fest.

Aus diesen Gründen gilt dieser Sehnenabschnitt als die physiologische Schwachstelle der Achillessehne. An diesem Locus minoris resistentiae ereignen sich ca. 80% aller Achillessehnenrupturen.

Inwieweit die ungünstige Relation von Muskel zu Sehne [66], durchblutungsbedingte Störungen [17, 61] und/oder degenerative Veränderungen [53] wie Zellverlust und Störung des Mucopolysacaridgefüges (Typ 1) bis hin zur myxoiden, fettigen und verkalkenden Degeneration (Typ 2) sich gegenseitig pathophysiologisch potenzieren, ist unbekannt.

Pathogenetisch bedeutsam sind *endogene* Faktoren wie Infektions-, Stoffwechsel- und Autoimmunerkrankungen [26, 65, 75], *exogene* Faktoren wie Kälte, Feuchtigkeit, Dunkelheit, Bodenbeschaffenheit, schlechtes Schuhwerk, falsches Sportgerät oder unzweckmäßige Sportkleidung [18, 25, 26].

Auch *iatrogene* Faktoren bei chronischer Corticoid-Medikation [10, 61], intratendinöse [28] und auch paratendinöse [19] Corticoid-Kristall-Injektionen sind ätiologisch sehr bedeutsam. Krahl und Plaue [43] nennen die lokale paratendinöse Injektion von Cortison eine Mesenchymnarkose mit unvermeidlicher Bindegewebsschädigung. Dadurch würde zwar eine Schmerzlinderung erzielt, aber die Heilung bereits bestehender Mikrorisse der Sehne verzögert. Gerade die Verschleierung der Symptome einer partiellen Sehnenruptur durch Cortisongabe halten Stanley et al. [69] in vielen Fällen für eine totale Ruptur verantwortlich, da sie wegen der erzielten Schmerzfreiheit eine uneingeschränkte Sportaktivität weiter zuläßt.

Der *ätiologisch* endogen bedeutendste Faktor ist das Fehlverhalten des Sportlers selbst: Überlastung, Übermüdung, Übertraining wie Trainingsmangel, Disziplinlosigkeit des Sportlers, falscher Ehrgeiz, Selbstüberschätzung und organisatorische Mängel in der Gestaltung von Training und Wettkampf [26, 28, 43, 65].

Nach eigener Analyse von 153 operierten frischen, subkutanen Achillessehnenrupturen [83] findet sich am häufigsten ein indirektes Trauma (67,3%), ein direktes Trauma in 19% (davon 6,5% offen) und ein nicht eruierbares Trauma in 13,7% der Fälle (pathologische Ruptur). Rupturauslösend sind beim indirekten Trauma vorwiegend schneller Antritt (23%) und Auf- oder Absprung (20%). Die dominierende Unfallsache ist in knapp 80% der Fälle sportliche Aktivität, davon am häufigsten Fußball (18,3%), Tennis (9,8%) und Handball (8,5%). In Übereinstimmung mit anderen Autoren zeigt die eigene Analyse, daß die Achillessehnenruptur eine typische Verletzung des Mannes (86,3%) im 4. Dezennium (45,5%) ist. Auffälligerweise besteht in 35% der Fälle vor der Ruptur eine anamnestisch eruierbare Achillodymie. Histologisch ist innerhalb der ersten 24 Stunden nach Ruptur bei direktem/indirektem Trauma in 61% kein auffälliger Befund nachweisbar, dagegen bei pathologischer Ruptur in 85% der Fälle. Die linke Achillessehne ist mit 57% etwas häufiger betroffen als die rechte, die sog. Sehnentaille ist mit 88% die häufigste Rupturlokalisation.

9.1.3. Diagnostik

Fehldiagnosen in 15–77% der Fälle [27, 31, 60] sind erschreckend häufig, wenngleich anamnestisch der sog. „Peitschenschlag", klinisch die „tastbare Delle" (Abb. 9.2a) und der nicht durchführbare Zehenspitzen-Einbeinstand meist zur Diagnose führen. Klinisch-objektiv ist der sog. Thompson-Test [74] sehr zuverlässig (Abb. 9.2b).

Radiologisch werden nach der Literatur das Karger'sche Dreieck [38], der Toygar'sche Winkel [75] und das Arner'sche Zeichen [4] angegeben, wobei heute die Sonographie [8, 71, 84] die verläßlichste Diagnose insbesondere bei Teilrupturen, veralteten Zerreißungen, Rerupturen oder beim sog. tennis-leg liefert [72].

9.1.4. Klassifikation

Hinsichtlich der Verknüpfung von *Rupturform* und Trauma wird bei der Achillessehne neben partieller und totaler Ruptur grundsätzlich die *offene Ruptur* durch äußeres direktes Trauma, die *geschlossene subkutane Ruptur* durch indirektes Trauma und die *pathologische Ruptur* ohne adäquates Trauma unterschieden.

Die *Rupturlokalisation* betrifft nach eigener Analyse in 153 operierten Fällen das proximale Drittel in 10%, die Sehnentaille in 88% und das calcaneusnahe Drittel in nur 2% (Abb. 9.2c).

Nach eigener sonographischer Diagnostik findet sich eine ähnliche Verteilung (Abb. 9.2d). Besondere Lokalisationen betreffen Rupturen im musculo-tendinösen Übergangsbereich (sog. tennis leg) und die calcaneare Ausrißfraktur der Achillessehne, als klassische Verletzung beim Adoleszenten.

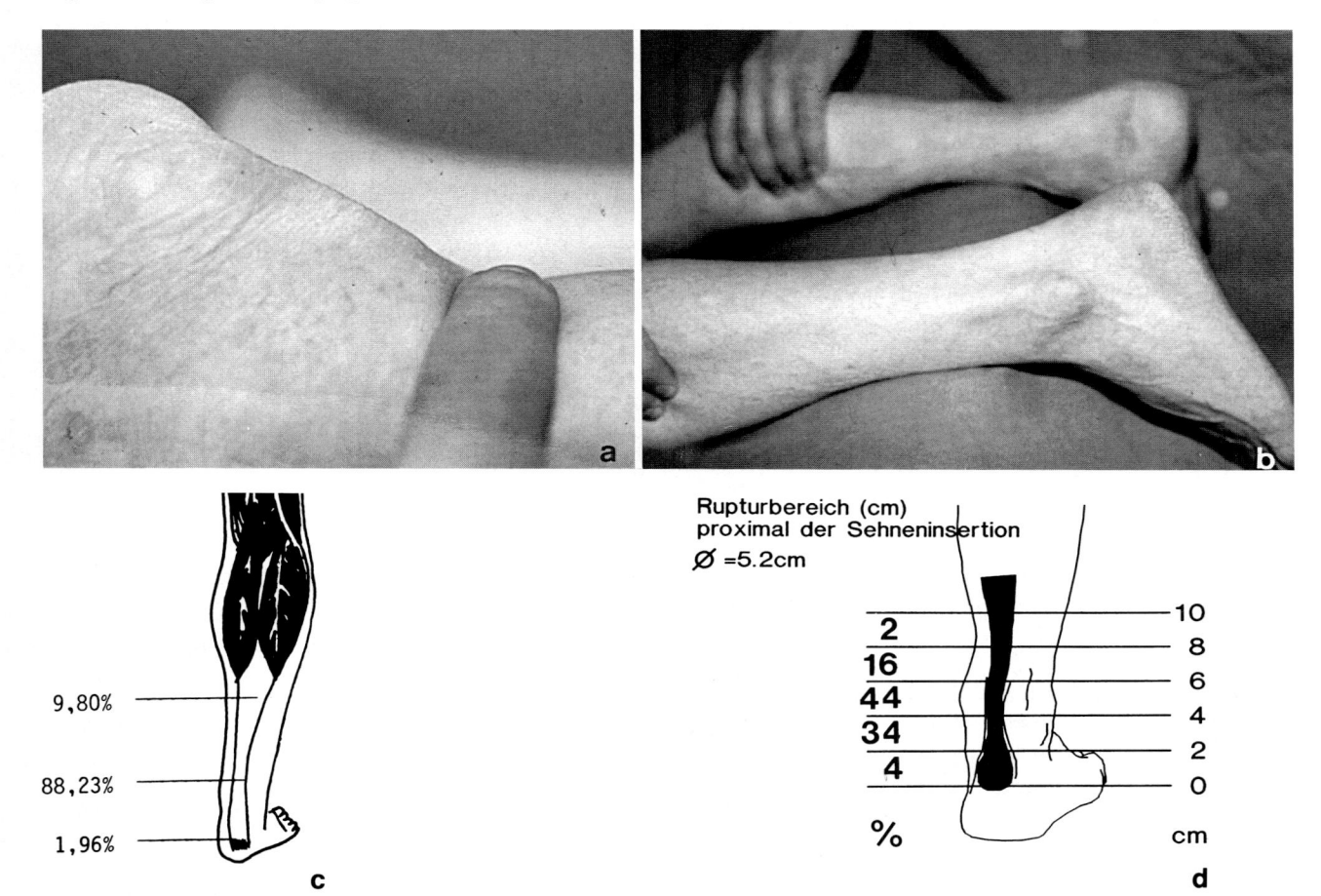

Abb. 9.2. Klinische Diagnostik der Achillessehnenruptur. **a** Sicht- und tastbare Lücke in der Sehne. **b** Thompson-Test, positiv bei fehlender Plantarflexion unter manueller Wadenkompression. **c** Klinische und intraoperativ kontrollierte Lokalisation der Achillessehnenruptur in 153 Fällen nach eigenen Untersuchungen [83]. **d** Sonographisch evaluierte Rupturlokalisation in 50 Fällen [84]

Diese wird von einigen Autoren als Entenschnabelfraktur des Calcaneus zu dessen extraartikulären Frakturformen gezählt.

Die *histologische Klassifikation* [53] wird bei degenerativen Veränderungen als Typ I mit Zellverlust und Störung des Mucopolysacharidgefüges beschrieben und als Typ II bei myxoiden, fettigen und verkalkenden Degenerationen.

Die *sonographische Klassifikation* [72, 84] läßt in der dynamischen Untersuchung adaptive, partiell-adaptive und non-adaptive Rupturformen unterscheiden. Die strukturelle sonographische Differenzierung von unverletzten, entzündlichen und/oder posttraumatischen Zuständen der Achillessehne erlaubt eine Einteilung in 3 pathologische Grade (Abb. 9.3).

Grad 0: normale Struktur. Dicke, helle, lange streng parallele Binnenechos, dicht aneinanderliegend.
Grad I: Dünnere, kürzere weit auseinanderliegende, gerichtete Binnenechos.
Grad II: Einzelne parallele, gering gerichtete Binnenechos.
Grad III: Keine gerichteten, mehr punktförmige Binnenechos (Salz und Pfeffer).

9.1.5. Indikation

Aufgrund der umfangreichen eigenen Erfahrung mit der primär-funktionellen Behandlung bei subkutaner Achillessehnenruptur in mehr als 120 Fällen kann zum differenten Vorgehen folgende Empfehlung ausgesprochen werden:

a) primär-funktionelle Behandlung

Sie ist bei allen subkutanen Rupturformen indiziert, bei denen sich auch in der klassischen Sehnentaille in 20°-Plantarflexion des Fußes trotz totaler Zerreißung sonographisch eine vollständige Adaptation (Hochleistungssportler) oder eine partielle Adaptation bis 5 mm (alle anderen) erkennen läßt.

Bei alten Patienten, schlechten Hautveränderungen und sicher anzunehmenden pathologischen Rupturen sollte selbst bei größeren Diastasen die primär-funktionelle Behandlung durchgeführt werden, da eine potentielle Kraftminderung unter primär-funktioneller Behandlung als geringerer Nachteil gegenüber dem hohen Infektrisiko bei primär-operativer Behandlung anzusehen ist.

b) primär-operative Behandlung

Sie ist indiziert bei allen offenen Rupturen oder bei sonographisch nicht vollständiger Adaptation in 20°-Spitzfußstellung, wenn es sich um Hochleistungssportler der Sprungdisziplinen handelt.

c) sekundär-plastische Maßnahmen

Sie erscheinen in Anbetracht des hohen potentiellen Infektrisikos von 19,4% [83] nur dann indiziert,

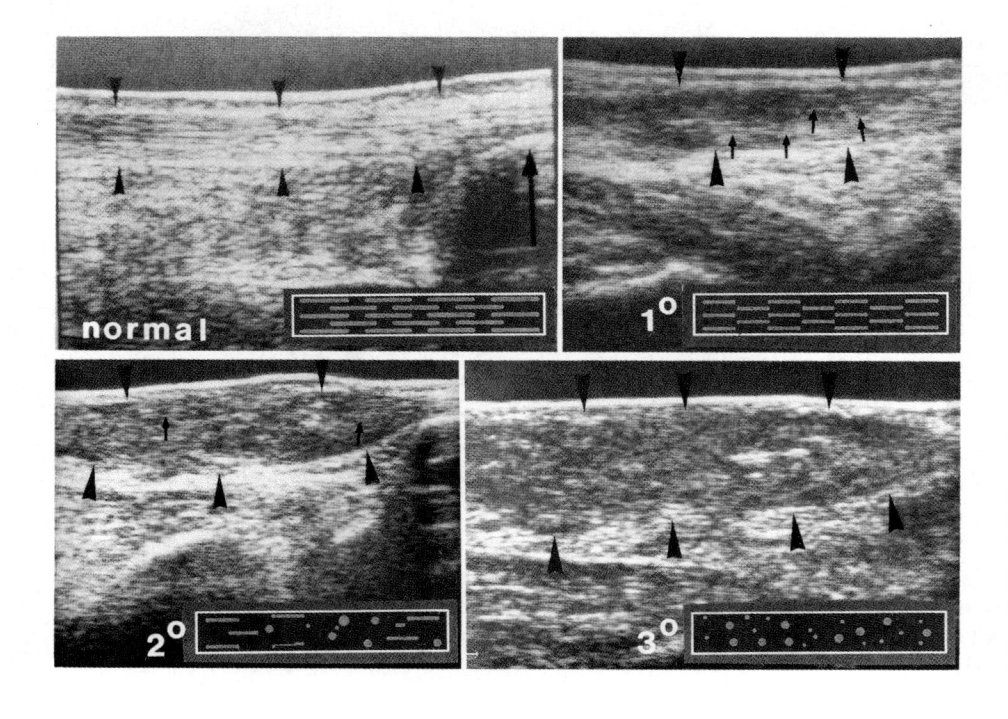

Abb. 9.3. Sonographische Klassifikation reparativer Strukturen der Achillessehne [72]. *Normal* = dicke, helle, lange, parallele Binnenechos, dicht aneinander liegend. *1°* = dünnere, kürzere, weiter auseinander liegende Binnenechos, *2°* = einzelne parallele, gering gerichtete Binnenechos, *3°* = keine gerichteten, mehr punktförmige Binnenechos („Salz und Pfeffer")

wenn ein erheblicher (über 50%) Kraftverlust des Trizeps surae im dynanometrischen Seitenvergleich nachweisbar ist.

9.1.6. Therapie

a) konservativ-funktionell

Die eigenentwickelte primär-funktionelle Behandlung mit einem Spezialschuh (Abb. 9.4) kann bei gegebener Indikation und nach initialer Ruhigstellung im Oberschenkelspaltgips mit 20° Plantarflexion des Fußes und individueller Anpassung des Spezialschuhs (Variostabil) in der Regel ab dem 3.–5. Tag nach Trauma begonnen werden. Der Spezialschuh verhindert durch eine ventrale Laschenverstärkung die Dorsalflexion und garantiert durch die Anhebung des Rückfußes um 3 cm die gewünschte Plantarflexion zur Readaptation der Sehnenstümpfe (Abb. 9.4 c, d). Aufgrund seiner Seitenverstärkung sind Torsionsbewegungen weitestgehend ausgeschlossen.

Das Behandlungsschema im zeitlichen Ablauf (Abb. 9.5)

In der *1. Woche* darf der Patient mit dem Schuh bereits voll belasten und setzt bei ausschließlich ambulanter Behandlung seine isometrischen Übungen unter krankengymnastischer Leitung durch. Der Schuh soll die ersten 3 Wochen Tag und Nacht getragen werden. Danach darf er kurzfristig zur Fußhygiene abgenommen werden, wobei der Fuß in Spitzfußstellung zu halten ist. Insgesamt soll der Schuh für 6 Wochen Tag und Nacht getragen werden, danach für 2 Wochen nur tagsüber. Die erste Redression um 1 cm erfolgt nach 4 Wochen, die zweite Redression um einen weiteren cm erfolgt nach 6 Wochen (Abb. 9.5).

Das initial begonnene krankengymnastische Übungsprogramm wird in der *2. und 3. Woche* durch dosiertes Üben auf dem Fahrrad erweitert.

Ab der *4. Woche* beginnt im Spezialschuh die krankengymnastische Übungsbehandlung auf dem isokinetischen Fahrrad, das PNF-(Proprioziptive-Neuromuscular-Fascilation) und Koordinationstraining sowie die Elektro- und Kryotherapie.

Ab der *6. Woche* wird zusätzlich mit einem gezielten press-leg-Training begonnen.

Ab der *8. Woche* gilt neben isometrischen und isokinetischen Übungen unbeschränktes Fahrradfahren, Schwimmen etc.

Ab der *10.–12. Woche* kann mit einem Lauftraining auf ebenem Gelände begonnen werden, welches unter Koordinationstraining zum Kurven- und Waldlauf gesteigert wird.

Die *Sportfähigkeit* ist in der Regel zwischen der 13. und 16. Woche wiederhergestellt. Eine Ferseneinlage von 1 cm für insgesamt 1/2 Jahr nach Trauma wird empfohlen. Die *Arbeitsfähigkeit* ist je nach Beruf zwischen der 3.–10. Woche gegeben.

b) operativ-funktionell

Bei gegebener Restindikation zum primär-operativen Vorgehen wird in Bauchlage des Patienten und bei liegender Blutsperre (200–250 mmHg) ein Längsschnitt medial der Achillessehne angelegt. Das Paratenon wird, sofern nicht bereits zerrissen, senkrecht wie Haut und Subkutangewebe gespalten und vorsichtig abgeschoben, um es später über der genähten Sehne mit fortlaufender atraumatischer, resorbierbarer 3 × 0 Naht wieder verschließen zu können. Die meist pferdeschweifähnlich aufgesplitterte Sehne wird durch eine gegenläufige Durchflechtungsnaht mit doppelamierter 2 × 0 atraumatischer resorbierbarer Naht im Sinne der gegenläufigen Durchflechtungsnaht nach Bunell, Mason oder V-förmig im Sinne der Dreizipfelnaht adaptiert (Abb. 9.6). Wenn immer möglich, soll die Naht so stabil sein, daß nach Wundheilung funktionell problemlos im Spezialschuh nachbehandelt werden kann. Eine Fersenerhöhung ist dabei meist mit 1–2 cm ausreichend.

c) Sekundär-plastische Maßnahmen

Bei gegebener Indikation kommen bei kleineren Defekten Plastiken aus der Aponeurose des M. gastrocnemius in Frage, wie die Griffelschachtelplastik nach Max Lange, Umkehrplastiken nach Silfverskjöld [68] oder die 2-Lappenumkehrplastik nach Lindholm [51] zur Anwendung. Bei großen Defekten ist nach eigener Erfahrung die Peroneus brevis-Plastik nach Trillat/Blauth [5, 77] eine sehr zu empfehlende Methode, da sie nicht nur statisch, sondern auch dynamisch wirksam wird (Abb. 9.7).

9.1.7. Nachbehandlung

Bei primär-funktioneller Behandlung sind Behandlung und Nachbehandlung untrennbar miteinander verknüpft (siehe 9.1.6). Bei primär-operativer Behandlung sollte sich nach Möglichkeit immer die funktionelle Behandlung im Spezialschuh unter den

338 Sehnenläsionen

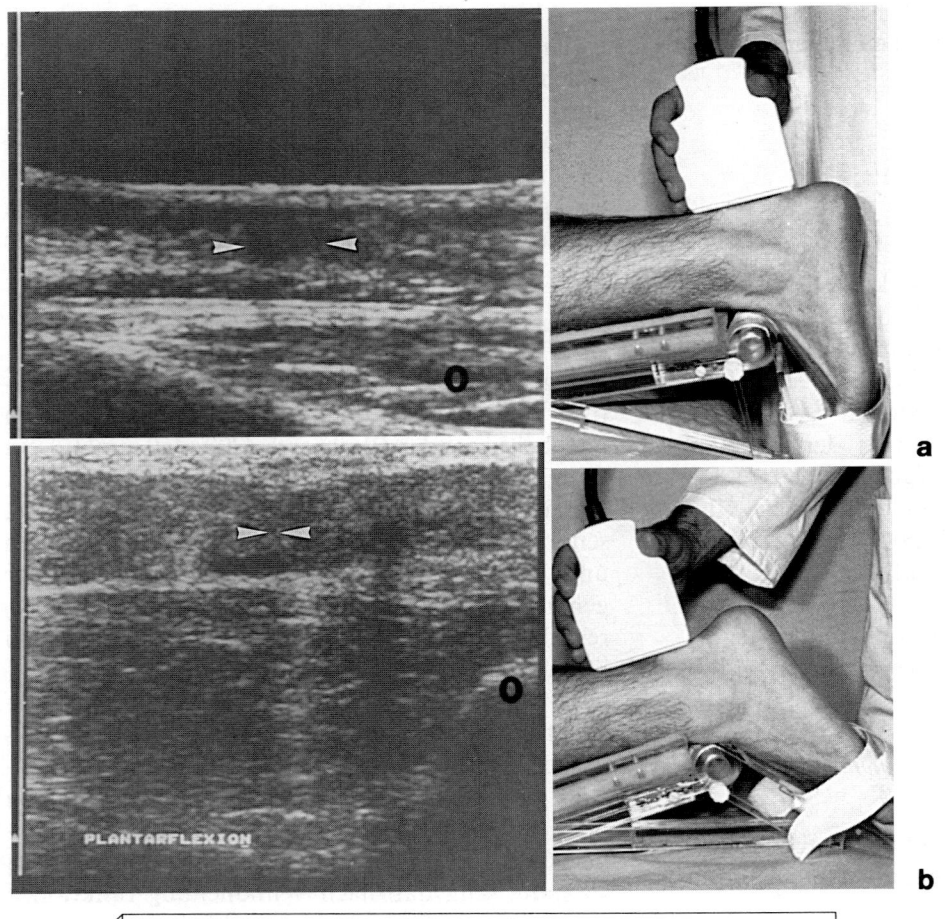

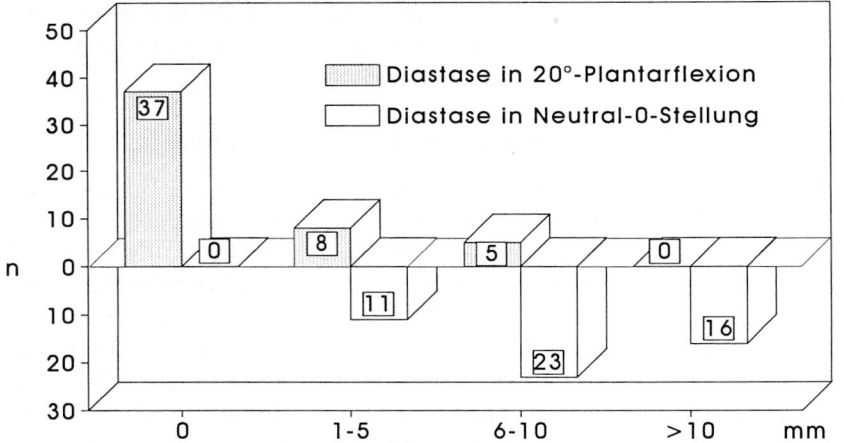

Abb. 9.4. Sonographische (**a, b**) Longitudinalschnitte im standardisierten Haltegerät in Neutral-0-Position (oben) und in 20° Plantarflexion (unten) mit lückenloser Adaptation (Pfeile) beim Erstbefund zeigen, **c** standardisierte, sonographische Untersuchungen [84] zeigen, daß bei 20° Plantarflexion nur in 10% der Fälle eine Diastase von über 5 mm verbleibt

Achillessehne (akute Ruptur)   339

PROCEDERE   Klinik   Rö-Calcaneus   Erst-Sonographie

Oberschenkelspaltgips 110°

>5mm   <5mm
operativ-funktionell   konservativ-funktionell

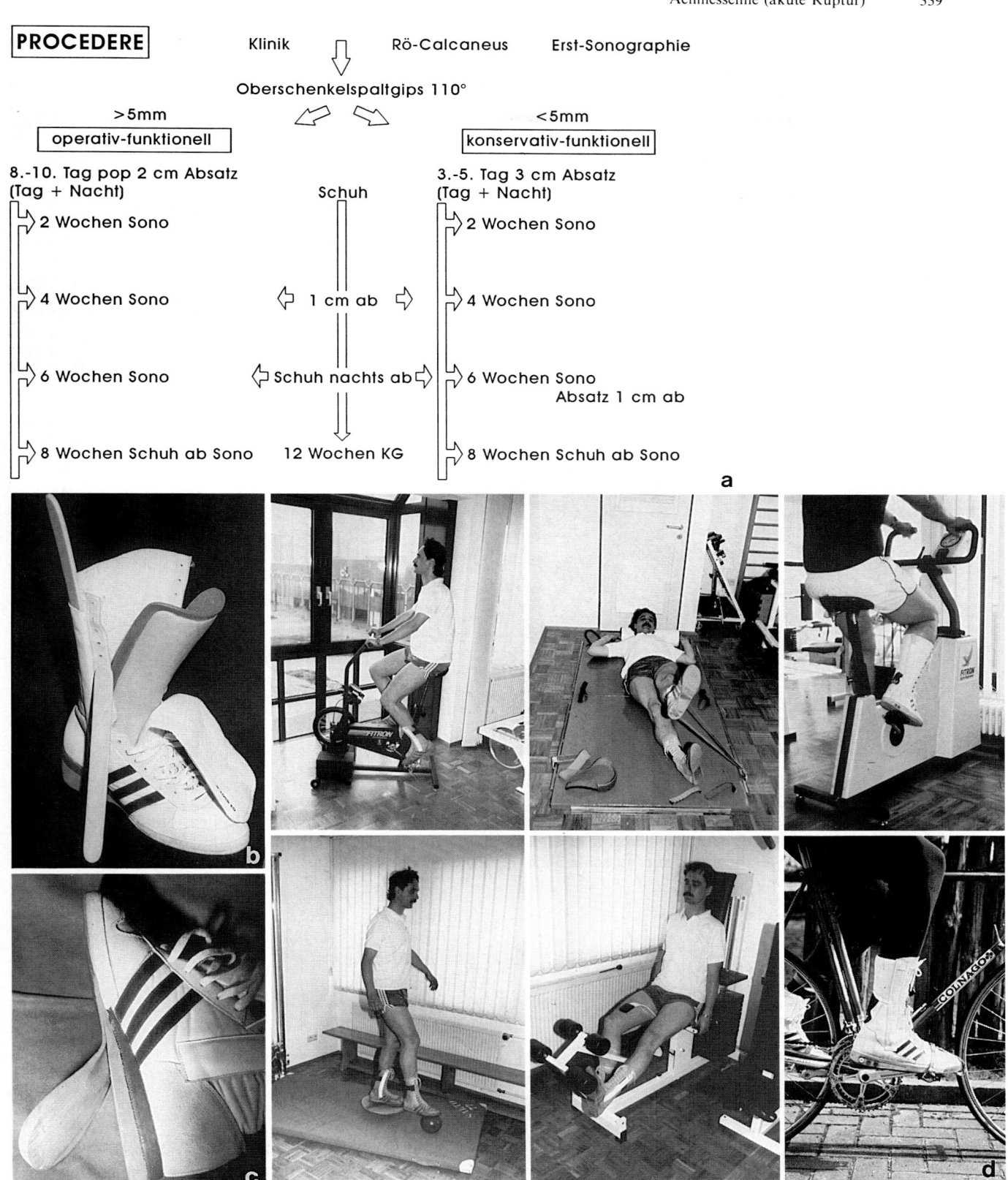

8.-10. Tag pop 2 cm Absatz   3.-5. Tag 3 cm Absatz
(Tag + Nacht)   Schuh   (Tag + Nacht)

↳ 2 Wochen Sono   ↳ 2 Wochen Sono

↳ 4 Wochen Sono   ⇐ 1 cm ab ⇒   ↳ 4 Wochen Sono

↳ 6 Wochen Sono   ⇐ Schuh nachts ab ⇒   ↳ 6 Wochen Sono
                                               Absatz 1 cm ab

↳ 8 Wochen Schuh ab Sono   12 Wochen KG   ↳ 8 Wochen Schuh ab Sono

Abb. 9.5. Konservativ-funktionelles Behandlungskonzept der Achillessehnenruptur. **a** Behandlungsschema. **b** Achillessehnenspezialstiefel (Vario stabil) mit dorsaler Lasche, Seitverstärkung, Rückfußerhöhung um 3 cm. **c** Reduzierbare Absatzerhöhung. **d** Krankengymnastische Übungsbehandlung (von links nach rechts): Isometrisches Fahrrad, PNF auf der Sporeg-Matte, isokinetisches Fahrrad, Koordinationstraining, isometrische Übungen mit dem Leg-press-Gerät, Fahrradfahren

340 Sehnenläsionen

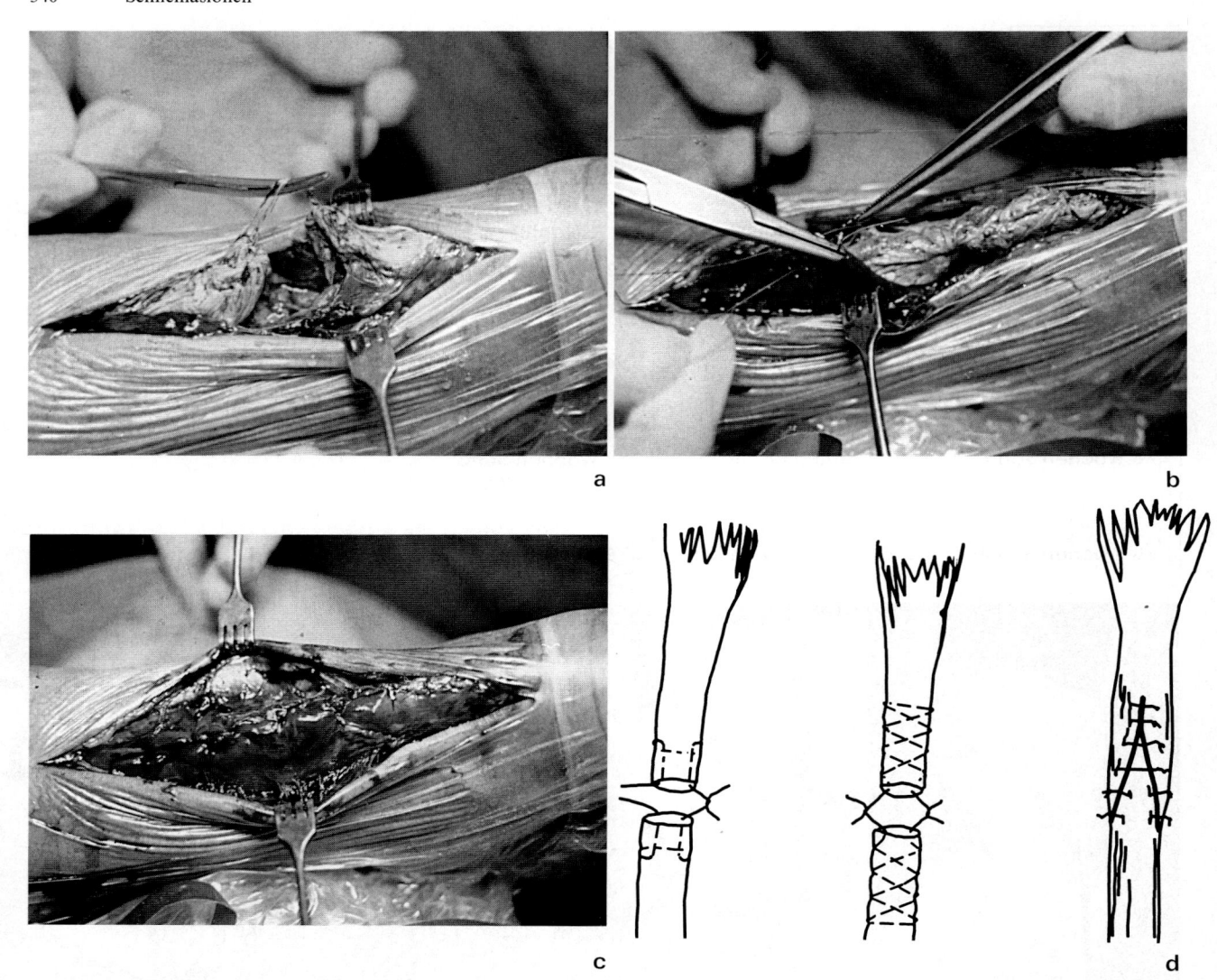

Abb. 9.6. Naht der Achillessehne bei gegebener Rest-Indikation. **a** Paraachilläre mediale Inzision: Typische pferdeschweifähnliche Ruptur der Achillessehne. **b, c, d** Nach Durchflechtungs- oder Dreizipfelnaht sorgfältige fortlaufende feine Naht des Peritendineums mit ausschließlich resorbierbarem 3 × 0-Nahtmaterial

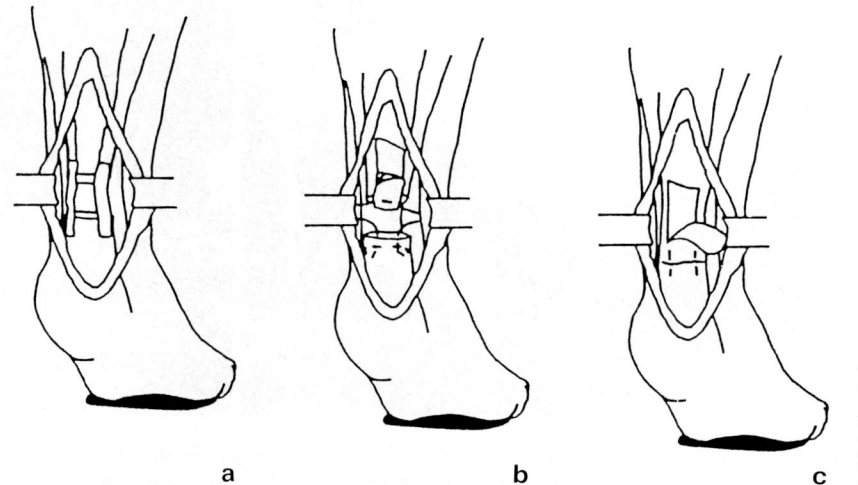

Abb. 9.7. Rekonstruktive Techniken veralteter, instabiler Achillessehnenrupturen mittels Umkipp-Plastik. **a** Nach Lange, **b** nach Silverskjöld, **c** nach Lindholm

gleichen Bedingungen, wie bei primär-funktioneller Behandlung anschließen. Die Nachbehandlung bei sekundär-plastischen Maßnahmen sollte nach eigener Erfahrung auch Vorteile der funktionellen Schuhbehandlung einbeziehen (Abb. 9.8).

9.1.8. Komplikationen

a) primär-operativ

Während Arner und Lindholm [4], Arndt [4] und Schönbauer [67] über chirurgische Komplikationen in 24-29% Prozent der Fälle berichteten, liegt nach einer großen Sammelstudie von 2647 Fällen [56] die Rate der Wundheilungsstörungen bei 11%, die Rerupturrate bei 2-4%.

Die eigenen Ergebnisse bei operativer Behandlung [83] sind hinsichtlich der chirurgischen Komplikationen mit 11,8% und einer Rerupturrate von 2% mit dieser Sammelstatistik vergleichbar. In Übereinstimmung mit anderen Autoren [15, 56, 69, 71] kann die chirurgische Komplikationsrate durch Verwendung von resorbierbarem Nahtmaterial im eigenen operierten Krankengut [83] auf 8,6%, bei ausschließlicher Fibrinklebung [22] auf 3% Narbenkeloidbildung und bei ausschließlich primär-funktioneller Behandlung [84] auf 0% gesenkt werden.

Zu den Komplikationen der eigenen operativen Serie [83] ist hervorzuheben, daß von 11.8% chirurgischen Komplikationen 9,8% auf oberflächliche Wundrandnekrosen entfallen, 1,3% auf Fadenfisteln und 0,7% auf eine tiefe Infektion. Aufgeschlüsselt nach dem Operationszeitpunkt liegt im eigenen Vorgehen bei Operation innerhalb der ersten 48 Stunden die relative Komplikationsrate bei 6,6%, nach 48 Stunden (veraltete und rekonstruierte Fälle) bei 19,4% weshalb – sofern eine Operation indiziert erscheint – die Versorgung möglichst innerhalb der ersten 6 Stunden erfolgen sollte.

b) konservativ-immobilisierend

In der Literatur [7, 31, 32, 49] werden Rerupturraten mit 4-30% angegeben, was letztlich zur Entwicklung der eigenen primär-funktionellen Behandlung Anlaß gegeben hatte.

c) konservativ-funktionell

Bei zwischenzeitlich über 120 eigenen Fällen einer primär-funktionellen Behandlung und maximaler Beobachtungsdauer von 5 Jahren, liegt die Rerupturrate bei adäquatem Trauma mit 2% nicht höher als bei primär-operativer Therapie.

d) sekundär-plastisch

Da im eigenen operierten Kollektiv [83] signifikant auffällige Komplikationen bei sekundär plastischen Eingriffen (3 von 8) beobachtet wurden, ist die Indikation für den plastischen Eingriff hinsichtlich des zu erwartenden Funktionsgewinnes immer kritisch zu stellen. Bestehen postoperativ Fadenfisteln und/oder ein tiefe Weichteilinfektion mit Sehnensequestrierung, führt nach eigener Erfahrung nur das radikale Debridement mit Sequestrektomie nekrotischen Sehnenmaterials zur chirurgischen Sanierung. Defektheilungen mit Granulationsgewebe, das sich sekundär durchstrukturieren kann, sind darunter gut möglich, führen aber in der Regel zur

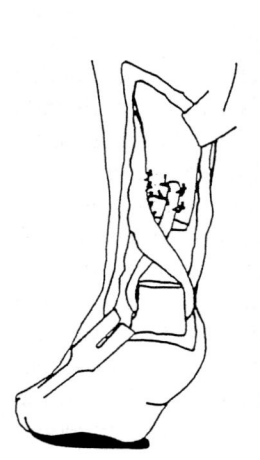

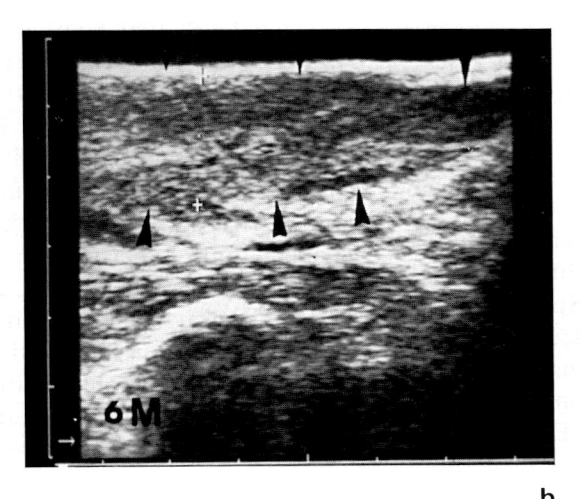

Abb. 9.8. Dynamische M. peroneus brevis-Ersatzplastik bei erheblichen Defekten. a Operationsschema der Peroneusbrevis-Plastik nach Trillat/Blauth. b Sonographische Kontrolle nach 6 Monaten an einem 48-jährigen Patientin mit Peronaeus brevis-Ersatzplastik bei 10 cm langem Defekt. Die Pfeile umranden die zwischenzeitlich homogen durchstrukturierte ehemalige Defektzone

persistierenden Kraftminderung. Die Nachbehandlung solch schwieriger Verläufe kann je nach Defektsituation mit sukzessiver Redression bei tibiotarsaler Transfixation erfolgen oder nach Schluß der Weichteile im Sinne der funktionellen Behandlung mit dem Variostabil-Spezialschuh.

9.1.9. Prognose

Die Prognose bei frischer, nicht-pathologischer Ruptur der Achillessehne ist hinsichtlich Kraftentwicklung, Gelenkfunktion und dauerhafter Stabilität der Sehne abhängig vom therapeutischen Vorgehen und von konsekutiven Komplikationen. Am günstigsten erscheint sie nach eigener prospektiv-randomisierter Studie [84] sowohl nach konservativ-funktioneller als auch nach operativ-funktioneller Behandlung.

Im Hinblick auf prinzipiell mögliche chirurgische Komplikationen ist die primär-funktionelle Behandlung bei gewährleisteter Erfahrung in der sonographischen Verlaufsbeobachtung der primär-operativen Behandlung prognostisch sogar überlegen, da risikoärmer.

Da nach der Literatur die Komplikationsraten in den 60iger Jahren durch nicht-resorbierbares Nahtmaterial am höchsten waren, durch resorbierbare Nähte in den 70iger Jahren reduziert wurden, durch Fibrinklebung in den 80iger Jahren minimiert werden konnten, erscheint für die 90iger Jahre die primär-funktionelle Behandlung als Therapie geringsten Risikos.

9.2. Achillessehne (chronische Läsion)

Der unspezifische Sammelbegriff „Achillodynie" soll im folgenden vermieden werden, da er nur global differente Schmerzzustände im Bereich der Achillessehne beschreibt. So verbergen sich dahinter akute Entzündungen wie die Paratenonitis crepitans, die chronische Paratenonitis, Formen der Insertionstendinose, Periostitis und Bursitis bei dorsalem Fersensporn, rheumatische und fokal toxische Entzündungen, lokale Druckschäden und andere Zeichen unadaptierter Belastung, d.h. ungewohnte Belastung beim Gelegenheitssportler und Überbelastung beim Leistungssportler.

Nach Franke [18] sind diese vielfältigen Symptome einschließlich der pathologischen Achillessehnenruptur ein kumulatives Endprodukt von chronisch rezidivierenden Mikrotraumen, unzähligen Mikrorupturen und stellen die Summation eines pathologisch verschobenen Quotienten von Belastung und Belastbarkeit dar.

a) Paratenonitis

Der synonym gebrauchte Begriff Peritendinitis, Paratenonitis oder Peritendonitis ist sehr häufig bei Lang- und Mittelstreckenläufern der Spitzenklasse zu beobachten [47]. Ätiologisch bedeutsam sind Formen der akuten Muskelermüdung und des stumpfen Weichteiltraumas. Zirkulationsstörungen und Ödem sind die Folge. Bei akuter Entzündung mit Fibrinausschwitzung kann es zum tastbaren Krepitieren kommen. Während die akute und subakute Entzündung mit allgemeinen und lokalen Antiphlogistika, lokaler Eisanwendung, Sportpause, Schuhabsatzerhöhung um 1–2 cm und Kurzwellenbestrahlung mit vorsichtiger Massage und passiven Dehnübungen in der Regel erfolgreich behandelbar ist, kann die Behandlung chronischer Formen der Paratenonitis oft zeitaufwendig und unbefriedigend sein.

Während Kvist und Kvist [47] die 1–2 malige Steroidinjektion paratendinös bei der akuten Form empfehlen, bezeichneten Krahl und Plaue [43] dieses Vorgehen als „Mesenchymnarkose" mit unvermeidlicher Bindegewebsschädigung. Wegen konsekutiver Spontanrupturen wird dieses Vorgehen von Franke [19] völlig abgelehnt.

Nach Kvist und Kvist [47] ist bei chronischer Paratenonitis das von ihnen empfohlene operative Verfahren in 96,5% hinsichtlich des funktionellen Gewinnes sehr gut und gut. Es wurde im eigenen Vorgehen dahingehend modifiziert, daß nicht lateral der Sehne, sondern medial davon längs eingegangen wird und neben Resektion von Adhäsionen der Sehne und hypertrophierten Portionen des Paratenons immer über eine Längsinzision inmitten der Sehne zusätzlich intratendinöse Veränderungen exploriert und falls vorhanden, exzidiert werden. Ist sonographisch praeoperativ intratendinös kein Befund zu erwarten, kann auf letztere Maßnahme verzichtet weden. Die Nachbehandlung ist in jedem Fall funktionell.

b) Bursitis achilleae

Der zwischen Haut und Rückfläche der Achillessehne liegende oberflächliche Schleimbeutel (Bursa superficialis achillae) entzündet sich häufg, wenn Schuhe in diesem Bereich drücken. Der in der Tiefe zwischen Achillessehne und Fersenbein liegende Schleimbeutel (Bursa retrocalcanearis) entzündet sich entweder bei Reizung durch äußeren Druck, durch inneren Druck, z.B. bei chronisch rezidivierender Dorsalflexion wie bei lang andauerndem Bergaufstieg. Häufig entsteht diese Bursitis reaktiv als entzündliche Begleiterscheinung bei Insertionstendinose. Nach erfolgloser konservativer Behandlung soll bei operativer Revision einer Insertionstendinose die entzündete Bursa retrocalcanearis mitentfernt werden. Der lokale Zugang hierfür kann medial oder lateral gewählt werden.

c) Insertionstendinose

Neben einer klinisch und sonographisch erkennbaren Begleitbursitis der Bursa retrocalcanearis sind radiologisch in der seitlichen Aufnahme des Fersenbeines kleine Verkalkungsherde oder ein regelrechter Sporn im Sinne der chronischen Insertionstendinose dicht oberhalb des Achillessehnenansatzes zu erkennen. Bei nicht erfolgreicher konservativer Behandlung ist auch hier das lokale Debridement angezeigt: Entfernung aller entzündlichen Weichteile, Abtragung und Anfrischung aller minderdurchbluteten oder sklerosierten Knochenareale.

d) Haglund-Ferse

Diese oft Jugendliche oder Frauen zwischen dem 20. und 30. Lebensjahr betreffende Fersenbeinexostose im proximal-lateralen Anteil des Tuber calcanei kann gelegentlich trotz konservativer Maßnahmen derart erhebliche Beschwerden verursachen, sodaß die Exostose über einen lateralen Zugang großzügig abzumeißeln ist. Dabei sollen entzündliche Bursa und degenerative Veränderungen am Sehnenansatz mitdebridiert werden.

e) Apophysitis calcanei

Fersenschmerzen im Wachstumsalter können gelegentlich Umbaustörungen der knöchernen Apophyse des Tuber calcanei zugeordnet werden. Unregelmäßigkeiten und Sklerosierung der Apophyse erinnern radiologisch an osteochondrotische Veränderungen, wie sie oftmals beim Morbus Schlatter an der Tuberositas tibiae bei Jugendlichen zu sehen sind. Die Schmerzen sind am ehesten durch Überbeanspruchung der knorpeligen Wachstumszone durch den Zug der Achillessehne zu erklären, welche spontan oder nach Stützeinlage praktisch immer verschwinden.

Abzugrenzen sind hier die *chronische Fersenreizung* durch Alteration der subcalcanearen Fettkompartimente und der *sog. Fersensporn* (Fasciitis plantaris) durch Mikrorupturen der Plantaraponeurose am Fersenbeinansatz. Diese Entitäten sind durch Gaspolsterschuhe, entlastende Einlagen und spezielle Fersenkappeneinlagen konservativ gut behandelbar.

9.3. Tibialis posterior-Sehne

Traumatische Rupturen der Tibialis posterior-Sehne sind im Rahmen von OSG-Luxationsfrakturen extreme Raritäten. Korovessis *et al.* [42] berichteten über insgesamt 3 Fälle aus der Literatur und über einen eigenen Fall einer gleichzeitigen Ruptur der Tibialis posterior-Sehne und der Flexor digitorum longus-Sehne bei geschlossener distaler Tibiaquerfraktur, die erst durch Irreponibilität und dadurch bedingtes offenes Vorgehen erkannt wurde.

In der eigenen 20-Jahres-Statistik sind nur 2 Läsionen gesehen worden, davon eine beim Kind mit Inkarzeration und Teilruptur der Tibialis posterior-Sehne bei distaler Tibiafraktur. In einem 2. Fall war es nach Stretch-Trauma der Tibialis posterior-Sehne im Rahmen einer OSG-Luxationsfraktur am wachsenden Skelett eines 12-Jährigen zum Schwersten posttraumatischen Pes valgo planus gekommen.

Spontane oder pathologische Rupturen der Tibialis posterior-Sehne sind nach Jahss [33] jenseits des 40. Lebensjahres besonders bei Frauen (2/3) nicht allzu selten und können sogar bilateral (5%) beobachtet werden. Zur subtilen Klassifikation und zum abgestuften operativen Vorgehen wird hier nur auf den detaillierten Beitrag von Jahss [33] hingewiesen.

344 Sehnenläsionen

Typ I

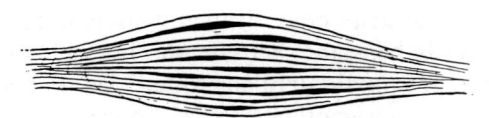

Typ II

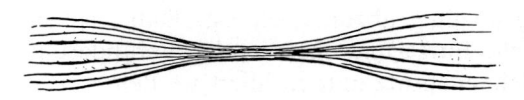

Typ III

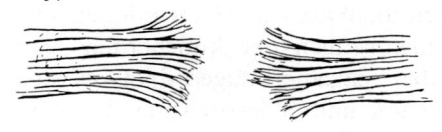

Abb. 9.9. Klassifikation der Tibialis posterior-Sehnendegeneration nach Jahss [33]

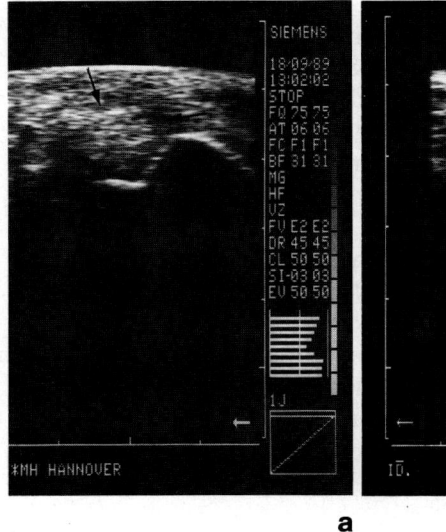

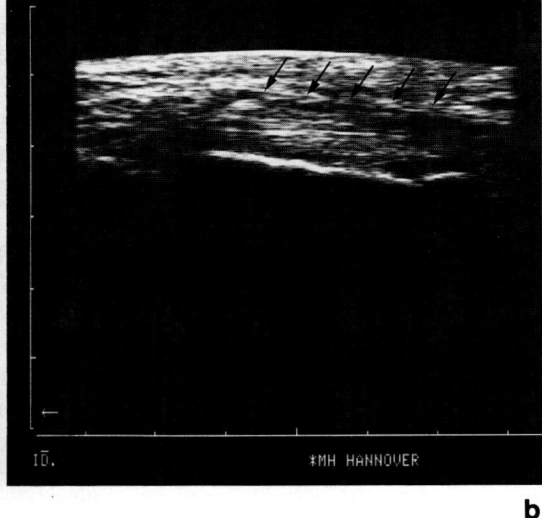

Abb. 9.10. Chronische Tendovaginitis der Tibialis posterior-Sehne bei einer 48-jährigen Patientin mit Genu varum und kompensatorisch-reaktiver Rückfußvalgusfehlstellung. **a** Die Tibialis posterior-Sehne ist retromalleolär erheblich verdickt und von einem kleinen Flüssigkeitssaum umgeben (Querschnitt). **b** Im Längsschnitt, paracalcaneal, verdickt darstellbar

9.4. Tibialis anterior-Sehne

Die extrem seltene akute Ruptur der Tibialis anterior-Sehne bei adäquatem Trauma ist durch einen kürzlichen Fallbericht [62] erweitert worden. Riemoldi *et al.* [62] mutmaßen den Pathomechanismus durch exzentrischen Streß der sich plötzlich kontrahierenden Tibialis anterior-Muskulatur bei einem Fehltritt ins Leere.

Ein *knöcherner Sehnenausriß* konnte nach eigener Beobachtung in einem Fall als pseudarthrotische Fehlverheilung des Tuber ossis navicularis radiologisch sicher nachgewiesen werden.

Die *Spontanruptur* der Tibialis anterior-Sehne ist nach Jahss [33] extrem selten und ereignet sich, wenn überhaupt, relativ asymptomatisch im 6. und 7. Dezennium, so daß spezielle chirurgische Maßnahmen meist nicht notwendig werden.

Akute und chronische Entzündungen der Tibialis anterior-Sehne sind jedoch gelegentlich im Leistungssport bei enggeschnürten Sport- oder Eislaufschuhen beobachtbar. Konservative Mittel, wie oben bei akuter Paratenonitis der Achillessehne beschrieben, führen in der Regel zum Erfolg. Die sicherste konservative Maßnahme stellt nach eigener Erfahrung die temporäre Ruhigstellung im Unterschenkelgehgipsverband für mindestens 3 Wochen dar.

9.5. Peronealsehnen

Klinische und sonographische Hinweise für eine chronische Tendovaginitis als Ausdruck einer chronischen Peronealmuskelkontraktur bei chronisch-mechanischer Instabilität des oberen Sprunggelenkes kann nach eigenen früheren Beobachtungen bei langjährig bestehender Instabilität in 14% der Fälle gesehen werden [81] Nach chirurgischer Behandlung der chronisch-ligamentären Instabilität bilden sich diese Befunde erfahrungsgemäß spontan zurück. Bei akuter Reizung der Peronealsehnen durch schmerzreflektorische, permanente Hyperpronation des Vorfußes, kann neben dem auffälligen klinischen Befund sonographisch die Flüssigkeitsansammlung um die Sehnen herum visualisiert werden (Abb. 9.11).

Während F. de Quervain (1868–1940) die Tendovaginitis stenosans im Handgelenksbereich beschrieb, berichtete 1927 Hackenbroch [23] erstmals über eine vergleichbare Entität der Peronealsehnen im Bereich des Sprunggelenkes. Während Burman [6] dieses Krankheitsbild vor allem beim spastischen Plattfuß und bei sekundärer Hypertrophie des peronealen Tuberkels aufgrund des permanenten Peronealsehnenspasmus sah, beobachteten Trevino et al. [76] diese Entität nach Trauma oder ohne spezifische Ursache. Diese Autoren unterscheiden 3 Grade der Entzündung, die zur oberflächlichen, tiefen Ruptur sowie zur vollständigen Ausfransung der Sehne führen können. Durch lokales Debridement evtl. mit Z-Sehnenplastik, Remodellierung der fibrosierten Grube sowie durch ortsständige Retinakulumplastik seien gute Erfolge zu erzielen.

Ein ähnlicher Fallbericht einer Tendovagnitis stenosans im Bereich der Peronealsehne, wie von Dammers [13] beschrieben, konnte auch im eigenen Krankengut nach rezidivierenden Supinationstraumen klinisch vermutet, sonographisch erhärtet, intraoperativ bestätigt und histologisch bewiesen werden (Abb. 9.12). Das lokale radikale Debridement führt zur vollständigen Beschwerdefreiheit.

Akute Rupturen der Peroneus brevis-Sehne sind als Abrißfrakturen der Basis MFK V hinreichend bekannt und dort beschrieben (Kap. 3.8).

9.5.1. Peronealsehnenimpingement

Die häufigste chronische Beeinträchtigung der Peronealsehnen ist posttraumatisch nach Calcaneusfraktur bei nicht reponiertem lateralen Wandausbruch (bulge) im Sinne des Peronealsehnenimpingementes gegeben. Sofern die Diagnose nicht klinisch oder sonographisch gestellt werden kann, führen Peronealtenographie und/oder das CT zur verläßlichen Diagnose (Abb. 9.13). Die eigenen bisherigen einzelnen Erfahrungen durch MRI lassen nur vorsichtige Deutungen zu.

Die operative Behandlung besteht in der lokalen Revision über einen anterolateralen oder Ollier-Zugang zur Abtragung aller ossären Strukturen nach lateralem Fersenwandausbruch, sofern nicht ohnehin der Rückfuß wegen Fehlstellung mitkorrigiert und das Subtalargelenk fusioniert werden muß.

Das sog. "abutment" des Außenknöchels (Anstoßen des Knöchels am Fersenbein), das nach Fersenbeinfraktur in der Regel mit einem Peronealsehnen-Impingement verknüpft ist, wird bei Aufrichtung des Rückfußes und Korrektur der lateralen Wandausbeulung indirekt mitkorrigiert, so daß dadurch ein Reiten des Außenknöchels auf der lateralen Fersenwand nicht mehr möglich ist und die Peronealsehnen frei gleiten können.

9.5.2. Peronealsehnenluxation

Sie ist sowohl als frische Verletzung als auch als chronische Luxationsform ein nicht allzu seltenes traumatologisch-orthopädisches Krankheitsbild.

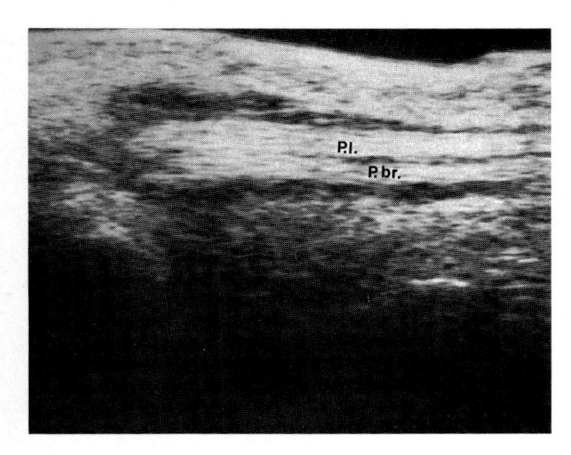

Abb. 9.11. Chronische Tendovaginitits der Peronealsehnen bei chronischer ALRI-OSG, deutlicher Reizerguß um die Peronealsehnen mit mäßiger interstitieller Verdickung der Sehnen

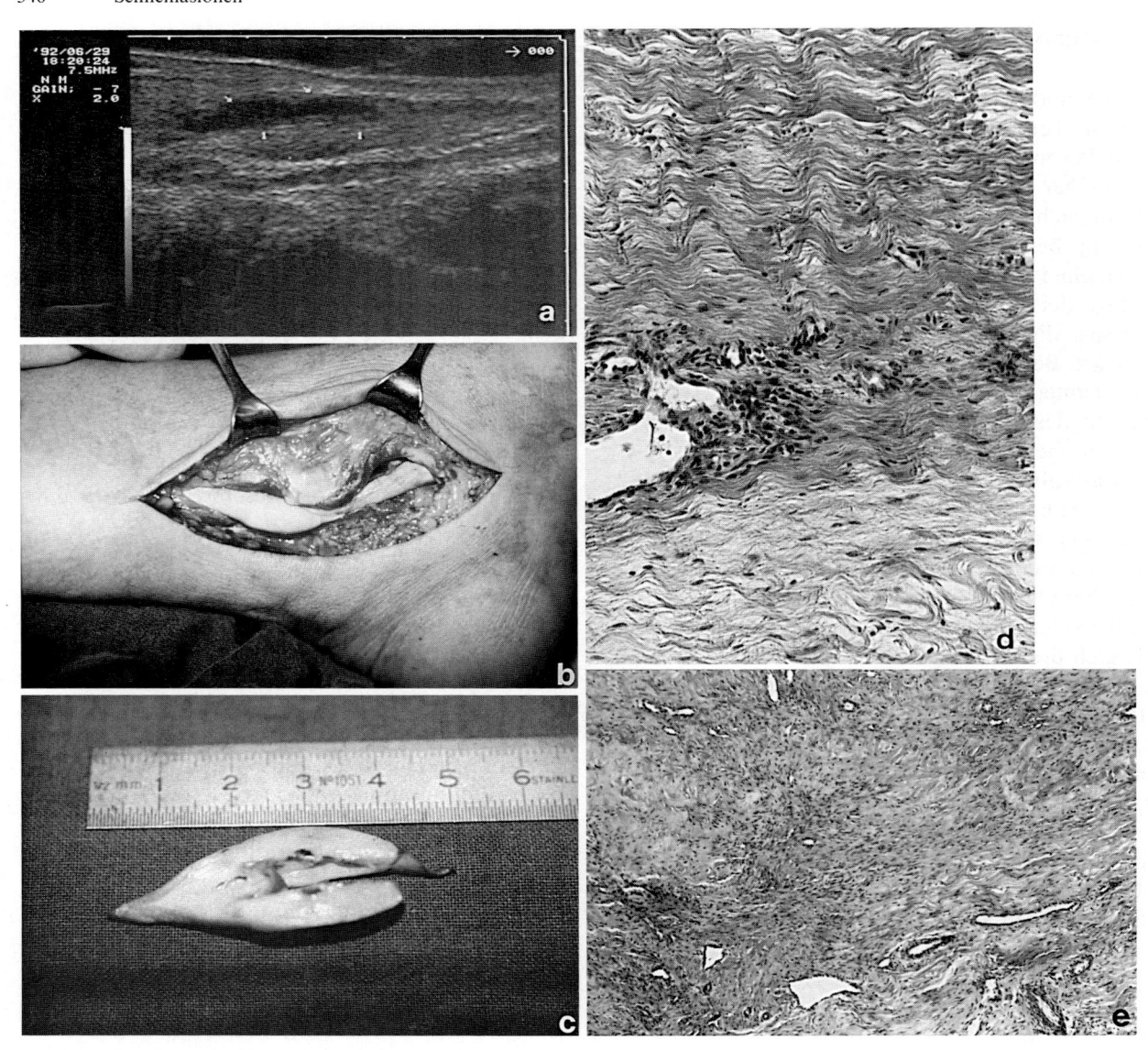

Abb. 9.12. Seltenes Bild einer Tendovaginitis stenosans der Peroneus longus-Sehne nach unspezifischem Distorsionstrauma des oberen Sprunggelenkes. **a** Sonographisch besteht ein deutlicher Reizerguß (Pfeile) mit umschriebener Auftreibung der Sehne proximal davon (*1–1*). **b** Bei therapieresistenter konservativer Behandlung Entschluß zur Revision, wobei sich hier dicht oberhalb des Außenknöchels ein spindelförmiger Tumor findet. **c** Tangentiale Resektion desselben. **d** Das histologische Bild zeigt in der oberen Bildhälfte „normales Sehnengewebe", im unteren Drittel regressiv veränderte Sehnenstrukturen mit beginnender Auflösung. Dazwischen liegen herdförmige Kapillarproliferate mit mäßiger chronischer Entzündung (H.E., × 40). **e** Regressiv verändertes Sehnenscheidengewebe mit chronisch-rezidivierender unspezifischer Synovialitis

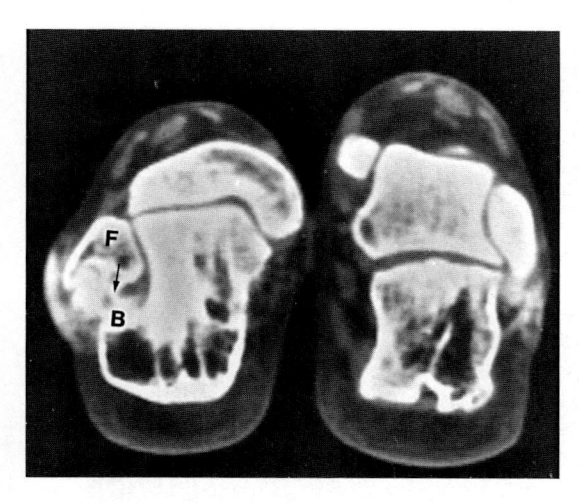

Abb. 9.13. Peroneal-Teno-CT mit Außenknöchel-"**abutment**" bei einem 23-jährigen Patienten mit Zustand nach beidseitiger Fersenbeinfraktur, rechts 12 Monate nach subtalarer Arthrodese. Die tenographische Darstellung zeigt das erhebliche Impingement der Peronealsehnen zwischen Fibula (*F*) und lateralem Fersenbeinbuckel. Der Außenknöchel selbst reitet förmlich auf dem nach Fraktur verbliebenen "bulge" der lateralen Wand (*B*)

Während noch 1895 Kraske [44] die Peronealsehnenluxation als extrem seltene Entität betrachtete, konnten Eckert und Davis 1976 [16] über immerhin 73 Fälle einer akuten, operativ versorgten Peronealsehnenluxation berichten.

In Übereinstimmung mit der Literatur entsteht *pathogenetisch* die Peronealsehnenluxation durch eine plötzliche gewaltsame Überführung des Fußes aus der Supination in eine Abduktions-Dorsalflektion bei gleichzeitiger maximaler Kontraktion der Peronealmuskeln. Einigkeit besteht auch darüber, daß immer das proximale Retinaculum peroneorum geschädigt wird und/oder eine flache oder fehlende Malleolarrinne praedispoinerend ist.

Frische Luxationen der Peronealsehnen können im eigenen Krankengut hauptsächlich als Nebenbefund bei Komplexverletzungen des Fußes gesehen werden. Die Befunde entsprechen den Beobachtungen von Eckert und Davis [16]: das Retinakulum wird zusammen mit dem Periost an der Außenfläche des Außenknöchels abgehoben oder mit einer faserknorpeligen Lippe an der Hinterkante des Außenknöchels ausgerissen oder im Verbund mit einer knöchernen Lamelle luxiert. Diese knöcherne Lamelle wird im Röntgenbild leicht übersehen oder als Bandverletzung fehlgedeutet (Abb. 9.14).

Die *Diagnostik* der akuten Verletzung ist klinisch durch den retromalleolären Drucksschmerz und durch den Funktionsschmerz bei aktiver Pronation gekennzeichnet. Bei reiner Weichteilverletzung kann die Subluxation sonographisch erfaßt (Abb. 9.14b), knöcherne Ausrisse können durch eine feine bis gröbere Schuppe im Außenknöchelbereich diagnostiziert werden (Abb. 9.14a).

Die *Therapie der akuten Peronealsehnenluxation* sollte nach eigener Erfahrung bei knöchernem Ausriß und sonographisch nachweisbarer Subluxation immer *operativ* sein. Bei reiner Weichteilläsion ohne Subluxation kann alternativ erfolgreich im Unterschenkelgipsverband mit leichter Supinations/Inversionsstellung des Fußes für 5 Wochen behandelt werden.

Zur *Therapie der chronischen Peronealsehnenluxation* sind in der Literatur zahlreiche Verfahren angegeben. Diese zielen darauf ab, entweder die peroneale Knochenrinne direkt oder indirekt zu vertiefen, einen Retinakulumersatz mittels ortsständigem Periost, außenknöchelnaher Fascie oder lateraler Achillesehnenspanplastik mit transossärer Führung [35] zu schaffen oder ossäre Techniken mit Weichteilmaßnahmen zu verbinden. Eine weitere alternative Maßnahme zur Fesselung der Peronealsehnen geht auf Platzgummer [58] zurück, der das Lig. fibulocalcaneare periostal ablöste und transossär unter gleichzeitiger Medialisierung der Peronealsehnen refixierte. Dieses Verfahren wurde von Leitz [50] durch ossäres Auslösen des Lig. fibulocalcaneare submodifiziert und durch Sarmiento und Wolf [64] dahingehend verändert, daß sie die Peronealsehnen tenotomieren, medial unter das intakte Lig. fibulocalcaneare führen und danach vernähen.

Im eigenen operativen Vorgehen wird bei chronischer Peronealsehnenluxation entsprechend der individuellen knöchernen oder weichteilmäßigen Situation vorgegangen. Ist nach dem praeoperativ durchzuführenden coronaren CT die physiologische peroneale Rinne zu flach oder sind intraoperativ die Peronealsehnen bei chronischer Muskelatrophie relativ zu lang, wird ein ossäres Procedere nach Kelly [40] entsprechend einer der beiden Variationen (Abb. 9.15) durchgeführt. Ist die peroneale Rinne nur minimal abgeflacht und steht kräftiges Material des ausgewalzten Retinakulums, ortsständiger Fascie oder lokales Periost zur Verfügung, so wird nach Vertiefung der peronealen Rinne das Retinakulum entsprechend der transossären

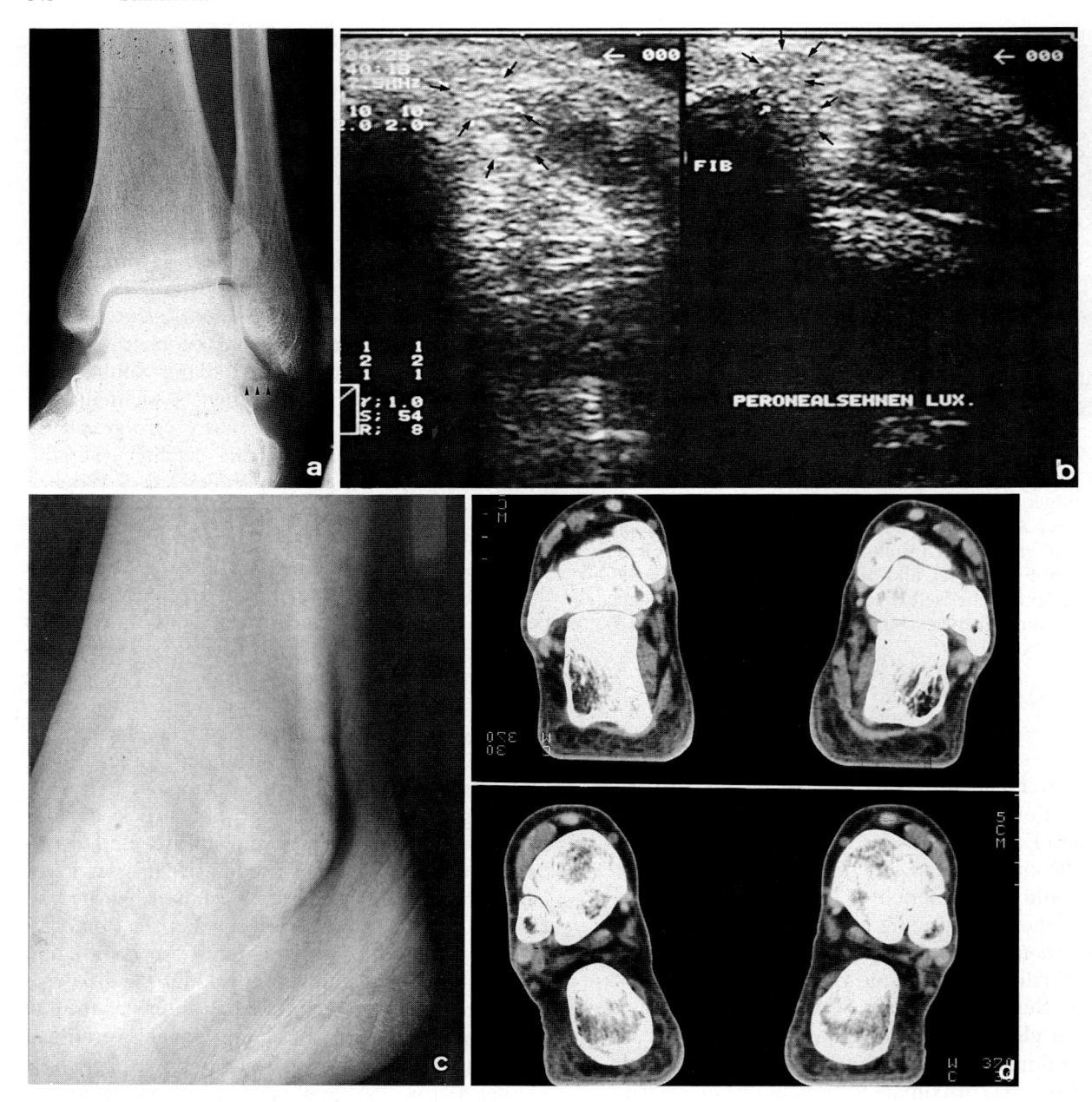

Abb. 9.14. Peronealsehnenluxation. **a** Akute Luxation mit Abriß einer knöchernen Lamelle dicht lateral und parallel zur Außenknöchelkontur erkennbar, außerdem periphere Fraktur des Processus fibularis tali. **b** Sonographischer Nachweis bei chronischer Luxation, links reponiert, rechts disloziert. **c** Klinisch imposantes Bild bei chronischer Peronealsehnenluxation links. **d** Praeoperatives coronares CT zum Ausschluß einer Außenknöchelanomalie derselben Patientin: Der Außenknöchel stellt sich dabei bds. normal konfiguriert dar. Links ist in beiden Schnitten allerdings eine erhebliche Verdickung der Peronealsehnen gegenüber der gesunden Seite erkennbar

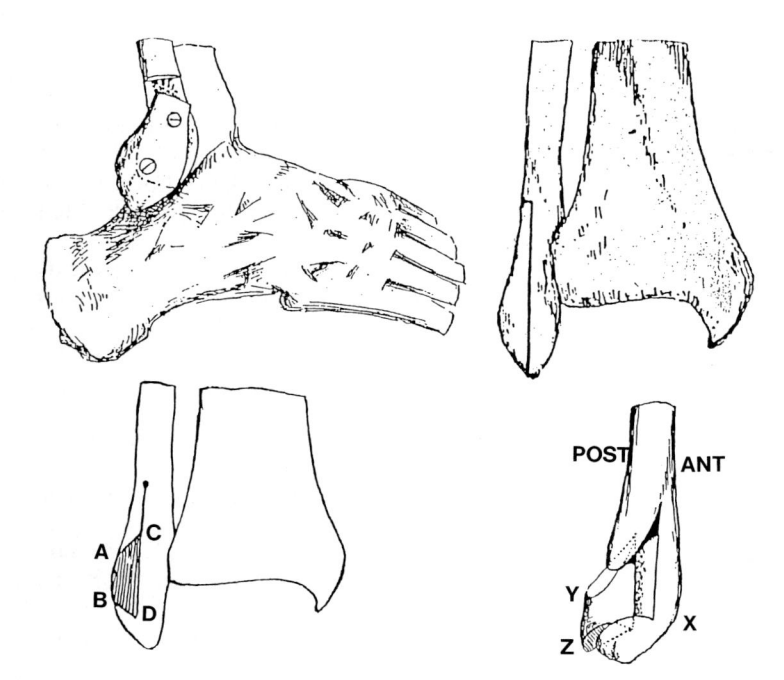

Abb. 9.15. Operatives Vorgehen nach Kelly entsprechend der Originalarbeit [40]. Oben im Bild ist die in der Literatur sehr gut bekannte Methodik, unten im Bild die von Kelly alternativ vorgeschlagene Methodik zum Aufbau eines Neo-Sulcus dargestellt

Fesselungstechnik nach Viernstein [78] rekonstruiert. Häufig gelingt es auch die ausgewalzte Retinakulumtasche – die an eine Bankart-Läsion der Schulter erinnert (Abb. 9.16) – nach Aufrauhung der peroneal-ossären Glatze transossär zu refixieren [14].

Steht intraoperativ dagegen kein stabiles ortsständiges Gewebe zur Verfügung und ist die Rinne tief genug, wird alternativ das Lig. fibulocalcaneare mit einem ossären Block ausgelöst, die Peronealsehne darunter medialisiert und der ossäre Block mit einer kleinen Spongiosaschraube stabil fixiert. Bei veraltetem oder pseudarthrotisch fehlverheiltem knöchernen Ausriß des Retinakulums kann durch Anfrischung der Lamelle und des ehemaligen knöchernen Bettes das Retinakulum durch Verschraubung der Lamelle stabil refixiert werden.

Die *Nachbehandlung* erfolgt je nach Fixationstechnik im Unterschenkelgehgipsverband für 6 Wochen bei leichter Inversionsstellung des Rückfußes oder funktionell mit der Caligamed-Schiene, wobei der Pronationskeil zu einem Supinationskeil umfunktioniert wird.

9.5.3. Flexor hallucis longus-Sehne

Entzündliche Veränderungen dieser Sehne bis hin zu Rupturen sind als Überlastungsschäden bei Ballettänzern durch permanentes „sur les pointes"-Tanzen bedingt [63]. Bei Fußballern bestehen gelegentlich chronische Reizzustände der Flexor hallucis longus-Sehne und auch der Flexor digitorum longus-Sehne, besonders beim Torwart durch übermäßigen Gebrauch des flektierten Vorfußes zum Ballabstoß. Die Behandlung ist im allgemeinen konservativ, operative Revisionen stellen die Ausnahmeindikation bei Ruptur und Spitzensport dar.

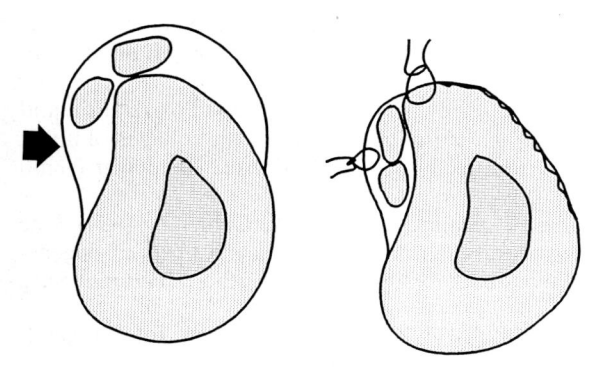

Abb. 9.16. Ausgewalzte Retinakulumtasche wie bei Bankart-Läsion der habituellen Schulterluxation, Refixationstechnik transossär nach Aufrauhung der peronealossären Glatze, mod. n. [14]

Literatur

1. Albrecht P (1925) Über die subkutane Zerreißung der Achillessehne. Arch Orthop Chir 23:359
2. Amiel D, Frank C, Harwood F, Fronek J, Akeson W (1984) Tendons and ligaments: a morphological and biochemical comparison. J Orthop Res 1:257–265
3. Arndt K (1976) Achillessehnenruptur. Zentralbl Chir 101:360–364
4. Arner O, Lindholm A (1959) Subcutaneous rupture of the Achilles tendon: a study of 92 cases. Acta Chir Scand [Suppl] 239:1–51
5. Blauth W (1989) Die Peroneus brevis-Plastik bei großen Achillessehnendefekten. Operat Orthop Traumatol 1:1–8
6. Burmann M (1953) Stenosing tendovaginitis of the foot and ankle. Arch Surg 67:686–689
7. Carden DG, Noble J, Chalmers J, Lunn P, Ellis J (1987) Rupture of the calcaneal tendon. J Bone Joint Surg (Br) 69:416–420
8. Cargill A (1976) Closed rupture of the Achilles tendon. Br J Hosp Med 16:524–533
9. Cetti R, Christensen SE (1981) Ruptured achilles tendon treated surgically under local anesthesia. Acta Orthop Scand 52:675
10. Cetti R, Christensen SE (1982) Achilles tendon rupture after local steroid injection. Ugeskr Laeger 144:1392
11. Coombs RRH, Klenerman L, Narcisi P, Nichols A, Popp FM (1980) Collagen typing in Achilles tendon rupture. J Bone Joint Surg (Br) 62:258
12. Dahmen G (1968) Physiologische und pathologische Veränderungen des Bindegewebes. Ergebn Chir Orthop 51:37–65
13. Dammers HR (1988) Die Tendovaginitis stenosans im Bereich der Peronealsehne. Akt Traumatol 18:55
14. Das De S, Balasubramaniam P (1985) A repair operation for recurrent dislocation of peroneal tendons. J Bone Joint Surg (Br):585–587
15. Dederich R, Bonse H, Hild A, Könn G, Wolf L (1988) Achillessehnenrupturen. Ursachen – Operationstechnik – Ergebnisse – Begutachtungsprobleme. Unfallchirurg 91:259–269
16. Eckert WR, Davis EA (1976) Acute rupture of the peroneal retinaculum. J Bone Joint Surg (Am) 58:670–673
17. Fossgren J (1969) Die Blutzirkulation in der Achillessehne des Menschen gemessen mit Xenon-133. Acta Rheumatol Scand 15:67–71
18. Franke K (1980) Traumatologie des Sports, 2. Aufl. Thieme, Berlin, S 46ff
19. Franke K (1988) Persönliche Mitteilung
20. Grafe H (1969) Aspekte zur Ätiologie der subkutanen Achillessehnenruptur. Zentralbl Chir 94:1073–1082
21. Gurlt E (1898) Geschichte der Chirurgie und ihre Ausübung. Nachdruck der Ausgabe Berlin 1898. Erster Band. Ohms, Hildesheim 1964, S 251 und 836
22. Haas F, Haiböck H, Reindl P (1987) Achillessehnenklebung mit Fibrinkleber. Zentralbl Chir 112:99–104
23. Hackenbroch M (1927) Eine seltene Lokalisation der stenosierenden Tendovaginitis. Münch Med Wochenschr 74:932
24. Hastad K, Larsson LG, Lindholm A (1959) Clearance of radiosodium after local deposit in the Achilles tendon. Acta Chir Scand 116:251–255
25. Heger H (1966) Verletzung und Belastung der Achillessehne des Geräteturners. Prax Leibesübungen 9:27–29
26. Heim CH (1978) Die subkutane Achillessehnenruptur. Inauguraldissertation, Zürich
27. Hepp WE, Blauth W (1978) Zur Behandlung von Achillessehnendefekten mit der „Peronaeus-brevis-Plastik" Arch Orthop Trauma Surg 91:195–200
28. Hess H (1978) Vom Medizinmann zum Sportarzt. Umschau 78:291–294
29. Hohorst L (1967) Achillessehnenriß und Unfall. Monatschr Unfallheilkd 70:41–44
30. Hurst LN (1977) The healing of tendon. In: Kerahan DS, Vistnes LM (eds) Biological aspects of reconstructive surgery. Little, Brown, New York, pp 383–389
31. Inglis AE, Scott WN, Sculco TP, Patterson HA (1976) Ruptures of the tendon Achillis. An objective assessment of surgical and non surgical treatment. J Bone Joint Surg (Am) 58:990–993
32. Jacobs D, Martens M, Van Audekercke R, Mulier JC, Mulier FR (1978) Comparison of conservative and operative treatment of Achilles tendon rupture. Am J Sports Med 6:107–111
33. Jahss MH (1991) Tendon disorders of the foot. In: Disorders of the foot and ankle. Ed. Jahss, 2nd Ed, Vol II. Saunders, Philadelphia, p 1461–1513
34. Jannsen A (1992) Licht- und elektronenmikroskopische Befunde zur Bandheilung des Lig. collaterale mediale des Kaninchens. Dissertation, Medizinische Hochschule Hannover
35. Jones EW (1932) Operative treatment of chronic dislocation of the peroneal tendons. J Bone Joint Surg 14:574–576
36. Jozsa L, Reffy A, Balint JB (1984) Polarization and electron microscopic studies on the collagen of intact and ruptured human tendons. Acta Histochem (Jena) 74:209–315
37. Jozsa L, Balint BJ, Reffy A, Demel Z (1984) Fine structural alternations of collagen fibers in degenerative tendinopathy. Arch Orthop Trauma Surg 103:47–51
38. Kager H (1939) Zur Klinik und Diagnostik des Achillessehnenrisses. Chirurg 11:691–695
39. Kapandji JA (1974) Physiologie articulaire. Fascicule II, 4ieme Ed. Libraine Maloine Paris, p 140
40. Kelly, RE (1920) An operation for the chronic dislocation of the peroneal tendons. Br J Surg 7:502

41. Ketchum LD, Martin NL, Kappel DA (1977) Experimental evaluation of factors affecting the strength of tendon repairs. Plast Reconstr Surg 45A:708–719
42. Korovessis P, Spartris P, Katsarch T, Sidiropoulos P (1991) Simultaneous rupture of the tibialis posterior and flexor digitorum longus tendon in a closed tibial fracture. J Orthop Trauma 5:89–92
43. Krahl H, Plae R (1971) Sehnenrupturen nach Cortisoninjektionen. Med Sport 11:264–268
44. Kraske P (1895) Über die Luxation der Peronäussehnen. Zentralbl Chir 24:569
45. Küsswetter W, Refior HJ (1985) Vergleichende licht- und rasterelektronenmikroskopische Untersuchungen zum morphologischen Aufbau der knöchernen Bandinsertionen. Z Orthop 123:876–879
46. Kulowski J (1936) Tendovaginitis (tenosynovitis). J Missouri Med Assoc 35:135–137
47. Kvist H, Kvist M (1980) The operative treatment of chronic calcaneal paratenonitis. J Bone Joint Surg (Br) 62:353–357
48. Lagergren A, Lindholm A (1959) Vascular distribution in the achilles tendon. Acta Chir Scand 116:491
49. Lea RB, Smith L (1968) Rupture of the Achilles tendon: nonsurgical treatment. Clin Orthop 60:115–118
50. Leitz G (1968) Modifikation des von Platzgummer angegebenen Verfahrens zur operativen Behandlung der habituellen Peronealsehnenluxation. Arch Orthop UnfallChir 64:245–251
51. Lindholm A (1959) A new method of operation for subcutaneous rupture of the Achilles tendon. Acta Chir Scand 117:261–270
52. Matthews P, Richards H (1976) Factors in the adherence of flexor tendon after repair. J Bone Joint Surg 58 (Br):230–236
53. Meier F, Echtermeyer V, Sigismund G (1975) Histologische Veränderungen nach experimenteller Achillessehnenruptur. Hefte Unfallheilkd 126:412–413
54. Miller SJ (1987) Principles of muscle-tendon surgery and tendon transfers. In: Foot surgery. Ed. McGlamry, Vol II. Williams and Wilkins, Baltimore, pp 715–755
55. Mohr W (1987) Pathologie des Bandapparates. Spezielle pathologische Anatomie. In: Doerr W, Seifert G (Hrsg) Band 19. Springer, Berlin Heidelberg New York Tokyo, S 39–56
56. Nistor L (1981) Surgical and non-surgical treatment of achilles tendon rupture. J Bone Joint Surg (Am) 63:394–399
57. Paré A (1575) Les oeuvres, 9th Ed. Claude Rigaud et Claude Obert, Lyon
58. Platzgummer H (1967) Über ein einfaches Verfahren zur operativen Behandlung der habituellen Peronealsehnenluxation. Arch Orthop Unfall Chir 61:144
59. Quenu J, Stoianovitch SM (1929) Les ruptures du tendon d'Achille. Rev Chir 67:647–678
60. Riede D (1966) Ätiologie, Diagnose und Therapie der subkutanen Achillessehnenrisse. Beitr Orthop Unfallchir 13:96–105
61. Riede D (1972) Ätiologie, Diagnose und Therapie der subkutanen Achillessehnenruptur und der Peritendinitis achillae. Med Sport 12:321–333
62. Rimoldi RL, Oberlander MA, Waldrop JI, Hunter SC (1991) Acute rupture of the tibialis anterior tendon: a case report. Foot Ankle 12:176–177
63. Sammarco GJ, Miller EH (1979) Partial rupture of the flexor hallucis longus tendon in classic ballet dancers. J Bone Joint Surg (Am) 61:149–150
64. Sarmiento A, Wolf M (1975) Subluxation of peroneal tendons. J Bone Joint Surg (Am) 57:115–116
65. Schauwecker F, Weller S, Lenz B (1967) Zur Pathogenese des Achillessehnenrisses. Dtsch Med Wochenschr 92:1758–1761
66. Schneider H, Grilli PF (1959) Die Ätiologie und Pathogenese der Achillodynie. Acta Chir Scand 116:491–495
67. Schönbauer H (1960) Subcutane Achillessehnenrisse. Chir Praxis 4:77–90
68. Silfverskjöld N (1933) Sehnennaht und Plastik bei totaler Achillessehnenruptur. Acta Chir Scand 70:224
69. Stanley RK, Kieran TM, Jery RM, Gerad VY (1983) Achilles tendon rupture: a case report and discussion of conservative versus surgical repair. J Foot Surg 22:33–39
70. Stucke K (1950) Über des elastische Verhalten der Achillessehne im Belastungsversuch. Langenbecks Arch Klin Chir 265:579–599
71. Suhr F (1980) Der Achillessehnenriß als Sport- und Arbeitsunfall. Unfallheilkunde 83:39–41
72. Thermann H, Zwipp H, Milbrandt H, Reimer P (1989) Die Ultraschallsonographie in der Diagnostik und Verlaufskontrolle der Achillessehnenruptur. Unfallchirurg 92:266–273
73. Thiel A (1972) Sportliche Belastbarkeit nach Achillessehnenruptur. Z Orthop 110:796–798
74. Thompson T, Doherty J (1962) Spontaneous rupture of tendon of achilles: a new clinical diagnostic test. J Trauma 2:126–129
75. Toygar O (1947) Subcutane Ruptur der Achillessehne. Diagnostik und Behandlungsergebnisse. Helv Chir Acta 14:209–231
76. Trevino S, Gould N, Korron R (1981) Surgical treatment of stenosing tenosynovitis at the ankle. Foot Ankle 2:37–45
77. Trillat A, Jouvinroux P, Marsan C, Brement JJ (1967) Sutures par plastic du C.P.L. dans les ruptures du tendon d'Achille. Lyon Chirurgical, Lyon, p 603
78. Viernstein K, Rosemeyer B (1972) Ein Operationsverfahren zur Behandlung der rezidivierenden Peronealsehnenluxation beim Leistungssportler. Arch Orthop Unfall Chir 74:175–181
79. Wilhelm K (1972) Die maximale statische und dynamische Belastbarkeit der Achillessehne beim Menschen im Experiment. Habilitationsschrift, Universität München
80. Wilhelm K (1977) Neue Aspekte zur Genese der Achillessehnenruptur. Zentralbl Chir 102:794–801

81. Zwipp H (1986) Die antero-laterale Rotationsinstabilität des oberen Sprunggelenkes. Hefte Unfallheilkd 177:1–178
82. Zwipp H, Tscherne H, Hoffmann R, Wippermann B (1986) Therapie der frischen fibularen Bandruptur. Orthopäde 15:446–453
83. Zwipp H, Südkamp N, Thermann H, Samek N (1989) Die Achillessehnenruptur – 10-Jahres-Spätergebnisse nach operativer Behandlung – Eine retrospektive Studie. Unfallchirurg 92:554–559
84. Zwipp H, Thermann H, Südkamp N, Tscherne H, Milbradt H, Reimer P, Heintz P (1990) Ein innovatives Konzept zur primärfunktionellen Behandlung der Achillessehnenruptur. Sportver Sportschad 4:29–35

10. Syndrome – Impingements – Entrapments – Varia

„Dem, was ich gesehen, gehört, gelernt habe, gebe ich den Vorzug."
Demokrit

Einige der in diesem letzten Kapitel zu besprechende Krankheitsbilder stellen in der deutschsprachigen Literatur teils wenig bekannte Entitäten dar. Daher ist es nicht von ungefähr, daß einige Bilder selbst vom Traumatologen oder Orthopäden nicht erkannt und hartnäckig klagende Patienten als Querulanten oder Simulanten verkannt werden. Andererseits muß aber gleichzeitig davor gewarnt werden, bei objektivierbaren pathologischen Befunden voreilig eine Operationsindikation auszusprechen, solange nicht alle konservativen Maßnahmen ausgeschöpft sind. Wenngleich nach eigener Erfahrung 90% aller Patienten, die an seltenen und oftmals schwer diagnostizierbaren Syndromen des OSG-/Fußbereiches leiden, z.B. bei spät erkanntem Sinus tarsi-Syndrom und daraufhin erfolgreicher konservativer Behandlung äußerst zufriedene und dankbare Patienten sind, muß vor etwa 10% aller Patienten des sog. Raritätenkabinetts gewarnt werden. Gerade 20–50-jährige Patientinnen mit seltener OSG-Fuß-Pathologie sind durch frustrane Voruntersuchungen selektioniert und oft genug auf die noch ausstehende organisch-bedingte Diagnose fixiert. Läßt sich ein Syndrom objektivieren, drängen sie auf die Operation, die – läßt sich ein unerfahrener Operateur darauf ein – mit Sicherheit nicht zum Erfolg führt. Dies ist in solchen Fällen dadurch erklärbar, daß „innere" Probleme, die auf den Fuß fixiert werden, nicht herausgeschnitten werden können. Gerade vor vielfach voroperierten Patientinnen oder Patienten vor allem nach einem Arbeitsunfall muß gewarnt werden. Psychosomatische Probleme und Rentenbegehren müssen sorgfältig bereits in der Initialphase der Behandlung differenziert werden.

Möglicherweise ist der *„Fuß als Spiegel emotionaler Regungen"* bei der eher organneurotisierenden Frau und beim meist rentenbegehrenden Mann (Geld = Potenz) bei eingeschränkter persönlicher Freiheit (schmerzhaftlädierter Fuß) als essentieller Skelettabschnitt auch noch im heutigen sozialen Umfeld unverändertes, unterbewußtes Symbol der Freiheit.

10.1. Sinus tarsi-Syndrom

O'Connor [56] war der erste, der 1949 im wissenschaftlichen Austausch mit Brown [2] das Sinus tarsi-Syndrom als klinische Entität beschrieb. Erst 1957 berichtete O'Connor [56] auf der 25. Jahrestagung der amerikanischen Assoziation orthopädischer Chirurgen (AAOS) in New York über 45 Fälle, von denen 14 operativ behandelt wurden. Seither sind in der Literatur weit über 200 Fälle beschrieben worden [6, 13, 16, 29, 37, 43, 46, 48, 49, 53, 56, 59, 61, 71].

Davon sind rund 70% aller Fälle als posttraumatisch anzusehen, 30% Fußdeformitäten oder dem Formenkreis rheumatoider Entzündungen zuzuordnen. Im Sinne der posttraumatischen Entität wird in der Literatur einheitlich ein vorausgegangenes Supinationstrauma angegeben, seltener ein Pronationsmechanismus, der weder zu einer Bandzerreißung noch zu einer Knorpelläsion im Bereich des oberen oder unteren Sprunggelenkes geführt hat.

Die subjektiven Beschwerden der Patienten werden von der Mehrheit der Autoren durch den lokalen Druckschmerz im Bereich des Sinus tarsi beschrieben, mit Funktionsschmerzen vor allem bei Supination und Adduktion des Fußes, Schmerzen unter Belastung, vor allem beim Gehen auf unebenem Gelände. Während die pathophysiologischen Konditionen auch heute noch unklar sind, so besteht doch in der Literatur Einigkeit darüber, daß in den meisten Fällen durch eine einfache Injektion eines Lokalanästhetikums in den Sinus tarsi eine vorübergehende Besserung zu erzielen ist und durch wiederholte Injektionen mit einem Cortisonpräparat meist dauerhafte Heilung. Nur bei den Versagern der konservativen Behandlung ist eine operative Revision des Sinus tarsi mit Ausräumung des "fat pad" angezeigt, wie es von Brown [6] in der Literatur erstmals übersichtlich dargestellt wurde. Da das beschriebene Syndrom selbst in unfallchirurgischen und orthopädischen Kreisen relativ unbekannt ist, soll folgendes Kapitel dazu dienen, dieses leicht verkannte Syndrom besser zu definieren, seine erweiterte Form (zusätzliches Canalis tarsi-Syndrom) und die einfache Erkennung und Behandlung darzustellen.

10.1.1. Anatomie und Pathophysiologie

Neben anderen Anatomen beschreibt vor allem Spalteholz [66] den Inhalt des Sinus tarsi mit 3 Anteilen:

1. Fettkörper,
2. Ligamentum talocalcaneare interosseum,
3. Schleimbeutel, inkonstant vorkommend.

Eingehendere anatomische Untersuchungen des Sinus und Canalis tarsi wurden vor allem von Cahill [10] und Schmidt und Grünwald [62] durchgeführt, die allein in Bezug auf die Bandstrukturen 5 wesentliche Elemente unterscheiden:

1. Pars lateralis des Retinaculum mm. extensorum inferius,
2. Pars intermedia des Retinaculum mm. extensorum inferius,
3. Pars medialis des Retinaculum mm. extensorum inferius,
4. Ligamentum talocalcaneare interosseum,
5. Ligamentum canalis tarsi.

Cahill [10] definiert dabei das Lig. cervicis als das Lig. talocalcaneare laterale, welches nach Schmidt und Grünwald [62] in 77%, nach eigenen früheren Untersuchungen [80] nur in 25% der Fälle nachweisbar ist. Besonders Cahill [10] hat auf die kreuzweise Anordnung der kräftigen Bandstrukturen im Sinus tarsi hingewiesen, die sich von lateral nach medial zwischen Calcaneus und Talus ausdehnen und diese beiden Knochen fest miteinander verankern. Diese Fasern werden teilweise durchwoben und durchkreuzt von der medialen Wurzel des Extensorenretinakulums, welches sich von lateral bis weit nach medial in den Canalis tarsi hinein verspannt.

Aufgrund dieser kreuzförmigen Verspannungen der Ligamente im Sinus tarsi wird dieser anatomische Bereich von einigen Autoren mit dem Intercondylarbereich des Kniegelenkes und den Kreuzbändern verglichen [47, 59, 61].

Bedeutsam für die Rückfußstabilität und auch -beweglichkeit im Sinne der Inversion und Eversion wurde von einigen Autoren hingewiesen, daß das Lig. talocalcaneare interosseum exakt in der Bewegungsachse des Subtalargelenkes verläuft [30, 33, 45].

Für das pathophysiologische Geschehen im Rahmen eines Sinus tarsi-Syndromes wurde neben der Störung der Propriozeption [12, 18, 21] vor allem von Mazzinari und Bertini [47] darauf hingewiesen, daß es in den von ihnen behandelten Fällen tatsächlich zu einer partiellen Läsion des Lig. talocalcaneare interosseum gekommen war.

Sie verwiesen vor allem auf die Untersuchungen von Riaza *et al.* [61], die myeline Nervenendigungen in den Bandstrukturen des Sinus tarsi nachweisen konnten.

Daher erklärt Pisani [59] den Schmerz im Sinus tarsi kombiniert mit einer Metatarsalgie I damit, daß es reflektorisch zu einer kontrakten Inversion des Rückfußes durch übersteigernde Aktivität der Fußbinnenmuskulatur kommt.

Eigene frühere Untersuchungen [80] an 1235 operierten Fällen einer frischen fibularen Bandruptur am oberen Sprunggelenk haben intraoperativ in 4 Fällen (0,3%) Partialrupturen des Lig. talocalcaneare interosseum gezeigt, wonach solche Verletzungen eher selten wären.

10.1.2. Diagnostik

a) klinisch

Nach Erhebung der meist typischen Anamnese eines vorausgegangenen Supinationstraumas führt vor allem in der Regel die palpatorische Untersuchung zu einem auffälligen *Druckschmerz* direkt in Bereich des Sinus tarsi, d.h. nicht im Ansatzbereich der fibularen Bänder, sondern in der Grube ventral des Außenknöchels in mittlerer Höhe der Fibulaspitze. Ein *Funktionsschmerz* kann meist bei aktiver oder passiver Supination des Fußes ausgelöst werden, seltener zusätzlich auch bei Pronation. Besteht das seltene Bild eines kombinierten Sinus tarsi- und Canalis tarsi-Syndromes findet man auch medialseitig ventral des Sustentaculum tali einen lokalen Druckschmerz und einen Funktionsschmerz, der sowohl bei Supination als auch bei Pronation durch den gesamten Sinus und Canalis tarsi zieht.

Die klinische Stabilitätsprüfung zeigt in der Regel ein stabiles oberes, hinteres unteres und vorderes unteres Sprunggelenk. Die klinische Diagnose eines Sinus tarsi Syndromes kann gestellt werden, wenn nach radiologischem Ausschluß von veralteten knöchernen Bandausrissen entlang der Hellpap'schen Supinationslinie [31], von osteochondralen Läsionen im Bereich des oberen oder unteren Sprunggelenkes und von diversen Formen der Sprunggelenksinstabilität mit einer *Testinjektion* eines Lokalanästhetikums in den Sinus tarsi hinein sofortige Schmerzfreiheit erzielt werden kann.

b) radiologisch

Ein positives Sinus tarsi Syndrom kann radiologisch nach differentialdiagnostischem Ausschluß wie oben beschrieben nur durch eine Arthrographie des unteren Sprunggelenkes verifiziert werden. Dabei findet sich eine deutliche Verplumpung der Synovialwand im Subtalargelenk durch Verklebung der kleinen Recessus, was vor allem bei der seitlichen Aufnahme des unteren Sprunggelenkes in der Regel deutlich zu sehen ist (Abb. 10.1).

c) konservative Behandlung

Die konservative Behandlung des Sinus tarsi Syndromes stellt in der Regel eine Injektionsbehandlung dar, die am Tag der Untersuchung zur Ergänzung der klinischen Diagnostik zunächst in einer probatorischen Injektionsbehandlung des Sinus tarsi mit einem Lokalanästhetikum besteht. Bei schlagartigem Verschwinden der zuvor bestehenden Beschwerden im Sinus tarsi ist eine konservative Behandlung angezeigt. Diese besteht darin, daß je nach Verlauf etwa wöchentlich eine Injektion gezielt in den Sinus tarsi erfolgt. Dabei werden 3–4 ml eines 2%igen Lokalanästhetikums vermischt mit 1 ml Volon A 40 oder ein einem anderen cortisonhaltiges Präparat direkt nach subkutaner Quaddelung in den Sinus tarsi injiziert. Dabei wird mit einer feinen Nadel in Höhe der Außenknöchelspitze und einem halben Querfinger ventral der Außenknöchelumschlagskante, 10 Grad nach cranial ansteigend und 45 Grad nach dorsal gerichtet in die Tiefe des Sinus tarsi hineininjiziert (Abb. 10.2). Während beim einfachen Sinus tarsi Syndrom die Injektionstechnik einfach ist, erfordert sie etwas mehr Erfahrung in den Fällen, in denen auch der Canalis tarsi betroffen ist. In diesen Fällen sollte mit einer überlangen Nadel der gesamte Sinus und Canalis tarsi von lateral her infiltriert werden, so daß von Anfang an die oben erwähnte Injektionsrichtung berücksichtigt werden muß, um tief genug in den Canalis tarsi injizieren zu können. Diese Injektionen sollten wöchentlich 1 × unter sterilsten Kautelen durchgeführt werden, wobei der Patient auf die möglichen Nachteile einer cortisonhaltigen Injektion hingewiesen werden muß. Nur in seltenen Fällen sind mehr als insgesamt 6 Injektionen notwendig. Die Intervalle können je nach Schmerzfreiheit auch größer sein.

d) operative Behandlung

Führt die zuvor eingeschlagene konservative Behandlung mit wöchentlichen Injektionen nicht nach 8–10 Wiederholungen über einen Zeitraum der Behandlung von 12 Wochen zum dauerhaften Erfolg und stattdessen nur zu einer jeweils vorübergehenden Besserung, und ist radiologisch per Arthrogramm ein Sinus tarsi Syndrom sicher nachweisbar, sollte dem Patienten die operative Behandlung vorgeschlagen werden.

Diese besteht wie früher von Brown [6] beschrieben prinzipiell in der Ausräumung des Sinus tarsi, welcher über einen anterolateralen oder Ollier-Zugang dargestellt wird.

Beim Ollier-Zugang (Abb. 10.3) ist der N. cutaneus dorsalis lateralis (Ast des N. peroneus superficialis) sorgfältig zu schonen. Über diesen Zugang kann der "*fat pad*" aus dem Sinus tarsi leicht reseziert werden. Entzündliche Veränderungen im Bereich des Lig. talocalcaneare interosseum

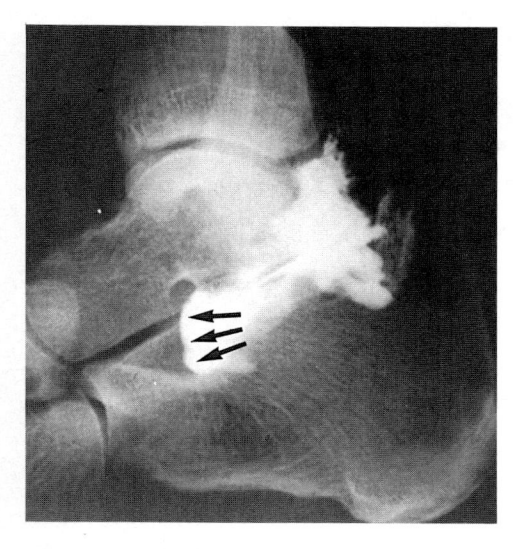

Abb. 10.1. Das Arthrogramm des rechten unteren Sprunggelenkes zeigt sehr deutlich (Pfeile) die vollständige Verplumpung der ventralen Synovialmembran des Subtalargelenkes in der seitlichen Aufsicht. Im Normalfall muß diese Linie bei gesunden synovial Zotten fein gezähnelt sein

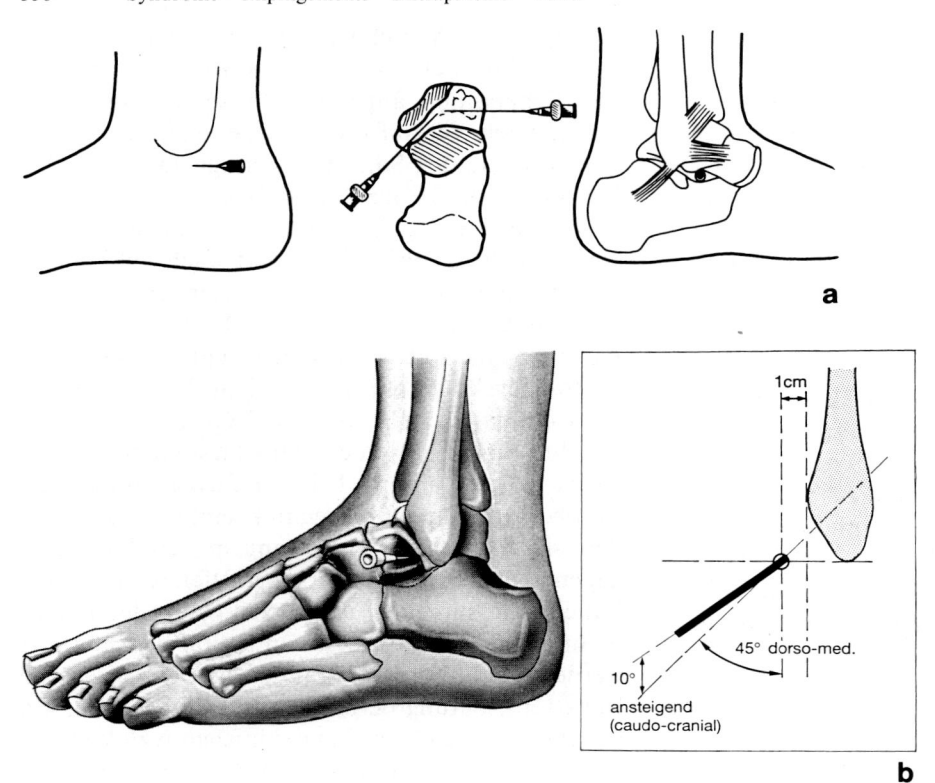

Abb. 10.2. Injektionstechniken der Sinus- und Canalis tarsi-Infiltration. **a** Bilaterale Injektionstechnik des Sinus tarsi von außen und des Canalis tarsi von innen. **b** Monolaterale Injektionstechnik des Sinus tarsi und des Canalis tarsi. Einstich in Höhe und 1 cm ventral der Außenknöchelspitze mit 10° Steigung und 45° dorso-medial gerichteter Nadel. Mit dieser Technik kann der Canalis tarsi gleichzeitig mitinfiltriert werden

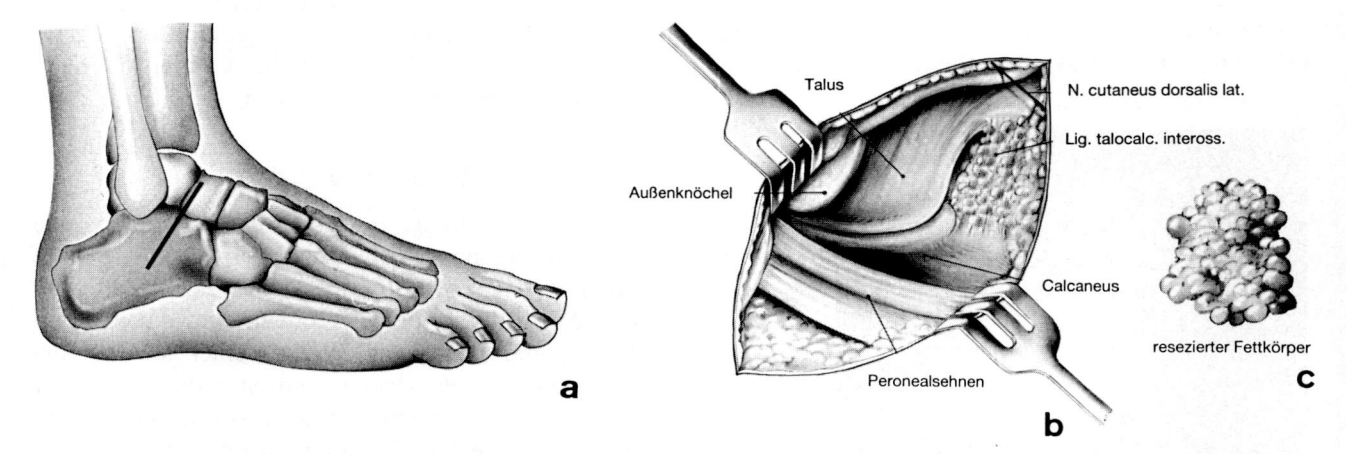

Abb. 10.3. Operatives Vorgehen mittels Ollier-Zugang (**a**). **b** Schonung des N. cutaneus dorsalis lateralis, Ausräumung des "fat pad" (**c**), Debridement des Lig. talocalcaneare interosseum und Denervation der synovialen Umschlagskante an Talus und Calcaneus

sollen debridiert, ein mazeriertes Band sogar reseziert werden.

Danach erfolgt die Kapsulotomie mit Resektion der Synovia im Bereich der posterioren Facette und die anschließende Elektrokoagulation der synovialen Umschlagsfalte sowohl am Talus als auch am Calcaneus. Ist auch der Canalis tarsi betroffen, wird vom ausgeräumten Sinus tarsi aus eine Nadel in den Canalis tarsi eingeführt, die nach medial die Haut perforiert. Hier wird von medial über eine 2–3 cm lange waagerechte Incision das schwielige Gewebe aus dem Canalis tarsi reseziert. Nach sorgfältiger Blutstillung wird ein kleines Redon eingelegt und nur die Haut vernäht.

Zur Wundheilung sollte ein Unterschenkelspaltgipsverband angelegt werden. Nach etwa 8–10 Tagen kann eine rein funktionelle Behandlung mit zunehmender Vollbelastung durchgeführt werden. Die *eigene Erfahrung* in der Erkennung und Behandlung dieser posttraumatischen Entität umfaßt zwischenzeitlich mehr als 100 Patienten, wovon nur 17 operativ behandelt werden mußten, 14 mit sehr gutem und gutem und nur 3 mit befriedigendem Ergebnis. Alle anderen Patienten konnten erfolgreich durch die beschriebene Injektionsbehandlung behandelt werden, wobei 73 bereits nach 5-maliger Injektion beschwerdefrei aus der Behandlung entlassen werden konnten.

Während nach der Literatur und auch in den eigenen Beobachtungen [81] pathophysiologisches und histomorphologisches Geschehen nicht ausreichend präzisiert werden können, erscheint der therapeutische Erfolg im konservativen Vorgehen dahingehend erklärbar, daß durch die analgetische und antiphlogistische Wirksamkeit der lokalen Medikation ein pathologischer Circulus vitiosus durchbrochen wird, ähnlich wie bei jeder operativen Behandlung, die im Sinne einer Denervation afferenter Fasern zu verstehen ist.

10.2. Canalis tarsi-Syndrom

Dieses noch seltenere, jedoch existente, seit Jahren selbst beobachtete und 1991 [81] erstmals publizierte Syndrom kann nach einem Pronationstrauma entstehen, so wie das Sinus tarsi-Syndrom nach einem Supinationstrauma. In den seltenen Fällen (n = 6) war es in 4 Fällen assoziiert mit einem Sinus tarsi-Syndrom und konnte in 3 von diesen 4 assoziierten Syndromen nur durch eine Operation, wie unter 10.1. beschrieben, zur vollständigen Beschwerdefreiheit der Patienten führen. Bei Perfektionierung der Injektionstechnik (Abb. 10.2) ist davon auszugehen, daß die Mehrzahl dieser isolierten oder kombinierten Syndrome erfolgreich konservativ behandelt werden können.

10.3. Tarsaltunnel-Syndrom

Dies in der deutschsprachigen Literatur besser bekannte posttraumatische Syndrom wird auch als Nervenengpaß-Syndrom des Fußes [75] bezeichnet und setzt zum Verständnis der Pathologie exakte Kenntnisse der speziellen Anatomie in diesem Bereich voraus.

Während in der deutschsprachigen Literatur mit Tarsaltunnel-Syndrom das im folgenden beschriebene posteriore Tarsaltunnel-Syndrom gemeint ist, grenzen im anglo-amerikanischen Schrifttum einige Autoren davon ein anteriores Tarsaltunnel-Syndrom ab, das im Kap. 10.6.2 beschrieben ist.

10.3.1. Anatomie und Topographie

Der Tarsaltunnel ist ein ovalärer, osteofibröser Kanal. Seine innere Wand, d.h. die zum Talus und Calcaneus gelegene wird von deren Periost und der Sehnenscheidaufhängung des M. tibialis posterior, M. flexor digitorum longus und M. flexor hallucis longus ausgekleidet. Seine laterale Wand, d.h. die zur Subkutis und Cutis gelegene Seite erfährt eine oberflächliche Verstärkung der Sehnenscheiden durch das Lig. laciniatum, das Retinaculum musculorum flexorum, welches sich fächerförmig vom Malleolus medialis zum Calcaneus und zum proximalen Rand des M. abductor hallucis longus ausspannt. Proximal des Innenknöchels geht das Lig. laciniatum in die Fascia cruris über. Distal am Oberrand des M. abductor hallucis teilt es sich in 2 Blätter, wobei die gemeinsame Scheidewand periostal an der Medialseite des Calcaneus entspringt und zum tiefen Fascienblatt des M. abductor hallucis führt. Sie bildet den Mittelsteg für 2 bindegewebige Röhren, in denen die Nn. plantares zu den zugehörigen Logen ziehen. Die tiefe Aponeurose des M. abductor hallucis ist mit der Scheidewand verbunden und bildet mit ihr eine T-förmige Struktur, wodurch 2 Mündungen im distalen Abschnitt des Lig. laciniatum entstehen. In der oberen Mündung verläuft der N. plantaris medialis zur inneren Plantarloge und in der unteren Mündung der N. plantaris lateralis zur äußeren Plantarloge. Der gemeinsame distale Stamm beider Nerven, hier noch als N. tibialis bezeichnet, wird nach medial hin lediglich von der oberflächlichen Schicht des Lig. laciniatum begrenzt (Abb. 10.4).

Fur die chirurgische Anatomie ist wichtig zu wissen, daß das tibiale Gefäßnervenbündel, wie in der tiefen hinteren Unterschenkelportion, seine Lagebeziehug auch im Innenknöchelbereich zum M. tibialis posterior und M. flexor digitorum longus einerseits und dem M. flexor hallucis longus andererseits beibehält. Oberhalb des Innenknöchels ist das Gefäßnervenbündel von der Fascia cruris bedeckt, die im Innenknöchelbereich auf Höhe der Skelettlinie Talus/Calcaneus in das Lig. laciniatum einstrahlt. Dem Malleolus medialis am nächsten liegt die Sehne des M. tibialis posterior, distal und mehr lateralseitig davon die Sehne des M. flexor digitorum longus, wobei beide durch ein dünnes Bindegewebsblatt getrennt sind. Beide Sehnen sind durch die Lamina profunda des Retinaculum mm. flexorum am Skelett angeheftet und schützen bei Knöchel-, Sprungbein- und Fersenbeinfrakturen durch diese spezifische Lagebeziehung das Gefäß-Nervenbündel. Der durch A. und V. tibialis überdeckte N. tibialis spaltet sich schon meist in Höhe des Innenknöcheloberrandes in die beiden Hauptstämme des N. plantaris medialis und lateralis. Meist 2 cm unterhalb davon in Höhe des Tuberculum mediale des Processus posterior tali teilen sich A. und V. tibialis. In dieser Höhe kann nach Mobilisation des Gefäßnervenbündels und bei dorsaler Weghaltung desselben die am weitesten caudal und lateral gelegene Sehne des M. flexor hallucis longus dorso-medial vom Tuberculum mediale des Processus posterior tali identifiziert werden. Distal der Gefäßgabelung gibt der N. plantaris medialis motorische Äste zum M. abductor hallucis ab und der N. plantaris lateralis die Ramii m. flexoris digitorum brevis ab.

10.3.2. Ätiologie und Pathogenese

Nach der Literatur [3, 34, 60, 74, 75] sind für eine posttraumatische Genese Unterschenkel- und Sprunggelenksfrakturen, Sprungbein- und Fersenbeinbrüche aber auch Sprunggelenksdistorsionen und Kontusionen verantwortlich. Unfallunabhängig sind Fußdeformitäten, Tendinitiden und Tumore ätiologisch bedeutsam. Während posttraumatische Schwellungszustände meist eine spontane Remission zeigen, sind Formen des posttraumatischen Tarsaltunnel-Syndroms, die nach einer langen Latenzzeit entstehen und durch Narbenbildung verursacht sind, eher ungünstig zu beurteilen [3]. Nach eigener Beobachtung ist das posttraumatische Tarsaltunnel-Syndrom nach schweren Calcaneusfrakturen am häufigsten und auch am leichtesten zu übersehen, da sich nach konservativer Fersenbeinbruchbehandlung zahlreiche Beschwerdebilder überschneiden.

10.3.3. Diagnostik

Anamnestisch klagen die Patienten meist über lokalisierte Schmerzen im Bereich des Tarsaltunnels mit Belastungsschmerzen beim Gehen oder längerdauernder Dorsalflexion des Fußes, z.B. beim Autofahren, über Dysästhesien und Parässthesien. Gelegentlich besteht auch Nachtschmerz. Theatralisch wird oft ein elektrisierender Schmerz, ein Gefühl auf Nadeln oder Scherben zu gehen, Ameisenlaufen, Fußsohlenbrennen und Spannungsgefühl geschildert.

Objektiv findet sich meist eine Schmerzverstärkung bei Dorsalflexion und Pronation/Eversion des Fußes, lokaler Druckschmerz und häufig ein positives Hoffmann-Tinnel-Zeichen. Eine probatorische Infiltration mit einem Lokalanästhetikum nimmt bei positivem Tarsaltunnel-Syndrom kurzfristig die geklagten Schmerzen. Praeoperativ empfiehlt sich

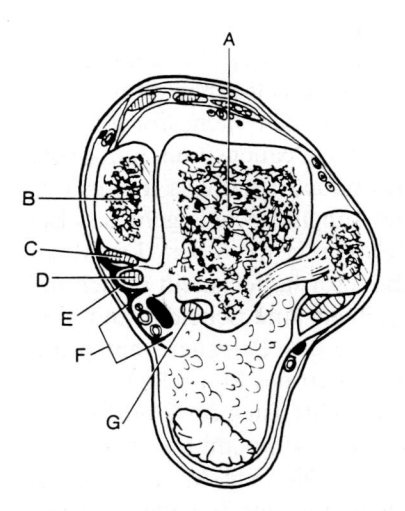

Abb. 10.4. Transversalschnitt durch das obere Sprunggelenk und den Tarsaltunnel. A = Talus, B = Innenknöchel, C = Tibialis posterior-Sehne, D = Flexor digitorum longus-Sehne, E = Lig. laciniatum, F = N. tibialis und A. tibialis mit Venae commitantes, G = Flexor hallucis longus-Sehne, nach Malay [44]

die subtile neurologische Untersuchung einschließlich elektromyographischer und elektroneurographischer Testung, wobei die Kennmuskeln der beiden plantaren Nerven getrennt zu testen sind.

10.3.4. Indikation zur Operation

Bei frustranen konservativen Behandlungsversuchen mit Antiphlogistikagabe und Lokalanästhetikainjektion, ggf. mit Cortison, ist bei eindeutiger Pathologie, die für ein proximales (N. tibialis) oder für ein distales (Nn. plantares) Tarsaltunnel-Syndrom spricht, die operative Revision sinnvoll.

10.3.5. Operationstechnik

Nach eigener Erfahrung sollte die Revision mit Lupenbrille erfolgen. Über einen retromalleolären, nach dorsal konvexen Schnitt entsprechend dem Verlauf des tibialen Gefäßnervenbündels, wird bei liegender Blutsperre von cranial nach distal unter vorsichtiger Durchtrennung der Fascia cruris und des Lig. laciniatum begonnen. Der N. tibialis wird vom Gesunden, d.h. von proximal nach distal freipräpariert, bei Verwachsungen subtil neurolysiert. Kleine Gefäßabgänge, die über dem Verlauf des Nerven liegen, werden ligiert und beide Nervenstämme des N. plantaris medialis und lateralis unter Spaltung der Retinacula und Muskelfascien freigelegt und bis weit ins Gesunde hinein dekomprimiert.

Entzündliche Veränderungen, exostotische oder frakturbedingte Protuberantien werden debridiert bzw. abgetragen, so daß jede Form des äußeren Druckes entfällt. Bei sorgfältiger Blutstillung zur Vermeidung eines postoperativen Hämatoms werden alle Schichten offengelassen und nur die Haut genäht. Für die Nachbehandlung ist nur über die Wundheilungsphase ein Unterschenkelspaltgipsverband zu empfehlen, danach die funktionelle Behandlung. Eine vorübergehende postoperative Antiphlogistikagabe ist zu empfehlen, bei heterotopen Ossifikationen die gezielte Indometacingabe.*

10.4. Sudeck-Syndrom

Kurz nach der skelettalen Bildgebung durch Röntgen im Jahre 1895 beschrieb Paul Sudeck 1902 [68] eigenartige „trophoneurotische", radiologische Knochenveränderungen nach Traumen und Entzündung. Bei zwischenzeitlich mehr als 50 für ein und dieselbe Entität gebrauchten Synonyma haben sich in der anglo-amerikanischen Literatur der Begriff "*reflex sympathetic dystrophy*" [17] und im deutschen Schrifttum der Begriff Sudeck-Syndrom [57] durchgesetzt. Der 1864 von Mitchell *et al.* [50] durch chirurgische Erfahrungen im amerikanischen Bürgerkrieg geprägte Begriff "*causalgia*" sei hier wegen der etymologischen Bedeutung hervorgehoben. Causalgie beschreibt von der Wortbildung genau das, was wir auch heute noch beim akuten Sudeck-Syndrom sehen: der initiale *Brennschmerz* (Kausos = Hitze, algos = Schmerz).

Das posttraumatische Sudeck-Syndrom, das bis heute noch in seiner pathophysiologischen Interaktion nicht vollständig erklärbar ist, wird unabhängig von der Relevanz des Weichteiltraumas, d.h. bei komplizierten Frakturen als auch bei Bagatellverletzungen, wie bei einfachen Distorsionen des Sprunggelenkes, gesehen. Für die Stadieneinteilung gilt bis heute:

10.4.1. Stadium I

Dieses Stadium der Entzündung mit allen klassischen Zeichen unterschiedlicher Ausprägung von *dolor, rubor, calor, rumor* und *functio laesa* tritt in der Regel akut nach der Verletzung oder Operation, seltener nach einer Latenz, z.B. nach wiederholten Repositionsmanövern auf. Kapillarmikroskopisch ist eine auffallende Weite und Blutfülle der Kapillarschlingen mit erhöhter Fließgeschwindigkeit zu beobachten, histologisch finden sich um Kapillaren, Arteriolen und Venolen histiozytäre Infiltrate [72]. Dieses Stadium kann Wochen bis Monate andauern, der Übergang in das Stadium II ist fließend. Die typische fleckförmige, lacunäre Entkalkung im Röntgenbild ist erst nach Wochen erkennbar.

10.4.2. Stadium II

Es entspricht dem Stadium der Fibrosierung. Der Spontanschmerz läßt nach, Bewegungs- und Bela-

---

*Indometacin 100–150 mg entsprechend dem Körpergewicht für 6 Wochen in Kombination mit einem Magenschutzpräparat

stungsschmerzen dauern noch an, die passive Beweglichkeit wird erschwert, Atrophien der Muskulatur, der Haut und der Akren fallen auf. Radiologisch setzt sich die fleckförmige Knochenatrophie auf die Diaphysen fort. Histologisch finden sich fibrosierende entzündliche Veränderungen wie bei Endangitis obliterans [72].

10.4.3. Stadium III

Es wird bezeichnet als die „Endatrophie" oder das „ausgebrannte" posttraumatische Sudeck-Syndrom, das meist nach einem Jahr zu beobachten ist. Schmerzen bestehen jetzt nicht mehr, dagegen ausgeprägte Gelenkeinsteifungen, Muskelatrophien und -kontrakturen, zyanotische Kühle und atrophische Haut. Radiologisch imponieren unspezifische Knochenatrophie sowie kaum mehr erkennbare Gelenkspalten. Histologisch findet sich ein ähnliches Bild wie bei Sklerodermie [72].

10.4.4. Ätiologie und Pathogenese

Neben mechanischen Traumen, wie Fraktur, Luxation und Distorsion sind ebenfalls chemische, thermische, ionisierende und ischämische Noxen, die zu Zerfallsprodukten zerstörter Zellen führen dazu geeignet, ein Sudeck-Syndrom auszulösen [64].

Wenngleich nach eigener Erfahrung allgemein, ein Sudeck-Syndrom bei Patienten mit angstbesetzter Grundstimmung und lokal, ein Sudeck-Syndrom eher am Fuß als an der Hand gesehen werden kann, nach Bogner [4] sogar 4 × häufiger, ist die Annahme einer sog. Sudeck-Persönlichkeit allerdings umstritten [64].

Während die Mehrzahl der Autoren an der schmerzinduzierten, reflektorisch ausgelösten Störung des vegetativen Nervensystems festhält, bestehen verschiedene Meinungen darüber, auf welcher Ebene des Neurons der Reflexbogen gestört wird, ob auf Höhe der Neurone 1., 2., 3. Ordnung, postganglionär, präganglionär oder zentral [17, 39]. Während Buckholz [8] davon ausgeht, daß Neurone 3. Ordnung betroffen sind, wenn eine Sympathicusblockade den Schmerz nicht ausschalten kann, sieht Scola [64] ein weniger reflektorisches Geschehen als vielmehr eine primäre, humorale Schmerzinduktion durch praeformierte und neugenerierte Mediatoren der Mastzelle einschließlich aller entzündungsaktiver Stoffwechselprodukte (Arachidonsäure-Metabolite, Leukotriene und erythemfördernde Prostaglandine E und D).

Sunderland [69] konnte dagegen zeigen, daß sich umso eher eine zentrale Reflexstörung ausbilden kann, je länger ein akuter Schmerzzustand besteht.

Gemeinsam ist den verschiedenen Denkansätzen allerdings, daß das primäre Ziel der Behandlung und die günstigste Prognose darin zu sehen sind, den akuten Schmerzzustand möglichst rasch zu durchbrechen.

Scola und Schliack [63] wiesen besonders darauf hin, daß die bisherige Annahme der schmerzbedingten Aktivierung sympathischer Efferenzen zwar die im akuten Stadium beobachtbare Hyperhidrose und Piloarrektion bedingen können, jedoch nicht die gleichzeitige Hyperämisierung verständlich machen.

Nach Moncada et al. [51] ist die Kombination von primären Entzündungsmediatoren (z.B. Histamin) und sekundär gebildeten (Prostaglandine und Leukotriene) wahrscheinlich als wichtigste Mitursache für den posttraumatischen Dauerschmerz, der das beginnende Sudeck-Syndrom anzeigt, verantwortlich zu machen.

Scola [64] konnte durch den klinisch überzeugenden Einsatz von Cyclooxygenasehemmern beim klassischen „Brennschmerz" zeigen, daß hier in einen wichtigen Regelkreis eingegriffen wird. Die Bildung von Prostaglandinen und Thromboxan aus der Arachidonsäure wird unterdrückt, während die Bildung von Leukotrienen unbeeinflußt bleibt.

Chemotaktisch angezogene Monozyten, Granulozyten und Makrophagen setzen Entzündungsmediatoren frei, wodurch sich die in Gelenkkapseln und periartikulären Knochenabschnitten ohnehin reichlich vorhandenen Mastzellen stark vermehren [35], so daß der Entzündungsprozess akzeleriert wird. Wird die Entzündung chronisch, ist eine medikamentöse Beeinflussung sehr schwierig, da Folgereaktionen nicht mehr zu unterbrechen und irreversibel sind [7], was eine Parallele der humoralen Pathophysiologie zur nervalen Dysfunktion nach Sunderland [69] darstellt.

Zur *Differentialdiagnostik* unklarer Fälle werden Röntgen-Zielaufnahmen, Photonenresorptionsmetrie und die 3-Phasen Knochenszintigraphie empfohlen [22], der seitengetrennte Kälte-Streß-Test, die Thermographie (Abb. 10.5) sowie die subtile neurologische Untersuchung incl. EMG [36].

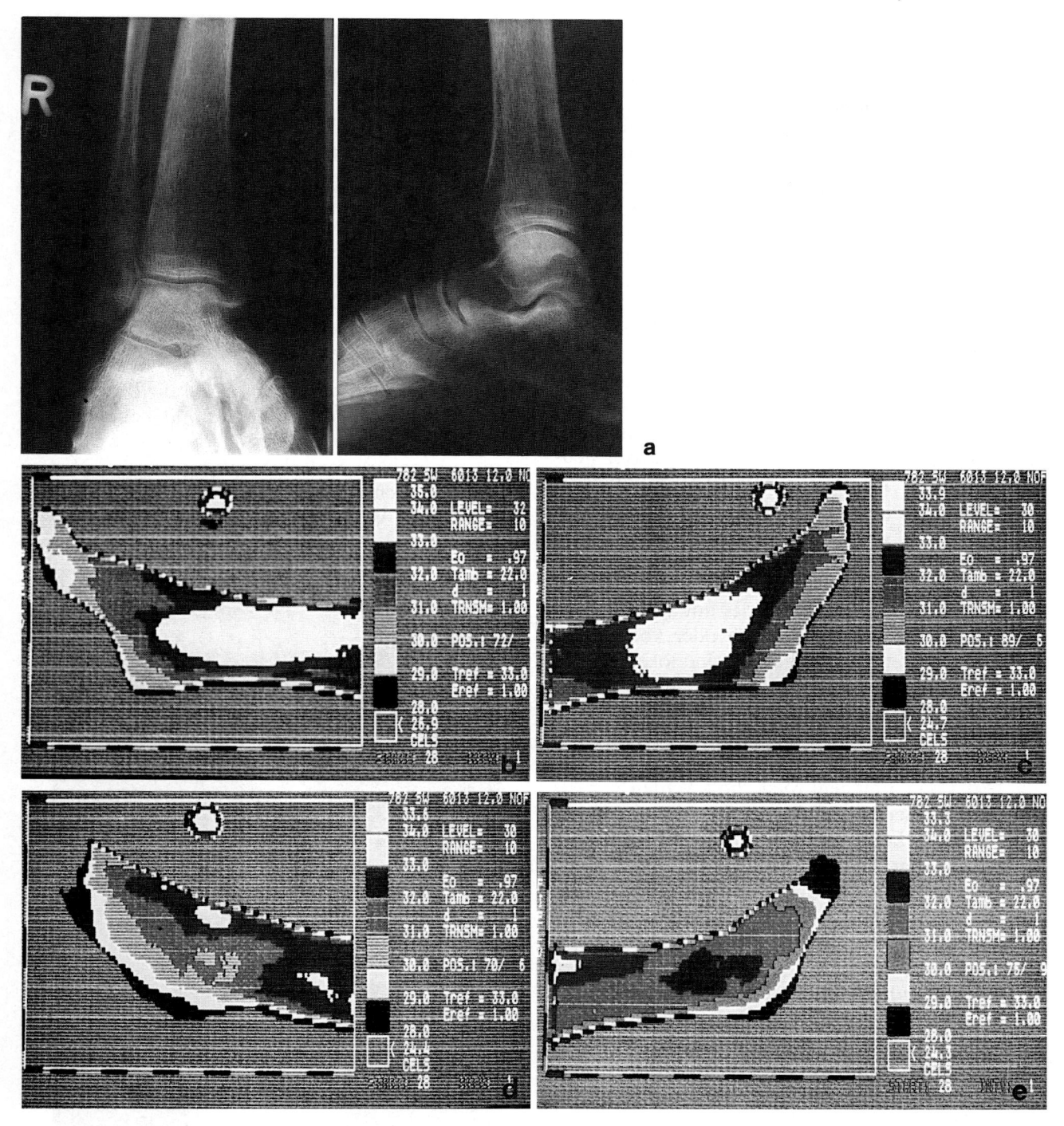

Abb. 10.5. Subakuter M. Sudeck im OSG-Bereich 6 Monate nach Distorsionstrauma. **a** Die Röntgenaufnahme 3 Monate nach dem Ereignis zeigt ein Mischbild aus Inaktivitätsosteoporose mit strähniger Zeichnung im Außenknöchelbereich und angedeutet lakunärer Entkalkung zum Innenknöchel hin. **b, c** Die Thermographie des rechten Sprunggelenkes (6 Monate nach Trauma) zeigt gegenüber dem gesunden linken Sprunggelenk (**d, e**) eine deutliche Überwärmung sowohl außen als auch innen

10.4.5. Therapie

Im akuten Stadium ist die großzügige Gabe von Cyclooxigenasehemmern allgemein (2×1 Diclophenac retard) und/oder die lokale Applikation von (z.B. 2×75 mg) Diclophenac-Ampullen in Form von angefeuchteten Kompressen auf die lokal aufgetragene Diclophenac-Salbe zu empfehlen, täglich bis zur Schmerzbesserung. Zur Vermeidung von cytotoxischen Radikalen im Arachidonsäurestoffwechsel ist die zusätzliche Gabe von antioxidativ wirkenden Vitaminen (Vitamin A 50.000 IE/Tag, Vitamin E 1000 mg/Tag) und Vitamin C (2×500 mg/Tag) sinnvoll.

Neben Hochlagerung und physikalischer Kühlung durch Eis wird nach Besserung der hoch akuten Schmerz- und Entzündungssymptomatik nach einigen Tagen begleitend mit propriozeptiver neuromuskulärer Faszilation (PNF), Jontophorese (Methacethylsalicylsäure) und CO_2- Bädern begonnen sowie mit dosiert aufbauender, nur bis zur Schmerzgrenze reichender krankengymnastischer Übungsbehandlung.

Ist das hochfloride Bild eines initialen Morbus Sudeck nicht damit abzufangen oder kommt der Patient verspätet zur Behandlung, sind lokale Blockaden am Punctum maximum des Schmerzes möglich und bei erfolgreicher Schmerzausschaltung zu wiederholen. Nach Omer [58] sollte sogar über einen Verweilkatheter bei abklingender Wirkung die Injektion permanent wiederholt werden.

In den heute vielfach etablierten Schmerzambulanzen kommen neben der transkutanen Nervenstimulation = Tens [67], Methoden der Regionalanästhesie durch regionale intravenöse Guanethidin-Gabe [26] sowie Sympaticusblockaden mit Epinephrin, Guanethidin und Methyldopa zur Anwendung [42].

Wegen der bekannten Nebenwirkung von Cortison-Präparaten sollte beispielsweise Hydrocortison nach eigener Erfahrung nur in der Akutphase über 5 Tage (80 mg/Tag) appliziert werden. Inwieweit Tranquilizer als begleitende Maßnahme zu empfehlen sind, ist in der Literatur umstritten. Ob Calcitonin [38] einen wesentlichen Beitrag zur Beherrschung des Sudeck-Syndromes leistet, ist bis heute unbewiesen.

Einigkeit besteht lediglich darüber, daß die frühe und wirksame Schmerzbekämpfung essentiell in der Behandlung des Sudeck-Syndromes ist, um diesen Circulus vitiosus sicher durchbrechen zu können.

Um jedoch diese Entität früh genug zu erkennen, sollte der behandelnde Arzt typische Charakteristika beachten [54]:

Cave:

1. *Dysproportionaler Schmerz*: zum Ausmaß des Traumas nicht erklärlich,
2. *Causalgie*: initialer Brennschmerz,
3. *Allodynie*: durch einen schmerzlosen Stimulus hervorgerufene Sekundärschmerz,
4. *Hyperalgesie*: ausgesprochene Berührungsempfindlichkeit,
5. *Hyperpathie*: anhaltender Schmerz auch nach Beseitigung des Stimulus.

Der klassische Brennschmerz oder die Kausalgie im eigentlichen Sinne, sollten beim Behandler einen Reflex in Gang setzen, der unbeirrt und gezielt dieses erkennbare Sudeck-Syndrom angeht. Nur so können hochakute Zustandsbilder mit reaktiven, abwägigen Wünschen des Patienten bis hin zur

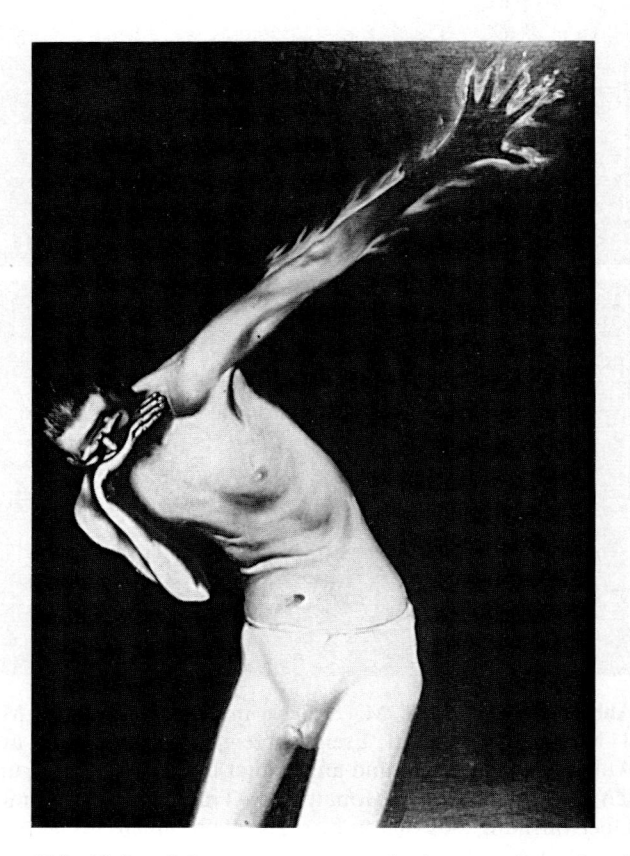

Abb. 10.6. „Schmerzensmann mit brennendem Arm" von U. Pfeifer. Symbolische Darstellung physischer und psychischer Qualen eines Patienten mit „Brennschmerz" = Causalgia

Amputation der Extremität vermieden, jahrelange, schmerzhafte Odysseen und gelegentlich auch den Arzt peinigende, protrahierte und therapierefraktäre Verläufe in der Entwicklung gehemmt werden.

In der bildhaften Sprache des zeitgenössischen Malers U. Pfeifer: „Schmerzensmann mit brennendem Arm" sind die physischen und psychischen Qualen eines Patienten mit „Brennschmerzen" symbolhaft dargestellt (Abb. 10.6). Die Verknüpfung von Brennschmerz-Sudeck-Kausalgie kann bei chirurgischer Betrachtungsweise dieses Bildes unvergeßlich transskribiert werden.

10.5. Impingements

Der anglo-amerikanische Begriff „impingement" ist in der deutschen Literatur in den letzten Jahren gebräuchlicher geworden, da er besser als jedes deutsche Wort das pathophysiologische Geschehen deutlich umreißt: Das schmerzhafte Anstoßen durch 2 Strukturen in einem pathologischerweise zu eng gewordenen Raum, was sinngemäß am ehesten mit Anstoß-, Einklemmungs- oder Aneck-Phänomen übersetzt werden müßte. Der Begriff *„abutment"* bedeutet ebenfalls Anstoßen, jedoch mehr im statischen Sinne von angrenzen. Dabei ist sinngemäß am ehesten das Reiten zweier Knochen aufeinander gemeint. Beim Abutment-Syndrom des Außenknöchels reitet beispielsweise der laterale Malleolus auf der dislozierten Wand des Fersenbeines nach Trümmerfraktur (s. Abb. 9.13).

10.5.1. Intraartikuläres Impingement

Meniscoid

Während größere entzündliche Synovialfalten oder Plicae gelegentlich einschießende Schmerzen im oberen Sprunggelenk verursachen können, die arthrographisch, sonographisch oder kernspintomographisch kaum, allenfalls arthroskopisch diagnostiziert werden können und symptomatisch auftreten, ist dagegen das *Meniscoid* eine eigenständige Entität. Diese wurde erstmals 1950 von Wolin *et al.* [76] beschrieben. Das Meniscoid stellt eine fibrosierte, meniskusähnliche, meist synovial ummantelte große Zotte dar, die zwischen Facies malleolaris tali und Außenknöchel erheblich schmerzhafte Einklemmungserscheinungen verursachen kann.

Ätiologisch geht das Meniscoid in der Regel auf Distorsionstraumen oder fibulare Bandrupturen zurück. Nach Wolin *et al.* [76] können nach konservativer Behandlung einer Bandruptur zwar mechanisch stabile Verhältnisse bestehen, jedoch sind Anteile, meist des Lig. fibulotalare anterius ins Gelenk einschlagen, die zur Ausbildung eines Meniscoids führen.

Klinisch bestehen „giving way"-Symptomatik trotz unauffälliger gehaltener Aufnahmen, chronisch rezidivierende Einklemmungserscheinungen und gelegentlich permanente uncharakteristische Beschwerden im Außenknöchelbereich.

Therapeutisch ist das Meniscoid arthroskopisch leicht zu erkennen (Abb. 10.7) und problemlos zu entfernen, wodurch prompte Beschwerdefreiheit zu erzielen ist. Das Meniscoid ist nach eigener Erfahrung (n = 7) nach der Osteochondrosis dissecans tali, eine klassische Indikation zur arthroskopischen Operation am OSG.

"Frozen ankle"

Bei heute meist primär funktioneller Behandlung der fibularen Bandruptur ist die adhäsive Kapsulitis oder der "frozen ankle" [24] ein extrem seltenes Krankheitsbild. Sie ist nach van Moppes *et al.* [52] günstig durch eine Distensions-Arthrographie zu beeinflussen, nach eigener Erfahrung besser noch durch eine Arthroskopie mit Lysis, Lavage und Mobilisation.

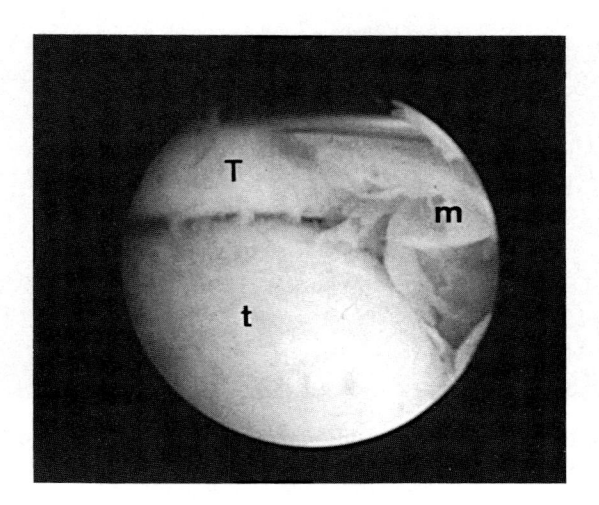

Abb. 10.7. Arthroskopisches Bild eines Meniscoids: Linkes OSG, *T* = Tibia, *t* = Talus, *m* = Meniscoid im talo-fibularen Gelenkspalt

10.5.2. Periartikuläre Impingements

"Footballer's ankle"

Beim klinisch-radiologischen Bild des sog. "footballer's ankle" entsteht durch chronisch-rezidivierende Traumen, wie Dıstorsion und talonaviculare Kapseleinrisse, ein tibiotalares Impingement ventral zwischen Tibiavorderkante und Talus. Durch die chronische Überbelastung mit wiederholten Mikrotraumen kommt es zu exostotischen Abstützreaktionen vor allem an der Tibiavorderkante (Abb. 10.8). Besonders bei Dorsalflexion wird die Gelenkkapsel eingeklemmt und verursacht Schmerzen. Nach eigener Erfahrung stellt dieses Impingement, sofern keine zusätzliche Pathologie besteht, eine klassische Indikation zum arthroskopischen Debridement dar (Abb. 10.8).

Neueste arthroskopische Primärbefunde [19] von schweren Distorsionstraumen beim Sport sind durch einen hohen Anteil von chondralen Läsionen der Tibiavorderkante (32%) gekennzeichnet und lassen dieses Phänomen besser verstehen.

Ein kürzlich beschriebenes, talares Impingement [2] durch das inferiore Bündel des Lig. tibiofibulare ant. konnte bisher selbst nicht beobachtet werden.

Ein rein mechanisches Anstoßen des Talus an der Tibiavorderkante ist häufig bei konservativ behandelten Fersenbeinbrüchen zu beobachten, wobei es durch den Kollaps des Rückfußes zu einer pathologischen Dorsalkippung des Talus kommt. Der therapeutische Ansatz hierbei erfordert allerdings die komplexe Rückfußrekonstruktion mit Korrektur der pathologischen Talus-Dorsalflexion.

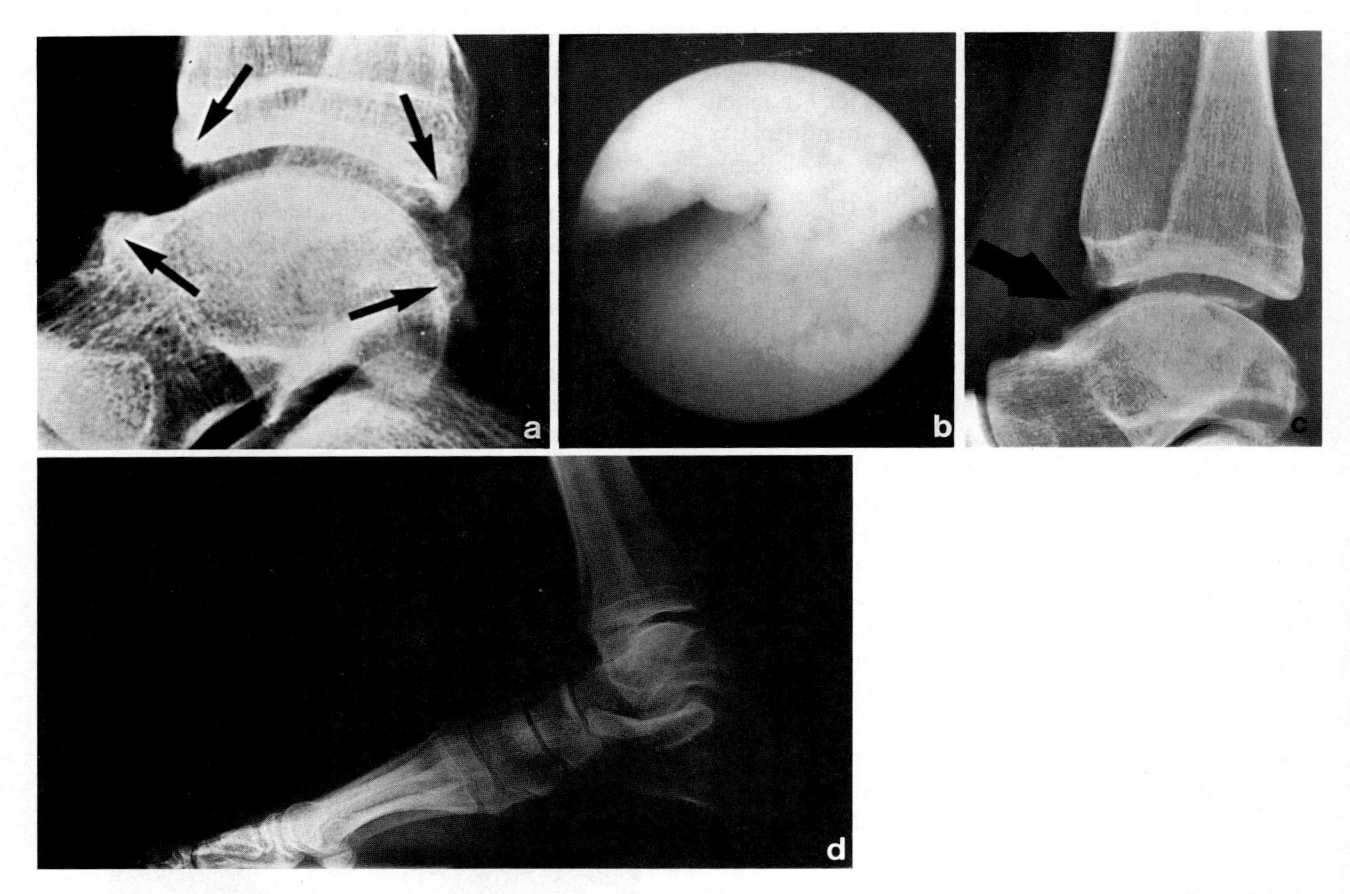

Abb. 10.8. Tibio-tarsales-Impingement. **a** Beim sog. „Footballer's ankle" zeigen sich im seitlichen Strahlengang sowohl ventral als auch dorsal exophytäre Abstützreaktionen mit meist ausgeprägter Talusnase. **b** Arthroskopisch sind nach Resektion der vorhangartigen chronisch entzündlichen Synovialzotten die exophytären Wülste beeindruckend und gut abradierbar. **c** Exophyt der Tibiavorderkante. **d** Erst die Belastungsaufnahme mit plantigradem Fuß und Beugung im Kniegelenk, was der physiologischen OSG-Belastung beim Bergaufgehen entspricht, zeigt sich deutlich das Anstoßen der Exophyten von Tibiavorderkante und Talus mit verständlicher Einklemmung der chronisch-verdickten Synovia

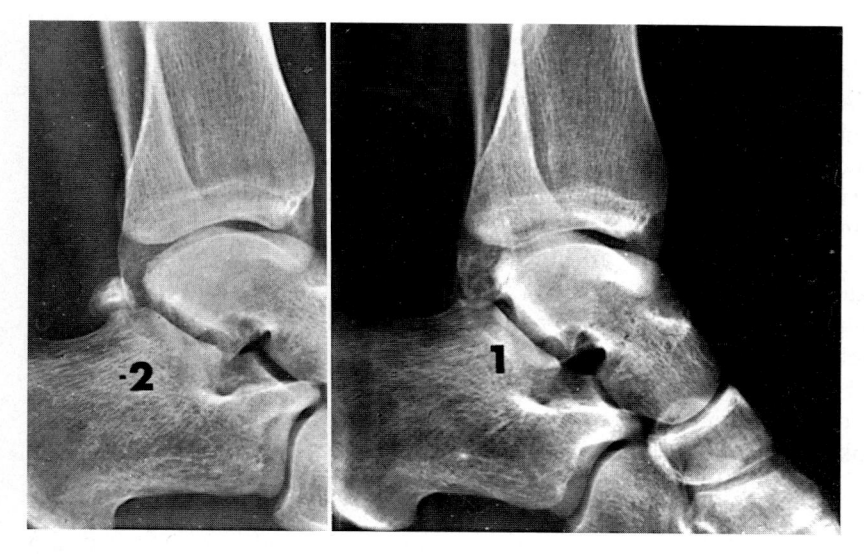

Abb. 10.9. Großes schmerzhaftes Os trigonum mit Zeichen der Sklerosierung (links), Zustand nach Resektion bei der Kontrolluntersuchung nach einem Jahr (rechts)

Im hinteren OSG-Abschnitt kann es beim sog. „footballer's ankle" (Abb. 10.8) ebenfalls zum tibiotalaren Impingement bei extremer Plantarflexion kommen. Gewöhnlicherweise bestehen hier selten Beschwerden, da eine extreme Plantarflexion beim normalen Gehen nie erreicht wird.

Dagegen kann beim *Os trigonum-Impingement*, besonders bei Ballettänzern mit berufsmäßig notwendigem Zehenspitzengang ein entzündliches, relativ vergrößertes Os trigonum erhebliche Beschwerden bereiten (Abb. 10.9). In der Regel erreicht nur die chirurgische Resektion über einen kleinen dorso-lateralen Zugang Beschwerdefreiheit.

10.5.3. Extraartikuläres Impingement

Hierzu zählen vor allem Einklemmungsphänomene, die den freien Lauf von Sehnen behindern. Diese sind posttraumatisch nach Frakturen, bei Exostosen, heterotopen Ossifikationen oder bei Überlastungsschäden als reaktive Knochenneubildung an physiologisch vorhandenen Tubercula beobachtbar.

Die subtile klinische Untersuchung, Tomographien in 2 Ebenen, CT oder NMR können die Pathologie aufdecken, ggf. die gezielte Tenographie oder diese in Kombination mit dem CT (Abb. 9.13). Gerade beim klassischen Peronealsehnenimpingement nach Calcaneusfraktur ist das Tenographie-CT von hohem informativen Wert. Die operative Therapie zielt darauf ab, durch lokales Debridement der Weichteil- und Knochenstrukturen ein ungehindertes Sehnengleiten wiederherzustellen. Auf pseudarthrotisch fehlverheilte ligamentäre Bandausrisse, wie die des Tuberculum mediale des Processus posterior tali mit Impingement der Flexor hallucis longus-Sehne ist im Kapitel 7.9 hingewiesen.

10.6. Entrapments

Mit dem englischen Wort „entrap" (einfangen, bestricken, verleiten) ist im chirurgischen Sinne in der Regel eine Verwachsung meist der Nerven aber auch anderer Weichteilstrukturen wie Haut, Retinacula oder Sehnen gemeint.

Die *Ätiologie des Nerven-Entrapments* kann endogener Natur aufgrund kongenitaler Anomalien, Stoffwechselkrankheiten oder neoplasmatischer Processe bedingt sein, exogen durch traumatische, iatrogene oder infektiöse Läsionen [44].

10.6.1. Symptomatologie und Diagnostik

Die meist sensorische Symptomatik dominiert mit Schmerz, Dysästhesien, Hypästhesien und Hyperästhesien gegenüber motorischen Störungen, die mit dumpfen bis spitzen Sensationen bei Muskelaktivität oder in späten Stadien mit schmerzfreier Muskelatrophie einhergehen. Die subtile klinische Untersuchung läßt am Ort des Nervenentrapments Schmerz und Parästhesie durch Druck auslösen, das Hoffmann-Tinnel-Zeichen ist in frühen Phasen bereits positiv, das Valleix-Zeichen mit Schmerzausstrahlung nach zentral kann in Spätphasen ebenfalls positiv sein [44]. Eine Minderung der 2-Punkte-Diskriminierung ist ein empfindlicher Test in der Frühphase. Die ergänzende elektromyographische Untersuchung einschließlich Nervenleitgeschwindigkeitsmessung präzisieren die vorhandenen Defizite. Eine probatorische lokale Steroidinjektion führt bei entzündlichem Entrapment rasch und meist dauerhaft zur Erholung des Nerven. Kehrt der Schmerz dagegen nach einiger Zeit wieder, muß eine mechanische Ursache der Nervenkompression am ehesten angenommen werden.

10.6.2. Behandlung, Komplikationen und Prognose

Die erste konservative Maßnahme besteht immer darin, sofort jeden äußeren Druck (z.B. Gipsverband) zu beseitigen, kombiniert mit der Gabe nicht-steroidaler Antiphlogistika. Bei entzündlichen Prozessen hilft meist die konsequente Ruhigstellung für 8–10 Tage, die Gabe lokaler oder allgemeiner nicht-steroidaler Antiphlogistika, lokale Infiltrationen mit wasserlöslichen Steroiden und Lokalanästhetika.

Führen diese Maßnahmen nicht zum Erfolg, ist die chirurgische Intervention mit subtiler Neurolyse angezeigt. Die Verwendung von Lupenbrille oder Operationsmikroskop sind dabei unerläßlich, die intraoperative Elektronervenstimulation [44] gelegentlich notwendig. Die Neurolyse beginnt immer proximal oder distal vom gesunden Nerven her, jede Verklebung muß sorgfältig gelöst werden. Besteht nicht nur eine sanduhrförmige Einengung nach Debridement, sondern ein reaktives Neurom am kontinuierlich erhaltenen Nerven, ist die interne Neurolyse mit Debridement der interfasciculären Fibrose angezeigt. Bei diskontinuierlichem Neurom nach vorausgegangener Operation und iatrogener Nervendurchtrennung, meist des N. cutaneus dorsalis lateralis oder intermedius, ist die Neuromresektion mit Versenken des proximalen Nervenschenkels in einem Bohrloch eines naheliegenden Knochens

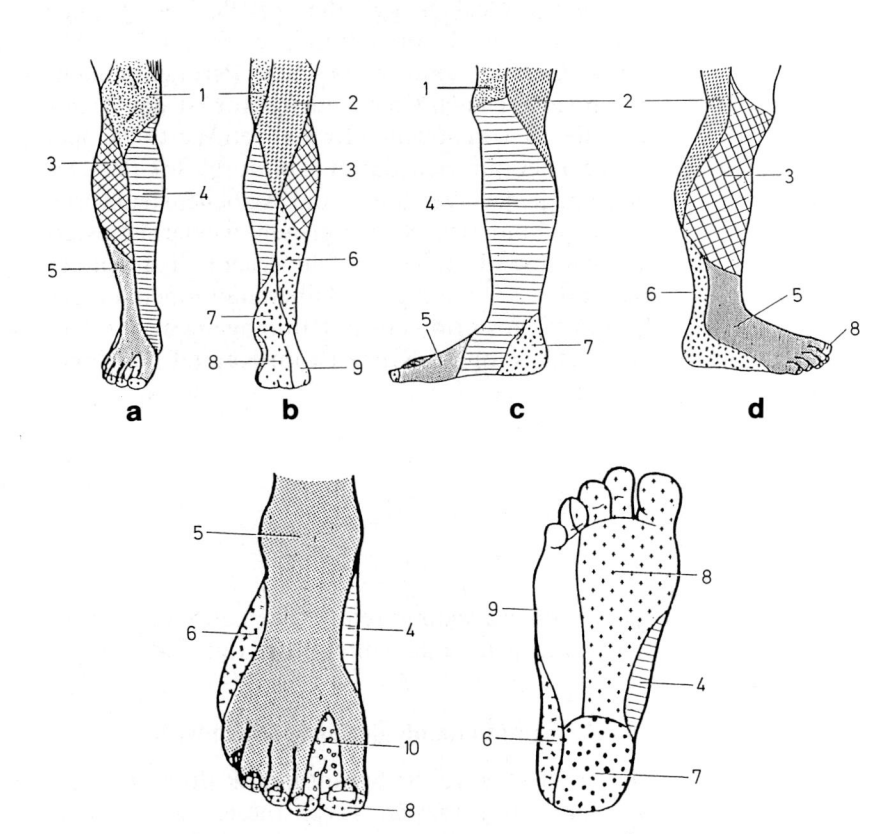

Abb. 10.10. Periphere Innervation von Unterschenkel, Sprunggelenk und Fuß: **a** anterior, **b** posterior, **c** medial, **d** lateral, **e** dorsal, **f** plantar. *1* = N. cutaneus femoralis medialis und intermedius (L2,3), *2* = N. cutaneus femoralis dorsalis (S1,2,3). *3* = N. cutaneus suralis lateralis (S1,2). *4* = N. saphenus (L3,4). *5* = N. peronaeus superficialis (L4,5,S1). *6* = N. suralis (S1,2). *7* = N. tibialis, Ramus calcanearis medialis (S1,2). *8* = N. plantaris medialis (L4,5). *9* = N. plantaris lateralis (S1,2). *10* = N. peronaeus profundus (L4,5), mod. n. Malay [44]

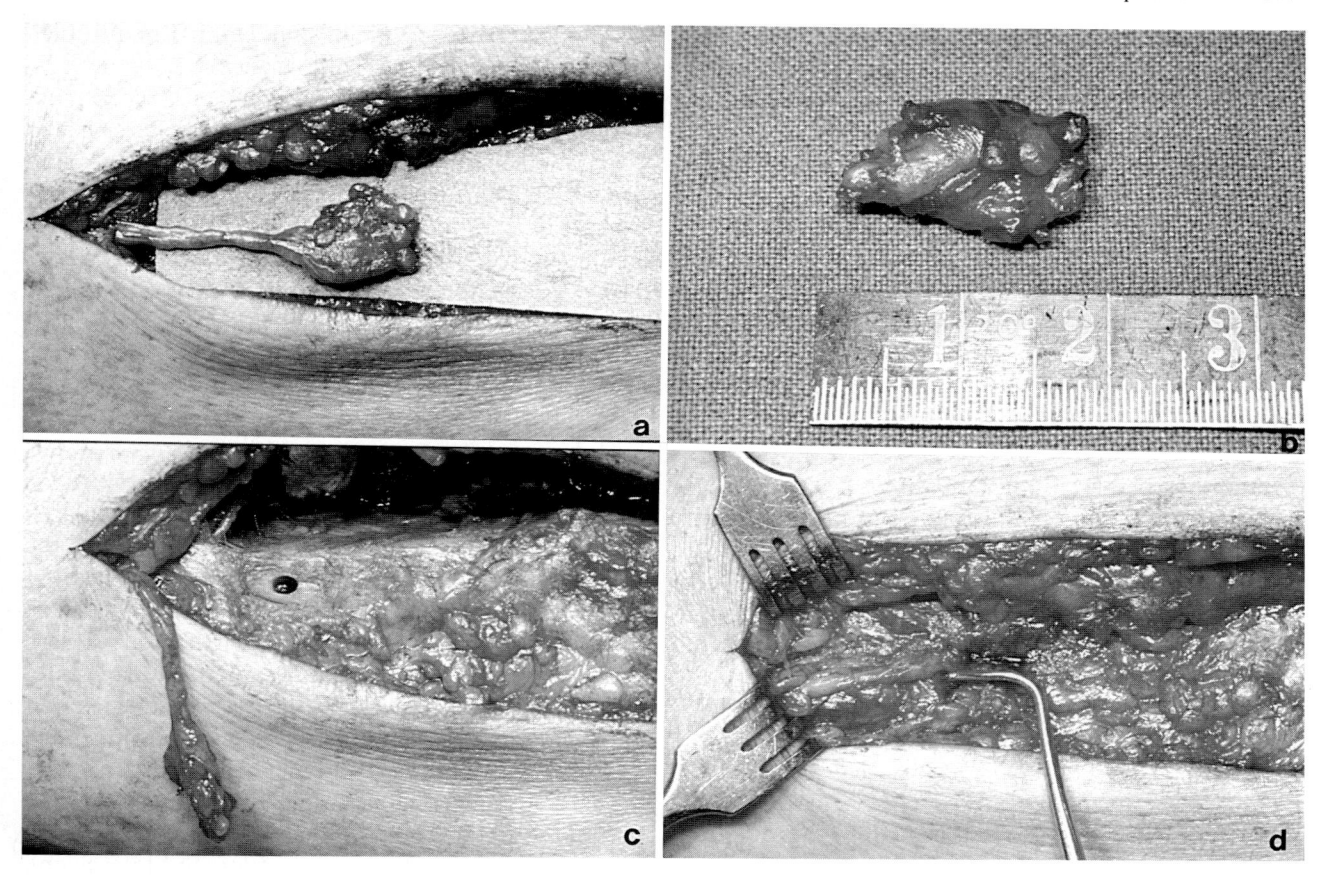

Abb. 10.11. Ausgeprägtes Neurinom des N. cutaneus dorsalis lateralis (N. suralis) nach initialer Peroneus brevis-Tenodese und bereits versuchter Neurolyse mit erheblich persistierenden Beschwerden. **a** Präparation des Neurinoms. **b** Resektion bis ins Gesunde. **c, d** Setzen eines Bohrloches in den benachbarten Knochen, um hier den Stumpf sicher versenken zu können

(z.B. MFK V) empfehlenwert (Abb. 10.11). Bei Rezidiven nach Neurolyse ist bei meist erheblichen Schmerzzuständen die mikrochirurgische Nerveninterposition vom N. suralis die einzig erfolgversprechende Methode (Berger 1987, Persönliche Mitteilung).

Nach eigener Erfahrung sind Nerven-Entrapments im OSG- und Fußbereich meist iatrogener Natur. Bei temporären Schäden sind traumatisierende Operationstechniken (Hakenzug) verantwortlich, bei permanenten Schäden meist die Wahl eines falschen Zugangs. So führt beispielsweise der inframalleoläre Schnitt bei der Versorgung der fibularen Bandstrukturen gehäuft (5%) zu einem Neurom des N. cutaneus dorsalis lateralis oder intermedius [78]. Durch Verwendung des epimalleolären Schnittes im eigenen Vorgehen seit 1982 ist das iatrogene Neurom nicht mehr beobachtbar.

Der N. cutaneus dorsalis medialis oder der tiefe Ast des N. peroneus kann iatrogen am ehesten bei dorsomedianer Dekompression eines Fußkompartment-Syndromes geschädigt werden, bei dem nach eigenen Vorschlägen das proximale und distale Extensoren-Retinakulum gespalten wird. Das gleiche gilt auch bei Wahleingriffen für den anterioren Zugang zum Sprunggelenk bei arthroskopischer oder offener Arthodese des oberen Sprunggelenkes.

Traumatische Einrisse des distalen Extensoren-Retinakulums (Lig. cruciatum) bei Hyperextensions-Traumen des Sprunggelenkes können ganz selten zu einem traumabedingten Nervenentrapment durch Verwachsungen des eingerissenen Retinakulums entstehen und sind in der Regel nur chirurgisch sanierbar. Es wird von einigen Autoren auch als *anteriores Tarsaltunnel-Syndrom* beschrieben [11, 23]

Weiter distal kann der N. peroneus profundus auf Höhe der Metatarsale I-Basis am ehesten durch chronischen Druck bei zu engem Schuhwerk beeinträchtigt werden, traumatisch bei Lisfranc-Luxationsfrakturen, iatrogen bei operativer Versorgung derselben.

Der N. suralis kann leicht bei allen Versorgungen an der Achillessehne lädiert werden, weshalb der mediale paraachilläre Zugang empfohlen wird.

Entrapments, die den N. tibialis oder die Nn. plantares betreffen, sind beim Tarsaltunnel-Syndrom (Kap. 10.3) besprochen.

Andere Entrapments, die weniger Nervenstrukturen als vielmehr Verwachsungen im Bereich von Retinacula und Sehnenscheiden betreffen, sind meist nur chirurgisch zu lysieren und bei zusätzlicher Kontraktur der Haut durch plastische Maßnahmen wie Adhäsiolyse, Z-Plastik, lokale oder freie Lappenplastik zu korrigieren.

10.7. Tarsale Coalitionen

Seit der Erstbeschreibung 1750 durch Buffon [9] hat sich das Verständnis, die Erkennung und Behandlung tarsaler Coalitionen erheblich gewandelt.

Cruveilhier [15] beschrieb 1829 als Erster die calcaneo-naviculare Coalition, Zuckerkandl [77] im Jahre 1877 die talo-calcaneare Synostose. Sloman [65] konnte 1921 diese Entitäten für die schmerzhaft limitierte Subtalarbeweglichkeit pathophysiologisch verständlich machen.

Heute sind talo-calcaneare, calcaneo-naviculare, talo-naviculare, cuboideo-naviculare sowie naviculo-cuneiformiale Coalitionen bekannt [70].

Lapidus [40] glaubte noch 1946, daß eine bis dahin unbekannte neuromuskuläre oder tendinöse Erkrankung verantwortlich für den schmerzhaften Plattfuß bei tarsaler Coalition sei. Deshalb schlugen alle, zwischenzeitlich als historisch zu betrachtende Maßnahmen, wie die Peronealsehnenverlängerung, Sehnenresektion, Nervenligatur und die forcierte Manipulation fehl.

Erst Sloman [65], Badgley [1] bestätigten in den 20iger Jahren sowie später Harris und Beath [28] den Zusammenhang zwischen tarsaler Coalition und schmerzhaft eingeschränkter Inversion des Rückfußes. Deshalb empfahlen sie die lokale Resektion der die Coalition oder Triple-Arthrodese.

Der früher gebräuchliche Begriff "peronealspastic flat foot" beschreibt zwar das Zustandsbild, aber nicht das ätiologische Agens. Erst durch Einführung der Tomographie und später der Computertomographie ist deutlich geworden, daß grundsätzlich alle 3 talo-calcanearen Facetten, die calcaneo-naviculare Region oder variierende Kombinationen der Tarsalknochen miteinander verschmolzen sein können, wodurch Entscheidungshilfen zur Resektion oder Arthrodese gegeben werden.

Nach Beobachtungen von Swiontkowski et al. [70], die bei der sehr häufigen calcaneo-navicularen Coalition durch alleinige Resektion der koalierten Zone sehr gute Ergebnisse sahen, ist die periartikuläre Nase am Taluskopf nicht sicherer Ausdruck einer talo-navicularen Anschlußarthrose, sondern eher Ausdruck einer chronischen Irritation der talo-navicularen Kapselbandstruktur. Sie sehen daher trotz nachgewiesener Talusnase keinen zwingenden Grund zur Indikation einer Triple-Arthrodese. Nach eigenen Beobachtungen [79] ist eine exostotische Hypertrophie des Taluskopfes nach Arthrodese im oberen und/oder Subtalargelenk Ausdruck einer Überbeweglichkeit im Chopart-Gelenk, da hierbei vermehrte Abstützreaktionen zum tragen kommen. Beide Beobachtungen sprechen daher für eine sekundär induzierte Hypermobilität im Talo-Naviculargelenk und nicht für eine Anschlußarthrose. Aufgrund dieser bedeutsamen Beobachtung muß die Indikation zur Triple-Arthrodese bei vermeintlicher talo-navicularer Arthrose zugunsten resezierender Verfahren sehr kritisch gestellt werden.

Conzalez et al. [14] berichteten kürzlich über sehr gute und gute Langzeitresultate in 77% der Fälle nach resektiven Verfahren mit Interposition des Extensor digitorum brevis-Muskels bei calcaneo-navicularer Coalition.

Da in der Regel nur die talo-calcanearen und calcaneo-navicularen Coalitionen zu wesentlichen Problemen führen, sollte diese bei Kindern und Adoleszenten, bei denen noch fibröse oder fibrocartilaginäre Vorstufen bestehen, rechtzeitig beachtet werden. Besondere Bewertung sollte dabei immer den Veränderungen an der Tuberositas navicularis bei gleichzeitig bestehendem Os tibiale externum geschenkt werden, sowie dem sog. *Stieda-Fortsatz* und dem sog. "double ankle" (Abb. 10.12).

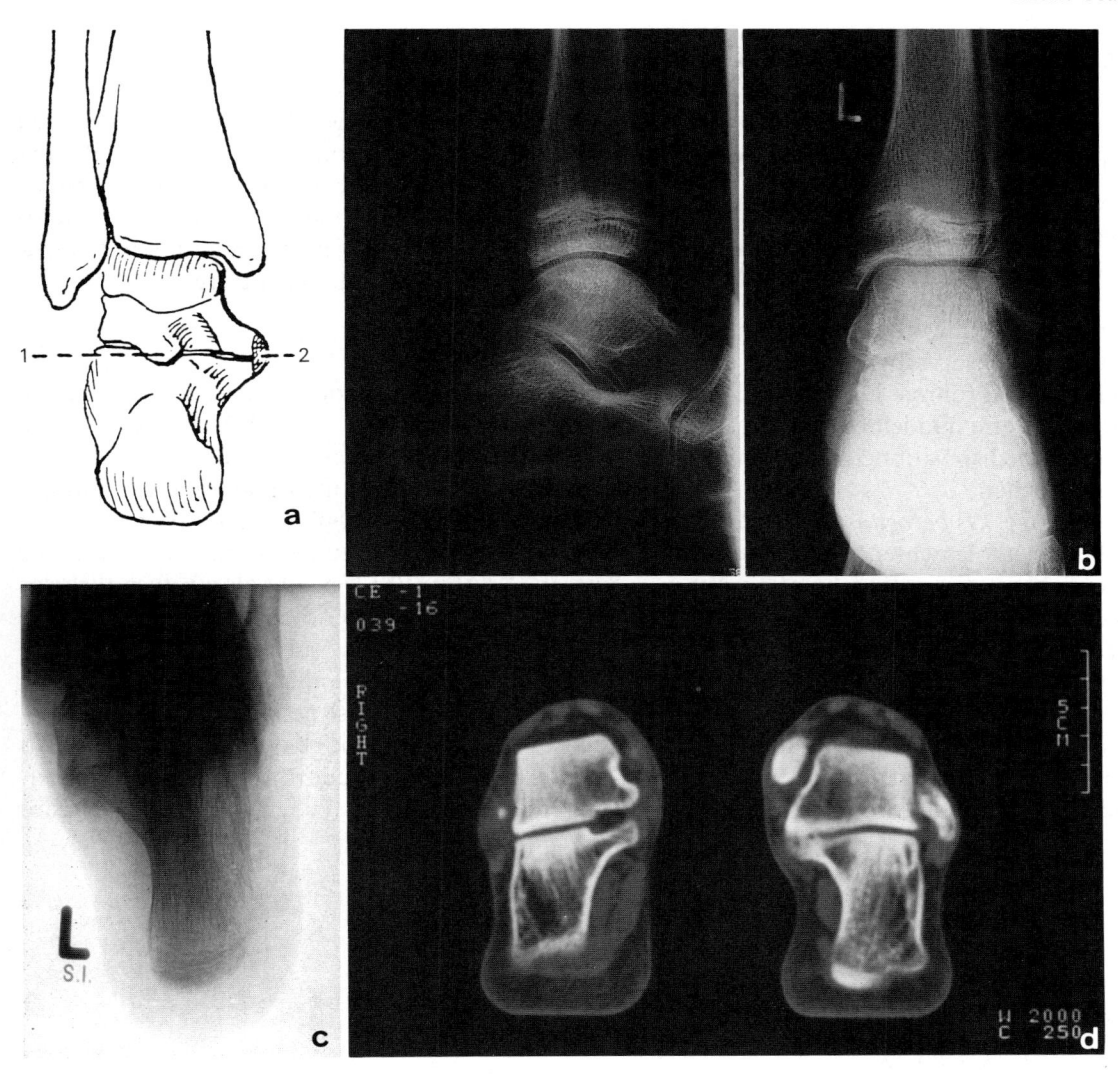

Abb. 10.12. Coalitio talo-calcanearis. **a** Schematische Darstellung. *1* = sog. Stieda-Fortsatz eines extrem großen Tuberculum laterale des Processus posterior tali, *2* = sog. "double ankle" beim Adoleszenten mit noch teils knorpeliger, teils ossärer Fusion einer Coalitio talocalcanearis. **b** Das OSG-Standardröntgen zeigt im ap-Strahlengang einen weit nach medial ausladenden Talus sowie ein stark prominentes Sustentaculum. Der seitliche Strahlengang zeigt eine noch völlig normale Gelenkverbindung der medialen Calcaneusfacette zum Talus mit voll einsehbarem Gelenkspalt im Sinus tarsi. **c** Die axiale Harris-Projektion des Fersenbeines zeigt die medial bereits fortgeschrittene ossäre Fusion bei nach lateral hin noch erkennbarem Gelenkspalt zwischen Talus und Calcaneus im zentralen sustentacularen Gelenkanteil. **d** Das praeoperative coronare CT vor partiell-resektivem Verfahren zeigt den nach medial weit ausladenden Talus und die bereits partiell vollzogene Fusion

370 Syndrome – Impingements – Entrapments – Varia

10.8. Exostosen, Ossa externa und Spontannekrosen

a) Exostosen

Neben der Haglund'schen Fersenexostose bei Kindern und Jugendlichen (siehe Kap. 9.2) kann gelegentlich die sog. *Silfverskjöld-Exostose*, eine umschriebene Exostose dorsal im Bereich des Metatarsale I/Os cuneiforme I zu erheblichen Problemen führen. Änderung des Schuhwerks oder die lokale Abmeißelung kann bei konservativ refraktären Fällen zur Beschwerdefreiheit führen. Die Ätiologie ist unbekannt, möglicherweise handelt es sich um Abstützreaktionen bei Praedisposition zur Instabilität des 1. Strahles in 2 Ebenen.

Die relativ häufige *Tuberositas navicularis*-Exostose ist beim adoleszenten Knick-Senk-Spreizfuß zu beobachten, die in Kombination mit einem Os tibiale externum oder isoliert im Sinne einer pathomechanisch angepaßten Abstützreaktion zu verstehen ist. Reicht die Abpolsterung und Korrektur des Schuhwerks nicht aus, ist die Resektion unter sorgfältiger Schonung des Tibialis anterior-Sehnenansatzes zu empfehlen, da in der Regel nur lokale Druckprobleme im Vordergrund steht.

Grundsätzlich können überall dort Exostosen entstehen, wo es aufgrund der gestörten Biomechanik des Fußes zu reaktiven Abstützvorgängen kommt. Daher ist es immer notwendig, daß ätiologische Agens in die Gesamtbetrachtung mit einzubeziehen und ggf. mitzukorrigieren.

b) Ossa externa

Sog. akzessorische Knochenkerne sind auf Fuß-Röntgenbildern häufig zu sehen, ohne daß sie jedoch Beschwerden verursachen. Diese Zufallsbefunde sind von Frakturen und anderen pathologischen Zuständen sorgfältig zu differenzieren.

Das am häufigsten zu beobachtende „*Os tibiale externum*" (Abb. 10.13) macht als einziger akzessorischer Knochen gelegentlich spontan Beschwerden. Er sitzt dem meist stark vorspringenden Os naviculare medial auf, ist aber von diesem durch die knorpelige Synchondrose getrennt und ist beim Erwachsenen oder bei nicht beidseitigem Vorkommen sorgfältig von einer pseudarthrotischen Fehlverheilung einer Fraktur der Tuberositas Os naviculare

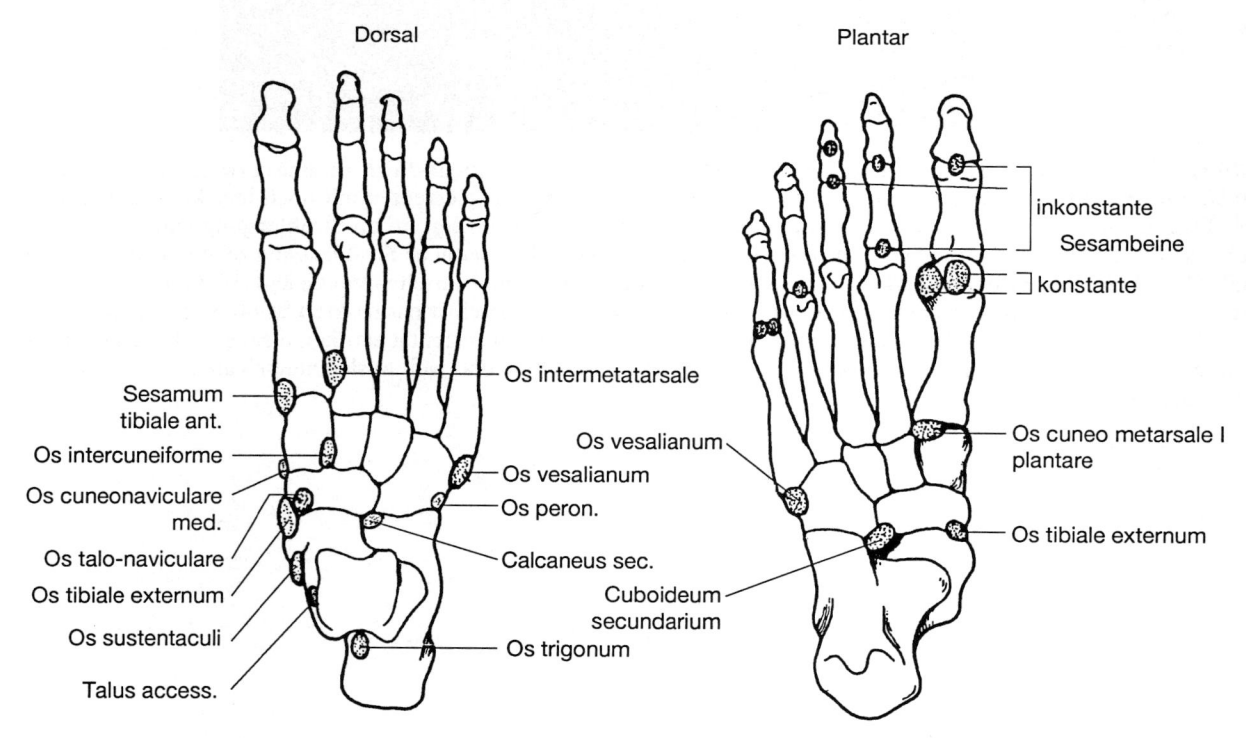

Abb. 10.13. Synopsis akzessorischer Fußknochen

abzugrenzen. Oft bei Kindern, jedoch meist bei Erwachsenen ist ein solches Os tibiale externum assoziiert mit einer Insertionstendinose der Tibialis anterior-Sehne, so daß bei Versagen konservativer Maßnahmen die Resektion im Sinne der Ausschälung aus der Tibialis anterior-Sehne zu empfehlen ist.

Die Besonderheit des *Os trigonum* liegt darin, daß es radiologisch zwischen dem 8. und 10. Lebensjahr in Erscheinung tritt, während der Talus bereits nach 7 Monaten erkennbar ist. Das Os trigonum kann uni- oder bilateral auftreten mit dem Talus, Calcaneus oder beiden fusioniert sein: Es kann als Bipartita erscheinen oder in fibröser Verbindung zum Tuberculum laterale des Processus posterior tali stehen [32]. Bekannt sind auch Frakturen des fusionierten Os trigonum [32, 41], so daß die diagnostische Abgrenzung, vor allem wenn ein solches zuvor fusioniertes Os trigonum pseudarthrotisch nach Trauma fehlverheilt, oftmals sehr schwierig sein kann.

Von den nach Gray [25] insgesamt 20 möglichen akzessorischen Fußknöchelchen ("sesamoids") kann außer den vorgenannten gelegentlich auch das Os trigonum besonders bei Ballettänzern (siehe Kap. 10.5) Probleme verursachen, was oftmals nur durch eine Resektion erfolgreich behandelt werden kann.

Das im deutschen Schrifttum wiederholt beschriebene *Os subfibulare* konnte nach eigener Erfahrung bisher noch nie als Sesambein der Peronealsehnen beobachtet werden. Es hat sich bisher in allen fraglichen Fällen vielmehr als pseudarthrotisch fehlverheilter fibularer Bandabriß, besonders im Kindes- und Jugendalter erwiesen.

c) Spontannekrosen

Die Osteochondrose oder aseptische Nekrose kann am kindlichen Skelett nahezu ubiquitär (Abb. 10.14) gesehen werden, beim Erwachsenen ist die aseptische Nekrose am ehesten nach Viladot [73] an Talus, Naviculare, an der Basis des 5. Mittelfußknochens, an den Großzeh-Sesamoiden und am Os trigonum beobachtbar.

Von klinischer Relevanz sind beim Kind und Jugendlichen die *Köhler I* und *Köhler II-Nekrose*.

Die *Osteochondrose des Os naviculare (Köhler I)* ist wegen der klinischen Bedeutung als typisches Beispiel der kindlichen aseptischen Knochennekrose hervorzuheben: Die Krankheit erscheint im Alter von 3–5 Jahren mit meist geringfügigen Fußschmerzen, die mehr die Eltern beunruhigen, als daß sie ein echtes Problem für das Kind darstellten. Im Röntgenbild können die typischen Stadien des Knochenumbaus im Verlauf des meist 2 Jahre dauernden Prozesses gut verfolgt werden. Da die Krankheit von selbst heilt, ist höchstens wegen der Schmerzen einige Zeit lang Schonung oder Ruhigstellung zu empfehlen (Abb. 10.15). Meist kommt es zur vollständigen Ausbildung des Os naviculare, gelegentlicht mit Defektheilung und praearthrotischer Deformität (Abb. 10.16).

Die *Osteochondrose an den Metatarsale-Köpfchen (Köhler II)* beginnt meist erst im Adoleszentenalter und zeigt radiologisch die charakteristischen Veränderungen der Nekrose an der vorderen gelenkknorpeltragenden Hälfte des Metatarsale-Köpfchen II, selten III. Der nekrotische Abschnitt kann sich als Dissekat demarkieren. Mit der Zeit erfährt das Metatarsale-Köpfchen eine erhebliche Deformation mit Verbreiterung und Verkürzung. In der Regel bleiben immer Defekte zurück, die gelegentlich spätere Korrekturen erfordern (Abb. 10.17). Nach Viladot [73] sollte bei Defektheilungen weder eine Resektionsarthroplastik noch eine Arthrodese, sondern möglichst ein gelenkerhaltendes Debridement, nach eigener Erfahrung evtl. kombiniert mit Rotationsosteotomie oder Deflektion vorgenommen werden. In der Regel können nach Debridement noch vorhandene gute Knorpelareale zur Basis der 2. Grundphalanx eingestellt werden (Abb. 10.17).

Beim Erwachsenen sind Spontannekrosen im Fußbereich extrem selten. Nach eigenen Beobachtungen sind sie außer beim insulinpflichtigem Diabetes mellitus (Abb. 10.18) zunehmend häufig bei nierentransplantierten Patienten zu beobachten (Abb. 10.19). Diese Fälle erinnern sehr an das Bild der neuropathischen Arthropathie des Charcot-Fußes. Inwieweit vor Nierentransplantation bei den meist jahrelang dialysepflichtigen Patienten Formen des tertiären Hyperparathyreoidismus oder inwieweit nach Nierentransplantation Corticoid- und cytostatische Medikation für dieses zunehmend häufige Krankheitsbild verantwortlich zu machen sind, ist bisher ungeklärt. Alle rekonstruktiven Maßnahmen sind prognostisch ungünstiger als bei posttraumatischen Zuständen, so daß differenziert vorgegangen werden muß.

372 Syndrome – Impingements – Entrapments – Varia

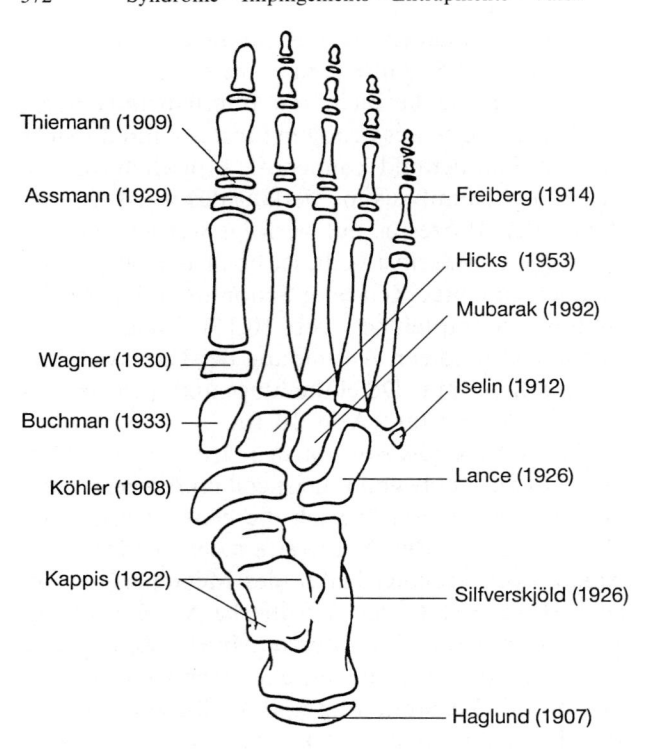

Abb. 10.14. Synopsis aseptischer Knochennekrosen im Fußbereich mod. n. Viladot [73], ergänzt um die Erstbeschreiber der Cuneiforme II- und III-Nekrose, Hicks BTG (1953) Case-report. Osteochondritis of the tarsal second cuneiform bone. Br J Radiol 26:114–215 und Mubarak SJ (1992) Osteochondrosis of the lateral cuneiform: another cause of a limp in a child. J Bone Joint Surg (Am) 74:285–289

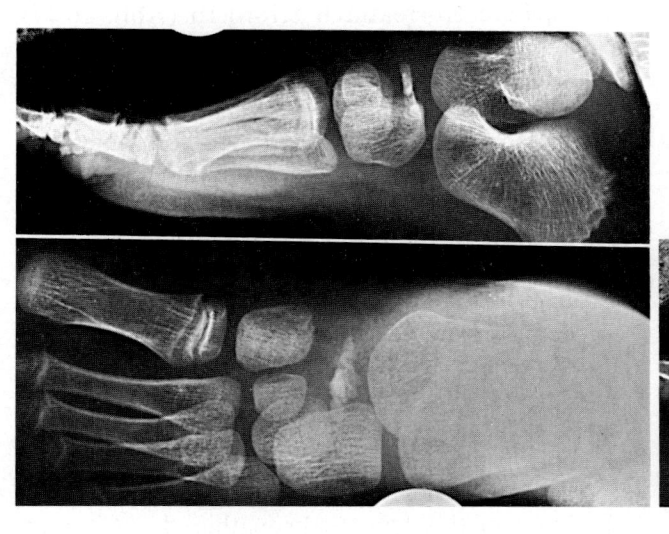

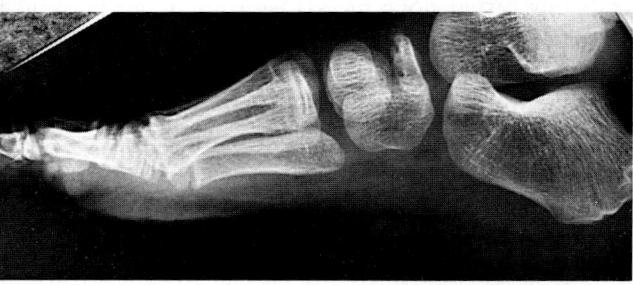

a b

Abb. 10.15. Aseptische Knochennekrose des Naviculare (Köhler I) bei einem 8-jährigen Knaben mit geringer Beschwerdesymptomatik. **a** Radiologisch eindrucksvoller Befund bei der Erstvorstellung. **b** Bereits nach 6 Monaten deutliche Erholung des Os naviculare ohne spezielle therapeutische Maßnahmen bis auf temporäre Schulsportbefreiung

Abb. 10.16. Spätfolgen nach Köhler I bei einem 53-jährigen Patienten. **a, b** Zeichen einer aseptischen Knochennekrose des zentralen Anteils des Os naviculare mit Verkürzung der medialen Säule und exostotisch reaktiven Abstützreaktionen, die jedoch bereits vor einem angeschuldigten Arbeitsunfall bestanden, so daß dieses Zustandsbild am ehesten einem durchgemachten Köhler I anzulasten ist. **c** Das MR zeigt deutlich die aseptischen Nekrosezonen dorso-medial (Pfeile) **d** Talo-Naviculare-Fusion unter Resektion der aseptischen Knochenanteile und Interposition autologer Spongiosa unter Wiederherstellung der medialen Säule in beiden Ebenen. **e, f** Stabile und achsengerechte Fusion bereits nach 4 Monaten bei nur noch geringer Restbeschwerdesymptomatik

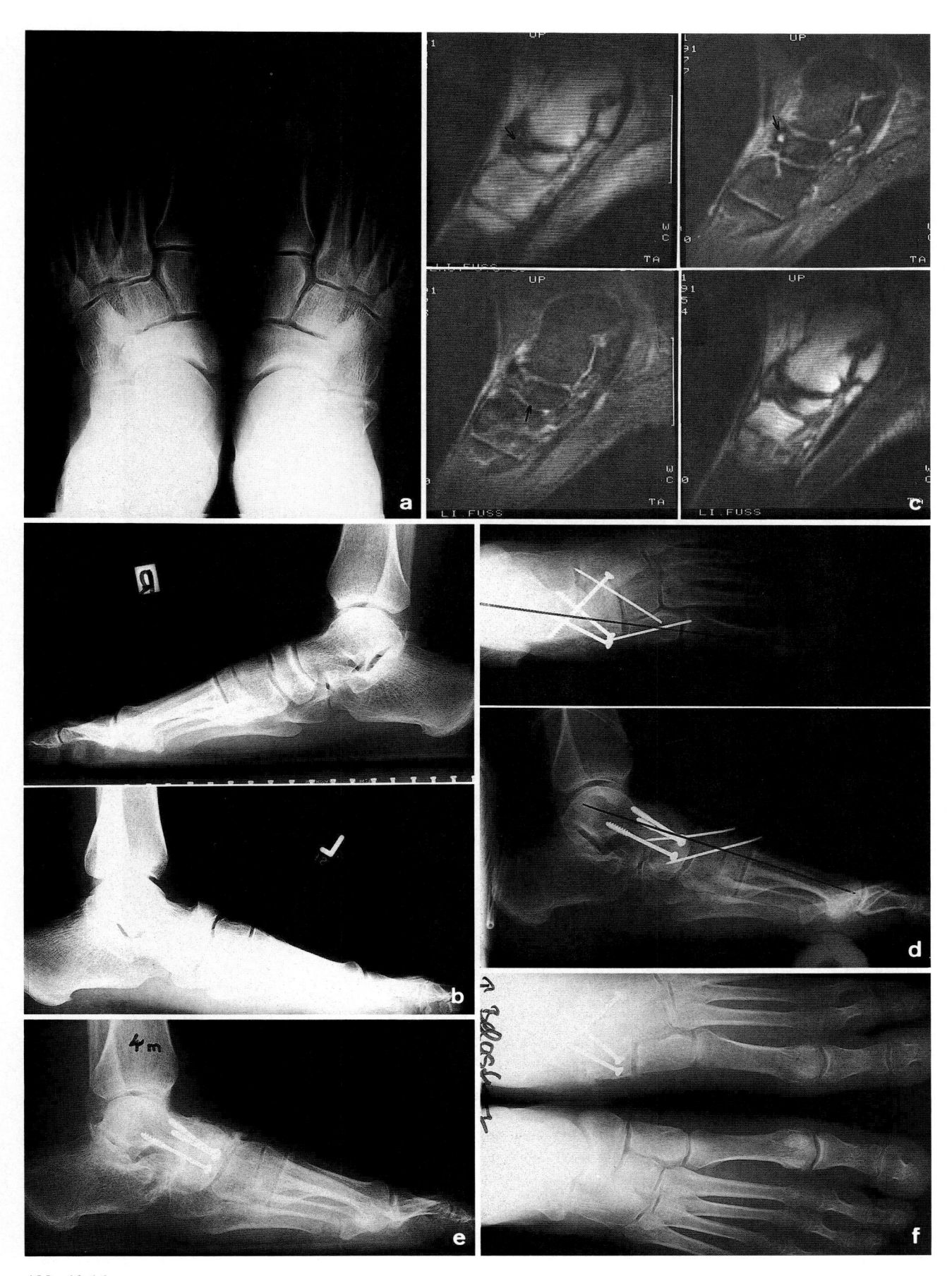

Abb. 10.16

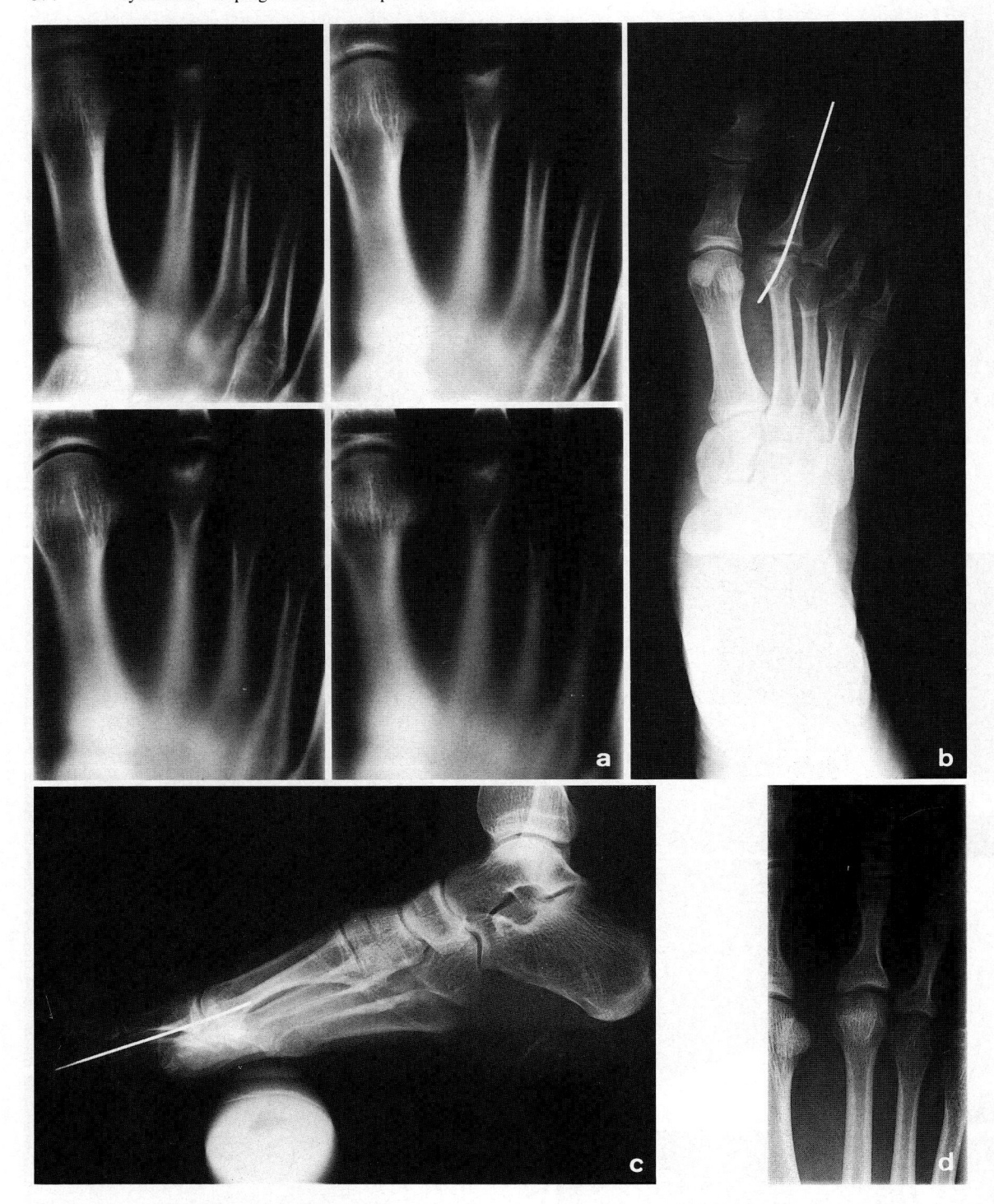

Abb. 10.17. Köhler-II-Defektzustand bei einem 16-jährigen Mädchen mit erheblichen Belastungsschmerzen am MFK-II-Köpfchen. **a** Die Tomographie zeigt die defizitäre Partialnekrose. **b, c** Subkapital deflektierende und adduzierende Osteotomie mit Pridie-Bohrungen zur besseren Einstellung des noch gut erhaltenen Restköpfchens. **d** Gute Kongruenz und Beschwerdefreiheit bei der 1-Jahres-Kontrolle

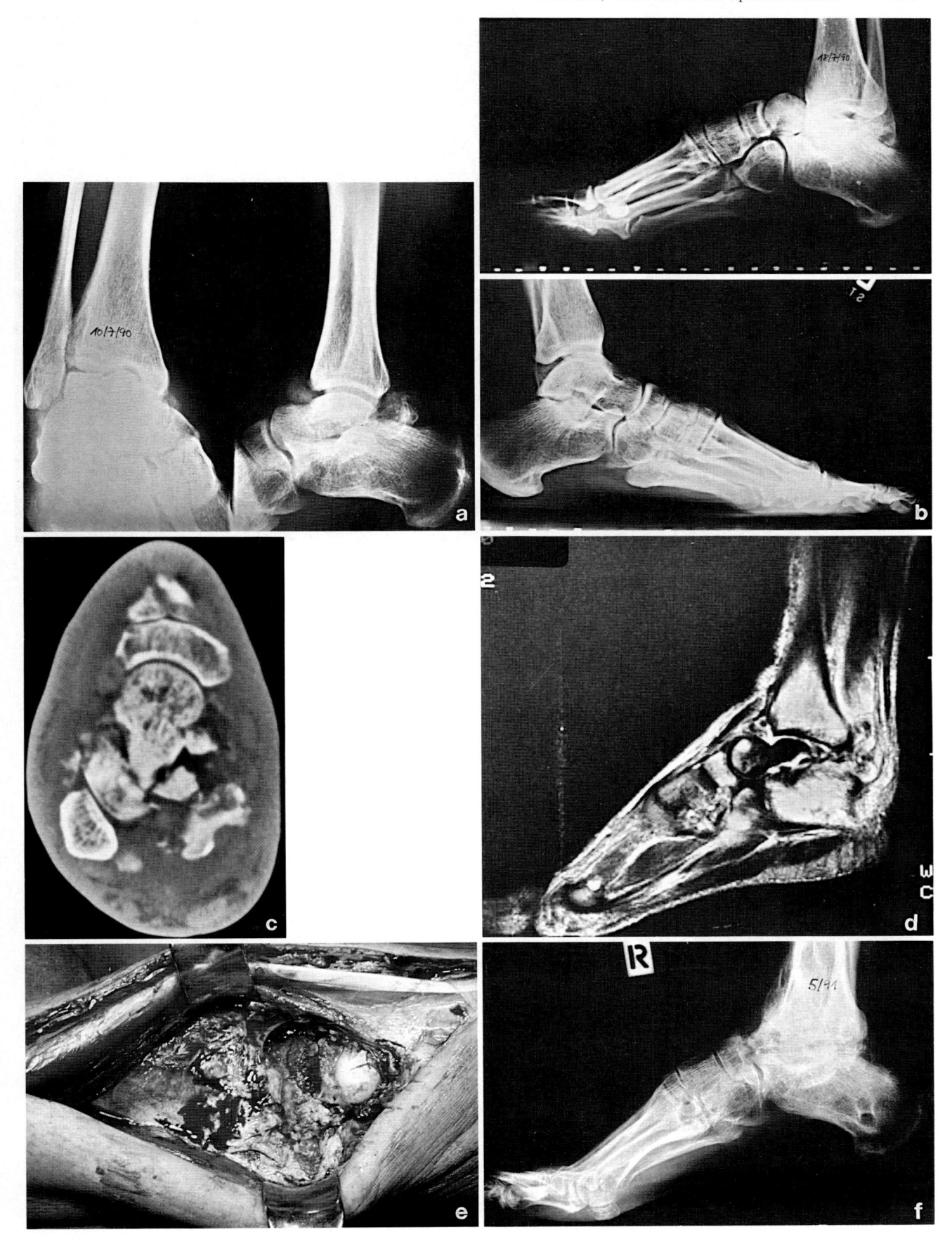

Exostosen, Ossa Externa und Spontannekrosen 375

Abb. 10.18 a–f (Legende s. S. 376)

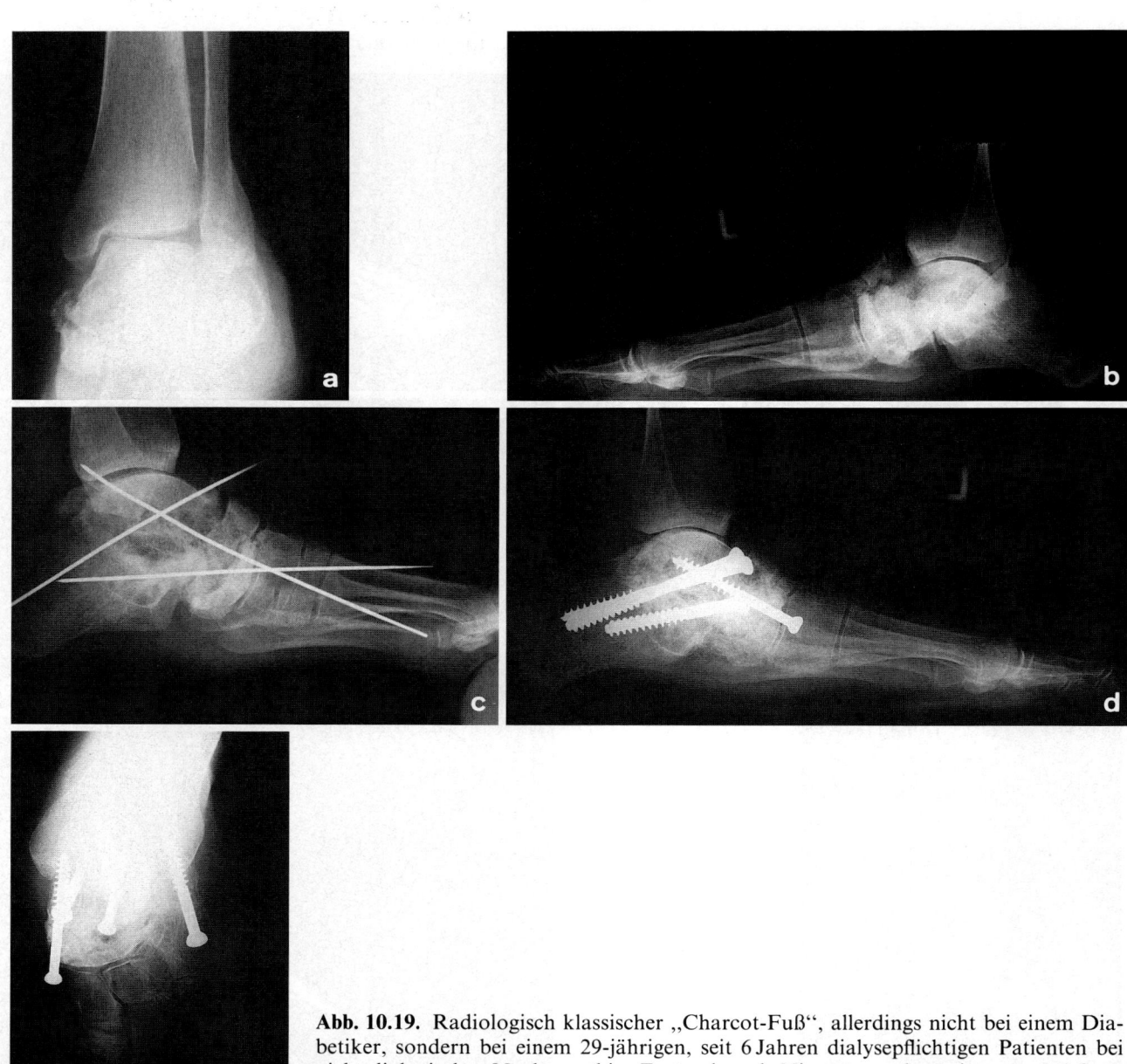

Abb. 10.19. Radiologisch klassischer „Charcot-Fuß", allerdings nicht bei einem Diabetiker, sondern bei einem 29-jährigen, seit 6 Jahren dialysepflichtigen Patienten bei nicht-diabetischer Nephropathie, Zustand nach Nierentransplantation vor 3 Jahren und Immunsuppression. **a, b** Der gesamte Fuß ist aseptisch zusammengebrochen mit Subluxation im OSG und schwerster Plattfußdeformität bei ungestörter Sensibilität, Schmerzhaftigkeit und Immobilität. **c** Intraoperatives Bild im Rahmen der Triple-Arthrodese mit Nekrektomie aseptischer Knochenareale und autologem Knochenaufbau bei insgesamt problematischer Durchblutungssituation. **d, e** Die Einjahreskontrolle zeigt eine gute Durchbauung und eine biomechanisch noch akzeptable Fußform bei relativ beschwerdearmem Laufen ohne Gehhilfen mit gebessertem Pes valgo planus

◀

Abb. 10.18. Aseptische Totalnekrose des Talus bei einer 38-jährigen juvenilen Diabetikerin im Sinne des Charcot-Fußes. **a, b** Beginnende Symptomatik nach einem Bagatelltrauma mit raschem progredientem Kollaps des Fußes innerhalb von 3 Monaten. **c, d** Das praeoperative CT zeigt einen vollständigen aspetisch-nekrotischen Zerfall des Taluskörpers, lediglich der Taluskopf ist noch kongruent zum Naviculare teilerhalten, was sich im NMR bestätigt. **e** Intraoperativer Befund bei anteriorem Zugang mit vollständigem Zerfall des Taluskörpers. Nur noch der Kopf scheint ausreichend durchblutet, so daß nach Taluskörperresektion, Anfrischen des Tibiaplafonds und der subtalaren Calcaneusfläche ein großer autologer Block vom hinteren Beckenkamm zur Double-Arthrodese mit Fixateur externe zur Erhaltung der statischen Fußform angestrebt wird. **f** Durchbauung erst nach 10 Monaten nach zwischenzeitlicher Infektrevision und Rearthrodese bei unbiquitärer, umgebender ossärer Mikroangiopathie. Insgesamt verzögerter problematischer Knochendurchbau. Auch der initial noch durchblutet erscheinende Taluskopf ist der Nekrose anheim gefallen. Dennoch besteht die angestrebte, relativ beschwerdearme, Chopart-Gelenkbeweglichkeit

Exostosen, Ossa externa und Spontannekrosen   377

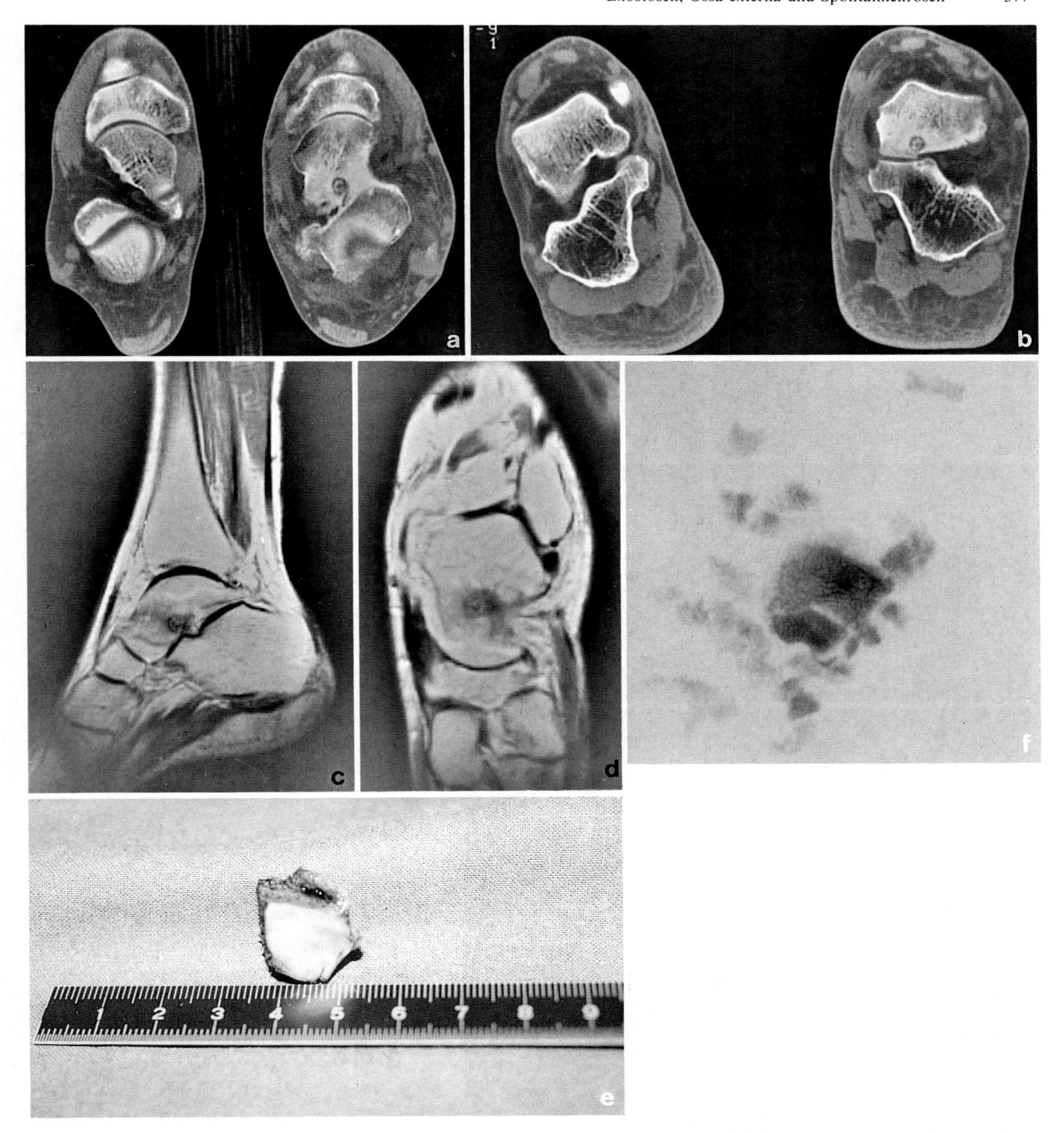

Abb. 10.20. Osteoidosteom des Talus bei einem 21-jährigen Patienten mit 2-jähriger Anamnese unklarer Fußbeschwerden. Bei völlig unauffälliger konventioneller Röntgentechnik, jedoch positivem Szintigramm, zeigt erst das axiale und coronare CT (**a, b**) sowie das MR (**c, d**) den klassischen Nidus mit umgebender Sklerosierung. Nach en-bloc-Resektion unter Teilerhaltung des medialen Gelenkes schlagartige Beschwerdefreiheit. **e** Resektat über einen medialen Zugang. **f** Intraoperative Röntgenkontrolle des Resektates (außerhalb des Tisches), um sicher zu sein, daß der kleine Tumor in toto reseziert ist

Syndrome – Impingements – Entrapments – Varia

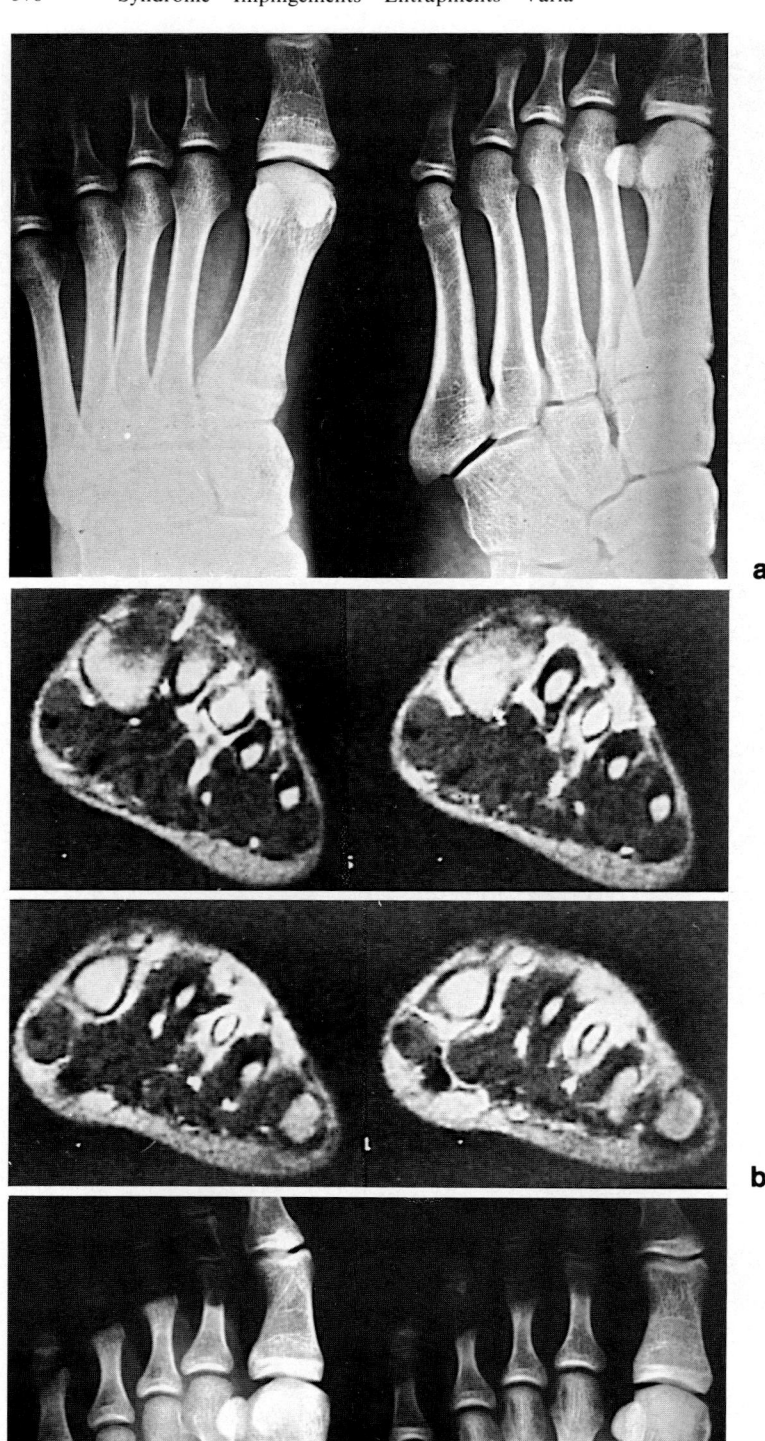

Abb. 10.21 MFK III-Ermüdungsbruch bei einem 18-jährigen Schüler mit chron. Paronychie der Großzehe, die zur reflektorischen Entlastung des 1. Strahles führte. **a** Die Vorfuß-Aufnahme läßt keine Pathologie erkennen. **b** Das MR zeigt vor Fraktur die helle, ödematöse Schwellung um den 3. Strahl herum. **c** Erst 3 Wochen nach Erst-Röntgen (**a**) ist die pathologische Fraktur erkennbar

10.9. Tumore und pathologische Frakturen

Aufgrund der außerordentlichen Vielfalt von Weichteiltumoren, gut- und bösartigen Geschwulsten der ossären Strukturen vom Enchondrom bis zum hochmalignen Ewing-Sarkom, soll hier unter dem Hinweis auf die umfangreiche Monographie von Ochsner [55], die breitgefächerte Darstellung der Fußtumoren durch Harrelson [27] verwiesen und nur einige praktische Hinweise gegeben werden.

Die meist anamnestisch uncharakteristischen Beschwerden sind klinisch oft schwierig einzuordnen. Die initiale Diagnostik mit Sonographie und Röntgenübersichtsaufnahmen in 2 Ebenen ist in den Anfangsstadien der Erkrankung oft noch negativ, so daß letztlich nur durch eine möglicherweise bereits positive Knochenszintigraphie ein entscheidender Impuls zur weiterführenden Diagnostik in Gang gesetzt werden kann. Durch Tomographie des Fußes in 2 Ebenen, CT und MR können heute Weichteil- und Knochentumoren des Fußes weitaus früher und leichter erkannt werden. Auch die Arthroskopie mit Biopsie der Synovia kann eine villonoduläre Synovitis oder ein synoviales Sarkom noch im Frühstadium erkennen lassen.

Wegen oft unerklärbar hartnäckig geklagter Beschwerden von Patienten und extrem schwieriger Diagnostik eines verborgenen Osteoid-Osteoms im Fußbereich soll dieser benigne Tumor beispielhaft dargestellt werden (Abb. 10.20).

Ebenso müssen unklare schmerzhafte Schwellungszustände solange und subtil abgeklärt werden, bis letztlich durch eine Biopsie ein Tumor ausgeschlossen oder bewiesen ist. Vor voreiligen bioptischen Maßnahmen muß allerdings bei dem Verdacht auf *Ermüdungsfraktur* gewarnt werden. Das MR ist gerade in diesen Fällen äußerst hilfreich (Abb. 10.21).

Marschfrakturen, wie früher in der Literatur beschrieben, sind heute nach eigener Beobachtung extrem selten zu sehen. Ermüdungsfrakturen des Metatarsale II erscheinen nach eigener Beobachtung heute häufiger Folge einer Brandes-Operation in der Hallux valgus-/rigidus-Chirurgie zu sein. Dies mag dadurch zu erklären sein, daß entweder die gestörte Biomechanik oder die persistierende Schmerzhaftigkeit mit bereits praeoperativer Instabilität des 1. Metatarsale in 2 Ebenen zum Hyperload-Phänomen des 2. Strahles führt.

Zusammenfassend sei betont, daß gerade am Fuß mit der Vielfalt von möglichen Beschwerdebildern unklare Schwellungs- und Schmerzzustände im Sprunggelenks- und Fußbereich solange ernst zu nehmen sind, bis ein tumoröses Geschehen sicher ausgeschlossen ist. Alle tumorverdächtigen Fälle sollten nach Möglichkeit in einer interdisziplinären Tumorkonferenz besprochen werden, um Differentialdiagnostik, Staging, adjuvante Chemotherapie, Radiatio und chirurgisches Vorgehen in einer konzertierten Aktion zeitlich gut abzustimmen.

Für die Klassifikation bösartiger Tumoren wird auch für den Sprunggelenks- und Fußbereich das „staging" nach Enneking *et al.* [20] empfohlen. Die chirurgischen Prinzipien unter Einbeziehung des betroffenen Kompartments sind die gleichen wie an der übrigen Extremität. Bei der möglichen extremitätenerhaltenden Operation sind freie mikrochirurgische Lappentransplantationen mit in das Spektrum operativer Möglichkeiten miteinzubeziehen.

Literatur

1. Badgley C (1927) Coalition of the calcaneus and the navicular. Arch Surg 15:1–14
2. Barret KE, Pearce FL (1991) Heterogeneity of mast cells. In: Uvnäs B (ed) Histamin and histamin antagonists. Springer, Berlin Heidelberg New York Tokyo
3. Bauer H (1972) Das Tarsaltunnel-Syndrom. Wehrmed Monatsschrift 8:232–236
4. Bogner G (1979) Die Sudecksche Dystrophie. Hefte Unfallheilkd 134:130–134
5. Brantigan JW, Pedegana LR, Lippert FG (1977) Instability of the subtalar joint. J Bone Joint Surg (Am) 59:321–324
6. Brown JE (1960) The sinus tarsi syndrome. Clin Orthop 18:231–233
7. Brune K (1988) Appraisal of inflammation. In: Curtis-Prior PB (ed) Prostaglandins. Biology and chemistry of protaglandins and related eikosanoids. Churchill Livingstone, Edinburgh
8. Buckholz JM (1987) Reflex sympathetic dystrophy. In: Fundamentals of foot surgery, Chapter 21. Ed. McGlamry. Williams and Wilkins, Baltimore

9. Buffon GL (1750) Histoire naturelle avec les description du cabinet du roy. Tome 3:47
10. Cahill DR (1965) The anatomy and function of the contents of the human tarsal sinus and canalis. Anat Rec 153:1–18
11. Cangliosi CP, Schnall SJ (1980) The biomechanical aspects of anterior tarsal tunnel syndrome. J Am Pediatry Assoc 70:291–292
12. Castaing J (1968) Les entorses de la cheville. Conf. Enseignement SOFCOT, Paris. Expansion Scientifique Francaise, pp 23–41
13. Claustre J, Simon L, Allieu Y (1979) Le syndrome du sinus du tarse existe-t-il? Rheumatologie 31:19–23
14. Gonzalez P, Kumar SJ (1990) Calcaneonovicular coalition treated by resection and interposition of the extensor digitorum brevis muscle. J Bone Joint Surg (Am) 72:71–77
15. Cruveilheir J (1929) Anatomic pathologique du corps humain. Tome 1:13
16. Debrunner HV (1963) Das Sinus Tarsi Syndrom. Schw Med Wschr 93:1660–1664
17. DeTakats G (1945) Causalgic states in peace and war. JAMA 128:699
18. Delplace J, Castaing J (1975) Place de la reeduction proprioceptive dans le instabilites musculo-ligamentaires externes de la cheville. Ann Med Phys 18:605–617
19. Dingels H (1992) Acute arthroscopy of ankle joint injuries. First World Congress of Sports Trauma, 25–29 May 1992, Palma de Mallorca. Abstract, p 19
20. Ennenking WF, Spaniel SS, Goodman MA (1980) A System of the surgical staging of musculoskeletal sarcoma. Clin Orthop 153:106–120
21. Freeman MAR, Dean MR, Hanham IWF (1965) The etiology and prevention of functional instability of the foot. J Bone Joint Surg (Br) 47:678–685
22. Genant H, Kozin F, Beckerman C, McCarthy D, Sims J (1975) The reflex sympathetic dystrophy syndrome: a comprehensive analysis using fine-detail radiography, photon absorptometry, and bone and joint scintigraphy. Radiology 117:21–32
23. Gessini L, Jandolo B, Pietrangeli A (1984) The anterior tarsal syndrome. J Bone Joint Surg (Am) 66:786–787
24. Goldmann AB, Katz MC, Freiberger RH (1976) Posttraumatic adhesive capsulitis of the ankle: arthrographic diagnosis. Am J Roentgen 127:585
25. Gray H (1974) Gray's anatomy. Lea and Febiger, Philadelphia
26. Hannington-Kiff JG (1977). Relief of Sudeck's atrophy by regional intravenous guanethidine. Lancet 1:1132
27. Harrelson JM (1991) Tumors of the foot. In: Disorders of the foot and ankle, Chapter 56. Ed. Jahss. Saunders, Philadelphia, pp 1654–1677
28. Harris R, Beath T (1948) Etiology of peroneal spastic flatfoot. J Bone Joint Surg (Br) 30:624–34
29. Hauser EDW (1962) The sinus tarsi syndrome. Ann Pod 1:11–14
30. Henke JW (1863) Handbuch der Anatomie und Mechanik der der Gelenke. Winter'sche Verlagsbuchhandlung, Leipzig
31. Hellpap W (1963) Das vernachlässigte untere Sprunggelenk „Die Frakturlinie der Supination". Arch Orthop Unfallchir 55:289–300
32. Ihle CL, Cochran RM (1982) Fracture of the fused os trigonum. Am J Sports Med 10:47–50
33. Inman VT (1976) The joints of the ankle. Williams and Wilkins, Baltimore
34. Kleiger B (1987) The posterior tibiotalar impingement syndrome in dancers. Bull Hosp Joint Dis 47:203–210
35. König W, Bohn A, Bremm KD, Brom J, Theobald K, Pfeiffer P (1985) Biochemie der Mastzelle. In: Doenicke A, Lorenz W (Hrsg) Histamin und Histaminrezeptor-Antagonisten. Springer, Berlin Heidelberg New York Tokyo
36. Koman LA, Nunley JA, Goldner RD, Seaber AV, Urbaniak JR (1984) Isolated cold stress testing in the assessment of symptoms in the upper extremity. J Hand Surg 9A:305–313
37. Komprda J (1966) Le syndrome du sinus du tarse. Ann Podol 5:11–17
38. Krause W (1980) Die Algodystrophie (Morbus Sudeck). Therapiewoche 30:5919
39. Lankford L, Thompson J (1977) Reflex sympathetic dystrophy upper and lower extremity: diagnosis and management. AAOS Instructional Course Lectures 26:163
40. Lapidus P (1946) Spastic flat foot. J Bone Joint Surg 28:126–135
41. Lapidus PW (1975) A note on the fracture of os trigonum: report of a case. Bulletin Hosp Joint Dis 33:150–154
42. Leipzig T, Mullan S (1984) Causalic pain relieved by prolonged procaine amide sympathic blockade. J Neurosurg 60:1095
43. Lopez AR, Marrero RM (1978) Inervacion Y syndrome del seno tarsiano. Actualites Med Chir Pied XI:181–184
44. Malay DS, McGlamry ED, Nava CA (1987) Entrapment neuropathies of the lower extremities. In: Foot surgery, Chapter 21. Ed. McGlamry. William and Wilkins, Baltimore, pp 668–684
45. Manter JT (1941) Movements of the subtalar and transvere tarsal joints. Anat Rec 80:397–410
46. Marrero RM, Lopez AR (1978) Tratamiento quirurgico de la lesion cronica del seno del tarso. Nota previa. Actialites Med Chir Pied 9:173–179
47. Mazzinari S, Bertinil E (1977) Sindrome senotarsica da lesione traumatica del legamento interosseo astragalo-calcaneale. Minerva Orthopedica 28:579–582
48. Meyer JM, Taillard W (1974) L'arthrographie de l'articulation sous-astragalienne dans les syndromes

douloureux post-traumatiques du tarse postérieur. Rev Chir Orthop 60:321–330
49. Meyer JM, Lagier R (1977) Post-traumatic sinus tarsi syndrome. Acta Orthop Scand 48:122–128
50. Mitchell S, Morehouse CR, Keen W (1864) Gunshot wounds and other injuries of nerves. Lippincott, Philadelphia
51. Moncada S, Ferreira SH, Vane JR (1978) Pain and inflammatory mediators. In: Vane JR, Ferreira SH (eds) Inflammation. Springer, Berlin Heidelberg New York
52. Moppes van FJ, Hoogenband v.d. CR, Greep JM (1979) Adhesive capsulitis of the ankle (Frozen Ankle) Arch Orthop Traumat Surg 94:313–315
53. Navarre M (1966) A propos du syndrome du sinus du tarse. Acta Orthop Belg 32:743–754
54. Nunley JA (1992) Crush injuries of the foot and reflex symathetic dystrophy. AAOS Instructional Course Lectures. February 7, Washington
55. Ochsner PE (1984) Knochentumoren des Fußes. Enke, Stuttgart
56. O'Connor D (1958) Sinus tarsi syndrome. A clinical entity. J Bone Joint Surg (Am) 40:720
57. Oehlecker F (1948) Zu der Bezeichnung „Sudeck'sches Syndrom" oder kurz „Sudeck". Chirurg 19:398–403
58. Omer GE (1979) Management of the painful extremity. Curr Pract Orthop Surg 8:86
59. Pisani G (1977) Considerazioni sull'artrosi della sottoastragalica. Atti Colloque international sur l'arthrose du cou-du-pied et du pied, Charleroi 16–17, Ottobre
60. Radin EL (1983) Tarsal tunnel syndrome. Clin Orthop 181:167–170
61. Riaza A, Miralles M, Saura E (1975) Sindrome del seno del tarso. Communicazione XI Congresso del College International de Medicine et le Chirurgie du Pied Bruxelles, 26–28 Giugno
62. Schmidt HM (1984) Gestalt und Befestigung der Bandsysteme im Sinus und Canalis tarsi des Menschen. Acta Anat 102:184–194
63. Scola E, Schliack H (1991) Das posttraumatische Sudeck-Syndrom. Dt Ärzteblatt 188 (34/35):1590–1592
64. Scola E (1993) The posttraumatic Sudeck-syndrome. In: Wüst HJ (Hrsg) New aspects in regional anaesthesia 7/8 (im Druck) Fischer, Heidelberg
65. Sloman W (1921) On coalitio-calcaneonavicularis. J Orthop Surg 3:586–1588
66. Spalteholz W (1939) Handatlas der Anatomie des Menschen. 1. Bd, Knochengelenke Bänder, 14 Auflg. Hirzel, Leipzig, S 254–257
67. Stilz R, Carron H, Sarcers D (1977) Case history no. 96. Reflex sympathetic dystrophy in a 6 year old, successful treatment by transcutaneous nerve stimulation. Anesthesia Analgesia Curr Res 56:438
68. Sudeck P (1902) Über die akute (trophoneurotische) Knochenatrophie nach Entzündungen und Traumen der Extremitäten. Dtsch Med Wochenschr 28:336–338
69. Sunderland S (1976) Pain mechanisms in causalgia. J Neurol Neurosurg Psychiatry 39:471
70. Swiontkowski MF, Scranton PE, Hansen S (1983) Tarsal coalitions: long-term results of surgical treatment. J Ped Orthop 3:287–292
71. Taillard W, Meyer JM, Garcia J, Blanc Y (1981) The sinus tarsi syndrome. Int Orthopaedics (SICOT) 5:117–130
72. Thorban W (1977) Das Sudeck'sche Syndrom. In: Sturm A, Brinkmayer W (Hrgs) Klinische Pathologie des vegetativen Nervensystems. Fischer, Stuttgart
73. Viladot A, Sr., Viladot A, Jr. (1991) Osteochondroses: aseptic neurosis of the foot. In: Disorders of the foot and ankle, Chapter 26. Ed. Jahss. Saunders, Philadelphia, pp 617–636
74. Wilemon WK (1979) Tarsal tunnel syndrome: a fifty year survey of the world literature and a report of two new cases. Orthop Rev 8:111–112
75. Wolf K, Posel P, Heimkes B, Hierner R, Schweiberer L (1991) Das Tarsaltunnelsyndrom–Nervenengpaß-Syndrom des Fußes. Unfallchirurg 94:291–294
76. Wolin I, Glassmann F, Sideman S, Levinthal DH (1950) Internal derangement of the talo-fibular component of the ankle. Surg Gynecol Obstet 91:193
77. Zuckerkandl E (1877) Ueber einen Fall von Synostose zwischen Talus und Calcaneus. Allg Wein Med Zeitung 22:293
78. Zwipp H, Oestern HJ (1981) Ergebnisse einer muskelaktivierten M. peronaeus brevis-Plastik. Akt Traumatol 11:185–191
79. Zwipp H, Gotzen L, Krettek C (1984) Die Kompressionsarthrodese des oberen Sprunggelenkes: Indikation, OP-Technik und Ergebnisse. In: Rahmanzadeh, R, Faensen M (Hrsg) Posttraumatische Fehlstellungen der unteren Extremität. Schnetztor, Konstanz, S 106
80. Zwipp H (1986) Die antero-laterale Rotationsinstabilität des oberen Sprunggelenkes. Hefte Unfallheilkd 177:1–176
81. Zwipp H (1991) Das Sinus tarsi und Canalis tarsi-Syndrom. Unfallchirurg 3:98–103

Scores, Skalen und Punktesysteme

Tabelle 1. Polytrauma-Schlüssel (Hannover)

Schädel

SHT 1°	4
SHT 2°	8
SHT 3°	12
Mittelgesichtsbruch, leicht	2
Mittelgesichtsbruch, schwer	4

Thorax

Brustbeinbruch/Rippenbrüche (1–3)	2
Rippenserienbruch	5
Rippenserienbruch bds.	10
Hämato-, Pneumothorax	2
Lungenkontusion li/re	7
Lungenkontusion bds.	9
Instabiler Thorax	3
Aortenruptur	7

Abdomen

Milzruptur	9
Milz- und Leberruptur (einfach)	13
Leberruptur (ausgedehnt)	13 (18)
Darm, Mesenterium, Niere, Pankreas	9

Becken und Wirbelsäule

Einfacher Beckenbruch	3
Komb. Beckenbruch	9
Becken- und Urogenitalverletzung	12
Wirbelbruch	3
Wirbelbruch mit Querschnitt	8
Beckenquetschung	15

Alter

0–39	0
40–49	1
50–54	2
55–59	3
60–64	5
65–69	8
70–74	13
≧ 75	21

Gruppeneinteilung nach PTS	
≦ 11 Punkte:	Gruppe I
12–30 Punkte:	Gruppe II
31–49 Punkte:	Gruppe III
50 Punkte:	Gruppe IV

Extremitäten

Zentraler Hüftverrenkungsbruch	12
Oberschenkelbruch einfach	8
Oberschenkelstück-, OS-Trümmerbruch	12
Unterschenkelbruch	4
Knieband, Kniescheibe Sprunggelenk	2
Oberarm, Schulter	4
Ellbogen, Unterarm	2
Gefäßverletzung über Ellbogen-/Kniegelenk	8
Gefäßverletzung unter Ellbogen-/Kniegelenk	4
Oberschenkel-, Oberarmamputation	12
Unterschenkel-, Unterarmamputation	8
Je 2° und 3° offener Bruch	4
Große Weichteilquetschungen	2

Tabelle 2. Hannover Fraktur-Skala

A) Frakturtyp

TYP A	1
TYP B	2
TYP C	4

Knochenverlust

< 2 cm	1
> 2 cm	2

B) Weichteile

Haut (Wunde, Kontusion)

Nein	0
< 1/4 Zirkumferenz	1
1/4–1/2	2
1/2–3/4	3
> 3/4	4

Hautdefekt

Nein	0
< 1/4 Zirkumferenz	1
1/4–1/2	2
1/2–3/4	3
> 3/4	4

Tiefe Weichteile (Muskel, Sehnen, Bänder, Gelenkkapsel

Nein	0
< 1/4 Zirkumferenz	1
1/4–1/2	2
1/2–3/4	3
> 3/4	6

Amputation

Nein	0
Sub-/Total Guillotine	20
Sub-/Total Crush	30

C) Ischämie/Kompartment

Nein	0
Inkomplett	10

Komplett

< 4 Stunden	15
4–8 Stunden	20
> 8 Stunden	25

D) Nerven

Palmar-Plantar-Sensibilität

Ja	0
Nein	8

Finger-Zehen-Motorik

Ja	0
Nein	8

E) Kontamination

Keine	0
Einzelne	1
Vermehrt	2
Massiv	10

F) Kleimnachweis

Aerob, 1 Keim	2
Aerob, > 1 Keim	3
Anaerob	2
Aerob-Anaerob	4

G) Versorgungsbeginn

(Nur bei Weichteilsore > 2)

6–12 Stunden	1
> 12 Stunden	3

Fr. O I :   2–3   Punkte
Fr. O II :   4–19 Punkte
Fr. O III: 20–69 Punkte
Fr. O IV: > 70   Punkte

Tabelle 3. ± 100 Punkte-Scheme ALRI-OSG

	Schlüssel	Punktzahl
I. Klinische Befunde (objektiv)		
(1) Instabilität: 1 = stabil (+ 5): 2 = leicht instabil (− 1); 3 = deutlich instabil (− 3); 4 = schwere Instabilität (− 5)	☐	○
Beweglichkeit: (2) Extensionsdefizit: 1 = nein (+ 5); 2 = ja, unter 5° (− 1); 3 = 5–10°(− 3), 4 = über 10° (− 5)	☐	○
(3) Flexionsdefizit: 1 = nein (+ 5); 2 = ja, unter 10° (− 1); 3 = 10–20° (− 3); 4 = über 20° (− 5)	☐	○
(4) Pronationsdefizit: 1 = nein (+ 5); 2 = ja, unter 5° (− 1); 3 = 5–10° (− 3); 4 = über 10° (− 5)	☐	○
(5) Supinationsdefizit: 1 = nein (+ 5); 2 = ja, unter 5° (− 1); 3 = 5–10° (− 3); 4 = über 10° (− 5)	☐	○
(6) Fußkantengang lateral: 1 = normal (+ 2); 2 = behindert (− 1); 3 = nich möglich (− 2)	☐	○
(7) Fußkantengang medial: 1 = normal (+ 2); 2 = behindert (− 1); 3 = nicht möglich (− 2)	☐	○
(8) OS-Umfangsdifferenz[a] in cm (+ / −)	☐☐,☐ + / −	○
(9) US-Umfangsdifferenz[a] in cm (+ / −)	☐☐☐ + / −	○
(10) Knöchel-Umfangsdifferenz[b] in cm (+ / −)	☐☐,☐ + / −	○
II. Klinische Befunde (subjektiv)		
(11) Umknicken im letzten Jahr: 1 = keinmal (+ 5); 2 = 1–2 mal pro Jahr (± 0); 3 = ca. 1 mal pro Monat (− 3); 4 = mehrmals in Monat (− 5)	☐	○
(12) Unsicherheitsgefühl beim Gehen: 1 = nein (+ 3); 2 = gering (− 1); 3 = ja (− 3)	☐	○
(13) Angst vor dem Umknicken: 1 = nein (+ 2); 2 = ja (− 2)	☐	○
(14) Einschränkungen im Beruf: 1 = nein (+ 5); 2 = gering (− 3); 3 = erheblich (− 5)	☐	○
(15) Einschränkungen beim Sport: 1 = nein (+ 5); 2 = gering (− 3); 3 = erheblich (− 5)	☐	○
(16) Schmerzgefühle: 1 = keine (+ 5); nur beim Umknicken (± 0); 3 = Wetterfühligkeit (− 1); 4 = Narbenirritation (− 2); 5 = Dysaesthesie (− 3); 6 = Neuralgie (− 4); 7 = Dauerschmerz (− 5)	☐	○

Tabelle 3. (*Fortsetzung*)

	Schlüssel	Punktzahl
(17) Belastungsschmerz: 1 = trifft nicht zu (+5); 2 ≧ 10 km (−1); 3 = 1–10 km (−3); 4 ≦ 1 km (−5)	☐	○
(18) Patientenurteil: 1 = sehr gut (+5); 2 = sehr gut bis gut (+4); 3 = gut (+3); 4 = gut bis mäßig (+1); 5 = mäßig (−1); 6 = mäßig bis schlecht (−3); 7 = schlecht (−5)	☐	○
III. Röntgenbefunde (19) Taluskippwinkel: 1 ≦ 5 Grad (+5); 2 = 6–8 Grad (±0); 3 = 9–10 Grad (−3); 4 ≧ 10 Grad (−5)	☐	○
Talvorschub: 1 ≦ 5 mm (+5); 2 = 6–8 mm (±0); 3 = 9–10 mm (−3); 4 ≧ 10 mm (−5)	☐	○
Arthrosezeichen: 1 = nicht vorhanden (+5); 2 = diskret (−1); 3 = deutlich (−5) je Kompartiment (max. 5) lateral ☐ medial ☐ ventral ☐ dorsal ☐	☐	○

IV. Sportphysiologische Befunde (20)

Kraftumsetzung: Defizit > 10% nein/ja		gesunder Fuß	verletzter Fuß	
Pronation (kp)	+3/−3	☐☐,☐	☐☐,☐	○
Supination (kp)	+3/−3	☐☐,☐	☐☐,☐	○
Extension (kp)	+3/−3	☐☐,☐	☐☐,☐	○
Flexion (ip)	+3/−3	☐☐,☐	☐,☐	○

	Schlüssel	Punktzahl
Balance-Test: Romberg-Test 1 = gut (+1); 2 = schlecht (−1)	☐	○
Therapiekreisel Flexion/Extension: 1 = gut (+1); 2 = mittel (±0); 3 = schlecht (−1)	☐	○
Pronation/Supination: 1 = gut (+1); 2 = mittel (±0); 3 = schlecht (1)	☐	○

a je 1 + Punkt/cm vermehrter Umfang, −1 Punkt/cm bei vermindertem Umfang: max. ±2
b vermehrter Umfang bedeutet hier Negativ-Punkt (−1 Punkt/cm)

Punkteverteilung (±100)	Parameter
I. Klinik (obj.)	1–10 ± 35
II. Klinik (subj.)	11–18 ± 35
III. Röntgenbefunde	19 ± 15
IV. Sportphysiologie	20

Gesamtbewertung (±100)	
sehr gut:	+ 51 bis +100
gut:	± 0 bis + 50
befriedigend:	− 49 bis ± 0
schlecht:	−100 bis − 50

Tabelle 4. ±200 Punkte Schema: Calcaneus-Fraktur

I. Klinik (subjektiv)

1. Schmerzen
   - (1) Belastungsschmerz:
     - keiner — +10
     - >10 km/<8 h — +8
     - 5–10 km/4–8 h — +5
     - 1–4 km/1–3 h — ±0
     - 0,5–1 km/0,5–1 h — −5
     - <0,5 km/0,5 h — −8
   - (2) Dauerschmerz — −10
   - (3) Wetterfuhligkeit: ja/nein — −1/+1
   - (4) Narbenschmerz: ja/nein — −1/+1
2. Patientenurteil
   - (5) Sub. Ergebnis: sehr gut/gut — +3/+2
     - befriedigend/ausreichend — +1/+0
     - mangelhaft/schlecht — −2/−3

±15

II. Klinik (objektiv)

3. Weichteil
   - (6) Haut/Narben: reizlos/stabil — +5
     - breites Keloid — −1
     - instabile Spalthaut — −3
     - sezern. Fistel — −5
   - (7) Sensibilität intakt — +5
     - Hypästhesie — −1
     - Dysästhesie — −3
     - Neurinom — −5
   - (8) Durchblutung: intakt — +5
     - Dyshyrosis — −1
     - Dytrophie — −3
     - A. tib. post. occlusion — −5
   - (9) Motorik intakt — +5
     - Muskelschwäche (z.B. Triceps) — −1
     - Muskelkontraktur (z.B. Triceps) — −3
   - (10) Oss. Fußprobleme: keine — −5
     - irritierende Exostose — +5
     - Plantarer Fersensporn — −1
     - Knöchel-Abutment — −3
   - (11) Musk. Fußprobleme: keine — +5
     - Plantarfasciitis — −1
     - Riegelfunktion, gestört — −3
     - Zehenkontraktur — −5
   - (12) Tend. Fußprobleme keine — +5
     - Achillodynie — −1
     - Impingement Fl. hall.l./dig.l. — −3
     - Impingement Peron. Sehnen — −5

±35

4. Statik
   - (13) Rückfuß verplumpt >10% nein/ja — +5/−5
   - (14) Rückfuß >5° Varus/Valgus nein/ja — +5/−5
   - (15) Vorfuß >5° Varus/Valgus nein/ja — +5/−5

±20

5. Dynamik
   - (17) Zehengang gut/schlecht — +5/−5
   - (18) Hackengang gut/schlecht — +5/−5
   - (19) lat. Kantengang gut/schlecht — +3/−3
   - (20) med. Kantengang gut/schlecht — +2/−2

±15

6. Funktion
   - (21) OSG-Extension normal — +5
     - -Defizit: 5°/10°/>10 — −1/−3/−5
   - (22) OSG-Flexion normal — +5
     - -Defizit: 10°/20°/>20 — −1/−3/−5
   - (23) USG-Pronation normal — +5
     - -Defizit: 5°/10°/>10° — −1/−3/−5
   - (24) USG-Supination normal — +5
     - -Defizit: 5°/10°/>10° — −1/−3/−5
   - (25) USG-Eversion normal — +5
     - -Defizit: 5°/10°/>20° — −1/−3/−5
   - (25) USG-Inversion normal — +5
     - -Defizit: 5°/−10°/>20° — −1/−3/−5
   - (26) Zchenfunktion normal — +5
     - <50% — −3
     - >50% — −5
   - (27) Muskelumfangsdifferenz
     - a) OS je ±cm   max. 1 Punkt — ±1
     - b) US je ±cm   max. 2 Punkte — ±1
     - 20 cm o.h./15 cm u.h. Knie)
   - (28) Schwellungszustand Knöchel:
     - nein: — +2
     - ja: bis 1 cm/über 1 cm — −1/−2
   - (29) Propriozeption gut/schlecht — +1/−1
     - (Romberg-Test)
   - (30) Schuhwerk Konfektionsschuh — +10
     - Spezialschuh/Abrollhilfe — −5
     - orthopädischer Schuh — −10

±50

III. Röntgen

- (31) Arthrose OSG keine — −5
  - fraglich — ±0
  - deutlich — −5

Tabelle 4. (*Fortsetzung*)

(32)	Arthrose Subtalargelenk	keine	+10	(36) CT (axial u. koronar)		
		fraglich	± 0	a) Höhenminderung	keine	+10
		deutlich	− 5		<10%	+ 5
	Arthrodese (sek. op./indiziert)		−10		10–20%	± 0
(33)	Arthrose Kalk.-Kuboid-Gelenk				20–30%	− 5
		keine	+ 5		>30%	−10
		fraglich	± 0	b) Längenminderung	keine	+10
		deutlich	− 5		<10%	+ 3
(34)	Tubergelenkwinkel	normal	+10		10–20%	± 0
		<10	± 0		20–30%	− 3
		11–20	− 5		>30%	−10
		>20	−10	c) Verbreiterung	keine	+10
(35)	Brodén special				<10%	+ 5
	post. Facette anatomisch		+10		10–20%	± 0
	Stufe: bis 1 mm		± 0		−20–30%	− 5
	2–5 mm		− 5		>30%	−10
	über 5 mm		−10			
						± 65

Bewertung: +200 bis +175 = sehr gut; +174 bis +125 = gut; +124 bis +50 = befriedigend; weniger +50 = schlecht.

Anhang: Wichtigste Standard-Röntgen-Projektionen in der Fuß-Chirurgie: nativ-belastet-gehalten

Standard-Übersicht-OSG

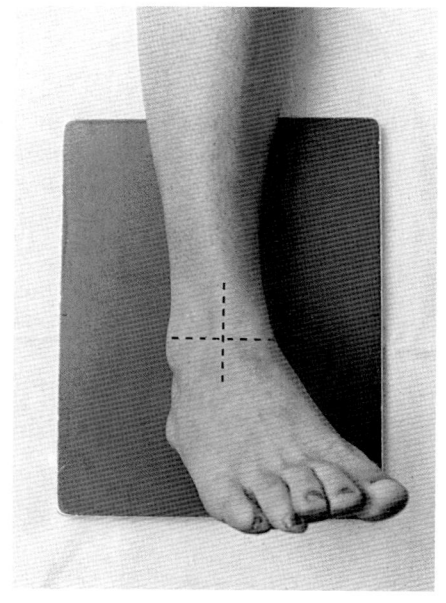

OSG a.p.: 20° IR

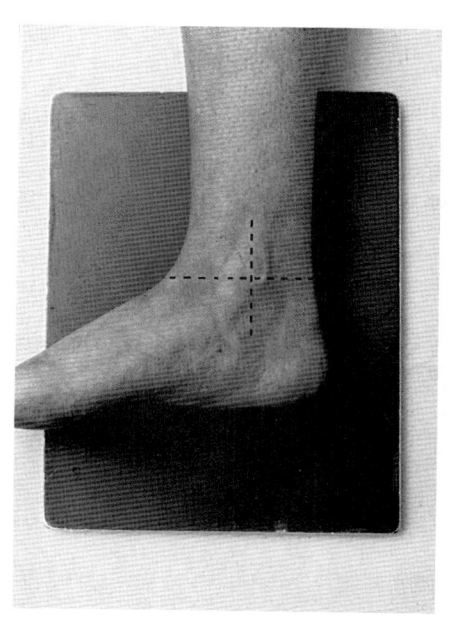

OSG: seitlich

Standard-Übersicht-Fuß

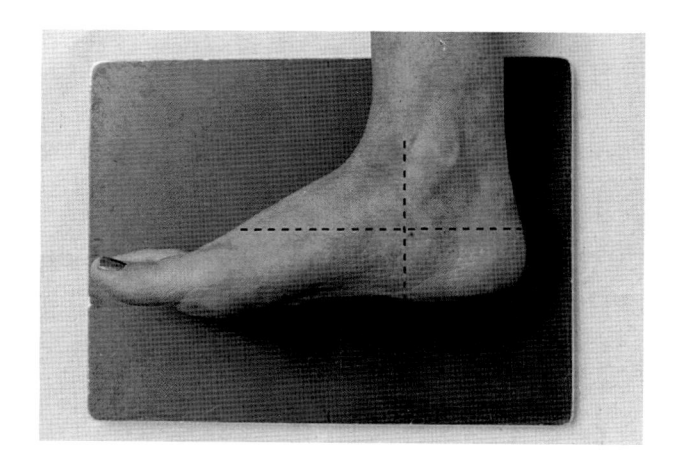

Fuß dorso-plantar (20°)

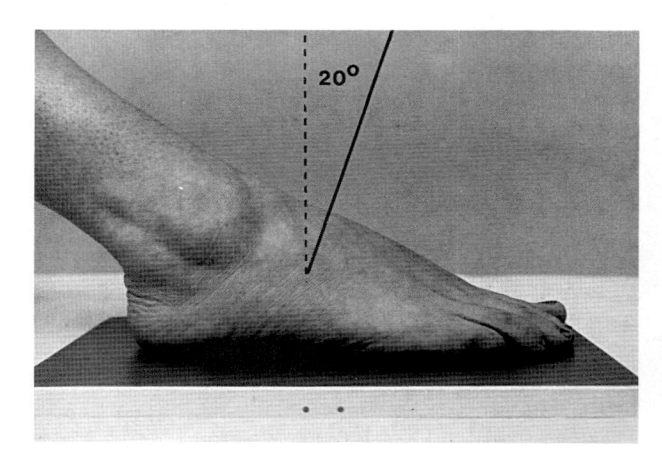

Fuß exakt seitlich

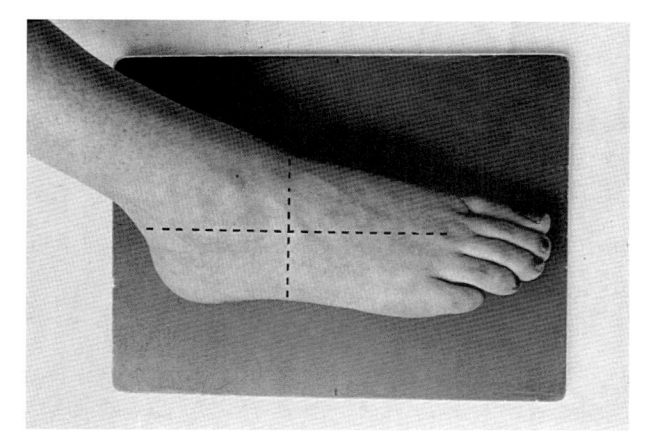

Anhang: Wichtigste Standard-Röntgen-Projektionen 389

Fußwurzel 45° schräg

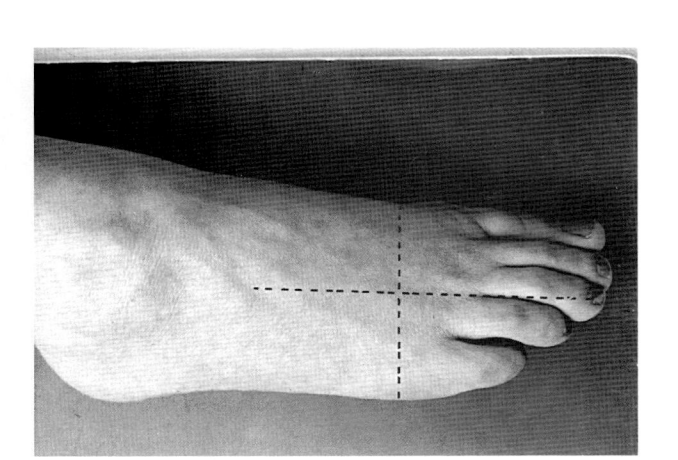

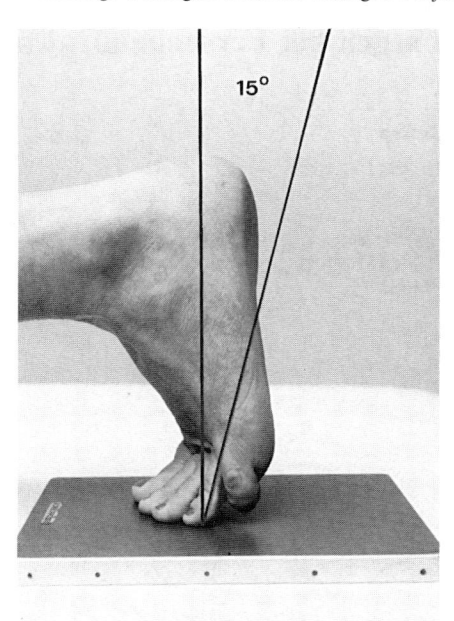

Sesamoid-Projektion

Vorfuß 45° schräg

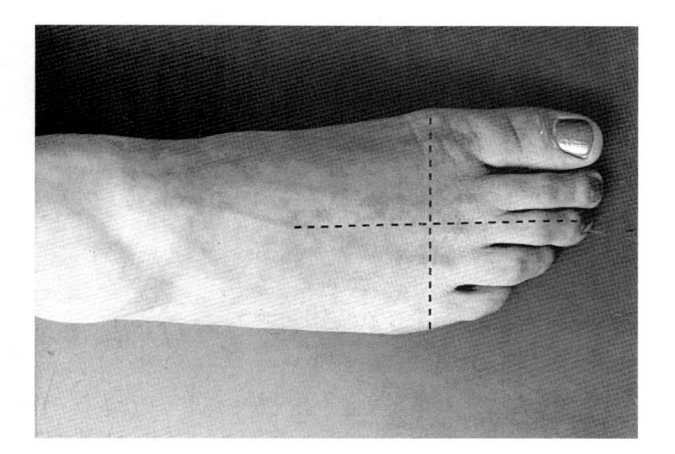

Vorfuß a.p.

390 Anhang: Wichtigste Standard-Röntgen-Projektionen

Standard-Röntgen bei Fersenbeinfrakturen

1. OSG a.p.
2. dorso-plantarer Fuß
3. seitlicher Fuß
4. Fersenbein axial
5. 4 Brodén-Projektionen

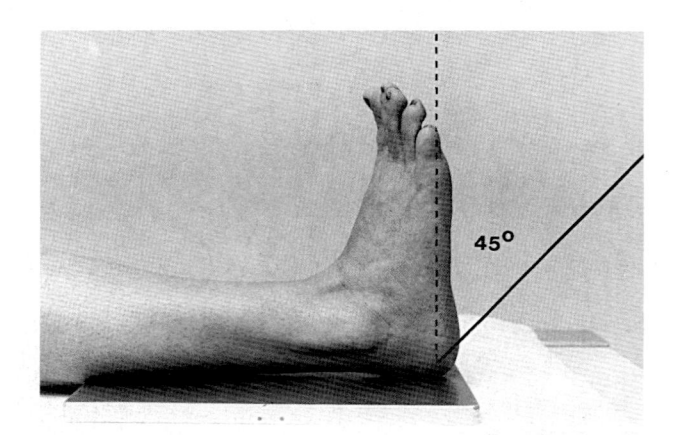

Fersenbein axial

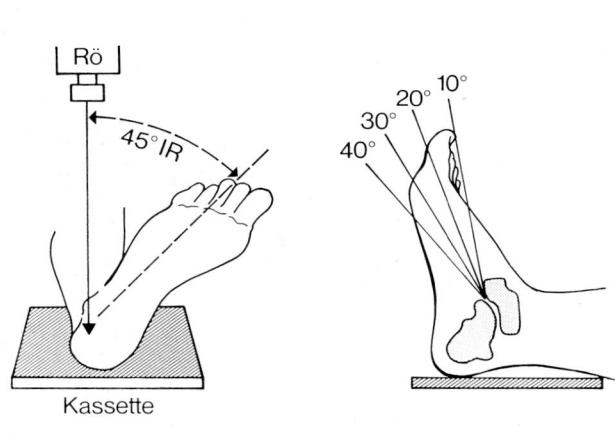

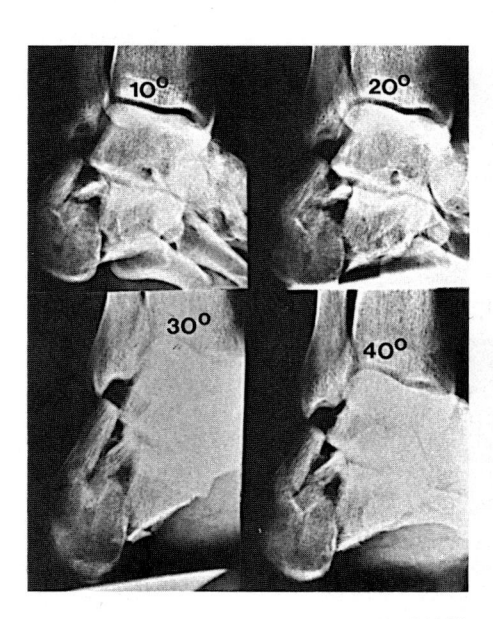

Brodén-Schema

Brodén-Projektionen 10°/20°/30°/40°

OSG- und Fuß-belastete Aufnahmen

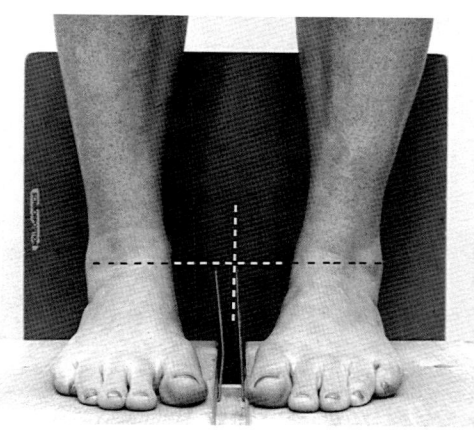

OSG a.p. beidseits mit 20° Innenrotation

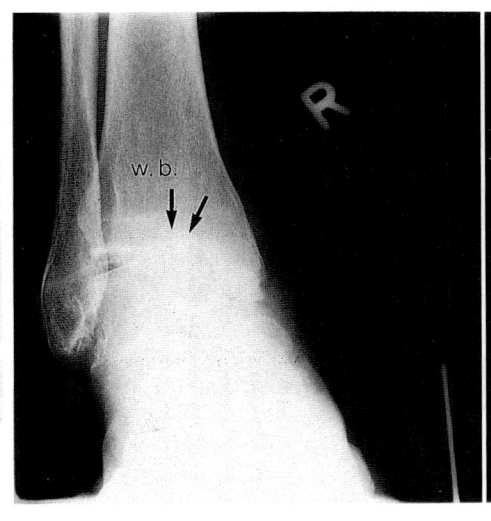

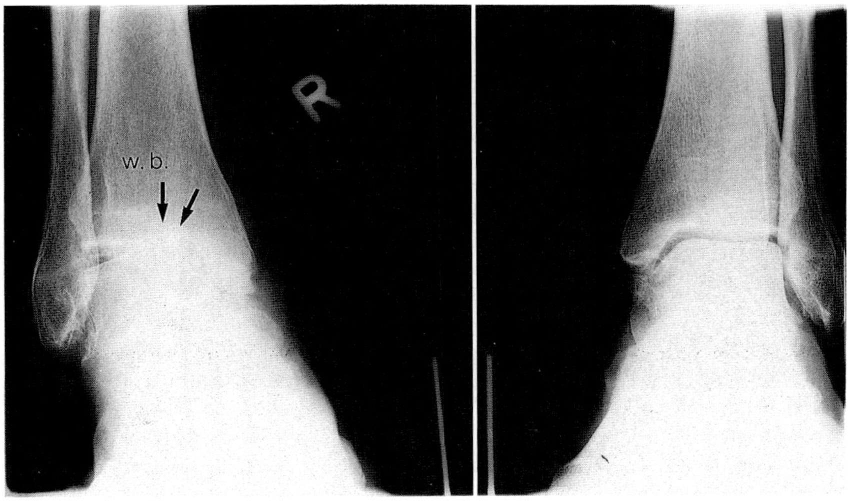

OSG-Arthrose mit a.p. Subluxation

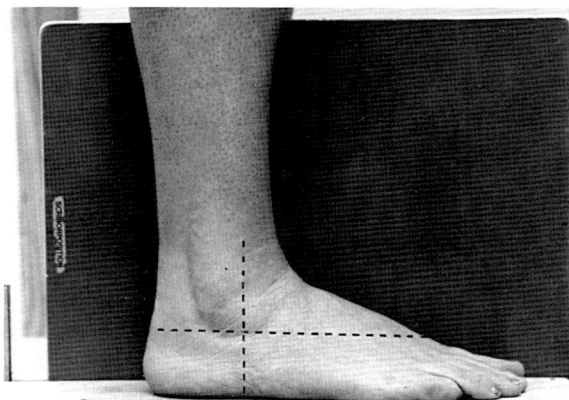

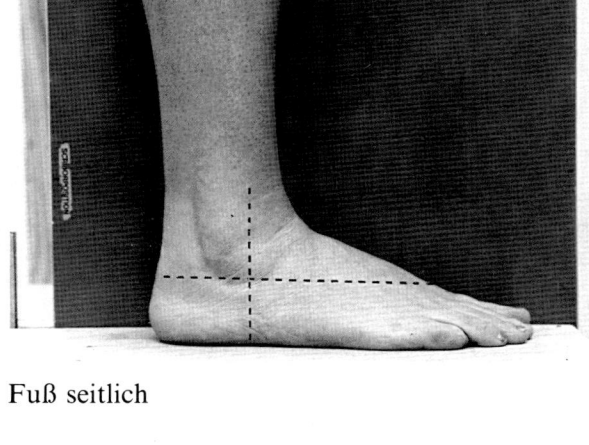

Fuß seitlich

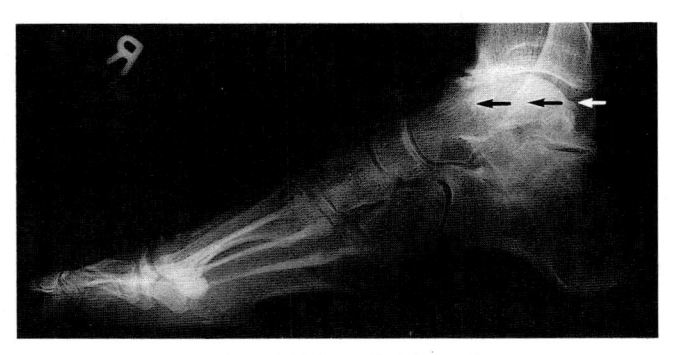

OSG-Arthrose mit seitlicher Subluxation

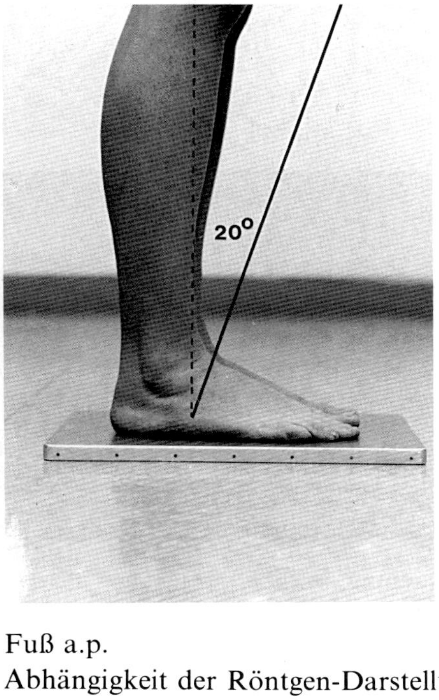

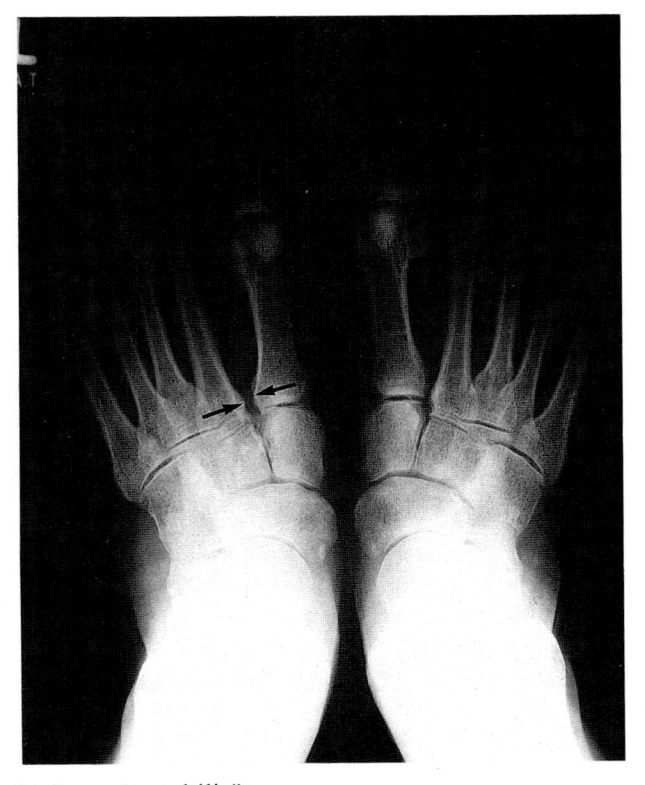

Fuß a.p.
Abhängigkeit der Röntgen-Darstellung von der Fuß-Position

Lisfranc-Instabilität

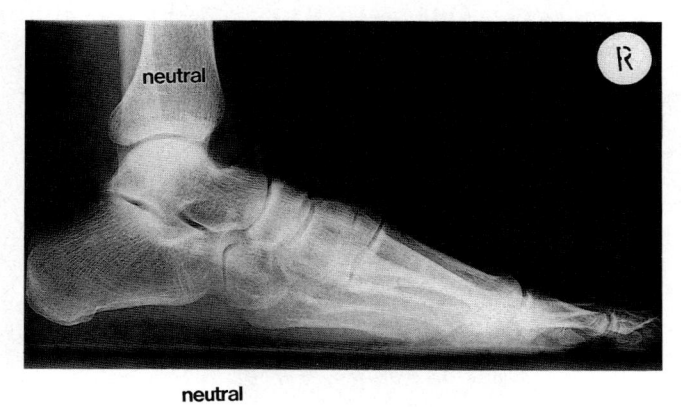

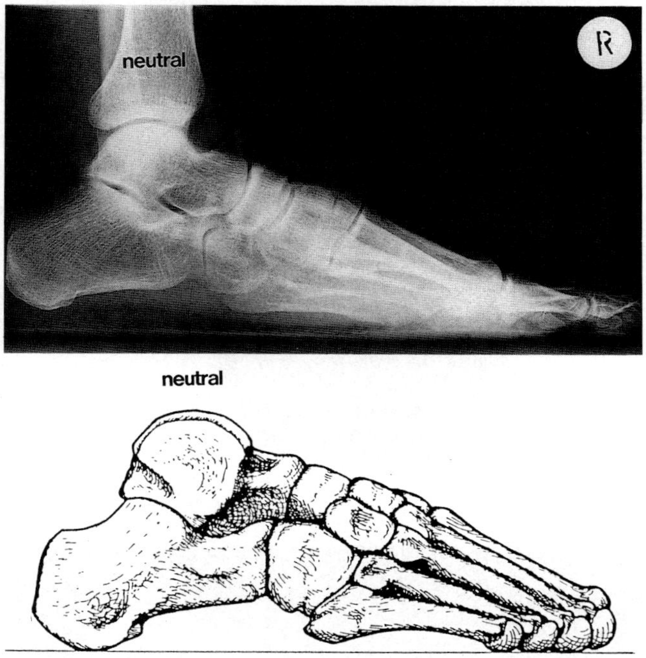

392 Anhang: Wichtigste Standard-Röntgen-Projektionen

neutrale Fußstellung, seitlich

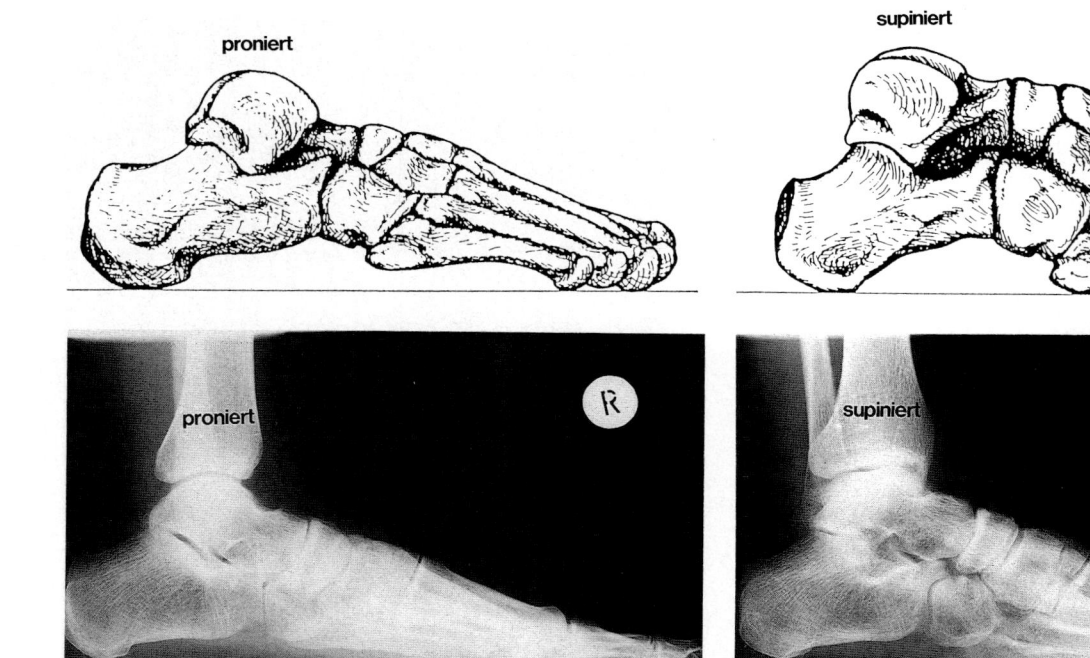

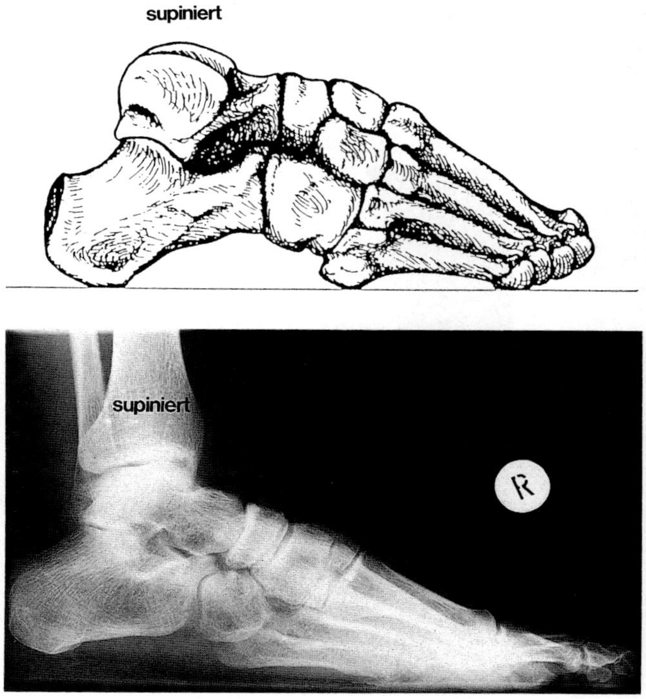

pronierte Fußstellung, seitlich

supinierte Fußstellung, seitlich

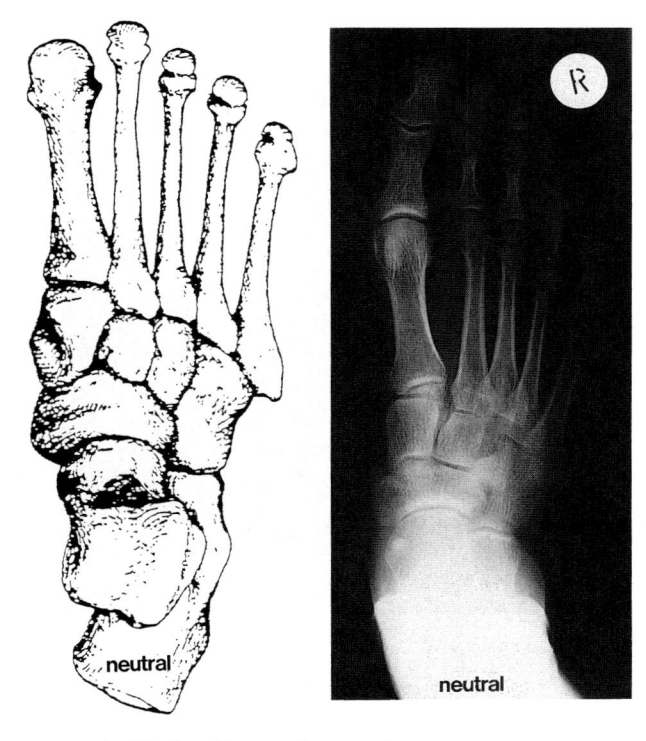

Anhang: Wichtigste Standard-Röntgen-Projektionen   393

neutrale Fußstellung, dorso-plantar

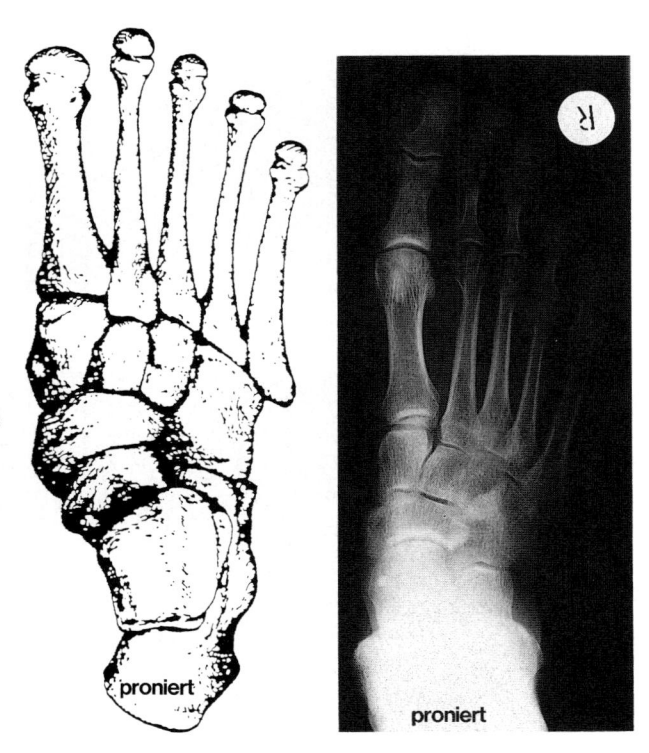

pronierte Fußstellung, dorso-plantar 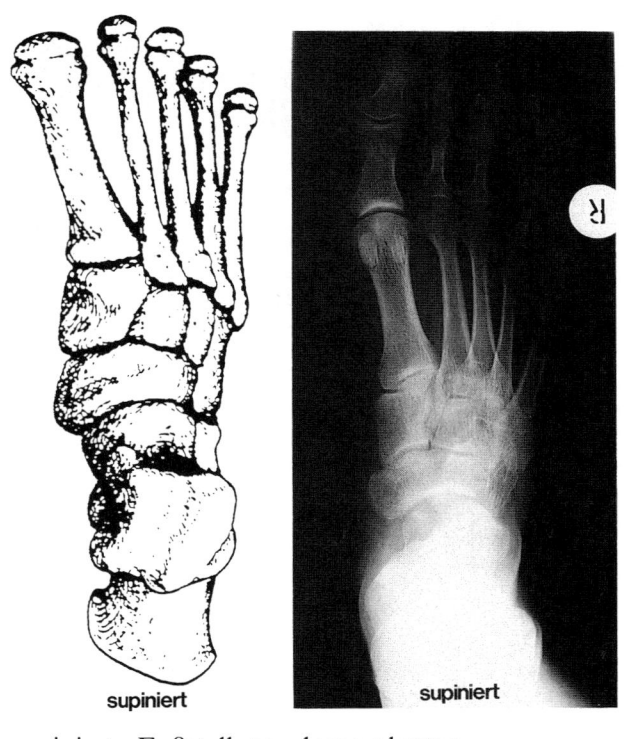   supinierte Fußstellung, dorso-plantar

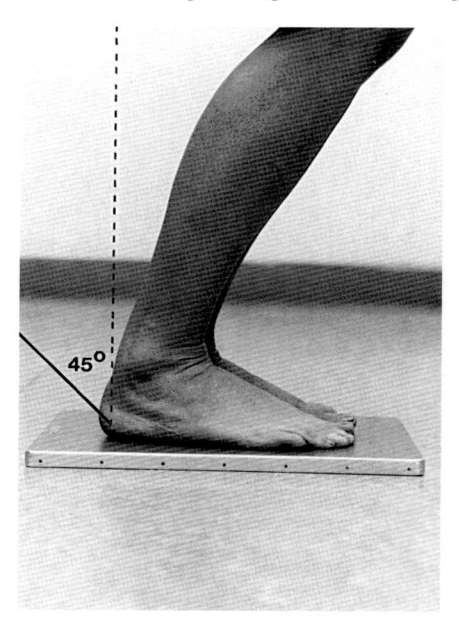

394 Anhang: Wichtigste Standard-Röntgen-Projektionen

Calcaneus-Achse (belastet)

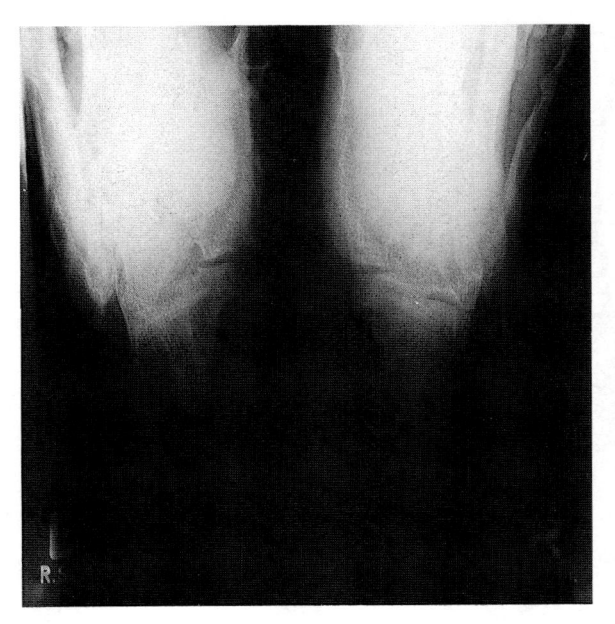

Sog. Harris-View

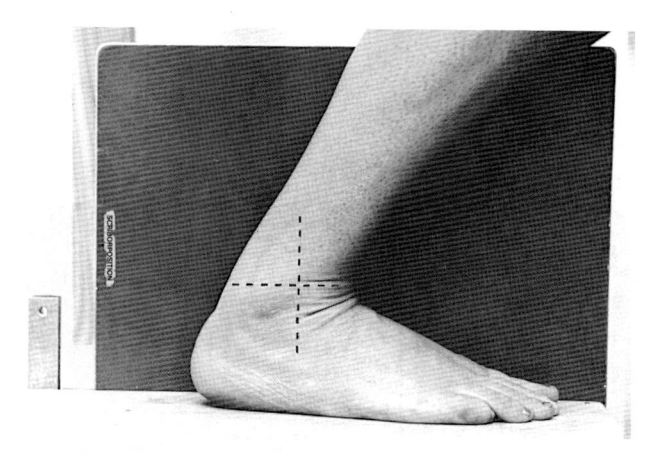

OSG-Dorsalflexion (belastet)

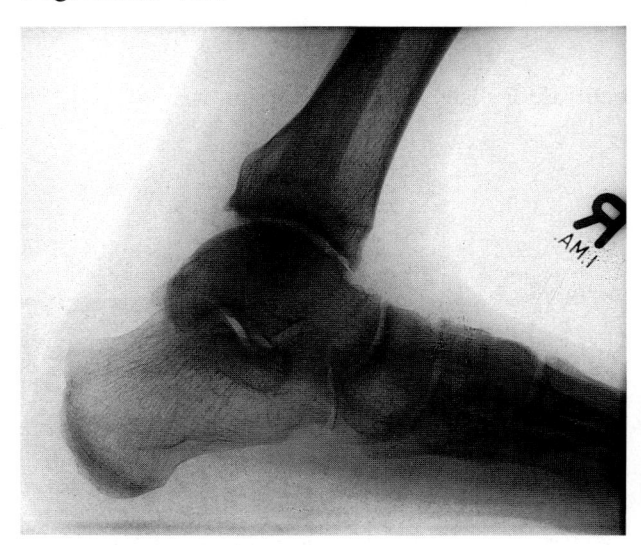

Tibio-talares Impingement

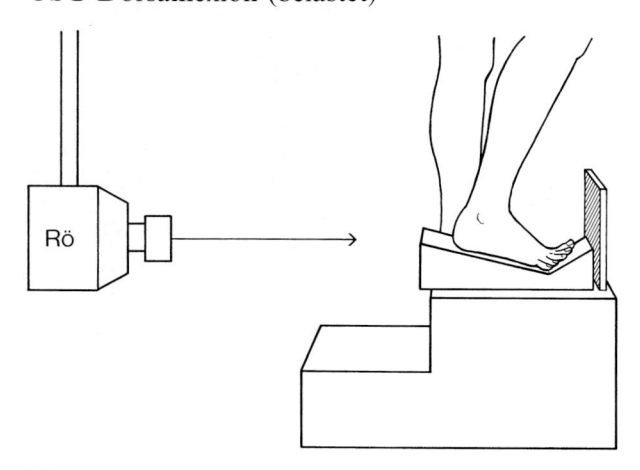

Metatarsalia-Köpfchen-Belastungsaufnahme

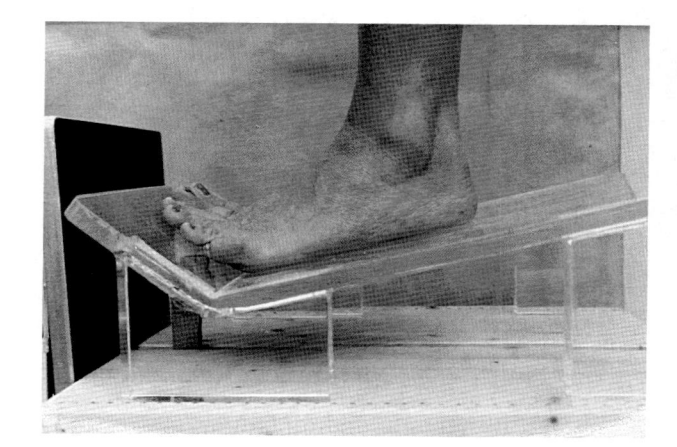

Plexiglas-Spezialbrett

OSG/USG: gehalten

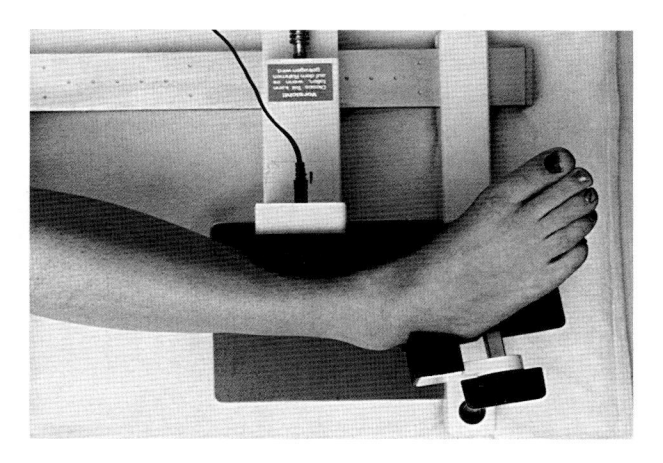

OSG a.p.

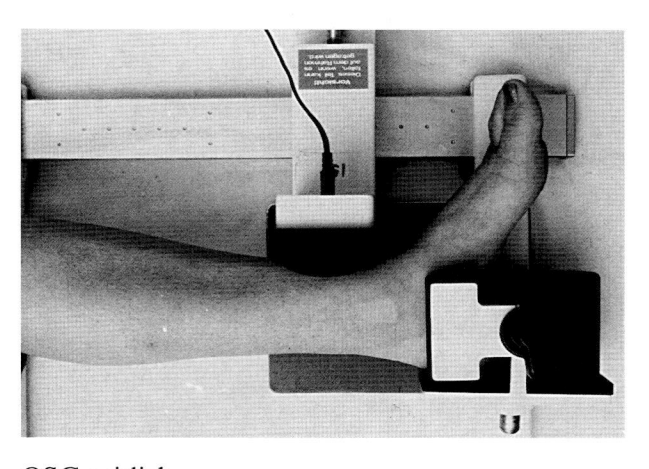

OSG seitlich

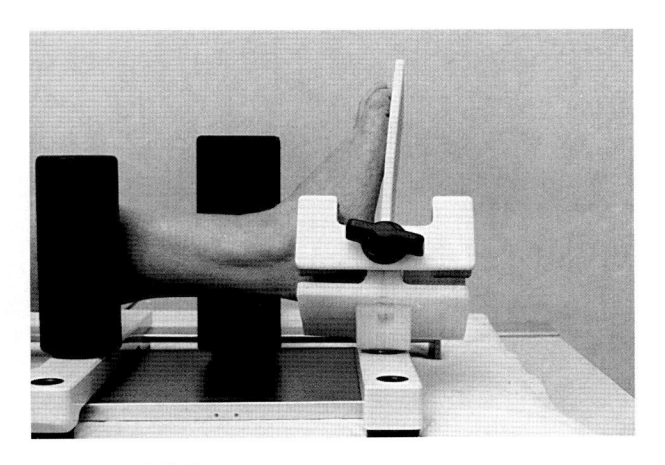

Hinteres USG a.p.

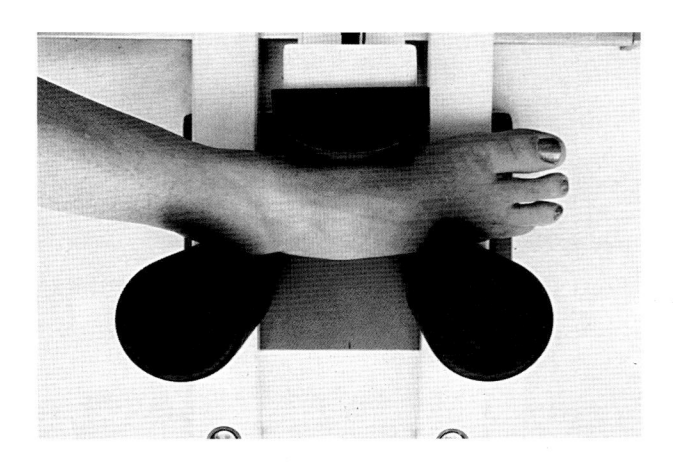

Vorderes USG a.p.

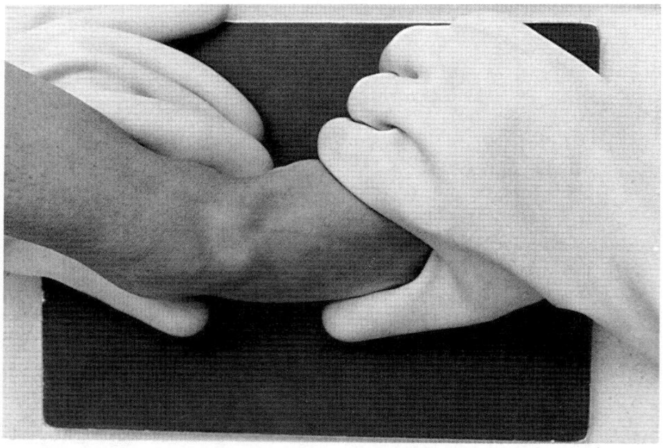

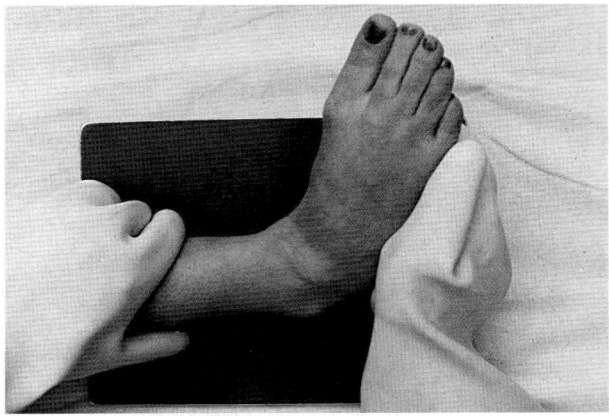

396 Anhang: Wichtigste Standard-Röntgen-Projektionen

Vorderes (oben) und hinteres (unten) USG (handgehalten)

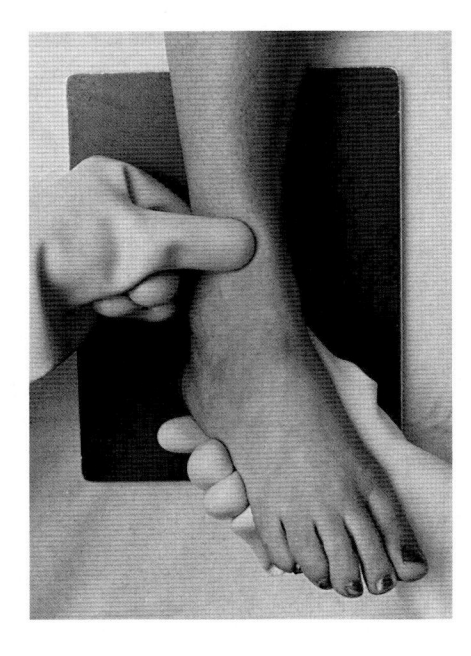

Syndesmosen-Streß-Projektion mit 20° Innenrotation

Intraoperative Standard-Projektion (Fuß)

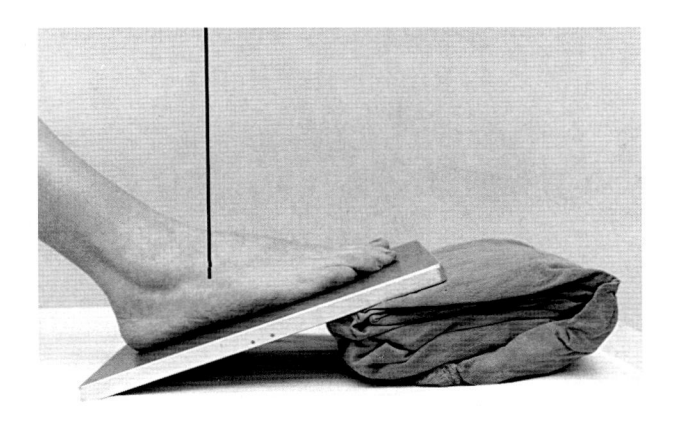

Dorso-plantar

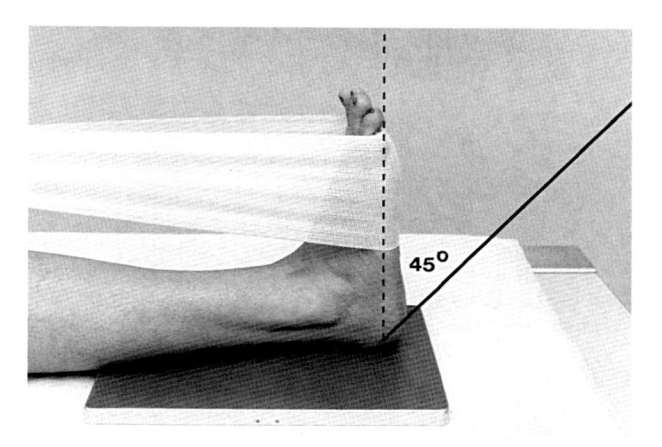

Fersenbein axial

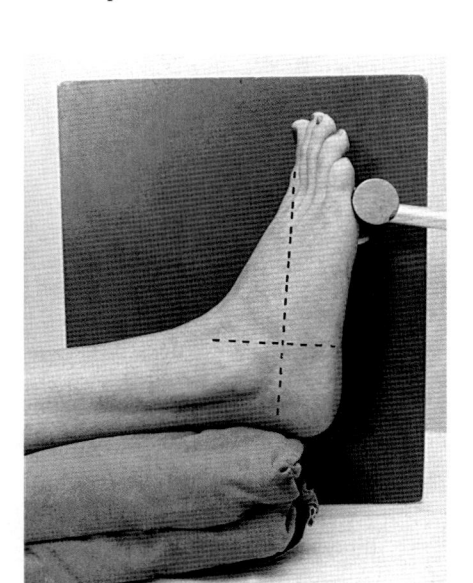

seitlich

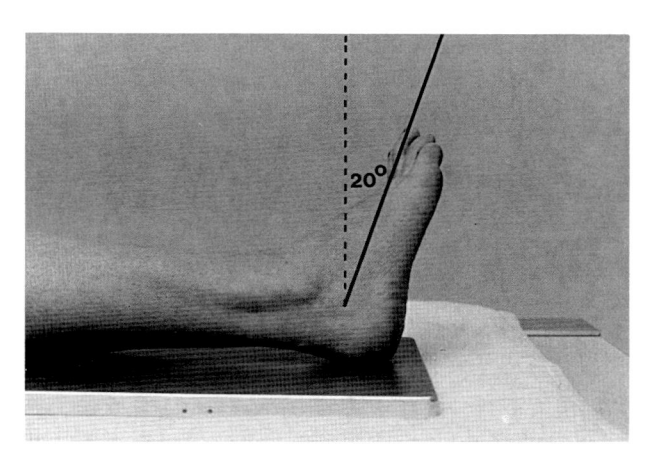

Brodén (45° IR/20° caudo-craniale Kippung)

Sachverzeichnis

A

Absetzungslinie
- nach SHARP *48*
- transtalare 7
- Vorfußbereich *48 f*

Abutment *363*
- des Außenknöchels 345, *347*

Achillessehne 3, 34, 91, *333 ff*
- akute Ruptur *333 f*
- - Ätiologie *333 f*
- - Diagnostik *335*
- - Historisches *333*
- - Klassifikation *335 f*
- - Komplikationen 335 f
- - Nachbehandlung 337 f
- - Pathomechanik 333 f
- - Prognose 342
- - Therapie *337 f*
- - - Indikationen *336*
- chronische Läsionen *342 f*
- - Bursitis achilleae *342*, *343*
- - Insertionstendinose *343*
- - Paratenonitis *342*
- Endomysium 332
- Endotenon 332
- Epitenon 332
- Esotenon 332
- Mesotenon 332
- Paramysium 332
- Paratenon 332, 337
- Peritenon 332
- Z-Plastik, nahtlose 52

Achillessehnen-Plastiken
- Griffelschachtelplastik nach Max Lange 337, *340*
- Peroneus brevis-Plastik nach Trillat/Blauth 337, *341*
- Umkehrplastik nach Silfverskjöld 337, *340*
- Zwei-Lappenumkehrplastik nach Lindholm 337, *340*

Achillodynie 334, 342
Ägyptischer Fuß 9
Aitken-Fraktur *69*
Allgöwer-Apparat 291

ALRI-OSG
- akute *258 ff*
- - Ätiologie *259 f*
- - Diagnostik *262 f*
- - Differentialdiagnose *261*
- - Historisches *258*
- - Klassifikation *263*
- - Komplikationen *269*
- - Nachbehandlung *267*
- - Pathomechanik *259 f*
- - Punkte-Schema *384*
- - Prognose *269*
- - Therapie *264 f*
- chronische *292 ff*, 345
- - Ätiologie *294*
- - Diagnostik *295 f*
- - Differentialdiagnose *294*
- - Klassifikation *297 f*
- - Komplikationen *308*
- - Nachbehandlung *308*
- - Pathomechanik *294*
- - Prognose *308*
- - Therapie *299 f*

ALRI-USG 133
- akute *269 ff*
- - Ätiologie *269 f*
- - Diagnostik *271 f*
- - Pathomechanik *269 f*
- - Therapie *274 f*
- chronische *309 ff*

Amputation
- Boyd *49 ff*
- Chopart 49
- Großzehe *47 ff*, 66
- Lisfranc 49, *50 ff*
- metatarso-phalangeale *47 ff*
- OSG-Amputation nach Syme *53*
- phalangeale *47 ff*
- Pirogoff 48, *49 ff*, 159
- - modifizierte *52 f*
- primäre *46*, *47 ff*
- subtotale 46
- transcalcaneare *49 ff*
- transmetatarsale 47, *48 ff*
- Zehenbereich *48*

Anterolaterale Kapsel 22
Anterolaterale Rotationsinstabilität s. ALRI
Anthropoider Fuß 12, 40
Apophysitis calcanei *343*
Arner'sches Zeichen 335

Arteria
- arcuata 32, 33
- calcanea medialis 33
- canalis tarsi 17
- dorsalis pedis *32 f*, 33, 154
- malleolaris 33
- metatarsea 32, 33
- perforans 33
- peronealis 17, *33 f*
- plantaris 33
- poplitea 33
- sinus tarsi 17
- tarsea
- - lateralis 17, 32, 33
- - medialis 32
- tibialis 358
- - anterior 17, 32, 33, 328
- - posterior 17, *33 f*, 328

Arteria radials flap 53, 58

Arthrodese
- Chopart-Gelenk *201 ff*
- - Calcaneo-Cuboid *201*
- - Talo-Naviculare *201*, *204*
- Double-Arthrodese 49, 100, 120, 192, *201 f*
- Früharthrodese 53, 120
- Lisfranc 161, *211 f*
- oberes Sprunggelenk 120, 179, *188 ff*, 292
- - Nachbehandlung *189*
- - operative Technik *188 f*
- pantalare 2
- subtalare 7, 100, *129*, 195, *198 ff*
- Triple-Arthrodese 100, 120, 173, *211 f*, 222, 232, 236–238, 241
- - unteres Sprunggelenk 43, 95

Arthrose
- Chopart-Gelenk 139, 171
- Graduierung nach Bargon 296
- Lisfranc-Gelenk 171, 215
- OSG 175, 177, 189, 190, 192, 280, 281, 296
- OSG/USG 96
- Talo-Navicular-Gelenk 95

Articulatio
- cochlearis 36
- subtalaris 36
- talocalcaneo-navicularis 36
- talo-cruralis 36
- tarso-metatarsalis 36
- transversa tarsi 36

Assmann-Nekrose 372
Astragalektomie, primäre 7, 86

Außenknöchel 27
– Abutment 120
– Fraktur 291
Aviator's astragalus 7, 86, **96**

B

Bandinsuffizienz, chronisch fibulare 43
Beugerloge
– oberflächliche 218
– tiefe 217, 218
Blow out fracture **60**, 103, **127**
Böhler-Winkel 103
Boyd-Amputation **49 ff**
Brandes-Operation 1, 246, 247, 253
Brodén-Aufnahmen 103, **104**, 123, 125, 199, **390**
Brodén-Projektion 96
Buchmann-Nekrose 372
Bursa
– superficialis achillae 343
– retrocalcanearis 343
Bursitis achilleae 342, 343

C

Calcanektomie 100, **120**
Calceno-Cuboid-Fusion **204**
Calceneo-Cuboidgelenk 27, 36
– Instabilität **311**
Calcaneus 7, **12 f**, **17 f**, 46
– Blutversorgung 32
– Crista tuberis 18
– Facies articularis anterior 27
– Fraktur 43, 56, 60, **100 ff**, 197, 198, 201, 211, 218
– – Ätiologie **100 f**
– – Berstungs-Fraktur s. Blow out fracture
– – bulge-Fragment 114
– – Diagnostik **103 f**,
– – Entenschnabelbruch 43, **101**, 336
– – Historisches **100 f**,
– – Impressionstyp 103, 117
– – Joint depression type 101, 103
– – kindliche **130**
– – Klassifikation **103 f**
– – – X-Part/Y-Gelenk-Klassifikation **103**, **106 f**
– – Komplikationen **118 f**
– – Nachbehandlung **117 f**
– – Pathomechanik **100 f**
– – Punkte-Schema **386**
– – Prognose **120 f**
– – Standard-Röntgen-Projektionen **390**
– – Therapie **104 ff**
– – – Repositionsmanöver nach Omoto 105, **108**
– – – Op-Lagerung **108 f**
– – – Zugangswege **109 f**
– – Tongue-type 101, 103, 116, **125**
– – Hals 114
– – Luxationsfraktur 53, **120**, 199
– – Nekrose **120**
– – Processus
– – – anterior 18, **19**, 20, 27
– – – lateralis tuberis 18
– – – medialis tuberis 18, 19
– – – posterior 18
– – Pseudarthrose **193**, 199
– – Rekonstruktion **193 ff**
– – Sulcus
– – – calcanei 18
– – – peronealis 19
– – – tendinosus m. flex. hall. l. 18
– – Sustentaculum tali 18, **19**
– – Trochlea peronealis 18, **19**
– – Tuber calcanei 18, **19**
– – Tuberculum mediale 30
– – Trümmerfraktur 7, 15, **120**, **129**, 199
– varus 293
Caligamed-Knöchelschiene 265, 274, 278
Canalis-tarsi-Syndrom 354, **355**, **357**
C-Fuß s. Metatarsus adductus
Charcot-Fuß 232, **376**
Chopart
– Amputation 49
– Arthrodese **201 ff**
– Exartikulation s. transtarsale-Exartikulation
– Gelenk 19, **26**, 27, **28**, **36**, **37 ff**, 42
– Gelenklinie 49, 51
– Luxation **130 ff**, **159**
– – Ätiologie **131 f**
– – Diagnostik **132 f**
– – Historisches **130 f**
– – Klassifikation **132 f**
– – – transcalcaneare **133 f**
– – – transcuboidale **133 f**
– – – transligamentäre **133**
– – – transnaviculare **134**
– – – transnaviculo-cuboidale **134**
– – – transtalare **134**
– – Komplikationen **139 f**
– – Nachbehandlung **139 f**
– – Prognose **139 f**
– – Therapie **135 f**
– Luxationsfraktur 56, **130 ff**, 218
– – Ätiologie **131 f**
– – Diagnostik **132 f**
– – Historisches **130 f**
– – Klassifikation **132 f**
– – Komplikationen **139 f**
– – Nachbehandlung **139 f**
– – Prognose **139 f**
– – Therapie **135 f**
Chopart-Lisfranc-Gelenk 7, 46
Cincinnati-Zugang 231
Coalition, tarsale 198, **368 f**
Cock-up-Deformität 236, 238
Cole-Procedere 238
Continuous passive motion 72
Crossleg-Plastik 58, 66
Crush-Verletzung 161, 180
Cyma-Linie 132, 135, 136, 143, 147, 213, 215, 235

D

Degloving injury 46, **55**, **59**
Dermatofasciotomie **56 f**
Digitus quintus
– superductus **250**
– varus **250**
Ding foot 242
Divergenz, hallucale 12
Dome fracture 321
Dorsalaponeurose 30
Double ankle 368, **369**
Drop foot 236
Dupuytren Fraktur **6**, 8
Dwyer-Osteotomie 195, 307, **308**

E

Elmslie-Plastik 270, 299, **309 f**
Entrapments **365 ff**
– Diagnostik 365
– Symptomatologie 365
– Therapie **366 f**
Ermüdungsfraktur
– Os naviculare 139, **144**
– Ossa metatarsalia 163, **378**, **379**
Evans-Plastik 299, **306 f**
Eversion, Rückfuß **36**, 38, 39
Extartikulation
– nach Bona-Jäger 49
– Großzehe **48**
– Grundgliedgelenk **48**
– Kleinzehe **48**
– metatarso-phalangeale **48 f**
– Mittelgliedgelenk **48**
– tarso-metatarsale **48 ff**, 50
– transtarsale **49 ff**
– Zehenbereich **48**

Exostosen *370*
– Haglund'sche Fersenexostose 370
– Silfverskjöld-Exostose 370
– Tuberositas-navicularis 370
Exstensor-Substitution-Phänomen 238

F

Fascia
– cruris 30, 34
– dorsalis pedis 30, 57
– pedis 34
Fasciitis plantaris 343
Fawcett'sche Linie 26, 90
Fernlappen 58
Fersenbein s. Calcaneus
Fersenreizung, chronische 343
Fersensporn 343
Fibrocartilago navicularis 28
Fibroelastic adipose tissue 30
Fibromatosis plantaris 236
Fibula *13*, 14, 21
– Bänder *21 f*
– fibulare Facette 14
– Fossa originis ligamenti fibulotal. post. 14
– Fraktur *68 f*, *73 ff*, 186
– Tuberculum fibulae
–– anterius 14, 15
–– posterius 14, 15, 22
Flake fracture 321
Fleck-Fraktur 321
Footballer's ankle *364*
Frakturen
– Aitken *69*
– Außenknöchel 171
– Calcaneus s. Calcaneus-Frakturen
– Drei-Etagen-Fraktur *60 f*, 131, 135
– Dupuytren Fraktur *6*, 8
– Fibula 186
–– Zwei-Etagen-Fraktur 83
– Jones-Fraktur *161*
– Lisfranc 50, *147 ff*
– Maissonneuve 6, *82*, 261
– Metatarsalia 50, 58, *161 ff*, 253
– Oberes Sprunggelenk s. Sprunggelenk, oberes
– Ossa sesamoidea 43
– Pilon *58*, 171, 177
– Pilon-tibiale s. Pilon tibiale-Fraktur
– Sprunggelenk, offenes 4
– Talus s. Talus-Fraktur
– Y-Fraktur der Epiphyse *67*
Freiberg-Nekrose 372
Frozen ankle *363*

Fuß
– ägyptischer 9
– anthropoider 12, 40
– Biomechanik *35 ff*
– C-Fuß s. Metatarsus adductus
– Deklinationswinkel *241*
– Gefäße *32 f*
– griechischer 9
– Inklinationswinkel *241*
– Komplexverletzungen *48 ff*
– Längsgewölbe 13, *20*, 30, 40, 42, 149
– Nerven *32 f*
– proanthropoider 12, 40
– Quergewölbe 13, *20*, 30, 39, 40, 41, 42, 149
– synoviale Räume 32
– Z-Fuß *242*
Fußerhaltung
– früher freier Lappen *58 f*
Fußknochen *14 ff*
– akzessorische *370*
Fußligamente *21 f*
Fußmuskulatur *29 ff*
– extrinsische *29 f*, *41*
– intrinsische *30 f*, *41*
Fußwurzel s. Tarsus

G

Gangzyklus 41
Genu varum 43
Griechischer Fuß 9
Griffelschachtelplastik nach Max Lange 337, *340*
Großzehe 13, 41
– Amputation *47 ff*

H

Hackenfuß s. Pes calcaneus
Haglund-Ferse *343*
Haglund'sche
– Fersenexostose 370
– Nekrose 372
Hallux
– congenitus 242
– dolorosus 247
– flexus 247
– limitus 247
– primus elevatus 247
– rigidus *247 f*
– valgus 1, 39, *242 f*
–– Korrektur 43, *256 f*
–– primus varus 242

Hammerzehe 161, 204, *218*, 227, 238, 242, 250
Hannover Fracture Scale 46, 47, *383*
Hannover Polytrauma Schlüssel *382*
Hawkins
– Klassifikation 92
– Zeichen 92
Heterokinetisches Kardangelenk 35
Hicks-Nekrose 372
Hoffmann-Tinell-Zeichen 294, 358, 366
Hohlfuß s. Pes cavus
Hohmann-Op 246, 253
Hyperload-Syndrom *245*
Hypermobile ankle 276

I

Ilizarov
– Apparat 171
– Procedere 176
Impingement *363 ff*
– extraartikuläres *365 f*
– intraartikuläres *363 f*
–– Frozen ankle 363
–– Meniscoid 363
– Os trigonum-Impingement 365
– periartikuläres *364 f*
– talares 22
– tibiotalares 364
Incisura
– fibularis 171
– tibiae 21, 22
– tibio-fibularis 15
Insertionstendinose 342, *343*
In-toeing 242
Intrinsic-Procedere 204, 219, 250
Inversion des Fußes *36*, 39
Iselin-Nekrose 372

J

Japas-Procedere 238
Joint depression fracture 101
Jones-Fraktur *161*

K

Kahnbein s. Os naviculare
Kappis-Nekrose 372
Kapsulitis, adhäsive s. Frozen ankle
Karger'sches Dreieck 335
Keilbein s. Ossa cuneiformia

Kleinzehe 48
Klumpfuß s. Pes equino varus
Kletterfuß s. Pes supinatus
Klumpfußbehandlung 5, *231 f*
Knickfuß s. Pes abductus
Knick-Plattfuß s. Pes valgo planus
Knochennekrose, aseptische *371 f*
Knorpelläsion *319 ff*
– talare *319 f*
– tibiofibulare *319 f*
Köhler-Nekrose *371*
Kollateralband
– laterales *22 f*
– mediales *22 f*
Kompartimente
– des Fußes *32 f*, 57, 218
– des Unterschenkels *30 f*, 217
Kompartment-Syndrom 1, 30, 32, 34, 47, *56 ff*, *217 ff*
– Definition *217*
– des Fußes *56 ff*
– – Druckmessung *57*
– Historisches *217*
– Operative Technik *218 f*
– Pathophysiologie *217 f*
Kompressionsarthrodese 184
Krallenzehen 217, *218*, *219*, 225, 238, 250
Kurzfuß 218

L

Lance-Nekrose 372
Langer Linien 110
Lapidus-Procedere, modifiziertes *43*, *246*, 247
Lappendeckung
– mikrovaskulär-freie 9
– mikrovakulär-gestielte 1
Lateral bulge 19, 112
Ligamenta, collateralia 29
Ligamentoplastik *300 f*
– Lig. fibulocalcaneare *302*
– Lig. fibulotalare anterius *302*
– Lig. fibulotalare posterius *300*
Ligamentum
– astragalien-calcanéen externe 26
– bifurcatum 19, 20, *27 f*, 38, 39, 261, *270*
– – ossärer Ausriß *314*
– calcaneocuboidale
– – dorsale 27
– – laterale 27, 261
– – plantare 27, 38
– calcaneonaviculare
– – mediale 28
– – plantare 28, 38

– calcaneo-tibiale 19
– calcaneum cuboidale dorsale 19
– canalis tarsi 28
– cruciatum 30, 34
– deltoideum 22, *23 f*
– – pars
– – – anterior 23
– – – posterior 23
– – – superficialis 23
– – – tibiocalcaneare 26, 28
– fibulocalcaneare 22, *24*, 25, 26, 27, 112, 261, *267*, *270*
– fibulotalare
– – anterius *22 f*, *24*, 25, 26, 27, 261, *267*
– – posterius *25 f*, 91, 264
– Ileofemorales „Y"-Ligament 42
– interosseum intercuneiforme 29
– lacinatum 358
– metatarseum transversum prof. 29
– neglectum s. Lig. calcaneonaviculare mediale
– popliteum obliquum 42
– talocalcaneare
– – fibulare *26 f*, 27
– – infrafibulare 26
– – interosseum 24, *26 f* 27, 28, 37, 112, 113, 270, 356
– – – Pars intermedia 26
– – – Pars lateralis 26
– – – Pars medialis 26
– – laterale 26, 27
– – mediale 26
– – obliquum 26
– talonaviculare dorsale 28
– tibiocalcaneare *22f*, 23
– tibiofibulare
– – anterius *21f*, 22, 24
– – interosseum 21, *22 f*
– – posterius 21, *22 f*
– – transversale 21, *22 f*, 26
– tibionaviculare 22, 23
– tibiotalare
– – anterius 22, 23
– – posterius 22, 23
– – ossärer Ausriß *313 f*
– – superficiale 22, 23
– transversum 30
– Y-förmiges-Ligament 147, 149
Ligne claire 21, 187
Lisfranc
– Amputation 49, *50 ff*
– Arthrodese 161, *211 f*
– Exartikulation s. tarso-metatarsale E.
– Fraktur 50
– Fusion nach Jahss 238
– Gelenk *28*, 131, *149*
– Biomechanik *39 ff*

– Läsion 15, 19, 20, *143*
– Ligament *29 f*, 40, 147, 149
– Luxation *147 ff*, 215
– – Ätiologie *147 f*
– – Diagnostik *150 f*
– – Historisches *147 f*
– – Klassifikation, Einteilung nach Quenu und Küss *152 f*
– – Komplikationen *155 f*
– – Nachbehandlung *155 f*
– – Pathogenese *147 f*
– – Prognose *159 f*
– – Repositionshindernisse *150*
– – Therapie *152 f*
– Luxationsfraktur 8, 56, 131, *147 ff*, 211–213, 218
– – Ätiologie *147 f*
– – Diagnostik *150 f*
– – Historisches *147 f*
– – Klassifikation *152 f*
– – Komplikationen *155 f*
– – Nachbehandlung *155 f*
– – Pathogenese *147 f*
– – Prognose *159 f*
– – Therapie *152 f*,
Lopresti-Slipper 163, *164*, 167
Luxatio pedis cum talo 76, 258, 262, 264, *278 f*
Luxatio pedis sub talo 7, 204, *281 f*
– lateralis *283*, *286*, 288
– medialis 231
– Prognose 289
– Therapie *286 f*
Luxatio tali totalis 56, *96*, *289 f*
Luxation
– Chopart s. Chopart-Luxation
– Lisfranc s. Lisfranc-Luxation
– subtalare s. Luxatio pedis sub talo
– Talus 58
– Tarsometatarsale 149
Luxationsfrakturen
– Calcaneus 53, *120*, 201
– Chopart s. Chopart-Luxationsfraktur
– Lisfranc s. Lisfranc-Luxationsfraktur
– Metatarsale 252
– Sprunggelenk 5, 96
– – OSG s. OSG-Luxationsfraktur
– Talus s. Talus-Luxationsfraktur

M

Maissonneuve-Fraktur 6, *82*, 261
Malleolare OSG-Rekonstruktion *177 ff*
Malleolus
– lateralis 89

– medialis 89
Mallet-Zehe *219*, 250
Membrana interossea 22 *f*
Meniscoid *363*
Mesotenon 332
MES-Score 46, 47
Metatarsal-Gelenk
– Biomechanik 39 *ff*
Metatarsalgie 2, 40, 42, 43, 222, 241, *253 f*
Metatarso-phalangeale Amputation *47 ff*
Metatarsophalangealgelenk 41
Metatarsus 14, *20 f*, *28*, 46
– adductus *242 f*
– Fraktur 205
– Instabilität 253
– primus elevatus 247
– quintus abductus 250
– Subluxation 213
MHH-Knöchelschiene 274
Mittelfuß s. Metatarsus
Mittelfußknochen s. Ossa metatarsalia
Möhring's gehaltene Aufnahme 9
Morbus Ledderhose 236
Morton-Neurom *253*
Mubarak-Nekrose 372
Musculi
– interossei 31, 32
– lumbricales 31, 32, 41
Musculus
– abductor digiti
– – minimi *31*, 32
– – quinti 31, 35
– abductor hallucis *30*, 31, 32, 33, 35, 41
– adductor digiti minimi 32
– adductor hallucis 41
– – obliquus 31
– – transversus 31
– extensor brevis 24
– extensor digitorum 89
– – brevis 27, 30, 31, 34, 41, 154
– – communis 29
– – longus 30, 34, 41, 154, 189, 328
– extensor hallucis
– – brevis 41
– – longus 34, 41, 154, 328
– flexor digiti
– – minimi 31, 32
– – – brevis 32, 35
– – quinti brevis 31
– flexor digitorum
– – brevis *30*, 32, 35, 41
– – longus 14, 30, 31, 32, 33, 41
– flexor hallucis
– – brevis 30, 31, 32, 35, 41
– – longus 30, 31, 34, 35, 41, 91
– gastrocnemius 41

– peroneus
– – brevis 21, 23, 30, 41, 91
– – longus 19, 23, 30, 32, 41
– – tertius 34, 41, 89, 154, 328
– popliteus 33
– quadratus plantae 31, 32, 41
– soleus 33, 41
– tibialis
– – anterior 30, 41, 154, 328
– – posterior 14, 20, 28, 30, 32, 33, 41, 43
– transversalis pedis 41
– triceps surae 18, 30, 40, 41, 43
M. latissimus dorsi
– Lappen 53, 58, 59
– Transfer 225
M. peroneus brevis-Tenodese 309
M. peroneus longus/brevis-Transfer *222*
M. tibialis
– anterior-Transfer *222*
– posterior-Transfer *220*, 225

N

Nervenengpaß-Syndrom des Fußes s. Tarsaltunnel-Syndrom
Nervus
– cutaneus
– – dorsalis intermedius 34
– – dorsalis lateralis 34, 91, 328, 356, 367
– – dorsalis medialis 34, 35
– – femoralis
– – – dorsalis 366
– – – intermedius 366
– – – medialis 366
– digitorum
– – communis 35
– – proprius 35
– ischiadicus 34
– peroneus
– – communis 34
– – profundus 34, 154, 366
– – superficialis 34, 328
– plantaris
– – lateralis 35, 366
– – medialis 35, 366
– saphenus 34, 35, 366
– soleus 91
– suralis s. N. cutaneus dorsalis lateralis
– tibialis 34, 35, 358, 366
– – anterior 328
– – posterior 328
N. peroneus communis-Druckschaden 75

N. peroneus superfic. Entrapment 294
Neutral triangle 9, 103
Nußknackerfraktur des Cuboids 132

O

Ollier-Zugang 192, *198*
OSG s. oberes Sprunggelenk
– Amputation nach Syme *53*
– Fusion nach Blair 7
– Meniscoid 294
Os
– centrale 12
– cuboideum 12, 13, 15, *19 f*, 20, 27, 29, 39, 40, 113, 154
– – Fraktur 201
– – Luxation *145*
– – Nußknackerfraktur 132
– – secundarium 370
– – Sulcus peronealis 19
– – Tuberositas ossis cuboidei 19
– cuneo metarsale plantae 370
– cuneonaviculare mediale 370
– fibulare 12
– intercuneiforme 370
– intermedium 12
– intermetatarsale 370
– naviculare 12, 15, 17, 19, *20 f*, 23, 27, 28, 32, 38, 42, 49, 89
– – Articulatio cuboideonavicularis 27
– – Ermüdungsfraktur 139, *144*
– – Facies talaris 19
– – Fraktur 161, 201
– – Nekrose 232
– – Osteochondrose *371*
– – Tuberositas ossis navicularis 19, 28
– peronealis 370
– subfibulare 371
– – externum *370*
– sustentaculi 370
– talo-naviculare 370
– tibiale 12
– – externum *370*
– trigonum 370, *371*
– vesalianum 370
– Ossa
– cuneiformia 12, 15, 19, *20 f*, 28, 39, 40, 154
– externa *370*
– metatarsalia 12, 13, 19, *20 f*, 39, 40, 41
– – Fraktur 50, 58, *161 ff*, 253
– – – Basisfrakturen *161 f*
– – – Ermüdungsfraktur *163*, 378, 379

––– Jones-Fraktur *161*
––– Schaftfrakturen *163 f*
––– Subcapitale Frakturen *165 f*
––– Osteochondrose *371*
–– Tuberositas ossis metatarsalis V 21
–– Tuberositas ossis metatarsalis hallucis 21
– sesamoidea 14, 21, 43
–– Fraktur 43, 167
–– Luxation 167
– tarsi 12
Osteitis 58, 184
Osteocartilaginous flake 321
Osteochondral fracture 321
Osteochondrose *371 f*
Osteochondrosis dissecans tali 294, *321 f*
Osteoidosteom *377*
Osteomyelitis 50, 120, 218, 222
Osteotomie
– Calcaneus-wedge-Verlängerungs-Osteotomie 205
– nach Dwyer 238
– open wedge 171, 173, 174, 175, 239, 242, 248, 249, 251
– Rundosteotomie 242, 246
– subcapitale Schrägosteotomie 43
– tibia-wedge 173

P

Paratenonitis
– chronische 342
– crepitans 342
Periostitis 342
Peritendinitis 342
Peritendonitis 342
Peronealspastic flat foot 368
Periostlappenplastik *304 f*
Peronealsehne 27, 30
Peronealsehnen-Impingement 120
Peronealsehnenscheide 23
Peroneus brevis-Plastik
– anatomische *305 f*
– nach Trillat/Blauth 337, *341*
Peroneusloge 217
Persian slipper foot 232
Pes
– abductus 229
– adductus 13, 229, 225
– calcaneus 171, 229
– cavus 150, 163, 225, *236 f*
–– adductus 237
–– anterior 2, 43, 66, 222, 236, 238
–– posterior 238
–– supinatus 237
– equino varus 1, 13, 30, 163, 173, 217, 218, 227, 229, *231 f*

– equinus 171, 227, *229 f*, 242
– plano valgus 30
– supinatus 229
– valgo planus 28, 39, 43, 148, 171, 211, *232 f*, 315, 343
– varus 294
Phalangeal-Gelenk, Biomechanik *39 ff*
Phalangen *21 f*, 28
– Amputation *47 ff*
– Frakturen *167 f*
– Luxationen *167 f*
– Tuberositas phalangis distalis 21
Pigeontoed 242
Pilon tibiale 14, *67 ff*
– Fraktur *67 ff*, 191
–– ABC-Klassifikation *67*
–– AO-Klassifikation *68 f*
–– Diagnostik *67 f*
–– Historisches *67 f*
–– Komplikationen *72 f*
–– Nachbehandlung *72 f*
–– Operation *70 f*
–– Prognose *73 f*
–– Therapie *68 f*
Pirogoff
– Amputation 48, *49 ff*
–– modifizierte *52 f*
–– second-look Operation 52
–– Stumpfbildung 49, 52, 58
Plantaraponeurose *30*
Plattfuß-Deformität 133
Podometrie *41 ff*
Pott fracture *5*
Primäre Astragalektomie 7
Proanthropoider Fuß 12, 40
Pronation des Fußes *36*
Pseudarthrose *119*
– Außenknöchel 179, 182
– Infekt-Defekt 171, 179
– Innenknöchel 179, 181, 186
– Malleoli *179*
– supramalleolare 171
– Unterschenkel 176
Pseudocyst triangle 19
Pseudoequinus 229

Q

Quadrat Fuß 9
quadropeder Fuß 12

R

Radialislappen, freier 185
Reflex sympathetic dystrophy 359,
s. Sudeck-Syndrom
Repositionsmanöver nach Omoto 105, *108*
Retinaculum
– exstensorum
–– distale 30, 34
–– inferior 57, 89, 154
–– proximale 30
–– superior 57
– flexorum 35
– musculi extensoris inferioris (brevis) 26
– musculus extensor brevis 27
– peronealis
–– distale 19, 34
–– proximale 34, 112, 261
Reverse club foot 232
Rigid flatfoot 232
Rocker-bottom-flatfoot 232
Röntgen
– Belastungsaufnahmen *391 f*
– Brodén-Aufnahmen 103, *104*, 123, 125, 199, *390*
– Calcaneusfraktur *390*
– gehaltene Aufnahmen *395 f*
– intraoperative Standardaufnahmen *397*
– Standardaufnahmen des Fußes *388*
– Syndesmosen-Streß-Projektion *396*
Rotationslappen 58
Rückfuß 14
– Valgus 197, 198
– Varus 225, 227
– Verplumpung 120
Rundosteotomie 242, 246
Ruptur
– Bänder, oberes Sprunggelenk *258 ff*
– Ligamentum
–– bifurcatum *269 f*
–– calcaneocuboidale 269
–– calcaneofibulare 259
–– calcaneonaviculare *314 f*
–– deltoideum 259, *312 f*
–– fibulocalcaneare *258 f*
–– fibulotalare *258 ff*
–– talocalcaneare *270 f*

S

Sarmiento
– Brace 68
– Gehgips 68
Schrägosteotomie nach Reikeras 253, *255*
Schraubenarthrodesen *198*
Schrittzyclus *41 ff*
Schüppchen-Fraktur 321

Screw-like motion 37
Second-stage-Ruptur *298*
Serienfrakturen des Fußes 53
Serpentinen-Fuß *242*
Sesambeine s. Ossa sesamoidea
Sesamoiditis 43
Sichelfuß s. Pes adductus
Silfverskjöld
– Exostose 370
– Nekrose 372
Sinus-tarsi-Syndrom *353 ff*
– Anatomie 354
– Diagnostik *354 f*
– Pathophysiologie 354
– Therapie *355 f*
Sling-Mechanismus 238
Spontannekrosen *371 f*
Spitzfuß s. Pes equinus
Spitzfußkontraktur 49, 218, 222
Spitzfuß-Rückfußfehlstellung 51
Spring-Ligament s. Lig. calcaneonaviculare plantare
Sprungbein s. Talus
Sprunggelenk 5, 27, 35, *36 f*
– hinteres unteres 23, 25–27, *28*, *36*, *37 ff*, 40, 41
– historischer Rückblick *5 f*
– Luxationsfraktur 5, 55, 96, *188 f*
– oberes *14 f*, 26, *188 ff*
– – Amputation nach Syme 53
– – Arthrodese 120, 179, *188 ff*, 292
– – Biomechanik *36 ff*
– – Fraktur *73 ff*
– – – Ätiologie *74 f*
– – – Diagnostik *74 f*
– – – Historisches *73 f*
– – – kindliche 171
– – – Klassifikation *74 f*
– – – – AO-Klassifikation *68 f*
– – – – nach Danis und Weber 74
– – – – OSG-Frakturen, kindliche *68 f*
– – – – OSG-Übergangsfrakturen nach v. Laer *68 f*
– – – Komplikationen *84 f*
– – – Nachbehandlung *83 f*
– – – Operatives Vorgehen *79 f*
– – – – Impaktionszone 84
– – – – Infrasyndesmale Fibulafraktur (Typ A) *81 f*
– – – – Malleolus medialis 84
– – – – Suprasyndesmale Fibulafraktur (Typ C) *82 f*
– – – – Transsyndesmale Fibulafraktur (Typ B) *82 f*
– – – – Volkmann-Dreieck (hinteres) *82 f*
– – – Pathomechanik *74*, 75
– – – Prognose *84 f*
– – – Therapie *75 f*
– – – – Repositions- und Retensionstechniken *76 f*
– – – – Pronations-Abduktions-Fraktur *76 f*
– – – – Pronations-Eversions-Fraktur *78 f*
– – – – Supinations-Adduktions-Fraktur *76 f*
– – – – Supinations-Eversions-Fraktur 77
– – Fusion nach Blaire 7
– – Gelenkkompartiment
– – – laterales 15
– – – mediales 14
– – – zentrales 14
– – Luxationsfraktur 55, 85, 174, 181, 185, 275
– – – OP-Taktik *79 f*
– – – Repositionsmanöver *80*
– – OSG-Equinus *299*
– – Syndesmosenband s. Ligamentum tibiofibulare
– – – hinteres 15
– – – vorderes 15, 27
– vorderes unteres 19, *26*, 27, *28*, *36*, *37 ff*, 42
Sprunggelenksgabel 14
Standard-Röntgen-Projektionen *388 f*
Steigbügel
– lateraler 30, 39
– medialer 30, 39
Steindler-Procedere 238
Stieda-Fortsatz 368, *369*
Streckaponeurose 47
Subtalare Arthrodese 7, 100, *129*, 195, *198 ff*
Subtalargelenk 23, 25, *26*, 27, *28*, *36 ff*, 40, 41
Subtalarinstabilität, isolierte *309 f*
Sudeck-Syndrom 55, *359 ff*
– Ätiologie 360
– Pathogenese 360
– Stadien *359 f*
– Therapie 362
Supination des Fußes 36
Supinationskontraktur des Vorfußes 242
Supinationstraumen 43, 133
Supinationsverletzung nach Hellpap 133
Supramalleoläre Korrekturen *171 ff*
Syndesmologie 6
Syndesmose, tibiofibulare *21 f*, 36
Syndesmosenband s. Ligamentum tibiofibulare
– hinteres 25, 26
– vorderes 25, 189, 261
– Ruptur 187
Syndesmosenbandausriß, knöcherner 6
Syndesmoseninstabilität 186, 187, *257 f*
– Ätiologie *275*
– Diagnostik *277*
– Pathogenese *275*
– Therapie *277*
Syndesmoseninsuffizienz *179*
Syndesmosenplastik nach Castaing 187
Syndesmosen-Streß-Projektion *396*
Syndrom
– Canalistarsi-Syndrom 354, *355*, *357*
– „hyperload"-Syndrom 42
– Postischämie-Syndrom 1, 57, 227
– Sinustarsi-Syndrom *353 ff*
– Sudeck-Syndrom 55
– Tarsaltunnel-Syndrom *357 ff*
Synostose, talocalcaneare 368

T

Talar dome fracture 261
Talares Impingement 22
Talus 7, 12, 14, 15, *16 f*, 20, 28, 35, 36, 46, 189
– Colliculus posterius 22
– Facies malleolaris lateralis tali 15, 24, 25, 27
– Fraktur 7, 53, 56, 60, *86 ff*, 218
– – Ätiologie *86 f*
– – Caput tali *320*
– – Diagnostik *88 f*
– – Historisches *86 f*
– – Klassifikation *88 f*
– – Komplikationen *92 f*
– – Nachbehandlung *92 f*
– – Operationsindikation *89 f*
– – Pathogenese *86 f*
– – Processus fibularis tali *319f*, 348
– – Processus lateralis tali 289
– – Processus posterior tali *320*
– – Prognose *92 f*
– – Sustentaculum 192, 288, 289
– – Therapie *89 f*
– – Trochlea tali *321 f*
– – Zugangswege 89
– Hals 22, 26
– Intercolliculäre Grube 22
– Kantenbruch 321
– Knorpelläsion *319 f*
– Kopfrotation 13
– Luxation 58, 199
– Luxationsfraktur 7, 17, 53, *86 ff*, 195, 275

—— Ätiologie *86*
——— Corpus *86*, 194
——— Hals *86*
—— Diagnostik 88
—— Historisches 86
—— Operation *89 f*
– Nekrose 292
—— Hawkins-Klassifikation 92
—— Marti und Weber-Einteilung 92
– Osteonekrose *193*
– Partialnekrose *195*
– Processus
—— lateralis 16
—— posterior 16, 25, 26
– Pseudarthrose *193*, *195*
– Rekonstruktion *193 ff*
– Subluxation 186
– Sustentaculum tali 12, 28
– Trochlea tali 36
– Tuberculum laterale processus posterior 16, 25, 26
– Tuberculum mediale processus posterior 16, 22
Tarsaltunnel 30, *357*
– Syndrom *357 ff*
—— Anatomie *357*
—— Therapie *359*
—— Topographie *357*
Tarso-Metatarsalgelenk 41
Tarsus 13, 14, *15 f*, 17, 19
– Canalis tarsi 26
– Sinus tarsi 26, 27, 89
Tendo
– extensor hallucis longus 33, 189
– flexor
—— digitorum longus 31, 358
—— hallucis longus 31, 115, *349*, 358
—— peronei 112, 113, *345 f*, 358
—— brevis 34
—— Impingement *345*
—— longi 29, 34, 39, 40
—— Luxation *345 f*
– tibialis
—— anterioris 29, 89
——— Ruptur *344*
—— posterioris 29, 30, 35, 39, 89
——— Ruptur *343 f*
Tendovaginitis stenosans *345*, *346*
Tenolyse *219*
Tenotomie, perkutane *219*
Thalamus calcanei 19
Thieman-Nekrose 372
Third Fragment *6*
Thompson-Test *335*
Tibia 13, 14, 15, 26, 189
—— anterior 14
—— posterior 14
– Hinterkante 14
– Incisura tibiae 21, 22

– Intercolliculäre Grube 14
– Plafonebene 15
– Rotation 42
– Tuberculum
—— anterius 22
—— posterius 22
– Vorderkante 14
Tibialis anterior Loge 217
Tillaux-Fraktur *6*
Tip toe walking 229
Tongue-Type-Bruch 101, 103, *125*
Toygar'scher Winkel 335
Transcalcaneare Amputation *49 ff*
Transchondral fracture 321
Transfixation, tibiotarsale *53*, 55, *56 f*, 66, 70
Transmetatarsale Amputation 47, *48 ff*
Trauma
– Barytrauma 46, 56, 58
– Degloving-Trauma 56
– Dezelerationstrauma 150
– Hochenergietrauma 60, 83
– Komplextrauma *46 ff*
– Polytrauma 47, 86, 186, 202, 213
—— Schlüssel (Hannover) *382*
– Quetschtrauma 46, 47, 185
– Rasanztrauma 46, 58, 99, 131
– Überrolltrauma 46, 47, 56, *62 f*
Trigonum calcis 9
Tripel-Arthrodese 100, 120, 173, *211 f*, 222, 232, 236–238, 241
Trochlea tali 15, 17
Trümmerfraktur
– Calcaneus 7, 15, *120*, *129*, 199
– Fibula
—— Nachbehandlung 92
—— Operation *82*, 87, 92
Tubercule de Chaput 6, 15
Tuberositas navicularis-Exostose 370
Two plane instability *259*

U

Umkehrplastik nach Silfverskjöld 337, *340*

V

Valgisierende Fersenbeinosteotomie 293
Valgus
– Fehlstellungen 120, 139, 171, 175, 188
– Instabilität 213
Valleix-Zeichen 365
Vario-stabil Schuh *339*

Varus-Fehlstellungen 120, 139, 171, 174, 188, 191, 199
Vena saphena
– brevis 328
– magna 34
– parva 34
Venae commitantes 358
Venous pump 72
Verschiebelappen 58
Vertical talus 232
Visier-Verschiebelappen 58
Volkmann
– Abrißfraktur 77
– Dreieck 6, 80
—— disloziertes *179*
—— Operation *82 f*
—— Zugangsweg *82 f*
– Fragment 81
– Fraktur 275
– Volkmann'sche ischämische Kontraktur *217*
Vorfuß 14, 36, 40, 42
– Absetzungslinien *48 f*
– Schnittführung *48 f*
– Valgus 213

W

Wagner-Nekrose 372
Watermann-Procedere 248, *249*
Watson-Jones-Plastik 311
Weber
– ABC-Fraktur 15, 81, 177, 185, 187, 190
– Linie 177
– Nase 177
Weight-bearing-Aufnahme 174, 294, *295*, 296
Winkel nach Gissane 103
Würfelbein s. Os cuboideum

X

X-Fragment/Y-Gelenk-Klassifikation *103*, *106 f*

Y

Y-förmiges-Ligament 147

Z

Zehendeformitäten *250 f*
Z-Plastik, nahtlose 220
Zwei-Lappenumkehrplastik nach Lindholm 337, *340*

H. Resch, E. Beck (Hrsg.)

Arthroskopie der Schulter

Diagnostik und Therapie

1991. 122 Abbildungen, davon 60 in Farbe. VIII, 162 Seiten.
Gebunden DM 198,–, öS 1386,–
ISBN 3-211-82238-0

Das Buch befaßt sich mit der Arthroskopie des Schultergelenkes und des Subacromialraumes. Sowohl die Diagnostik als auch die derzeitigen Therapiemöglichkeiten werden in einer sehr detaillierten Weise beschrieben. Das Buch beginnt mit der Beschreibung der Anatomie des Schultergelenkes aus arthroskopischer Sicht. Im diagnostischen Teil werden die einzelnen Strukturen sowohl im Glenohumeralgelenksbereich als auch im Subacromialbereich hinsichtlich einer pathologischen Veränderung besprochen und vor allem die Grenzziehung zwischen gesund und pathologisch herausgearbeitet. Der therapeutische Teil beschreibt detailliert die im eigenen Krankenhaus erfolgreich eingesetzten Limbusrefixationsmethoden, die sowohl als Nahttechnik als auch eine Verschraubungstechnik umfassen, und die Durchführung der arthroskopischen subacromialen Dekompression. Letztere unterscheidet sich sehr wesentlich von den bisher beschriebenen Techniken, da nicht eine rotierende Fräse, sondern eine oszillierende Feile zur Knochenresektion verwendet wird. Das Buch vermittelt, beginnend bei der Indikationsstellung zur Arthroskopie bzw. arthroskopischen Therapie, über Lagerung, Abdeckung, notwendige Instrumente bis hin zur technischen Durchführung der Arthroskopie selbst, alle notwendigen Einzelheiten, die für die Schulterarthroskopie erforderlich sind.

Also available in English by the same editors:

Arthroscopy of the Shoulder

Diagnosis and Therapy

1992. 125 figures (63 in color). VIII, 153 pages.
Cloth DM 198,–, öS 1386,–
ISBN 3-211-82339-5

Preisänderungen vorbehalten

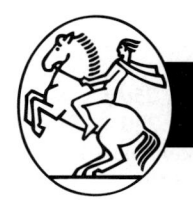

Springer-Verlag Wien NewYork

Sachsenplatz 4–6, P.O.Box 89, A-1201 Wien · 175 Fifth Avenue, New York, NY 10010, USA
Heidelberger Platz 3, D-14197 Berlin · 37-3, Hongo 3-chome, Bunkyo-ku, Tokyo 113, Japan